"十二五"普通高等教育本科国家级规划教材

国家卫生健康委员会"十四五"规划教材

全 国 高 等 学 校 教 材

供八年制及"5+3"一体化临床医学等专业用

局部解剖学

Topographic Anatomy

第4版

主　　编　张雅芳　徐　飞

副 主 编　李文生　张卫光　韦　力

数字主编　徐　飞　张雅芳

数字副主编　李文生　张卫光　韦　力　王亚云

人民卫生出版社

·北 京·

U0658675

图书在版编目（CIP）数据

局部解剖学 / 张雅芳，徐飞主编 . -- 4 版 . -- 北京：
人民卫生出版社，2025. 2. --（全国高等学校八年制及
"5+3" 一体化临床医学专业第四轮规划教材）. -- ISBN
978-7-117-37724-9

Ⅰ. R323

中国国家版本馆 CIP 数据核字第 20259QC106 号

人卫智网	www.ipmph.com	医学教育、学术、考试、健康，购书智慧智能综合服务平台
人卫官网	www.pmph.com	人卫官方资讯发布平台

局部解剖学
Jubu Jiepou Xue
第 4 版

主　　编：张雅芳　徐　飞
出版发行：人民卫生出版社（中继线 010-59780011）
地　　址：北京市朝阳区潘家园南里 19 号
邮　　编：100021
E - mail：pmph @ pmph.com
购书热线：010-59787592　010-59787584　010-65264830
印　　刷：北京盛通印刷股份有限公司
经　　销：新华书店
开　　本：850×1168　1/16　　印张：26.5
字　　数：784 千字
版　　次：2005 年 8 月第 1 版　　2025 年 2 月第 4 版
印　　次：2025 年 4 月第 1 次印刷
标准书号：ISBN 978-7-117-37724-9
定　　价：122.00 元

编　委

数字编委

（数字编委详见二维码）

数字编委名单

融合教材阅读使用说明

　　融合教材即通过二维码等现代化信息技术，将纸书内容与数字资源融为一体的新形态教材。本套教材以融合教材形式出版，每本教材均配有特色的数字内容，读者在阅读纸书的同时，通过扫描书中的二维码，即可免费获取线上数字资源和相应的平台服务。

本教材包含以下数字资源类型

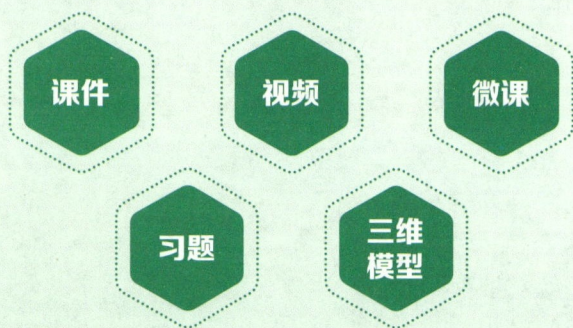

- 课件
- 视频
- 微课
- 习题
- 三维模型

本教材特色资源展示

获取数字资源步骤

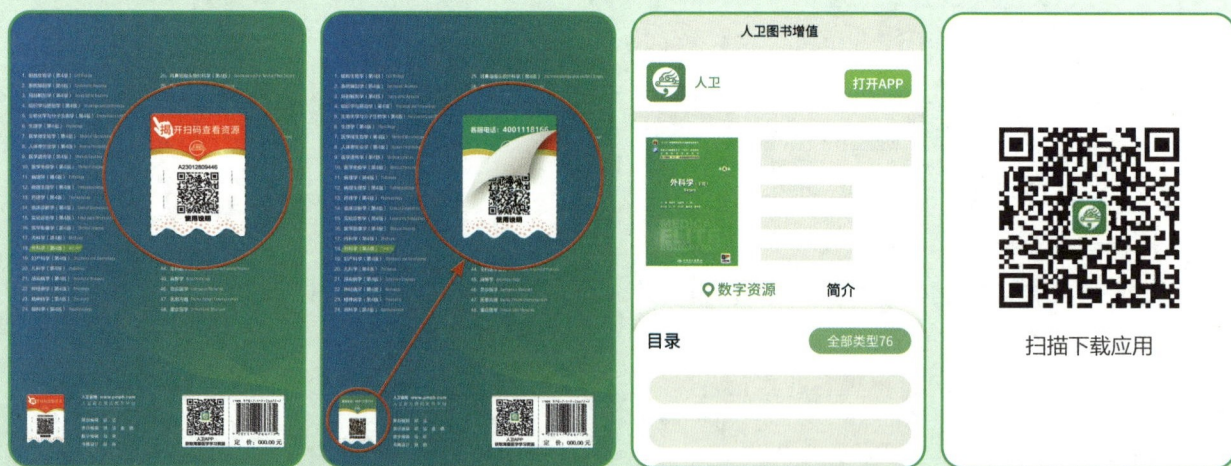

①扫描封底红标二维码，获取图书"使用说明"。

②揭开红标，扫描绿标激活码，注册/登录人卫账号获取数字资源。

③扫描书内二维码或封底绿标激活码随时查看数字资源。

④登录 zengzhi.ipmph.com 或下载应用体验更多功能和服务。

APP 及平台使用客服热线　　**400-111-8166**

读者信息反馈方式

　　欢迎登录"人卫e教"平台官网"medu.pmph.com"，在首页注册登录（也可使用已有人卫平台账号直接登录），即可通过输入书名、书号或主编姓名等关键字，查询我社已出版教材，并可对该教材进行读者反馈、图书纠错、撰写书评以及分享资源等。

全国高等学校八年制及"5+3"一体化临床医学专业第四轮规划教材 修订说明

为贯彻落实党的二十大精神,培养服务健康中国战略的复合型、创新型卓越拔尖医学人才,人卫社在传承 20 余年长学制临床医学专业规划教材基础上,启动新一轮规划教材的再版修订。

21 世纪伊始,人卫社在教育部、卫生部的领导和支持下,在吴阶平、裘法祖、吴孟超、陈灏珠、刘德培等院士和知名专家亲切关怀下,在全国高等医药教材建设研究会统筹规划与指导下,组织编写了全国首套适用于临床医学专业七年制的规划教材,探索长学制规划教材编写"新""深""精"的创新模式。

2004 年,为深入贯彻《教育部 国务院学位委员会关于增加八年制医学教育(医学博士学位)试办学校的通知》(教高函〔2004〕9 号)文件精神,人卫社率先启动编写八年制教材,并借鉴七年制教材编写经验,力争达到"更新""更深""更精"。第一轮教材共计 32 种,2005 年出版;第二轮教材增加到 37 种,2010 年出版;第三轮教材更新调整为 38 种,2015 年出版。第三轮教材有 28 种被评为"十二五"普通高等教育本科国家级规划教材,《眼科学》(第 3 版)荣获首届全国教材建设奖全国优秀教材二等奖。

2020 年 9 月,国务院办公厅印发《关于加快医学教育创新发展的指导意见》(国办发〔2020〕34 号),提出要继续深化医教协同,进一步推进新医科建设、推动新时代医学教育创新发展,人卫社启动了第四轮长学制规划教材的修订。为了适应新时代,仍以八年制临床医学专业学生为主体,同时兼顾"5+3"一体化教学改革与发展的需要。

第四轮长学制规划教材秉承"精品育精英"的编写目标,主要特点如下:

1. 教材建设工作始终坚持以习近平新时代中国特色社会主义思想为指导,落实立德树人根本任务,并将《习近平新时代中国特色社会主义思想进课程教材指南》落实到教材中,统筹设计,系统安排,促进课程教材思政,体现党和国家意志,进一步提升课程教材铸魂育人价值。

2. 在国家卫生健康委员会、教育部的领导和支持下,由全国高等医药教材建设研究学组规划,全国高等学校八年制及"5+3"一体化临床医学专业第四届教材评审委员会审定,院士专家把关,全国医学院校知名教授编写,人民卫生出版社高质量出版。

3. 根据教育部临床长学制培养目标、国家卫生健康委员会行业要求、社会用人需求,在全国进行科学调研的基础上,借鉴国内外医学人才培养模式和教材建设经验,充分研究论证本专业人才素质要求、学科体系构成、课程体系设计和教材体系规划后,科学进行的,坚持"精品战略,质量第一",在注重"三基""五性"的基础上,强调"三高""三严",为八年制培养目标,即培养高素质、高水平、富有临床实践和科学创新能力的医学博士服务。

4. 教材编写修订工作从九个方面对内容作了更新：国家对高等教育提出的新要求；科技发展的趋势；医学发展趋势和健康的需求；医学精英教育的需求；思维模式的转变；以人为本的精神；继承发展的要求；统筹兼顾的要求；标准规范的要求。

5. 教材编写修订工作适应教学改革需要，完善学科体系建设，本轮新增《法医学》《口腔医学》《中医学》《康复医学》《卫生法》《全科医学概论》《麻醉学》《急诊医学》《医患沟通》《重症医学》。

6. 教材编写修订工作继续加强"立体化""数字化"建设。编写各学科配套教材"学习指导及习题集""实验指导/实习指导"。通过二维码实现纸数融合，提供有教学课件、习题、课程思政、中英文微课，以及视频案例精析（临床案例、手术案例、科研案例）、操作视频/动画、AR模型、高清彩图、扩展阅读等资源。

全国高等学校八年制及"5+3"一体化临床医学专业第四轮规划教材，均为国家卫生健康委员会"十四五"规划教材，以全国高等学校临床医学专业八年制及"5+3"一体化师生为主要目标读者，并可作为研究生、住院医师等相关人员的参考用书。

全套教材共48种，将于2023年12月陆续出版发行，数字内容也将同步上线。希望得到读者批评反馈。

全国高等学校八年制及"5+3"一体化临床医学专业
第四轮规划教材　序言

"青出于蓝而胜于蓝",新一轮青绿色的八年制临床医学教材出版了。手捧佳作,爱不释手,欣喜之余,感慨千百位科学家兼教育家大量心血和智慧倾注于此,万千名医学生将汲取丰富营养而茁壮成长,亿万个家庭解除病痛而健康受益,这不仅是知识的传授,更是精神的传承、使命的延续。

经过二十余年使用,三次修订改版,八年制临床医学教材得到了师生们的普遍认可,在广大读者中有口皆碑。这套教材将医学科学向纵深发展且多学科交叉渗透融于一体,同时切合了"环境-社会-心理-工程-生物"新的医学模式,秉持"更新、更深、更精"的编写追求,开展立体化建设、数字化建设以及体现中国特色的思政建设,服务于新时代我国复合型高层次医学人才的培养。

在本轮修订期间,我们党团结带领全国各族人民,进行了一场惊心动魄的抗疫大战,创造了人类同疾病斗争史上又一个英勇壮举!让我不由得想起毛主席《送瘟神二首》序言:"读六月三十日人民日报,余江县消灭了血吸虫,浮想联翩,夜不能寐,微风拂煦,旭日临窗,遥望南天,欣然命笔。"人民利益高于一切,把人民群众生命安全和身体健康挂在心头。我们要把伟大抗疫精神、祖国优秀文化传统融会于我们的教材里。

第四轮修订,我们编写队伍努力做到以下九个方面:

1. 符合国家对高等教育的新要求。全面贯彻党的教育方针,落实立德树人根本任务,培养德智体美劳全面发展的社会主义建设者和接班人。加强教材建设,推进思想政治教育一体化建设。

2. 符合医学发展趋势和健康需求。依照《"健康中国2030"规划纲要》,把健康中国建设落实到医学教育中,促进深入开展健康中国行动和爱国卫生运动,倡导文明健康生活方式。

3. 符合思维模式转变。二十一世纪是宏观文明与微观文明并进的世纪,而且是生命科学的世纪。系统生物学为生命科学的发展提供原始驱动力,学科交叉渗透综合为发展趋势。

4. 符合医药科技发展趋势。生物医学呈现系统整合/转型态势,酝酿新突破。基础与临床结合,转化医学成为热点。环境与健康关系的研究不断深入。中医药学守正创新成为国际社会共同的关注。

5. 符合医学精英教育的需求。恪守"精英出精品,精品育精英"的编写理念,保证"三高""三基""五性"的修订原则。强调人文和自然科学素养、科研素养、临床医学实践能力、自我发展能力和发展潜力以及正确的职业价值观。

6. 符合与时俱进的需求。新增十门学科教材。编写团队保持权威性、代表性和广泛性。编写内容上落实国家政策、紧随学科发展、拥抱科技进步、发挥融合优势,体现我国临床长学制办学经验和成果。

7. 符合以人为本的精神。以八年制临床医学学生为中心,努力做到优化文字:逻辑清晰,详略有方,重点突出,文字正确;优化图片:图文吻合,直观生动;优化表格:知识归纳,易懂易记;优化数字内容:网络拓展,多媒体表现。

8. 符合统筹兼顾的需求。注意不同专业、不同层次教材的区别与联系,加强学科间交叉内容协调。加强人文科学和社会科学教育内容。处理好主干教材与配套教材、数字资源的关系。

9. 符合标准规范的要求。教材编写符合《普通高等学校教材管理办法》等相关文件要求,教材内容符合国家标准,尽最大限度减少知识性错误,减少语法、标点符号等错误。

最后,衷心感谢全国一大批优秀的教学、科研和临床一线的教授们,你们继承和发扬了老一辈医学教育家优秀传统,以严谨治学的科学态度和无私奉献的敬业精神,积极参与第四轮教材的修订和建设工作。希望全国广大医药院校师生在使用过程中能够多提宝贵意见,反馈使用信息,以便这套教材能够与时俱进,历久弥新。

愿读者由此书山拾级,会当智海扬帆!

是为序。

中国工程院院士
中国医学科学院原院长
北京协和医学院原院长 刘德培

二○二三年三月

主编简介

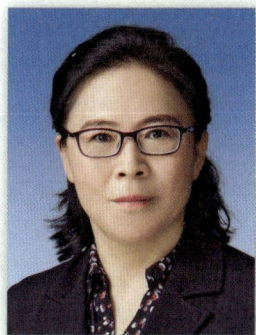

张雅芳

女，1965年5月出生于黑龙江东宁。教授，博士研究生导师。现任哈尔滨医科大学人体解剖学教研室主任，曾任中国解剖学会第十四至第十六届理事会理事，中国解剖学会教育与继续教育工作委员会、人体解剖学与数字解剖学等分会委员，黑龙江省解剖学会理事长，《解剖学报》《解剖学杂志》等编委。

从事人体解剖学教学工作至今38年，主讲各层次的系统解剖学和局部解剖学课程。曾获黑龙江省优秀教师、黑龙江省卫生系统三八红旗手等称号，为哈尔滨医科大学第五届教学名师；主编、副主编规划教材13部、专著6部；主持省部级教学改革项目4项，参与获得国家级和省级教学成果奖3项。长期从事肿瘤转移机制研究，承担和主要参加国家自然科学基金等国家级和省部级科研课题10余项；发表SCI、EI收录论文38篇；获省部级科学技术进步奖4项，获国家发明专利1项。

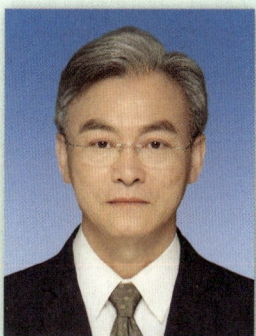

徐飞

男，1961年11月出生于辽宁大连。大连医科大学教授，硕士研究生导师。任《解剖学报》编委，中国解剖学会人类学分会副主任委员及临床解剖学分会、断层影像解剖学分会、科技开发和咨询工作委员会委员等。

从事教学工作39年，主讲各层次的人体解剖学、局部解剖学和人体断层影像解剖学课程，曾主讲辽宁省研究生精品课程、本科精品资源共享课程"断层解剖学"。发表教育教学改革论文20余篇，主持省级教学课题多项，并获多项省级教学成果奖。主编、副主编教材20余部。主要从事体质人类学的研究，发表学术论文100余篇，曾主持国家自然科学基金面上项目课题和科技部基础性工作专项子课题，培养硕士研究生60余名。获辽宁省教学名师称号。

副主编简介

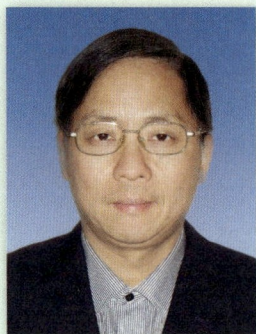

李文生

男,1966 年 8 月出生于安徽无为。教授,博士研究生导师。现任复旦大学基础医学院解剖与组织胚胎学系主任,兼任上海市解剖学会副理事长兼秘书长,中国解剖学会虚拟现实分会、人脑库研究分会副主任委员,《解剖学报》《解剖学杂志》编委。

从事人体解剖学教学近 40 年,讲授系统解剖学、局部解剖学等课程。国家级虚拟仿真实验教学一流课程"人脑解剖与影像结构虚拟仿真实验教学系统"的负责人。主编专著、教材各 2 部。主持国家级及省部级课题 7 项,发表论文 50 余篇。曾获国家技术发明奖二等奖、高等学校科学研究技术发明奖二等奖、上海市科技进步奖二等奖、上海市高等教育优秀教学成果奖二等奖、宝钢优秀教师奖等奖项。

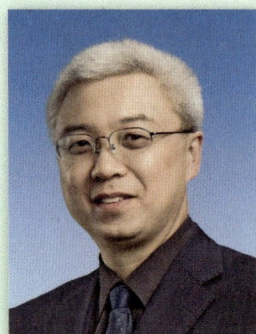

张卫光

男,1970 年 10 月出生于山东聊城。教授,博士研究生导师。现任北京大学医学图书馆馆长、基础医学院人体解剖学与组织胚胎学系常务副主任。兼任《解剖学报》副主编,北京市高校青年教师教学基本功比赛评选委员会委员。

长期从事人体解剖学的教学和科研工作,主要研究方向为肝、骨和脑的血管构筑和脂质代谢。主持国家级线下本科生一流课程 5 门,主编、主译教材和专著 20 余部。主持教学及科研基金项目 20 余项,发表教学和科研论文 140 余篇,培养博士和硕士研究生 18 名。曾获教育部课程思政教学名师、北京市高等学校教学名师称号,以及第一届北京高校教师教学创新大赛特等奖等奖项。

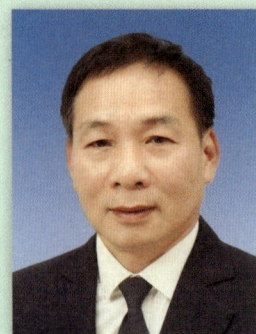

韦 力

男,1968 年 8 月出生于广西南宁。教授,硕士研究生导师。任中国解剖学会断层影像解剖学专业委员会、虚拟现实分会、科技开发与咨询工作委员会委员,中国医药生物技术协会 3D 打印技术分会委员,广西解剖学会理事。

从事人体解剖学教学与科研工作 34 年。主持国家级和省级自然科学基金项目 5 项,厅级科学基金项目 2 项,广西教育科学"十二五"规划课题 1 项。参编出版教材或专著 25 部,以第一作者或通信作者发表论文 50 篇,合作项目获广西科学技术进步奖二等奖 1 项。2012 年入选广西高校优秀人才资助计划,2013 年入选"广西高等学校优秀中青年骨干教师培养工程"培养对象,2022 年入选广西科学传播专家库。

前　言

　　临床医学专业八年制教材《局部解剖学》第4版为普通高等教育"十二五"国家级规划教材，国家卫生健康委员会"十四五"规划教材。该版教材由全国高等学校八年制及"5+3"一体化临床医学专业第四届规划教材评审委员会以及人民卫生出版社组织全国20所高等医药院校21位从事人体解剖学教学和科研一线工作的专家修订编写而成。

　　为积极推动健康中国战略，在深化医教协同、进一步推进医学教育改革与发展的时代要求与背景下，为了适应医学科学理论和临床研究迅速发展，以及国内临床医学八年制及"5+3"一体化教学改革与发展的需要，培养思想政治教育与医学人文教育紧密结合，科学知识、创新思维、实践能力和人文素养贯穿的"顶天立地"医学人才，编委会对第3版教材进行了认真研究和总结，认为第3版教材加强了对局部解剖学规律性的提炼，适当增加了研究新进展，更新了一些临床相关的解剖学知识，更换了部分插图等，其内容和形式坚持了"三基""五性"和"三特定"的原则，但部分内容仍需继续精炼，临床知识的应用和结合还需拓展，培养学生创新能力及人文教育的内容还需加强。

　　《局部解剖学》第4版是纸数融合教材。编委会确定继续秉承建设内容优化、与系统解剖学知识和临床应用衔接合理、结构科学的知识体系，体现"更新、更深、更精"，体现创新思维、实践能力和人文素养及大健康理念的内涵。因此，本次修订包括继续对内容字斟句酌，精益求精，呈现其"深度和广度"要求；注重与临床知识的结合和应用，删除了每章的"临床病例与分析"，但有关内容体现在正文及章后思考题中，注重问题的启发和实践，呈现其"思维和能力"提升；重新梳理"绪论"内容，突出医学人文教育；每章的数字内容也包含职业道德素养的培育，呈现"立德树人"的教育理念；"断层影像解剖"部分进行了全面更新；中英文名词和标注依据《人体解剖学名词》等进行了进一步规范和统一；另外每章数字内容皆有重点内容的中文或英文微课，满足教育教学需求。

　　局部解剖学是基础医学与临床医学之间的桥梁课程。本教材主要供八年制及"5+3"一体化临床医学专业的学生使用，也可以作为研究生、住院医师等相关人员的参考书。

　　本版教材的修订在前3版同道辛苦付出的基础上、在全体编者的勤奋努力和默契配合下、在人民卫生出版社的全面指导下完成。借此机会，谨向一直关心和支持本教材编写的前辈们表示敬意，向参加本版修订工作的同道们表示由衷的感谢！

　　由于我们水平有限，书中疏漏之处在所难免，恳请医学界同行、解剖学同仁及老师和同学们批评指正，以臻至善，在此致谢！

张雅芳　徐　飞

2024年6月

目 录

绪　论

学习要点

　　1. 局部解剖学的定义和地位。

　　2. 局部解剖学的学习目的和学习方法。

　　3. 人体的分部、层次和基本内容。

　　4. 常用解剖器械的使用。

　　5. 基本结构的解剖操作技术。

　　6. 实践中职业素养的提升。

　　局部解剖学 topographic anatomy 是按照人体局部研究各部和各区域内器官与结构的形态、位置、毗邻和层次关系、体表标志与投影及其临床应用的科学。局部解剖学是基础医学与临床医学之间的桥梁课程,是临床医学各学科,包括影像诊断学等的重要形态学基础,具有非常重要的临床实际应用意义。

一、局部解剖学的学习目的与学习方法

　　局部解剖学是在学习了系统解剖学的基础上,通过实地尸体解剖和观察,掌握人体解剖操作基本技能,建立局部区域人体器官、结构相互之间的立体关系,为进一步学习临床课程和临床实践奠定形态学基础。因此,要想成为一名优秀的临床医师,就必须认真、扎实地学好局部解剖学。

　　局部解剖学是一门实践性很强的科学,针对这一特点,在学习中采用正确的思维方式和学习方法非常重要。

(一) 理论指导实践

　　正确理论指导下的解剖操作是学习局部解剖学最基本和最重要的方法。局部解剖学是先学习局部或区域的器官、结构的相关理论知识,然后进行解剖操作。在理论课前,要认真复习有关系统解剖学知识,课中要认真听讲;在解剖操作之前,温习有关理论内容,对局部结构要心中有数,观看解剖操作视频,然后按照解剖操作和教师指导的要求,按层次和步骤依次进行解剖。解剖暴露的结构应做到境界清楚、层次分明、基本结构保存完好。切忌不按操作指导随意解剖。

(二) 提升解剖技能

　　局部解剖操作是培养外科医生手术技能这一基本素质的首要途径。亲手解剖尸体标本,培养了解剖操作技能的同时,也提升了对人体局部区域结构的形态、位置、毗邻和层次关系等的观察能力。要做好解剖操作,必须熟悉常用解剖器械的使用方法和各种人体结构的解剖要领,主动操作、多加练习、细心体会、善于总结是提高解剖操作技能的重要方法。此外,应注意练习使用正确的解剖术语对结构进行描述和绘制所解剖区域结构简图的能力等,使解剖技能全面提高。

(三) 密切联系临床

　　局部解剖学是基础与临床之间的桥梁课程,学习局部解剖学是为了指导临床实践,因此,联系临床是学习局部解剖学的又一重要方法。在学习中,要特别注意解剖结构在疾病诊断和手术治疗中的应用,特别是对于疾病的好发部位、与解剖结构相关的临床表现、标志性结构、手术易损结构和常见手

术入路等临床相关问题,要进行重点学习和讨论,达到掌握的目的。同时,结合临床应用也可提高学习兴趣。

(四)重视表面解剖

表面解剖结构是疾病诊断和外科手术定位的重要标志,因此具有重要应用价值。学习表面解剖最便捷的方法是利用自己和同学的身体来学习体表标志结构。在尸体解剖前,首先注意局部重要体表标志结构的扪认和体表投影的观察,然后再行皮肤切开和解剖,最终达到掌握人体重要体表标志和人体结构在体表的投影的目的。

(五)借助各种资源

除了教材本身的内容外,融合教材中的课件、微课、视频、习题等皆可助力学习。另外新媒体和互联网技术的发展,给解剖学教学带来革命性变化,丰富了解剖学内容的呈现形式,如动态三维图像、虚拟解剖软件等已成为学习的重要途径和手段,尤其是移动终端的普及,不受时空限制,并具有实时性和交互性等独特优势,为自主学习提供了极大的方便,可进一步提高学习效果。

二、人体的分部、层次和基本结构

人体可分为头、颈、躯干(包括胸部、腹部、盆部与会阴)、上肢和下肢 5 个部分。人体各部分均由皮肤、浅筋膜、深筋膜、肌和骨骼等共同构成。头与躯干由这些结构围成腔室,容纳并保护中枢神经、感觉器官和内脏器官等。四肢以骨骼为支架,肌跨越关节附着于骨,深筋膜包裹肌,并形成很多分隔及包裹的结构。除角膜等少数结构外,全身各局部、各器官均有血管、淋巴管和神经分布。

(一)皮肤

皮肤 skin 被覆于全身表面,并借结缔组织的纤维束与深面的浅筋膜相连,由浅层上皮性的表皮和深层结缔组织性的真皮组成,真皮有许多凸起的乳头嵌入表皮深面。人体各部分的皮肤厚薄不一,厚者可达 4mm,薄者不足 1mm。一般而言,腹侧面皮肤较薄,背侧面皮肤较厚,但在手和足则相反。颈部、背部、手掌和足底处皮肤最厚,而腋窝和面部的皮肤最薄,另外,全身皮肤的纹理也不一致,做外科手术皮肤切口时应注意上述特点。

(二)浅筋膜

浅筋膜 superficial fascia 位于皮下,又称皮下组织或皮下脂肪,属于疏松结缔组织,且富含脂肪,遍布全身。浅筋膜的厚度在不同的部位差别较大,除眼睑、乳头和男性外生殖器等处的浅筋膜内不含脂肪外,其余各部均含有或多或少的脂肪。儿童、妇女和肥胖者浅筋膜较厚,老年、男性和干瘦者则较薄。浅筋膜内纤维束的强弱和松紧决定了皮肤移动性的大小,解剖时将影响剥离皮肤的难易。头皮、项、背、手掌和足底等部位的浅筋膜致密,使皮肤紧密连接于深部结构,其他部位的浅筋膜较疏松并有弹性。

浅筋膜内有浅动脉、浅静脉、皮神经和淋巴管分布。浅动脉细小,而浅静脉较粗大,一般不与动脉伴行,多互相吻合,最后穿深筋膜注入深静脉。皮神经由深面穿出深筋膜后走行于浅筋膜内,并以细支分布于皮肤。浅筋膜内有丰富的淋巴管,但均细小,壁薄透明,一般不易辨认。另外,在头、颈、腋窝和腹股沟等淋巴管行程部位的浅筋膜内可见到数量不等的淋巴结。

(三)深筋膜

深筋膜 deep fascia 又称固有筋膜,是位于浅筋膜深面包裹着肌的纤维组织膜。深筋膜包裹肌形成肌鞘,包裹血管和神经形成血管神经鞘,包裹某些器官形成筋膜鞘或囊。在四肢,深筋膜深入肌群之间,并附着于骨,构成肌间隔;在腕部和踝部,深筋膜在局部增厚,且两端固定于骨性凸起上形成支持带,从而约束其深面的肌腱;另外,深筋膜、肌间隔与骨和骨膜围成骨筋膜鞘或筋膜间隙,内有疏松结缔组织充填。感染时脓液可在间隙中积聚和蔓延,解剖时应注意各处深筋膜的厚薄及其与肌的关系。

(四)肌

肌 muscle 包括平滑肌、心肌和骨骼肌。骨骼肌一般由肌腹和肌腱两部分组成。肌腹由肌纤维构成的肌束组成,具有收缩功能;肌腱呈索条状或带状,由胶原纤维束构成,肌以腱附着于骨面或筋膜上。某些肌或腱与骨、关节囊和筋膜的接触处,往往有减少摩擦的滑膜囊形成。另外,在手、足一些与骨面邻贴的长肌腱上,深筋膜与滑膜囊共同形成双层管状的腱鞘。每块肌均由邻近的动脉分支营养,动脉多与支配该肌的神经伴行,经神经、血管"门"进入。

(五) 血管

血管包括动脉和静脉。胚胎时期,血管在发育过程中由于某种因素的影响,其起始或汇入、分支、管径、数目和行程常有不同变化。因此,血管系统的形态、数值并非完全一致,有时可出现变异,甚至畸形。

1. 动脉 artery　在尸体上,动脉与其伴行静脉相比,其管径细、壁厚、腔圆且富有弹性。在没有血管灌注填充剂的标本,颜色发白,腔内不含血液。

2. 静脉 vein　管径较粗,壁薄且弹性差,腔内常含有凝固的血块,常呈紫蓝色。静脉属支多,彼此之间多有吻合。浅静脉多独自走行,而深静脉多以两支与动脉伴行,行于动脉两侧。

(六) 淋巴管与淋巴结

1. 淋巴管 lymphatic vessel　形态结构与静脉相似,但管腔细、壁薄、透明呈乳白色。除淋巴导管和淋巴干以及位于淋巴结附近的淋巴管较易解剖暴露外,其他部位的淋巴管解剖时不易辨认。

2. 淋巴结 lymph node　为大小不一的圆形或椭圆形小体,呈灰红色。淋巴结常沿血管配布,多位于人体的凹窝或较隐蔽处,如腋窝、腹股沟及胸、腹、盆腔内的大血管周围。

(七) 神经

神经 nerve 呈白色条索状,除皮神经之外,常与血管伴行,由结缔组织包绕形成血管神经束。脏器周围的自主神经常缠绕在脏器和血管壁上形成自主神经丛,随血管分布,解剖时较难分离。

三、解剖器械及其使用

(一) 解剖刀

解剖刀 scalpel 为常用器械之一(图绪-1)。现多用刀柄和刀片组成的刀。常以刀刃切开皮肤、切断肌和其他软组织;以刀尖修洁血管和神经;以刀柄钝性分离组织等。一般用右手持刀,方式可随不同需要而异。切皮时可用抓持法,即将刀柄捏于拇指与中、环和小指3指之间,示指指腹压于刀背上,用均衡的腕力切开皮肤;修洁神经血管和其他结构可采用执笔法,即用拇指、示指和中指3指捏持刀柄前部,犹如执笔(图绪-2),多用手指指间关节和掌指关节的小幅度运动,沿血管和神经走行方向进行修洁。保持刀刃锋利才能保证解剖的效果和效率。注意保护刀刃的锋利,勿用解剖刀切割坚韧的结构和材料。要注意更换新刀片、解剖操作和清理器械时,谨防误伤自己和他人。

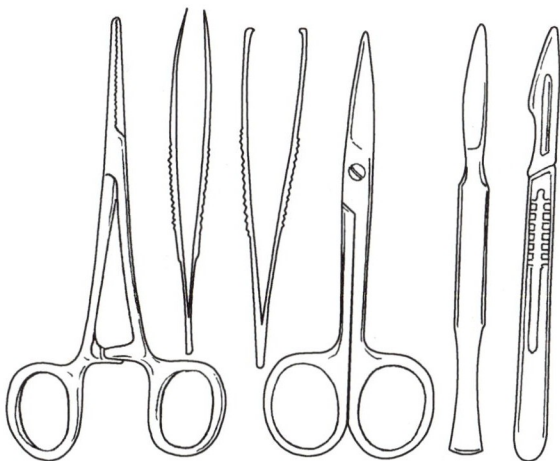

图绪-1　常用解剖器械

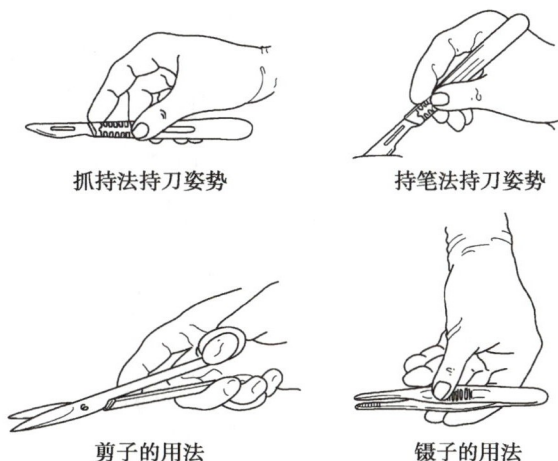

抓持法持刀姿势　　持笔法持刀姿势

剪子的用法　　镊子的用法

图绪-2　解剖器械使用方法

（二）镊

镊 forceps 分有齿镊和无齿镊两种（图绪-1）。前者用于夹持皮肤或较坚韧的结构；后者用于夹持神经、血管和肌等软组织。切忌用有齿镊夹持神经、血管和肌，以防损伤上述结构。一般用左手持镊，将镊子夹于拇指与示指和中指的指腹之间，用手指力量捏紧。也可两手同时持镊进行神经、血管的追踪和组织分离（图绪-2）。

（三）剪

剪 scissors 有直剪和弯剪两种，并有圆头和尖头及长、短之分。圆头剪一般用于剪开、分离组织和修洁血管；尖头剪常用于剪断较坚韧结构；如肌腱、韧带、线、绳等物。解剖操作常用的为尖头直剪（图绪-1）。正确的持剪方法是将拇指和无名指伸入剪柄的环内，中指放在剪环的前方，示指压在剪刀轴处，这样能起到稳定和定向的作用（图绪-2）。

（四）止血钳

止血钳 hemostatic forceps 通常用于分离软组织及神经、血管等，在解剖时也可用于钳夹肌腱、韧带和皮肤等，主要起牵引固定之用（图绪-1）。握持方法与剪刀相同。

（五）拉钩

拉钩有宽窄、深浅和弯曲度不同的多种类型。一般用于牵拉、暴露和固定结构，以利于解剖操作的进行。

（六）其他解剖器械

有肋骨剪、椎管双刃锯、弓形锯、咬骨钳等，分别用于剪、锯、咬断不同部位的骨。

四、基本结构的解剖操作技术

（一）解剖皮肤

按各局部规定切口切开皮肤（图绪-3）。切口深度以切透皮肤，但不伤及筋膜为宜。可先在尸体皮肤上，按拟行切口用刀尖背划出线痕，然后沿线将刀刃与皮肤呈 45° 角切开。用有齿镊牵起切开皮肤一角，用刀刃将皮肤与皮下组织划割开，将皮肤剥离、翻起。注意勿使过多的皮下组织附于皮片。如果不需要观察浅筋膜结构，可直接将皮肤、皮下组织一并掀起，直接暴露深筋膜。

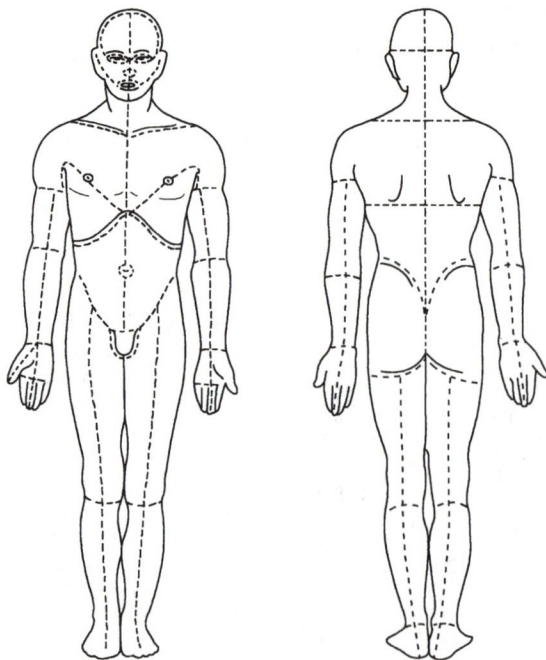

图绪-3　全身皮肤切口

（二）解剖浅筋膜

解剖浅筋膜主要是剖露浅静脉和皮神经，并清除结缔组织及脂肪组织。浅静脉位于浅筋膜之中，沿其走行方向切开浅筋膜，暴露并分离之。皮神经先在浅筋膜深面走行，后逐渐分支浅出；故于皮神经穿出深筋膜处开始，沿其走向剖查、分离。在某些部位浅筋膜内有浅淋巴结，用刀尖仔细分离脂肪组织，寻找淋巴结，观察与淋巴结相连的输入和输出淋巴管。在面部和颈部浅筋膜解剖时，注意保护和观察其深面的面肌和颈阔肌；在女性胸前区浅筋膜解剖时，注意解剖观察乳房结构。保留解剖出的主要浅静脉和皮神经，清除其余结构，暴露出深筋膜。

（三）解剖深筋膜

深筋膜覆盖于肌表面，解剖时用镊子提起筋膜，沿肌纤维方向，使刀刃平贴肌表面，先将筋膜从肌表面分离，然后切除之。腰背部及四肢的深筋膜厚而致密，一般将其切开翻起，观察清楚后也可成层切除；躯干部深筋膜大部分与肌层结合紧密，因此，只能小片切除；某些部位的深筋膜形成腱纤维鞘或作为肌的起点，则无须去除。

（四）解剖血管、神经

深部的血管、神经均走行于肌、肌群之间的肌间隙内，或位于脏器周围的结缔组织内，特别是位于脏器的门，如肝门、肺门等处。解剖时，应先用刀尖沿血管、神经主干的走行方向划开包绕它们的由深筋膜形成的血管神经鞘，显露出血管、神经的主干，然后用镊子提起血管、神经，沿其两侧用刀尖背面或剪刀仔细做钝性分离，剔除周围的结缔组织、脂肪以及缠绕在血管壁上的自主神经丛，显露出血管、神经主干。沿血管、神经的主干，找出其分支并按上述方法分离之。

（五）解剖肌

解剖肌时，应先使之紧张，沿肌纤维的方向切开并剥离肌表面的深筋膜，修洁出肌的边界，观察肌的位置、形态、起止、肌腹与肌腱的配布、肌纤维的方向及血管和神经的分布。观察后，按解剖操作要求将肌切断或拉开，以便观察深层结构。切断肌前，用刀柄或手指伸入肌的深面，将其与深面的结构分离，然后用剪刀将肌剪断，或在肌下垫一刀柄或其他分离物，用刀将肌横断，以免伤及深层结构。

（六）探查浆膜腔

人体内有胸膜腔、心包腔和腹膜腔等多个浆膜腔。其形态各异、大小不同，是感染、积液或癌症转移扩散的天然途径。由于浆膜腔正常时均为潜在性的腔隙，在学习时需仔细探查。探查浆膜腔的目的是了解和体会其位置、大小形态、境界和毗邻及交通等。

探查浆膜腔前先切开浆膜的壁层，然后用手伸入浆膜腔，按一定的程序仔细探查腔的各个部分，特别是壁层和脏层的各个部分及其相互移行和返折处。如果遇到尸体的浆膜腔内有明显的粘连，可用手指小心进行钝性分离以后再探查；如果遇到浆膜腔内液体较多，影响探查，可用吸引器等吸除后再行探查。有的较窄小的部位可用刀柄等器械进行探查，但用力要适度，勿将浆膜腔穿通。

（七）解剖内脏器官

打开胸、腹腔以及盆腔后，首先原位暴露器官结构，观察其所在位置、体表投影、毗邻关系、浆膜配布等；然后剖查其血管、神经。如需观察器官的内部结构，在体观察清楚后，根据操作要求切断神经、血管及器官的有关固定装置，取出脏器，进行离体解剖观察；同时观察胸、腹腔以及盆腔腔内结构或腔壁。

（八）解剖骨性结构

骨组织比较坚硬，不同部位的骨可用不同的器械进行解剖。如用肋骨剪剪断肋骨；用椎管锯打开椎管；用钢丝锯或弓形锯锯开颅骨；用咬骨钳咬断骨和修整骨的断端。骨的断端常较锐利，在操作时应避免被其扎伤。

五、解剖操作的思想和行为规范

（一）尊重爱护大体老师

局部解剖所用的尸体和标本来源于具有无私奉献精神的遗体志愿捐献者，他们把自己神圣的躯体,作为最庄严的礼物奉献给了医学殿堂,他们是医学生的大体老师、无言老师。面对他们要怀着敬畏之心、感恩之情;要遵循人道主义精神和医学伦理的基本原则,饱含尊重和爱护之举。首次解剖课,要对大体老师进行默哀、鞠躬,有条件的学校要举行献花和分享遗体志愿捐献者的生前感人事迹仪式;解剖观察时,要举止端庄,严肃认真,像在患者身上实施手术一样,一丝不苟,精益求精,由此养成严谨的工作作风和良好的职业风范;在解剖学习之余,组织参加遗体捐献、世界解剖日及世界红十字日等纪念活动,弘扬和引领奉献精神,树立崇高的价值观,做遗体捐献的宣传者和倡导者,以促进遗体捐献、解剖学乃至医疗卫生事业发展。

(二) 珍惜解剖观察机会

局部解剖学是临床医学专业的必修课,系统地解剖尸体的机会对大多数医学生来说一生只有一次;尸体解剖又是学习局部解剖学最重要的方法。因此,一定要珍视这次机会,重视解剖操作,重视标本和结构的观察。虽然当今有关解剖内容的网络数字资源非常丰富,感官效果也可能优于实体呈现,但通过亲自动手进行实体解剖、反复观察结构,并和同学讨论,使手、眼、耳、口和脑齐动,这对于相关知识的理解和记忆是最深刻和最长久的。重视解剖和观察时首先要不怕"脏"、不怕异味刺激;主刀操作要认真、不怕累,助手和指导者应积极配合,在有限的时间内勤于动手,细致观察,善于总结,做到理论联系实际,充分利用所解剖尸体学好局部解剖学。

(三) 有备规范解剖操作

在进行解剖操作之前应做好预习和复习,做到心中有数,才能从容操作。在解剖前,首先复习系统解剖学的有关章节,认真阅读局部解剖学的有关理论内容,仔细阅读操作步骤,特别是对照教材插图、图谱和有关数字资源,了解将要解剖暴露内容的重点、难点和顺序;认真观看解剖操作视频,听从教师指导和提示。解剖操作指导相当于外科手术指南,操作时要严格按照操作步骤进行,由浅入深逐层解剖;要主次分明、先剖查主要结构,再追寻次要结构;对主要结构要暴露充分,并要加以保护,以备解剖后反复观察和知识的总结回顾。

(四) 分工合作共同学习

尸体解剖时不可能多人同时操作,故每次解剖操作之前应按分组进行明确分工,如主刀、助手、阅读操作指导、查阅图谱等,各司其职;主刀解剖暴露的结构要及时展示给组内同学,特别是将要清除的结构;其他同学应仔细观察所解剖出的每一结构,认真记录和总结,特别是学习中遇到的与教材、图谱记载不一致的形态,如动脉的起点、走行和分支变异,甚至可见的畸形结构,共同观察和讨论,及时反馈给老师。每个个体在局部形态方面或多或少会有不同,各小组要注意观察所有解剖结构的形态,以加深印象。总之,团结协作,加强讨论总结,充分利用实地解剖的机会,努力学好局部解剖学。

(五) 保护标本维护环境

每次解剖操作结束时,要把解剖显露的结构复位,尸体标本覆盖好,不得暴露在外,特别是肢端要包裹好,以防干燥;将解剖器械擦洗干净,放回器械盒内妥善保存,注意解剖刀和刀片清理、卸下时勿伤及到人;将解剖下来的组织碎片清理干净,与使用的口罩、手套等物品,分别放到规定的收集处,以备分类处理;清扫实验室,保持解剖操作环境的洁净;关闭不用的电源和设备。养成科学严谨的工作作风。

(张雅芳)

第一章

头　部

学习要点

1. 头部重要的骨性标志。
2. 腮腺的位置和毗邻。
3. 穿经腮腺的结构。
4. 腮腺管的行程和开口部位。
5. 额顶枕区的层次结构特点。
6. 海绵窦的位置及穿经结构。

第一节　概　　述

头部由颅与面两部分组成。颅的内腔为颅腔,容纳脑及其被膜;面部有视器、位听器、口、鼻等器官。鼻腔与口腔是呼吸道、消化道的门户。视器、位听器以及口、鼻黏膜中的味器和嗅器属特殊感受器。

一、境界与分区

头部以下颌骨下缘、下颌角、乳突尖、上项线和枕外隆凸的连线为界与颈部区分。

头部又以眶上缘、颧弓上缘、外耳门上缘至乳突的连线为界,分为后上方的颅部和前下方的面部。

二、表面解剖

(一) 体表及骨性标志

头部的下述体表及骨性标志,对于头部定位具有重要意义(图 1-1,图 1-2)。

1. 眉弓 superciliary arch　为位于眶上缘上方、额结节下方的弓状隆起,男性隆起较显著。眉弓恰对大脑额叶的下缘,其内侧份的深面有额窦。

2. 眶上切迹 supraorbital notch　有时为眶上孔,位于眶上缘的内、中 1/3 交界处,距正中线约 2.5cm,眶上血管和神经由此通过。用力按压时,可引起明显压痛。

3. 眶下孔 infraorbital foramen　位于眶下缘中点的下方约 0.8cm 处,眶下血管及神经由此穿过,此处可进行眶下神经阻滞麻醉。

4. 颏孔 mental foramen　位于下颌第二前磨牙根下方,下颌体上、下缘连线的中点或其稍上方,距正中线约 2.5cm 处。此孔呈卵圆形,实际上是一个短管,开口多向后上方,有颏血管和神经通过,为颏神经麻醉的穿刺部位。颏孔的位置和开口方向均有年龄变化,其位置可随年龄的增长而逐渐上移和后移。

眶上切迹(孔)、眶下孔和颏孔三者之间的连线,一般为一条直线(图 1-1)。

5. 翼点 pterion　为额、顶、颞、蝶 4 骨汇合之处,位于颧弓中点上方约二横指(约 3.8cm)处,多呈"H"形。翼点是颅骨的薄弱部分,其内面有脑膜中动脉沟,沟内有脑膜中动脉前支通过,此处受暴力打击时,易发生骨折,并常伴有上述动脉的撕裂出血,形成硬膜外血肿。

额骨 frontal bone
眉间 glabella
眶上切迹 supraorbital notch
鼻骨 nasal bone
泪骨 lacrimal bone
颧骨 zygomatic bone
眶下孔 infraorbital foramen
上颌骨 maxilla

眉弓 superciliary arch
视神经管 optic canal
眶上裂 superior orbital fissure
眶下裂 inferior orbital fissure
垂直板 perpendicular plate
中鼻甲 middle nasal concha
下鼻甲 inferior nasal concha
犁骨 vomer
下颌骨 mandible
颏孔 mental foramen

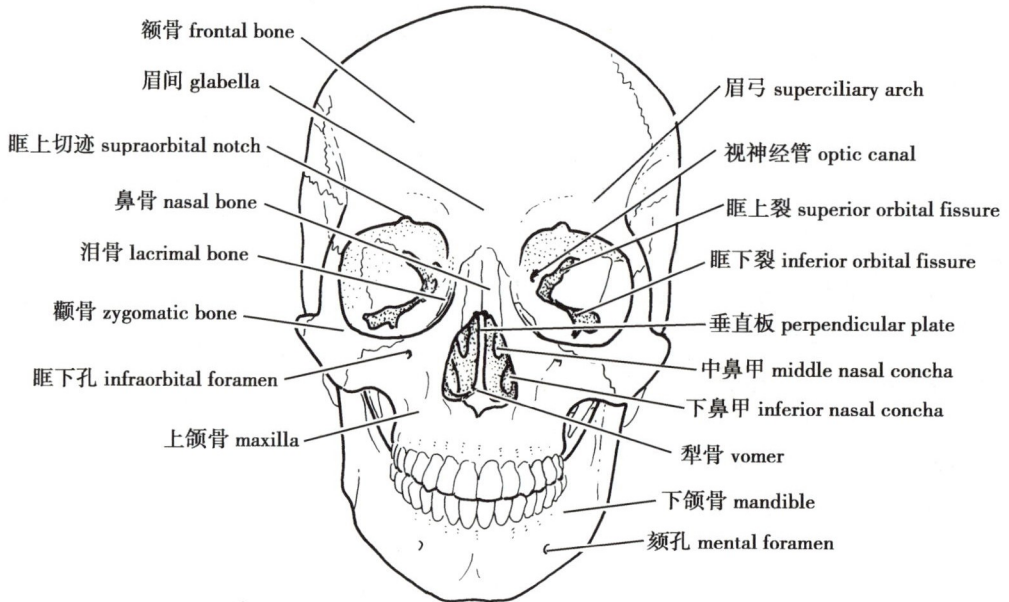

图 1-1　颅骨前面观

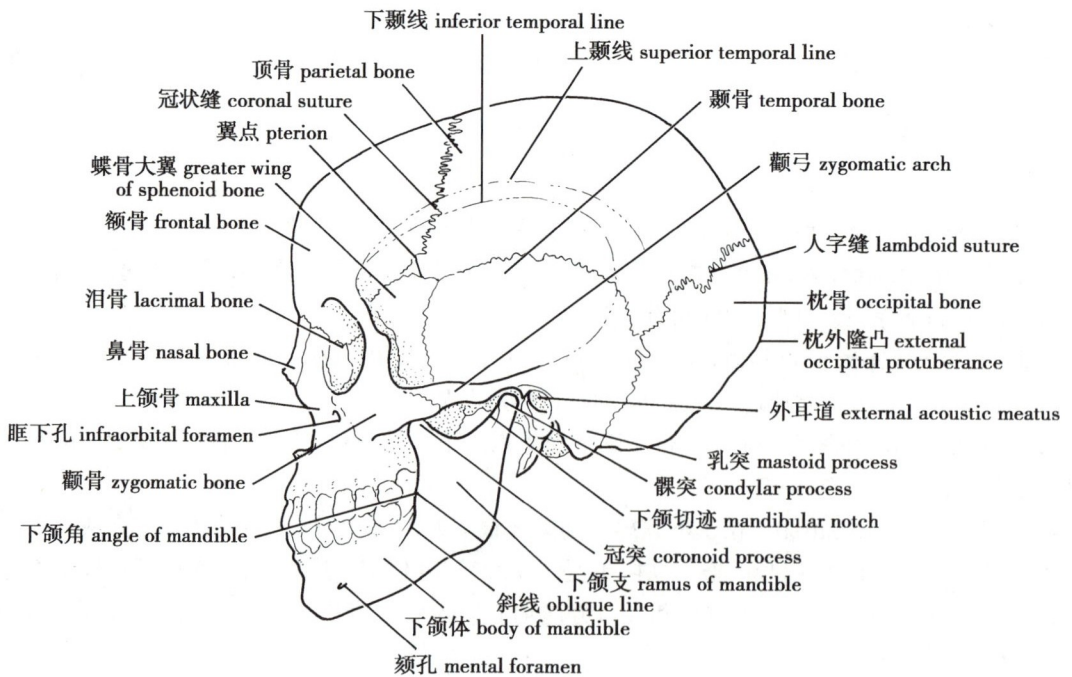

下颞线 inferior temporal line
顶骨 parietal bone
冠状缝 coronal suture
翼点 pterion
蝶骨大翼 greater wing of sphenoid bone
额骨 frontal bone
泪骨 lacrimal bone
鼻骨 nasal bone
上颌骨 maxilla
眶下孔 infraorbital foramen
颧骨 zygomatic bone
下颌角 angle of mandible

上颞线 superior temporal line
颞骨 temporal bone
颧弓 zygomatic arch
人字缝 lambdoid suture
枕骨 occipital bone
枕外隆凸 external occipital protuberance
外耳道 external acoustic meatus
乳突 mastoid process
髁突 condylar process
下颌切迹 mandibular notch
冠突 coronoid process
下颌支 ramus of mandible
斜线 oblique line
下颌体 body of mandible
颏孔 mental foramen

图 1-2　颅骨侧面观

6. **颧弓 zygomatic arch** 由颞骨的颧突和颧骨的颞突共同组成,全长于皮下均可触及。颧弓上缘,相当于大脑颞叶前端的下缘。颧弓下缘与下颌切迹间的半月形中点,为咬肌神经封闭及上、下颌神经阻滞麻醉的进针点。

7. **耳屏 tragus** 为位于耳甲腔前方的扁平突起。在耳屏前上方约 1cm 处可触及颞浅动脉的搏动。在它的前方可以检查颞下颌关节的活动情况。

8. **髁突 condylar process** 位于颧弓下方,耳屏的前方。在张、闭口运动时,可触及髁突向前、后滑动。若髁突滑动受限,将导致张口困难。

9. **下颌角 angle of mandible** 位于下颌体下缘与下颌支后缘相交处。下颌角位置突出,骨质较为薄弱,为下颌骨骨折的好发部位。

10. **乳突 mastoid process** 位于耳垂后方,其基底部的前内方有茎乳孔,面神经由此孔出颅。在乳突后部的内面有乙状窦沟,容纳乙状窦。乳突根治术时,应注意勿伤及面神经和乙状窦。

11. **前囟点 bregma** 为颅骨冠状缝与矢状缝的相交点,故又名冠矢点。在新生儿,此处的颅骨因骨化尚未完成,仍为结缔组织膜性连接,呈菱形,称为前囟 anterior fontanelle,在 1~2 岁时闭合。临床上可借前囟的膨出或内陷,判断颅内压的高低。

12. **人字点 lambda** 为颅骨矢状缝的后端与人字缝的相交点。有的人此处呈一线性凹陷,可以触知。新生儿的后囟即位于此处。后囟较前囟小,呈三角形,出生后 3~6 个月即闭合。患佝偻病和脑积水时,前、后囟均闭合较晚。

13. **枕外隆凸 external occipital protuberance** 是位于枕骨外面正中的最突出的隆起,与枕骨内面的窦汇相对应。枕外隆凸的下方有枕骨导血管,颅内压增高时此导血管常扩张;施行颅后窝开颅术若沿枕外隆凸做正中切口时,注意勿伤及导血管和窦汇,以免导致大出血。

14. **上项线 superior nuchal line** 为自枕外隆凸向两侧延伸至乳突的骨嵴,内面与横窦平齐。

(二) 体表投影

为了判定脑膜中动脉和大脑半球背外侧面主要沟回的体表投影,可先确定以下 6 条标志线(图 1-3)。①下水平线:通过眶下缘与外耳门上缘;②上水平线:经过眶上缘,与下水平线平行;③矢状

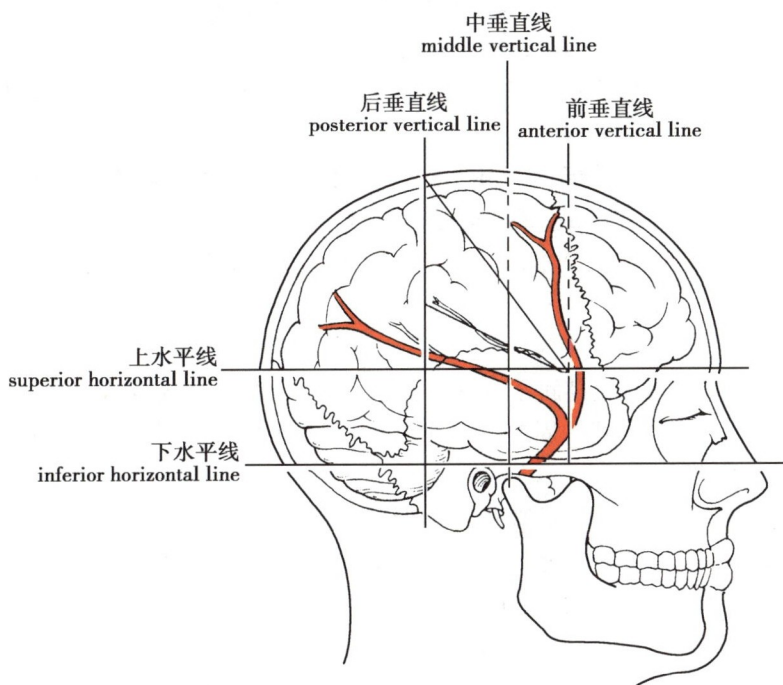

图 1-3 大脑主要沟回和脑膜中动脉的体表投影

线:是从鼻根越颅顶正中线至枕外隆凸的弧线;④前垂直线:通过颧弓中点;⑤中垂直线:经髁突中点。⑥后垂直线:经过乳突基部后缘。这些垂直线向上延伸,与矢状线相交。

1. 脑膜中动脉的投影　本干经过前垂直线与下水平线交点;前支通过前垂直线与上水平线的交点;后支则经过后垂直线与上水平线的交点。脑膜中动脉的分支状况,时有变异。探查前支,钻孔部位在距额骨颧突后缘和颧弓上缘各 4.5cm 的两线相交处;探查后支,则在外耳门上方 2.5cm 处进行。

2. 中央沟的投影　在前垂直线和上水平线交点与后垂直线和矢状线交点的连线上,介于中垂直线与后垂直线间的一段。中央沟位于冠状缝的后方约两横指,且与冠状缝平行,其上端在鼻根与枕外隆凸连线中点后方 1cm 处。

3. 中央前、后回的投影　分别位于中央沟投影线前、后各 1.5cm 宽的范围内。

4. 运动性语言中枢的投影　通常位于左侧大脑半球额下回后部的运动性语言中枢,其投影区在前垂直线与上水平线相交点稍上方。

5. 外侧沟的投影　其后支位于上水平线与中央沟投影线夹角的等分线上,前端起自翼点,沿颞骨鳞部上缘的前份向后,终于顶结节下方不远处。

6. 大脑下缘的投影　为由鼻根中点上方 1.25cm 处开始向外,沿眶上缘向后,经颧弓上缘、外耳门上缘至枕外隆凸的连线。

第二节　面　　部

面部可划分为眶区、鼻区、口区和面侧区,后者又分为颊区、腮腺咬肌区和面侧深区。本节仅叙述面部浅层结构、腮腺咬肌区和面侧深区。

一、面部浅层结构

(一)皮肤与浅筋膜

面部皮肤薄而柔软,富于弹性,有不同走向的皮纹,含有较多的皮脂腺、汗腺和毛囊。面部皮肤切口应尽可能与皮纹一致;其移动性视其与深部组织连接的松紧情况而定;面部是皮脂腺囊肿和疖肿的好发部位。浅筋膜由疏松结缔组织构成,其中颊部脂肪聚成的团块,称颊脂体。睑部皮下组织少而疏松,此部位易形成水肿。浅筋膜内有神经、血管和腮腺管穿行。由于血供丰富,故面部创口愈合快,抗感染能力亦较强,但创伤时出血较多。

面静脉与颅内的海绵窦借多条途径相交通,因此面部感染有向颅内扩散的可能,尤其是口裂以上两侧口角至鼻根的三角形区域,感染向颅内扩散的可能性更高,被称为"危险三角区"。面部的小动脉有丰富的内脏运动神经分布,反应灵敏,当情绪激动或患某些疾病时,面部的色泽会随之变化。

(二)面肌

面肌属于皮肌,薄而纤细,起自面颅诸骨或筋膜,止于皮肤,使面部呈现各种表情,又称表情肌。面肌主要集中在眼裂、口裂和鼻孔的周围。面肌由面神经支配,面神经受损时,可引起面瘫(表 1-1)。

(三)血管、淋巴及神经

1. 血管　分布于面部浅层的主要动脉为面动脉,有同名静脉伴行(图 1-4)。

(1)面动脉 facial artery:于颈动脉三角内起自颈外动脉,穿经下颌下三角,在咬肌止点前缘处于面部。面动脉行程迂曲,斜向前上行,经口角和鼻翼外侧至内眦,改称内眦动脉 angular artery。在下颌骨下缘与咬肌前缘相交处可以触及面动脉的搏动,面动脉供应区出血时,压迫此点有一定的止血作用。面动脉的后方有面静脉伴行,浅面有部分面肌覆盖,并有面神经的下颌缘支和颈支越过。面动脉的分支有下唇动脉、上唇动脉和鼻外侧动脉。

表1-1 面肌

部位	名称		形状与位置	作用	神经支配	
眼裂周围	眼轮匝肌	睑部	环状:围绕眼裂	眨眼	面神经	颞支
		眶部	环状:围绕眼眶	闭眼		
		泪部	束状:泪囊部	扩大泪囊使泪液流通		颧支
鼻孔周围	鼻肌	横部	鼻背	缩小鼻孔	面神经颊支	
		翼部	鼻翼后部	开大鼻孔		
口裂周围	浅层	口轮匝肌	环状:围绕口裂	闭口	面神经	颊支
		提上唇肌(分三头)	近四边形:眶下缘与上唇之间	上提上唇,开大鼻孔		颧支与颊支
		颧肌	束状:提上唇肌的外上方	牵口角向外上方		颧支
		笑肌	束状:横向位于口角外侧	牵口角向外		颊支
		降口角肌	三角形:口角下方	牵口角向下		颊支与下颌缘支
	中层	提口角肌	束状:尖牙窝	上提口角	面神经颊支	
		降下唇肌	菱形:颏孔与颏联合之间	下降下唇		
	深层	颊肌	长方形:颊部横向	使唇颊紧贴牙龈,参加咀嚼与吸吮	面神经	颊支
		颏肌	锥形:颏联合两侧	上提颏部皮肤,前送下唇		下颌缘支

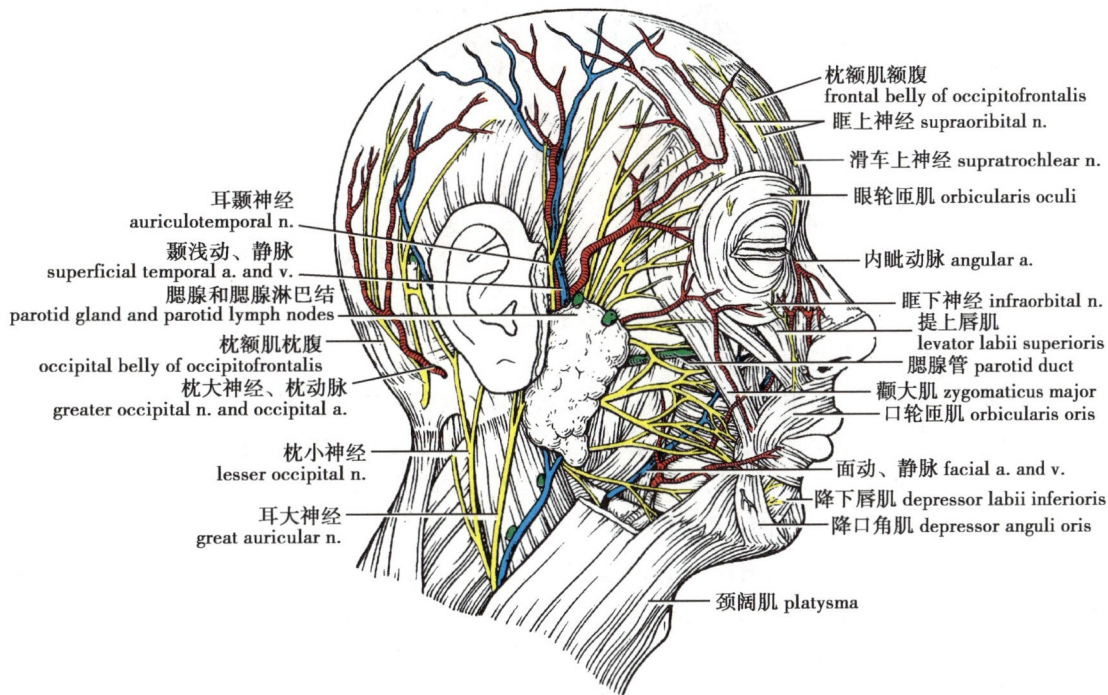

图1-4 面部浅层结构

(2)面静脉 facial vein:起自内眦静脉,伴行于面动脉的后方,位置较浅,迂曲不明显,至下颌角下方与下颌后静脉的前支汇合,穿深筋膜,注入颈内静脉。面静脉经眼静脉与海绵窦相交通。口角平面以上的面静脉通常无瓣膜,面肌的收缩可促使血液逆流进入颅内。

2. 淋巴 面部浅层的淋巴管非常丰富,吻合成网。这些淋巴管通常注入下颌下淋巴结和颏下淋巴结。此外,面部还有一些不恒定的淋巴结,如位于眶下孔附近的颧淋巴结,颊肌表面的颊淋巴结和位于咬肌前缘处的下颌淋巴结。以上3群淋巴结的输出管,均注入下颌下淋巴结。

3. 神经 面部的感觉神经为三叉神经,面肌的运动神经是面神经的分支。

(1)三叉神经 trigeminal nerve:为混合性神经,发出眼神经、上颌神经和下颌神经3大分支,其感觉支除分布于面深部外,终末支穿面颅各孔,分布于相应区域的皮肤。以下只叙述3个较大的分支的终末支。

1)眶上神经 supraorbital nerve:为眼神经的分支,与同名血管伴行。由眶上切迹或孔穿出至皮下,分布于额部皮肤。

2)眶下神经 infraorbital nerve:为上颌神经的分支,与同名血管伴行,穿出眶下孔,在提上唇肌的深面下行,分为数支,分布于下睑、鼻背外侧及上唇的皮肤。

3)颏神经 mental nerve:为下颌神经的分支,与同名血管伴行,出颏孔,在降口角肌深面分为数支,分布于下唇及颏区的皮肤。

三叉神经3大分支在面部的分布以眼裂和口裂为界,眼裂以上由眼神经的分支分布,口裂以下由下颌神经的分支分布,两者之间为上颌神经的分支分布(图1-5)。

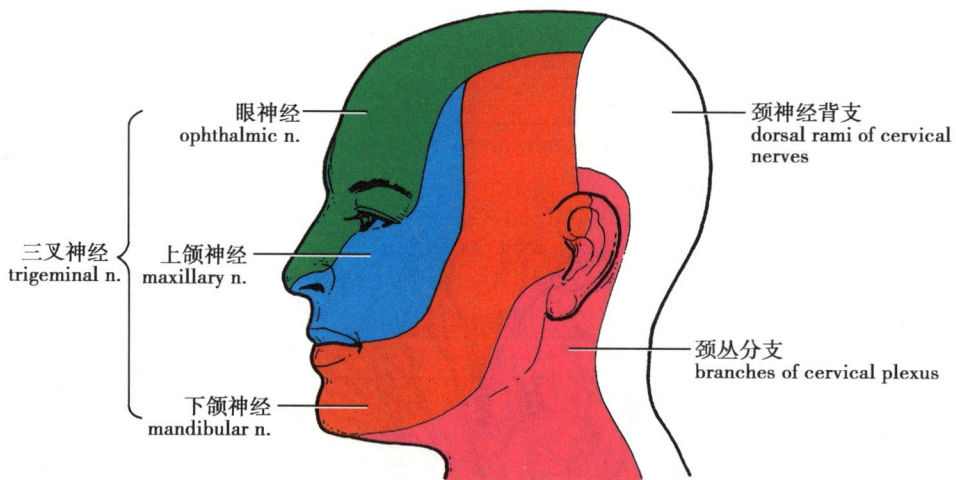

图1-5 三叉神经在头面部的分布区示意图

(2)面神经 facial nerve:由茎乳孔出颅,向前穿入腮腺,先分为上、下两干,再各分为数支并相互交织成丛,最后呈扇形分为5组分支,支配面肌。

1)颞支 temporal branches:有1~2支,多为2支,经下颌骨髁突浅面或前缘,距耳屏前1.0~1.5cm处出腮腺上缘,越过颧弓后段浅面,行向前上方,分布至枕额肌额腹、眼轮匝肌的上份及耳部肌。

2)颧支 zygomatic branches:有1~4支,多为2~3支,经腮腺上缘、前缘穿出,上部分支较细,行向前上方,经耳轮脚与外眦连线的中1/3段,越颧骨表面至上、下睑眼轮匝肌;后部分支较粗,沿颧弓下方向前至颧肌和提上唇肌深面,分布至此二肌。在做翼点入路开颅时,切口应尽量靠近对耳屏,分离浅筋膜时,应注意不要损伤面神经的颞支和颧支,以免引起术侧不能皱额。

3)颊支 buccal branches:多为2~3支,在腮腺前缘腮腺导管上、下方发出,支配颊肌和口周围诸肌。

4)下颌缘支 marginal mandibular branch:从腮腺下端穿出后,行于颈阔肌深面,越过面动、静脉的浅面,沿下颌骨下缘前行,支配下唇诸肌及颏肌。

5)颈支 cervical branch:由腮腺下端穿出,在下颌角附近至颈部,行于颈阔肌深面,并支配该肌。

二、面侧区

面侧区为位于颧弓、鼻唇沟、下颌骨下缘与胸锁乳突肌上份前缘之间的区域,包括颊区、腮腺咬肌区和面侧深区。本节重点叙述后两个区域。

(一)腮腺咬肌区

此区主要结构为腮腺、咬肌以及有关的血管、神经等。

1. 腮腺 parotid gland 略呈锥体形,底向外侧,尖向内侧突向咽旁,可分为浅、深两部,通常以下颌骨后缘或以穿过腮腺的面神经丛作为两者的分界。

(1)腮腺的位置和毗邻:腮腺位于面侧区,上缘邻接颧弓、外耳道和颞下颌关节;下平下颌角;前邻咬肌、下颌支和翼内肌的后缘,浅部向前延伸,覆盖于咬肌后份的浅面;后缘邻接乳突前缘及胸锁乳突肌前缘的上份;深部位于下颌后窝内及下颌支的深面。腮腺的深面与茎突诸肌及深部血管、神经相邻。这些血管、神经包括颈内动、静脉,舌咽、迷走、副及舌下神经,它们共同形成"腮腺床",紧贴腮腺的深面,并借茎突与位于其浅面的颈外动脉分开(图1-6,图1-7)。

(2)腮腺咬肌筋膜:为颈深筋膜浅层向上的延续,在腮腺后缘分为浅、深两层,包绕腮腺形成腮腺鞘,两层在腮腺前缘处融合,覆盖于咬肌表面,称为咬肌筋膜。

(3)腮腺管 parotid duct:由腮腺浅部的前缘发出,在颧弓下一横指处,向前横行越过咬肌表面,至咬肌前缘急转向内侧,穿颊肌,在颊黏膜下潜行一段距离,然后开口于与上颌第二磨牙牙冠相对应的颊黏膜上(图1-6)。开口处黏膜隆起,称腮腺乳头,可经此乳头插管,进行腮腺管造影。用力咬合时,在咬肌前缘处可以触摸到腮腺管。腮腺管的体表投影相当于自鼻翼与口角间的中点至耳屏间切迹连线的中1/3段。

(4)腮腺淋巴结 parotid lymph node:位于腮腺表面和腺实质内。浅淋巴结引流耳郭、颅顶前部和面上部的淋巴,深淋巴结收集外耳道、中耳、鼻、腭和颊深部的淋巴,均注入颈外侧淋巴结。

2. 面神经 facial nerve 面神经在颅外的行程中,因穿经腮腺而分为3段(图1-6)。

第1段:是面神经干从茎乳孔穿出至进入腮腺之前的一段。此段长1~1.5cm,向前经过茎突根部的浅面,此段虽被腮腺所遮盖,但尚未进入腮腺实质内,故显露面神经主干可在此处进行。

第2段:为腮腺内段。面神经主干于腮腺后内侧面进入腮腺,在腮腺内通常分为上、下两干,再发

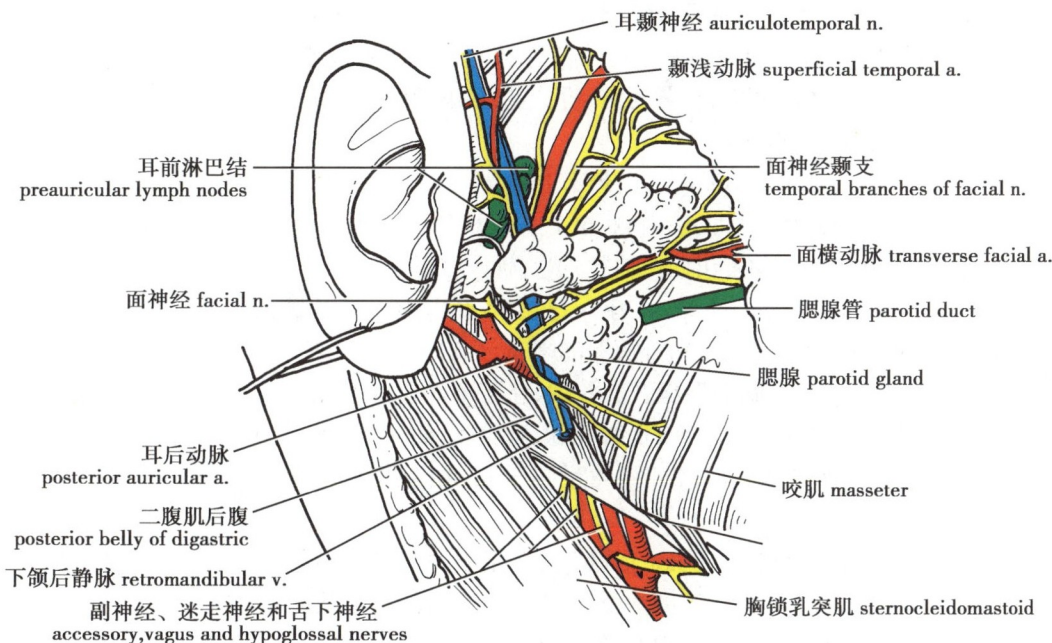

图1-6 腮腺及穿经腮腺的结构

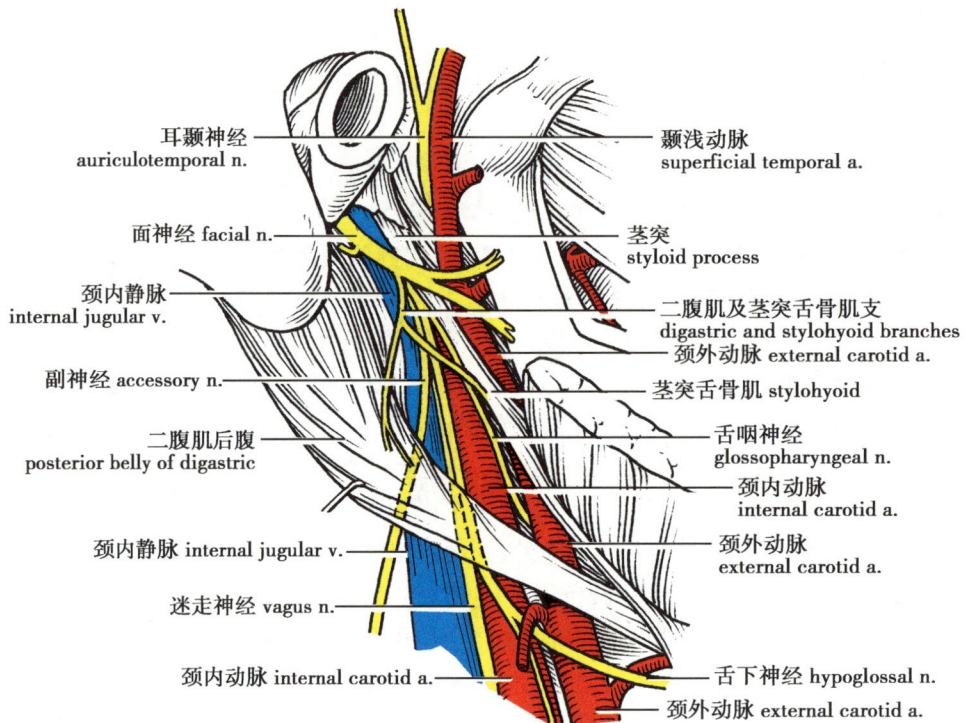

耳颞神经
auriculotemporal n.

面神经 facial n.

颈内静脉
internal jugular v.

副神经 accessory n.

二腹肌后腹
posterior belly of digastric

颈内静脉 internal jugular v.

迷走神经 vagus n.

颈内动脉 internal carotid a.

颞浅动脉
superficial temporal a.

茎突
styloid process

二腹肌及茎突舌骨肌支
digastric and stylohoid branches
颈外动脉 external carotid a.

茎突舌骨肌 stylohyoid

舌咽神经
glossopharyngeal n.

颈内动脉
internal carotid a.

颈外动脉
external carotid a.

舌下神经 hypoglossal n.
颈外动脉 external carotid a.

图 1-7　腮腺深面的结构

出分支,彼此交织成丛,最后形成颞支、颧支、颊支、下颌缘支、颈支 5 组分支。面神经位于颈外动脉和下颌后静脉的浅面。正常情况下,面神经外膜与腮腺组织容易分离,但在病变时二者常紧密粘连,术中分离较为困难。腮腺肿瘤如果压迫面神经,可引起面瘫。

第 3 段:为面神经穿出腮腺以后的部分。面神经的 5 组分支,分别由腮腺浅部的上缘、前缘和下端穿出,呈扇形分布,至各相应区域,支配面肌。

3. 穿经腮腺的血管和神经　纵行的有颈外动脉,颞浅动、静脉,下颌后静脉及耳颞神经;横行的有上颌动、静脉,面横动、静脉和面神经及其分支。上述血管神经的位置关系,由浅入深,依次为:面神经及其分支、下颌后静脉、颈外动脉及耳颞神经(图 1-6)。

(1)下颌后静脉 retromandibular vein:颞浅静脉和上颌静脉与同名动脉伴行,穿入腮腺,汇合形成下颌后静脉,在颈外动脉的浅面下行,分为前、后二支,穿出腮腺。前支与面静脉汇合,注入颈内静脉;后支与耳后静脉合成颈外静脉。

(2)颈外动脉 external carotid artery:由颈部上行,经二腹肌后腹和茎突舌骨肌深面,入下颌后窝,由深面穿入腮腺,行于下颌后静脉的前内侧,至下颌颈平面分为两个终支。上颌动脉行经下颌颈内侧入颞下窝;颞浅动脉在腮腺深面发出面横动脉,然后越颧弓至颞区。

(3)耳颞神经 auriculotemporal nerve:穿入腮腺鞘,在腮腺深面至颞区。当耳颞神经因腮腺肿胀或受肿瘤压迫时,可引起由颞区向颅顶部放射的剧痛。

4. 咬肌 masseter　起自颧弓下缘及其深面,止于下颌支外侧面和咬肌粗隆。该肌的后上部为腮腺所覆盖,表面覆以咬肌筋膜,浅面有面横动脉、腮腺管、面神经的颊支和下颌缘支横过。咬肌与颞肌,翼内、外肌共同组成咀嚼肌(表 1-2,图 1-8),它们都作用于颞下颌关节,受三叉神经的下颌神经的运动纤维支配。

5. 颞下颌关节 temporomandibular joint　又称下颌关节,是由下颌骨的下颌头与颞骨的下颌窝及关节结节构成。关节囊上方附于下颌窝及关节结节周缘,故关节结节完全在关节囊内;下方附于下颌颈。关节囊外侧有韧带加强。关节内有纤维软骨构成的关节盘,盘周缘附于关节囊,故将关节腔分隔为上、下两部分。关节囊的前份较薄弱,下颌关节易向前脱位(图 1-9)。

表1-2 咀嚼肌

层次	名称	起点	止点	作用	神经支配
浅层	颞肌	颞窝 颞筋膜深面	下颌骨冠突	前部:提下颌骨(闭口) 后部:拉下颌骨向后	颞深神经(V_3)
	咬肌	浅层:颧弓前 2/3 深层:颧弓后 1/3	咬肌粗隆	上提下颌骨(闭口)	咬肌神经(V_3)
深层	翼外肌	颞下窝 颞下嵴 翼突外侧板	下颌骨髁突 翼肌凹及关节囊	单侧:使下颌骨向对侧移动 双侧:协助开口	翼外肌神经(V_3)
	翼内肌	翼突 上颌结节	翼肌粗隆	上提下颌骨,并向前	翼内肌神经(V_3)

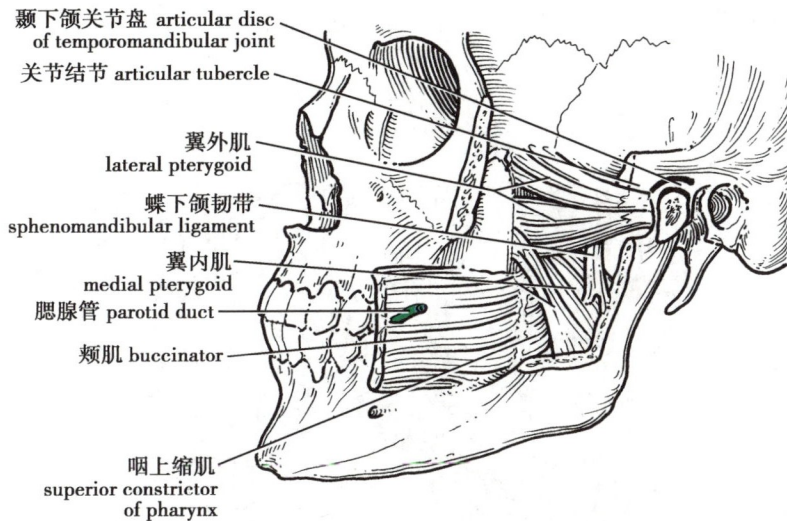

图1-8 咀嚼肌

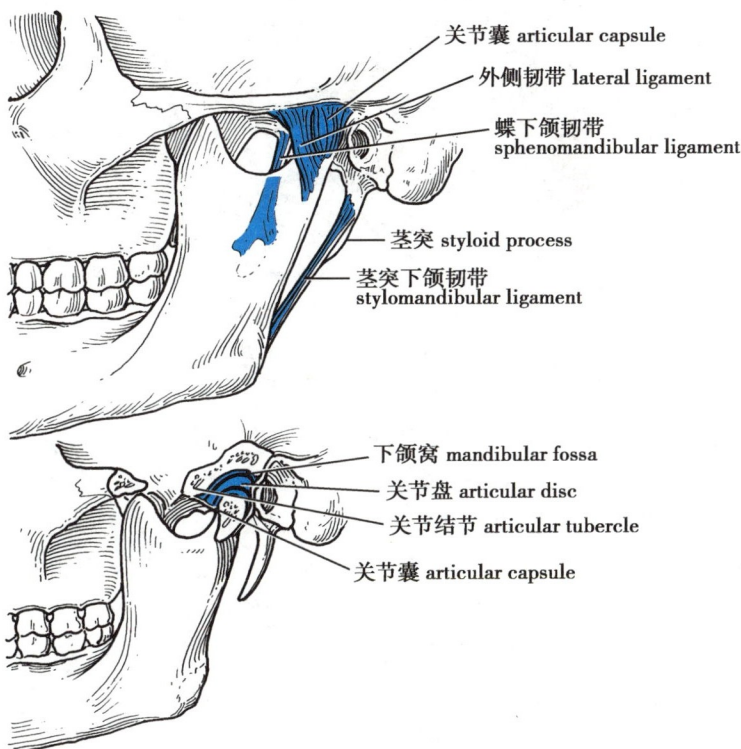

图1-9 颞下颌关节外侧面及矢状切面

　　颞下颌关节属于联动关节,即两侧关节必须同时运动。下颌骨可做上提、下降、后退和侧方运动。张口是下颌体下降并伴有下颌头和关节盘向前的运动,故大张口时,下颌体降向下后方,而下颌头与关节盘滑至关节结节下方。如果张口过大且关节囊过分松弛时,下颌头可滑至关节结节前方而不能退回关节窝,造成下颌关节脱位。手法复位时,必须先将下颌骨拉向下,超过关节结节,再将下颌向后推,使下颌头回纳下颌窝内。

(二)面侧深区

　　此区位于颅底下方,口腔及咽的外侧,其上部为颞窝。

　　1. 境界　面侧深区有顶、底和四壁,顶为蝶骨大翼的颞下面,底平下颌骨下缘,前壁为上颌骨体的后面,后壁为腮腺深部,外侧壁为下颌支,内侧壁为翼突外侧板和咽侧壁。

　　2. 内容　面侧深区有翼内、外肌及出入颅底的血管、神经通过。翼静脉丛与上颌动脉位于颞下窝浅部,翼内肌、翼外肌、下颌神经及其分支位于深部(图 1-10,图 1-11)。

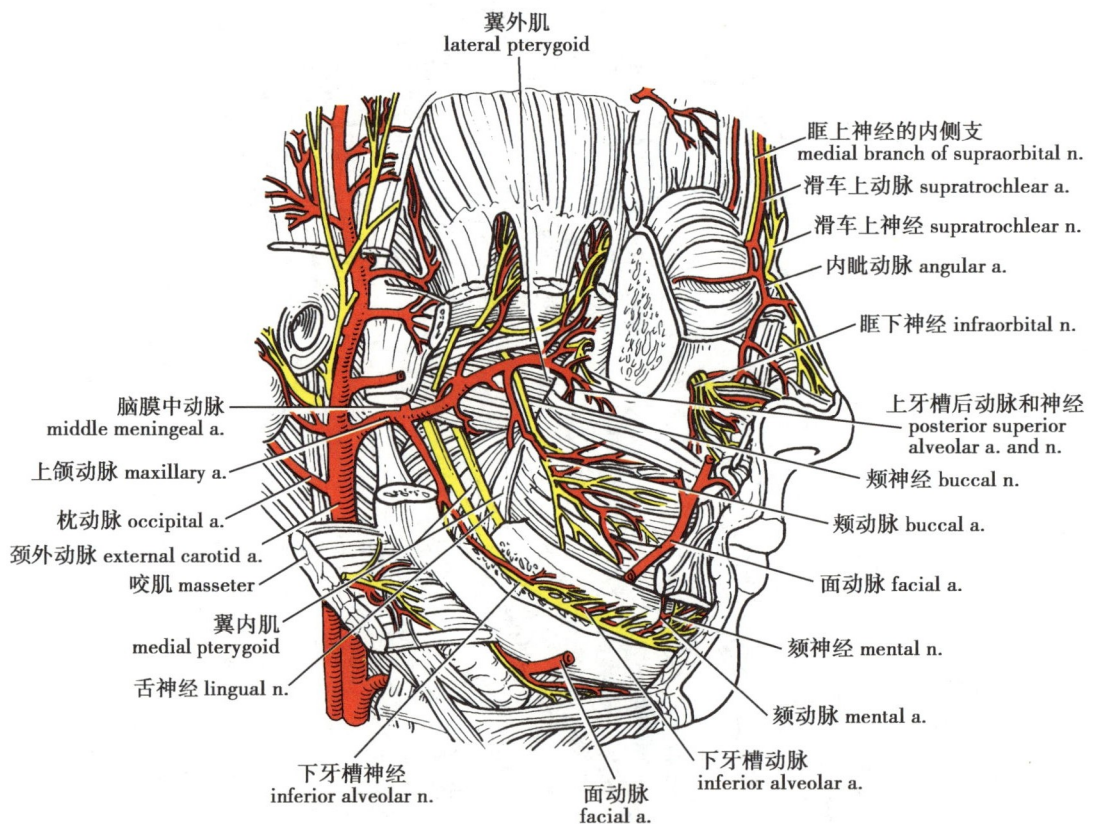

图 1-10　面侧深区的血管神经(浅部)

　　(1)翼内、外肌:翼内肌 medial pterygoid 起自翼窝,肌纤维斜向外下,止于下颌支内侧面的翼肌粗隆。翼内肌收缩上提下颌骨。翼外肌 lateral pterygoid 有两个头,上头起自蝶骨大翼的颞下面,下头起自翼突外侧板的外面。两束肌纤维均斜向外后方,止于下颌颈前面的翼肌凹。翼外肌单侧收缩时,使下颌骨向对侧移动,两侧收缩时,使下颌前移。翼内肌位于颞下窝的下内侧部,翼外肌位于上外侧部。两肌腹间及其周围的疏松结缔组织中,有血管与神经交错穿行。

　　(2)翼静脉丛 pterygoid venous plexus:位于颞下窝内,翼内、外肌与颞肌之间。翼静脉丛收纳与上颌动脉分支伴行的静脉,最后汇合成上颌静脉,回流到下颌后静脉。其与上颌动脉位于颞下窝的浅部;翼内、外肌,下颌神经及其分支则位于颞下窝的深部。其通过眼下静脉和面深静脉与面静脉相通,并经卵圆孔网及破裂孔导血管与海绵窦相通,故口、鼻、咽等部的感染,可沿上述途径蔓延至颅内。

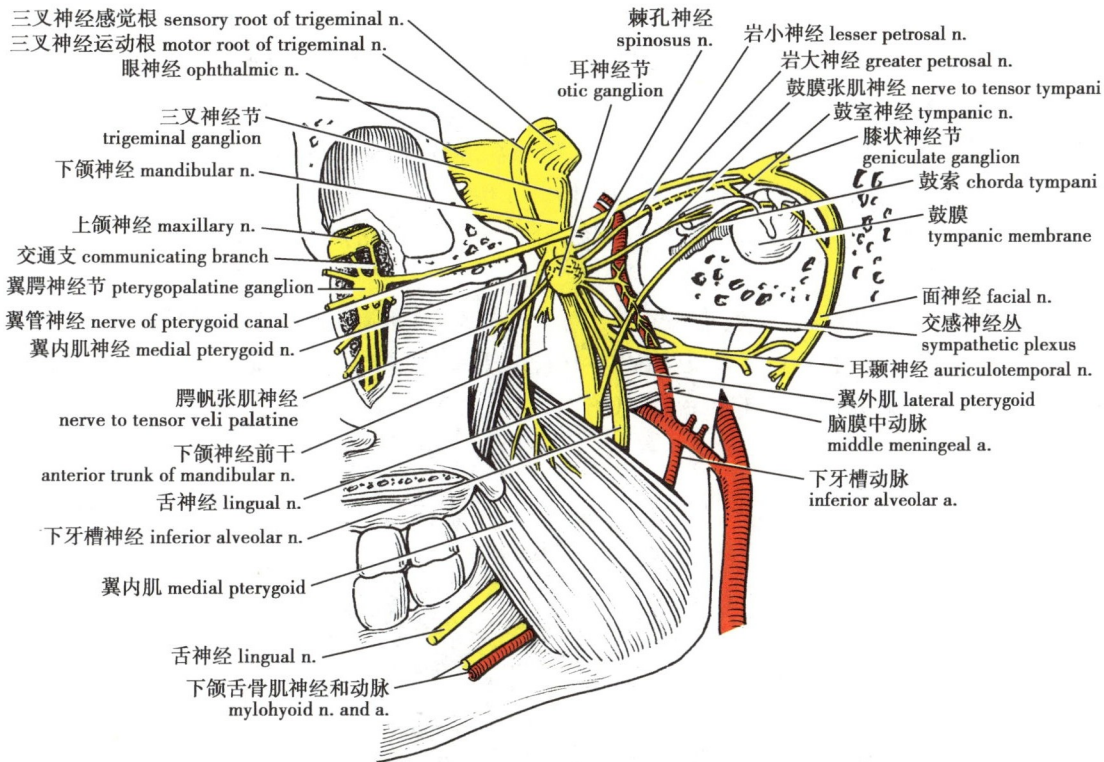

三叉神经感觉根 sensory root of trigeminal n.
三叉神经运动根 motor root of trigeminal n.
眼神经 ophthalmic n.
棘孔神经 spinosus n.
岩小神经 lesser petrosal n.
岩大神经 greater petrosal n.
鼓膜张肌神经 nerve to tensor tympani
鼓室神经 tympanic n.
膝状神经节 geniculate ganglion
鼓索 chorda tympani
鼓膜 tympanic membrane
三叉神经节 trigeminal ganglion
下颌神经 mandibular n.
上颌神经 maxillary n.
交通支 communicating branch
翼腭神经节 pterygopalatine ganglion
翼管神经 nerve of pterygoid canal
翼内肌神经 medial pterygoid n.
腭帆张肌神经 nerve to tensor veli palatine
下颌神经前干 anterior trunk of mandibular n.
舌神经 lingual n.
下牙槽神经 inferior alveolar n.
翼内肌 medial pterygoid
舌神经 lingual n.
下颌舌骨肌神经和动脉 mylohyoid n. and a.
耳神经节 otic ganglion
面神经 facial n.
交感神经丛 sympathetic plexus
耳颞神经 auriculotemporal n.
翼外肌 lateral pterygoid
脑膜中动脉 middle meningeal a.
下牙槽动脉 inferior alveolar a.

图 1-11　颞下窝内侧部的结构（切除部分颅骨、内侧面观）

（3）上颌动脉 maxillary artery：平下颌颈高度起自颈外动脉，经下颌颈的深面入颞下窝，行经翼外肌的浅面或深面，经翼上颌裂入翼腭窝。上颌动脉以翼外肌为标志可分为3段（图 1-12）。

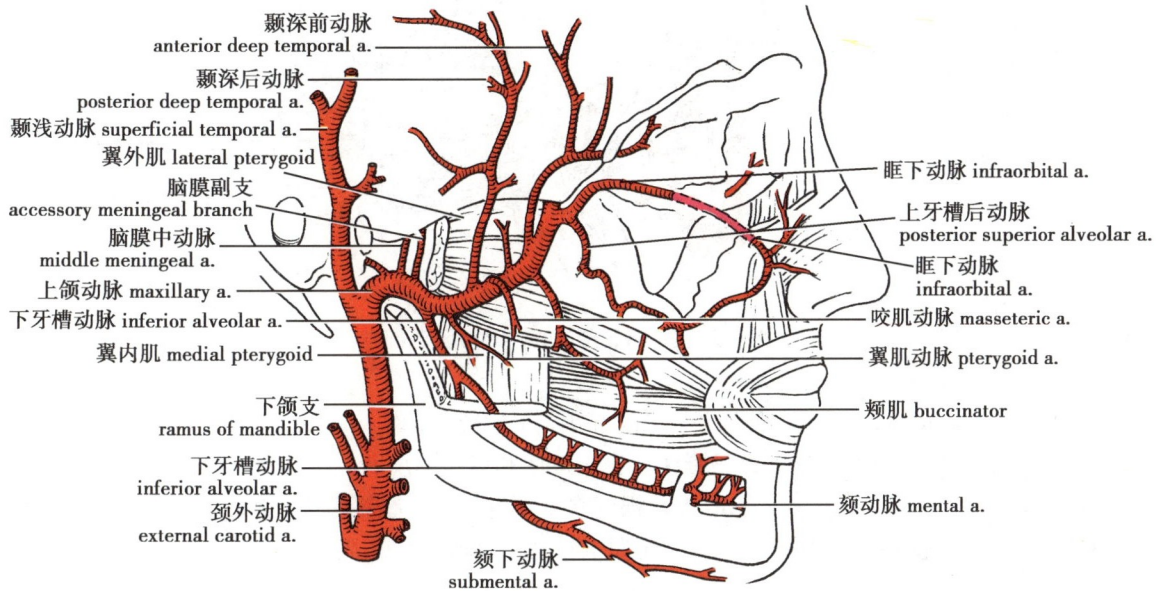

颞深前动脉 anterior deep temporal a.
颞深后动脉 posterior deep temporal a.
颞浅动脉 superficial temporal a.
翼外肌 lateral pterygoid
脑膜副支 accessory meningeal branch
脑膜中动脉 middle meningeal a.
上颌动脉 maxillary a.
下牙槽动脉 inferior alveolar a.
翼内肌 medial pterygoid
下颌支 ramus of mandible
下牙槽动脉 inferior alveolar a.
颈外动脉 external carotid a.
颏下动脉 submental a.
眶下动脉 infraorbital a.
上牙槽后动脉 posterior superior alveolar a.
眶下动脉 infraorbital a.
咬肌动脉 masseteric a.
翼肌动脉 pterygoid a.
颊肌 buccinator
颏动脉 mental a.

图 1-12　上颌动脉的行程及其分支

第1段：位于下颌颈深面，自起点至翼外肌下缘。其主要分支有：①下牙槽动脉 inferior alveolar artery 经下颌孔入下颌管，分支至下颌骨、下颌牙及牙龈，终支出颏孔，分布于颏区；②脑膜中动脉 middle meningeal artery 行经翼外肌深面，穿耳颞神经两根之间垂直上行，经棘孔入颅，分布于颞顶区内面的硬脑膜。

第 2 段：位于翼外肌的浅面或深面,分支至翼内肌、翼外肌、咬肌和颞肌,另发出颊动脉 buccal artery 与颊神经伴行,分布于颊肌及颊黏膜。

第 3 段：位于翼腭窝内,主要分支有：①上牙槽后动脉 posterior superior alveolar artery 向前下穿入上颌骨后面的牙槽孔,分布于上颌窦、上颌后份的牙槽突、牙、牙龈等。②眶下动脉 inferior orbital artery 经眶下裂、眶下管、出眶下孔,沿途发出分支,分布于上颌前份的牙槽突、牙、牙龈,最后分布于下睑及眶下方的皮肤。

（4）下颌神经 mandibular nerve：为三叉神经最大的分支,自卵圆孔出颅进入颞下窝,主干短,位于翼外肌的深面。下颌神经发出的运动支支配咀嚼肌,包括翼内肌神经、翼外肌神经、颞深前、后神经和咬肌神经。下颌神经还发出下述 4 个感觉支(图 1-13)。

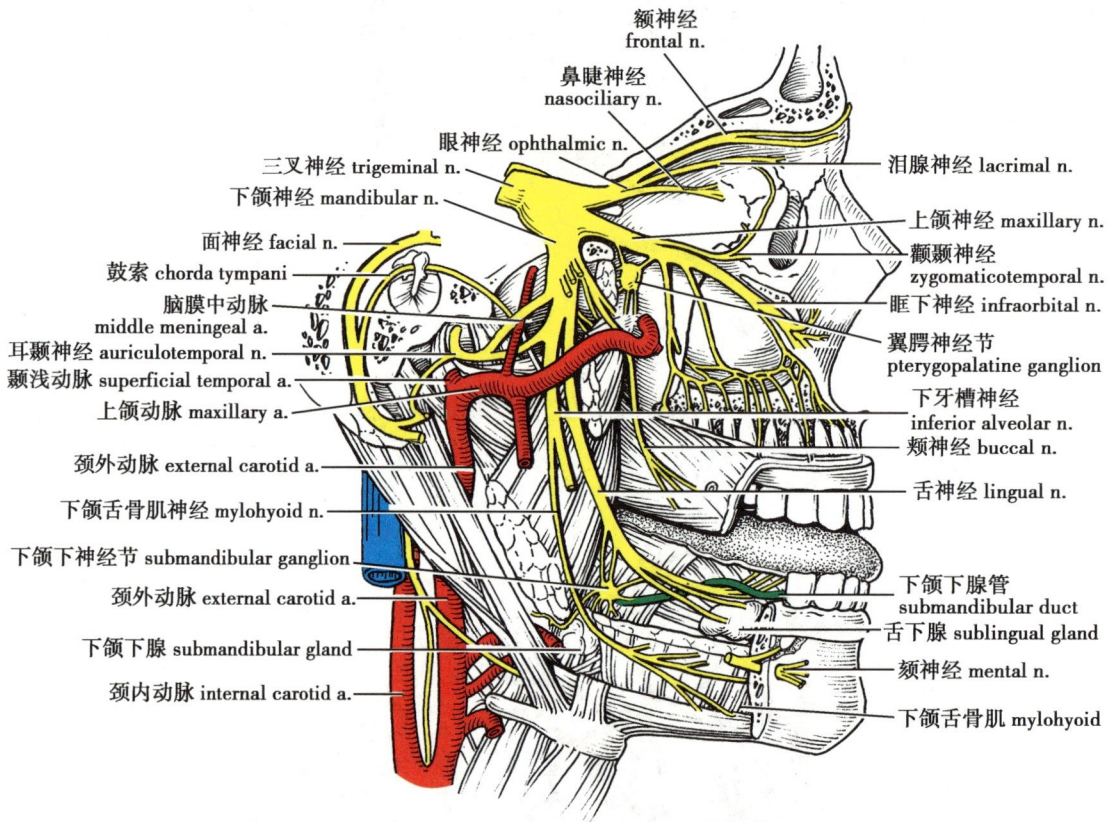

图 1-13　面侧深区的血管和神经(深部)

1）颊神经 buccal nerve：经翼外肌两头之间穿出,沿下颌支前缘的内侧下行至咬肌前缘,穿颊肌分布于颊黏膜、颊侧牙龈,另有分支穿颊脂体分布于颊区和口角的皮肤。

2）耳颞神经 auriculotemporal nerve：以两根起自下颌神经,环绕脑膜中动脉,然后又合成一干,沿翼外肌深面,绕下颌骨髁突的内侧至其后方转向上行,穿入腮腺鞘,于腮腺上缘浅出,分布于外耳道、耳郭及颞区的皮肤。

3）舌神经 lingual nerve：经翼外肌深面下行,途中接受鼓索的味觉纤维和副交感纤维,继续向前下行,于下颌支与翼内肌之间,达下颌下腺的上方,再沿舌骨舌肌的浅面前行至口底,分布于下颌舌侧牙龈、下颌下腺、舌下腺、舌前 2/3 及口底的黏膜。

4）下牙槽神经 inferior alveolar nerve：位于舌神经的后方,与同名动、静脉伴行,经下颌孔入下颌管,发支分布于下颌骨及下颌诸牙,出颏孔后,称颏神经,分布于颏区皮肤。

（三）面侧区的间隙

面侧区的间隙位于颅底与上、下颌骨之间，是散在于骨、肌与筋膜之间的间隙，彼此相通。间隙内充满疏松结缔组织，感染可沿间隙扩散，主要叙述以下两个间隙（图 1-14）。

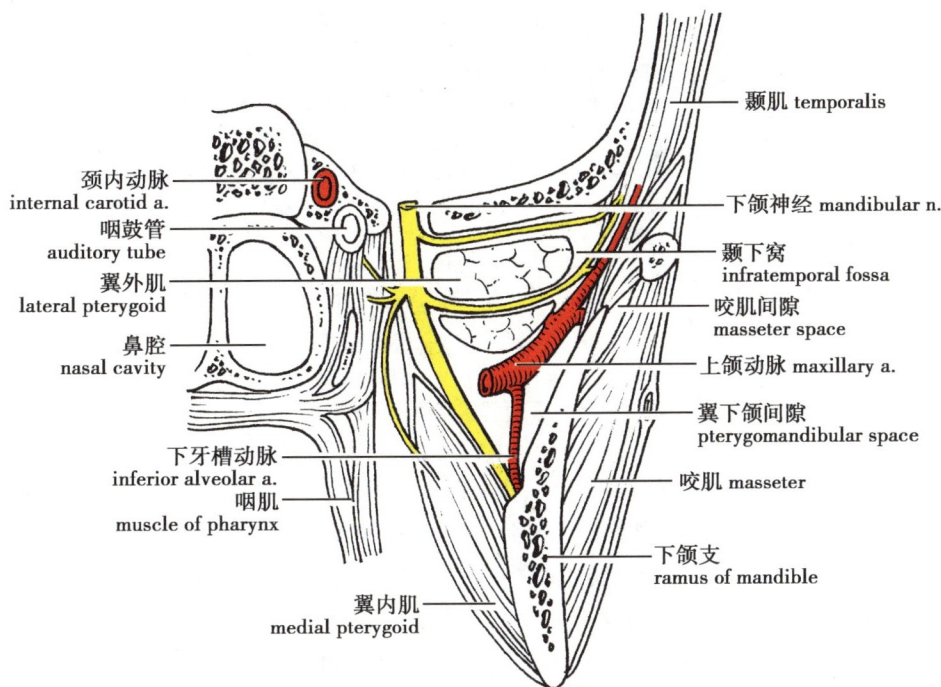

图 1-14　咬肌间隙和翼下颌间隙（冠状断面）

1. **咬肌间隙 masseter space**　为位于咬肌深部与下颌支上部之间的间隙，咬肌的血管神经即通过下颌切迹穿入此隙，从深面进入咬肌。此间隙的前方紧邻下颌第三磨牙，许多牙源性感染如第三磨牙的冠周炎、牙槽脓肿和下颌骨骨髓炎等均有可能扩散至此间隙。

2. **翼下颌间隙 pterygomandibular space**　位于翼内肌与下颌支之间，与咬肌间隙仅隔以下颌支，两间隙经下颌切迹相通。上界为翼外肌下缘，下界是翼内肌在下颌支附着处，前界为颞肌、颊肌，后界为腮腺和下颌支后缘。间隙内容舌神经，下牙槽神经，下牙槽动、静脉及疏松结缔组织。翼下颌间隙向前与颊肌和咬肌之间的颊间隙相通，向后隔颈深筋膜浅层与咽外侧间隙相邻，向上与颞下间隙相通。翼下颌间隙的感染，常来自下颌磨牙的炎症。下牙槽神经阻滞麻醉就是把药液注射于此间隙内。

第三节　颅　　部

颅部由颅顶、颅底和颅腔三部分组成。颅顶又分为额顶枕区和颞区，并包括其深面的颅顶诸骨。颅底有内、外面之分。

一、颅顶

（一）额顶枕区

1. **境界**　前为眶上缘，后为枕外隆凸和上项线，两侧借上颞线与颞区分界。

2. **层次**　此区的软组织由浅入深分为五层，依次为皮肤、浅筋膜（皮下组织）、帽状腱膜及颅顶肌、腱膜下疏松结缔组织和颅骨外膜（图 1-15）。其中，浅部 3 层紧密连接，难以将其各自分开，故合称为"头皮"。深部两层连接疏松，较易分离。

NOTES

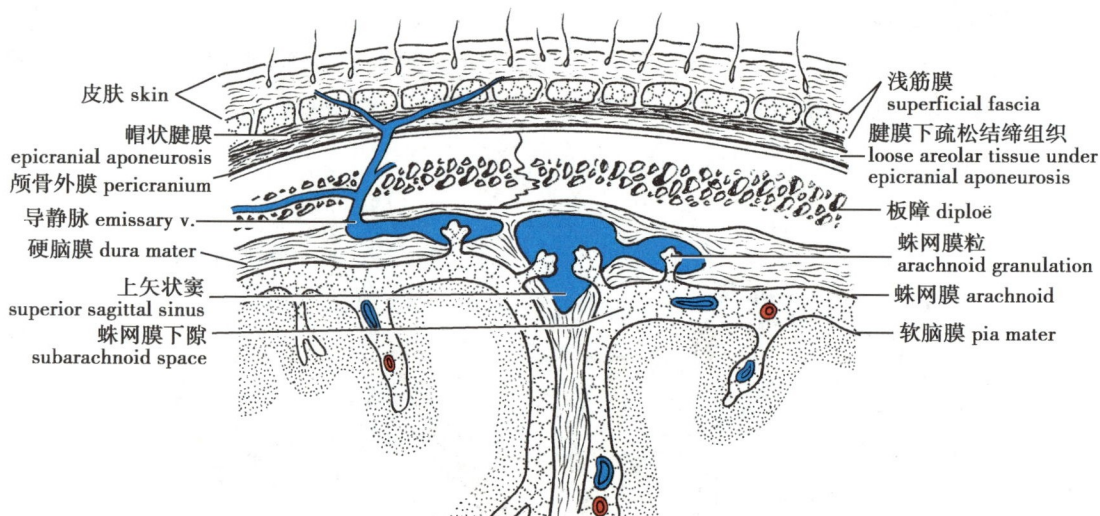

图 1-15　颅顶层次结构(冠状断面)

（1）皮肤：厚而致密，有两个显著特点，一是含有大量毛囊、汗腺和皮脂腺，为疖肿或皮脂腺囊肿的好发部位；二是具有丰富的血管，外伤时易致出血，但创口愈合较快。

（2）浅筋膜：由致密结缔组织和脂肪组织构成，并有许多结缔组织小梁，使皮肤和帽状腱膜紧密相连，并将此层分隔成许多小格，内有血管和神经穿行。感染时渗出物不易扩散，早期即可压迫神经末梢引起剧痛。小格内的血管多被周围结缔组织固定，创伤时血管断端不易自行收缩闭合，故出血较多，常需压迫或缝合止血。浅筋膜内的血管和神经，可分为前、后、外 3 组(图 1-16)。

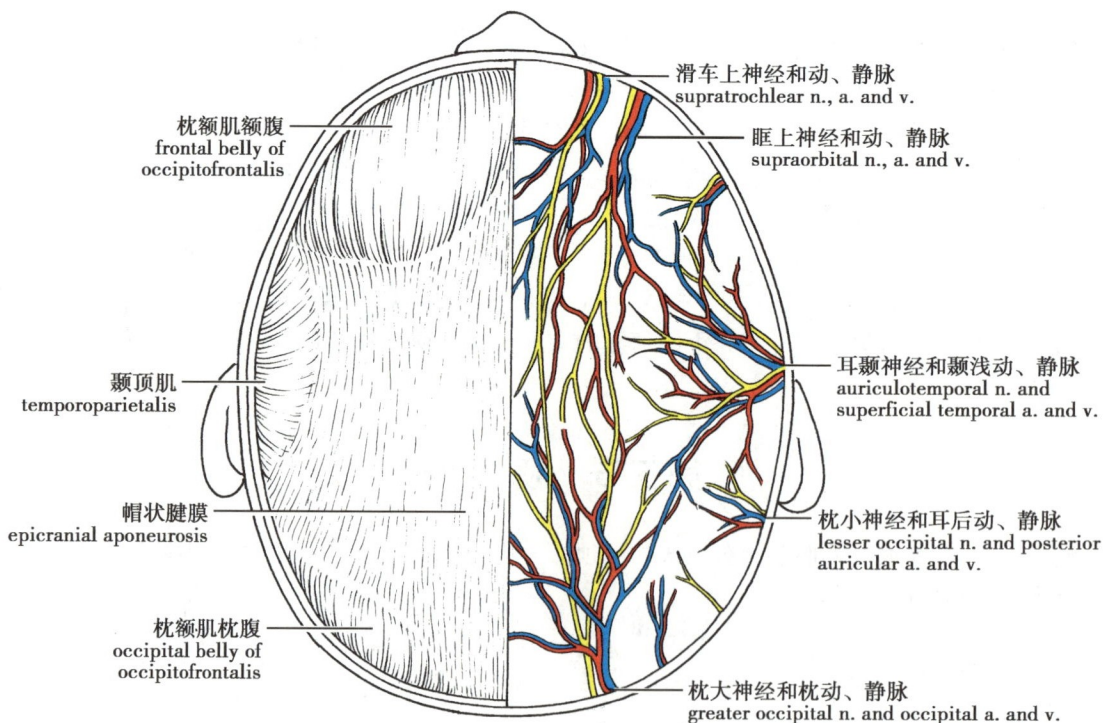

图 1-16　枕额肌及颅顶部的血管、神经

1）前组：包括内、外侧两组。内侧组距正中线约 2cm，有滑车上动、静脉和滑车上神经。外侧组距正中线约 2.5cm，有眶上动、静脉和眶上神经。滑车上动脉是眼动脉的终支之一，与滑车上神经伴

行,绕额切迹至额部。眶上动脉为眼动脉的分支,与眶上神经伴行,在眼眶内于上睑提肌和眶上壁之间前行,至眶上孔(切迹)处绕过眶上缘到达额部。上述两组动脉和神经的伴行情况,常是滑车上动脉在滑车上神经的内侧,眶上动脉在眶上神经的外侧。滑车上神经和眶上神经都是眼神经的分支,所以三叉神经痛患者可在眶上缘的内、中 1/3 处有压痛。

2)后组:枕动脉和枕大神经分布于枕部。枕动脉是颈外动脉的分支,从颈部向后走行,经颞骨乳突的枕动脉沟,斜穿枕部一些肌而达枕部皮下。枕大神经穿过项深部肌群后,在上项线平面距正中线 2cm 处穿斜方肌腱膜,而后与枕动脉伴行,走向颅顶。枕动脉在枕大神经外侧,两者间有一定的距离。封闭枕大神经可于枕外隆凸下方一横指处,向外侧约 2cm 处进行。

3)外侧:包括耳前和耳后两组,来源于颞区(见颞部)。

头皮的动脉互相吻合,形成丰富的血管网,不但左、右两侧互相吻合,而且颈内动脉系和颈外动脉系也互相联系,所以头皮在发生大块撕裂时也不易坏死。由于血管神经从四周向颅顶走行,所以因开颅手术而作皮瓣时,皮瓣的蒂应在下方的血管和神经干所在部位,以保证皮瓣的营养。而作一般切口则应呈放射状,以免损伤血管和神经。

(3)帽状腱膜 epicranial aponeurosis:前连枕额肌的额腹,后连枕腹,两侧逐渐变薄,续于颞筋膜。整个帽状腱膜都很厚实坚韧,并与浅层的皮肤和浅筋膜紧密相连。头皮外伤若未伤及帽状腱膜,则伤口裂开不明显;如帽状腱膜同时受伤,由于枕额肌的收缩牵拉则使伤口明显裂开,尤其横向裂口更明显。缝合头皮时应将此层缝好,以减少皮肤的张力,并有利于止血和创口愈合。

(4)腱膜下疏松结缔组织:又称腱膜下间隙,是位于帽状腱膜与骨膜之间的薄层疏松结缔组织。此隙范围较广,前至眶上缘,后达上项线,间隙内积血或积脓时,易蔓延至整个额顶枕区。头皮借此层与颅骨外膜疏松结合,故移动性大,头皮撕脱伤多沿此层分离。此间隙内还有导静脉穿过,并经导静脉与颅骨的板障静脉及颅内的硬脑膜静脉窦相通,若发生感染,也可经上述途径蔓延,继发颅骨骨髓炎或颅内感染,因此,此层被认为是颅顶部的"危险区"。

(5)颅骨外膜:由致密结缔组织构成,借少量结缔组织与颅骨表面相连,易于剥离。骨膜与颅缝紧密附着,骨膜下感染或血肿,常局限于一块颅骨的范围。严重的头皮撕脱伤,可将头皮连同部分骨膜一并撕脱。

(二)颞区

1. 境界 位于颅顶的两侧,介于上颞线与颧弓上缘之间。

2. 层次 由浅入深依次为皮肤、浅筋膜、颞筋膜、颞肌和骨膜。

(1)皮肤:移动性较大,手术时无论选择纵行或横行切口,均易缝合,愈合后的瘢痕亦不明显。

(2)浅筋膜:含脂肪组织较少,其内的血管和神经可分为耳前和耳后两组。

1)耳前组:有颞浅动、静脉和耳颞神经,三者伴行出腮腺上缘,越颧弓到达颞区。颞浅动脉为颈外动脉的两终支之一,可在耳屏前方触及其搏动,该动脉在颧弓上方 2~3cm 处分为前、后两支。颞浅静脉汇入下颌后静脉。耳颞神经是三叉神经第三支下颌神经的分支。

2)耳后组:有耳后动、静脉和枕小神经,分布于颞区后部。耳后动脉起自颈外动脉,耳后静脉汇入颈外静脉,枕小神经是颈丛的分支。

(3)颞筋膜 temporal fascia:上方附着于上颞线,向下分为浅、深两层,分别附着于颧弓的外面和内面(图 1-17)。两层之间夹有脂肪组织,颞中动脉(发自颞浅动脉)和颞中静脉由此经过。

(4)颞肌 temporalis:呈扇形,起自颞窝和颞筋膜深面,肌束经颧弓深面止于下颌骨的冠突。颞肌和颞筋膜具有保护脑膜和脑组织的作用,故开颅减压术常采用颞区入路。颞肌深部有颞深血管和神经进入该肌,颞深动脉来自上颌动脉,颞深神经发自下颌神经。

(5)骨膜 periosteum:较薄,紧贴于颞骨表面,故此区很少发生骨膜下血肿。骨膜与颞肌之间含有大量脂肪组织,称颞深间隙,并经颧弓深面与颞下间隙相通,再向前则与面部的颊脂体相连续。因此,颞深间隙中有出血或炎症时,可向下蔓延至面部,形成面深部的血肿或脓肿。面部炎症,如牙源性感染也可蔓延至此间隙中。

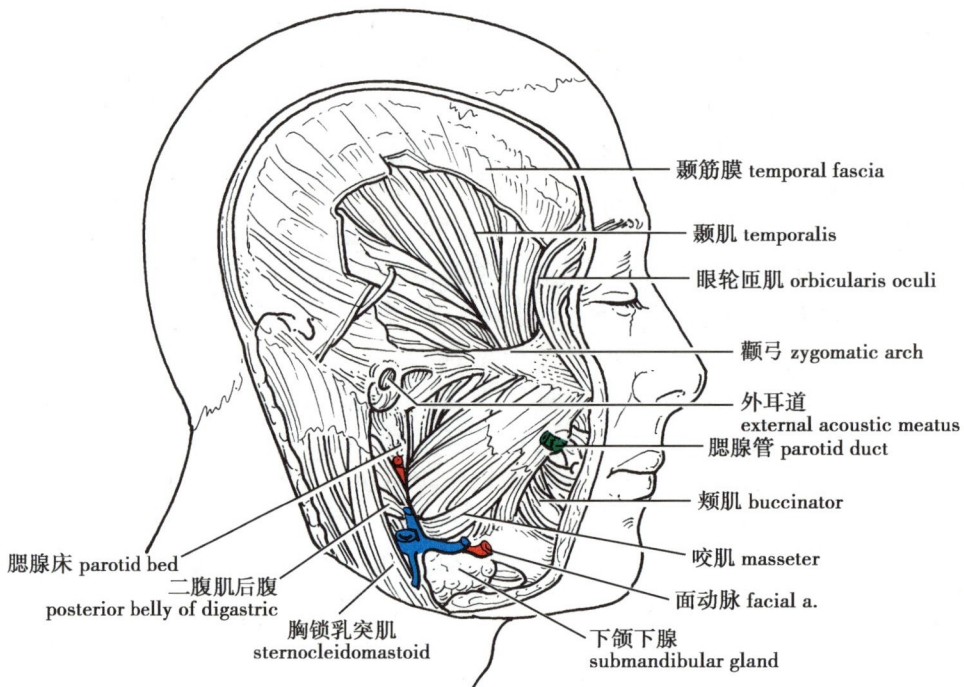

颞筋膜 temporal fascia
颞肌 temporalis
眼轮匝肌 orbicularis oculi
颧弓 zygomatic arch
外耳道 external acoustic meatus
腮腺管 parotid duct
颊肌 buccinator
咬肌 masseter
面动脉 facial a.
下颌下腺 submandibular gland

腮腺床 parotid bed
二腹肌后腹 posterior belly of digastric
胸锁乳突肌 sternocleidomastoid

图 1-17 颞区层次结构

(三) 颅顶骨

颅顶骨在胚胎发育时期是膜内化骨,出生时尚未完全骨化,因此,在某些部位仍保留膜性结构,如前囟和后囟等处。

颅顶各骨均属扁骨。前方为额骨,后方为枕骨。在额、枕骨之间是左、右顶骨。两侧前方小部分为蝶骨大翼;后方大部分为颞骨鳞部。颅顶各骨之间以颅缝相接合,发生颅内压增高时,在小儿骨缝可稍分离。颅顶骨呈圆顶状,并有一定的弹性。受外力打击时常集中于一点,成人骨折线多以受力点为中心向四周放射,而小儿颅顶骨弹性较大,故外伤后常发生凹陷性骨折。

成人颅顶骨的厚度约为 0.5cm,最厚的部位可达 1cm,颞区最薄,仅有 0.2cm。由于颅顶骨各部的厚度不一,故开颅钻孔时应予注意。

颅顶骨分为外板、板障和内板三层。外板较厚,对张力的耐受性较大,而弧度较内板为小。内板较薄,质地亦较脆弱,又称玻璃样板。因此,外伤时外板可保持完整,而内板却发生骨折,同时,骨折片可刺伤局部的血管、脑膜和脑组织等而引起严重的并发症。

板障是内、外板之间的骨松质,含有骨髓,并有板障静脉位于板障管内。板障管在 X 线片上呈裂纹状,有时可被误认为骨折线,需注意鉴别。由于板障静脉位于骨内,手术时不能结扎,常用骨蜡止血。板障静脉通常可归纳为 4 组(图 1-18):①额板障静脉 frontal diploic vein;②颞前板障静脉 anterior temporal diploic vein;③颞后板障静脉 posterior temporal diploic vein;④枕板障静脉 occipital diploic vein。当头皮撕脱伤伤及颅骨骨膜时需要在颅骨外板密集钻孔至板障等待肉芽组织长出后再植皮封闭创面。

二、颅底内面

颅底内面分为颅前窝、颅中窝和颅后窝三部分(图 1-19)。颅底有许多重要的孔道,是神经、血管出入颅的部位。

颅底在结构和邻接上有其特点,因而颅底损伤时除本身的症状外,还可出现邻近器官的损伤症状。颅底结构的特点:①颅底各部的骨质厚薄不一,由前向后逐渐增厚,颅前窝最薄,颅后窝最厚。创伤时骨质较薄的部位易骨折;②颅底的孔、裂、管是神经、血管出入的通道,而某些骨内部又形成空腔性结构,如鼻旁窦、鼓室等,这些部位不但外伤时容易骨折,而且常伴有脑神经和血管损伤;③颅底与

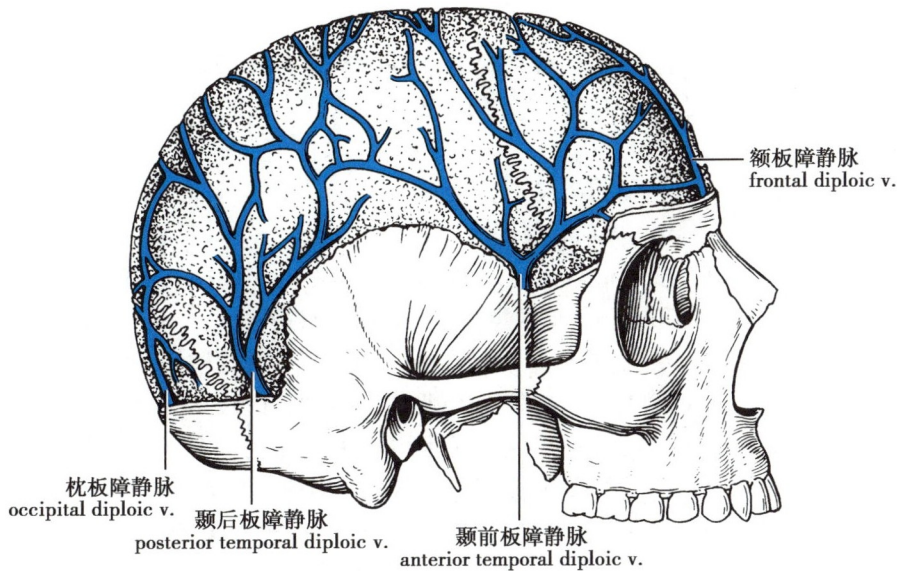

图 1-18 板障静脉

额板障静脉 frontal diploic v.

枕板障静脉 occipital diploic v.
颞后板障静脉 posterior temporal diploic v.
颞前板障静脉 anterior temporal diploic v.

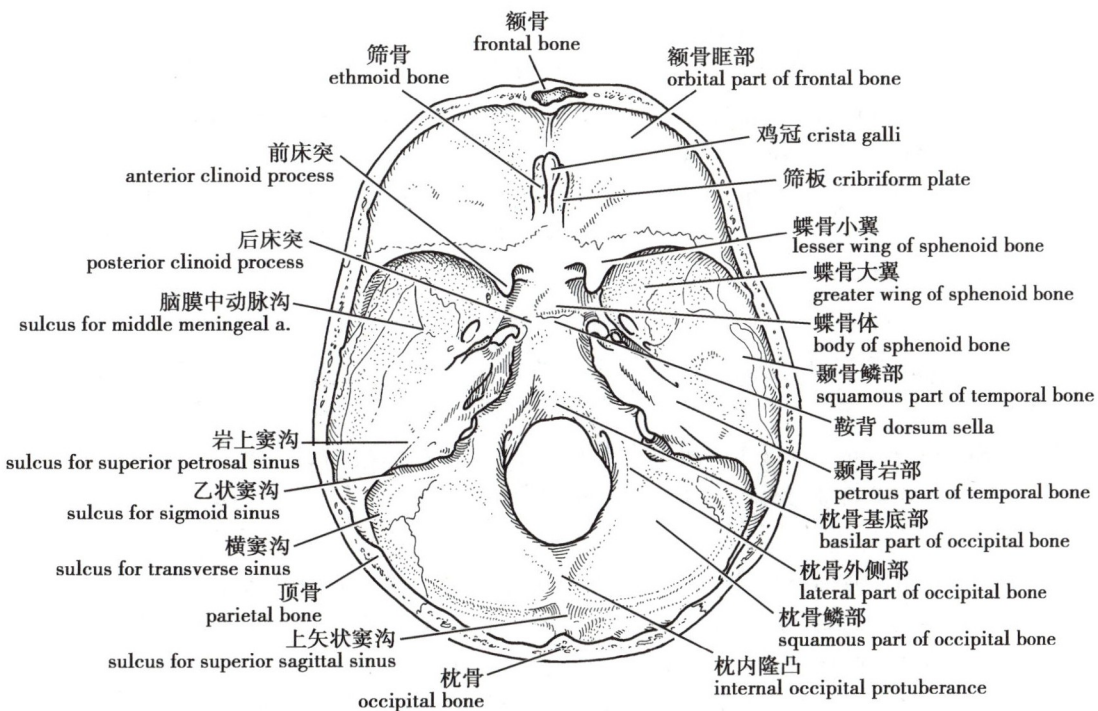

图 1-19 颅底内面

筛骨 ethmoid bone
额骨 frontal bone
额骨眶部 orbital part of frontal bone
鸡冠 crista galli
筛板 cribriform plate
蝶骨小翼 lesser wing of sphenoid bone
蝶骨大翼 greater wing of sphenoid bone
蝶骨体 body of sphenoid bone
颞骨鳞部 squamous part of temporal bone
鞍背 dorsum sella
颞骨岩部 petrous part of temporal bone
枕骨基底部 basilar part of occipital bone
枕骨外侧部 lateral part of occipital bone
枕骨鳞部 squamous part of occipital bone
枕内隆凸 internal occipital protuberance

前床突 anterior clinoid process
后床突 posterior clinoid process
脑膜中动脉沟 sulcus for middle meningeal a.
岩上窦沟 sulcus for superior petrosal sinus
乙状窦沟 sulcus for sigmoid sinus
横窦沟 sulcus for transverse sinus
顶骨 parietal bone
上矢状窦沟 sulcus for superior sagittal sinus
枕骨 occipital bone

颅外的一些结构相互交通,且关系密切,如翼腭窝、咽旁间隙、眼眶等,这些部位的病变,如炎症、肿瘤等可蔓延入脑;反之,颅内病变也可引起颅外某些部位受累;④颅底骨与脑膜紧密愈着,外伤后脑膜往往同时损伤,可引起脑脊液外漏。

（一）颅前窝

颅前窝 anterior cranial fossa 容纳大脑半球额叶。其正中部凹陷,由筛骨筛板构成鼻腔顶,前外侧部形成额窦和眶的顶部。颅前窝的骨板较薄,外伤时易发生骨折,累及筛板时,常伴有脑膜和鼻腔顶部黏膜撕裂,脑脊液或血液直接漏入鼻腔,若伤及嗅神经会导致嗅觉丧失;骨折线经过额骨眶板时,可出现结膜下出血的典型症状。此外,额窦亦常受累,脑脊液和血液也可经额窦而流入鼻腔。

（二）颅中窝

颅中窝 middle cranial fossa 呈蝶形，可分为较小的中央部（蝶鞍区）和两个较大而凹陷的外侧部。

1. 蝶鞍区　位于蝶骨体上面，为蝶鞍及其周围区域。该区主要的结构有垂体、垂体窝和两侧的海绵窦等。

（1）蝶鞍 sella turcica：蝶鞍包括前床突、交叉前沟、鞍结节、垂体窝、鞍背和后床突。中国人蝶鞍的前后径为 1.1~1.2cm，深度为 0.6~0.9cm，鞍底横径为 1.4~1.5cm。依前、后床突间距的不同，可将蝶鞍分为 3 型：①开放型，间距大于 0.5cm（39%）；②闭锁型，间距小于 0.2cm（21%）；③半开放型，间距介于 0.2~0.5cm（40%）。蝶鞍的形态与颅形及蝶窦的发育程度有关。

蝶鞍的形态可出现如下变异：①前、后床突间出现骨性桥连结，称为鞍桥，出现率为 6%，多为双侧性，有时不完整；②前、后床突之间有时有韧带连接，形成孔，孔内有颈内动脉经过，出现率为 10%，如此孔过小，可影响颈内动脉供血区的血液循环，需手术切断韧带；③前床突偏移或缺如。

（2）垂体窝 hypophysial fossa：垂体窝的顶为硬脑膜形成的鞍膈，鞍膈的前上方有视交叉和经视神经管入颅的视神经。垂体前叶的肿瘤可将鞍膈的前部推向上方，压迫视交叉，出现视野缺损（双颞侧半视野偏盲）。垂体窝的底，仅隔一薄层骨与蝶窦相邻。垂体病变时，可使垂体窝的深度增加，甚至侵及蝶窦。垂体窝的前方为鞍结节 tuberculum sella，后方为鞍背 dorsum sella，垂体发生肿瘤时，两处的骨质可因受压而变薄，甚至出现骨质破坏现象。垂体窝的两侧为海绵窦，当垂体肿瘤向两侧扩展时，可压迫海绵窦，产生海绵窦淤血及脑神经受损的症状。

（3）垂体 hypophysis：垂体位于蝶鞍中央的垂体窝内，借漏斗和垂体柄穿过鞍膈与第三脑室底的灰结节相连。垂体肿瘤可突入第三脑室，发生脑脊液循环障碍，引起颅内压增高。

垂体在冠状断面和矢状断面上均呈横置的肾形，在横断面上，整个垂体呈椭圆形，垂体前叶呈肾形。据统计，垂体的前后径约 0.8cm，垂直径约 0.6cm。垂体的血液供应来自颈内动脉和大脑前动脉等发出的细小分支。垂体门脉系统将下丘脑产生的垂体释放和抑制激素输送到垂体前叶，以控制垂体激素的分泌。垂体的静脉注入海绵窦。

随着 CT 和 MRI 检查的普及，垂体腺瘤特别是微腺瘤的检出率逐年增加，垂体 CT 扫描，能发现直径 0.3cm 以上的微腺瘤，MRI 对垂体瘤定位十分精确。如肿瘤增大已超越鞍膈者称为大腺瘤，除内分泌症状外尚有可能引起视神经或视交叉的压迫症状，其典型者为双颞侧半视野偏盲。

（4）海绵窦 cavernous sinus：海绵窦位于蝶鞍的两侧，前达眶上裂内侧部，后至颞骨岩部的尖端，为一对重要的硬脑膜窦。窦内有颈内动脉和展神经通行。颅底骨折时，除可伤及海绵窦外，亦可伤及颈内动脉和展神经。窦内间隙有许多结缔组织小梁，将窦腔分隔成许多小的腔隙，窦中血流缓慢，感染时易形成栓塞。两侧海绵窦经鞍膈前、后的海绵间窦相交通，故一侧海绵窦的感染可蔓延至对侧。

在窦的外侧壁内，自上而下排列有动眼神经、滑车神经、眼神经与上颌神经（图 1-20）。海绵窦一旦发生病变，可出现海绵窦综合征，表现为上述神经麻痹与神经痛，结膜充血以及水肿等症状。

窦的前端与眼静脉、翼静脉丛、面静脉和鼻腔的静脉相交通，面部的化脓性感染可借上述交通扩散至海绵窦，形成海绵窦炎与血栓。

窦的内侧壁上部与垂体相邻，垂体肿瘤可压迫动眼神经和展神经等，以致引起眼球运动障碍、眼睑下垂、瞳孔开大及眼球突出等。窦的内侧壁下部借薄的骨壁与蝶窦相邻，故蝶窦炎亦可引起海绵窦血栓。

窦的后端在颞骨岩部尖处，分别与岩上、下窦相连。岩上窦汇入横窦或乙状窦，岩下窦经颈静脉孔汇入颈内静脉。窦的后端与位于岩部尖处的三叉神经节靠近。海绵窦向后还与枕骨斜坡上的基底静脉丛相连，后者向下续于椎内静脉丛。椎内静脉丛又与体壁的静脉相交通，故腹膜后间隙的感染可经此途径蔓延至颅内。

显示海绵窦的最佳断层是冠状断层。海绵窦位于蝶鞍两旁，两侧形状和大小对称，外缘平或稍外凸。如出现大小不对称、形状不对称（尤其外侧壁）以及窦内局限性异常密度的 CT 征象，应考虑为异常海绵窦。

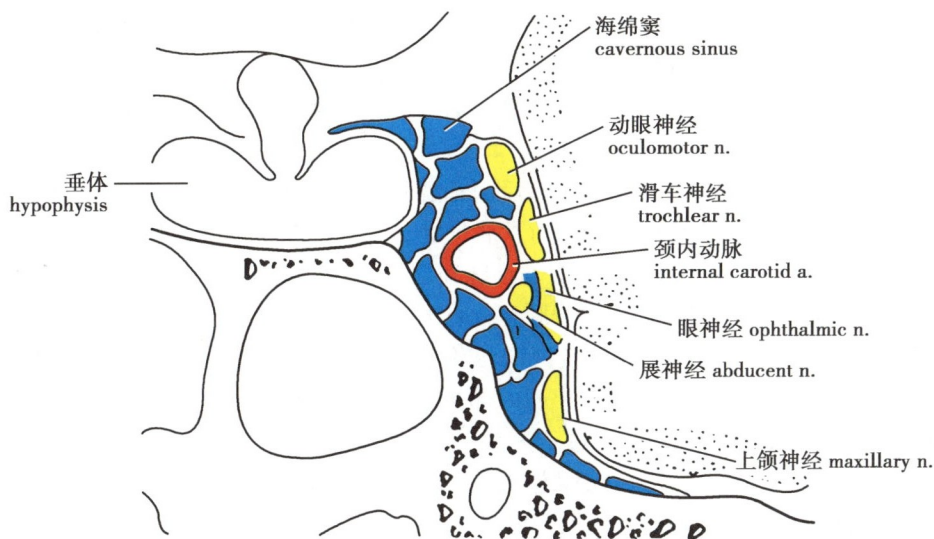

图 1-20 海绵窦（冠状断面）

2. 颅中窝外侧部 容纳大脑半球的颞叶。眶上裂内有动眼神经、滑车神经、展神经、眼神经及眼上静脉穿行。在颈动脉沟外侧，由前内向后外有圆孔、卵圆孔和棘孔，分别有上颌神经、下颌神经及脑膜中动脉通过。脑膜中动脉多数发自上颌动脉（94%），本干平均长 1.7cm，外径 0.16cm，经棘孔入颅，向前行 2.0~4.5cm，分为前支和后支。通常前支在经过翼点附近走行于骨管内（60%），骨管平均长度 1.0cm，此处骨质较薄，受到外力打击时容易受损而出血；在分离硬脑膜时，也可能撕破而发生颅内出血。该动脉常与硬脑膜粘连，不易分离，但在硬膜外入路中，必须切断脑膜中动脉，才能充分翻开颞骨岩部表面的硬脑膜。国人资料有 86.6% 的人存在副脑膜中动脉，其中一支者 80.9%，两支者 5.7%，副脑膜中动脉多数（75.7%）起自脑膜中动脉，23.6% 起自上颌动脉，经卵圆孔（73.1%）或蝶导血管孔（10.0%）入颅。在弓状隆起的外侧有鼓室盖，由薄层骨板构成，分隔鼓室与颞叶及脑膜。在颞骨岩部尖端处有三叉神经压迹，三叉神经节在此处位于硬脑膜形成的间隙内（图 1-21）。

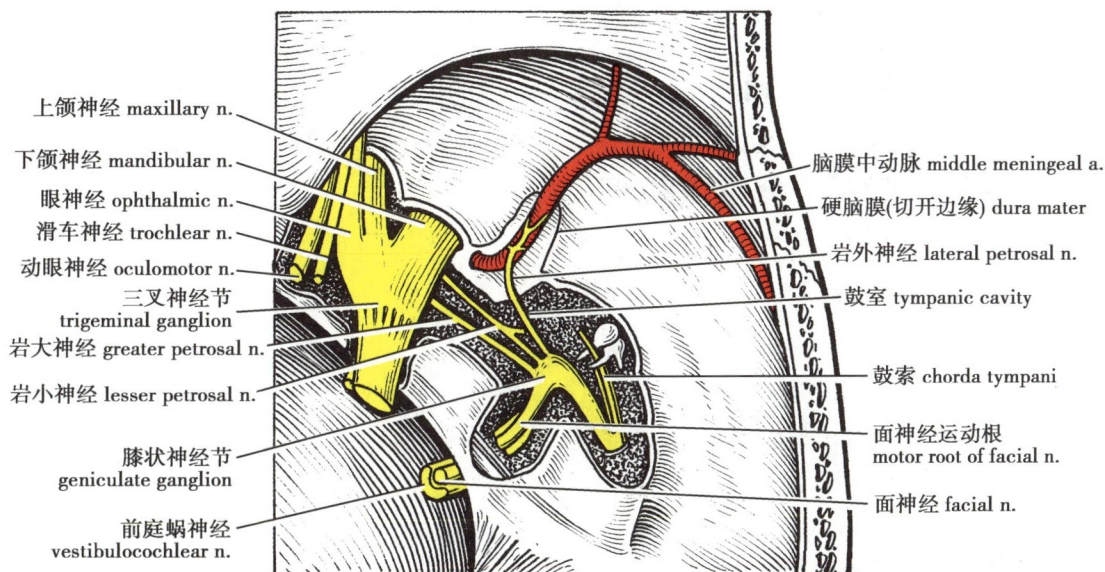

图 1-21 颞骨岩嵴附近的结构（凿去部分骨质，显露面神经）

颅中窝有多个孔、裂和腔的存在，为颅底骨折的多发部位。蝶鞍处是颅底骨折易发部位。在蝶骨中部骨折时，常同时伤及脑膜和蝶窦黏膜而使蝶窦与蛛网膜下隙相通，血性脑脊液经鼻腔流出；如伤及颈内动脉和海绵窦,可形成动静脉瘘,从而引起眼静脉淤血,并伴有搏动性突眼症状;如累及穿过海绵窦内和窦外侧壁的神经,则可出现眼球运动障碍和三叉神经刺激症状。如颞骨岩部骨折侵及鼓室盖且伴有鼓膜撕裂时,血性脑脊液会经外耳道溢出,穿经颞骨岩部内的面神经和前庭蜗神经亦有可能受累。

(三) 颅后窝

颅后窝 posterior cranial fossa 由颞骨岩部后面和枕骨内面组成。在 3 个颅窝中,此窝最深,面积最大,容纳小脑、脑桥和延髓。窝底的中央有枕骨大孔,是颅腔与椎管相接处,孔的长径约 3.6cm,宽约 3cm,延髓经此孔与脊髓相连,并有左、右椎动脉和副神经的脊髓根通过。颅内的三层脑膜在枕骨大孔处与脊髓的三层被膜相互移行,但硬脊膜在枕骨大孔边缘与枕骨紧密愈着,故硬脊膜外隙与硬脑膜外隙互不相通。枕骨大孔的前方为斜坡,后上方邻近小脑半球下面内侧部的小脑扁桃体。枕骨大孔的前外侧缘有舌下神经管,为舌下神经出颅的部位。枕骨外侧部与颞骨岩部间有颈静脉孔,舌咽神经、迷走神经、副神经和颈内静脉在此通过。

颞骨岩部后面的中份有内耳门。内耳道位于颞骨岩部内,从内耳门开始行向前外,至内耳道底。后壁微凹,长度有很大差异。上壁、下壁及前壁光滑。在内耳道入口处,面神经运动根贴在前庭蜗神经前上方的凹槽内,中间神经夹于前庭蜗神经和面神经运动根之间;在内耳道中部,中间神经和面神经运动根合成一干,越过前庭蜗神经的前面;至内耳道外侧部,面神经干位于前庭蜗神经的上方。在内耳道底,面神经、蜗神经和前庭神经的分支分别通过相应的孔区进入内耳。在硬膜外经颞骨岩部入路的手术中,保护内耳道的硬脑膜完整,是防止面神经和前庭蜗神经损伤的关键。

枕内隆凸为窦汇所在处,横窦起自窦汇的两侧,在同名沟内走向颞骨岩部上缘的后端,续于乙状窦。乙状窦沿颅腔侧壁下行,继而转向内侧,达颈静脉孔,续于颈内静脉。乙状窦与乳突小房仅隔以薄层骨板,术中凿开乳突时,注意勿损伤乙状窦。

颅后窝骨折时,由于出血和渗漏的脑脊液无排出通道,易被忽视,因而更具危险性。当小脑或脑干受累时,可出现相应的症状,骨折后数日,乳突部皮下可出现瘀斑。

小脑幕 tentorium of cerebellum 是一个由硬脑膜形成的宽阔的半月襞,伸入小脑与大脑枕、颞叶之间,构成了颅后窝略呈拱形的顶。小脑幕圆凸的后外侧缘附着于横窦沟及颞骨岩部的上缘,达后床突而结束;其凹陷的前内侧缘游离,向前延伸附着于前床突,形成小脑幕切迹(图 1-22)。小脑幕切迹与鞍背共同形成一卵圆形的孔,环绕着中脑。当小脑幕上部的颅内压显著增高时(如颅内血肿),可推移挤压大脑半球颞叶的海马旁回和钩,使其经小脑幕孔移至小脑幕切迹的下方,形成小脑幕切迹疝,压迫脑干。

三、颅内、外静脉的交通

颅内的静脉血除经乙状窦汇入颈内静脉外,尚有下列途径使颅内、外的静脉相互交通(图 1-23)。

(一) 通过面部静脉与翼静脉丛的交通途径

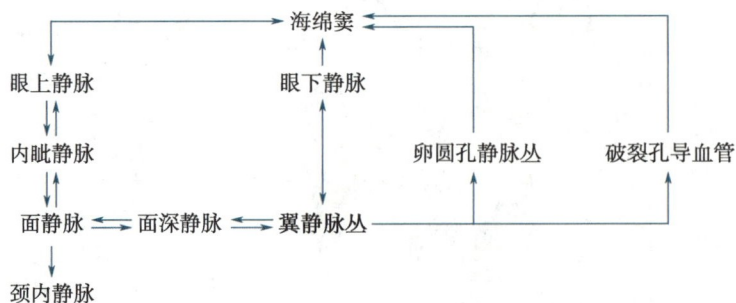

```
                          海绵窦
   眼上静脉        眼下静脉
   内眦静脉                      卵圆孔静脉丛   破裂孔导血管
   面静脉 ⇌ 面深静脉 ⇌ 翼静脉丛
   颈内静脉
```

(二) 通过导静脉的交通途径

1. **顶导静脉 parietal emissary vein**   通过顶孔,使颞浅静脉与上矢状窦相交通。

2. **乳突导静脉 mastoid emissary vein**   经乳突孔,使枕静脉与乙状窦相交通。

3. **髁导静脉 condylar emissary vein**   有时存在,通过髁管,使枕下静脉丛与乙状窦相交通。

另外,见于儿童及部分成人,通过盲孔,使额窦及鼻腔的静脉与上矢状窦相交通。

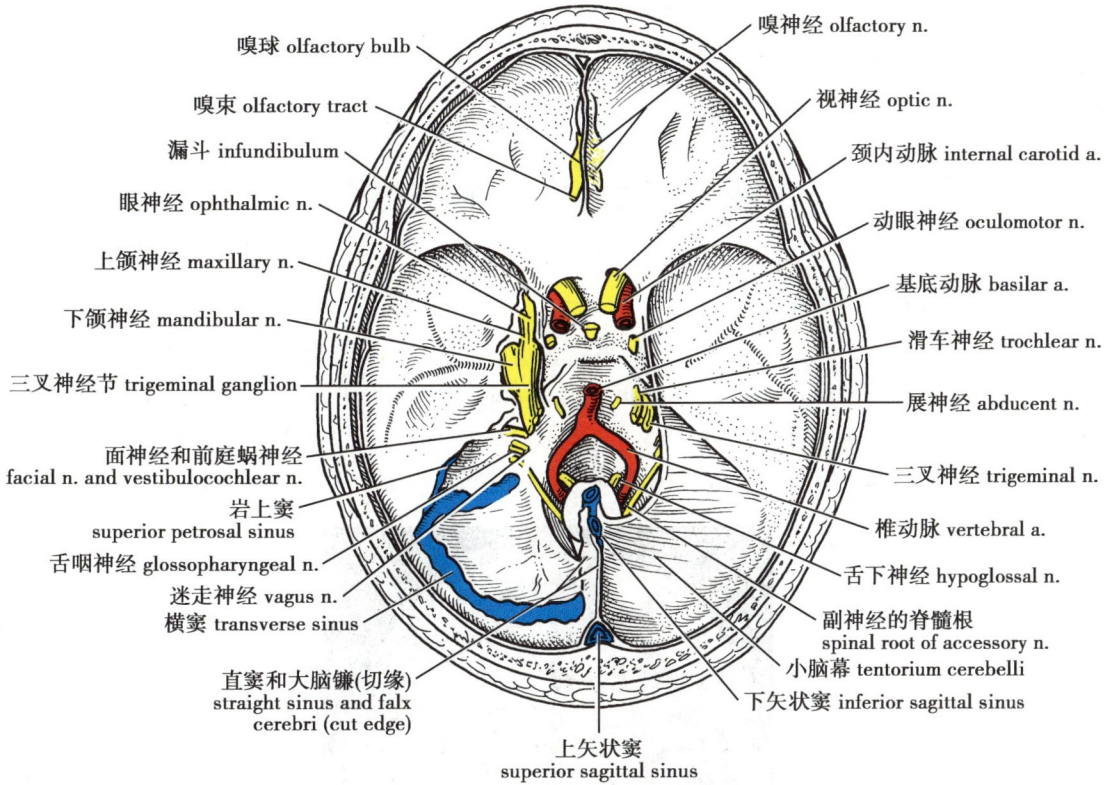

图1-22 小脑幕及颅底的神经、血管

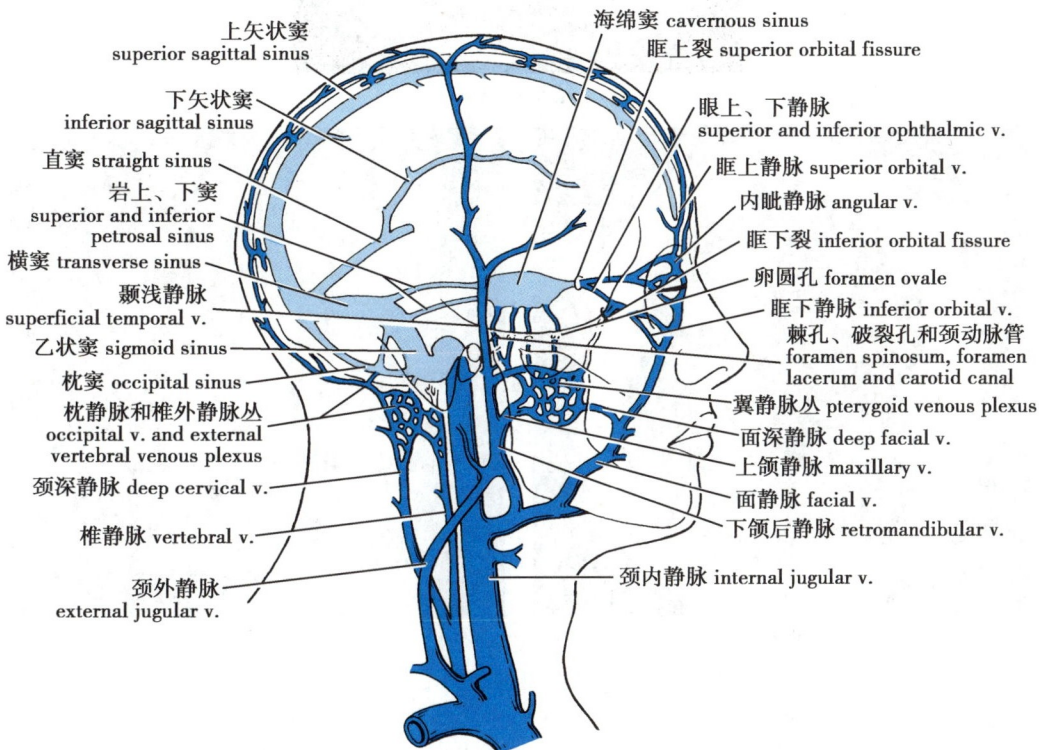

图1-23 颅内、外静脉的交通

（三）通过板障静脉的交通途径

通过额板障静脉使眶上静脉与上矢状窦相交通；通过颞前板障静脉使颞深前静脉与蝶顶窦（位于蝶骨小翼后缘两层硬脑膜之间的静脉窦）相交通；通过颞后板障静脉使颅外浅静脉与横窦相交通；通过枕板障静脉使枕静脉与横窦相交通。

第四节　头部横断面影像解剖

一、经中央沟上部横断面

此断面经顶骨和大脑半球上部。中央沟为额叶与顶叶的界线，可根据以下特点辨别：①中央沟通常为一不被中断的沟；②中央沟较深，自脑断面外缘约中份处向后内延伸，在其前、后分别可见中央前、后沟与之伴行；③一般中央前回厚于中央后回；④通过位于大脑半球内侧面的扣带沟缘支辨认出中央旁小叶，再进一步辨认中央沟；⑤大脑白质的髓突有助于辨认中央沟（图 1-24）。

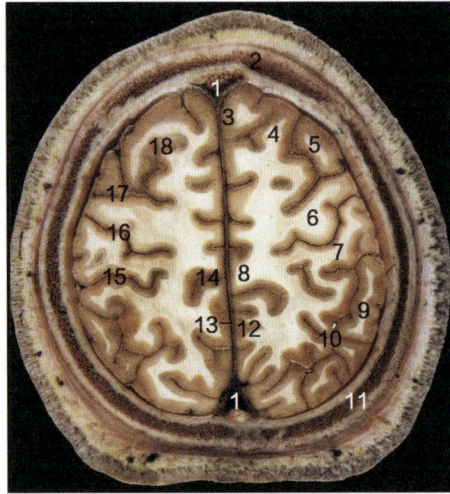

A. 断面标本

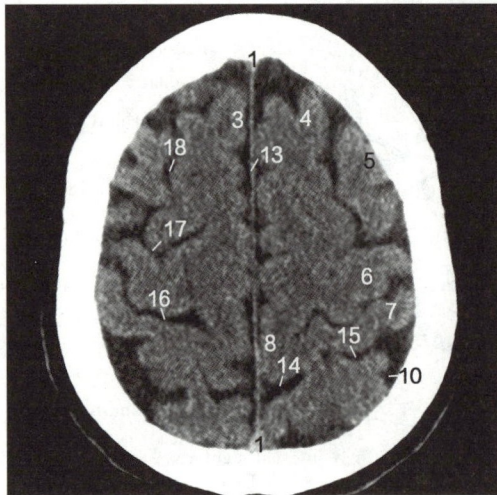

B. CT

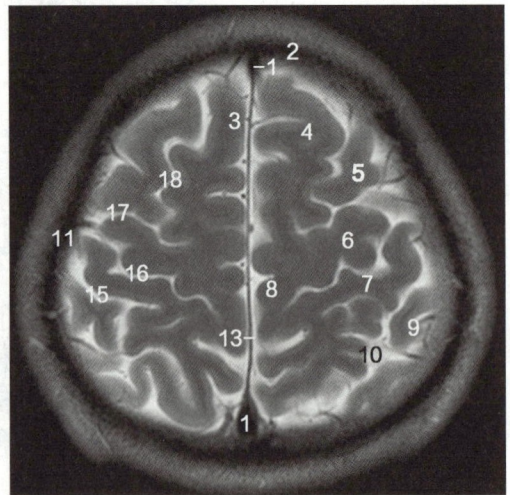

C. MRI

图 1-24　经中央沟上部横断面解剖与 CT 和 MRI

1. 上矢状窦 superior sagittal sinus；2. 额骨 frontal bone；3. 额内侧回 medial frontal gyrus；4. 额上回 superior frontal gyrus；5. 额中回 middle frontal gyrus；6. 中央前回 precentral gyrus；7. 中央后回 postcentral gyrus；8. 中央旁小叶 paracentral lobule；9. 顶下小叶 inferior parietal lobule；10. 顶内沟 intraparietal sulcus；11. 顶骨 parietal bone；12. 楔前叶 precuneus；13. 大脑镰 cerebral falx；14. 扣带沟缘支 marginal ramus of cingulate sulcus；15. 中央后沟 postcentral sulcus；16. 中央沟 central sulcus；17. 中央前沟 precentral sulcus；18. 额上沟 superior frontal sulcus。

二、经半卵圆中心横断面

此断面经胼胝体上方,中线两侧是宽阔的近似半卵圆形的髓质区,称为半卵圆中心。此处大脑半球的髓质包含投射纤维、联络纤维和联合纤维三种纤维。大脑白质的髓突更易于辨认,可据其形态辨识大脑沟回。大脑半球内侧面由前向后为额内侧回、扣带回、楔前叶和楔叶,扣带回前后的沟为扣带沟,楔前叶和楔叶之间的沟为顶枕沟,是枕叶与顶叶的分界标志。外侧面由前向后依次为额上回、额中回、额下回、中央前回、中央后回、缘上回、角回和枕叶(图1-25)。

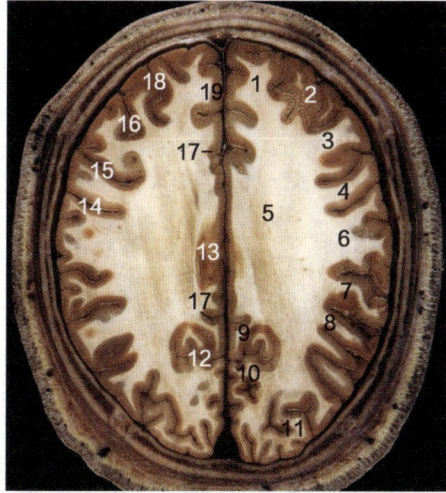

A. 断面标本

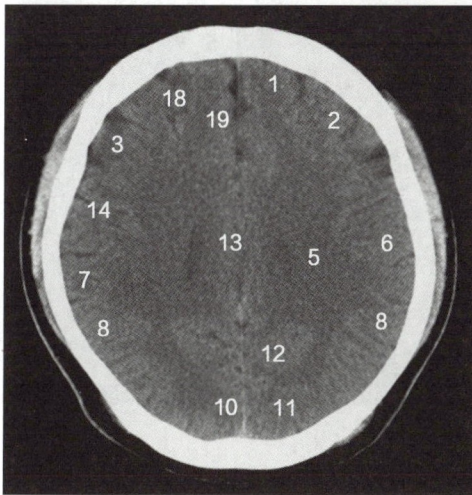

B. CT

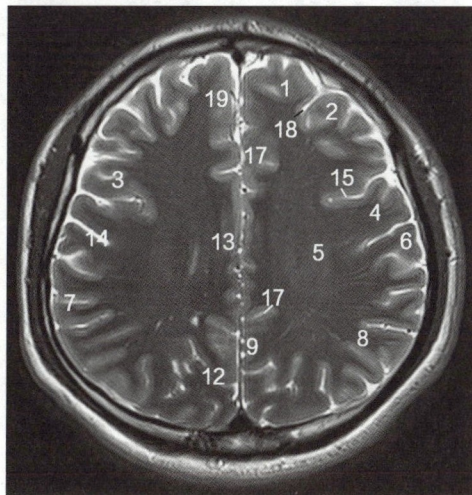

C. MRI

图 1-25　经半卵圆中心横断面解剖与 CT 和 MRI

1. 额上回 superior frontal gyrus;2. 额中回 middle frontal gyrus;3. 额下回 inferior frontal gyrus;4. 中央前回 precentral gyrus;5. 半卵圆中心 semiovale center;6. 中央后回 postcentral gyrus;7. 缘上回 supramarginal gyrus;8. 角回 angular gyrus;9. 楔前叶 precuneus;10. 楔叶 cuneus;11. 枕叶 occipital lobe;12. 顶枕沟 parietooccipital sulcus;13. 扣带回 cingulate gyrus;14. 中央沟 central sulcus;15. 中央前沟 precentral sulcus;16. 额下沟 inferior frontal sulcus;17. 扣带沟 cingulate gyrus;18. 额上沟 superior frontal sulcus;19. 额内侧回 medial frontal gyrus。

三、经松果体横断面

此断面的标志性结构为胼胝体膝和松果体。左、右尾状核头位于侧脑室前角的外侧,近似倒"八"字形。背侧丘脑为较大的灰质核团,居第三脑室两侧,其外侧有呈三角形的豆状核,再向外侧可见条纹状前后走行的屏状核,屏状核的外侧是岛叶。尾状核、背侧丘脑与豆状核之间为内囊。第三脑室居两侧背侧丘脑之间,其后方可见松果体,成年后松果体常因钙盐沉积,形成钙质的脑砂,为一重要X线脑内定位标志。在颞叶内,可见皱叠的海马被海马旁回所掩盖。小脑断面继续扩大,位于两侧小脑幕之间(图1-26)。

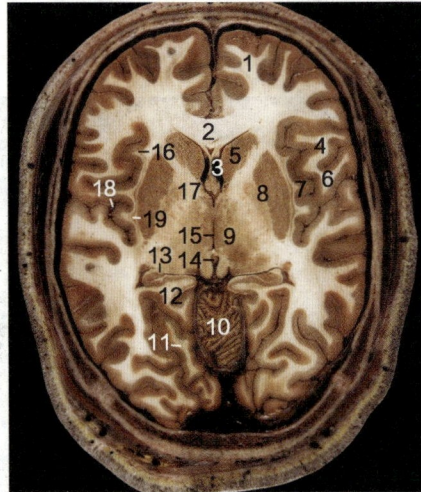

A. 断面标本

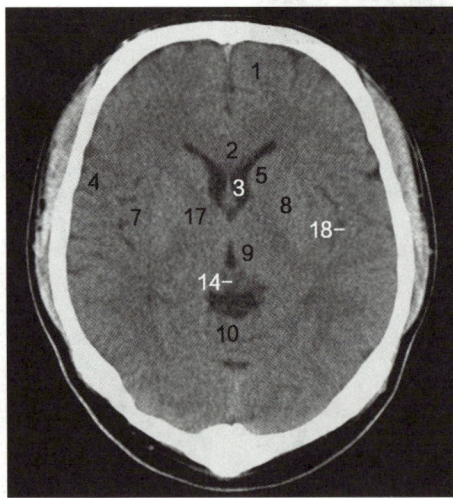

B. CT

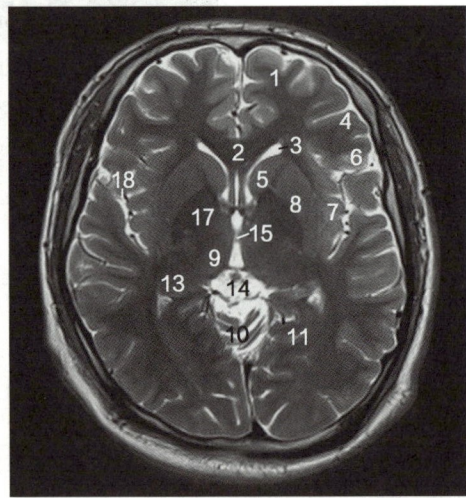

C. MRI

图 1-26　经松果体横断面解剖与 CT 和 MRI

1. 额上回 superior frontal gyrus;2. 胼胝体膝 genu of corpus callosum;3. 侧脑室前角 anterior horn of lateral ventricle;4. 中央前回 precentral gyrus;5. 尾状核头 head of caudate nucleus;6. 中央后回 postcentral gyrus;7. 岛叶 insular lobe;8. 豆状核 lentiform nucleus;9. 背侧丘脑 dorsal thalamus;10. 小脑 cerebellum;11. 枕颞内侧回 medial occipitotemporal gyrus;12. 海马旁回 parahippocampal gyrus;13. 海马 hippocampus;14. 松果体 pineal body;15. 第三脑室 third ventricle;16. 最外囊 extreme capsule;17. 内囊 internal capsule;18. 外侧沟 lateral sulcus;19. 屏状核 claustrum。

四、经中脑横断面

此断面经下丘脑和中脑下丘。颅前窝内容有大脑半球额叶和大脑镰,颅中窝内可见下丘脑、中脑下丘和两侧颞叶。下丘脑内的裂隙为第三脑室漏斗隐窝,后方是乳头体。中脑位于断面中央,前部为大脑脚及脚间窝,后部可见中脑水管和中脑下丘。左、右颞叶位于中脑两侧,其内侧的突出部分为钩,钩的深面为杏仁体,杏仁体与海马之间的裂隙为侧脑室下角。颅后窝位于小脑幕后方,内容纳小脑,中间部分为小脑蚓,两侧是小脑半球。鞍上池位于断面中部,因切制基线的不同可呈四角形、五角形或六角形。此断面鞍上池呈六角形,其前角连于纵裂池,两个前外侧角连于侧裂池,两个后外侧角延续为环池,后角伸于两侧大脑脚之间,内有大脑前动脉、大脑中动脉和大脑后动脉的断面(图 1-27)。

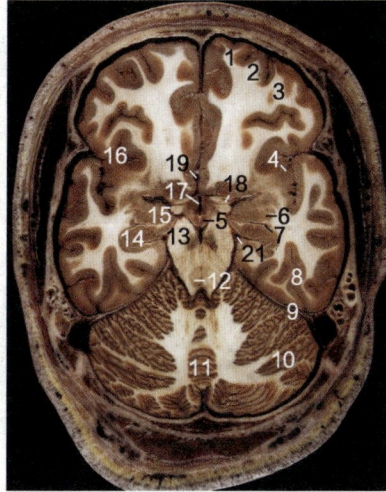

A. 断面标本

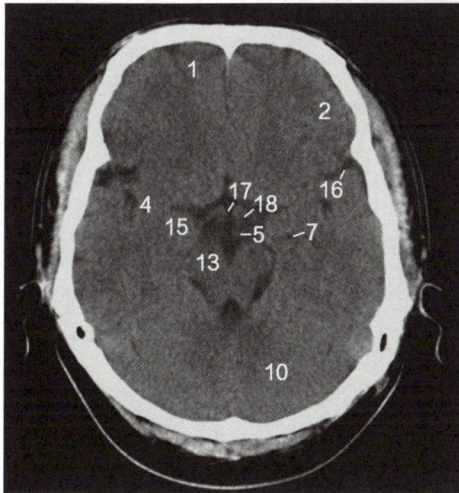

B. CT

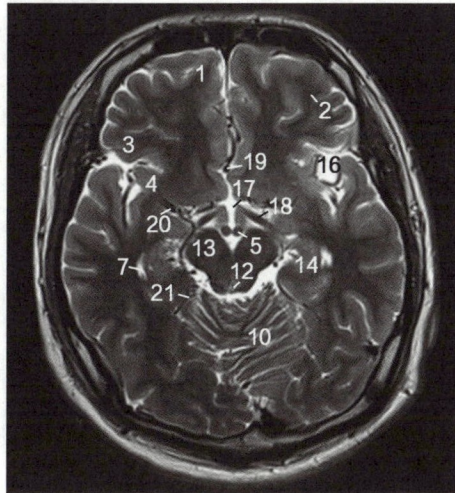

C. MRI

图 1-27 经中脑横断面解剖与 CT 和 MRI

1. 额上回 superior frontal gyrus;2. 额中回 middle frontal gyrus;3. 额下回 inferior frontal gyrus;4. 岛叶 insular lobe;5. 乳头体 mammillary body;6. 杏仁体 amygdaloid body;7. 侧脑室下角 inferior horn of lateral ventricle;8. 枕颞沟 occipitotemporal sulcus;9. 小脑幕 tentorium of cerebellum;10. 小脑半球 cerebellar hemisphere;11. 小脑蚓 vermis of cerebellum;12. 中脑导水管 mesencephalic aqueduct;13. 大脑脚 cerebral peduncle;14. 海马 hippocampus;15. 钩 uncus;16. 外侧沟 lateral sulcus;17. 漏斗隐窝 infundibular recess;18. 视束 optic tract;19. 大脑前动脉 anterior cerebral artery;20. 大脑中动脉 middle cerebral artery;21. 大脑后动脉 posterior cerebral artery。

五、经垂体横断面

此断面经蝶鞍区,垂体位于蝶鞍区垂体窝内,前方有形态不规则的蝶窦,两侧为海绵窦,颈内动脉在海绵窦内走行,眼神经于海绵窦外侧壁穿行,后方为鞍背。蝶窦前方的颅前窝内可见额叶的断面,其前方为左、右额窦,两侧为尖朝后内的锥形眼眶,眶尖处连视神经管,其内可见视神经穿行,眼眶内容纳泪腺、上睑提肌、上直肌、上斜肌和眼上静脉。海绵窦外侧的颅中窝内容纳颞叶。鞍背后方的颅后窝内容纳脑桥和小脑,脑桥基底部宽阔隆起,基底动脉行于基底沟内,其两侧可见面神经和前庭蜗神经向外走向内耳道,小脑位于脑桥背侧,近似哑铃形,中线两侧的结构为小脑扁桃体(图 1-28)。

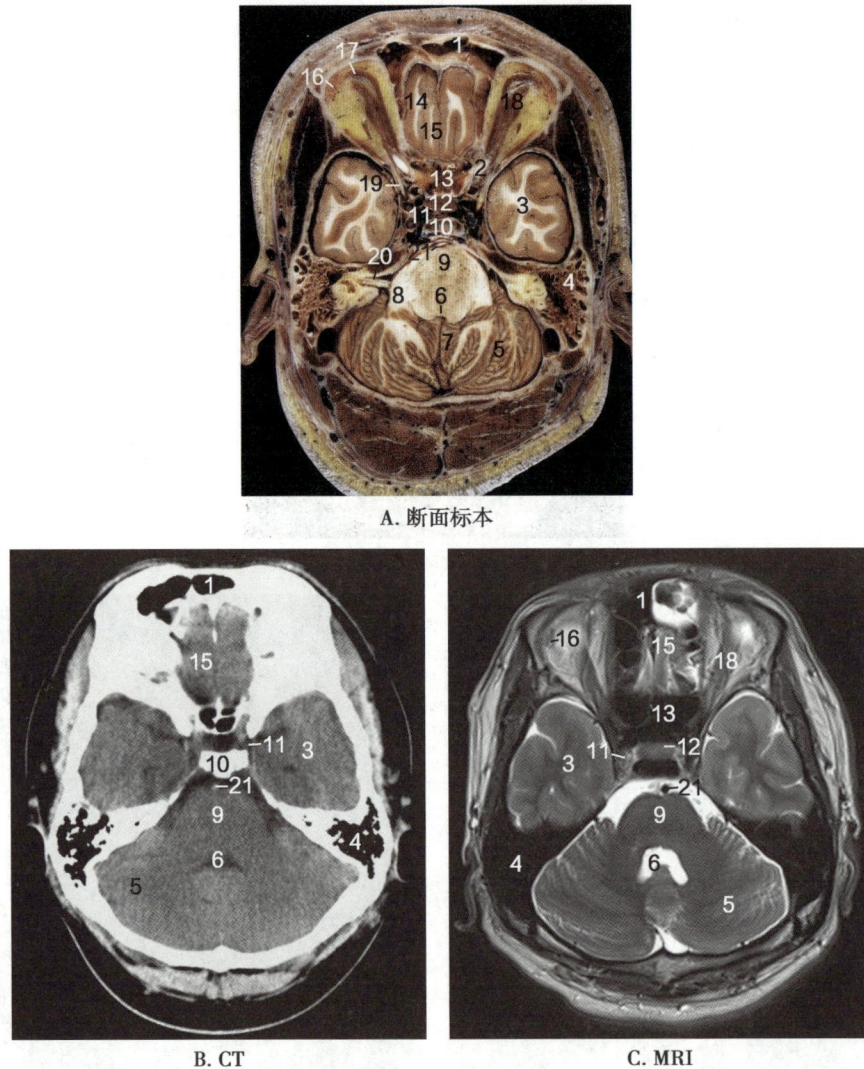

A. 断面标本

B. CT   C. MRI

图 1-28   经垂体横断面解剖与 CT 和 MRI

1. 额窦 frontal sinus;2. 视神经 optic nerve;3. 颞叶 temporal lobe;4. 乳突小房 mastoid cell;5. 小脑半球 cerebellar hemisphere;6. 第四脑室 fourth ventricle;7. 小脑扁桃体 tonsil of cerebellum;8. 小脑中脚 middle cerebellar peduncle;9. 脑桥 pons;10. 鞍背 dorsum sella;11. 海绵窦 cavernous sinus;12. 垂体 hypophysis;13. 蝶窦 sphenoid sinus;14. 眶回 orbital gyrus;15. 直回 gyrus rectus;16. 泪腺 lacrimal gland;17. 上睑提肌 levator palpebrae superioris;18. 上直肌 superior rectus;19. 眼神经 ophthalmic nerve;20. 内耳道 internal acoustic meatus;21. 基底动脉 basilar artery。

六、经颞下颌关节横断面

此断面经颞下颌关节和枕骨大孔。断面前部正中可见鼻中隔,两侧为筛窦,筛窦两侧为眶腔的断面,其内容纳眼球、眶脂体及眼外肌等。筛窦后方可见蝶窦和蝶骨大翼的断面,蝶骨大翼构成颅中窝底,其外侧可见颞肌的断面。蝶窦后方为枕骨基底部和枕骨大孔,孔内可见圆形的延髓和后方的小脑扁桃体。颈内动脉位于枕骨大孔的前外侧,颈内静脉前方。枕骨基底部两侧内向外为破裂孔、咽鼓管沟、颞下颌关节的断面,咽鼓管沟内有咽鼓管软骨,其前外有卵圆孔和棘孔,破裂孔为纤维软骨封闭(图 1-29)。

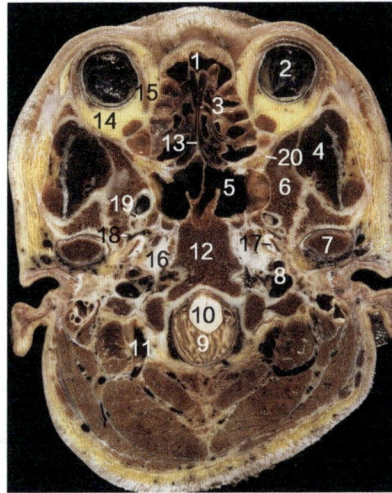

A. 断面标本

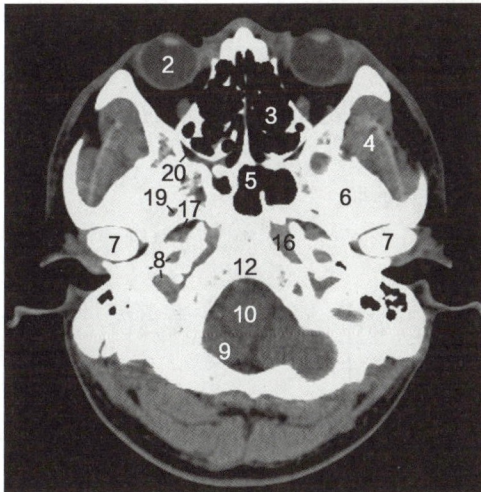

B. CT

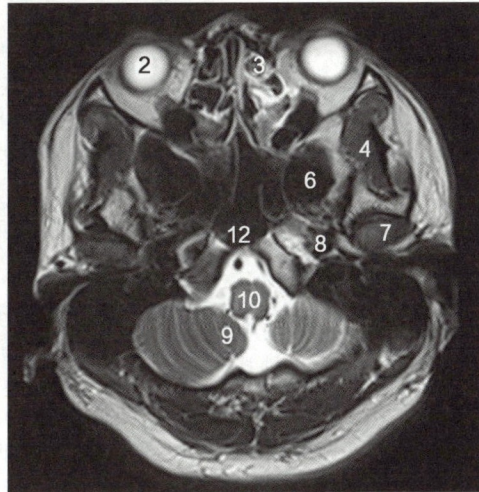

C. MRI

图 1-29 经颞下颌关节横断面解剖与 CT 和 MRI

1. 额窦 frontal sinus；2. 眼球 eyeball；3. 筛窦 ethmoidal sinuses；4. 颞肌 temporalis；5. 蝶窦 sphenoid sinus；6. 蝶骨大翼 greater wing of sphenoid bone；7. 下颌头 head of mandible；8. 颈内动脉和颈内静脉 internal carotid artery and internal jugular vein；9. 小脑扁桃体 tonsil of cerebellum；10. 延髓 medulla oblongata；11. 颈深静脉 deep cervical vein；12. 枕骨基底部 basilar part of occipital bone；13. 鼻中隔 nasal septum；14. 眶脂体 adipose body of orbit；15. 内直肌 rectus medialis；16. 破裂孔 foramen lacerum；17. 咽鼓管沟 sulcus for auditory tube；18. 棘孔 foramen spinosum；19. 卵圆孔 foramen ovale；20. 翼腭窝 pterygopalatine fossa。

第五节 头部的解剖操作

一、尸位

进行头部的实地解剖操作,尸体应取仰卧位,可用适当厚度的木枕垫高肩部和头部,使头部正直并略后仰。先解剖面部,再解剖颅部。

二、扪认体表标志

在进行面部的解剖操作之前,首先扪认眉弓、眶上缘、眶下缘、颧弓、髁突、下颌角及乳突等骨性标志。对照颅骨观察眶上孔、眶下孔和颏孔的位置及体表投影。上述三个孔自上而下排列在同一条直

NOTES

线上。解剖颅部前扪认乳突、枕外隆凸和上项线等体表标志。

三、解剖面部

(一) 皮肤切口

做如下的皮肤切口(图绪-3)。

1. 面正中及鼻孔周切口　自颅顶正中向前下切至鼻背下部,继而转向外,围绕鼻尖、鼻孔做环状切口;沿人中切至上唇唇红上缘;从下唇唇红下缘正中,切至下颌体下缘;沿下颌体下缘切至下颌角,再至乳突尖。

2. 口裂周切口　沿上唇唇红做弧形切口至口角;沿下唇唇红做弧形切口至口角,与上唇切口汇合。

3. 眼裂周切口　自鼻根水平向外切到眼内眦,沿上睑裂游离缘切至眼外眦,再沿下睑游离缘切至眼外眦,与上睑缘切口汇合,继续向外,切至耳前。

因面部皮肤较薄,故各切口要浅,在翻皮片时要细心,刀刃应向皮面,尽量使深面的肌少受损伤。

(二) 层次解剖

1. 解剖面肌

(1) 在眼内眦处摸认睑内侧韧带(拉眼睑向外时紧张),然后修洁眼轮匝肌的眶部,再修洁睑部。睑部的肌纤维色淡而薄,修洁时要小心,不要当作脂肪除去。

(2) 修洁口轮匝肌,注意不要切掉与口轮匝肌交织的其他肌。

(3) 在前额修洁枕额肌的额腹(即额肌),刀刃应与肌纤维平行。在额腹的内侧缘,找出下降到鼻背的降眉肌。

(4) 在鼻外侧的上部找出提上唇和鼻翼的肌,追踪到鼻翼和上唇,注意不要损伤在其浅面的面静脉。在鼻上半部靠眼内角处找出滑车下神经,鼻下半部找出鼻外神经。

(5) 跟踪面静脉到颧大肌深面,修洁提上唇肌,颧小肌和颧大肌。

(6) 追踪颈阔肌,可见其后部纤维向前弯向口角,这就是笑肌。在口角下方,辨认并修洁降口角肌和它前面的降下唇肌。

2. 解剖腮腺区

(1) 解剖腮腺咬肌筋膜:紧靠耳郭前面,自颧弓到下颌角切开腮腺表面的腮腺咬肌筋膜,向前、上、下3个方向逐渐翻起除去,修洁时可能见到一些小的淋巴结即腮腺淋巴结。

(2) 解剖穿出腮腺前缘上份至上端的结构:①先在腮腺前缘、颧弓下方约一指宽处找到腮腺导管,追踪到咬肌前缘,在腮腺管上方寻找副腮腺(一小部分分离的腮腺)、面横血管和面神经颧支(有上、下两支);②在腮腺的上端找出颞浅动脉和静脉,并在血管的后方找出耳颞神经,在血管的前方找出面神经的颞支。

(3) 解剖穿出腮腺前缘下份及下端的结构:①在腮腺导管下方寻找面神经的颊支;②在腮腺的下端找出面神经的下颌缘支、颈支和下颌后静脉的前支和后支。

在腮腺上、前、下三方的结构依次有:耳颞神经、颞浅血管、面神经的颞支、面横血管、面神经的颧支、腮腺导管、面神经的颊支、面神经的下颌缘支、面神经的颈支、下颌后静脉的前支及后支。

(4) 解剖面神经、颈外动脉和颞浅动脉,并观察其在腮腺内的排列。

1) 追踪面神经各支到进入面肌处,同时找出附近的穿颞筋膜出来的颧颞神经。

2) 追踪颧支,翻开眼轮匝肌外侧份,寻找穿出颧骨的颧面神经。将颧大肌、颧小肌和提上唇肌从起点分离向下翻开,修洁面动、静脉和它们的分支。注意找到面深静脉,它由面静脉越过颊肌时分出,向后穿过脂肪到咬肌的深面。

3) 小心去掉咬肌前缘深面的颊脂体,追踪面神经的颊支到颊肌,找出与颊支有吻合的颊神经,修洁颊神经并向后追踪到下颌缘支前缘。

4）追踪面神经下颌缘支到降口角肌深面。

5）修洁提口角肌和颊肌,注意不要损伤颊神经。追踪腮腺导管到穿入颊肌处,在其附近可看到几个小的类似淋巴结的臼齿腺。

6）细心除去腮腺浅部,追踪面神经各支向后到其本干。追踪的同时,寻找耳大神经和耳颞神经的交通支,继续追踪面神经干到茎乳孔,找出面神经干进入腮腺以前分出的支:耳后神经及到二腹肌后腹和茎突舌骨肌的肌支。

7）继续除去腮腺实质,找出并修洁下颌后静脉、颈外动脉和它们的分支。

8）在面神经进入腮腺处切断面神经,向前翻开。除去下颌后静脉,在耳后动脉起点之上方切断颈外动脉,向上翻开。除去余下的腮腺实质,修洁腮腺周围的结构。

3. 观察面动脉与面静脉的局部位置 在咬肌前缘与下颌支交点处找到面动脉,对面动脉的分支进行追踪和修洁,逐一观察。在动脉的后方,解剖观察与之伴行的面静脉及其属支。

4. 解剖眶上神经、眶下神经、颏神经

（1）解剖穿出额肌的滑车上神经和血管以及眶上神经和血管,前者在眶上缘内侧部的上方距正中线约一指宽处,后者常有两支,位于较外侧。

（2）翻开眼轮匝肌下内侧份,找到穿出眶下孔的眶下神经和血管,修洁其分支。

（3）切断并向下翻开降口角肌,找出由颏孔穿出的颏神经。

5. 解剖咬肌 修洁咬肌,观察其起止、形态,向前翻开其后缘上部,寻找到咬肌的神经和血管。

6. 解剖颞肌及颞下颌关节

（1）修洁颞筋膜:在颧弓上方纵行切开,可见此筋膜向下分为两层,浅层附着于颧弓上缘,深层在颧弓深面与咬肌深面的筋膜相续,沿颧弓上缘切断浅层筋膜,用刀柄检查深层筋膜延续情况,然后去掉此层筋膜,注意保存颧颞神经和颞中动脉。

（2）锯断颧弓:后断端紧靠颧根结节的前方;前断端由颧弓上缘最前端斜越颧骨向前下,到颧骨下缘与上颌骨颧突连接处。将颧弓和咬肌向下翻到下颌角,翻开过程中,必须割断到咬肌的神经和血管（可带上一小块肌,以便以后辨认）以及由颞肌加入咬肌的纤维。

（3）修洁颞肌:观察其起止形态。在颞肌下部的深面找出向前下行走的颊神经（有时穿过颞肌）,将它自颞肌分离,注意加以保护。然后自下颌切迹中点到下颌支前缘与体交界处斜断冠突。将冠突和颞肌向上翻,用刀柄使颞肌与颞窝下部的骨分离,以显露颞深神经和颞深动脉,以及前已看到穿入颞筋膜和颞肌深面的颞中动脉。追踪颧颞神经到它穿出颧骨颞面的小孔。

（4）修洁颞下颌关节的关节囊:观察颞下颌韧带,然后除去颞下颌韧带,观察关节盘和关节腔的形态。

7. 解剖面侧深区（颞下窝）和舌下区 用刀柄自下颌颈和下颌支后缘的深面插入,使下颌颈和下颌支与深在的软组织分离,刀柄向下移动受阻处就是下牙槽神经和血管穿入下颌孔之点。用骨剪剪断下颌颈,并紧靠下颌孔上方水平锯断下颌支,将此段骨片去掉,小心除去脂肪纤维组织,露出深面的肌肉、血管和神经。依次找出并修洁下列结构:①在下颌孔处找到下牙槽神经和下牙槽动脉,向上追踪到翼外肌下缘。在下牙槽神经进入下颌孔的稍上方,寻找它发出的细小的下颌舌骨肌神经。下牙槽神经和动脉的内面有一薄膜状的小带（自翼外肌下缘露出附着于下颌小舌）就是蝶下颌韧带。②在下牙槽神经的前方,翼内肌表面找出舌神经。③追踪颊神经到翼外肌两头之间,颞深神经和咬肌神经到翼外肌上缘。④修洁位于翼外肌表面的上颌动脉及其分支。有时上颌动脉位于翼外肌深面则待以后再做。在修洁过程中遇到一些小静脉交织成网,此即翼静脉丛,可除掉。翼静脉丛向后下汇合成1~2支较大的上颌静脉。⑤修洁翼外肌和翼内肌已暴露的部分,观察它们的起止和形态。

8. 解剖面侧深区浅部

（1）除去颞下颌关节盘、下颌头及翼外肌,注意勿损伤耳颞神经、上颌动脉和深面其他结构。

（2）修洁下颌神经及其分支,拉舌神经向前,找出加入其后缘的鼓索神经。凿开下颌管,追踪下牙槽神经到牙根和颏孔。

（3）修洁上颌动脉第一段，找出它的分支。追踪脑膜中动脉到棘孔，看清耳颞神经两个根包绕脑膜中动脉的情况，追踪修洁耳颞神经。

（4）扭转下颌神经干（必要时可以割断翻开），试寻找位于其深面的耳神经节和连于耳神经节的小支。

9. 解剖面侧深区深部

（1）用骨凿和咬骨钳除去由圆孔到棘孔连线外侧的蝶骨大翼前外侧部，打开翼腭窝的后壁和颞下窝的顶，注意保留圆孔和棘孔，不要损伤其下方的软组织。

（2）自圆孔前方仔细分离上颌神经，在上颌神经干的下方找到翼腭神经节和与翼腭神经节相连之支。向前追踪上颌神经，找出它分出的颧神经、上牙槽后神经和它本干的延续——眶下神经。上牙槽后神经一般分为两支，在上颌结节附近穿入上颌骨内。颧神经经眶下裂入眶，分为两支在眶外侧壁和底交界处穿入颧骨。眶下神经经眶下裂入眶，再经眶下沟、眶下管，由眶下孔穿出。

（3）追踪上颌动脉第三段和它的终支。这些终支都与上颌神经的分支伴行。

10. 解剖舌下间隙

（1）使头部尽量后仰，沿下颌骨下缘割断面动脉、面静脉和二腹肌前腹，将下颌骨尽量向上翻，用钩固定。如果结构太硬，下颌骨向上拉开不够充分，可以在正中线稍外侧锯断下颌骨，再向上翻开固定。

（2）再次检查并进一步修洁二腹肌后腹和茎突舌骨肌。细心追踪面动脉到下颌下腺后面，找出面动脉在此处分出的扁桃体动脉和腭升动脉。追踪下颌下腺深部和下颌下腺导管到下颌舌骨肌后缘深面。找出舌下神经上方的舌神经和连于舌神经下方的下颌下神经节。

（3）切断下颌舌骨肌神经，将二腹肌前腹向下翻，进一步修洁并观察下颌舌骨肌。在下颌舌骨肌起点稍下切断该肌，向前下翻开，注意口底黏膜恰在该肌起点上方由下颌骨的内侧面伸展到舌下，不要损伤它。

（4）下颌舌骨肌翻开后，舌骨舌肌就完全暴露，它的前方由上而下有舌下腺、颏舌肌和颏舌骨肌，它的后方由上而下有茎突舌肌、茎突舌骨韧带和茎突咽肌。舌咽神经绕过茎突咽肌向前走入舌骨舌肌后缘深面。在舌骨舌肌表面由上而下有舌神经、下颌下神经节、下颌下腺深部和导管以及舌下神经等，分离并修洁这些结构。

（5）沿舌骨上缘切断舌骨舌肌，将它向上翻，注意不要损伤其浅面的结构，在舌骨大角上方找到舌动脉，向前追踪，修洁其他暴露的结构。

四、解剖颅部

（一）解剖颅顶部软组织

1. 切口　把颅顶正中矢状皮肤切口向后延续到枕外隆凸，并从颅顶正中做一冠状切口向下到耳根上方，再向下切开耳根前、后的皮肤，翻去头部所有剩余皮片。

2. 解剖浅筋膜内结构

（1）在前额找到前已找出的滑车上神经和血管、眶上神经和血管，以及颅顶肌的额腹，向上追踪修洁直到颅顶腱膜的前部，注意颅顶腱膜的外侧缘越过颞线向下伸展到颞部。

（2）向上追踪面神经颞支，同时修洁颞筋膜前部。如果面部解剖时没有找出颧颞神经，这时可再进行寻找。

（3）向上追踪颞浅血管和耳颞神经，追踪修洁时可看到包在颅顶腱膜伸展部中的耳前肌和耳上肌，它们有时连成一片，修洁这两块肌和全部颞筋膜。

（4）在耳郭后面，追踪并修洁耳大神经、枕小神经、耳后血管、耳后神经和耳后肌。

（5）将尸体翻转，面部朝下，在枕外隆凸处的浅筋膜中找出由颈部上升的第 3 颈神经末支。在距枕外隆凸外侧 2.5cm 处切开浅筋膜,找出枕动脉和枕大神经,追踪它们到颅顶。

3. 解剖帽状腱膜、腱膜下疏松结缔组织和颅骨外膜

(1)从上向下,修洁颅顶腱膜的后部和颅顶肌的枕腹,注意不要损伤血管和神经。

(2)在正中线切开颅顶腱膜,插入刀柄,检查其下的疏松结缔组织和颅顶肌前、后、左、右相连情况。分层仔细观察帽状腱膜、腱膜下疏松结缔组织和颅骨外膜。

(二)开颅取脑

1. 锯除顶盖 尸体仰卧,头下放枕木。自眉间至枕外隆凸以及在两侧耳郭之间纵行和冠状切开帽状腱膜,将 4 片帽状腱膜翻向下。在眶上缘上方 1.5cm 和枕外隆凸上方 1.5cm 的平面上扎上细绳,并用笔沿绳画线一圈,沿线切开骨膜,并向上、下剥离,可见骨膜紧连于骨缝,松贴于颅骨。沿所画之线先锯一浅沟,进而锯开颅骨并撬开颅顶盖,操作时注意不要伤及硬脑膜。

2. 打开硬脑膜

(1)沿正中线由后向前切开硬脑膜,可见上矢状窦,将血块除去。

(2)沿上矢状窦两旁,用钝头剪刀剪开硬脑膜,再由两侧耳郭处向上剪开硬脑膜,直到上矢状窦两旁,将 4 瓣硬脑膜翻向下。

(3)切断所有进入上矢状窦的大脑上静脉。在鸡冠处切断大脑镰,且向后拉。

(4)切断进入直窦的大脑大静脉。

3. 取脑

(1)移去尸头下的枕木,将头部移至解剖台的一端,使头自然下垂,左手扶脑,用刀柄将嗅球自筛板分离,由鼻腔穿过筛板的嗅神经也随之离断。

(2)依次切断下列诸结构:视神经——色白粗大,进入视神经管。颈内动脉——位于视神经外侧。漏斗——位于视神经后方的正中平面,连于丘脑下部的垂体之间。动眼神经——位于鞍背两旁。滑车神经——位于动眼神经的外侧,被小脑幕游离缘遮盖,用刀尖翻起此缘,可见滑车神经。

(3)使尸头转向左侧,切断进入横窦和蝶顶窦的大脑下静脉,将颞极自蝶骨小翼深面分离,轻揭右侧大脑半球,沿颞骨岩部上缘,用刀尖切开小脑幕的附着缘和岩部尖处的游离缘,不要切得过深,以免伤其深面的小脑。用同法处理左侧小脑幕。

(4)使脑向后坠(不可用力搬脑,否则易在脑干处拉断),直到脑桥和延髓离开颅后窝前壁时,可见:①三叉神经运动根和感觉根,在近颞骨岩部尖处穿硬脑膜;②展神经在鞍背后面穿过硬脑膜;③面神经和前庭蜗神经进入内耳道;④舌咽神经、迷走神经、副神经从颈静脉孔离开颅腔;⑤舌下神经分为二股穿过硬脑膜出舌下神经管。

(5)依次切断上述左右两侧诸神经,然后使头尽量后仰,轻轻取出延髓和小脑,全脑即可移出。

4. 观察硬脑膜 移开脑后,仔细观察硬脑膜形成的大脑镰、小脑幕、硬脑膜窦等结构。

5. 解剖颅底内面

(1)解剖颅前窝:仔细去除筛板表面的硬脑膜,找寻极为细小的筛前神经及其伴行的筛前动脉。筛前动脉起自眼动脉,筛前神经为鼻睫神经的终末支,由筛板外缘中份入颅,前行,经鸡冠两旁的小孔出颅到鼻腔。

(2)解剖颅中窝

1)移出垂体:切开鞍膈前后缘,可见围绕脑垂体前后的海绵间窦,它们与海绵窦相通形成一环,切忌用镊子夹漏斗,以免损伤。切除鞍膈,由前向后将垂体由垂体窝用刀柄挑出,细心去除蛛网膜,分清前、后叶,后叶较小被前叶包绕。

2)自棘孔处划开硬脑膜,暴露脑膜中动脉及其分支。

3)解剖海绵窦:①自蝶骨小翼后缘划开硬脑膜,找寻一短而窄的蝶顶窦,它通入位于垂体窝两侧的海绵窦。自颞骨岩部上缘切开小脑幕的附着缘,不要损伤三叉神经,观察岩上窦,该窦前通海绵窦,后通横窦。②自颞骨岩部尖的前面切除硬脑膜,暴露三叉神经节及眼神经、上颌神经和下颌神经。追踪下颌神经到卵圆孔,并观察穿卵圆孔的导静脉。追踪上颌神经到圆孔,追踪眼神经及其3个分支(泪腺神经、额神经、鼻睫神经)到眶上裂,鼻睫神经分出较早。去除海绵窦外侧壁时,可见窦内有纤细小梁网,网眼内有血块。③保留动眼神经和滑车神经穿过硬脑膜的孔,追踪该两神经至眶上裂,动眼神经尚未到达时已分为二支,勿用镊子夹神经,以免损伤。④除去剩余的海绵窦外侧壁,颈内动脉位于窦内,交感神经丛围绕动脉壁。找出颈内动脉外侧的展神经,并追踪至眶上裂。

4)解剖岩大、小神经:细心翻起尚存于岩部前面的硬脑膜。找寻岩大、小神经,它们均很细,注意不要当结缔组织去掉。岩大神经由面神经管裂孔穿出,向前内行,经三叉神经节的后方到破裂孔,与岩深神经会合形成翼管神经。岩小神经位于岩大神经的外侧,行向下内,由卵圆孔旁的一小孔出颅入耳神经节。

5)将三叉神经节自颅底翻转向下,可见三叉神经运动根。

(3)解剖颅后窝

1)在一侧切开大脑镰下缘,观察下矢状窦。切开大脑镰附着小脑幕处,观察直窦,直窦前端接收大脑大静脉,后端一般通入左横窦,上矢状窦、直窦和左、右横窦可能汇合并扩大形成窦汇,位于枕内隆凸附近,并可在颅骨上见一浅窝。

2)自枕内隆凸向外划开横窦,然后向下和向前内划开乙状窦到颈静脉孔。观察乳突导静脉开口于乙状窦后壁的中份。

3)去除遮盖颈静脉孔的硬脑膜,但不要损伤舌咽神经、迷走神经、副神经。找出终于颈静脉孔前份、位于颞骨岩部与枕骨基底部之间的岩下窦。

4)基底窦位于颅后窝的斜坡上。切开硬脑膜,检查基底窦时,勿伤展神经。

(李七渝　王　磊　韦　力)

思考题

1. 同学间相互触摸和按压头部表面解剖体表标志,体会有关解剖结构的位置。
2. 人的咀嚼运动有哪几个方向,各由哪些肌收缩完成?
3. 颅顶部层次结构如何,各有何特点和临床意义?
4. 上唇疖肿感染后反复挤压,可能会出现何种后果?请用所学知识进行解释。

第二章
颈　　部

学习要点

1. 颈部的境界、分区、体表标志和重要结构的体表投影。

2. 颈深筋膜的分层及各层形成的主要结构。

3. 甲状腺的形态、位置、毗邻、血供及固定装置,甲状腺动脉和神经的毗邻及其临床意义。

4. 手术中甲状腺区及颈部气管前方的层次。

5. 下颌下三角、颈动脉三角、椎动脉三角、枕三角和锁骨上三角的构成、内容物及其毗邻关系。

6. 颈动脉鞘的构成、内容物及其位置关系,锁骨下动脉的分支。

第一节　概　　述

颈部 neck 介于头、胸和上肢之间,因纵横于三者之间的血管、神经、淋巴管及气管和食管等结构在此区交会,故使颈部各结构的相互关系也更复杂,如有血肿、脓肿和肿瘤时常可出现明显的压迫症状。颈部的支持结构是脊柱的颈段,其前面正中有呼吸道和消化管的颈段;两侧有纵行排列的大血管和神经。颈根部有胸膜顶、肺尖以及进出胸廓上口的血管和神经干等。甲状腺和甲状旁腺是颈部的重要器官。颈部筋膜较复杂,可包绕各层颈肌,以及血管、神经和脏器,并形成筋膜鞘;诸结构之间有疏松结缔组织填充,并有筋膜间隙。颈部淋巴结较多,主要沿浅静脉和深部血管、神经排列,癌肿转移时常易受累,手术清除淋巴结时,应避免损伤血管和神经。颈部肌多为纵行,可使头颈产生复杂灵活的运动,并参与呼吸、吞咽和发音等生理活动。

一、境界与分区

(一) 境界

颈部上界以下颌骨体下缘、下颌角、乳突尖、上项线和枕外隆凸的连线与头部为界;下界以胸骨颈静脉切迹、胸锁关节、锁骨上缘和肩峰至第 7 颈椎棘突的连线与胸部和上肢为界。

(二) 分区

颈部一般以斜方肌的前缘为界分为前方的固有颈部和后方的项区(或称项部)两部分(图 2-1)。

1. 固有颈部　位于两侧斜方肌前缘之间和脊柱颈段前方的部分,即通常所指的颈部。又以胸锁乳突肌前、后缘为界,分为颈前区、胸锁乳突肌区和颈外侧区。

(1) 颈前区 anterior region of neck:其内侧界为颈前正中线,上界为下颌骨下缘,外侧界即胸锁乳突肌前缘。颈前区又以舌骨为标志,分为舌骨上区和舌骨下区;前者包括颏下三角和左、右下颌下三角;后者包括左、右颈动脉三角和肌三角。

(2) 颈外侧区 lateral region of neck:位于胸锁乳突肌后缘、斜方肌前缘和锁骨中 1/3 段上缘之间,又称颈后三角 posterior triangle of neck。肩胛舌骨肌将其分为后上部较大的枕三角和前下部较小的锁骨上大窝,亦称锁骨上三角。

(3) 胸锁乳突肌区 sternocleidomastoid region:指该肌所在的区域。

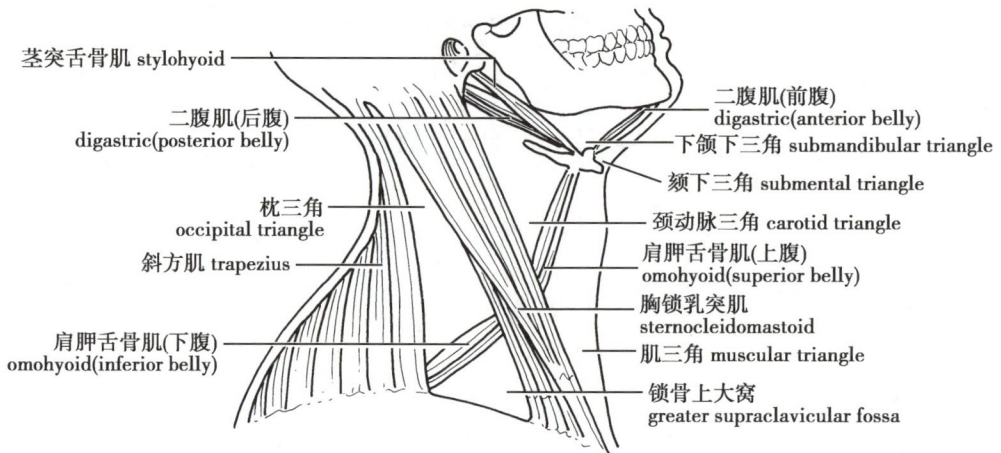

图 2-1 颈部的分区

2. **项区 nuchal region**　两侧斜方肌与脊柱颈段之间的部分,又称颈后区 posterior region of neck (详见脊柱区)。

二、表面解剖

(一) 体表标志

1. **舌骨 hyoid bone**　位于颏隆凸的下后方,向后平对第 3、4 颈椎间盘。舌骨体两侧可扪到舌骨大角,此为寻找舌动脉的标志(图 2-2)。

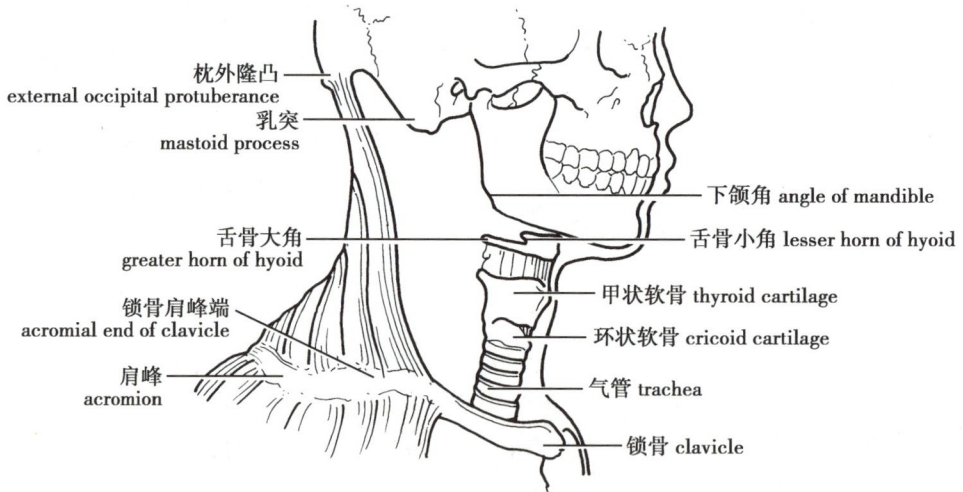

图 2-2 颈部的体表标志

2. **甲状软骨 thyroid cartilage**　位于舌骨体下方(图 2-2),上缘平对第 4 颈椎体上缘,颈总动脉在此高度分为颈内动脉和颈外动脉。在前正中线上,甲状软骨前角上部向前的凸起为喉结 laryngeal prominence,成年男性明显,女性和小儿不明显。

3. **环状软骨 cricoid cartilage**　位于甲状软骨下方(图 2-2)。环状软骨弓可触及,其两侧平对第 6 颈椎横突,是喉与气管、咽与食管的分界标志,又可作为计数气管软骨和甲状腺触诊的标志。在甲状软骨与环状软骨弓之间可触及环甲正中韧带,喉梗阻时可在此穿刺或切开。

4. **颈动脉结节 carotid tubercle**　即第 6 颈椎横突前结节,颈总动脉行经其前方。在胸锁乳突肌前缘中点,平环状软骨弓处以拇指向后压迫,可将颈总动脉压向颈动脉结节,阻断颈总动脉血流,可作为头部出血时的临时压迫止血点。

5. **胸锁乳突肌 sternocleidomastoid** 此肌单侧收缩时头向同侧屈,面部转向对侧;双侧同时收缩可仰头,此时肌轮廓明显。该肌是颈部分区的重要标志,其起端两头之间称为锁骨上小窝,位于胸锁关节上方。

6. **锁骨上大窝 greater supraclavicular fossa** 是锁骨中 1/3 段上方的凹陷,窝底可扪到锁骨下动脉的搏动、臂丛和第 1 肋。锁骨上臂丛阻滞麻醉可在此窝内进行,一般在锁骨中点上方 1~1.5cm 处进针。

7. **胸骨上窝 suprasternal fossa** 位于颈静脉切迹上方的凹陷处,是触诊气管的部位(图 2-2)。

胸骨上窝距胸骨柄上缘 1~1.5cm 处,为纵隔镜检查切口的常用部位,也是施行低位气管切开的部位;可在此检查气管是否移位,提示颈部肿瘤生长情况或肺不张、气胸等;由于胸骨上窝皮下疏松结缔组织与纵隔相通,胸部损伤或手术后,如胸骨上窝出现皮下气肿,则有可能为纵隔气肿,应进一步检查气体来源。

(二)体表投影

1. **颈总动脉 common carotid artery 和颈外动脉 external carotid artery** 下颌角与乳突尖连线的中点,右侧至胸锁关节、左侧至锁骨上小窝的连线,即为两动脉的体表投影线;以甲状软骨上缘为界,以下为颈总动脉的体表投影,以上为颈外动脉的体表投影(图 2-3)。

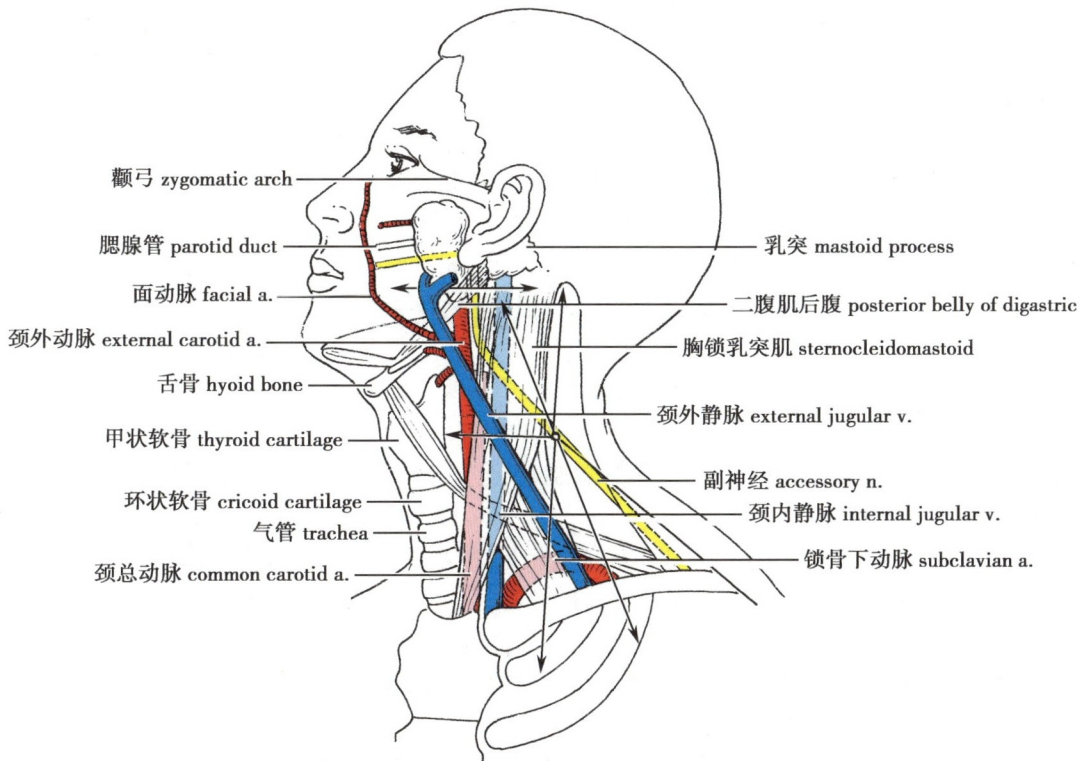

颧弓 zygomatic arch
腮腺管 parotid duct
面动脉 facial a.
颈外动脉 external carotid a.
舌骨 hyoid bone
甲状软骨 thyroid cartilage
环状软骨 cricoid cartilage
气管 trachea
颈总动脉 common carotid a.

乳突 mastoid process
二腹肌后腹 posterior belly of digastric
胸锁乳突肌 sternocleidomastoid
颈外静脉 external jugular v.
副神经 accessory n.
颈内静脉 internal jugular v.
锁骨下动脉 subclavian a.

图 2-3 颈部有关器官的体表投影

2. **锁骨下动脉 subclavian artery** 相当于右侧自胸锁关节、左侧自锁骨上小窝向外上至锁骨上缘中点的弧线,最高点距锁骨上缘约 1cm(图 2-3)。

3. **颈外静脉 external jugular vein** 自下颌角至锁骨中点的连线(图 2-3),是小儿静脉穿刺的常用部位。

4. **副神经 accessory nerve** 自乳突尖与下颌角连线的中点,经胸锁乳突肌后缘上、中 1/3 交点至斜方肌前缘中、下 1/3 交点的连线(图 2-3)。

5. **臂丛 brachial plexus** 自胸锁乳突肌后缘中、下 1/3 交点至锁骨中、外 1/3 交点稍内侧的连线。

6. **神经点 nerve point** 在胸锁乳突肌后缘中点处,是颈丛皮支浅出点。此点是颈部皮神经阻滞麻醉的进针点。

7. **胸膜顶 cupula of pleura 及肺尖 apex of lung**   位于锁骨内侧 1/3 段上方,最高点距锁骨上缘 2~3cm。

三、颈部结构配布特点

颈部可视为连接头与躯干、躯干与上肢的桥梁。颈部结构的配布有如下特点。

1. 由头部下行入胸腔的消化管和呼吸道的器官,如咽、食管、喉、气管等皆纵行于脊柱前方,其两侧为纵行排列的神经和大血管;由胸部和颈部到上肢的神经和往返的大血管,多为横行经过颈根部,如锁骨下动、静脉及臂丛等。

2. 颈部运动灵活,加上发音、吞咽和呼吸等活动,增加了颈部各结构间的活动范围。与颈部运动及上述功能相适应,颈部肌数目多,大小不一,形态复杂,层次较多;其中前方的肌多为纵行且较细小,两侧,特别是后方的肌较多且粗大。这是由于头的重心位于寰枕关节前方所致。

3. 颈部的筋膜及疏松结缔组织较发达,层次多;颈部器官皆有筋膜形成的鞘包绕。筋膜之间形成筋膜间隙,疏松结缔组织炎可沿这些间隙蔓延到胸部和腋窝。颈部的神经和血管亦被筋膜所包绕,形成神经血管鞘。围绕静脉形成的静脉鞘,可借结缔组织与静脉壁紧密连接,因此,颈部静脉创伤时不易闭合,有引起空气栓塞的危险。

4. 颈部器官及血管在头颈运动时位置不固定。如头转向一侧时,喉、气管及血管均向该侧移动,食管则移向对侧;头倾向一侧时,气管在中点处凸向对侧;头后仰时,颈部器官向上向前凸出。在实施颈部手术时,应对上述情况有充分的了解。

5. 颈部的淋巴结较多,主要排列在血管和器官的周围,因而颈部癌肿沿淋巴扩散时,累及范围较为广泛。淋巴结的局部位置和引流范围具有诊断意义。

第二节   颈部层次结构

一、浅层结构

颈部浅层结构包括皮肤、浅筋膜及其内的皮肌、浅血管、皮神经、浅淋巴管和淋巴结等。

(一) 皮肤

颈部皮肤较薄,活动度较大,色泽与面部皮肤相近,故临床上常取颈部皮瓣修补面部缺损。颈部的皮纹为横向,手术时常做横向切口,以利愈合且美观。

(二) 浅筋膜

浅筋膜 superficial fascia 即皮下组织,含有脂肪,在颈前部较为疏松,颈后部较为致密,其内主要结构有颈阔肌、浅静脉、皮神经和浅淋巴结等。

1. **颈阔肌 platysma**   是一菲薄而宽阔的皮肌,受面神经颈支支配,位于颈前外侧部脂肪层的深面,起自胸大肌和三角肌筋膜,越过锁骨斜向上内方;其前部纤维附于下颌骨体下缘,部分纤维与对侧纤维交叉;后部纤维越过下颌骨附于腮腺咬肌筋膜和面下部皮肤,并移行于降下唇肌和笑肌。肌三角内侧部和枕三角上部未被此肌覆盖。颈阔肌深面有浅静脉、皮神经和浅淋巴结等(图 2-4)。手术切断此肌缝合时,应注意将断端对合,以免术后形成瘢痕。

2. **浅静脉**   颈部浅静脉无动脉伴行,其起始、行径和注入部位有较多的变异。因浅静脉在穿经深筋膜处,其管壁与筋膜连接紧密,故此静脉损伤时易受筋膜牵拉造成不闭合,有导致空气栓塞的危险。

(1) 颈前静脉 anterior jugular vein:沿颈前正中线两侧下行,至胸锁乳突肌下份前缘处,穿入胸骨上间隙,经该肌深面汇入颈外静脉。左、右颈前静脉在胸骨上间隙内的吻合支,称为颈静脉弓 jugular venous arch,横行于胸骨颈静脉切迹上方的胸骨上间隙内(图 2-5)。颈前静脉有时仅一条,位居中线,称颈前正中静脉。颈前静脉内无瓣膜,距心脏较近,易受胸腔负压的影响,故颈部手术时注意勿损伤该静脉,以免空气进入。

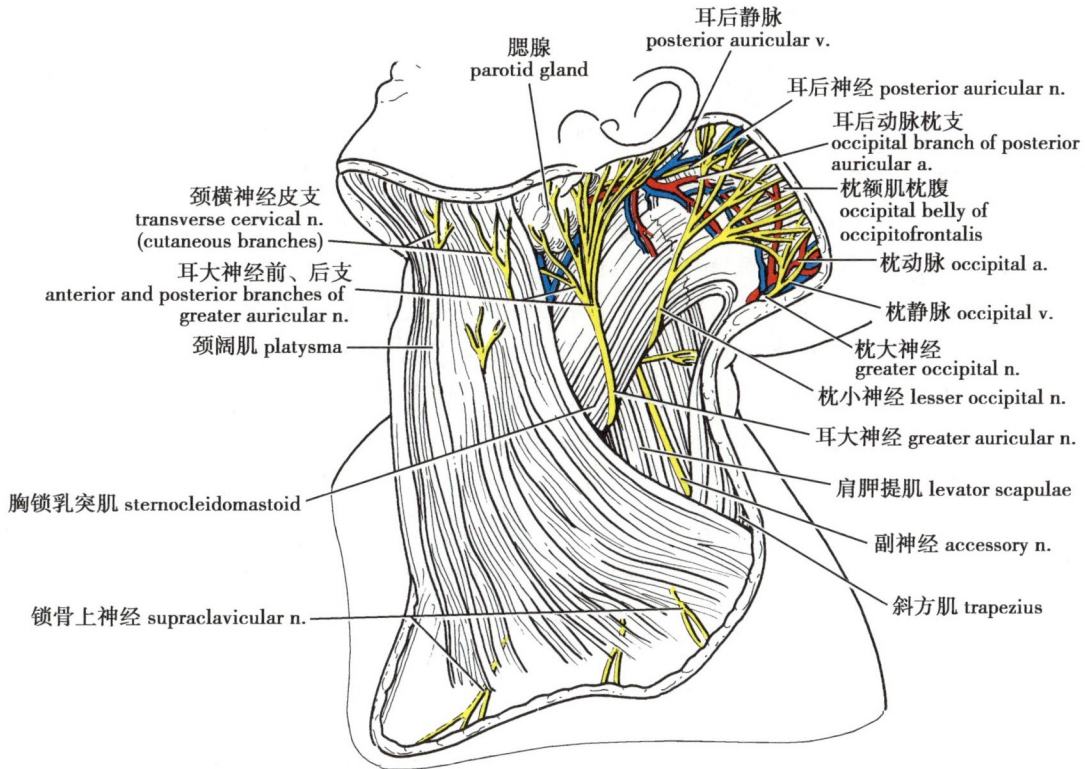

图2-4　颈部浅层结构（1）

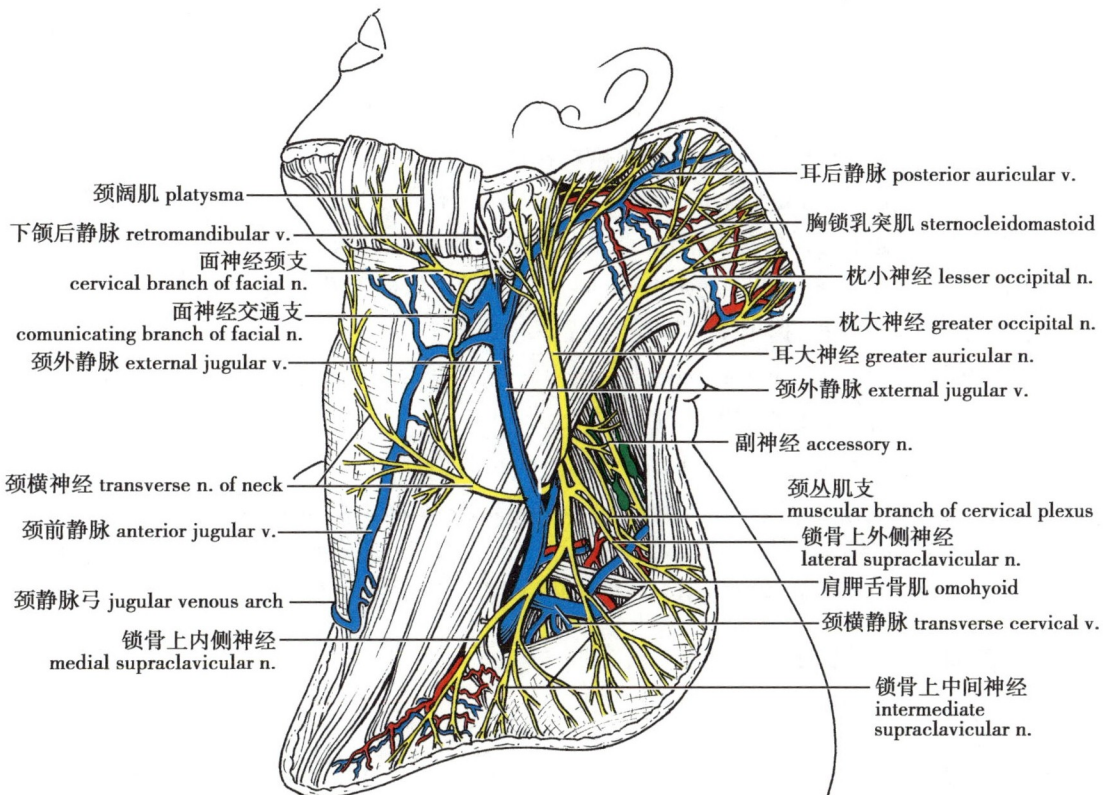

图2-5　颈部浅层结构（2）

（2）颈外静脉 external jugular vein：由下颌后静脉后支和耳后静脉在下颌角附近汇合而成，但变异较多。该静脉沿胸锁乳突肌浅面斜向外下行，于该肌后缘中点处入颈后三角；在锁骨上缘中点上方2~5cm处穿深筋膜，约2/3汇入锁骨下静脉，1/3汇入颈内静脉（图2-5）。该静脉末端虽有一对瓣膜，但不能阻止血液逆流；当上腔静脉血回心受阻时，可致颈外静脉怒张。颈外静脉穿深筋膜处，两者彼此紧密附着，当静脉壁在此处受伤破裂时，管腔不易闭合，可致空气栓塞。

颈外静脉是颈部最粗大的浅静脉，位置表浅，管径0.6cm左右，常作为临床静脉穿刺或切开部位，用于大量补液、长期高营养治疗或测中心静脉压等。因右侧颈外静脉注入锁骨下静脉或静脉角的角度比左侧小，加之右头臂静脉比左侧短而直，故穿刺插管常首选右侧颈外静脉。

3. 神经　主要有颈丛皮支和面神经颈支分布（图2-4，图2-5）。

（1）颈丛皮支：颈丛发出的主要皮支有4条，皆在胸锁乳突肌后缘中点附近穿出深筋膜，至颈阔肌的深面散开。①枕小神经 lesser occipital nerve（C_2、C_3）勾绕副神经，沿胸锁乳突肌后缘向后上行，分布于枕部皮肤；②耳大神经 greater auricular nerve（C_2、C_3）沿胸锁乳突肌表面伴颈外静脉上行，在腮腺下端附近分为前、中、后3个终末支，分布于腮腺和咬肌下部、耳垂和耳郭后面下部及乳突区的皮肤；③颈横神经 transverse nerve of neck（C_2、C_3）横行向前，越过胸锁乳突肌中份，分2~3支穿颈阔肌后，分布于颈前区皮肤；④锁骨上神经 supraclavicular nerves（C_3、C_4）以一条总干起于第3、4颈神经前支，从胸锁乳突肌后缘穿出，于颈深筋膜和颈阔肌深面下行，随即分为锁骨上内侧、中间和外侧神经，它们在锁骨上缘处浅出，越过锁骨，分布于颈前外侧部、胸上部（第2肋以上）及肩部等处的皮肤。

（2）面神经颈支 cervical branch of facial nerve：自腮腺下部前缘近下颌角处穿出，进入颈阔肌深面，行向前下方，支配颈阔肌运动。行腮腺手术时，可作为追踪面神经的标志。

4. 浅淋巴结　主要有头、颈交界处的淋巴结和颈前、颈外侧浅淋巴结。

（1）头、颈交界处的淋巴结：多为头部淋巴管的局部淋巴结，分为以下5组。

1）枕淋巴结 occipital lymph node：位于枕部皮下、斜方肌止点表面，收纳枕、项部的淋巴，注入颈外侧浅、深淋巴结。

2）乳突淋巴结 mastoid lymph node：又称耳后淋巴结，位于耳后、胸锁乳突肌止点表面，收纳颞、顶、乳突区及耳郭后面皮肤的淋巴，注入颈外侧浅、深淋巴结。

3）腮腺淋巴结 parotid lymph node：又称耳前淋巴结，分浅、深两群，分别位于腮腺表面及实质内，收纳面部、耳郭、外耳道和腮腺等处的淋巴，注入颈外侧浅和颈深上淋巴结。

4）下颌下淋巴结 submandibular lymph node：位于下颌下腺附近及下颌下腺实质内，收纳颏下淋巴结、颊、唇、牙、舌和口腔底的淋巴，注入颈外侧上深淋巴结。

5）颏下淋巴结 submental lymph node：位于颏下三角内，收纳颏部、下唇中部、口腔底和舌尖等处的淋巴，注入下颌下淋巴结及颈内静脉二腹肌淋巴结。

（2）颈前浅淋巴结 superficial anterior cervical lymph node：沿颈前静脉排列，收纳舌骨下区浅淋巴管回流的淋巴，其输出管注入颈外侧下深淋巴结，或直接注入锁骨上淋巴结。

（3）颈外侧浅淋巴结 superficial lateral cervical lymph node：位于胸锁乳突肌表面及其后缘处，沿颈外静脉排列，收纳枕、耳后及腮腺淋巴结引流的淋巴，输出管注入颈外侧深淋巴结。

二、颈筋膜及筋膜间隙

（一）颈筋膜

颈筋膜 cervical fascia 即颈深筋膜 deep cervical fascia，位于浅筋膜和颈阔肌的深面，围绕颈、项部诸肌和器官，并在血管和神经周围形成筋膜鞘及筋膜间隙，可分为浅、中、深3层（图2-6，图2-7）。

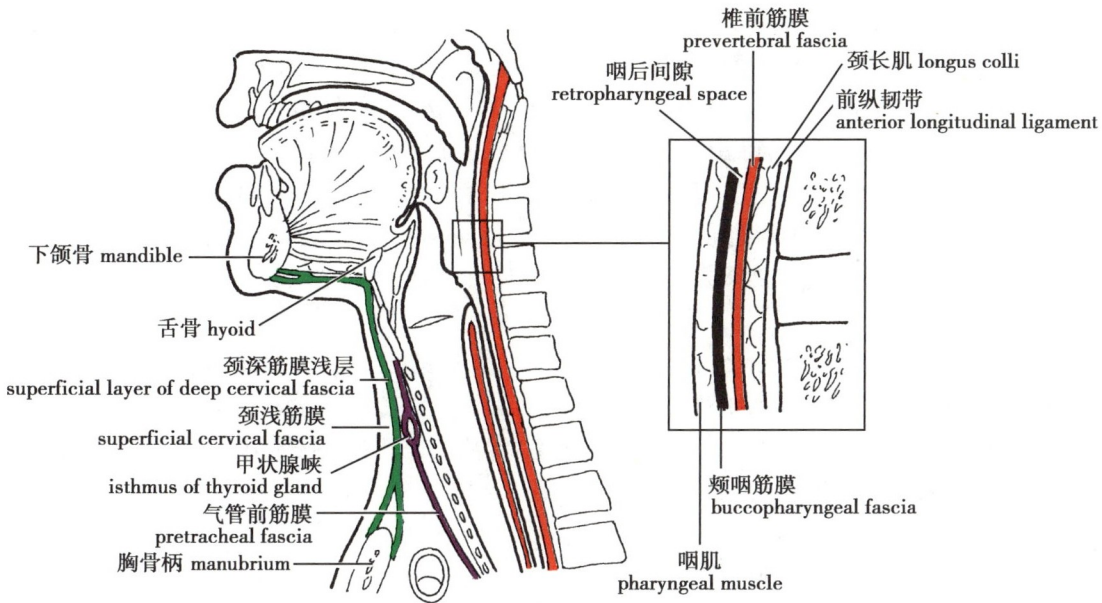

图 2-6 颈筋膜（正中矢状面）

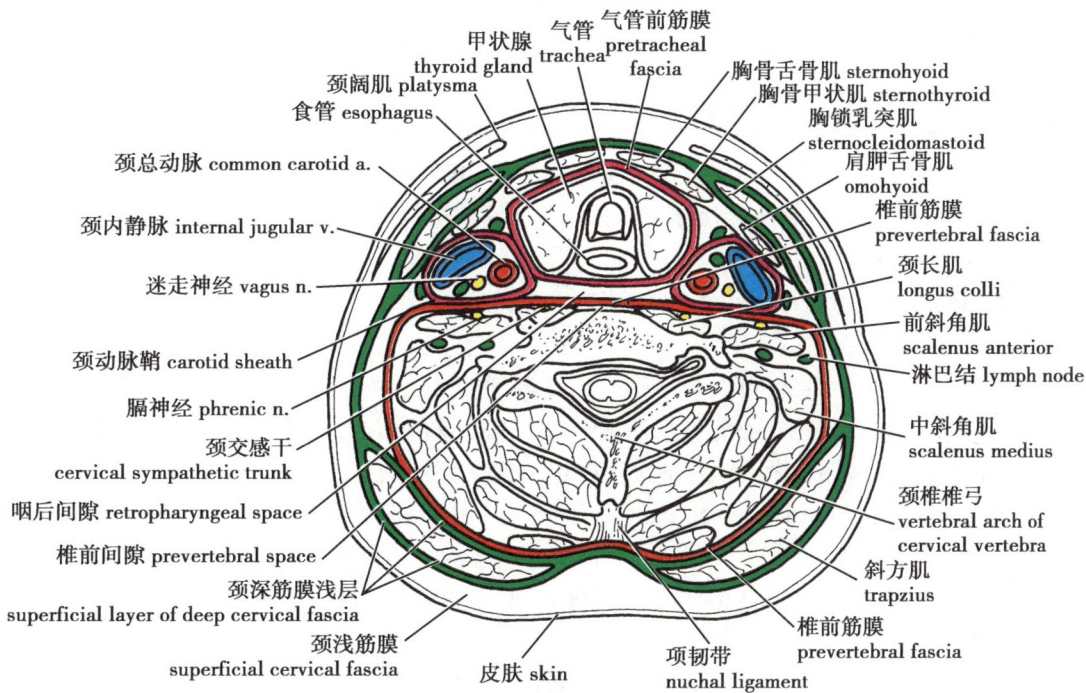

图 2-7 颈筋膜（横断面）

1. 颈筋膜浅层 superficial layer of cervical fascia 又名封套筋膜 investing fascia，围绕整个颈部，包绕斜方肌和胸锁乳突肌，形成两肌的鞘；向后附着于项韧带及第 7 颈椎棘突；向前在正中线彼此相延续；向上附着于下颌骨下缘、乳突和上项线；向下附着于颈、胸交界处的骨面。颈筋膜浅层在下颌下三角和腮腺区分为两层，分别包绕下颌下腺和腮腺，形成下颌下腺鞘和腮腺鞘。此二鞘被茎突下颌韧带所分隔。颈筋膜浅层在距胸骨柄上缘 3~4cm 处分为前、后两层，分别附着于胸骨柄的前、后缘，形成胸骨上间隙 suprasternal space，内有胸锁乳突肌胸骨头、颈前静脉下段、颈静脉弓、淋巴结和脂肪组织等。气管切开时勿损伤颈静脉弓，以免引起出血。

NOTES

2. 颈筋膜中层 middle layer of cervical fascia   即气管前层 pretracheal layer，位于舌骨下肌群深面，包绕着咽、食管颈部，喉、气管颈部，甲状腺和甲状旁腺等器官，又称内脏筋膜。其前下部覆盖气管，称为气管前筋膜 pretracheal fascia；后上部覆盖颊肌和咽缩肌，称为颊咽筋膜。气管前筋膜向上附着于环状软骨弓、甲状软骨斜线和舌骨，向下包绕甲状腺形成甲状腺鞘 sheath of thyroid gland，即甲状腺假被膜，并越过气管前面及两侧入胸腔与纤维心包相融合。颈筋膜中层向两侧延续，包绕颈总动脉、颈内动脉、颈内静脉和迷走神经形成颈动脉鞘 carotid sheath。该鞘上起自颅底，下续纵隔，周围借疏松结缔组织与颈筋膜的浅层和深层相融合。鞘内有纵行的纤维隔把动脉和静脉分开，迷走神经位于动、静脉之间的后方。

3. 颈筋膜深层 deep layer of cervical fascia   即椎前层 prevertebral layer，又名椎前筋膜 prevertebral fascia。此层位于椎前肌及斜角肌前面，上附着于颅底，下续脊柱的前纵韧带及胸内筋膜，向后覆盖颈后肌并附着于项韧带。颈交感干、膈神经、臂丛及锁骨下动脉等结构均行经其后方。该筋膜向下外方包绕腋血管及臂丛形成腋鞘，又名颈腋管。

（二）筋膜间隙

1. 胸骨上间隙   已在颈筋膜浅层中叙述。

2. 锁骨上间隙 supraclavicular space   是颈筋膜浅层在锁骨上方分为两层形成的筋膜间隙，经胸锁乳突肌后方与胸骨上间隙相通；内有颈前静脉、颈外静脉末段及疏松结缔组织等。

3. 气管前间隙 pretracheal space   位于气管前筋膜与气管之间，内有甲状腺峡、气管前淋巴结、甲状腺下静脉、甲状腺奇静脉丛、甲状腺最下动脉、头臂干及左头臂静脉，小儿有胸腺上部。此间隙感染、出血或气肿时可蔓延至上纵隔；前纵隔的气肿亦可沿此间隙进入颈部。气管切开时必须经过此间隙。

4. 咽后间隙 retropharyngeal space   位于颊咽筋膜与椎前筋膜之间，间隙内充满疏松结缔组织。该间隙向上达颅底，向下通后纵隔续为食管后间隙，其外侧为颈动脉鞘；其延伸至咽壁侧方的部分，称为咽旁间隙，内有淋巴结及疏松结缔组织。咽后间隙被位于正中缝处较薄的翼状筋膜分隔成两半，故咽后间隙脓肿常位于一侧。

5. 椎前间隙 prevertebral space   位于椎前筋膜与脊柱颈段之间，其内有颈长肌、头长肌和颈交感干及少许疏松结缔组织。

颈椎结核脓肿多位于椎前间隙，位于咽腔后方者，称为咽后脓肿，位于食管后方者称为食管后脓肿。脓肿可向前穿破咽后壁和食管后壁，脓液经口腔咽下或吐出；向下可经咽后间隙蔓延至后纵隔；向两侧可至颈外侧区，并循腋鞘沿锁骨下血管和臂丛扩散至腋窝。

6. 下颌下间隙 submandibular space   在下颌下三角内，其顶为覆盖下颌舌骨肌下面的筋膜，底为颈筋膜浅层，其前、后界分别为二腹肌的前、后腹。间隙内主要有下颌下腺及其周围的神经、血管和淋巴结等。此间隙经下颌舌骨肌后缘与舌下间隙相通，并向后通至咽旁间隙。

第三节   颈 前 区

一、舌骨上区

舌骨上区为颈前区舌骨上方的区域，包括颏下三角和左右侧的下颌下三角。

（一）下颌下三角

1. 境界   下颌下三角 submandibular triangle 又名二腹肌三角 digastric triangle，是由下颌骨下缘与二腹肌前、后腹构成的三角形区域（图 2-1）。此三角浅面由浅入深依次有皮肤、浅筋膜、颈阔肌和颈筋膜浅层，深面依次为下颌舌骨肌、舌骨舌肌和咽中缩肌。

2. 内容   主要有下颌下腺、血管、神经和淋巴结等。

（1）下颌下腺 submandibular gland：位于下颌下三角内，由颈筋膜浅层所形成的筋膜鞘包裹。此腺形状呈扁椭圆形，可分为较大的浅部和较小的深部。浅部位于下颌舌骨肌浅面，包绕该肌后缘伸向前内与深部相延续。下颌下腺的浅部前缘达二腹肌前腹，后缘近下颌角、紧邻腮腺下缘，向上至下颌骨体内面，向下可达二腹肌中间腱的表面。面动脉在腺体浅部深面向前上行，并于腺体前缘浅出。下颌下腺的深部在下颌舌骨肌后缘向内前伸入下颌舌骨肌与舌骨舌肌之间，邻接舌下腺的后份。下颌下腺管 submandibular duct 由深部的前端发出，经下颌舌骨肌与舌骨舌肌之间前行，开口于舌下阜（图 2-8）。

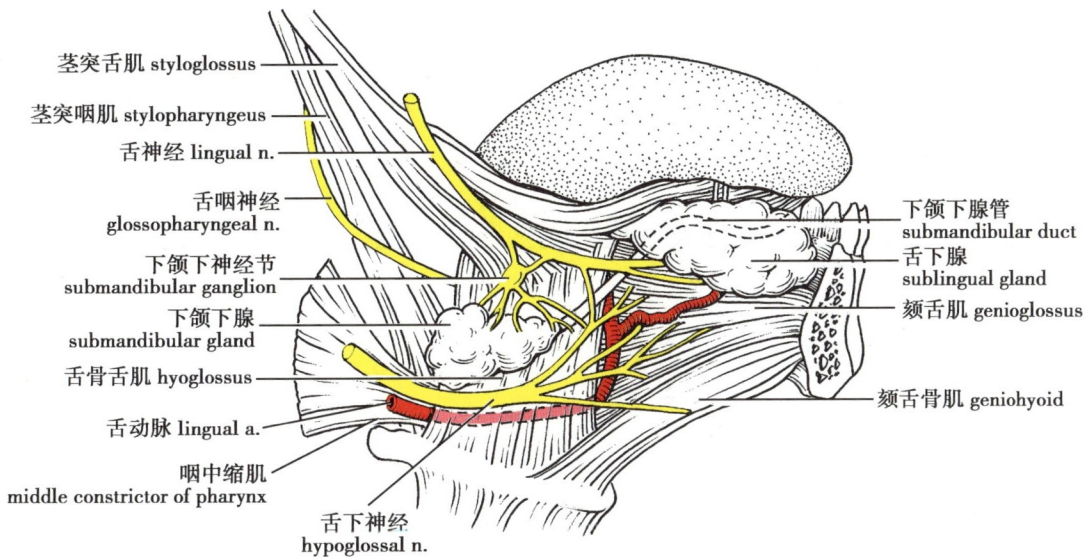

图 2-8 下颌下三角的内容

（2）血管：面动脉 facial artery 于舌骨大角稍上方起自颈外动脉，经二腹肌后腹深面进入下颌下三角，沿下颌下腺深面的沟内前行，至咬肌止点前缘处绕下颌骨体下缘入面部。面静脉 facial vein 起自内眦静脉，与面动脉伴行越过下颌骨体下缘入下颌下三角与面动脉分开走行，经下颌下腺浅面，在下颌下角下方与下颌后静脉前支汇合成面总静脉，再下行至舌骨大角附近汇入颈内静脉。舌动脉 lingual artery 平舌骨大角处起自颈外动脉，伴同名静脉在舌下神经与舌骨大角之间行向前内侧，入舌骨舌肌深面，分支分布舌肌、舌下腺及腭扁桃体（图 2-8）。舌动脉以舌骨舌肌为界分为 3 段：第一段自起点至舌骨舌肌后缘处，此段位置表浅，易暴露，临床上常作游离瓣手术血管吻合的受区动脉，或做舌动脉结扎术的结扎部位；第二段位于舌骨舌肌深面；第三段在舌骨舌肌前缘舌动脉分为舌下动脉和舌深动脉。舌下动脉在口腔底经过下颌前磨牙或第 1 磨牙处，其浅面组织菲薄，制备牙体时易造成损伤。

（3）神经：舌下神经 hypoglossal nerve 于二腹肌后腹深面入下颌下三角，位于下颌下腺的内下方，经下颌舌骨肌与舌骨舌肌之间入口腔底，分布于舌（图 2-8）。舌神经 lingual nerve 从下颌下三角后部达下颌下腺上内侧，经下颌骨内面与舌骨舌肌之间前行入舌（图 2-8）。下颌下神经节 submandibular ganglion 呈梭形或三角形，上方连于舌神经并发支至舌下腺，向下发数分支至下颌下腺（图 2-8）。

（4）下颌下淋巴结 submandibular lymph node：分布于下颌下腺与下颌骨体下缘之间，有 4~6 个。收纳颏下淋巴结、颊、唇外侧、牙、舌和口腔底的淋巴，其输出管注入颈外侧上深淋巴结。

（二）颏下三角

颏下三角 submental triangle 位于左、右二腹肌前腹与舌骨体上缘之间。其浅面由浅入深依次有皮肤、浅筋膜和颈筋膜浅层，深面为两侧下颌舌骨肌及其筋膜，称为口膈。口膈的深面为舌下间隙

sublingual space。颏下三角内有 1~3 个颏下淋巴结,收纳颏部、下唇中部、口腔底和舌尖等处的淋巴,其输出管注入下颌下淋巴结和颈内静脉二腹肌淋巴结。

(三) 舌骨上肌群

舌骨上肌群位于舌骨之上,包括 4 对肌(表 2-1)。

表 2-1　舌骨上肌群

名称	起点	止点	作用	神经支配
下颌舌骨肌	下颌舌骨肌线	下颌舌骨肌缝、舌骨体	拉舌骨向前上	下颌舌骨肌神经(三叉神经)
二腹肌	前腹:下颌骨二腹肌窝 后腹:乳突	舌骨	降下颌骨,上提舌骨	前腹:三叉神经 后腹:面神经
茎突舌骨肌	茎突根部	舌骨大角基部	拉舌骨向后上	面神经
颏舌骨肌	下颌骨颏棘	舌骨体	上提舌骨	C_1、C_2 神经前支

二、舌骨下区

舌骨下区为颈前区舌骨下方的区域,包括颈动脉三角和肌三角。

(一) 颈动脉三角

1. **境界**　颈动脉三角 carotid triangle 是由胸锁乳突肌上份前缘、肩胛舌骨肌上腹和二腹肌后腹构成的三角形区域(图 2-1)。其浅面由浅入深依次为皮肤、浅筋膜、颈阔肌和颈筋膜浅层,深面为椎前筋膜,内侧为咽侧壁及其筋膜(图 2-7)。

2. **内容**　颈动脉三角内有颈总动脉及其分支、颈内静脉及其属支、舌下神经及其降支、迷走神经及其分支、副神经和颈深淋巴结等(图 2-9,图 2-10)。

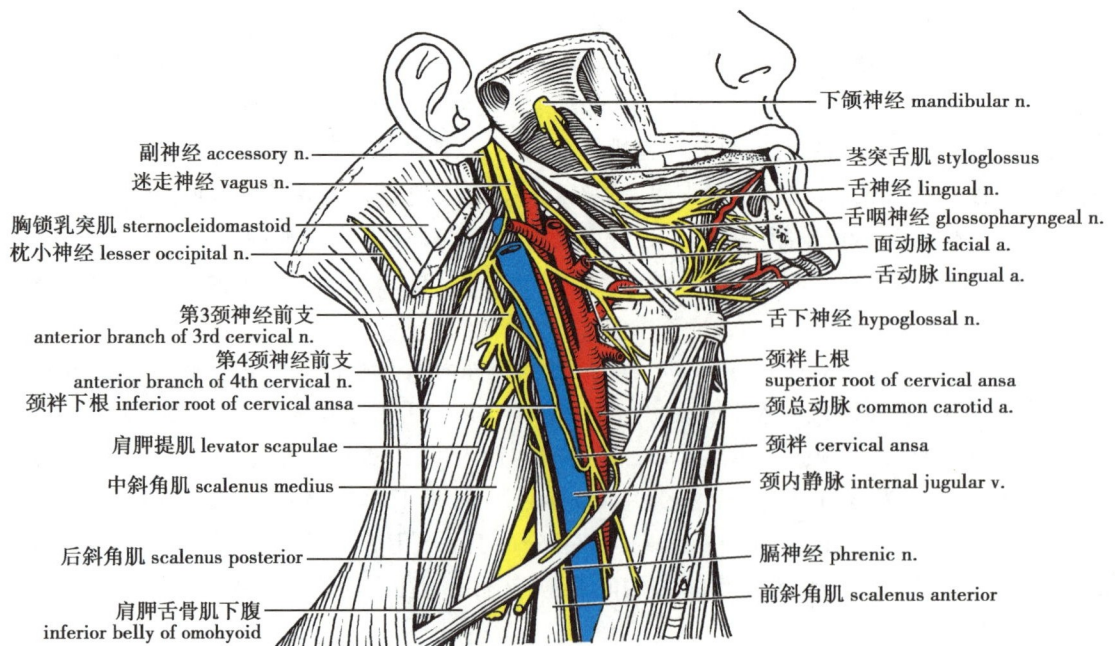

副神经 accessory n.
迷走神经 vagus n.
胸锁乳突肌 sternocleidomastoid
枕小神经 lesser occipital n.
第3颈神经前支 anterior branch of 3rd cervical n.
第4颈神经前支 anterior branch of 4th cervical n.
颈袢下根 inferior root of cervical ansa
肩胛提肌 levator scapulae
中斜角肌 scalenus medius
后斜角肌 scalenus posterior
肩胛舌骨肌下腹 inferior belly of omohyoid
下颌神经 mandibular n.
茎突舌肌 styloglossus
舌神经 lingual n.
舌咽神经 glossopharyngeal n.
面动脉 facial a.
舌动脉 lingual a.
舌下神经 hypoglossal n.
颈袢上根 superior root of cervical ansa
颈总动脉 common carotid a.
颈袢 cervical ansa
颈内静脉 internal jugular v.
膈神经 phrenic n.
前斜角肌 scalenus anterior

图 2-9　颈动脉三角的内容

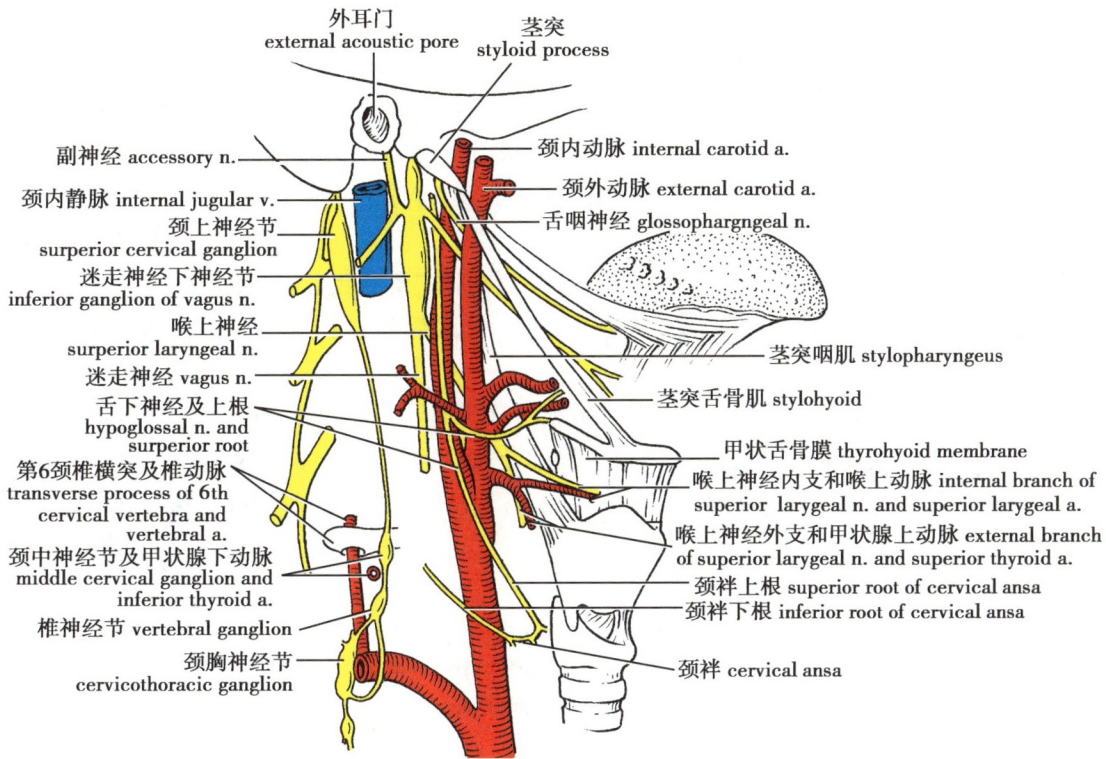

图 2-10 颈内、外动脉与脑神经的关系

（1）颈总动脉 common carotid artery：在颈动脉鞘内位于颈内静脉内侧，平甲状软骨上缘处分为颈外动脉和颈内动脉。颈总动脉末端和颈内动脉起始部形成梭形的膨大，此为颈动脉窦 carotid sinus，窦壁内有压力感受器；当血压升高时，窦壁扩张，刺激压力感受器，通过舌咽神经的窦神经向中枢发出神经冲动，此中枢反射性地引起心率变慢、末梢血管扩张，血压下降。颈总动脉分叉处的后方，还有一米粒大小的椭圆小体，此为颈动脉小球 carotid glomus，由结缔组织固定于动脉壁上，是化学感受器，可感受血液中二氧化碳分压和氧分压的变化；当血液中二氧化碳分压升高时，可反射性地引起呼吸加快、加深，以增加氧含量。颈总动脉及其分支发生硬化时，可采用内膜剥脱术和血管转流术的手术治疗，或动脉球囊扩张后置入支架的介入治疗等。

（2）颈外动脉 external carotid artery：平甲状软骨上缘起自颈总动脉，初沿颈内动脉前内侧、后沿其前方上行，穿经腮腺，至下颌颈处分为颞浅动脉和上颌动脉两终支。在甲状软骨上缘至舌骨大角间，依次向前发出甲状腺上动脉、舌动脉及面动脉；近二腹肌后腹下缘处向后上方发出枕动脉；自颈外动脉起端的内侧还发出咽升动脉，行向上方。

（3）颈内动脉 internal carotid artery：自颈总动脉发出后，沿颈外动脉的后外方行至其后方，经二腹肌后腹深面至下颌后窝，经颈动脉管入颅腔。该动脉在颈部无分支。

（4）颈内静脉 internal jugular vein：在颈动脉鞘内，位于颈内动脉和颈总动脉外侧，大部分被胸锁乳突肌所掩盖。其颅外的属支自上而下依次为面静脉（或面总静脉）、舌静脉、甲状腺上静脉和甲状腺中静脉。因颈内静脉位置相对固定、又距右心房短且直，故常作颈内静脉穿刺置管，一般可在胸锁乳突肌前缘中点或锁骨上小窝尖进针。

（5）舌下神经 hypoglossal nerve：经二腹肌后腹中份深面穿出进入颈动脉三角，呈弓形越过颈内、外动脉浅面，再经二腹肌后腹前端深面进入下颌下三角。在舌下神经弓形部向下发出降支，即颈袢上根，沿颈总动脉浅面下降，与第1、2颈神经发出的颈袢下根吻合构成颈袢。颈袢的分支支配胸骨舌骨肌、胸骨甲状肌和肩胛舌骨肌，并常在肌的外缘中点进入，故在甲状腺手术需要切断这些肌肉时，需在上、中 1/3 交界处切断,以免损伤神经。

（6）迷走神经 vagus nerve:位于颈动脉鞘内,在颈内动脉、颈总动脉与颈内静脉之间的后方下行。在颈动脉三角内的分支有喉上神经和心支。前者在颈内、外动脉的内侧与咽中缩肌之间、平舌骨大角平面分为内、外两支;内支弯向前下,伴喉上动脉穿甲状舌骨膜入喉,分布于声门裂以上喉黏膜;外支伴甲状腺上动脉,沿咽下缩肌表面下降,支配该肌和环甲肌。心支沿颈总动脉后面下降入胸腔,参与构成心丛。

（7）副神经 accessory nerve:经二腹肌后腹深面入颈动脉三角的后上角,越过颈内静脉浅面(或深面)行向后外,至胸锁乳突肌深面发肌支支配该肌,本干在胸锁乳突肌后缘上、中 1/3 交点处浅出,向下外后行至枕三角。

（8）二腹肌后腹 posterior belly of digastric:是颈动脉三角与下颌下三角的分界,也是颌面部与颈部手术的重要标志。其浅面有耳大神经、下颌后静脉及面神经颈支;深面有颈内动、静脉,颈外动脉、迷走神经、副神经、舌下神经和颈交感干;肌的上缘有耳后动脉、面神经和舌咽神经等;下缘有枕动脉和舌下神经(图 2-11)。

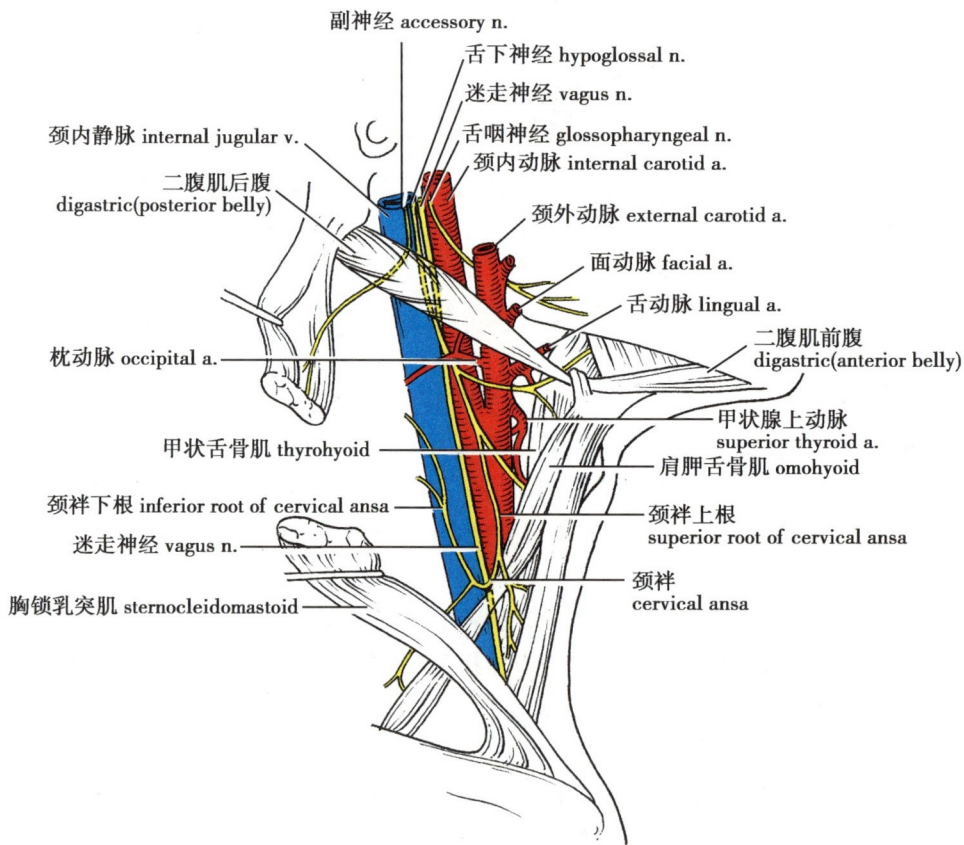

图 2-11　二腹肌后腹的毗邻关系

（9）颈外侧深淋巴结 deep lateral cervical lymph node:有 10~15 个,主要沿颈动脉鞘和颈内静脉排列成纵行的淋巴结群,上自颅底,下至颈根部。通常以肩胛舌骨肌下腹为界,分为上、下两群(图 2-12)。

1）颈外侧上深淋巴结 superior deep lateral cervical lymph node:位于胸锁乳突肌的深面,颈内静脉上段周围;收纳下颌下淋巴结、颈外侧浅淋巴结、腮腺、颏下、乳突、枕及肩胛上淋巴结引流的淋巴,并收纳咽、喉、甲状腺、气管、食管及舌根等器官的淋巴,其输出管注入颈外侧下深淋巴结,或直接注入颈

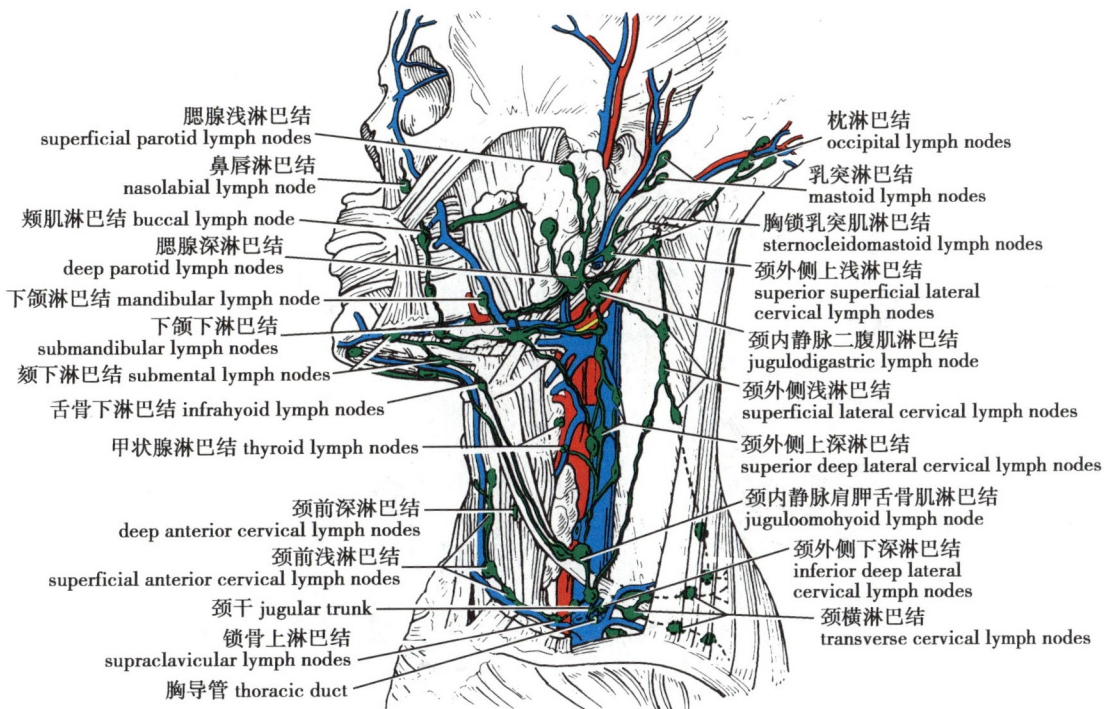

腮腺浅淋巴结
superficial parotid lymph nodes
鼻唇淋巴结
nasolabial lymph node
颊肌淋巴结 buccal lymph node
腮腺深淋巴结
deep parotid lymph nodes
下颌淋巴结 mandibular lymph node
下颌下淋巴结
submandibular lymph node
颏下淋巴结 submental lymph nodes
舌骨下淋巴结 infrahyoid lymph nodes
甲状腺淋巴结 thyroid lymph nodes
颈前深淋巴结
deep anterior cervical lymph nodes
颈前浅淋巴结
superficial anterior cervical lymph nodes
颈干 jugular trunk
锁骨上淋巴结
supraclavicular lymph nodes
胸导管 thoracic duct

枕淋巴结
occipital lymph nodes
乳突淋巴结
mastoid lymph nodes
胸锁乳突肌淋巴结
sternocleidomastoid lymph nodes
颈外侧上浅淋巴结
superior superficial lateral
cervical lymph nodes
颈内静脉二腹肌淋巴结
jugulodigastric lymph node
颈外侧浅淋巴结
superficial lateral cervical lymph nodes
颈外侧上深淋巴结
superior deep lateral cervical lymph nodes
颈内静脉肩胛舌骨肌淋巴结
juguloomohyoid lymph node
颈外侧下深淋巴结
inferior deep lateral
cervical lymph nodes
颈横淋巴结
transverse cervical lymph nodes

图 2-12 颈部的淋巴引流

干。颈外侧上深淋巴结可分为:①颈内静脉前淋巴结 anterior jugular lymph node:沿颈内静脉前面排列,其中位于二腹肌后腹下方,面静脉汇入颈内静脉的交角处的淋巴结称为颈内静脉二腹肌淋巴结 jugulodigastric lymph node,临床上又称角淋巴结,收纳鼻咽部、腭扁桃体及舌根部的淋巴。鼻咽癌及舌根部癌常首先转移至该淋巴结,临床检查时,在舌骨大角平面,于胸锁乳突肌上份前缘处可触到肿大的淋巴结。②颈内静脉外侧淋巴结 lateral jugular lymph node:沿颈内静脉外侧排列,位于枕三角内,其中沿副神经排列的淋巴结,又称为副神经淋巴结,收纳枕部及耳后的淋巴,其输出管注入颈外侧下深淋巴结。

2)颈外侧下深淋巴结 inferior deep lateral cervical lymph node:是颈外侧上深淋巴结的延续,位于颈内静脉下段、臂丛及锁骨下血管周围;收纳颈外侧上深淋巴结引流的淋巴,也可直接收纳颈上部各淋巴结群引流的淋巴,以及耳、鼻、咽、喉、口腔和甲状腺等器官的淋巴;其输出管合成颈干,左侧注入胸导管,右侧注入右淋巴导管。较重要的淋巴结有:①颈内静脉肩胛舌骨肌淋巴结 juguloomohyoid lymph node:位于颈内静脉与肩胛舌骨肌中间腱交角处,收纳舌尖部的淋巴,故舌尖部癌首先转移至该淋巴结。②锁骨上淋巴结 supraclavicular lymph node:沿颈横血管排列,位置恰好在锁骨上大窝内,其中位于左侧颈根部静脉角处的淋巴结又称 Virchow 淋巴结,当胃癌或食管下部癌转移时,常可累及该淋巴结。临床检查时,可在胸锁乳突肌后缘和锁骨上缘的交角处触到肿大的淋巴结。③咽后淋巴结 retropharyngeal lymph node:位于鼻咽部后方,收纳鼻、鼻旁窦、鼻咽部等处的淋巴。鼻咽癌时先转移至该淋巴结。

(二)肌三角

1. 境界 肌三角 muscular triangle 位于颈前正中线、胸锁乳突肌前缘和肩胛舌骨肌上腹之间,又称肩胛舌骨肌气管三角(图 2-1)。其浅面由浅入深依次为皮肤、浅筋膜、颈阔肌和颈筋膜浅层;其深面为椎前筋膜。

2. 内容 肌三角内有舌骨下肌群、甲状腺、甲状旁腺、气管颈部和食管颈部等器官(图 2-13,图 2-14)。

下颌下腺 submandibular gland
颈前静脉 anterior jugular v.
颏下静脉 submental v.
面动脉 facial a.
面静脉 facial v.
舌下神经 hypoglossal n.
腮腺 parotid gland
面静脉 facial v.
下颌后静脉 retromandibular v.
面静脉 facial v.
颈内静脉 internal jugular v.
甲状腺上静脉 superior thyroid v.
颈外静脉 external jugular v.
颈总动脉 common carotid a.
胸锁乳突肌 sternocleidomastoid
甲状腺峡 isthmus of thyroid gland
颈前静脉 anterior jugular v.
颈外静脉 external jugular v.
甲状软骨 thyroid cartilage
甲状腺上静脉 superior thyroid v.
颈袢 cervical ansa
颈外静脉 external jugular v.
颈内静脉 internal jugular v.
肩胛舌骨肌 omohyoid
甲状腺下静脉 inferior thyroid v.
颈静脉弓 jugular venous arch

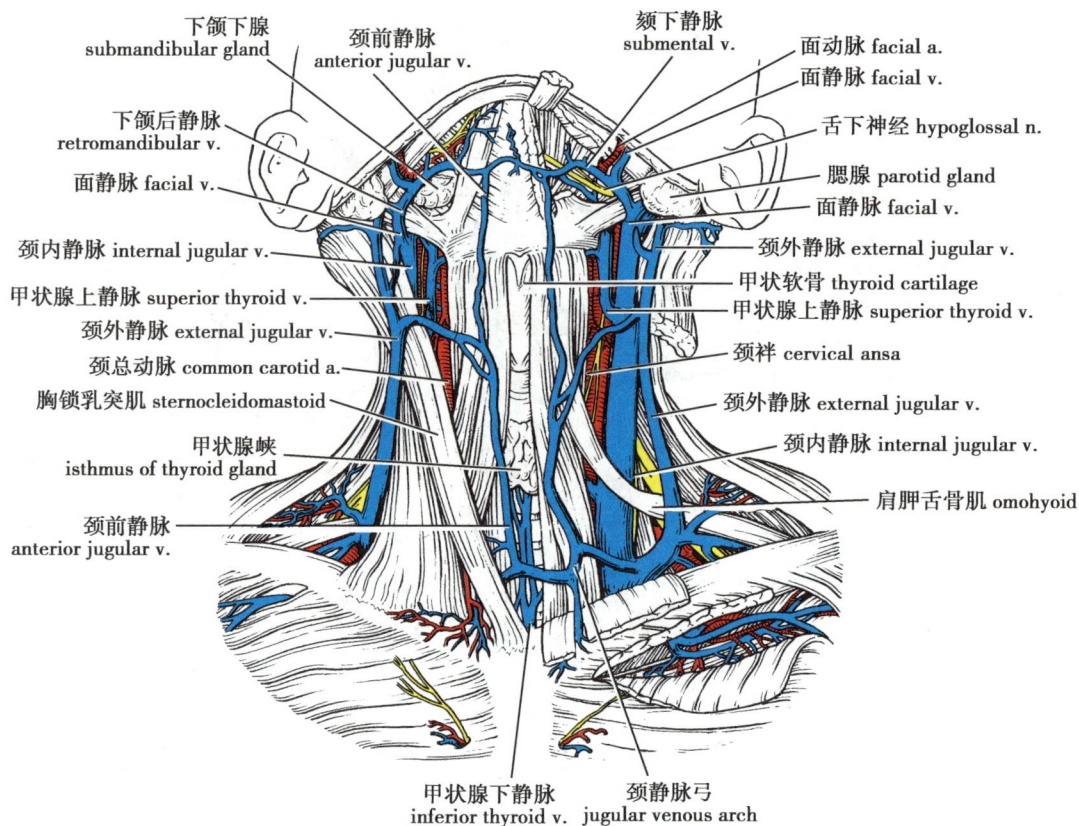

图 2-13　颈前区浅层结构

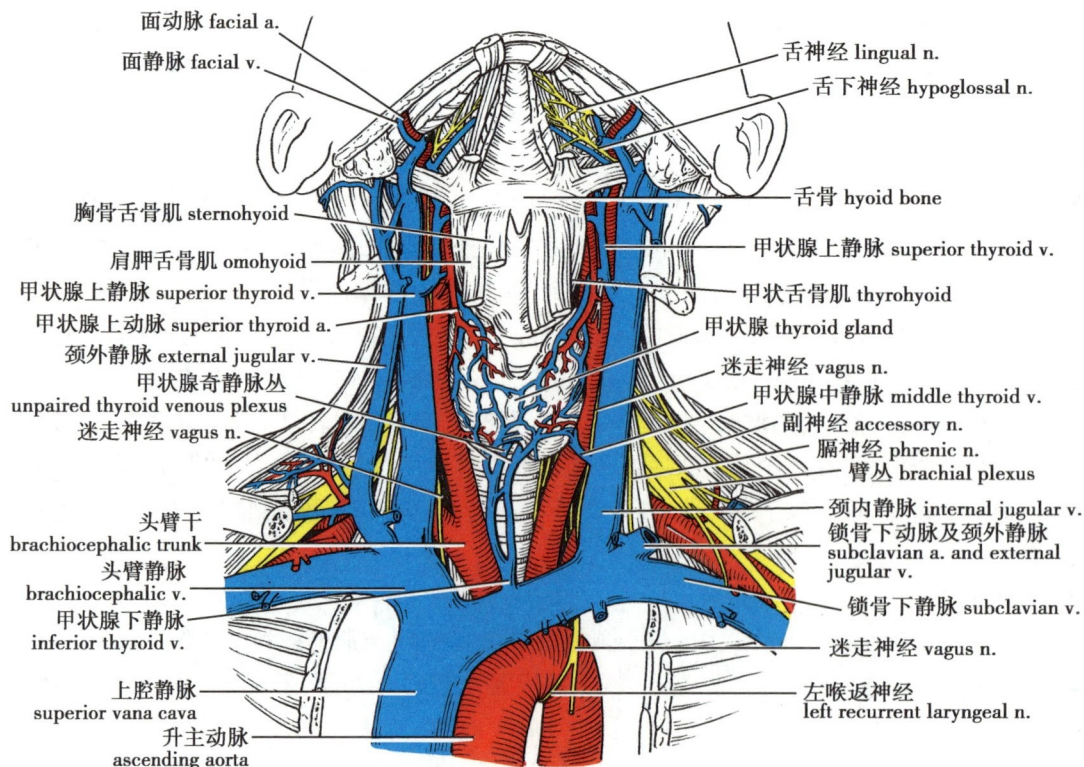

面动脉 facial a.
面静脉 facial v.
舌神经 lingual n.
舌下神经 hypoglossal n.
胸骨舌骨肌 sternohyoid
肩胛舌骨肌 omohyoid
甲状腺上静脉 superior thyroid v.
甲状腺上动脉 superior thyroid a.
颈外静脉 external jugular v.
甲状腺奇静脉丛 unpaired thyroid venous plexus
迷走神经 vagus n.
头臂干 brachiocephalic trunk
头臂静脉 brachiocephalic v.
甲状腺下静脉 inferior thyroid v.
上腔静脉 superior vana cava
升主动脉 ascending aorta
舌骨 hyoid bone
甲状腺上静脉 superior thyroid v.
甲状舌骨肌 thyrohyoid
甲状腺 thyroid gland
迷走神经 vagus n.
甲状腺中静脉 middle thyroid v.
副神经 accessory n.
膈神经 phrenic n.
臂丛 brachial plexus
颈内静脉 internal jugular v.
锁骨下动脉及颈外静脉 subclavian a. and external jugular v.
锁骨下静脉 subclavian v.
迷走神经 vagus n.
左喉返神经 left recurrent laryngeal n.

图 2-14　颈前区深层结构

（1）舌骨下肌群：位于颈前部，在舌骨下方正中线的两侧，居喉、气管、甲状腺的前方，包括 4 对肌（表 2-2）。

表 2-2 舌骨下肌群

名称	起点	止点	作用	神经支配
胸骨舌骨肌	胸骨柄及锁骨内侧端后面	舌骨体内侧半	下拉舌骨	
肩胛舌骨肌	肩胛骨上缘肩胛横韧带	舌骨体外侧半	下拉舌骨	颈袢
胸骨甲状肌	胸骨柄、第 1 肋后面	甲状软骨斜线	下拉甲状软骨	
甲状舌骨肌	甲状软骨斜线	舌骨体与大角交界处	下拉舌骨	

（2）甲状腺 thyroid gland：腺体呈"H"形，分为左、右侧叶和连结两侧叶的甲状腺峡。据国人资料统计，甲状腺峡缺如者约占 7%；有锥状叶者约占 70%，且多连于左侧叶（图 2-15）。甲状腺分泌甲状腺素，调节机体基础代谢并影响生长和发育等。

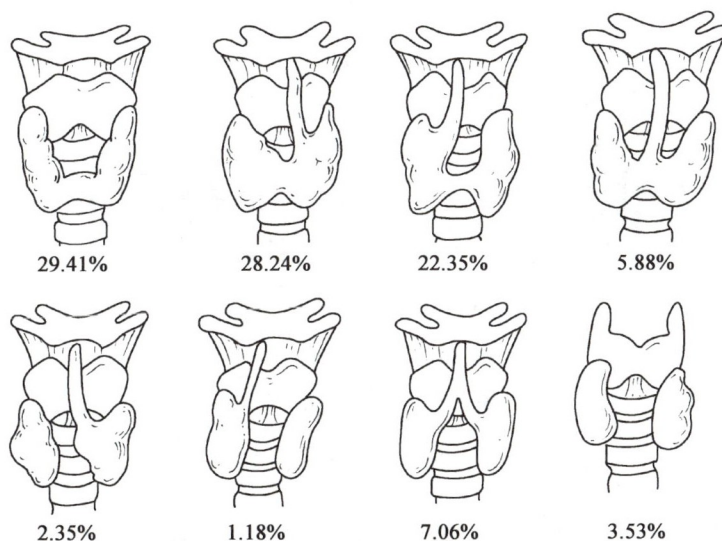

图 2-15 国人甲状腺的形态类型

1）甲状腺被膜：气管前筋膜包绕甲状腺形成甲状腺鞘 sheath of thyroid gland，又称甲状腺假被膜。甲状腺自身的外膜称纤维囊 fibrous capsule，即真被膜。甲状腺鞘与纤维囊之间为囊鞘间隙，内有疏松结缔组织、血管、神经及甲状旁腺。在甲状腺两侧叶内侧和甲状腺峡后面，假被膜增厚并与甲状软骨、环状软骨以及气管软骨环的软骨膜附着，形成甲状腺悬韧带 suspensory ligament of thyroid gland，将甲状腺固定于喉及气管壁上。故吞咽时甲状腺可随喉上、下移动而活动，可作为判断是否甲状腺肿大，以及鉴别肿块是否与甲状腺有关的依据之一。喉返神经常穿过甲状腺悬韧带或在甲状腺悬韧带的后面经过，因而在甲状腺切除术中处理悬韧带时，应注意保护喉返神经（图 2-16）。甲状腺鞘与纤维囊易于分离，故可在囊鞘间隙内行甲状腺手术，可以减少出血和避免损伤喉返神经。

2）甲状腺的位置与毗邻：甲状腺的两侧叶位于喉下部和气管颈部的前外侧，上极平甲状软骨中点，下极至第 6 气管软骨。有时侧叶的下极可伸至胸骨柄的后方，称为胸骨后甲状腺。甲状腺峡位于第 2~4 气管软骨前方（图 2-17，图 2-18）。做气管切开术时，可用血管钳沿正中线分离胸骨舌骨肌和胸骨甲状肌，显露甲状腺峡部，若峡部过宽，可向上拉峡部，必要时还可将峡部游离切断缝扎，以便充分暴露气管。

喉上神经内支
internal branch of superior laryngeal n.

喉上神经外支
external branch
of superior laryngeal n.

颈外动脉 external carotid a.

喉上动脉 superior laryngeal a.

甲状腺上动脉
superior thyroid a.

咽下缩肌
inferior constrictor of pharynx

上甲状旁腺
superior parathyroid gland

颈总动脉
common carotid a.

颈内静脉
internal jugular v.

甲状腺下动脉
inferior thyroid a.

喉返神经
recurrent laryngeal n.

食管 esophagus

甲状腺悬韧带
suspensory
ligament
of thyroid gland

甲状腺
thyroid gland

喉返神经
recurrent
laryngeal n.

下甲状旁腺
inferior parathyroid gland

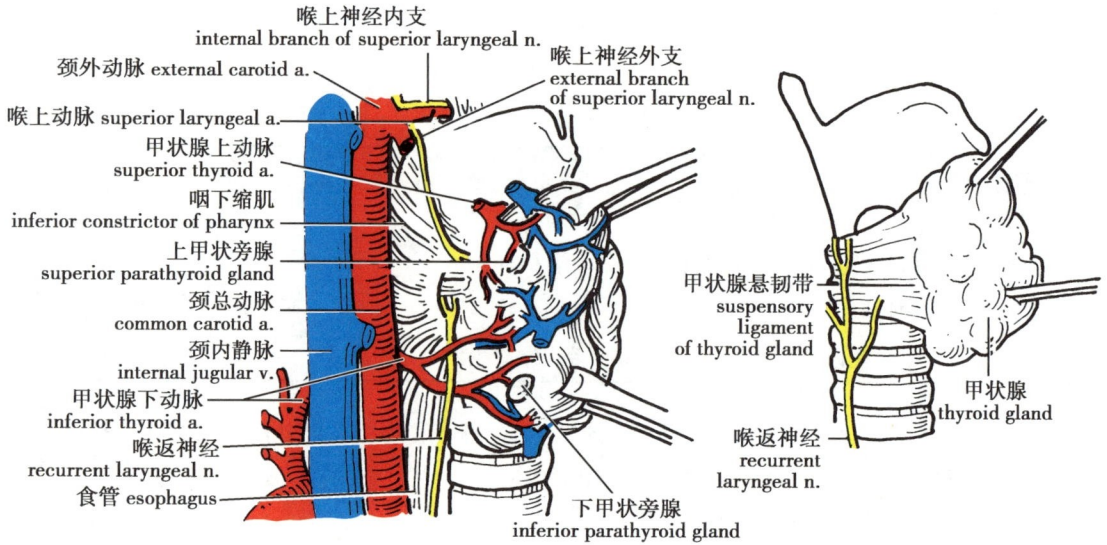

图 2-16 甲状腺侧面观

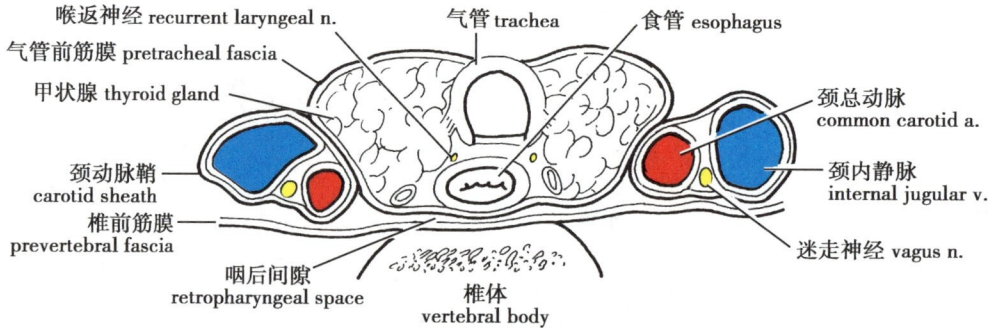

喉返神经 recurrent laryngeal n.

气管前筋膜 pretracheal fascia

甲状腺 thyroid gland

颈动脉鞘
carotid sheath

椎前筋膜
prevertebral fascia

咽后间隙
retropharyngeal space

气管 trachea

食管 esophagus

颈总动脉
common carotid a.

颈内静脉
internal jugular v.

迷走神经 vagus n.

椎体
vertebral body

图 2-17 甲状腺的毗邻

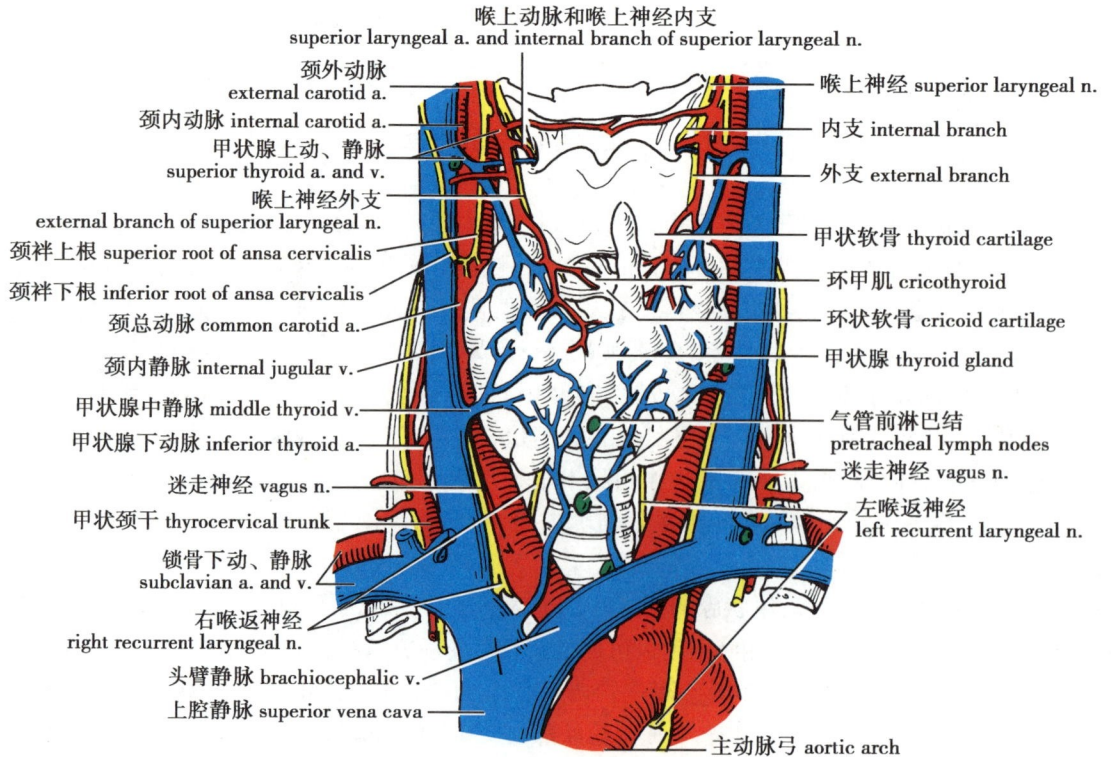

喉上动脉和喉上神经内支
superior laryngeal a. and internal branch of superior laryngeal n.

颈外动脉
external carotid a.

颈内动脉 internal carotid a.

甲状腺上动、静脉
superior thyroid a. and v.

喉上神经外支
external branch of superior laryngeal n.

颈袢上根 superior root of ansa cervicalis

颈袢下根 inferior root of ansa cervicalis

颈总动脉 common carotid a.

颈内静脉 internal jugular v.

甲状腺中静脉 middle thyroid v.

甲状腺下动脉 inferior thyroid a.

迷走神经 vagus n.

甲状颈干 thyrocervical trunk

锁骨下动、静脉
subclavian a. and v.

右喉返神经
right recurrent laryngeal n.

头臂静脉 brachiocephalic v.

上腔静脉 superior vena cava

喉上神经 superior laryngeal n.

内支 internal branch

外支 external branch

甲状软骨 thyroid cartilage

环甲肌 cricothyroid

环状软骨 cricoid cartilage

甲状腺 thyroid gland

气管前淋巴结
pretracheal lymph nodes

迷走神经 vagus n.

左喉返神经
left recurrent laryngeal n.

主动脉弓 aortic arch

图 2-18 甲状腺前面观

甲状腺前面由浅入深依次为皮肤、浅筋膜、颈筋膜浅层、舌骨下肌群和气管前筋膜（甲状腺鞘），但在甲状腺峡前面正中宽0.5~1.0cm处无肌覆盖。侧叶的后内侧与喉和气管、咽和食管以及喉返神经等相邻；侧叶的后外侧与颈动脉鞘及鞘内的颈总动脉、颈内静脉和迷走神经，以及位于椎前筋膜深面的颈交感干相邻。当甲状腺肿大时，如向后内压迫气管和食管，可引起呼吸和吞咽困难；若压迫喉返神经，可出现声音嘶哑；若向后外方压迫颈交感干时，可出现霍纳综合征，即患侧瞳孔缩小、眼裂变窄（上睑下垂）、眼球内陷及额部皮肤无汗等。

3）甲状腺上动脉与喉上神经：甲状腺上动脉 superior thyroid artery 多数起自颈外动脉起始部的前壁，少数可起自颈总动脉分叉处或颈总动脉，伴喉上神经外支行向前下方，至甲状腺侧叶上极附近分为前、后两腺支。前腺支沿侧叶前缘下行，分布于侧叶前面，并有分支沿甲状腺峡的上缘与对侧支吻合；后腺支沿侧叶后缘下行，与甲状腺下动脉的升支吻合。该动脉沿途的分支有胸锁乳突肌支、喉上动脉和环甲肌支。喉上动脉与喉上神经内支伴行，穿甲状舌骨膜，分布于喉腔声门裂以上的喉黏膜（图2-19）。

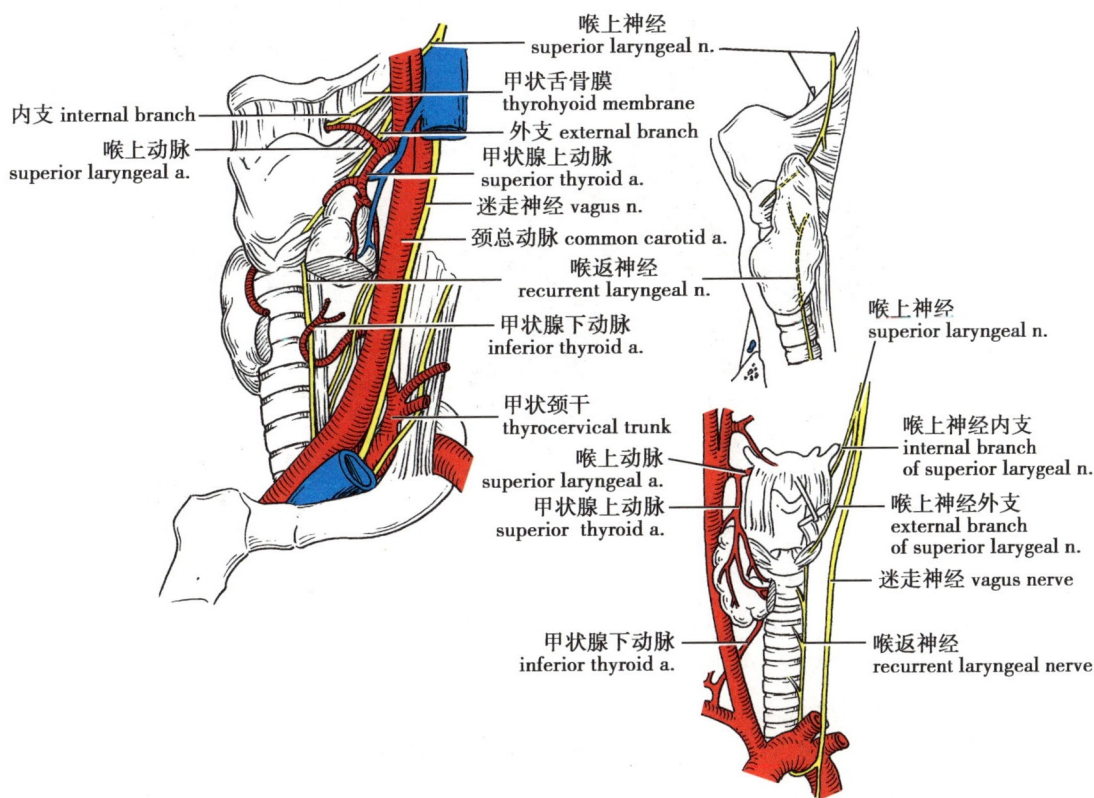

图2-19 甲状腺的动脉及喉的神经

喉上神经 superior laryngeal nerve 是迷走神经的分支，起自迷走神经下神经节，沿颈内动脉与咽侧壁之间下行，一般在舌骨大角处分为内、外两支；内支伴喉上动脉穿甲状舌骨膜入喉，分布于声门裂以上的喉黏膜；外支伴甲状腺上动脉行向前下方，在距甲状腺侧叶上极约1cm处，与动脉分开，弯向内侧，发支支配环甲肌及咽下缩肌。

在行甲状腺次全切除术时，结扎甲状腺上动脉应紧贴甲状腺侧叶上极进行，以免损伤喉上神经外支。单侧喉上神经外支受损，可致患侧环甲肌瘫痪，出现声音低钝、嘶哑、呛咳等症状。

4）甲状腺下动脉与喉返神经：甲状腺下动脉 inferior thyroid artery 多数起自锁骨下动脉的甲状颈干，少数可直接起于锁骨下动脉或椎动脉，沿前斜角肌内侧缘上行，至第6颈椎平面，在颈动脉鞘与椎血管之间弯向内下，近甲状腺侧叶下极再弯向上内，至侧叶后面分为上、下支，分布于甲状腺、甲状旁腺、气管和食管等。

喉返神经 recurrent laryngeal nerve 是迷走神经的分支。左喉返神经勾绕主动脉弓,右喉返神经勾绕右锁骨下动脉,两者均沿气管与食管之间的沟内上行,至咽下缩肌下缘改名为喉下神经 inferior laryngeal nerve,经环甲关节后方进入喉内;其运动支支配除环甲肌以外的所有喉肌,感觉支分布于声门裂以下的喉黏膜。左喉返神经行程较长,位置较深,多行于甲状腺下动脉的后方;右喉返神经行程较短,位置较浅,多行于甲状腺下动脉前方。二者入喉前都经过环甲关节后方,故甲状软骨下角可作为寻找喉返神经的标志。喉返神经通常行经甲状腺鞘之外,多在甲状腺侧叶下极的后方与甲状腺下动脉有复杂的交叉关系(图 2-20)。

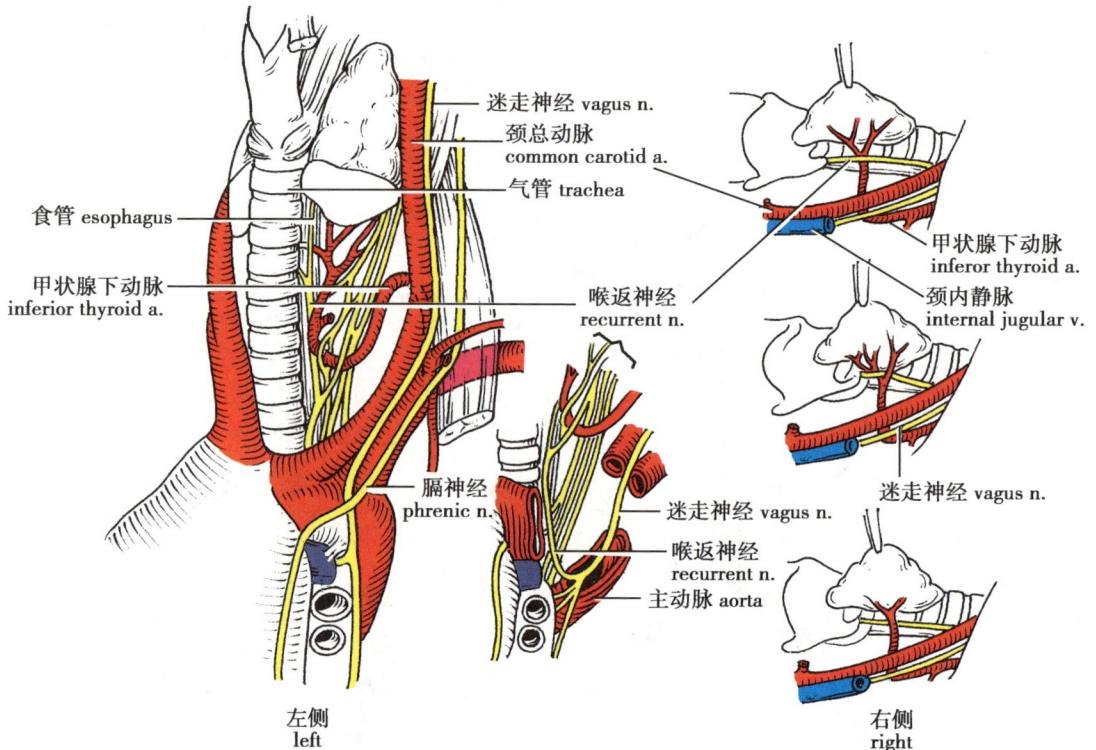

图 2-20 甲状腺下动脉与喉返神经的关系

结扎甲状腺下动脉时应远离甲状腺侧叶下极进行,以免损伤后喉返神经。手术时为保护喉返神经,应在直视下显露此神经后再结扎甲状腺下动脉。单侧喉返神经受损,可致患侧声带麻痹,出现声音嘶哑、发声无力、咳嗽时漏气现象;双侧喉返神经同时受损,则可使双侧声带麻痹,导致失音、咳嗽无力,呼吸困难,甚至窒息。

5)甲状腺最下动脉 arteria thyroidea ima:该动脉可起自头臂干、主动脉弓、右颈总动脉或胸廓内动脉等。沿气管前方上升,达甲状腺峡,参与甲状腺动脉之间在腺内、外的吻合。其出现率约为 10%。当低位气管切开或甲状腺手术时应加注意。

6)甲状腺的静脉:甲状腺的静脉变异较大,它们起自甲状腺浅面和气管前面的静脉丛,汇合成甲状腺上、中、下 3 对静脉(图 2-18)。①甲状腺上静脉 superior thyroid vein:与同名动脉伴行,汇入颈内静脉。②甲状腺中静脉 middle thyroid vein:自甲状腺侧叶外侧缘穿出,横过颈总动脉前方,汇入颈内静脉。该静脉管径较粗,管壁较薄,多为 1 支,亦可为 2~3 支或缺如。甲状腺次全切除时,要仔细结扎此静脉,以免出血或气栓。③甲状腺下静脉 inferior thyroid vein:自甲状腺侧叶下极穿出,经气管前下行,汇入头臂静脉。两侧甲状腺下静脉在气管前与来自甲状腺峡的属支吻合成甲状腺奇静脉丛 unpaired thyroid venous plexus。在甲状腺峡下做低位气管切开术时应注意止血。

（3）甲状旁腺 parathyroid gland：为两对扁圆形小体，直径 0.6~0.8cm，表面光滑，呈棕黄或淡红色。包括一对上甲状旁腺和一对下甲状旁腺。位于甲状腺侧叶后面的真、假被膜之间，有的位于甲状腺实质内或假被膜之外的气管周围结缔组织中。上甲状旁腺多位于甲状腺侧叶上、中 1/3 交界处的后方，下甲状旁腺多位于侧叶下 1/3 后方（图 2-21）。

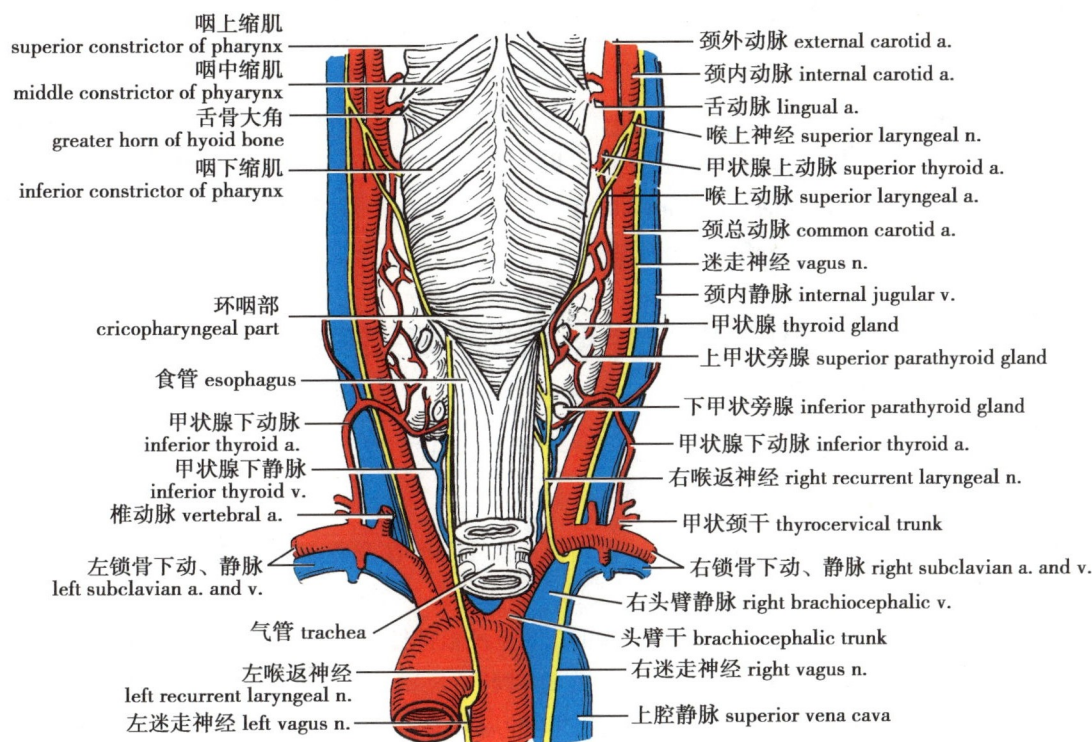

咽上缩肌 superior constrictor of pharynx
咽中缩肌 middle constrictor of phyarynx
舌骨大角 greater horn of hyoid bone
咽下缩肌 inferior constrictor of pharynx
环咽部 cricopharyngeal part
食管 esophagus
甲状腺下动脉 inferior thyroid a.
甲状腺下静脉 inferior thyroid v.
椎动脉 vertebral a.
左锁骨下动、静脉 left subclavian a. and v.
气管 trachea
左喉返神经 left recurrent laryngeal n.
左迷走神经 left vagus n.

颈外动脉 external carotid a.
颈内动脉 internal carotid a.
舌动脉 lingual a.
喉上神经 superior laryngeal n.
甲状腺上动脉 superior thyroid a.
喉上动脉 superior laryngeal a.
颈总动脉 common carotid a.
迷走神经 vagus n.
颈内静脉 internal jugular v.
甲状腺 thyroid gland
上甲状旁腺 superior parathyroid gland
下甲状旁腺 inferior parathyroid gland
甲状腺下动脉 inferior thyroid a.
右喉返神经 right recurrent laryngeal n.
甲状颈干 thyrocervical trunk
右锁骨下动、静脉 right subclavian a. and v.
右头臂静脉 right brachiocephalic v.
头臂干 brachiocephalic trunk
右迷走神经 right vagus n.
上腔静脉 superior vena cava

图 2-21 甲状腺后面观

甲状旁腺是与钙、磷代谢密切相关的内分泌腺。甲状腺手术时应注意保留甲状旁腺，若误将该腺一并切除，可使患者钙、磷代谢失调，血钙降低，致肌兴奋性增强，引起抽搐。

（4）气管颈部 cervical part of trachea：包括 6~8 个气管软骨。上方平第 6 颈椎体下缘接环状软骨下缘，下方前面平胸骨颈静脉切迹，后面平第 7 颈椎体下缘移行为气管胸部。成人气管颈部长约 6.5cm，横径约 1.94cm，矢状径约 1.87cm。当仰头或低头时，气管可上、下移动 1.5cm。气管颈部的上份位置较浅，下份位置较深。头转向一侧时，气管亦转向同侧，而食管却移向对侧。

气管颈部前方由浅入深依次为皮肤、浅筋膜、颈筋膜浅层、胸骨上间隙及颈静脉弓、舌骨下肌群及气管前筋膜；第 2~4 气管软骨前方有甲状腺峡，峡的下方有甲状腺下静脉、甲状腺奇静脉丛和可能存在的甲状腺最下动脉。气管后方为食管，两侧为甲状腺侧叶，二者之间的气管食管旁沟内有喉返神经，其后外侧为颈动脉鞘和颈交感干等。

气管颈部由甲状腺下动脉的分支分布，静脉汇入甲状腺下静脉；神经为喉返神经的分支分布；淋巴汇入气管旁淋巴结。

（5）食管颈部 cervical part of esophagus：上端前面平环状软骨，后面平第 6 颈椎体下缘与咽相接，下端平颈静脉切迹与第 1 胸椎体上缘平面移行为食管胸部。

食管颈部前方与气管相邻，且稍偏向左侧，故食管颈部手术多选左侧入路。其后方与颈长肌和脊柱相邻；后外侧隔椎前筋膜与颈交感干相邻；两侧为甲状腺侧叶、颈动脉鞘及其内容物。

食管颈部的动脉来自甲状腺下动脉的分支，静脉汇入甲状腺下静脉；迷走神经与交感干的食管支构成食管丛分布于食管；其淋巴汇入气管旁淋巴结。

（6）颈前深淋巴结 deep anterior cervical lymph node：位于颈部器官周围，分为 4 组。

1）喉前淋巴结 prelaryngeal lymph node：位于喉的前方，收纳喉的淋巴；其中声门裂以上的淋巴结，其输出淋巴管注入颈外侧上深淋巴结，声门裂以下的淋巴结，其输出淋巴管注入气管旁淋巴结，然后注入颈外侧下深淋巴结。

2）甲状腺淋巴结 thyroid lymph node：位于甲状腺峡前面，收纳甲状腺的淋巴，其输出淋巴管先注入气管前淋巴结和气管旁淋巴结，然后注入颈外侧上深淋巴结，或直接注入颈外侧上深淋巴结（图 2-12）。

3）气管前淋巴结 pretracheal lymph node：位于气管颈部前外侧，收纳甲状腺和气管颈部的淋巴，其输出淋巴管注入气管旁淋巴结和颈外侧下深淋巴结。

4）气管旁淋巴结 paratracheal lymph node：位于气管颈部后外侧，沿喉返神经排列，收纳喉、甲状腺、气管与食管的淋巴，注入颈外侧下深淋巴结。

第四节　胸锁乳突肌区及颈根部

一、胸锁乳突肌区

（一）范围

胸锁乳突肌区 sternocleidomastoid region 是指该肌在颈部所在及覆盖的区域。

（二）内容

1. 颈动脉鞘 carotid sheath　为上起自颅底，下至颈根部续于纵隔的颈筋膜。鞘内有颈内静脉和迷走神经贯穿全长，颈内动脉行于鞘的上部，颈总动脉行经鞘的下部。在鞘的下部，颈总动脉居后内侧，颈内静脉位于前外侧，迷走神经位于二者之间的后外方；在鞘的上部，颈内动脉位于前内侧，颈内静脉在动脉的后外方，二者之间的后内方为迷走神经。

颈动脉鞘的浅面有胸锁乳突肌、胸骨舌骨肌、胸骨甲状肌、肩胛舌骨肌下腹、颈袢（或鞘内）和甲状腺上、中静脉；鞘的后方有甲状腺下动脉越过（左侧还有胸导管弓），隔椎前筋膜有颈交感干、椎前肌和颈椎横突等；鞘的内侧有咽和食管、喉与气管、甲状腺侧叶和喉返神经等。

2. 颈袢 cervical ansa　由第 1~3 颈神经前支的纤维构成。第 1 颈神经前支的部分纤维随舌下神经走行，在颈动脉三角内离开舌下神经，称为舌下神经降支，沿颈内动脉及颈总动脉浅面下行，又名颈袢上根 superior root of cervical ansa。第 2、3 颈神经前支的纤维经过颈丛联合发出降支，称为颈袢下根 inferior root of cervical ansa，沿颈内静脉浅面（或深面）下行。颈袢上、下两根在肩胛舌骨肌中间腱上缘，平环状软骨弓水平，在颈动脉鞘浅面或鞘内合成颈袢；自颈袢发支支配肩胛舌骨肌、胸骨舌骨肌和胸骨甲状肌。甲状腺手术时，多平环状软骨切断舌骨下诸肌，可避免损伤颈袢的肌支（图 2-22）。

3. 颈丛 cervical plexus　由第 1~4 颈神经前支构成，位于胸锁乳突肌上部深面，中斜角肌和肩胛提肌浅面。其分支有皮支、肌支和膈神经。

4. 颈交感干 cervical part of sympathetic trunk　由颈上、中、下交感神经节及节间支构成。位于脊柱颈部两侧，椎前筋膜深面。颈上神经节 superior cervical ganglion 最大，呈梭形，位于第 2、3 颈椎横突前方。颈中神经节 middle cervical ganglion 较小，有时缺如，位于第 6 颈椎横突前方，甲状腺下动脉附近。颈下神经节 inferior cervical ganglion 较恒定，位于第 1 肋颈的前方，常与第 1 胸神经节融合成颈胸神经节 cervicothoracic ganglion，又名星状神经节 stellate ganglion。上述三神经节各发出一心支参与心丛的构成。颈交感干受压，可出现霍纳综合征。

除舌骨上、下肌群外，颈部其他肌见表 2-3。

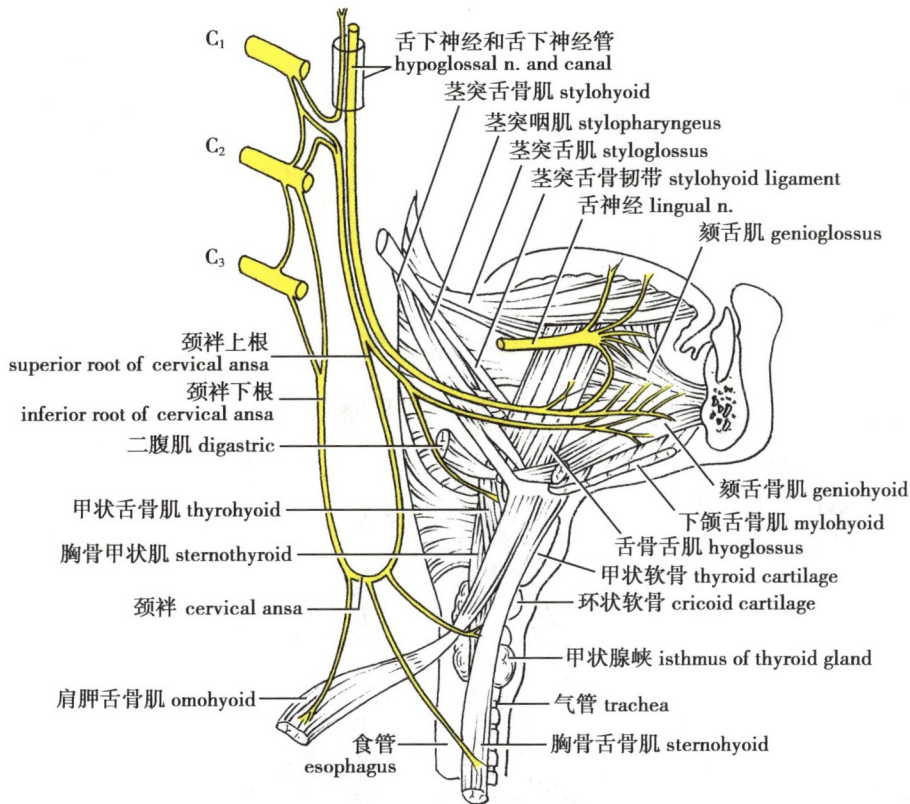

图 2-22 颈襻及其支配的肌

表 2-3 颈前部肌

肌群	名称	起点	止点	作用	神经支配
颈浅肌	颈阔肌	胸大肌筋膜 三角肌筋膜	下颌骨下缘 腮腺咬肌筋膜	紧张颈部皮肤	面神经颈支
颈外侧肌	胸锁乳突肌	胸骨柄前面, 锁骨内 1/3 上缘	颞骨乳突外面, 上项线外 1/3	一侧收缩使头转 向对侧,两侧收缩 仰头	副神经及 C_2、C_3 神经前支
颈深肌内 侧群 (椎前肌)	颈长肌	第 3~6 颈椎横突, 第 5~7 颈椎及 1~3 胸椎椎体	寰椎前结节、 第 2~4 颈椎椎体等	屈颈,侧屈	C_{3-8} 神经前支
	头长肌	第 3~6 颈椎横突	枕骨底下面	低头,侧屈	C_{1-6} 神经前支
	头前直肌	寰椎横突	枕骨底下面、枕骨 大孔前方		C_1、C_2 神经前支
	头侧直肌	寰椎横突	枕骨外侧部		
颈深肌外 侧群 (椎侧肌)	前斜角肌	第 3~6 颈椎横突前 结节	第 1 肋斜角肌结节	一侧收缩使颈侧 屈、旋转,两侧收 缩使颈前屈,上提 第 1、2 肋助吸气	C_5、C_6 神经前支
	中斜角肌	第 3~7 颈椎横突后 结节	第 1 肋上面中份		
	后斜角肌	第 5~6 颈椎横突后 结节	第 2 肋		

NOTES

二、颈根部

(一) 范围

颈根部 root of neck 是指颈部、胸部及腋区接壤区域,由进出胸廓上口的诸结构占据。其前界为胸骨柄,后界为第 1 胸椎体,两侧为第 1 肋。前斜角肌 scalenus anterior 是颈根部重要的标志(表 2-3),其前内侧有胸膜顶和颈根部的纵行结构,前、后方及外侧有胸、颈与上肢之间的横行结构(图 2-23)。

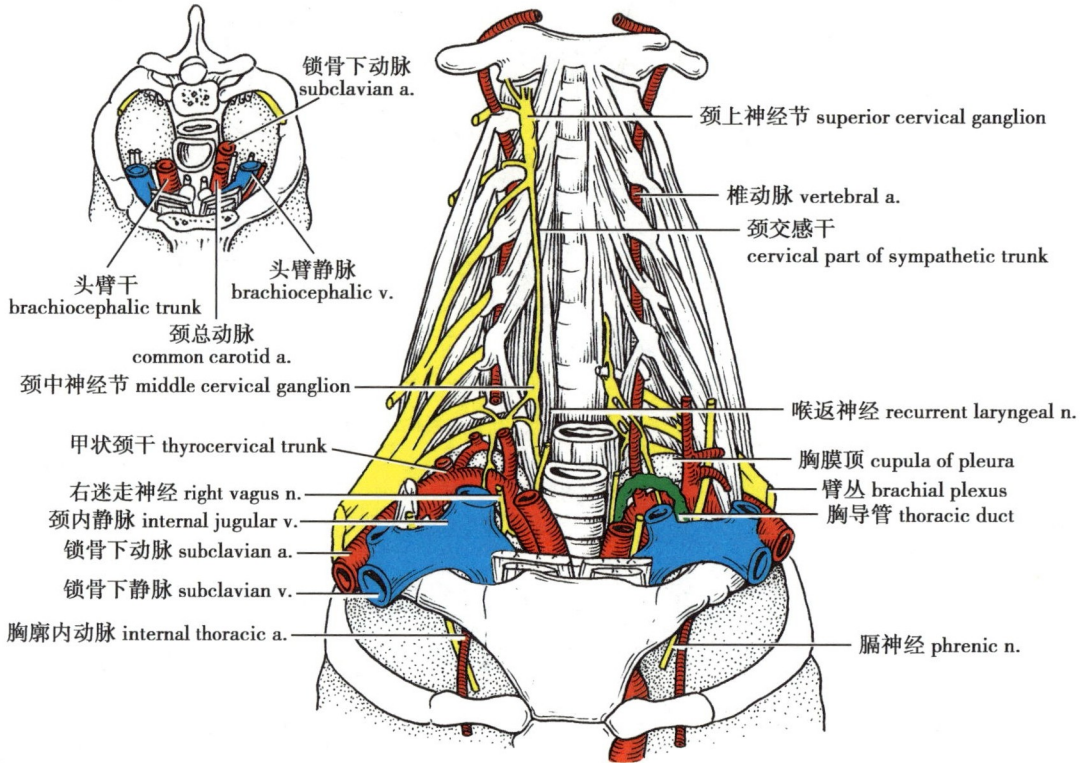

图 2-23　颈根部的结构

(二) 内容

1. 胸膜顶 cupula of pleura　是覆盖肺尖部的壁胸膜,突入颈根部,高出锁骨内侧 1/3 上方 2~3cm,相当于第 7 颈椎的高度。胸膜顶前方有锁骨下动脉及其分支、前斜角肌、膈神经、迷走神经、锁骨下静脉,左侧还有胸导管颈部跨越;后方有颈交感干和第 1 胸神经前支;外侧有中斜角肌和臂丛;左内侧有锁骨下静脉和左头臂静脉,右内侧有头臂干、右头臂静脉和气管。从第 7 颈椎横突、第 1 肋颈和第 1 胸椎体连至胸膜顶的筋膜称为胸膜上膜 suprapleural membrane,又称 Sibson 筋膜,起悬吊作用。行肺萎陷手术时,须切断上述筋膜,才能使肺尖塌陷。

2. 锁骨下动脉 subclavian artery　左侧起自主动脉弓,右侧起自头臂干。在颈根部,锁骨下动脉呈弓形绕过胸膜顶的前上方外行,经斜角肌间隙至第 1 肋外侧缘续于腋动脉。前斜角肌将其分为 3 段:①第 1 段自起始处至前斜角肌内侧缘;②第 2 段在前斜角肌后方;③第 3 段自前斜角肌外侧缘至第 1 肋骨外侧缘。锁骨下动脉的主要分支如下(图 2-24)。

(1) 椎动脉 vertebral artery:起自锁骨下动脉第 1 段,沿前斜角肌内侧上行于胸膜顶前面,穿经上位 6 个颈椎横突孔,经枕骨大孔入颅,分布于脑和内耳。

(2) 胸廓内动脉 internal thoracic artery:起自锁骨下动脉第 1 段,椎动脉起始部的相对处,行于胸膜顶前方,经锁骨下静脉后方入胸腔。

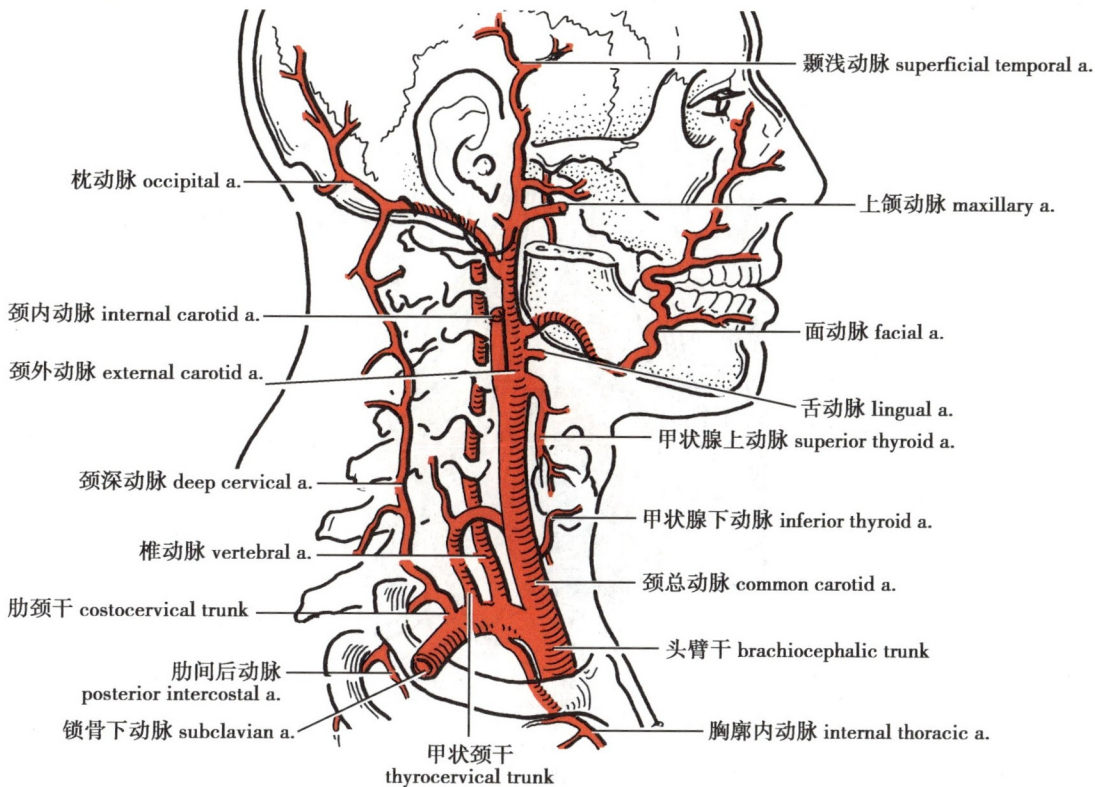

图 2-24 颈部的动脉

（3）甲状颈干 thyrocervical trunk：起自锁骨下动脉第 1 段，沿前斜角肌内侧缘上升；其分支有甲状腺下动脉、肩胛上动脉和颈横动脉。

（4）肋颈干 costocervical trunk：起自锁骨下动脉第 1 或第 2 段，经胸膜顶上方弓形向后至第 1 肋颈处分为颈深动脉和肋间最上动脉。

3. **胸导管 thoracic duct** 经胸廓上口入颈根部，先沿食管颈部左缘上升，约平第 7 颈椎高度，则弯向外，呈凸侧向上的胸导管弓，该弓越过椎动脉、甲状颈干、膈神经及锁骨下动脉第 1 段之前，颈动脉鞘之后及胸膜顶之上，弯向下内注入左静脉角（图 2-25）。胸导管注入静脉的部位不恒定，多数注入左静脉角，也可注入左颈内静脉或左锁骨下静脉。左颈干、左锁骨下干及左支气管纵隔干通常注入胸导管末端。

4. **右淋巴导管 right lymphatic duct** 为一短干，长约 1cm，由右颈干、右锁骨下干和右支气管纵隔干汇合而成，注入右静脉角。有时各淋巴干可直接注入右颈内静脉或右锁骨下静脉。

5. **锁骨下静脉 subclavian vein** 自第 1 肋外侧缘续于腋静脉。在第 1 肋上面，经锁骨与前斜角肌之间，向内与颈内静脉汇合成头臂静脉。锁骨下静脉壁与第 1 肋、锁骨下肌和前斜角肌的筋膜相愈着，故伤后易致空气栓塞。临床上，可经锁骨内侧端下方和第 1 肋之间行锁骨下静脉穿刺，进行长期输液、心导管插管及中心静脉压测定等。

6. **迷走神经 vagus nerve** 在颈根部，右迷走神经下行于右颈总动脉与右颈内静脉之间，在锁骨下动脉第 1 段前面发出右喉返神经，绕经右锁骨下动脉的下面和后方返回颈部。左迷走神经在左颈总动脉和左颈内静脉之间下行入胸腔。

7. **膈神经 phrenic nerve** 由第 3~5 颈神经前支的纤维组成。膈神经颈段位于椎前筋膜深面，沿前斜角肌的表面，自上外行向内下，穿经锁骨下动、静脉之间进入胸腔。其前面除胸锁乳突肌、肩胛舌骨肌中间腱及颈内静脉外，尚有颈横动脉、肩胛上动脉、胸导管或右淋巴导管越过。内侧有颈升动脉上行（图 2-26）。

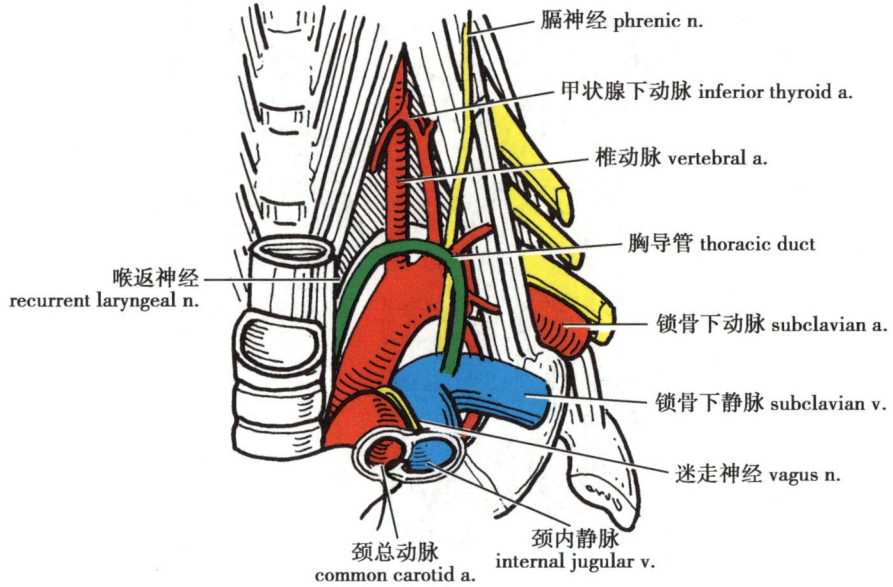

图 2-25 胸导管颈部

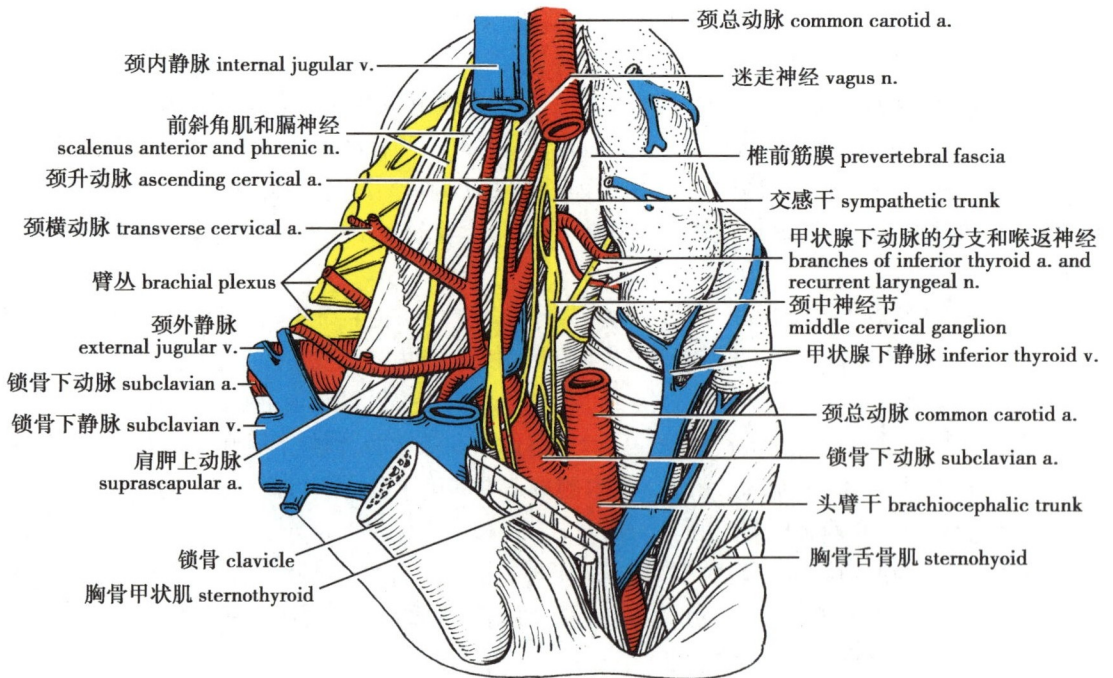

图 2-26 前斜角肌的毗邻

8. 椎动脉三角 triangle of vertebral artery　是由外侧界的前斜角肌、内侧界的颈长肌、下界的锁骨下动脉第 1 段围成。其尖为第 6 颈椎横突前结节;后方有第 7 颈椎横突、第 8 颈神经前支和第 1 肋颈;前方有颈动脉鞘、膈神经及胸导管(左侧)等。三角内的主要结构有胸膜顶、椎动脉、椎静脉、甲状颈干、甲状腺下动脉、颈交感干和颈胸神经节等(图 2-27)。

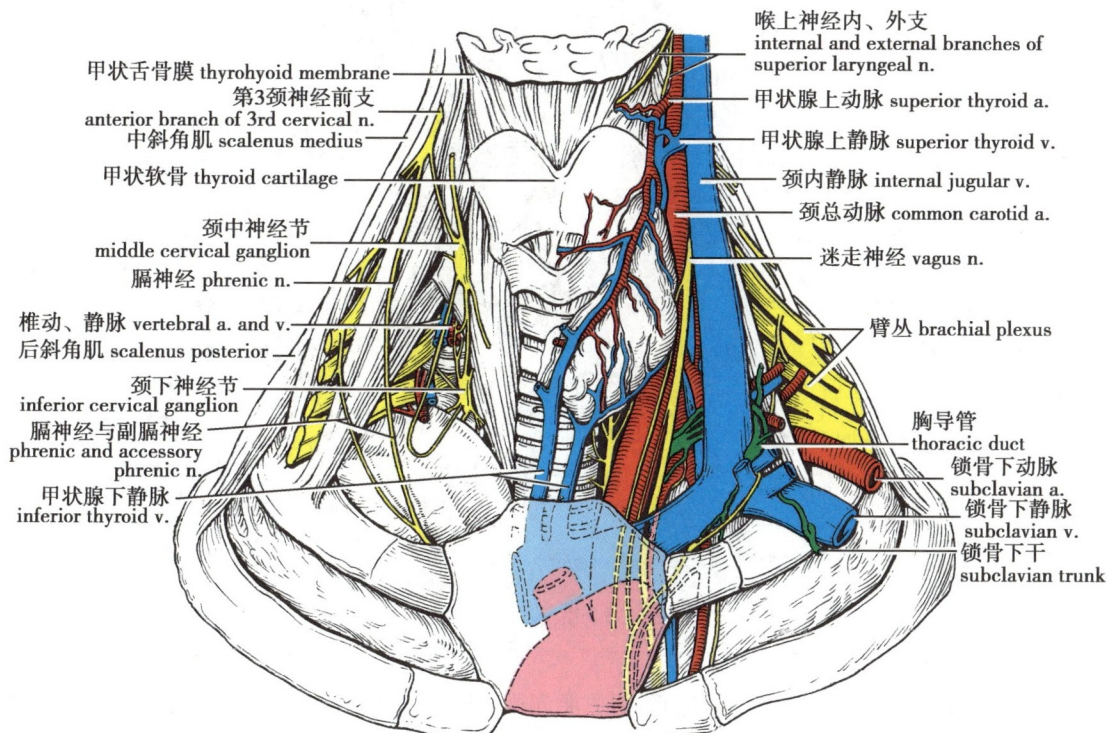

图 2-27　椎动脉三角及其内容

第五节　颈 外 侧 区

颈外侧区是由胸锁乳突肌后缘、斜方肌前缘和锁骨中 1/3 段上缘围成的三角区,又称颈后三角。该区被肩胛舌骨肌下腹分为枕三角和肩胛舌骨肌锁骨三角(图 2-28)。

一、枕三角

(一)境界

枕三角 occipital triangle 又称肩胛舌骨肌斜方肌三角,由胸锁乳突肌后缘、斜方肌前缘和肩胛舌骨肌下腹上缘围成。其浅面由浅入深依次为皮肤、浅筋膜和颈深筋膜浅层,深面为椎前筋膜及其覆盖的头夹肌、肩胛提肌、后斜角肌和中斜角肌等。

(二)内容

1. 副神经 accessory nerve　自颈静脉孔出颅后,经二腹肌后腹深面,颈内静脉前外侧,在胸锁乳突肌上部的前缘穿入,并发出肌支支配该肌。其本干在胸锁乳突肌后缘上、中 1/3 交点处进入枕三角,有枕小神经勾绕,是确定副神经的标志。在枕三角内,副神经沿肩胛提肌表面,斜过枕三角中份,此处其位置表浅,于斜方肌前缘中、下 1/3 交界处进入该肌深面,并支配该肌(图 2-28)。

2. 颈、臂丛分支　颈丛皮支在胸锁乳突肌后缘中点处穿颈深筋膜浅层,分布于头、颈、胸前上部

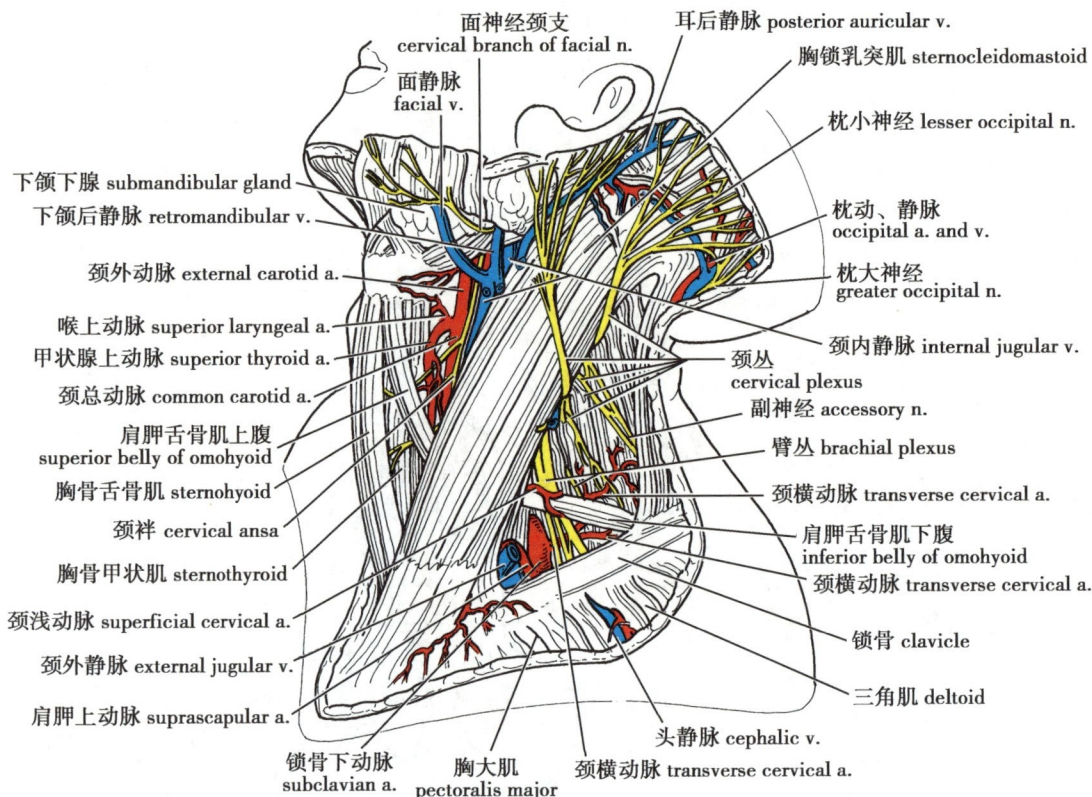

图 2-28　枕三角及其内容

及肩上部的皮肤。颈丛肌支支配肩胛提肌、斜方肌和椎前肌。臂丛分支有支配菱形肌的肩胛背神经，支配冈上、冈下肌的肩胛上神经，以及入腋区支配前锯肌的胸长神经等。

二、肩胛舌骨肌锁骨三角

(一) 境界

肩胛舌骨肌锁骨三角 omoclavicular triangle 又称锁骨上三角，位于锁骨中 1/3 上方，在体表呈明显凹陷，故又名锁骨上大窝。该三角由胸锁乳突肌后缘、肩胛舌骨肌下腹和锁骨围成。其浅面由浅入深依次为皮肤、浅筋膜及颈深筋膜浅层，其深面为斜角肌下份及椎前筋膜。

(二) 内容

1. **锁骨下静脉及静脉角**　锁骨下静脉在第 1 肋外侧缘续于腋静脉，位于锁骨下动脉前下方。在前斜角肌内侧，锁骨下静脉与颈内静脉汇合成头臂静脉，二者之间向上外开放的角，称为静脉角。胸导管和右淋巴导管分别注入左、右静脉角（图 2-29）。

2. **锁骨下动脉**　该动脉是经斜角肌间隙进入三角的锁骨下动脉第 3 段，并行向腋窝；其下方为第 1 肋，后上方有臂丛诸干，前下方为锁骨下静脉。在三角内，锁骨下动脉的直接和间接分支有：肩胛背动脉、肩胛上动脉和颈横动脉，分别至斜方肌深面和肩胛区（图 2-29）。

3. **臂丛 brachial plexus**　由第 5~8 颈神经前支和第 1 胸神经前支的大部分纤维组成，经斜角肌间隙，锁骨下动脉后上方进入此三角。第 5、6 颈神经前支合成上干，第 7 颈神经前支延续为中干，第 8 颈神经前支和第 1 胸神经前支的部分纤维合成下干。各干均分为前、后两股，经锁骨中份的后下方进入腋窝。根、干、股合称为臂丛的锁骨上部。在锁骨中点上方，为锁骨上臂丛神经阻滞麻醉处。臂丛锁骨上部发出肩胛背神经、锁骨下肌神经和胸长神经等分支。臂丛和锁骨下动脉均由椎前筋膜形成的筋膜鞘包绕，续于腋鞘。

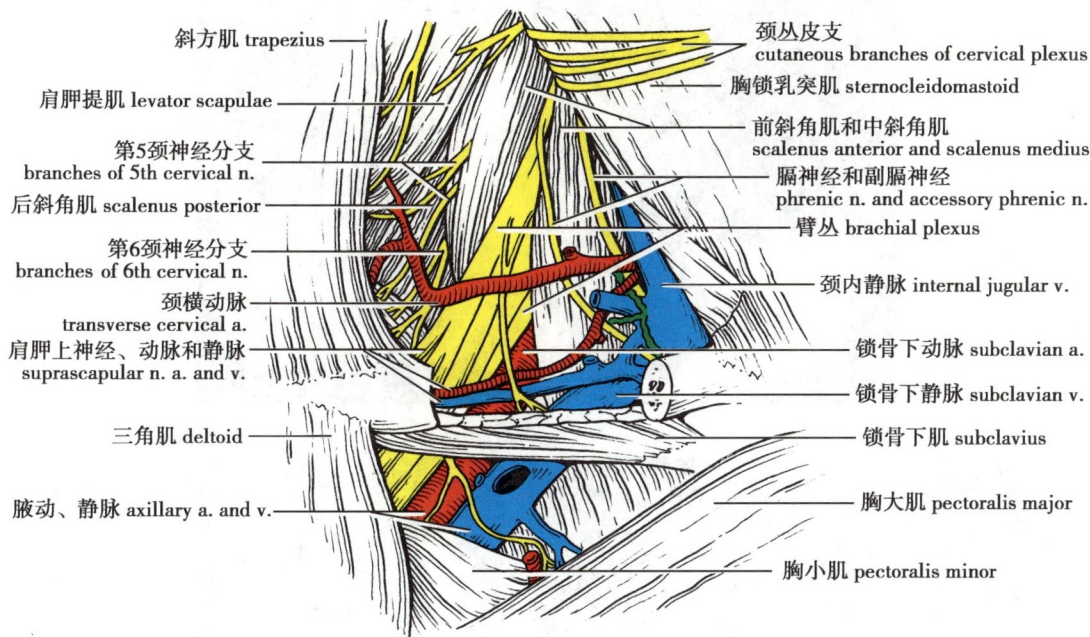

图 2-29 锁骨上三角及其内容

第六节 颈部横断面影像解剖

一、经舌骨体横断面

此断面经舌骨体和第 3、4 颈椎椎间盘,颈部断面结构可以分为内脏格、支持格和血管神经格。舌骨与颈椎之间为内脏格,内有喉前庭和喉咽。喉前庭前壁由会厌软骨构成,外侧壁为杓状会厌襞,后通喉咽。喉前间隙位于会厌软骨与舌骨之间,内有脂肪填充,梨状隐窝为喉咽两侧的深窝,咽后间隙位于喉咽后壁与椎骨前筋膜之间,含有少量脂肪,CT 图像上为薄层低密度影,MRI 上为高或稍高信号。该断面为呼吸道与消化道的交通部,临床上可见异物滞留梨状隐窝,咽后壁淋巴组织的脓肿和增生也较常见。血管神经格位于内脏格外侧,由颈深筋膜包绕颈内动脉、颈内静脉和迷走神经而形成,上起颅底,下达纵隔,其积脓或积血可向下蔓延至纵隔。封套筋膜包绕胸锁乳突肌和斜方肌,形成肌鞘,胸锁乳突肌位于血管神经格外侧,随层面下降其位置逐渐前移,颈外静脉在其外侧伴行。支持格由颈椎及周围肌群被颈深筋膜深层包绕形成,椎体前方为头长肌和颈长肌,横突外侧为斜角肌群,椎骨后外侧和棘突两侧主要为夹肌、竖脊肌和横突棘肌等背深层肌,背部浅层肌主要为斜方肌和肩胛提肌,位于深层肌浅面(图 2-30)。

二、经甲状软骨上份横断面

此断面经第 5 颈椎体上份,甲状软骨位于该断面前部,构成喉前壁和外侧壁,呈"八"字形,是断层影像诊断中喉腔位置的标志性结构。喉后壁为杓状软骨以及杓横肌和杓斜肌,喉咽位于喉的后方,其两侧深窝为梨状隐窝。甲状软骨外侧有胸骨舌骨肌、肩胛舌骨肌和甲状舌骨肌包绕。血管神经格与支持格内结构与经舌骨体层面基本相同(图 2-31)。

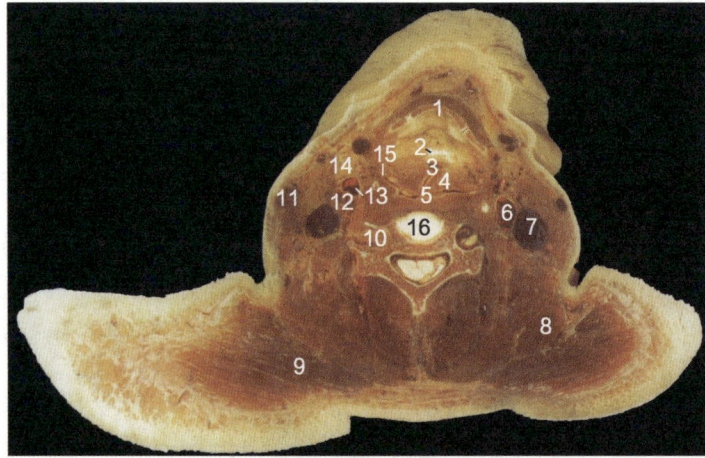

A. 断面标本

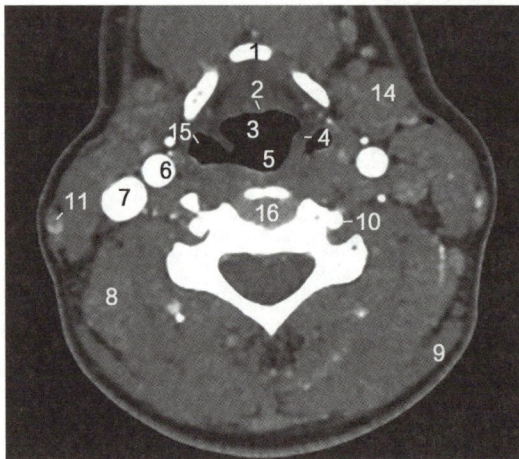

B. CT

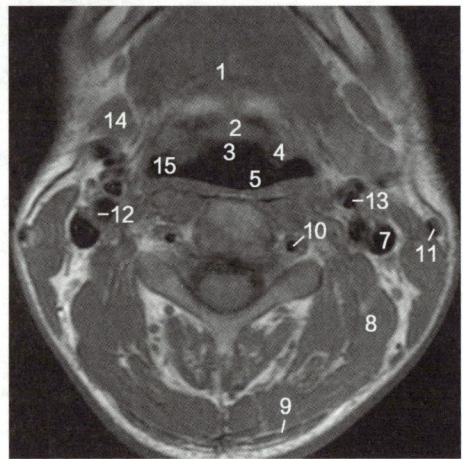

C. MRI

图 2-30 经舌骨体横断面解剖与 CT 和 MRI

1. 舌骨体 body of hyoid bone；2. 会厌软骨 epiglottic cartilage；3. 喉前庭 laryngeal vestibule；4. 杓状会厌襞 aryepiglottic fold；5. 喉咽 laryngopharynx；6. 颈总动脉 common carotid artery；7. 颈内静脉 internal jugular vein；8. 肩胛提肌 levator scapulae；9. 斜方肌 trapezius；10. 椎动脉 vertebral artery；11. 颈外静脉 external jugular vein；12. 颈内动脉 internal carotid artery；13. 颈外动脉 external carotid artery；14. 下颌下腺 submandibular gland；15. 梨状隐窝 piriform recess；16. 椎间盘 intervertebral disc。

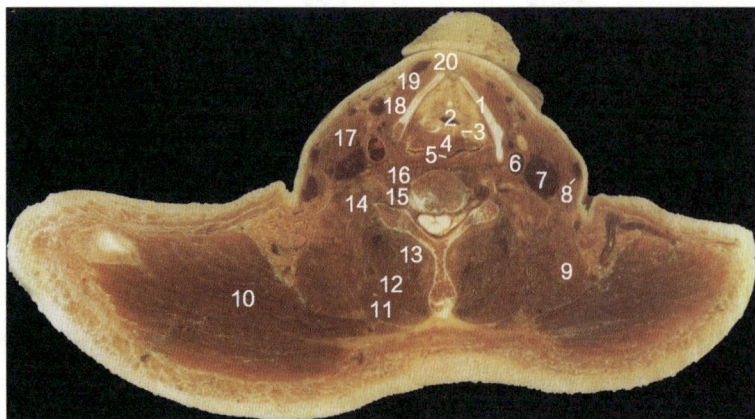

A. 断面标本

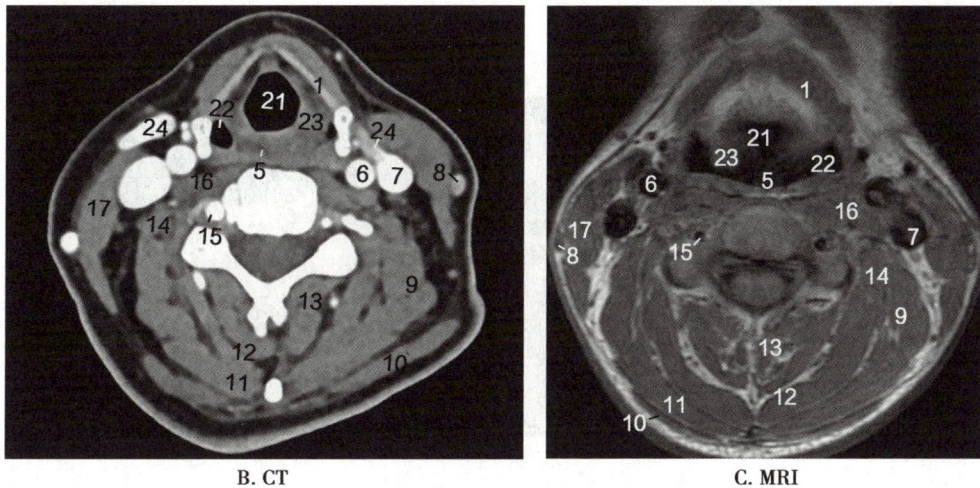

B. CT　　　　　　　　　　　　　C. MRI

图 2-31　经甲状软骨上份横断面解剖与 CT 和 MRI

1. 甲状软骨 thyroid cartilage；2. 喉中间腔 intermedial cavity of larynx；3. 杓状软骨 arytenoid cartilage；4. 杓横肌和杓斜肌 transverse & oblique arytenoid；5. 喉咽 laryngopharynx；6. 颈总动脉 common carotid artery；7. 颈内静脉 internal jugular vein；8. 颈外静脉 external jugular vein；9. 肩胛提肌 levator scapulae；10. 斜方肌 trapezius；11. 夹肌 splenius；12. 半棘肌 semispinalis；13. 多裂肌 multifidi；14. 中斜角肌和后斜角肌 scalenus medius & posterior；15. 椎动脉 vertebral artery；16. 前斜角肌 scalenus anterior；17. 胸锁乳突肌 sternocleidomastoid；18. 甲状舌骨肌 thyrohyoid；19. 肩胛舌骨肌上腹 superior belly of omohyoid；20. 胸骨舌骨肌 sternohyoid；21. 喉前庭 laryngeal vestibule；22. 梨状隐窝 piriform recess；23. 杓状会厌襞 aryepiglottic fold；24. 面总静脉 common facial vein。

三、经甲状软骨中份横断面

此断面经第 6 颈椎椎体，甲状软骨呈倒置的 "V" 字形，构成喉的前壁和侧壁，喉的后壁为环状软骨板和杓状软骨。杓状软骨底与环状软骨板构成环杓关节，杓状软骨底向前的声带突是区别前庭襞和声襞的标志，声襞为杓状软骨声带突与甲状软骨前角内面中央两侧之间白色黏膜皱襞，内有甲杓肌。声门裂位于两侧声襞、杓状软骨底及声带突之间裂隙，其后壁为环状软骨板和环杓后肌，是喉腔中最狭窄的部位，成人男性长约 2.3cm，女性长约 1.7cm。前庭襞位于声襞上方，为杓状软骨声带突上方与甲状软骨前角后面之间的皱襞，前庭襞之间的裂隙为前庭裂，其后壁为杓状软骨以及杓横肌和杓斜肌。胸锁乳突肌继续前移，其大部分已经位于颈内静脉前外侧，血管神经格和支持格结构与上断面基本相同（图 2-32）。

四、经环状软骨板横断面

此断面经第 7 颈椎体上份，环状软骨由环状软骨弓和环状软骨板构成，呈 "O" 形，是声门下腔识别标志，声门下腔黏膜下组织较为疏松，炎症时易发生水肿，也是喉癌的好发部位。环状软骨弓与板交界与甲状软骨下角组成环甲关节，具有紧张和松弛声韧带的作用。环状软骨两侧为甲状腺侧叶，断面体积逐渐增大，包被于内脏筋膜内，两侧胸锁乳突肌向前正中线靠拢。喉前方的层次由浅入深依次为皮肤、浅筋膜、颈阔肌和舌骨下肌群（图 2-33）。

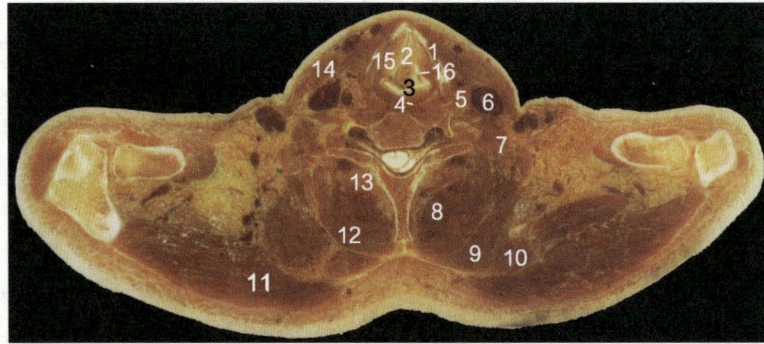

A. 断面标本

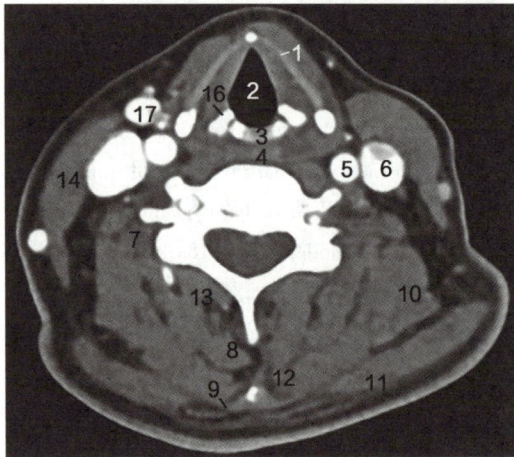

B. CT

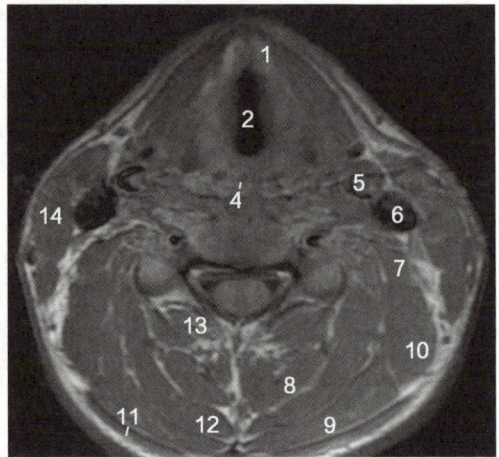

C. MRI

图 2-32 经甲状软骨中份横断面解剖与 CT 和 MRI

1. 甲状软骨 thyroid cartilage；2. 声门裂 fissure of glottis；3. 环状软骨 cricoid cartilage；4. 喉咽 laryngopharynx；5. 颈总动脉 common carotid artery；6. 颈内静脉 internal jugular vein；7. 后斜角肌 scalenus posterior；8. 颈半棘肌 semispinalis cervicis；9. 夹肌 splenius；10. 肩胛提肌 levator scapulae；11. 斜方肌 trapezius；12. 头半棘肌 semispinalis capitis；13. 多裂肌 multifidi；14. 胸锁乳突肌 sternocleidomastoid；15. 环甲肌 cricothyroid；16. 杓状软骨 arytenoid cartilage；17. 面总静脉 common facial vein。

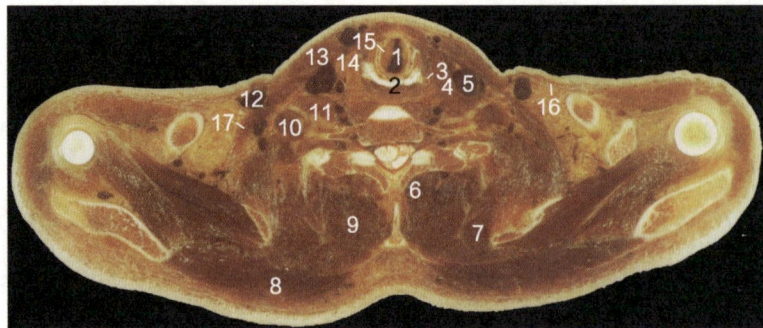

A. 断面标本

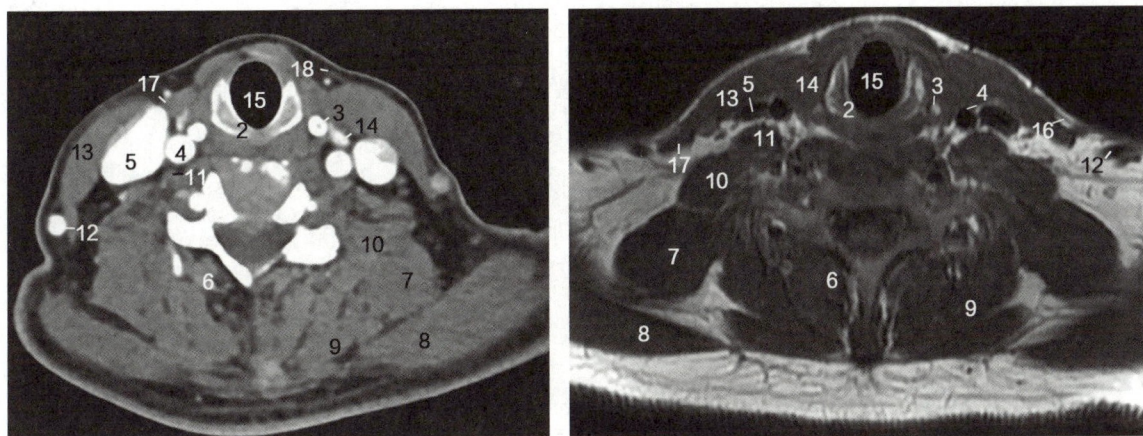

B. CT　　　　　　　C. MRI

图 2-33　经环状软骨板横断面解剖与 CT 和 MRI

1. 声门裂 fissure of glottis；2. 环状软骨板 lamina of arytenoid cartilage；3. 甲状软骨下角 inferior horn of thyroid cartilage；4. 颈总动脉 common carotid artery；5. 颈内静脉 internal jugular vein；6. 多裂肌 multifidi；7. 肩胛提肌 levator scapulae；8. 斜方肌 trapezius；9. 夹肌 splenius；10. 中斜角肌 scalenus medius；11. 前斜角肌 scalenus anterior；12. 颈外静脉 external jugular vein；13. 胸锁乳突肌 sternocleidomastoid；14. 甲状腺侧叶 lateral lobe of thyroid gland；15. 声门下腔 infraglottic cavity；16. 颈阔肌 platysma；17. 肩胛舌骨肌 omohyoid。

第七节　颈部的解剖操作

一、尸位

进行颈部的实地解剖操作,尸体应取仰卧位,肩部垫高,使头部后仰、颈部伸展并向前拱起。

二、扪认体表标志

在进行颈部的解剖操作之前,首先触摸并辨认与颈部相关的骨性标志,包括下颌骨下缘、下颌角、乳突、舌骨、甲状软骨、喉结、胸骨颈静脉切迹、锁骨和肩峰等体表标志。

三、皮肤切口

做如下皮肤切口(图绪 -3)。

1. 自下颌骨下缘颏部中点向下沿颈前正中,至胸骨颈静脉切迹中点。

2. 自下颌骨下缘颏部中点起,沿下颌骨下缘至乳突根部。

3. 自颈静脉切迹中点起,沿锁骨至肩峰。

自颈前正中线切口将皮片剥离翻向两侧,直至斜方肌前缘处,显露颈阔肌。因颈部皮肤较薄,故切口要浅,以免损伤深部结构。

四、解剖浅层结构

1. **解剖颈阔肌**　观察颈阔肌的起止和纤维走向。清除该肌浅面的筋膜,沿锁骨将颈阔肌切断,并向上翻起至下颌骨下缘。注意保留其深面的皮神经和浅静脉。

2. **解剖颈前静脉**　在颈前正中线两侧浅筋膜内解剖颈前静脉,并追踪颈前静脉至穿入深筋膜处。解剖并清除该静脉附近的颈前浅淋巴结。

3. **解剖颈外静脉**　在下颌角后下方和胸锁乳突肌表面解剖出颈外静脉,并追踪颈外静脉至锁骨上方穿入深筋膜处。解剖并清除颈外静脉附近的颈外侧浅淋巴结。

4. 解剖颈丛的皮支 在胸锁乳突肌后缘中点附近的浅筋膜内,解剖浅出的颈丛皮支:向前越胸锁乳突肌表面至颈前的颈横神经;向上沿该肌表面至耳郭附近的耳大神经;循该肌后缘向后上至枕部的枕小神经;向外下方分为 3 支分布于颈外侧及胸、肩部的锁骨上神经。

5. 清除浅筋膜 保留上述浅静脉和皮神经,清除所有浅筋膜。显露颈深筋膜浅层,即封套筋膜。该筋膜包裹胸锁乳突肌,斜方肌和下颌下腺,并形成筋膜鞘。

五、解剖深层结构

(一)解剖颈前区

1. 解剖颈筋膜浅层及颈静脉弓 观察颈深筋膜浅层,自颈静脉切迹中点向上纵行切开该筋膜,显露胸骨上间隙,解剖出连接左、右颈前静脉的颈静脉弓。

2. 解剖下颌下三角 解剖下颌下腺鞘,显露下颌下腺,清除附近的下颌下淋巴结,在该腺体表面解剖出面静脉。游离下颌下腺,并显露二腹肌前、后腹。在腺体与下颌骨之间找出面动脉,并解剖追踪面动脉(该动脉在舌动脉起点稍上起自颈外动脉,经二腹肌深面进入下颌下三角,常位于下颌下腺深面或穿腺体,绕下颌骨下缘至面部)。将下颌下腺翻向后上,紧贴下颌骨切断二腹肌前腹,并向下外翻开。修洁深面的下颌舌骨肌,在该肌表面寻找出下颌舌骨肌神经。沿正中线及舌骨体切断下颌舌骨肌的附着点,将下颌舌骨肌翻向上,显露舌骨舌肌,在下颌下腺深部前缘和舌骨舌肌表面寻找出下颌下腺管和舌神经,并寻找舌神经下方的下颌下神经节;在该肌表面寻找舌下神经。在舌骨大角上方与舌下神经之间,寻找舌动脉,该动脉由舌骨舌肌后缘潜入其深面。

3. 解剖颏下三角 清除颏下的颈深筋膜浅层,寻找并清除颏下淋巴结(1~3 个)。辨认颏下三角的境界,该三角由左、右两侧的二腹肌前腹与舌骨体围成,三角深面为下颌舌骨肌。

4. 解剖胸锁乳突肌 清除颈深筋膜浅层,显露胸锁乳突肌,在胸骨和锁骨上的起点处切断该肌,翻向后上方,注意支配此肌的副神经及颈外动脉的分支在此肌上 1/3 深面进入该肌。副神经继续走向后下,进入颈外侧区,暂不追踪。

5. 解剖舌骨下肌群和颈袢 修洁舌骨下肌群,将胸锁乳突肌复位,在该肌与胸骨舌骨肌和肩胛舌骨肌围成的三角内,找出舌下神经降支支配舌骨下肌群的肌支,沿肌支向上追踪颈袢至颈动脉鞘前壁。

6. 解剖颈动脉三角 将胸锁乳突肌复位,确认此三角是由胸锁乳突肌上份前缘、二腹肌后腹和肩胛舌骨肌上腹围成。

(1)解剖颈动脉鞘:解剖并清除颈外侧深淋巴结,显露颈动脉鞘。

1)确认在颈动脉鞘前壁的颈袢(常平环状软骨弓水平),并向上追踪来自舌下神经的颈袢上根,以及来自第 2、3 颈神经的颈袢下根。

2)纵行切开颈动脉鞘,寻找颈内静脉(位于颈总动脉及颈内动脉的外侧);分离颈内静脉的属支面静脉、舌静脉和甲状腺上、中静脉。

3)暴露颈总动脉,并向上追踪至甲状软骨上缘处分为颈内动脉和颈外动脉;颈外动脉初在颈内动脉前内侧,后转至其外侧。在分叉处,注意观察颈总动脉末端和颈内动脉始部管壁膨大形成的颈动脉窦;在颈内、外动脉分支处后方,寻找颈动脉小球。

4)在颈总动脉与颈内静脉之间的后方解剖出迷走神经,沿迷走神经前方仔细观察,找出迷走神经的心支。

(2)解剖颈外动脉及分支:在颈外动脉起点处寻找出甲状腺上动脉,追踪其至甲状腺侧叶上端;在甲状腺上动脉起点上方找寻舌动脉,该动脉在舌骨大角上方行向前上,潜入口腔底。在舌动脉起点稍上暴露面动脉,经二腹肌深面进入下颌下三角(再次确认下颌下三角内的面动脉)。

(3)解剖舌下神经:修洁二腹肌后腹,在二腹肌后腹下方,颈内、外动脉的浅面解剖出横行的舌下神经,其经二腹肌后腹深面进入下颌下三角(再次确认下颌下三角内的舌下神经)。

7. 解剖肌三角　确认肌三角由颈正中线、胸锁乳突肌下份前缘和肩胛舌骨肌上腹围成。

(1)显露胸骨舌骨肌,并在胸骨柄上缘处切断胸骨舌骨肌,向上翻转至舌骨;修洁其深面的胸骨甲状肌和甲状舌骨肌,并于胸骨甲状肌的下端切断该肌,向上翻转至甲状软骨。

(2)显露并切开气管前筋膜包裹甲状腺的甲状腺假被膜。解剖和观察甲状腺左、右侧叶的形状及甲状腺峡的位置,确认甲状腺峡的上方是否有锥状叶。

(3)在甲状腺侧叶的上极附近,找出甲状腺上动、静脉,并在其后方寻找与其伴行并走向环甲肌的喉上神经外支;在舌骨大角与甲状软骨间找出喉上动脉及与其伴行的喉上神经内支,追踪至穿入甲状舌骨膜处。

(4)在甲状腺峡下方的气管前间隙内,探查是否有甲状腺最下动脉,观察由甲状腺下静脉互相吻合形成的甲状腺奇静脉丛。

(5)在甲状腺侧叶外侧缘的中份找出甲状腺中静脉,追踪至颈内静脉,观察后切断。

(6)将甲状腺侧叶翻向内侧,显露侧叶后面,在甲状腺下极附近寻找甲状腺下动脉,该动脉来自甲状颈干,从甲状腺侧叶后面进入腺体;在环甲关节后方或食管与气管颈部之间的旁沟内找出喉返神经,注意观察该神经与甲状腺下动脉的交叉关系。

(7)纵行切开甲状腺峡部,并解剖甲状腺峡部,注意观察在甲状腺侧叶后面,由假被膜增厚附于喉软骨和上位气管软骨上的甲状腺悬韧带,注意观察喉返神经与甲状腺悬韧带的关系。

(8)观察和寻找在甲状腺侧叶后面上、下部的结缔组织中,或腺实质内的上、下甲状旁腺。

(9)清除气管前筋膜,显露气管和食管的颈段。

(二)解剖胸锁乳突肌区及颈根部

1. 解剖胸锁乳突肌区　将胸锁乳突肌向后上翻起,清除沿颈内静脉后方排列的颈深淋巴结。在胸锁乳突肌上 1/3 深面,显露并切开椎前筋膜,解剖出颈丛,再次确认丛的皮支,并寻找在前斜角肌的表面颈丛发出的膈神经。然后将颈总动脉和颈内静脉向后外侧牵拉,显露椎前筋膜,在椎体两侧及椎前筋膜深面,寻找出颈交感干。沿交感干向上找出颈上神经节,在第 6 颈椎横突水平找出颈中神经节,在第 1 肋颈前方观察颈下神经节。此节可与第 1 胸交感神经节合成星状神经节,又称颈胸神经节。

2. 解剖颈根部　主要解剖前斜角肌周围和椎动脉三角内的结构。

(1)截除锁骨:离断胸锁关节,在锁骨中、外 1/3 交界处锯断锁骨,紧贴其后面分离锁骨下肌,将断离锁骨摘除。

(2)解剖锁骨下静脉:在断离的锁骨后方、清理出锁骨下静脉,在胸锁关节后方、找寻其与颈内静脉汇合形成的静脉角,并合成头臂静脉。

(3)解剖胸导管和右淋巴导管:在左侧静脉角附近寻找胸导管。首先在颈动脉鞘的深面及食管左侧寻找胸导管,然后追踪其行径、观察其汇入左静脉角的情况。胸导管较细,管壁很薄,必须轻拉,以免损坏。在右静脉角处寻找右淋巴导管,该管很细,有时不形成总的导管,各淋巴干直接注入静脉。

(4)解剖迷走神经和右喉返神经:寻找右颈内静脉和右颈总动脉之间后方的右迷走神经,并向下追踪可见其经颈内静脉后方、锁骨下动脉第一段前方入胸腔,在此处寻找发出的右喉返神经,观察其勾绕右锁骨下动脉的情况;向下追踪左迷走神经,其经左颈总动脉和左锁骨下动脉之间入胸腔。

(5)解剖锁骨上淋巴结及膈神经:去除肩胛舌骨肌下腹以下的颈深筋膜浅层,观察并清除筋膜深面的脂肪组织和沿颈横血管排列的锁骨上淋巴结。暴露椎前筋膜,解剖该筋膜,并显露前斜角肌及在其表面斜向下行的膈神经。向下追踪膈神经至锁骨下动、静脉之间进入胸腔,并观察其起始及与甲状颈干的关系。

(6)解剖锁骨下动脉第一段及其分支:在前斜角肌内侧缘,寻找锁骨下动脉第一段及分支。①椎动脉在前斜角肌内侧缘向上向内,进入第 6 颈椎的横突孔;②在锁骨下动脉的下缘与椎动脉起点相对应处,寻找胸廓内动脉,向前下方进入胸腔;③寻找甲状颈干,清理其分支甲状腺下动脉、颈升动脉、颈浅动脉、颈横动脉和肩胛上动脉;④肋颈干位置很深,可不必追踪。

(7)解剖椎动脉三角:观察椎动脉三角的范围,即外侧为前斜角肌,内侧为颈长肌,尖为第 6 颈椎横突前结节,下界为锁骨下动脉第 1 段。再确认三角内的椎动脉、椎静脉和甲状腺下动脉等。

(三)解剖颈外侧区

1. **观察颈外侧区的境界**　将胸锁乳突肌复位,前界为胸锁乳突肌后缘,后界为斜方肌前缘,下界为锁骨中 1/3 段。以肩胛舌骨肌下腹为界分为枕三角和锁骨上三角。

2. **解剖副神经**　将胸锁乳突肌复位,在该肌上部前缘的深面,确认副神经进入胸锁乳突肌。在胸锁乳突肌后缘上、中 1/3 交界处,解剖颈深筋膜浅层,寻找出副神经(有枕小神经勾绕),并追踪副神经向外下方至斜方肌前缘中、下 1/3 交界处进入斜方肌深面。清理沿副神经排列的副神经淋巴结。

3. **解剖颈丛和臂丛**　再次确认颈丛及其分支。确认及解剖前、中、后斜角肌,并显露前、中斜角肌之间的斜角肌间隙。解剖出组成臂丛的 5 个根($C_5 \sim T_1$ 的前支)和上、中、下三个干;观察臂丛经锁骨上三角深部和锁骨后方入腋窝。自臂丛的上干或上干的后股寻找肩胛上神经;自第 5 颈神经根寻找肩胛背神经,上述两条神经均向后至背部,暂不追踪;在臂丛与中斜角肌之间寻找发自第 5、6、7 颈神经根的胸长神经,该神经沿前锯肌上缘入腋腔。同时解剖锁骨下动脉第 2、3 段。

4. **解剖及清理颈外侧区的肌**　自下而上依次观察中斜角肌、后斜角肌、肩胛提肌和夹肌。

5. **探查胸膜顶**　在臂丛下方深面,用手指触摸胸膜顶,观察其毗邻关系。

(徐　飞　李　锋　韦　力)

思考题

1. 甲状腺癌患者随着病情的进展为什么会出现呼吸困难和喘鸣? 医生触诊时触及的包块为何会随吞咽动作上下移动?

2. 临床上进行气管切开时通常选择在 3~5 气管软骨环处实施,行气管切开术需经过哪些层次? 可根据实际情况选择高位气管切开术(1~2 气管软骨环)或低位气管切开术(5~6 气管软骨环),在这些部位进行气管切开时需要注意什么?

胸　部

03章

扫码获取
数字内容

学习要点

1. 胸部主要的体表标志、标志线及其临床意义。

2. 胸前外侧壁的层次、女性乳房结构及肋间结构的层次,血管、神经的走行特点及临床意义。

3. 膈的位置、形态、分部、膈裂孔的位置和通过结构。

4. 胸膜、胸膜腔及胸膜窦的构成,壁胸膜返折线的体表投影,胸膜和肺的前界和下界、心包裸区的临床意义。

5. 支气管肺段的概念及临床意义,肺根的组成及毗邻。

6. 纵隔的概念、境界和分区,纵隔左、右侧面观以肺根为中心的结构配布,主动脉弓、食管、胸主动脉等重要纵隔器官的位置、结构和毗邻等。

第一节　概　　述

胸部 thorax 位于颈部与腹部之间,其上部两侧与上肢相连。胸部由胸壁、胸腔和胸腔内器官组成。胸壁以胸廓为支架,皮肤、筋膜、肌等软组织覆盖其外面,内面衬以胸内筋膜。胸壁与膈围成胸腔,向上经胸廓上口通颈部,向下借膈与腹腔分隔。胸腔正中为纵隔,纵隔两侧有肺及其表面的胸膜和胸膜腔。胸壁参与呼吸运动,胸腔含有呼吸系统和循环系统的主要器官。

一、境界与分区

(一) 境界

胸部上界是胸骨颈静脉切迹、胸锁关节、锁骨上缘、肩峰和第 7 颈椎棘突的连线;下界是剑突、肋弓、第 11 肋前端、第 12 肋下缘与第 12 胸椎棘突的连线;上部两侧以三角肌的前后缘与上肢分界。由于膈呈穹隆状凸向胸腔,故通过上述体表标志划定的胸部界限并不代表胸腔的真正范围。肝、脾、肾等腹腔上部的器官位于胸壁下部的深面,故胸壁下部外伤时可累及其深面的腹腔器官。胸膜顶、肺尖和小儿胸腺向上突入颈根部,颈部手术时应注意保护这些结构和器官。

(二) 分区

1. 胸壁 thoracic wall　分为胸前区、胸外侧区和胸背区。胸前区位于前正中线和腋前线之间;胸外侧区位于腋前线与腋后线之间;胸背区位于腋后线与后正中线之间,是脊柱区的一部分。

2. 胸腔 thoracic cavity　分为中部的纵隔和容纳肺、胸膜及胸膜腔的左、右部。

二、表面解剖

(一) 体表标志

1. 颈静脉切迹 jugular notch　为胸骨柄上缘中份的切迹;平第 2~3 胸椎之间的椎间盘。其上方的凹陷称胸骨上窝,为触扪气管的部位。

2. 胸骨角 sternal angle　为胸骨柄和胸骨体相接处略向前凸的角,其两侧缘连接第 2 肋软骨,为计数肋骨的标志;向后平对第 4 胸椎体下缘。胸骨角平面是重要的标志,除作为上、下纵隔的分界标志外,纵隔内一些重要器官和结构在此平面的行程和形态发生改变,如主动脉弓与升、降主动脉的分界,气管分为左、右主支气管,食管的第二个狭窄,胸导管由右转向左行,奇静脉向前弯曲形成奇静脉弓注入上腔静脉,以及心包的上界等。

3. **剑突 xiphoid process** 其上端与胸骨体相接处称剑胸结合,平对第9胸椎。剑突上端两侧与第7肋软骨相连,下端游离并伸至腹前壁上部。

4. **锁骨 clavicle 和锁骨下窝 infraclavicular fossa** 锁骨全长均位于皮下,可触及;其中、外1/3交界处下方有一凹陷称锁骨下窝,窝深处有腋动、静脉和臂丛通过,窝内锁骨下方一横指处可触摸到肩胛骨的喙突。

5. **肋弓 costal arch** 剑突两侧向外下可触及肋弓,由第7~10肋软骨相连而成,是肝、脾的触诊标志。胸骨下角 infrasternal angle 由两侧肋弓与剑胸结合共同围成,角内有剑突。剑突与肋弓之间的夹角为剑肋角,左剑肋角是心包穿刺的常用进针部位之一。肋弓的最低部位是第10肋,此处平对第2、3腰椎体之间。

6. **肋 rib 和肋间隙 intercostal space** 胸骨角向两侧可摸到第2肋,依次向下可触及下部的肋和肋间隙。二者可作为胸腔和腹腔上部器官的定位标志,如在左侧第5肋间隙锁骨中线内侧1~2cm处,可看见或触及心尖搏动。

7. **肩胛骨下角 inferior angle of scapula** 两臂下垂时,肩胛骨下角平对第7肋或第7肋间隙。

8. **乳头 nipple** 男性乳头一般在锁骨中线与第4肋间隙相交处,女性乳头略低,偏外下方。

(二)标志线

通过胸部的一些骨性或肌性标志所作的垂直线(图3-1),常用于表示胸部器官的位置关系和临床诊疗定位。

1. **前正中线 anterior median line** 沿胸骨正中所作的垂直线。

2. **胸骨线 sternal line** 经胸骨最宽处外侧缘所作的垂直线。

3. **锁骨中线 midclavicular line** 经锁骨中点所作的垂直线,约与男性乳头线相当。

4. **胸骨旁线 parasternal line** 经胸骨线和锁骨中线之间连线的中点所作的垂直线。

5. **腋前线 anterior axillary line** 通过腋前襞与胸壁相交处所作的垂直线。

6. **腋中线 midaxillary line** 经腋窝中央所作的垂直线。

7. **腋后线 posterior axillary line** 经腋后襞与胸壁相交处所作的垂直线。

8. **肩胛线 scapular line** 经肩胛骨下角所作的垂直线。

9. **脊柱旁线 paravertebral line** 沿脊柱横突外侧端的连线,常为一稍凸向内侧的弧形线。

10. **后正中线 posterior median line** 经身体后面正中即沿各椎骨的棘突尖所作的垂直线。

三、胸部外形

正常胸部两侧基本对称,前后径小于左右径;形状可因性别、年龄、体型和发育状况而有不同。幼儿的胸廓为圆桶形,肋的倾斜度较小;成年人肋的倾斜度增大,前后径较小,呈截顶的圆锥形;老年人肋的倾斜度更为加大,致前后径更小;女性胸廓多为圆而短。

胸部的外形与骨骼、肌及内脏(包括腹腔内脏)的发育情况有关,劳动和体育锻炼对胸廓的发育有明显的影响,经常劳动锻炼肌肉发达,骨骼强大,胸廓随之增大,呼吸功能也相应提高。

胸廓的外形大致可分为宽短型和狭长型两类。不同类型的胸廓在一定程度上影响到内部器官的形状及局部关系,如在狭长型胸廓,膈穹隆常较低,而心近于垂直位等。

在病理状态下,胸廓的外形也会发生改变。佝偻病患者的胸骨常前突,称为"鸡胸";肺气肿患者为桶状胸;肺结核患者多是扁平胸。胸部外形的改变,可直接影响胸腔器官;反之,胸腔脏器的病变,亦可导致胸部外形发生相应改变。

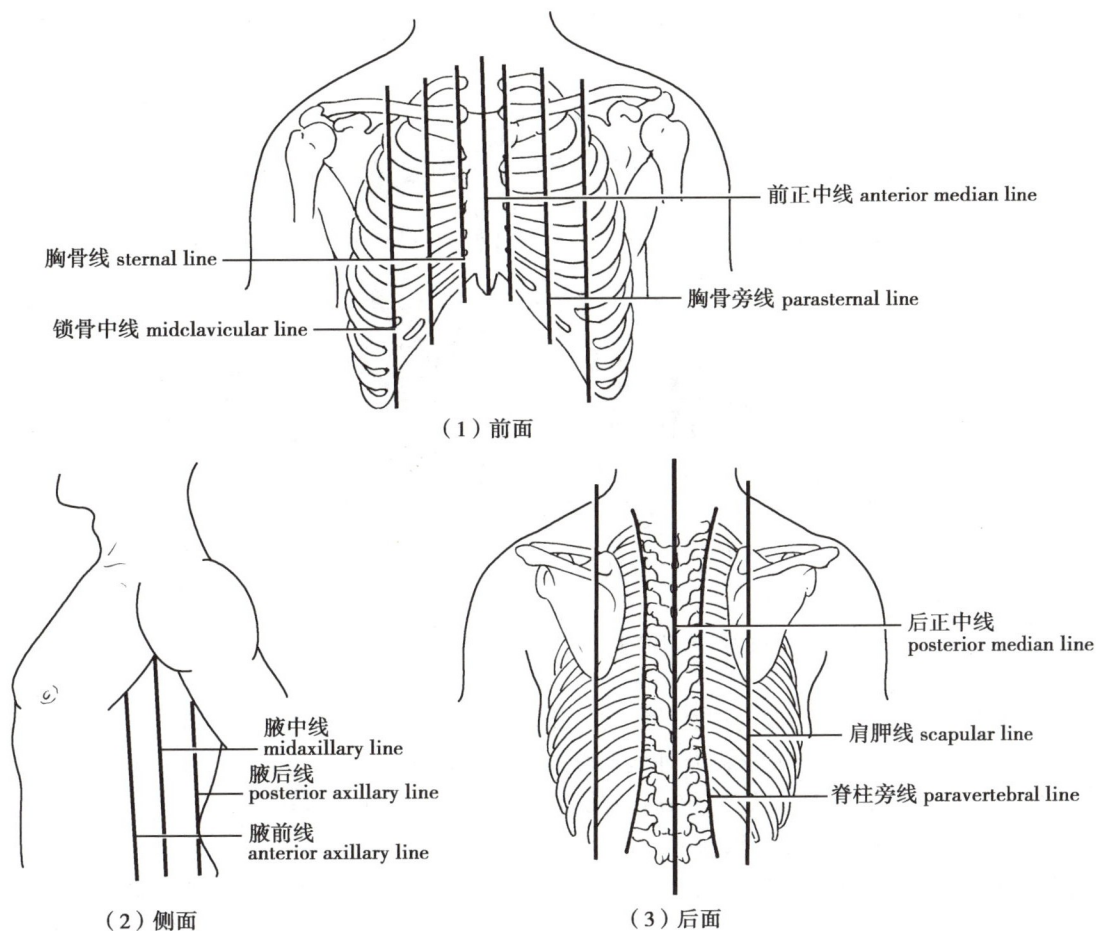

前正中线 anterior median line

胸骨线 sternal line

胸骨旁线 parasternal line

锁骨中线 midclavicular line

（1）前面

腋中线 midaxillary line
腋后线 posterior axillary line
腋前线 anterior axillary line

（2）侧面

后正中线 posterior median line

肩胛线 scapular line

脊柱旁线 paravertebral line

（3）后面

图 3-1　胸部标志线

第二节　胸　　壁

　　胸壁可分为浅、深两层结构。浅层结构包括皮肤、浅筋膜；深层结构包括深筋膜、胸廓外肌层、胸廓、肋间结构(肋间肌、血管和神经)以及胸内筋膜等。本节仅介绍胸前、外侧区，胸背区在脊柱区叙述。

一、浅层结构

（一）皮肤

　　胸前区和胸外侧区皮肤较薄。胸骨区皮肤移动性小，其余部位皮肤有较大的移动性。胸前区皮肤面积大，颜色、质地与面部相近，可用于颌面部创伤的修复。

（二）浅筋膜

　　胸前区和胸外侧区的浅筋膜与颈部、腹部和上肢浅筋膜相延续。浅筋膜内含浅血管、皮神经、浅淋巴管、乳腺和脂肪。

1. 浅血管

　　（1）动脉：主要有胸廓内动脉、肋间后动脉和腋动脉的分支。

　　1）胸廓内动脉穿支：在距胸骨外侧缘约 1cm 处穿出，一般与肋间神经前皮支伴行，分布至胸前区内侧部。女性胸廓内动脉的第 1~4 穿支较粗大，发出分支至乳房，在做乳腺癌根治术时应注意结扎这些动脉(图 3-2)。

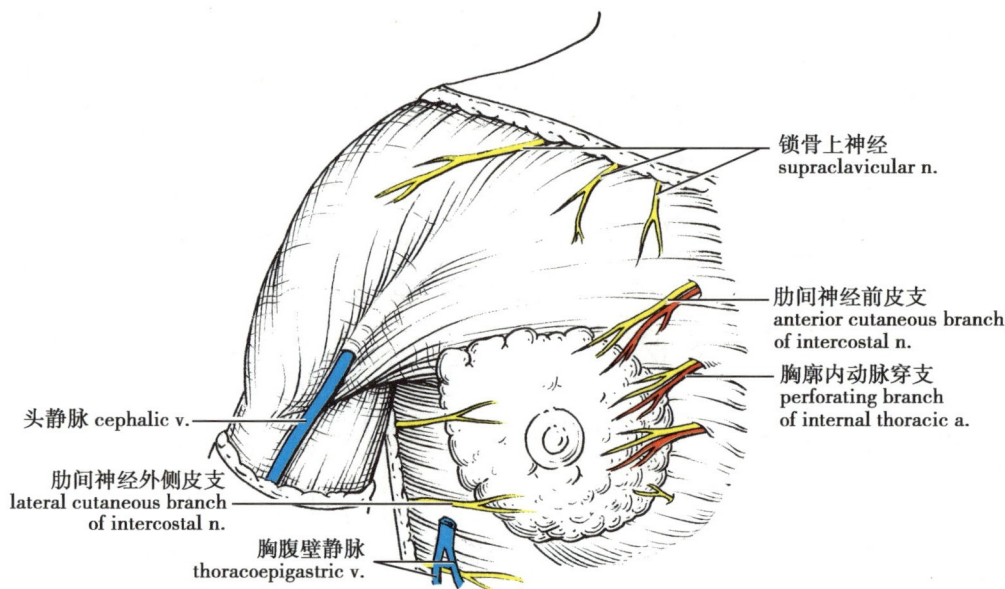

图 3-2　胸前、外侧区皮神经及动脉分支

2）肋间后动脉的分支：与肋间神经外侧皮支伴行，分布于胸前区和胸外侧区的皮肤、肌和乳房。

3）腋动脉的分支：胸肩峰动脉和胸外侧动脉的分支也分布于胸壁。

（2）静脉：主要有胸廓内静脉和肋间后静脉的属支，分别注入胸廓内静脉和肋间后静脉。

浅筋膜内的浅静脉吻合成静脉网，并汇集成胸腹壁静脉 thoracoepigastric vein。胸腹壁静脉起于脐周静脉网，沿腹前外侧壁上部上行至胸前、外侧区，汇入胸外侧静脉，收集腹前外侧壁上部、胸前区和胸外侧区浅层的静脉血。此静脉是上、下腔静脉之间的重要交通之一，当肝门静脉回流受阻时，借此静脉可建立门-腔静脉侧支循环，血流量增大时发生静脉曲张。

2. **皮神经**　胸前、外侧区的皮神经来自颈丛和上部肋间神经的分支（图 3-2）。

（1）锁骨上神经 supraclavicular nerves：为颈丛的分支，自颈丛发出 3~4 支向下跨越锁骨前面，分布于胸前区上部和肩部皮肤。

（2）肋间神经的外侧皮支和前皮支：肋间神经在腋前线或腋中线附近发出外侧皮支，分布于胸外侧区和胸前区外侧部的皮肤；近胸骨外侧缘处发出前皮支，分布于胸前区内侧部皮肤。第 2~4 肋间神经的前皮支和第 4~6 肋间神经的外侧皮支还分布于女性乳房。

肋间神经的皮支分布具有两个特点：①明显的节段性和带状分布，自上而下按神经序数排列，第 2 肋间神经皮支分布于胸骨角平面的皮肤；第 4 肋间神经分布于男性乳头平面；第 6 肋间神经分布于剑突平面；第 8 肋间神经分布于两侧肋弓中点连线平面。肋间神经皮支的分布特点有助于测定麻醉平面和诊断脊髓损伤节段。②重叠分布，相邻的 3 条皮神经互相重叠，共同管理一带状区的皮肤感觉。一条肋间神经受损，其分布区的感觉障碍不明显，只有在相邻两条肋间神经同时受损时，才出现这一共同管理带状区的感觉障碍。

临床上常在胸前外侧壁取皮瓣和肌皮瓣作为移植体，以修复皮肤缺损或肌功能重建。常用的皮瓣有：①胸前外侧壁外侧部皮瓣，此区的皮肤薄，皮纹细，色泽良好，皮肤的移动性较大，供区切口缘容易对合，血管蒂长，是头面部植皮较理想的皮瓣供区。皮瓣的主要动脉为胸外侧动脉，主要皮下静脉为胸腹壁静脉。②胸大肌皮瓣，胸大肌纤维丰厚，切取带血管神经蒂的肌皮瓣，适用于受区肌功能重建。肌皮瓣的主要血管为胸肩峰动、静脉，经锁骨中点下方 3~5cm 处出入胸大肌；主要神经来自臂丛的胸内、外侧神经。

（三）乳房

乳房 mamma 是皮肤特殊分化的器官，其形态发育受内分泌激素的影响，故具有明显的性别特征。

男性乳房停止于青春期前状态,终生不再发育。女性乳房从 14~15 岁开始逐渐发育完善,并在妊娠的后几个月和哺乳期迅速增生增大。

1. 位置和形态结构　女性乳房位于胸肌筋膜浅面。发育良好的乳房呈半球形,上界可达第 2 肋水平,下界达第 6 肋水平,内侧邻近胸骨侧缘,外侧可达腋中线。乳房外上份的腺组织可在胸大肌下缘、平第 3 肋间隙处穿腋筋膜孔伸入腋窝,称为腋尾 axillary tail。乳房外上 1/4 象限是乳腺癌的好发部位,检查乳房时切勿遗忘腋尾。

乳房由皮肤、皮下脂肪、结缔组织和乳腺等构成(图 3-3)。乳头 nipple 位于乳房中央,在男性约在锁骨中线上平第 4 肋间隙;在女性则随乳房发育的情况及授乳的情况而变化。乳头周围含有较多色素的皮肤环形区称为乳晕 areola of breast,妊娠前呈淡红色,妊娠后呈棕褐色,终生不褪色。乳晕皮肤深面无脂肪,紧邻许多输乳管。乳晕皮肤内含有乳晕腺、汗腺和皮脂腺,乳晕腺分泌脂类物质滋润乳头,孕期和泌乳期腺体显著增大。乳腺 mammary gland 位于胸前壁浅筋膜浅、深两层之间,它与胸大肌和前锯肌表面的深筋膜之间隔以疏松结缔组织,此处称为乳房后间隙 retromammary space。每侧乳腺被结缔组织分隔成 15~20 个乳腺叶,每一腺叶有一个输乳管 lactiferous duct,以乳头为中心呈放射状排列,末端开口于乳头的输乳孔。腺叶间脂肪组织包于乳腺周围,称脂肪囊。乳腺和输乳管周围的纤维束,连于皮肤和浅筋膜深层之间,称乳房悬韧带 suspensory ligament of breast 或 Cooper 韧带,对腺组织和脂肪起支持和固定作用。韧带两端固定,无伸展性。乳腺癌侵及 Cooper 韧带,致韧带相对缩短,牵拉皮肤向内凹陷,使皮肤表面呈"酒窝征"。当乳腺癌肿扩大累及浅淋巴管时,可导致所收集范围内的淋巴回流受阻,发生淋巴水肿,造成乳房局部皮肤呈"橘皮样"改变,是乳腺癌的重要体征之一。

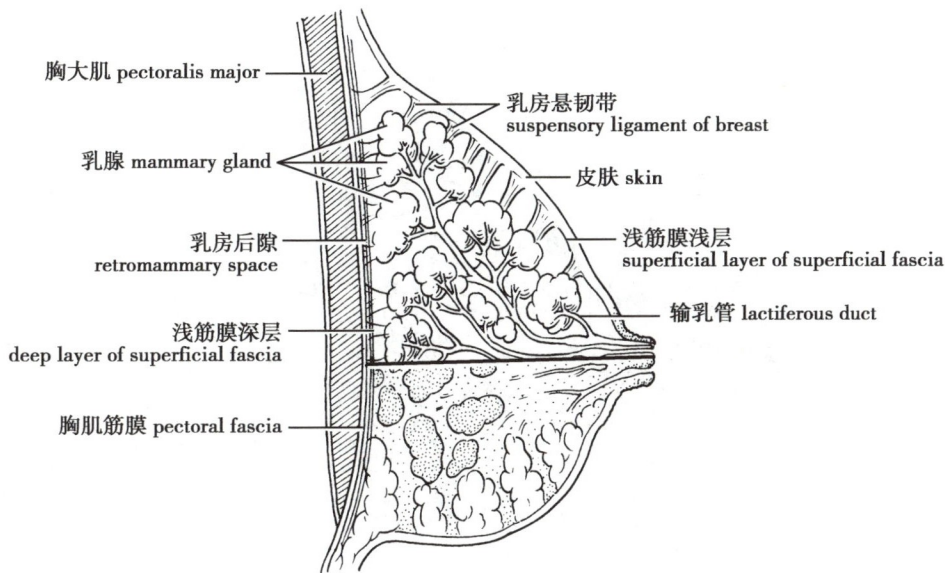

图 3-3　女性乳房(矢状面)

由于输乳管以乳头为中心呈放射状排列,因此,乳腺脓肿切开引流时,宜作放射状切口,以防损伤输乳管。乳晕下脓肿应沿乳晕边缘作弧形切口,愈合后皮肤切口不明显,切开皮肤后作钝性分离引流脓液,切口不宜深。若为乳腺深部脓肿,可自乳房下方与胸壁交界处的皮肤作弧形切口,经乳房后间隙引流。此切口可避免损伤过多的腺组织,但要注意把脓腔之间的纤维隔切断,使其引流畅通。乳房后间隙内有疏松结缔组织等,但无大血管,有利于隆胸术时将假体植入,使乳房隆起。

2. 血管　乳房的动脉主要有胸廓内动脉的肋间前动脉、腋动脉的分支(胸外侧动脉、胸肩峰动脉、胸背动脉等)和上 4 条肋间后动脉的前穿支。乳房的血供来源中,胸外侧动脉约占 68%,胸廓内动脉占 30%。

　　乳房静脉中的浅静脉汇入腋静脉、颈前静脉及胸廓内静脉,深静脉与同名动脉伴行汇入胸廓内静脉、腋静脉及肋间后静脉。胸廓内静脉是乳房静脉回流的主要静脉,也是乳腺癌肺转移的重要途径之一。肋间后静脉向后与奇静脉系及椎管内静脉丛有交通,故乳腺癌晚期可扩散至身体各部。

　　3. 神经　主要由锁骨上神经分支及第 2~6 肋间神经的前、外侧皮支分布,传导乳房的感觉。其交感神经纤维分布至乳房,影响腺体分泌和调控平滑肌收缩。

　　4. 淋巴引流　女性乳房淋巴管丰富,分为浅、深两组。浅组位于皮下和皮内,深组位于乳腺小叶周围和输乳管壁内,两组之间广泛吻合。

　　乳房的淋巴主要引流至腋淋巴结,部分回流至胸骨旁淋巴结、胸肌间淋巴结和膈淋巴结等(图3-4)。引流方向主要有以下 5 条途径:①外侧部和中央部的淋巴管汇集成 2~3 条较粗的淋巴管,沿胸大肌下缘,经"腋尾"注入腋淋巴结前群(胸肌淋巴结),是乳房淋巴回流的主要途径,乳腺癌淋巴转移较早侵犯此群;②上部的淋巴管注入腋淋巴结尖群和锁骨上淋巴结;③内侧部的淋巴管穿经第 1~5肋间隙,经肋间淋巴管注入沿胸廓内血管排列的胸骨旁淋巴结,胸骨旁淋巴结发出的淋巴管可经胸骨柄后淋巴结与对侧吻合;④内下部的淋巴管注入膈上淋巴结前组,并与腹前壁上部及膈下的淋巴管相吻合,从而间接地与肝上面的淋巴管交通;⑤乳房深部的淋巴管经乳房后间隙注入分布于胸大肌和胸小肌之间的胸肌间淋巴结(Rotter 淋巴结),或汇集成 2~3 条较粗的淋巴管,穿过胸大肌和胸小肌,直接注入腋淋巴结尖群。乳腺癌手术切除筋膜及清除腋淋巴结时,应特别注意保护邻近的血管和神经。

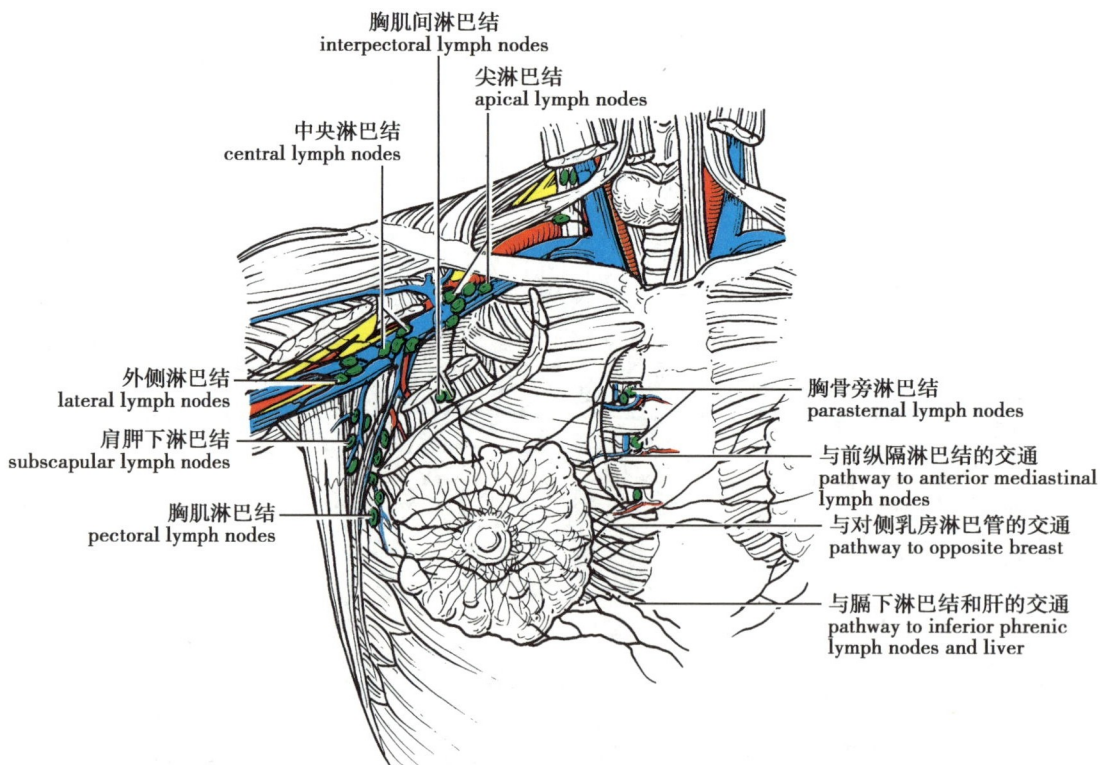

图 3-4　乳房淋巴回流

　　乳腺癌的转移途径包括局部扩散、淋巴转移和血运转移。①局部扩散,癌细胞沿输乳管或筋膜间隙蔓延,继而侵及 Cooper 韧带和皮肤;②淋巴转移,与上述乳房淋巴引流途径密切相关;③血运转移,以往认为血运转移多发生在晚期,但有些早期乳腺癌已有血运转移。癌细胞可经淋巴途径进入静脉,也可直接侵入血液循环而远距离转移。较常见的远距离转移依次为肺、骨和肝。

二、深层结构

（一）深筋膜

胸前、外侧区的深筋膜分为浅、深两层。浅层较薄，覆盖于胸大肌和前锯肌表面，向上附着于锁骨，向内侧与胸骨骨膜相连，向下、向后分别与腹部和胸背部深筋膜相延续。深层位于胸大肌深面，上方附于锁骨，包裹锁骨下肌和胸小肌，在胸小肌下缘与浅层融合，续于腋筋膜。其中位于喙突、锁骨下肌和胸小肌上缘的部分称锁胸筋膜 clavipectoral fascia（图 3-5），胸肩峰动脉和胸外侧神经穿出该筋膜，分布于胸大、小肌，头静脉和淋巴管则穿此筋膜分别注入腋静脉和腋淋巴结。手术切开锁胸筋膜时应注意保护这些血管和神经。

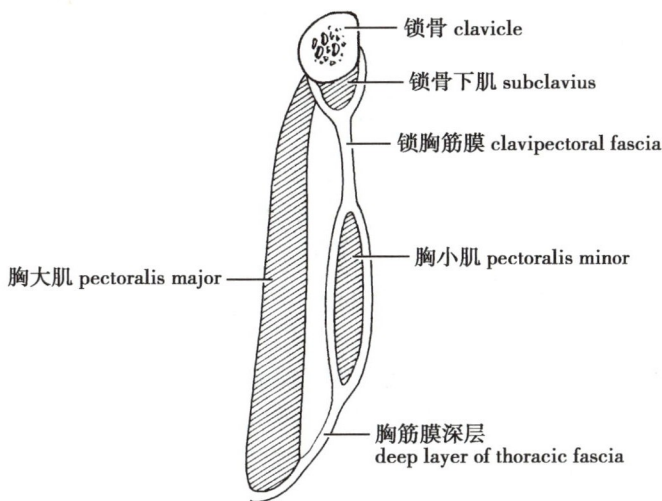

图 3-5　锁胸筋膜（矢状面）

（二）胸廓外肌层

胸廓外肌层包括胸上肢肌和部分腹肌。浅层有胸大肌、腹外斜肌和腹直肌上部；深层有锁骨下肌、胸小肌和前锯肌。

1. **胸大肌 pectoralis major**　位于胸前区，起自锁骨内侧半、胸骨和第 1~6 肋软骨，止于肱骨大结节嵴。根据不同的起始部位，分为锁骨部、胸肋部和腹部。由胸内、外侧神经支配。血供主要来自胸肩峰动脉的胸肌支和胸廓内动脉的穿支，前者与胸外侧神经、后者与肋间神经前皮支各组合成血管神经束。胸大肌可使肩关节内收、旋内和前屈，如上肢固定，可上提躯干，也可提肋助吸气。

2. **胸小肌 pectoralis minor**　位于胸大肌深面，起自第 3~5 肋，止于肩胛骨的喙突，由胸内侧神经支配。作用为拉肩胛骨向前下，当肩胛骨固定时，可上提肋助吸气。

3. **前锯肌 serratus anterior**　位于胸外侧区，为一宽薄扁肌。起自第 1~8 或 9 肋骨，止于肩胛骨内侧缘及下角。主要由胸背动脉供血，胸长神经支配。该肌可拉肩胛骨向前紧贴胸廓，肩胛骨固定时，可上提肋助深吸气。若手术不慎损伤胸长神经，前锯肌瘫痪，可出现"翼状肩"（图 3-6）。

胸大肌和前锯肌位置表浅，较为宽大，可供肌瓣移植。临床上常用胸大肌填充胸部手术的残腔或修补胸壁缺损。此外，胸小肌和肋骨带血管蒂的肌皮瓣移植可用于修补下颌骨和面部。

（三）胸廓和肋间隙

胸廓 thoracic cage 除保护和支持胸腔内脏器和一部分腹

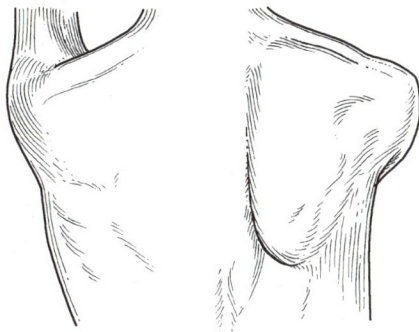

图 3-6　翼状肩

腔器官外,主要参与呼吸运动。胸廓由 12 块胸椎、12 对肋、1 块胸骨及它们之间的连结构成。肋骨和肋软骨构成了胸廓的绝大部分。肋骨和肋软骨表面均有骨膜覆盖,骨膜不仅含有丰富的血管供给营养;同时骨膜内层细胞有分化为骨或软骨的能力,再生能力强,故切除肋骨和肋软骨时应保留骨膜。第 7 颈椎横突有时发出颈肋 cervical rib,其前端常游离,也可借助纤维束或关节与第 1 肋相连。颈肋的出现率约为 0.5%,可能压迫臂丛的下干,引起前臂、手内侧的疼痛以及手肌萎缩,如压迫锁骨下动脉则可影响上肢的血液循环。

相邻两肋之间的间隙称肋间隙,11 对肋间隙内有肋间肌、肋间血管和肋间神经等结构。各肋间隙的宽度略有不同,一般来说上位肋间隙较下位宽,前部较后部宽,前份以第 2、3、4 肋间隙最宽,胸廓内动脉结扎多在此处进行。由于第 6、7 肋软骨相互靠拢,故在胸骨旁的第 6 肋间隙很窄,几乎不存在。肋弯曲有弹性,其中第 5~8 肋曲度较大,但缺乏保护和活动度,肋骨骨折多见于此处。骨折断端若向内移位,可刺破胸膜、肺和肋间后血管,引起胸膜腔积气(气胸)、胸膜腔积血(血胸)和肺不张。

1. **肋间肌** 位于肋间隙内,由浅入深为肋间外肌、肋间内肌和肋间最内肌。

(1)肋间外肌 intercostale externi:位于肋间隙浅层,起于上位肋的下缘,纤维方向由后上斜向前下方,止于下位肋的上缘。该肌自肋结节向前至肋软骨,移行为肋间外膜 external intercostal membrane 达胸骨侧缘。该肌受肋间神经支配,具有提肋助吸气的作用。

(2)肋间内肌 intercostale interni:位于肋间外肌深面,起自下位肋上缘,纤维方向由后下斜向前上方,止于上位肋的下缘。该肌自胸骨侧缘向后达肋角处移行为肋间内膜 internal intercostal membrane,与脊柱相连。该肌受肋间神经支配,具有降肋助呼气的作用。

(3)肋间最内肌 intercostale intimi:位于肋间内肌深面,肌纤维方向与肋间内肌相同,两肌间有肋间后血管、肋间神经通过。该肌薄而不完整,仅存在于肋间隙中 1/3 部,而前、后部无此肌,故肋间后血管、肋间神经直接与其内面的胸内筋膜相贴,当胸膜感染时,可刺激神经引起肋间神经痛。肋间最内肌可协助肋间内肌助呼气。

(4)肋下肌 subcostale:在胸廓下部呈薄片状位于肋间内肌深面,从肋角内面延伸至下 2 或 3 位肋骨内面,肌纤维方向与肋间内肌相同,协助肋间内肌助呼气。

(5)胸横肌 transversus thoracis:由附着于剑突、胸骨体下部以及邻近肋软骨后面的 4~5 个肌片组成,向上走行并连于第 2~6 肋软骨。胸横肌向下与腹前外侧壁的腹横肌相延续。其功能也可能协助肋间内肌助呼气。

因肋间肌的纤维方向不同,临床上在切除肋骨游离骨膜时,若从肋骨上缘剥离骨膜,应由后向前推进剥离器;反之,若从肋骨下缘游离骨膜时,其方向相反。否则,不仅难以剥离,而且容易损伤肋间后血管和肋间神经。

2. **肋间血管**

(1)肋间后动脉 posterior intercostal artery:除第 1、2 两条肋间后动脉起于锁骨下动脉的肋颈干外,第 3~11 对肋间后动脉和 1 对肋下动脉 subcostal artery 皆起于胸主动脉,进入相应肋间隙的胸内筋膜与肋间内膜之间。在肋角前方,即肩胛线与腋后线之间,血管和神经分为上、下两支,分别沿上位肋下缘、下位肋上缘前行,肋间后动脉行至肋间隙前部与胸廓内动脉发出的肋间前动脉吻合,从而构成肋间动脉环(图 3-7)。由于肋间后动脉下支较细小,且也不一定存在,故胸腔穿刺的部位,多在腋后线(或腋中线以后)上,第 7~9 肋间隙,沿下位肋的上缘进针较为安全;若在胸前壁、侧壁穿刺,则应在上、下肋之间进行,才不至于伤及肋间血管神经。肋间后动脉沿途分支供应胸前区和胸外侧区,其第 2~4 支较大,营养乳房。

(2)肋间后静脉 posterior intercostal vein:与肋间后动脉伴行,向前与胸廓内静脉交通,向后右侧注入奇静脉、左侧注入半奇静脉或副半奇静脉。

肋和肋骨膜的动脉供应来源有 2 条,即肋间后动脉和胸廓内动脉的肋间前动脉。前者是主要血供来源。从肋间后动脉沿途发出众多管径细小的营养支,故临床上作肋和肋骨膜移植时,直接以肋间后动脉为蒂。肋间后动脉起始处外径平均为 2~3mm,肋间后静脉外径平均为 3~5mm(图 3-8)。

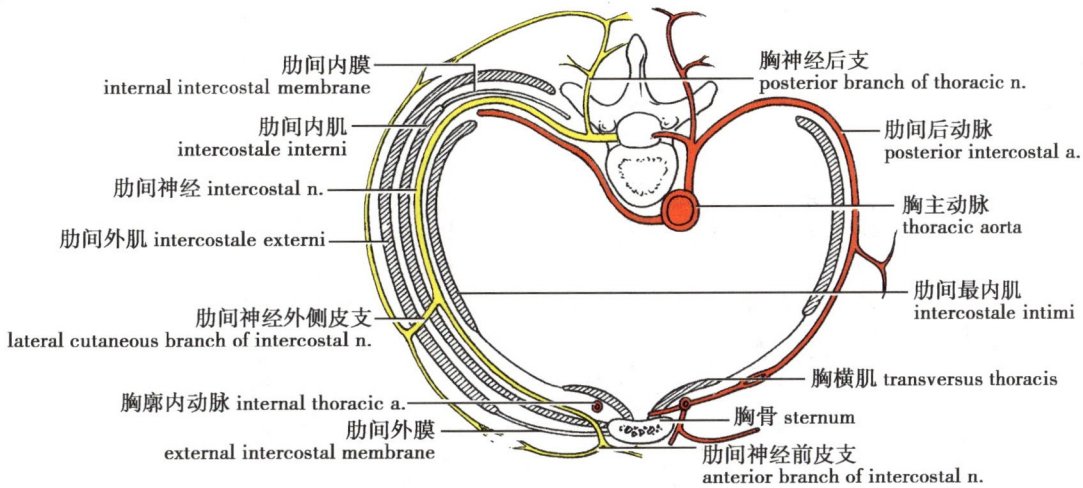

图 3-7　肋间后动脉和肋间神经

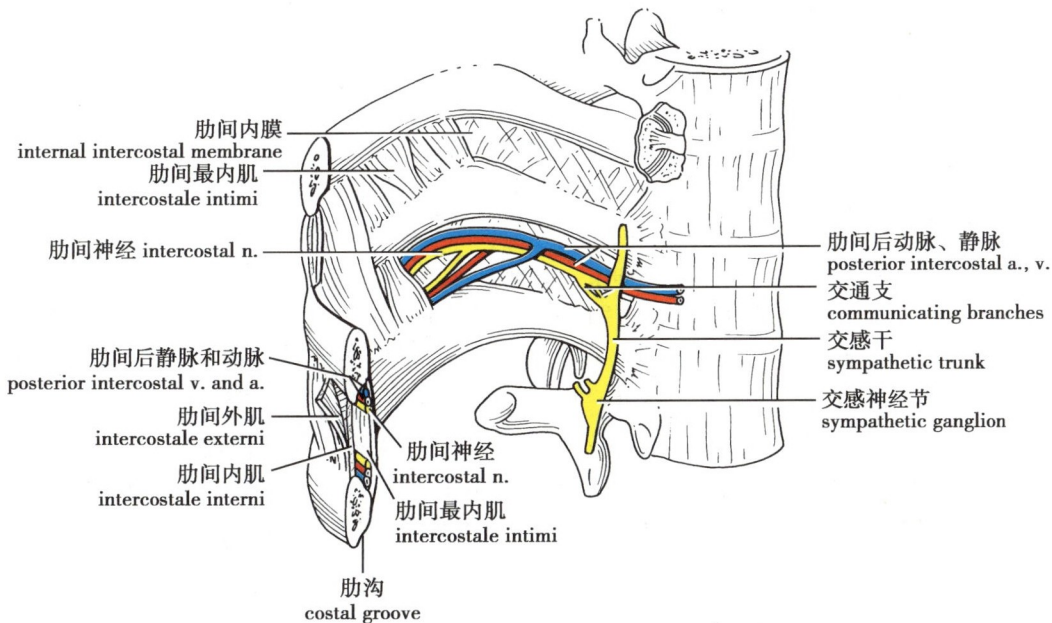

图 3-8　肋间后动、静脉和肋间神经

3. **肋间神经 intercostal nerve**　第 1~11 对胸神经前支行于相应的肋间隙中,称肋间神经(图3-7,图 3-8),在肋间隙伴随血管走行于胸内筋膜与肋间内膜之间,继而经肋间内肌与肋间最内肌之间沿肋沟前行,于肋角附近发出一下支沿下位肋骨上缘前行。肋间神经本干又称上支,近腋前线处发出外侧皮支,至胸骨外侧约 1cm 处浅出,改名为前皮支。第 12 胸神经前支行于第 12 肋下方,称肋下神经 subcostal nerve。第 2 肋间神经外侧皮支跨腋窝分布于臂内侧皮肤,称肋间臂神经,乳腺癌根治术应注意保护此神经。如术后臂内侧皮肤麻木,可能损伤了该皮神经。行肋间神经阻滞或封闭时,可在肋间神经行程中的任何部位进针,临床首选肋角至腋后线之间,此处肋骨位置表浅,而且肋间神经在肋下缘的肋沟处。肋间神经呈重叠分布,应同时封闭上、下位肋间隙的神经。

肋间后动、静脉和肋间神经从脊柱至肋角一段走行不恒定,为避免损伤肋间后血管和肋间神经,不宜在肋角内侧穿刺。在肋角外侧,肋间神经上支多与肋间后血管伴行,共同走行于上位肋的肋沟内,其位置自上而下排列顺序为肋间后静脉、肋间后动脉、肋间神经上支;肋间神经下支多与肋间后血管发出的下支共同走行于下位肋上缘,其位置自上而下排列顺序为肋间神经下支、肋间后动脉下支、肋间后静脉下支。因此,胸膜腔穿刺在近肋角处,应于下位肋的上缘进针;在肋角外侧,应于肋间隙中部进针。临床上常在肩胛线第 8 或 9 肋间隙进行(图 3-9)。

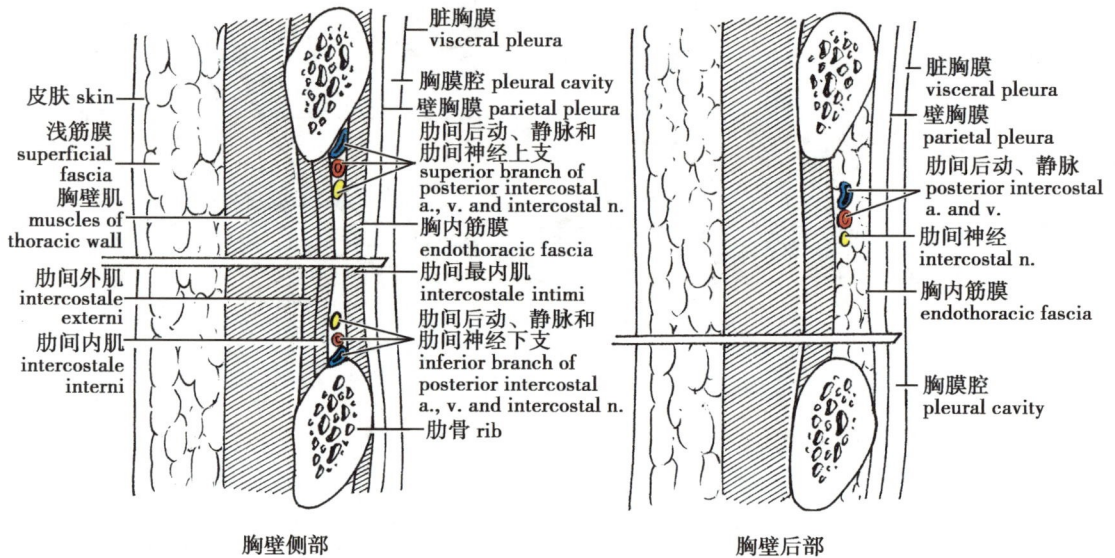

图 3-9　胸壁层次及胸膜腔穿刺部位

(四)胸廓内动、静脉和淋巴结

1. **胸廓内动脉** internal thoracic artery　为锁骨下动脉第 1 段分支,向下经锁骨下静脉后方,紧贴胸膜顶前面入胸腔,沿胸骨外侧缘的外侧约 1.25cm 处下行,至第 6 肋间隙分为肌膈动脉 musculophrenic artery 和腹壁上动脉 superior epigastric artery 两终支。沿途的分支有:①心包膈动脉 pericardiacophrenic artery,平第 1 肋高度发出,与膈神经伴行至心包和膈;②肋间前动脉 anterior intercostal artery,在上 6 个肋间隙行向外侧,分布至肋间隙前部,并与肋间后动脉吻合;③穿支,与肋间神经前皮支伴行浅出,分布于胸前内侧部皮肤,女性的第 1~4 穿支还分布至乳房。胸廓内动脉前面为上 6 个肋软骨及肋间内肌;上段的后面紧贴壁胸膜,下段借胸横肌与胸内筋膜分隔(图 3-10)。

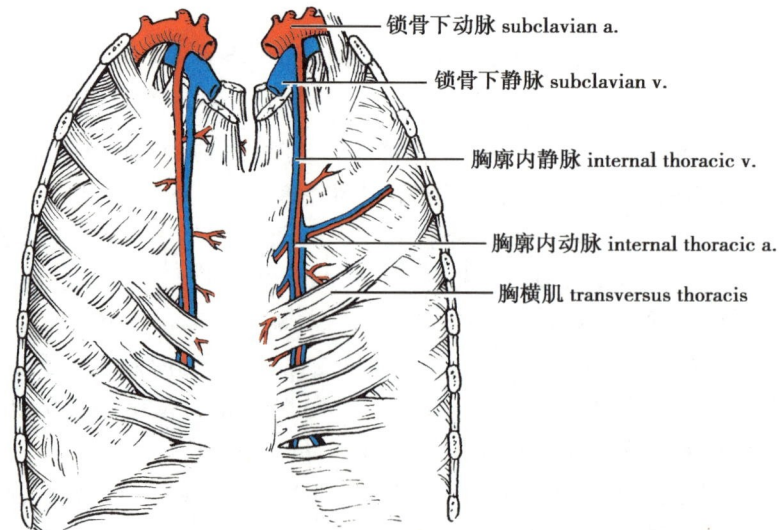

图 3-10　胸廓内血管和胸横肌

2. **胸廓内静脉 internal thoracic vein**　通常每侧为 1~2 条,与同名动脉伴行,若为 1 条则行于动脉内侧,若为 2 条则在动脉两侧伴行一段后合为一条,走行于动脉内侧(图 3-10)。右侧胸廓内静脉注入上腔静脉与头臂静脉交角处或右头臂静脉,左侧注入左头臂静脉。

3. **淋巴结**

（1）胸骨旁淋巴结 parasternal lymph node:位于胸骨两侧第 1~6 肋间隙,沿胸廓内动、静脉排列,引流胸前区、乳房内侧部、膈和肝上面的淋巴,其中第 1、2 肋间隙出现率最高。其输出管注入胸导管和右淋巴导管,亦可至支气管纵隔干。

（2）肋间淋巴结 intercostal lymph node:位于肋间隙内,分为前、中、后 3 组,分别称肋间前、中、后淋巴结,引流胸前区、胸外侧区和胸背区的淋巴。肋间前淋巴结位于肋骨与肋软骨交界处附近,其输出管注入胸骨旁淋巴结;肋间中淋巴结位于腋前线至肋角之间,注入腋淋巴结;肋间后淋巴结位于肋角内侧,注入胸导管。肋间前、中淋巴结有时缺如,肋间后淋巴结较恒定。

（五）胸内筋膜

胸内筋膜 endothoracic fascia 是一层致密的结缔组织膜,衬于肋和肋间隙内面(包括胸横肌)。向上覆盖于胸膜顶上面并增厚,称胸膜上膜 suprapleural membrane,即 Sibson 膜,对胸膜顶有固定和保护作用;向下覆盖于膈的上面,称膈上筋膜或膈胸膜筋膜 phrenicopleural fascia。壁胸膜与胸内筋膜之间含疏松结缔组织,手术中壁胸膜的分离要沿此间隙进行,容易分离,出血较少。临床上进入胸膜腔的手术路径需经以下层次:皮肤、浅筋膜、深筋膜及胸壁浅层肌、切开肋间肌经肋间隙(或切断肋骨经肋骨床)、胸内筋膜、壁胸膜。

第三节　膈

一、位置和分部

（一）位置

膈 diaphragm 呈向上隆凸的穹隆状,位于胸、腹腔之间,封闭胸廓下口。膈穹隆中央部平坦,两侧隆凸,右高左低,最高点达第 5 肋间隙。膈的高低位置因年龄、体位、呼吸状态和腹腔器官充盈状态的不同而有所变化。小儿膈的位置较高,老年人的较低。坐位时膈的位置较低,仰卧时腹腔器官推向胸腔,膈的位置升高。膈上面覆以膈上筋膜和膈胸膜,隔着胸膜腔与肺底相邻,中央部与心包相愈着。膈下面右半与肝右叶和部分肝左叶相邻,左半与肝左外叶、胃和脾相邻(图 3-11)。

（二）分部

膈的中央部为腱膜,称中心腱 central tendon,周围部为肌纤维。根据肌纤维起始部位不同分为胸骨部、肋部和腰部。胸骨部起自剑突后方;肋部附着于下 6 位肋及肋软骨内侧面。腰部内侧份的肌纤维形成左脚 left crus 和右脚 right crus,中间份纤维起自第 2 腰椎体侧面,外侧份纤维起自内、外侧弓状韧带。内侧弓状韧带 medial arcuate ligament 位于第 1、2 腰椎体侧面与第 1 腰椎横突之间,外侧弓状韧带 lateral arcuate ligament 为张于第 1 腰椎横突与第 12 肋之间的腱弓。各部肌束止于中心腱(图3-11)。膈与胸壁之间的窄隙是肋膈隐窝所在的部位。

二、薄弱区和裂孔

（一）薄弱区

膈肌性部的各部之间缺乏肌纤维,上面覆以膈上筋膜和膈胸膜,下面覆以膈下筋膜和腹膜,形成膈的薄弱区。胸肋三角 sternocostal triangle 位于膈的胸骨部与肋部起点之间,有腹壁上血管和来自腹壁和肝上面的淋巴管通过。腰肋三角 lumbocostal triangle 位于膈的腰部与肋部起点之间,为尖向上的三角形区域,底为第 12 肋。腰肋三角的前方与肾后面相邻,后方有肋膈隐窝,故肾手术时应特别注意,以免撕破壁胸膜而导致气胸。

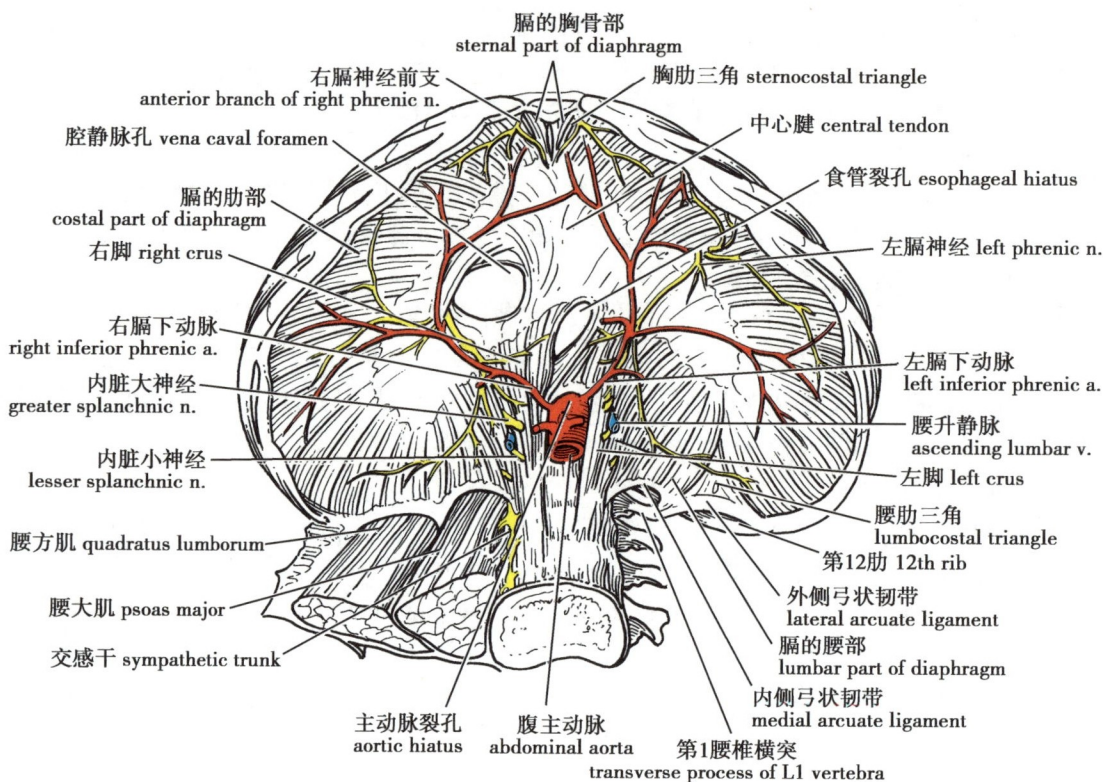

图 3-11 膈

(二) 裂孔

膈有下腔静脉、食管和主动脉等结构穿过,形成 3 个裂孔(图 3-11)。

1. 腔静脉孔 vena caval foramen 位于食管裂孔的右前方,约在第 8~9 胸椎椎间盘水平,居正中矢状面右侧 2~3cm 处,有下腔静脉和右膈神经的分支通过。

2. 食管裂孔 esophageal hiatus 在正中矢状面左侧 2~3cm 处,约在第 10 胸椎平面,有食管和迷走神经前、后干通过。食管裂孔主要由来自膈的右脚肌束组成,膈右脚肌纤维收缩,可起到钳制食管的作用。若肌环发育不良,腹部器官可自此处突入胸腔形成食管裂孔疝。此处食管裂孔与食管壁之间有结缔组织形成的膈食管韧带,起固定食管和贲门的作用。由于吞咽时食管的运动和呼吸时膈的升降,此处的联系不牢固,也是食管裂孔疝的解剖学基础。食管裂孔疝分为:①滑动疝,当患者躺下或弯腰时,胃上部和食管下部向上滑,通过松弛的食管裂孔进入胸腔;②食管旁疝,贲门保持在正常位置,胃体(主要是前壁)通过裂孔向上凸至食管前方,亦称为转动疝(图 3-12)。

3. 主动脉裂孔 aortic hiatus 位于第 12 胸椎平面,由膈的左、右脚和第 12 胸椎体围成,其内有降主动脉和胸导管通过。

三、血管、淋巴引流和神经

(一) 血管

膈的动脉主要有心包膈动脉、肌膈动脉、膈上动脉、膈下动脉、下位肋间后动脉和肋下动脉。同名静脉与其伴行,注入胸廓内静脉、肋间后静脉和上、下腔静脉。

(二) 淋巴引流

膈的淋巴管丰富,主要注入膈上、下淋巴结。膈上淋巴结 superior phrenic lymph node 位于膈的上面,分为前、中、后三组。前组位于剑突后方;中组左、右各有一群,左侧群位于左膈神经下端周围,右侧群位于下腔静脉周围;后组位于主动脉裂孔周围。膈上淋巴结收纳膈、心包下部和肝上面的淋巴,

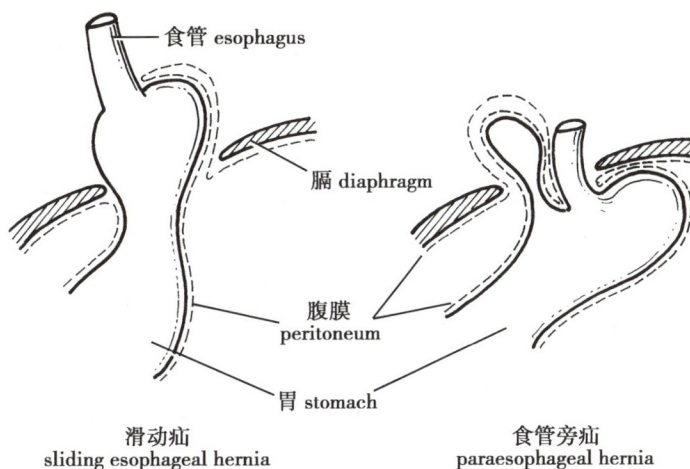

食管 esophagus

膈 diaphragm

腹膜 peritoneum

胃 stomach

滑动疝
sliding esophageal hernia

食管旁疝
paraesophageal hernia

图 3-12 膈疝

其输出管注入胸骨旁淋巴结和纵隔后淋巴结。膈下淋巴结 inferior phrenic lymph node 沿膈下动、静脉排列,收纳膈下后部的淋巴,而膈下前部的淋巴管穿过膈注入膈上淋巴结前组。

(三)神经

膈的中央部分由颈部肌节发育而来,故由颈丛的分支膈神经支配,其余部分由胸下部的肌节发育而来,受下 6~7 对肋间神经支配。膈神经 phrenic nerve(C$_3$~C$_5$ 前支)起自颈丛,经锁骨下动、静脉之间进入胸腔,继而经肺根前方,于纵隔胸膜与心包之间下行至膈。左膈神经穿肌部,右膈神经穿经中心腱或腔静脉孔至膈,沿途发出肋支、胸骨支、心包支和胸膜支。其运动纤维支配膈肌,感觉纤维分布至胸膜、心包和膈中心腱下面的腹膜,右膈神经还有分支至肝、胆囊和肝外胆道的浆膜。副膈神经 accessory phrenic nerve 多在膈神经外侧,经锁骨下静脉后方下行,与膈神经汇合。当膈神经封闭或手术时,应注意副膈神经存在的可能性。国人副膈神经的出现率为 48%。

第四节 胸腔及其内容

胸腔 thoracic cavity 由胸壁和膈围成,内衬以胸内筋膜,为一底凸向上、前后略扁的锥形腔。胸腔向上经胸廓上口通颈部,向下借膈与腹腔分隔,以纵隔为界可分为三部分,即中间部分的纵隔,以及纵隔两侧容纳肺和胸膜腔的左、右两部分。

一、胸膜和胸膜腔

(一)胸膜

胸膜 pleura 为浆膜,分为脏胸膜和壁胸膜。脏胸膜 visceral pleura 被覆在肺的表面,与肺紧密结合,并伸入叶间裂内。壁胸膜 parietal pleura 贴附于胸内筋膜内面、膈上面和纵隔侧面,并向上突至颈根部。

根据其配布部位不同分为 4 部分:肋胸膜 costal pleura、膈胸膜 diaphragmatic pleura、纵隔胸膜 mediastinal pleura 和胸膜顶 cupula of pleura。胸膜顶在锁骨内侧 1/3 段的上缘向上突 2~3cm,上面覆以胸膜上膜,起固定和保护作用。

(二)胸膜腔

胸膜腔 pleural cavity 为脏、壁胸膜在肺根处相互延续共同围成的左、右各一的密闭窄隙,腔内为负压,并有少量浆液。肺根下方脏、壁胸膜的移行部分形成的双层结构,称为肺韧带 pulmonary ligament,它上连肺根,下部可达肺的下缘,有固定肺的作用。

当肺组织破裂等原因导致空气进入胸膜腔,称为气胸。由于肺韧带的附着,肺固定于纵隔,而被压向内侧。在穿刺排气时,应选择胸腔上部,通常在第 2 肋间隙、锁骨中线附近进针。胸膜发生炎症时,胸膜表面变得粗糙,呼吸时,脏、壁胸膜相互摩擦而出现胸膜摩擦音。

(三)胸膜隐窝

壁胸膜与脏胸膜之间的大部分互相贴近,故胸膜腔是潜在性的腔隙。但在有些部位壁胸膜相互转折处的胸膜腔,即使在深吸气时,肺缘也不能到达其内,这些部位的胸膜腔称为胸膜隐窝 pleural recess,有肋膈隐窝、肋纵隔隐窝和膈纵隔隐窝。有时可见胸膜隐窝部的壁胸膜含有脂肪凸起,称脂肪皱襞。

1. 肋膈隐窝 costodiaphragmatic recess　左、右各一,位于肋胸膜与膈胸膜转折处,自剑突向后下至脊柱两侧,呈半环形,后部较深,是最大的胸膜隐窝,也是胸膜腔最低处,胸膜腔积液首先积聚于此处。胸膜腔穿刺抽液时,常选择肩胛线第 8 或 9 肋间隙将针刺入此隐窝内。因肋膈隐窝后部较深,引流和抽液比较彻底。由于抽出积液后,受压下降的膈可再度回升,所以穿刺部位不要低于第 9 肋间隙。

2. 肋纵隔隐窝 costomediastinal recess　位于胸骨左侧第 4~5 肋间隙后方,心包前方,肺的心切迹内侧。在肋胸膜与纵隔胸膜前缘转折处下部,由于左肺前缘有心切迹,故左侧肋纵隔隐窝较明显。

3. 膈纵隔隐窝 phrenicomediastinal recess　位于膈胸膜与纵隔胸膜之间,因心尖左侧突出而形成,故仅存在于左胸膜腔。

(四)壁胸膜返折线的体表投影

壁胸膜各部互相返折部位在体表的投影有其临床意义(图 3-13)。心包穿刺、胸骨劈开、肾手术、前纵隔手术等均涉及壁胸膜的界限,尤其是前界和下界。

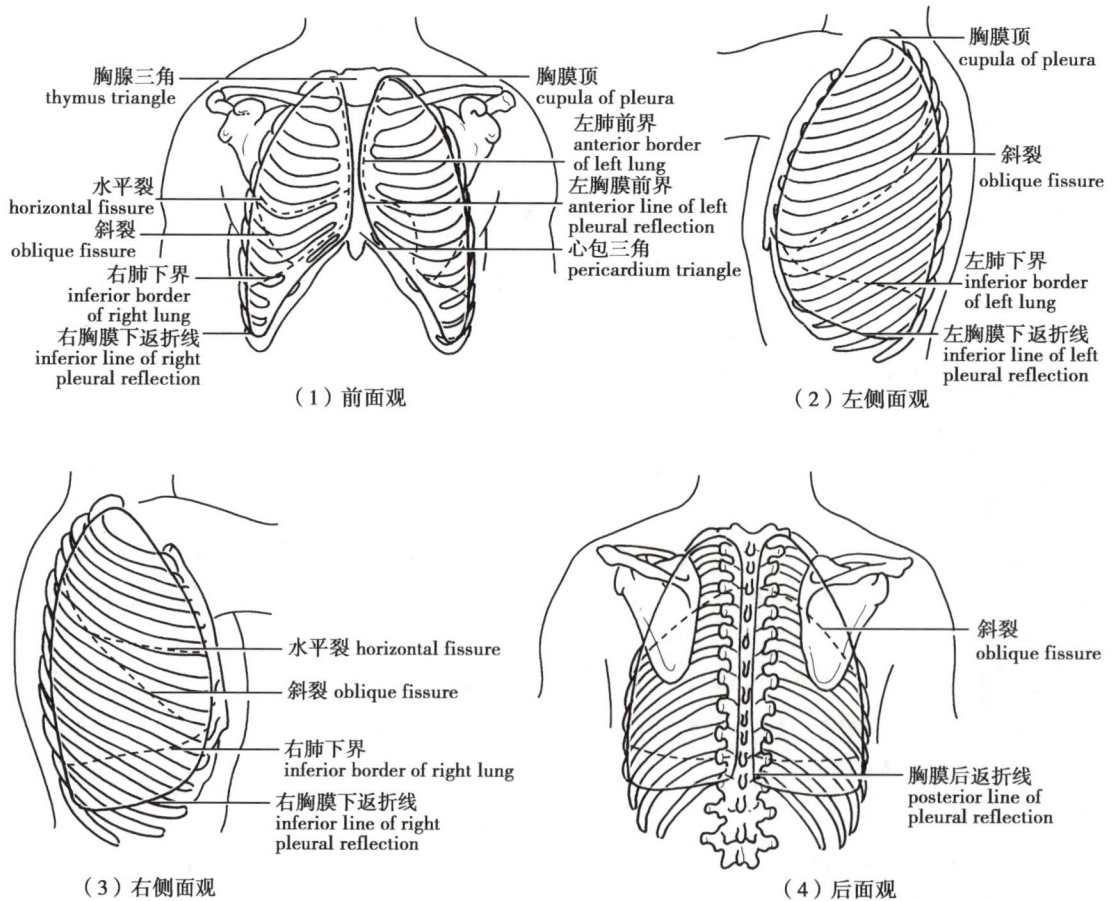

（1）前面观

（2）左侧面观

（3）右侧面观

（4）后面观

图 3-13　肺和胸膜的体表投影

1. **胸膜前界** 为肋胸膜前缘与纵隔胸膜前缘的返折线。两侧均起自胸膜顶,即锁骨内侧 1/3 段上缘上方 2~5cm 处,向内下行经胸锁关节后方至第 2 胸肋关节的高度,两侧靠拢,于正中线稍偏左垂直向下。右侧直达第 6 胸肋关节处移行为下界,左侧至第 4 胸肋关节处转向下,沿胸骨侧缘外侧 2~2.5cm 下行,达第 6 肋软骨中点处移行为下界。

两侧胸膜前界在第 2~4 胸肋关节高度互相靠拢,而上、下又各自分开,形成两个三角形无胸膜区。上方的为上胸膜间区,又称胸腺三角,儿童较宽,内有胸腺;成人较窄,有胸腺遗迹和结缔组织。下方者称为下胸膜间区,内有心包和心,故又称心包三角,此处心包未被胸膜遮盖,直接与胸前壁相贴。

两侧胸膜前界有时会出现重叠,一般在第 2~4 胸肋关节平面,出现率约为 26%,老年人可高达 39.5%。在开胸手术时,应注意存在这种情况的可能,以防发生双侧气胸。右侧胸膜可向下跨过右剑肋角,约占 1/3,故肋弓下切口应注意,有伤及右胸膜的可能。左侧胸膜前界第 4 胸肋关节以下部分,位于胸骨后方者相对较少,因此,心包穿刺部位以左剑肋角处较为安全。

2. **胸膜下界** 为肋胸膜与膈胸膜的返折线。左侧起自第 6 肋软骨中点处,右侧起自第 6 胸肋关节后方,两侧均向外下行,在锁骨中线与第 8 肋相交,腋中线与第 10 肋相交,肩胛线与第 11 肋相交,近后正中线平对第 12 胸椎棘突高度(图 3-13)。

国人胸膜下界的后部在右侧第 12 肋颈下方者占 60%,左侧者为 40%,因右侧胸膜后部比左侧的低,故右侧腹后壁手术时,伤及右胸膜囊的可能性较大。

肾手术必须确定第 12 肋的位置,这是由肾、第 12 肋和胸膜下返折线三者间的关系所决定的。胸膜下返折线在背部以水平位与第 12 肋中部相交,使第 12 肋远侧端位于胸膜返折线之下,近侧端位于胸膜返折线以上。如果第 12 肋很短,完全被竖脊肌遮盖时,极有可能将第 11 肋误认为第 12 肋。因此,手术前必须从上向下查明第 12 肋的位置,以免切口过高,伤及胸膜造成气胸。

(五) 胸膜的血管、淋巴引流和神经

1. **血管** 脏胸膜的血液供应来自支气管动脉和肺动脉的分支,壁胸膜的血液供应主要来自肋间后动脉、胸廓内动脉和心包膈动脉的分支。静脉与同名动脉伴行,注入上腔静脉和肺静脉。

2. **淋巴引流** 脏胸膜的淋巴管与肺的淋巴管吻合,注入肺门淋巴结。壁胸膜各部的淋巴回流不一,分别注入胸骨旁淋巴结、肋间淋巴结、膈淋巴结、纵隔前、后淋巴结和腋淋巴结。

3. **神经** 脏胸膜的感觉由肺丛 pulmonary plexus 的内脏感觉神经传导,肺手术时可经肺根阻滞麻醉肺丛的传入冲动。壁胸膜的感觉由脊神经的躯体感觉神经传导,感觉灵敏。肋间神经分支至肋胸膜和膈胸膜周围部;膈神经分支分布到胸膜顶、纵隔胸膜及膈胸膜中央部。当炎症或肿瘤等侵及壁胸膜时,疼痛可沿肋间神经向胸、腹壁放射,或沿膈神经向颈、肩部放射,引起牵涉痛。若病变仅限于脏胸膜时,疼痛常不明显。

二、肺

肺 lung 位于胸腔内、纵隔两侧,左右各一,借肺根和肺韧带与纵隔相连。肺呈半圆锥形,左肺由斜裂 oblique fissure 分为上、下二叶。右肺以斜裂和水平裂 horizontal fissure 分为上、中、下三叶。

(一) 肺的体表投影

1. **肺的前、下界** 肺的前界几乎与胸膜前界一致,仅左肺前缘在第 4 胸肋关节高度沿第 4 肋软骨急转向外至胸骨旁线处弯向外下,至第 6 肋软骨中点续为肺下界。

肺的下界比胸膜的下界稍高,平静呼吸时,在锁骨中线与第 6 肋相交,在腋中线越过第 8 肋,在肩胛线与第 10 肋相交,近后正中线处平对第 10 胸椎棘突(图 3-13,表 3-1)。小儿肺的下界比成人略高一肋。

2. **肺裂** 两肺斜裂为自第 3 胸椎棘突向外下方,绕过胸外侧部至锁骨中线与第 6 肋相交处的斜线。右肺的水平裂为自右第 4 胸肋关节向外,至腋中线与斜裂投影线相交的水平线。

3. **肺根** 前方平对第 2~4 肋间隙前端,后方平第 4~6 胸椎棘突高度,在后正中线与肩胛骨内侧缘连线中点的垂直线上。

表 3-1 肺和胸膜下界的体表投影

器官下界	锁骨中线	腋中线	肩胛线	脊柱旁线
肺下界	第 6 肋	第 8 肋	第 10 肋	第 10 胸椎棘突
胸膜下界	第 8 肋	第 10 肋	第 11 肋	第 12 胸椎棘突

(二) 肺门和肺根

1. **肺门 hilum of lung**   为肺纵隔面中部的凹陷,有主支气管,肺动、静脉,支气管动、静脉,淋巴管和肺丛等出入,又称第一肺门(图 3-14)。各肺叶的叶支气管和肺血管的分支或属支等结构出入肺叶的部位,称第二肺门。

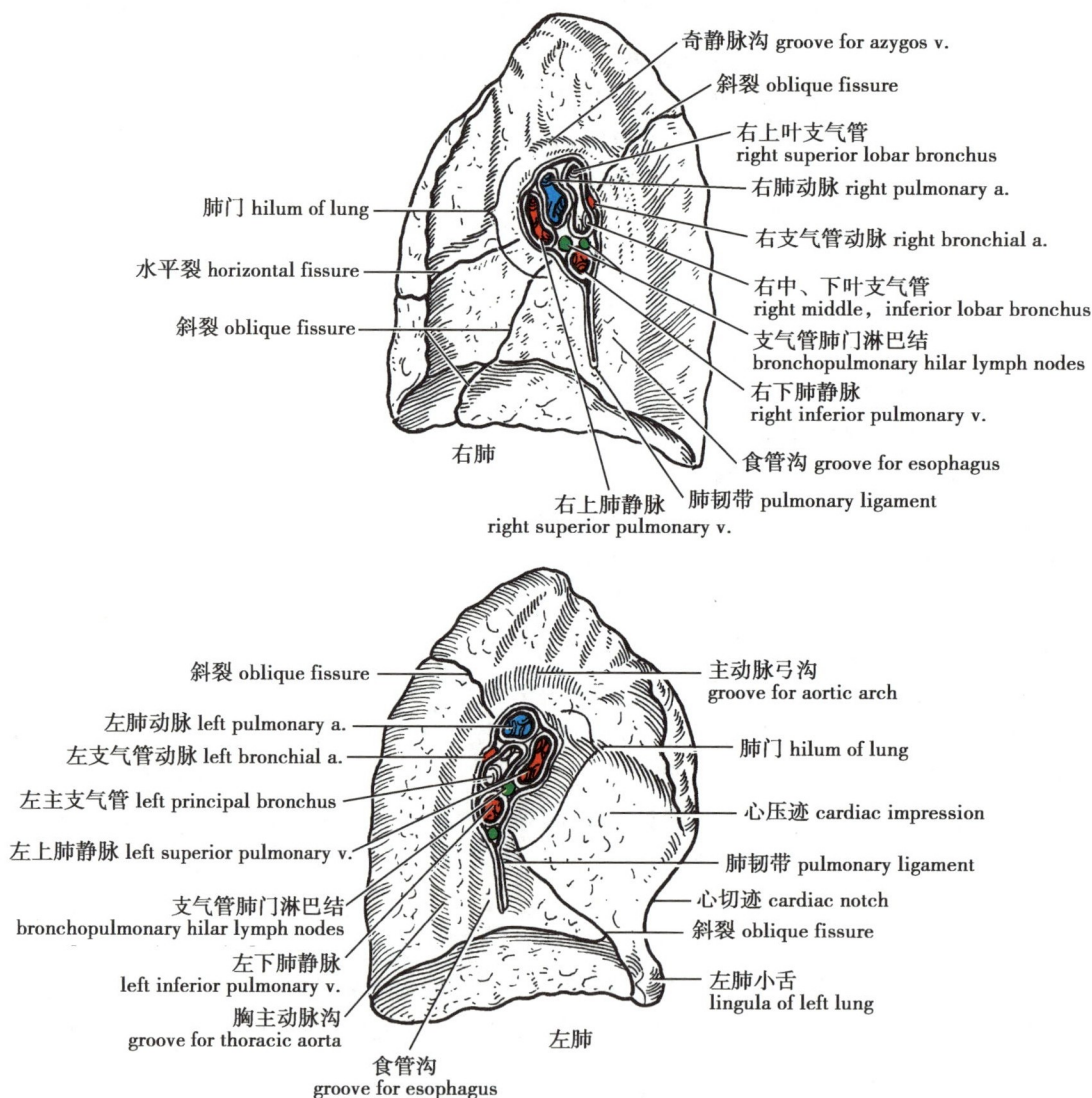

图 3-14 肺和肺门结构

2. **肺根 root of lung**   为出入肺门的各结构外包以胸膜而形成。

肺根主要结构的位置关系有一定规律。肺根由前向后依次为上肺静脉、肺动脉、主支气管和下肺静脉。自上而下,左肺根依次为肺动脉、主支气管、上肺静脉和下肺静脉;右肺根为上叶支气管、肺动脉,中、下叶支气管,上肺静脉和下肺静脉。

此外,肺门处尚有数个支气管肺门淋巴结 bronchopulmonary hilar lymph node,也称肺门淋巴结(图 3-14,图 3-15)。

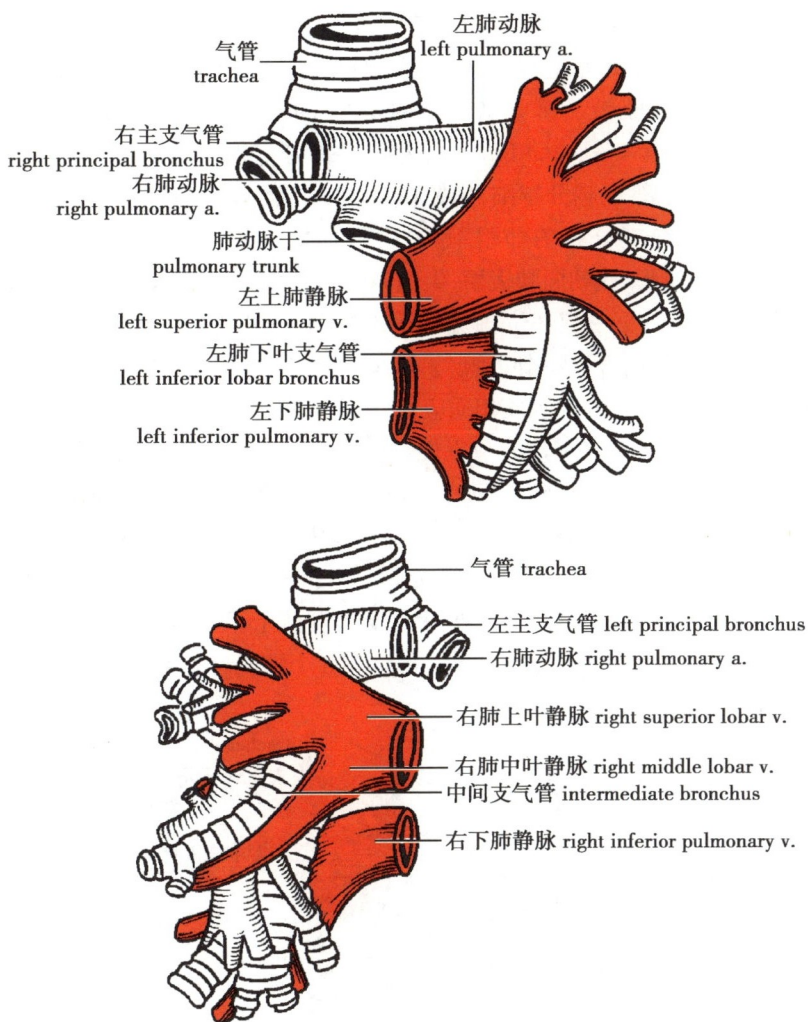

图 3-15 肺动脉、肺静脉与支气管的关系

两肺根的毗邻结构有异同。虽后方皆邻迷走神经,但右迷走神经与右肺相距 1.2~1.5cm,左迷走神经与左肺相距仅 0.8cm 左右;上方跨过的结构不同;肺根的前方有膈神经、心包膈动、静脉外,右肺根还邻有上腔静脉、部分心包和右心房(表 3-2)。肺手术中处理肺根时,要注意肺根的毗邻结构,以免损伤。

表 3-2 左、右肺根的毗邻关系

毗邻	左肺根	右肺根
前方	左膈神经 左心包膈动、静脉	右膈神经 右心包膈动、静脉 上腔静脉 右心房 心包(部分)
后方	胸主动脉 左迷走神经	奇静脉 右迷走神经
上方	主动脉弓(自后向前)	奇静脉弓(自后向前)
下方	肺韧带	肺韧带

（三）气管、支气管与支气管肺段

气管 trachea 在胸骨角平面分为左、右主支气管。主支气管 principal bronchus 是气管分出的第一级支气管。主支气管在肺门处分支为肺叶支气管 lobar bronchi，即第二级支气管，经第二肺门入肺叶。肺叶支气管再分为肺段支气管 segmental bronchi，为第三级支气管。一般每侧肺有 10 个肺段支气管，每个肺段支气管再反复分支，管径越分越细，呈树枝状，称支气管树 bronchial tree。

每一肺段支气管及其分支分布的肺组织构成支气管肺段 bronchopulmonary segment，简称肺段 pulmonary segment。肺段呈锥形，底朝向肺表面，尖朝向肺门。肺段内有肺段支气管、肺段动脉和支气管血管伴行。各支气管肺段都占据一定部位，肺段间除借表面的肺胸膜与胸膜下的小静脉支相连以外，还有少量结缔组织（肺胸膜的延续）和段间静脉。段间静脉收集相邻肺段的静脉血，是肺段切除的标志。肺段动脉与肺段支气管伴行，并与肺段相适应，终末支分布至肺段的边缘（图 3-16，图 3-17，表 3-3）。

支气管肺段在形态和功能上有一定的独立性，若某肺段支气管阻塞，则该肺段内呼吸完全中断。轻度感染或结核，可局限在一个肺段，随着病情发展可蔓延到其他支气管肺段。根据病变范围，按肺段为单位施行肺段切除，肺段的解剖学特征具有重要的临床意义。

右肺有 10 个肺段，上叶分为 3 段，中叶分为 2 段，下叶分为 5 段。左肺有 8~10 个肺段，上、下叶各有 4~5 个肺段。由于左肺上叶尖段支气管与后段支气管共干，下叶内侧底段支气管与前底段支气管共干，肺段合并为尖后段和内前底段，故左肺通常只有 8 个肺段（图 3-16，表 3-3）。

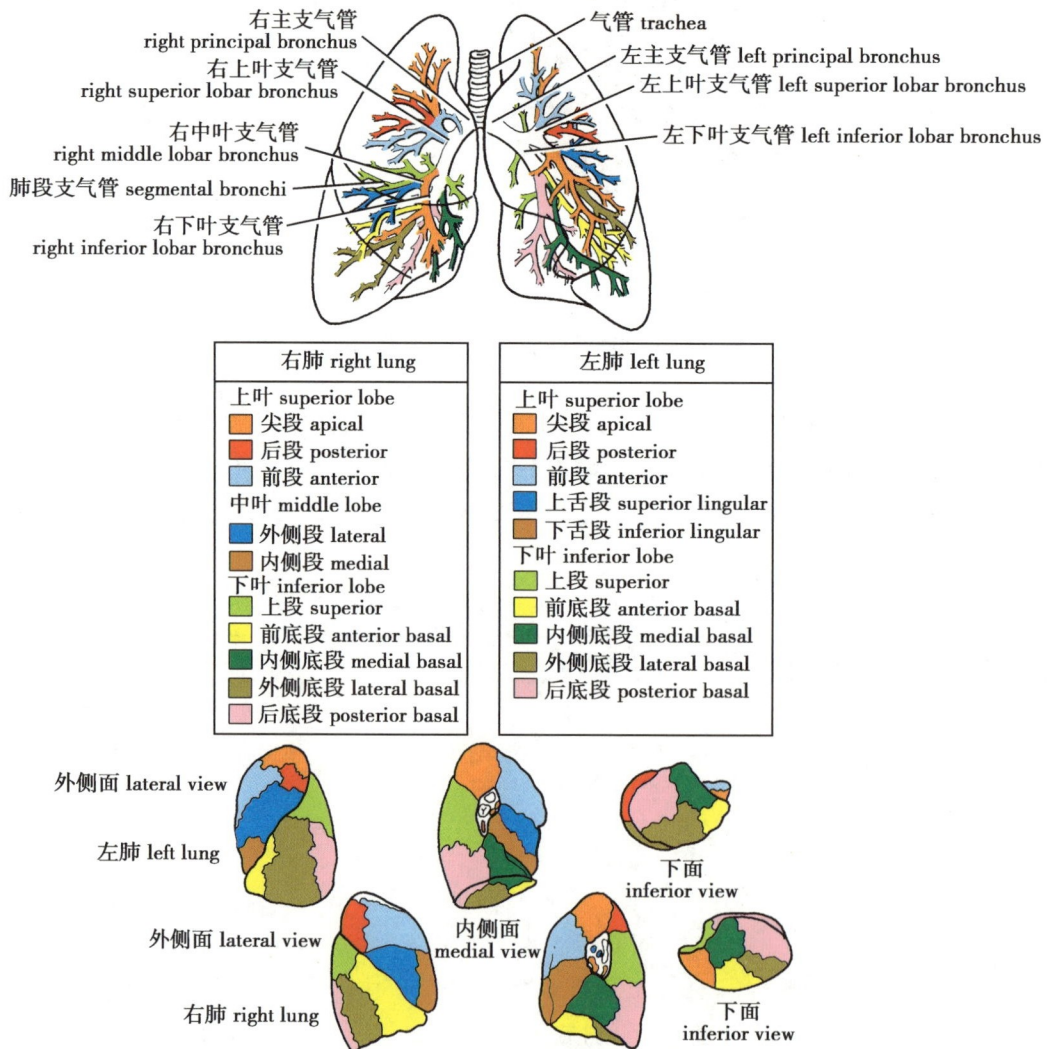

图 3-16　肺段支气管和支气管肺段

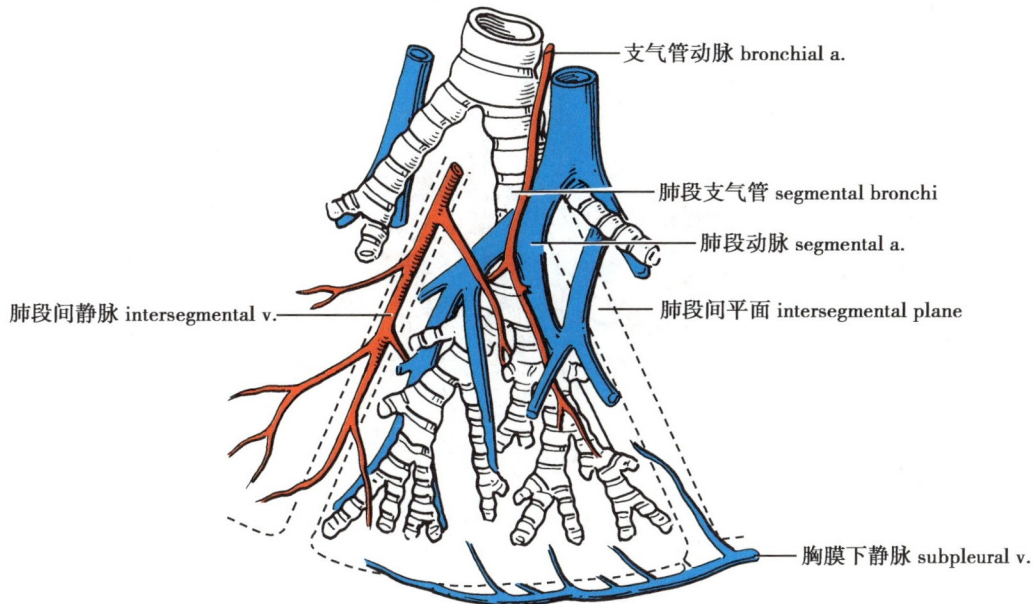

图 3-17 肺段内结构及肺段间静脉

表 3-3 左、右肺的肺叶、肺段支气管和支气管肺段

侧别	肺叶	肺叶支气管	肺段支气管	支气管肺段
右肺	上叶	上叶支气管	尖段支气管 B Ⅰ	尖段 S Ⅰ
			后段支气管 B Ⅱ	后段 S Ⅱ
			前段支气管 B Ⅲ	前段 S Ⅲ
	中叶	中叶支气管	外侧段支气管 B Ⅳ	外侧段 S Ⅳ
			内侧段支气管 B Ⅴ	内侧段 S Ⅴ
	下叶	下叶支气管	上段支气管 B Ⅵ	上段 S Ⅵ
			内侧底段支气管 B Ⅶ	内侧底段 S Ⅶ
			前底段支气管 B Ⅷ	前底段 S Ⅷ
			外侧底段支气管 B Ⅸ	外侧底段 S Ⅸ
			后底段支气管 B Ⅹ	后底段 S Ⅹ
左肺	上叶	上叶支气管上干	尖后段支气管 B Ⅰ+Ⅱ	尖后段 S Ⅰ+Ⅱ
			前段支气管 B Ⅲ	前段 S Ⅲ
		上叶支气管下干	上舌段支气管 B Ⅳ	上舌段 S Ⅳ
			下舌段支气管 B Ⅴ	下舌段 S Ⅴ
	下叶	下叶支气管	上段支气管 B Ⅵ	上段 S Ⅵ
			内前底段支气管 B Ⅶ+Ⅷ	内侧前底段 S Ⅶ+Ⅷ
			外侧底段支气管 B Ⅸ	外侧底段 S Ⅸ
			后底段支气管 B Ⅹ	后底段 S Ⅹ

（四）肺动脉

肺动脉干 pulmonary trunk 由右心室发出后，在主动脉弓下方分为左、右肺动脉 pulmonary artery。右肺动脉较长、较平、较低，向右经主动脉和上腔静脉后方、奇静脉弓下方进入右肺。左肺动脉较短、较陡、较高，向左经胸主动脉前方入左肺（图 3-18，图 3-19）。

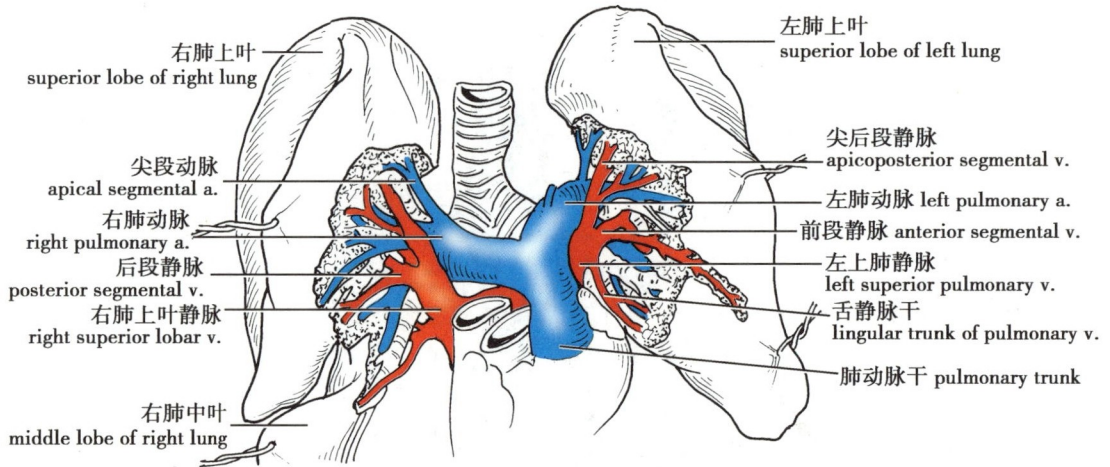

右肺上叶
superior lobe of right lung

左肺上叶
superior lobe of left lung

尖段动脉
apical segmental a.

右肺动脉
right pulmonary a.

后段静脉
posterior segmental v.

右肺上叶静脉
right superior lobar v.

右肺中叶
middle lobe of right lung

尖后段静脉
apicoposterior segmental v.

左肺动脉 left pulmonary a.

前段静脉 anterior segmental v.

左上肺静脉
left superior pulmonary v.

舌静脉干
lingular trunk of pulmonary v.

肺动脉干 pulmonary trunk

图 3-18   肺门结构（前面观）

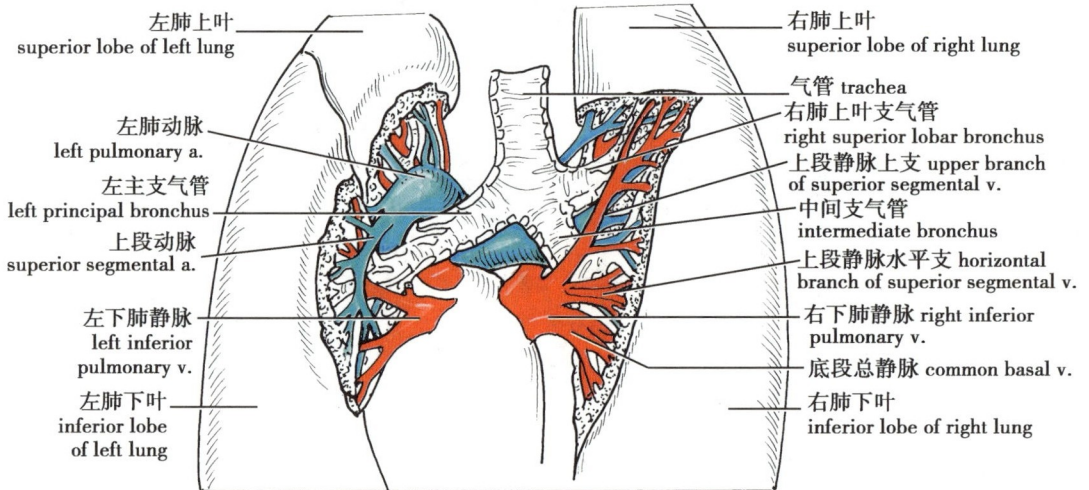

左肺上叶
superior lobe of left lung

左肺动脉
left pulmonary a.

左主支气管
left principal bronchus

上段动脉
superior segmental a.

左下肺静脉
left inferior
pulmonary v.

左肺下叶
inferior lobe
of left lung

右肺上叶
superior lobe of right lung

气管 trachea

右肺上叶支气管
right superior lobar bronchus

上段静脉上支 upper branch
of superior segmental v.

中间支气管
intermediate bronchus

上段静脉水平支 horizontal
branch of superior segmental v.

右下肺静脉 right inferior
pulmonary v.

底段总静脉 common basal v.

右肺下叶
inferior lobe of right lung

图 3-19   肺门结构（后面观）

1. **右肺动脉 right pulmonary artery**   入肺门后立即分出右肺上叶动脉（前干），本干继续向右下行称叶间动脉，叶间动脉在斜裂处分为右肺中叶动脉和下叶动脉。

（1）右肺上叶动脉可有 1~4 支，以 2~3 支为多（82%~92%）。从分支类型上看，右肺上叶动脉的分支与支气管分支相应者为数不多（约 16%）。但在分布上，动脉与支气管基本相互伴行。

1）尖段动脉：可有 1~3 支，其中 1 支者占 73.3%，2 支者占 22.7%。

2）后段动脉：可有 1~3 支，其中 1 支者占 51.3%，2 支者 45.3%。17.3% 发自前干，42% 发自前干和升动脉，40.7% 发自升动脉。升动脉发自叶间动脉，81% 分布至后段。

3）前段动脉：可有 1~4 支，其中 1 支者占 68%，2 支者占 26%。61% 来自前干，39% 来自前干和升动脉。

（2）右肺中叶动脉可有 1~3 支，以 2 支者占多数，约占 60% 以上。但它的分支类型比较复杂，分为外侧段动脉和内侧段动脉并分布至外侧段和内侧段的仅占 1/3。

（3）右肺下叶动脉可有 3~8 支，以 4~6 支者较多。肺段动脉的分支类型异常复杂，但其分布似较右上叶和右中叶与相应支气管伴行更紧密。右肺下叶动脉进入下叶后，首先发出上段动脉，本干继续下行并转向同名支气管的外后方，称为基底动脉干。由基底动脉干呈辐射状依次分出内侧底段动脉、前底段动脉、外侧底段动脉和后底段动脉，它们与相应的肺段支气管伴行，分别分布于各同名肺段。

NOTES

2. **左肺动脉 left pulmonary artery** 左肺动脉进入肺门后,即呈弓形(左肺动脉弓)从左主支气管的前上方绕至上叶支气管的后下方,易名为左肺下叶动脉。左肺下叶动脉至叶间裂处分出舌动脉干,然后沿舌叶支气管的后方降入左肺下叶。

(1)左肺上叶动脉至左肺上叶不形成总干,均是一些短小的分支。尖后段动脉和前段动脉发自左肺动脉弓,前者以 2 支者占多数,后者多为 1 支。舌动脉干在斜裂处发自左肺下叶动脉,多为 1 支,然后发出上、下舌段动脉,分别进入上、下舌段。

(2)左肺下叶动脉上段动脉以单干 2 分支型多见,在舌动脉干起点稍上方发自左肺下叶动脉,它在上段支气管的上方进入上段。左肺下叶动脉进入下叶后,一般立即分为内前底段动脉和外后底段动脉,前者分布于内前底段,后者再分为外侧底段动脉和后底段动脉,于相应支气管的外侧进入同名肺段。

(五)肺静脉

肺静脉 pulmonary vein 有段内支和段间支两种属支,段内支常行于亚段间或更细支气管间,段间支行于肺段之间,引流相邻两肺段的静脉血。两肺的静脉最后汇集成 4 条肺静脉,出肺门后均位于肺根的前下部,从两侧穿过心包进入左心房。

1. **右上肺静脉 right superior pulmonary vein** 右肺上、中叶的静脉汇入右上肺静脉。80% 以上的上叶静脉分别汇集成尖段静脉、后段静脉和前段静脉,它们与支气管的分支形式不相一致。尖段静脉有上、下两支,上支为段内静脉,下支为段间静脉,分隔尖段和前段。后段静脉有段间静脉、段内静脉和叶间静脉三种属支,其中段间静脉有两支,一支称尖支,分隔尖段和后段,另一支称后段间支,分隔后段和前段。中叶的静脉汇集成外侧段静脉和内侧段静脉,并均有段间静脉属支。外、内侧段静脉最后汇合成 1 支中叶静脉的占 48%~66%,中叶静脉注入右上肺静脉占 80% 左右。

2. **右下肺静脉 right inferior pulmonary vein** 引流右肺下叶的血流。右肺下叶的肺静脉先汇集成上段静脉、上底段静脉和下底段静脉,上、下底段静脉汇合成总底段静脉,总底段静脉再与上段静脉合成右下肺静脉。据 150 例国人标本统计,正常型右肺下叶底段静脉的组合类型是:上底段静脉由前底段静脉和外侧底段静脉形成,下底段静脉由后底段静脉形成;或由前底段静脉形成上底段静脉,外侧底段静脉和后底段静脉形成下底段静脉,这种正常型仅占 54%。内侧底段静脉为最细小的底段静脉,一般为 1~6 支,以 2 支者多见。其注入处无一定规律,可汇入总底段静脉、右下肺静脉、上、下底段静脉中的任何一支。

3. **左上肺静脉 left superior pulmonary vein** 收集左肺上叶的静脉。60% 以上由尖后段静脉、前段静脉和由上、下舌段静脉合成的舌静脉干共同汇成,且各段间静脉大都位于支气管的浅面,易于寻找。尖后段静脉游走在尖后段和前段之间的段间支,其他均为段内支。前段静脉有上、下两支,上支为段内支,下支为段间静脉,分隔前段和上舌段。上舌段静脉居上、下舌段之间,下舌段静脉位于下舌段的下方,为段内静脉。

4. **左下肺静脉 left inferior pulmonary vein** 引流左肺下叶的血流。上段静脉有 3 个属支,即内侧支、上支及外侧支,内、外侧支经肺段间,为上段与基底段之间的段间静脉。内前底段静脉形成上底段静脉,有上支和基底支两个属支,基底支是重要的段间静脉,分隔内前底段与外侧底段。外侧底段静脉属段间静脉,多汇入上底段静脉。后底段静脉分为外侧支与内侧支,均为段内静脉,多汇入下底段静脉。

(六)支气管动、静脉

支气管动脉 bronchial artery 又称为支气管支,1~3 支,细小,起自胸主动脉或右肋间后动脉,由肺根(沿支气管后壁)入肺,分布于各级支气管壁、血管壁、肺实质和脏胸膜等处。静脉中的一部分汇集成支气管静脉 bronchial vein,出肺门,右侧汇入奇静脉,左侧注入半奇静脉;另一部分则汇入肺静脉的属支。

支气管动脉与肺动脉的终末支存在吻合,一般在支气管入肺后第 4~8 级分支处,共同分布于肺泡壁。支气管动脉与肺动脉的吻合使体循环和肺循环互相交通。

当肺动脉狭窄和栓塞时,吻合支可扩大,支气管动脉则有代偿肺动脉的作用,成为气体交换血管。当肺有慢性疾病时,支气管动脉的动脉血可经毛细血管前吻合分流到肺动脉,以代偿供应通气差或膨胀不全的肺区。

(七) 淋巴引流

肺有浅、深两组淋巴管。浅淋巴管位于脏胸膜深面,深淋巴管位于各级支气管周围。肺泡壁无淋巴管。浅、深淋巴管在肺内较少吻合,主要在肺门处相互吻合,回流至支气管肺门淋巴结。肺的淋巴结包括位于肺内支气管周围的肺淋巴结和位于肺门的支气管肺门淋巴结。

(八) 神经

肺由内脏神经支配,其中交感神经来自脊髓胸 2~5 节段的侧角,副交感纤维来自迷走神经。交感、副交感神经在肺根前、后方形成肺丛,经肺根分布于肺。副交感神经兴奋,使支气管平滑肌收缩,血管舒张和腺体分泌。交感神经兴奋引起的作用则相反,故当发生哮喘时,可用拟交感神经性药物以解除支气管平滑肌痉挛。内脏感觉纤维分布于脏胸膜、肺泡及各级支气管黏膜,随迷走神经传导至脑。

第五节　纵　隔

一、概述

(一) 位置与境界

纵隔 mediastinum 是左、右纵隔胸膜之间全部器官、结构和结缔组织的总称。由于出生后心向左侧偏移,故纵隔位于胸腔正中偏左,呈上窄下宽、前短后长的矢状位。

纵隔前界为胸骨和肋软骨内面,后界为脊柱胸段,两侧为纵隔胸膜,上为胸廓上口,下为膈。纵隔内器官借疏松结缔组织相连,正常吸气时膈下降,纵隔被拉长。纵隔分隔左、右胸膜腔,在病理情况下,如两侧胸膜腔内压力不等时,可使纵隔移位。

纵隔内有许多重要的器官和结构相互紧贴在一起,结构的胚胎来源复杂,纵隔内肿瘤种类繁多,有转移的,也有原发的。因此,纵隔内肿瘤或器官的增大均会影响这些器官的功能。左肺肿瘤能迅速扩散到纵隔淋巴结,后者增大可压迫左喉返神经而引起左侧声带麻痹。纵隔内的肿瘤扩增压迫上腔静脉可引起身体上半部的静脉充血,也可能压迫胸交感干、膈神经、气管、主支气管和食管等,而出现相应的症状。

(二) 分区

纵隔的分区以"四分法"最常用,即以胸骨角至第 4 胸椎体下缘的平面为界,将纵隔分为上纵隔和下纵隔,下纵隔又以心包的前、后壁为界,分为前、中、后纵隔。胸骨与心包前壁之间为前纵隔,心包、出入心的大血管和心所占据的区域为中纵隔,心包后壁与脊柱之间为后纵隔(图 3-20)。

Shields 于 1972 年提出了另一种"三分法":前纵隔前界为胸骨内面,后界为心包前壁与大血管;中纵隔(内脏纵隔)的前方是前纵隔的后界,后方位于椎体前方;后纵隔为椎旁纵隔,由内脏纵隔区后方至肋椎角。此外,在临床影像上的纵隔分区还有"六分法"和"九分法"。本节内容按"四分法"描述。

(三) 纵隔的整体观

纵隔的形态因体型和年龄不同而有差异。纵隔内的器官大多为单个,而且左右不对称。

1. 前面观　上纵隔在少儿期可见发达的胸腺,成人则为胸腺遗迹,下纵隔可见部分心包。

2. 左侧面观　纵隔左侧面中部为左肺根;其前方有左膈神经和左心包膈血管下行,前下方为心包形成的隆凸;后方有胸主动脉、左迷走神经、左交感干及内脏大神经下行;上方为主动脉弓及其左颈总动脉和左锁骨下动脉分支。在左锁骨下动脉、主动脉弓与脊柱围成的食管上三角内有胸导管和食管胸部的上胸段;在胸主动脉、心包和膈围成的食管下三角内可见食管胸部的下胸段。左迷走神经在主动脉弓前方下行时,发出左喉返神经绕主动脉弓左下方至主动脉弓右后方上行(图 3-21)。

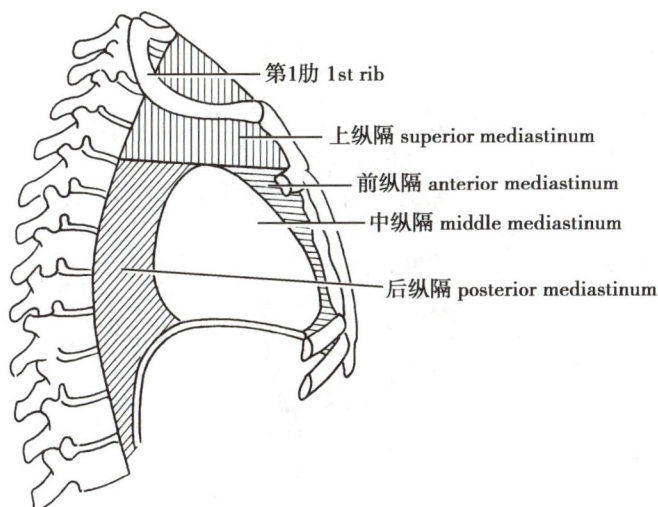

图 3-20 纵隔分区

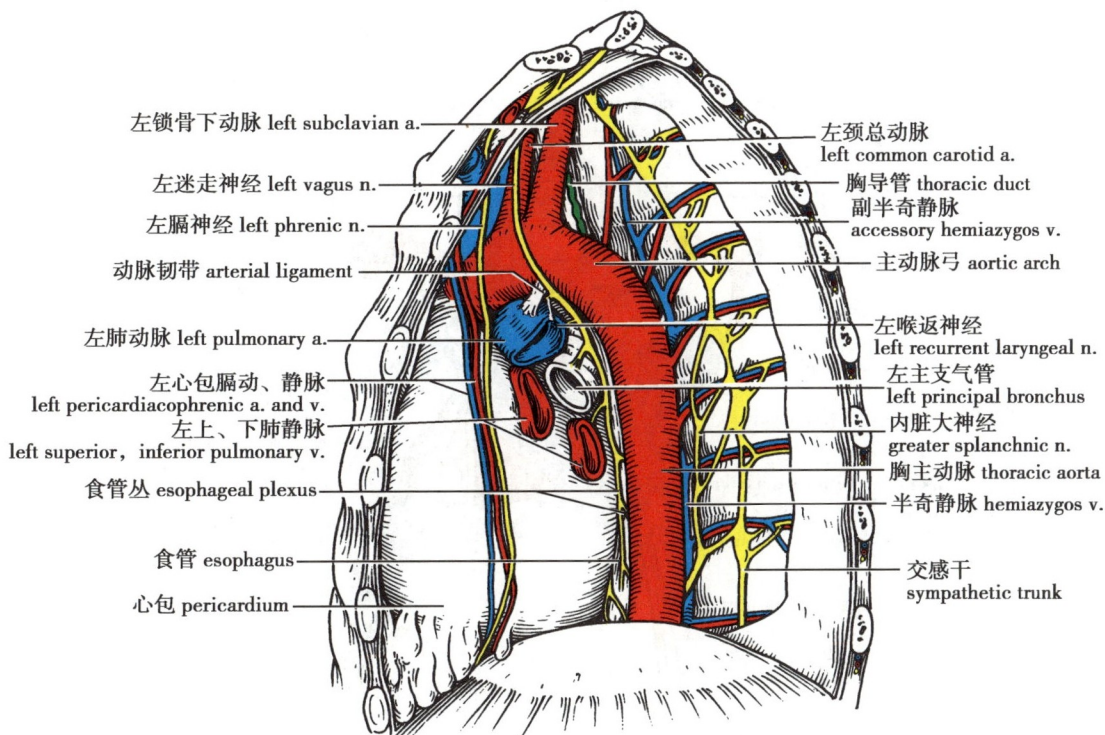

图 3-21 纵隔左侧面观

3. 右侧面观 纵隔右侧面中部为右肺根,其前方有右膈神经和右心包膈血管,前下方为心包形成的隆凸;后方有奇静脉、食管、右迷走神经和右交感干;上方有右头臂静脉、奇静脉弓、上腔静脉、气管和食管(图 3-22)。

二、上纵隔

上纵隔 superior mediastinum 的器官由前向后大致可分为三层。前层(胸腺-静脉层)主要有胸腺、左、右头臂静脉和上腔静脉;中层(动脉层)有主动脉弓及其 3 大分支、膈神经和迷走神经;后层有气管、食管、胸导管和左喉返神经等(图 3-23,图 3-24,图 3-25)。

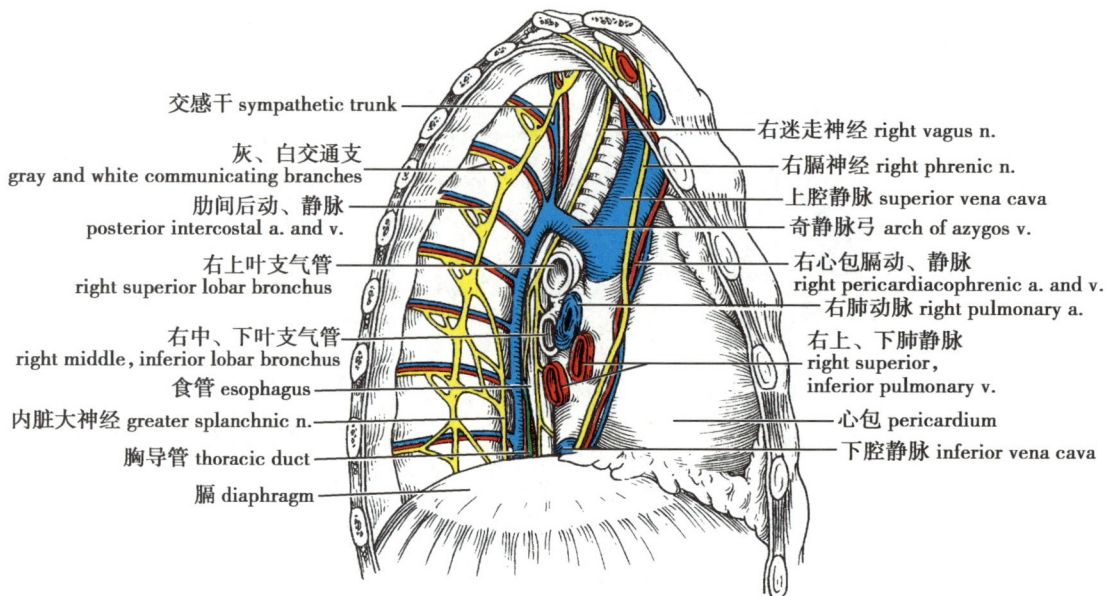

图 3-22 纵隔右侧面观

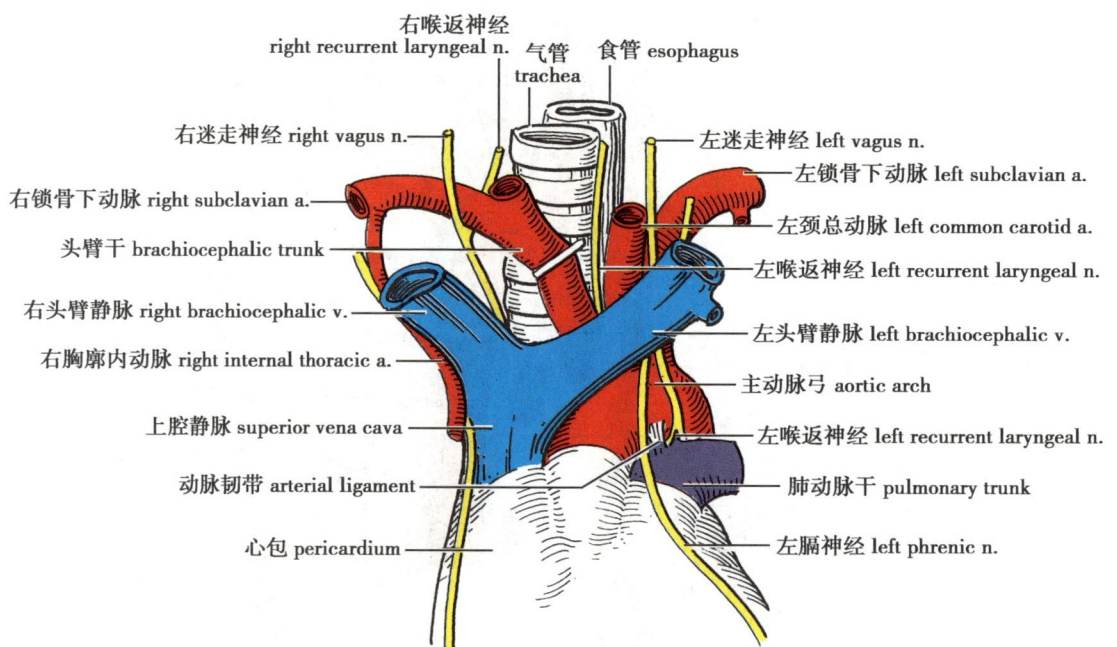

图 3-23 上纵隔前面观

(一)胸腺

胸腺 thymus 位于上纵隔前层,胸腺三角内,上达胸廓上口,甚至达颈部,下至前纵隔,前邻胸骨,后面附于心包和大血管。胸腺肿大时可压迫其深面的气管、食管和大血管而出现呼吸困难、吞咽困难和发绀。小儿胸腺质地柔软,呈灰红色,可分左、右两叶,其形态不一致。胸腺表面包以结缔组织被膜,青春期腺组织逐渐退化,成为胸腺残余,被脂肪组织代替。胸腺是淋巴器官,具有重要的免疫作用,并兼有内分泌功能。

胸腺在细胞免疫及内分泌方面具有重要作用,胸腺肥大或患恶性肿瘤时,胸腺素分泌异常,导致产生乙酰胆碱受体的抗体,阻断乙酰胆碱受体的作用,使神经肌接头处的传递发生障碍,发生重症肌无力。切除胸腺成为重症肌无力症的特定治疗方法。

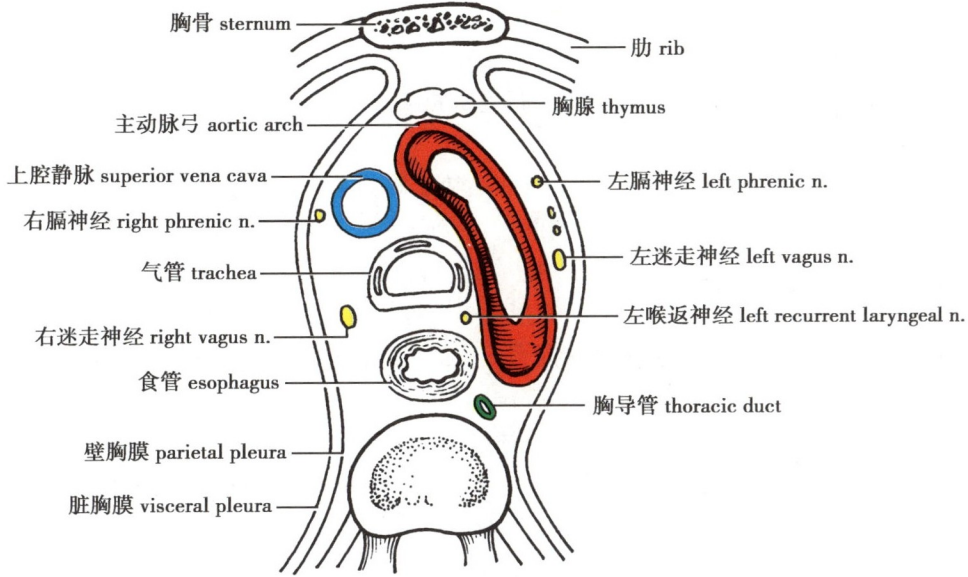

图 3-24　上纵隔横断面(平第 4 胸椎体,下面观)

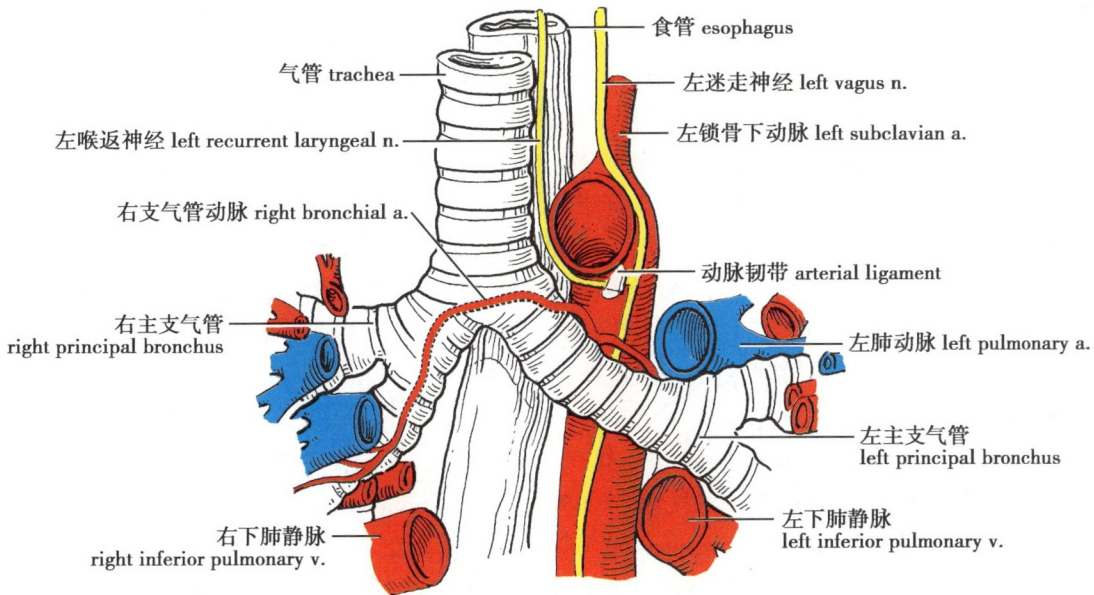

图 3-25　上纵隔后层结构

　　胸腺的动脉来自胸廓内动脉和甲状腺下动脉的分支,伴行静脉注入左头臂静脉和甲状腺下静脉。胸腺的淋巴回流至纵隔前淋巴结、气管支气管前淋巴结和胸骨旁淋巴结。胸腺的神经来自迷走神经和颈交感干的分支。

(二)上腔静脉及其属支

　　上腔静脉 superior vena cava 位于上纵隔右前部,由左、右头臂静脉在右侧第 1 胸肋结合处后方汇合而成。沿升主动脉右侧垂直下行,在第 3 胸肋关节高度注入右心房。该静脉前方为胸膜和肺,后方有气管、右迷走神经和奇静脉,左侧为升主动脉和头臂干起始部,右侧为右膈神经、心包膈血管及纵隔胸膜。右肺根位于上腔静脉下段的后方,奇静脉经右肺根上方注入上腔静脉。

　　头臂静脉 brachiocephalic vein 由锁骨下静脉和颈内静脉在胸锁关节后方汇合而成。左头臂静脉自左胸锁关节后方斜向右下,经主动脉弓分支的前方,达右侧第 1 胸肋结合的后方与右头臂静脉汇

NOTES

合。右头臂静脉前方紧贴胸骨甲状肌、胸骨舌骨肌、胸腺和锁骨,右后方有右肺、右纵隔胸膜、右膈神经,左后方有头臂干和右迷走神经等。左头臂静脉有时高出胸骨柄,贴在气管颈部的前面,尤以儿童多见,故气管切开时应注意高位的左头臂静脉,以免破损出血。

(三)主动脉弓

主动脉弓 aortic arch 位于胸骨角平面以上,于右第 2 胸肋关节上缘水平续接升主动脉,呈弓形向左后到脊柱左侧第 4 胸椎体下缘续为胸主动脉。在与胸主动脉移行处,管径略小,称主动脉峡 aortic isthmus,胎儿时期较明显,其位置平对第 3 胸椎。出生后,动脉导管闭合,主动脉弓的血液全部注入胸主动脉,使峡部扩张而消失,如峡部不消失,则形成先天性心脏病之一的主动脉缩窄。根据缩窄部位与动脉韧带或动脉导管的关系,可分为导管前型、近导管型和导管后型。小儿主动脉弓位置较高,向上可达胸骨柄上缘,作气管切开时应予注意。

主动脉弓左前方为左纵隔胸膜、左肺、左膈神经、左迷走神经、心包膈血管,以及交感干和迷走神经发出的心支;右后方有气管、食管、胸导管、左喉返神经和心深丛。主动脉弓的上缘从右前向左后依次发出头臂干、左颈总动脉和左锁骨下动脉;主动脉弓的上部和 3 大分支根部的前方有头臂静脉和胸腺;弓下缘邻肺动脉、动脉韧带、左喉返神经、左主支气管和心浅丛(图 3-23)。

由于主动脉弓的上述毗邻关系,当主动脉弓发生动脉瘤时,可压迫气管、左主支气管、食管、左喉返神经,而出现呼吸、吞咽和发音障碍等。

(四)动脉导管三角和动脉韧带

1. **动脉导管三角 ductus arteriosus triangle**　是主动脉弓左前方的一个三角形区域,其前界为左膈神经,后界为左迷走神经,下界为左肺动脉。三角内有动脉韧带、左喉返神经和心浅丛,该三角是临床手术寻找动脉导管的标志。左喉返神经紧贴动脉韧带(或动脉导管)左侧、向后绕主动脉弓凹缘的下方后上升,手术中也常以左喉返神经作为寻找动脉导管的标志(图 3-23,图 3-25)。

2. **动脉韧带 arterial ligament**　为一条纤维结缔组织索,又称为动脉导管索。长 0.3~2.5cm,是胚胎时期动脉导管的遗迹,连于主动脉弓下缘与肺动脉干分叉处的稍左侧(图 3-23,图 3-25)。

动脉导管在生后 2 个月内闭合,若闭合期内未闭合,即为动脉导管未闭,为先天性心脏病之一。动脉导管的长度差异很大,由 0.3~3.0cm 不等,多数为 0.5~1.0cm。其直径多为 0.5~1.0cm。在施行动脉导管结扎术时,注意勿伤及其左侧的左喉返神经等结构。

(五)气管胸部和主支气管

1. **气管胸部 thoracic part of trachea**　位于上纵隔中央,上端在颈静脉切迹平面与气管颈部相连,下端平胸骨角平面分为左、右主支气管,分叉处称气管杈 bifurcation of trachea,其内面下缘向上凸起形成半月形的气管隆嵴 carina of trachea,是气管镜检时辨认左、右主支气管起点的标志(图 3-25)。气管的长度和宽度因年龄和性别而异,用气管镜对活体成人的气管进行测定,男性平均为 13.60cm,女性平均为 12.11cm。用气管镜从内腔测量,成人由中切牙至气管隆嵴的长度约为 26.20cm。

气管镜检查看到左、右主支气管之间的气管隆嵴变形,常是一个病变严重的征兆。如肺癌转移至气管支气管下淋巴结,可使左、右主支气管之间的角度增大、气管隆嵴变钝或有偏位扭转等现象。气管破裂常发生于隆嵴附近,或形成隆嵴纵裂。

气管胸部前方为胸骨柄、胸骨甲状肌和胸骨舌骨肌的起始部、胸腺遗迹(小儿为胸腺)、左头臂静脉、主动脉弓、头臂干、左颈总动脉和心丛等。后方有食管,后外为喉返神经。左侧有左迷走神经和左锁骨下动脉。右侧为奇静脉弓和右迷走神经,右前方有右头臂静脉和上腔静脉等。

2. **主支气管**　为气管杈与肺门之间的管道,包括左、右主支气管。左主支气管 left principal bronchus 细长,长 4.5~4.8cm,倾斜度较大,其下缘与气管中线的夹角为 37.5°。左主支气管前方有左肺动脉,后方为胸主动脉,上方有主动脉弓跨过其中段,做气管镜检查时,可见主动脉弓的搏动。右主支气管 right principal bronchus 较左主支气管粗短且陡直,长 1.9~2.1cm,可视为气管向下的延续,其下缘与气管中线的夹角为 23°。故异物容易坠入右主支气管内,右肺下叶感染的发病率也较高。右主支气管前方有升主动脉、右肺动脉和上腔静脉,后上方有奇静脉弓跨过。

3. 体表投影 气管胸部自颈静脉切迹中点向下至胸骨角,居中线略右。左主支气管从气管下端向左下,至左第 3 肋软骨距中线 3.5cm 处。右主支气管自气管下端向右下,至右第 3 肋软骨的胸骨端。

4. 血管、淋巴引流和神经 气管胸部的血液供应来自胸廓内动脉的分支和胸主动脉的气管支。淋巴管很丰富,最终汇入支气管纵隔干。神经来自迷走神经和交感干颈中神经节的分支。

支气管源性癌好发于肺门附近的大支气管,癌细胞能迅速扩散到气管支气管和气管旁淋巴结,从而累及喉返神经。经支气管纵隔干可早期即扩散至颈外侧下深淋巴结,通过血液循环扩散至骨和脑也较常见。

(六)食管和胸导管

两器官行经上纵隔和后纵隔,既是上纵隔也是后纵隔的器官,详见后纵隔。

三、下纵隔

下纵隔 inferior mediastinum 分为前、中、后纵隔 3 部分。

(一)前纵隔

前纵隔 anterior mediastinum 为位于心包前壁与胸骨体之间的窄隙,内有胸腺或胸腺遗迹下部、纵隔前淋巴结、疏松结缔组织以及胸骨心包韧带。肋胸膜与纵隔胸膜的返折可伸入上纵隔。

(二)中纵隔

中纵隔 middle mediastinum 为心包前、后壁之间的区域,内有心、心包、出入心的大血管根部、膈神经、心包膈血管、奇静脉弓、心神经丛及淋巴结等。

1. 心包 pericardium 是一个闭合的纤维浆膜囊,包裹心和出入心的大血管根部,由外层的纤维心包和内层的浆膜心包组成(图 3-26,图 3-27)。

(1)纤维心包 fibrous pericardium:是一层厚而坚韧的纤维膜,位于外层,是一底大口小的锥形囊,囊口在心的右上方与出入心的大血管外膜相延续,囊底与膈中心腱相贴并与之附着。纤维心包可分为胸肋部、外侧部、膈部和后部。纤维心包的主要功能是防止心脏过度扩张和维持心脏正常位置。

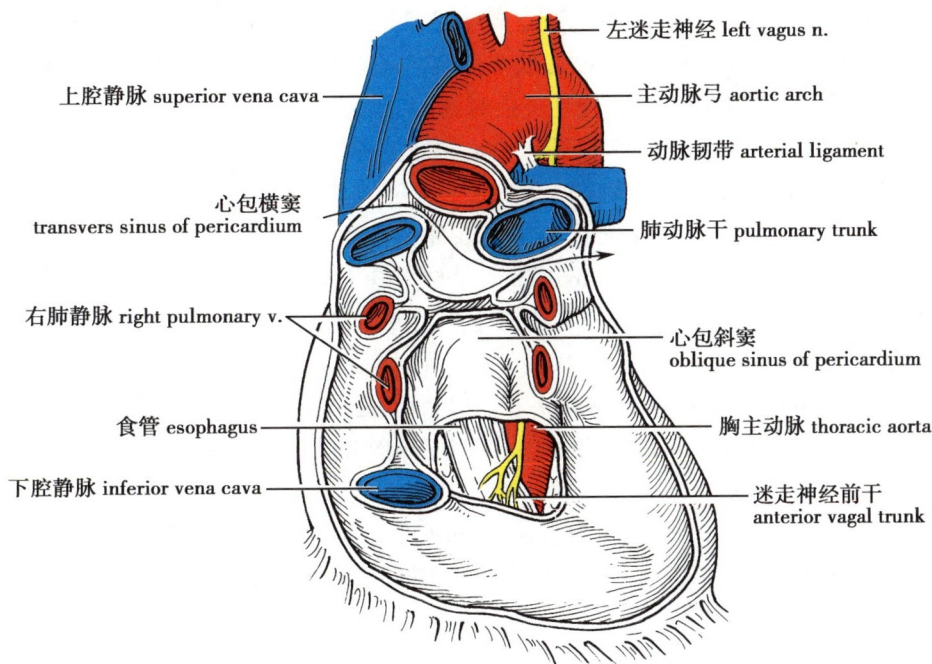

图 3-26 心包和心包窦(移除心)

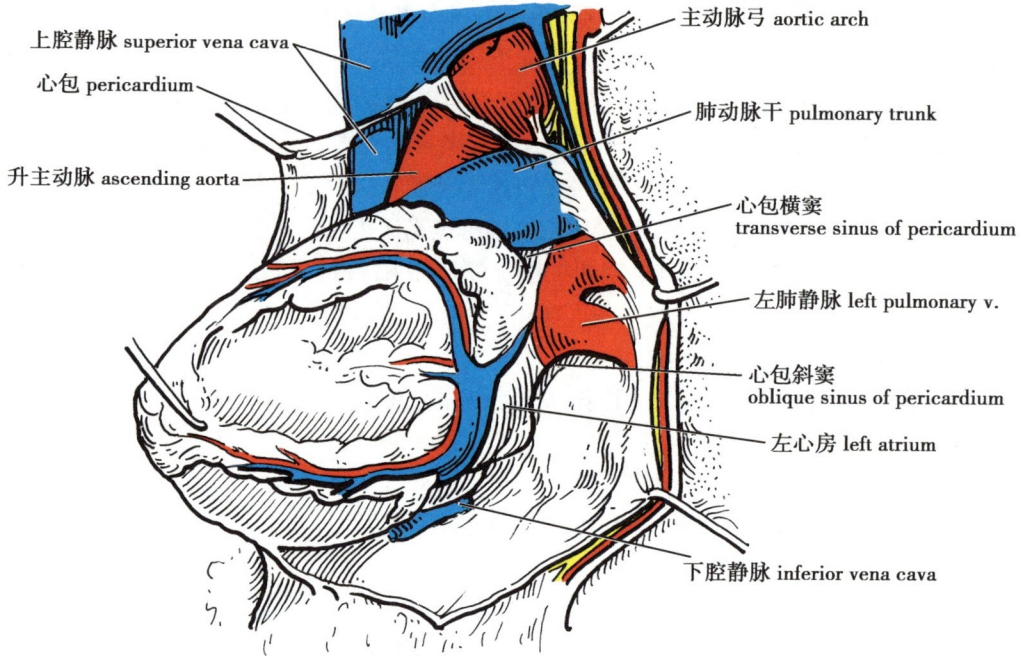

图 3-27 心包和心包窦

1）胸肋部：即纤维心包的前部，大部分被左、右肺的前缘及胸膜覆盖，但在左侧第 4~6 肋软骨之间胸膜前界形成心包三角，使心包直接与左侧第 4~6 肋软骨内侧部，第 4、5 肋间隙及胸骨下部的左半相邻，这个区域称心包裸区。心包前面借前纵隔内疏松结缔组织所形成的胸骨心包上、下韧带连于胸骨后面。

2）外侧部：与纵隔胸膜相贴，隔着纵隔胸膜与肺的纵隔面相邻，在纵隔胸膜与纤维心包之间有膈神经和心包膈血管经过。

3）膈部：即纤维心包的下部，与膈的中心腱紧密附着，下腔静脉穿过此部。

4）后部：以疏松结缔组织与食管和胸主动脉相邻。

（2）浆膜心包 serous pericardium：分为脏层和壁层，两层在出入心的大血管根部互相移行，壁层与纤维心包紧密相连，脏层（即心外膜）紧贴心肌表面及出入心的大血管根部的外面，浆膜心包能分泌少量浆液，以减轻心脏搏动时的摩擦。慢性炎症时，脏、壁两层可互相粘连，限制心脏舒张和收缩，在心舒缩过程中，两层之间相互摩擦而产生声音，称心包摩擦音。

（3）心包腔 pericardial cavity：为浆膜心包脏、壁两层互相移行围成的狭窄而密闭的腔隙。腔内含少量浆液（心包液）。心包腔在某些部位形成的间隙，称心包窦。

1）心包横窦 transverse sinus of pericardium：是位于升主动脉和肺动脉干后方与上腔静脉和左心房前壁之间的间隙，其大小可容纳一指，心脏手术阻断血流，可经心包横窦钳夹升主动脉及肺动脉干。

2）心包斜窦 oblique sinus of pericardium：在心底后面，是位于左、右肺上、下静脉，下腔静脉，左心房后壁与心包后壁之间的间隙。心直视手术时，需阻断下腔静脉血流，可经此处放置控制下腔静脉的沙袋。

3）心包前下窦 anterior inferior sinus of pericardium：在心包腔的前下部，是浆膜心包壁层的前部与下部移行处所形成的间隙，深 1~2cm，位置较低，心包积液时，液体首先积聚于此。心包穿刺时常在左剑肋角处进针。

（4）毗邻：心包前方隔着肺和胸膜与胸骨体及第 2~6 肋软骨相邻，并有纤维结缔组织与胸骨体后面相连，称胸骨心包上、下韧带。后面平对第 5~8 胸椎，其间有主支气管、食管、胸导管、胸主动脉、奇静脉和半奇静脉。两侧为纵隔胸膜,并有膈神经和心包膈动、静脉自上而下穿行于心包与纵隔胸膜之间。由于胸膜很薄,又与心包紧密粘贴,要将二者分开很难,甚至不可能。上方有升主动脉、肺动脉干及上腔静脉。下面邻膈和下腔静脉,并与膈中心腱紧密愈合,但周围大部分尚可分离。在前正中线作胸腹联合切口时,可切开膈而不损及心包。

（5）血管、淋巴引流和神经:心包的供血来自心包膈动脉、肌膈动脉和食管动脉等,静脉与同名动脉伴行,分别注入胸廓内静脉、奇静脉和半奇静脉等。心包的淋巴回流注入胸骨旁淋巴结,纵隔前、后淋巴结和膈上淋巴结。心包的交感、副交感神经来自心丛、肺丛、食管丛和左喉返神经。感觉传入由膈神经和肋间神经传递。由于心包的内脏神经丛、膈神经等均位于心包的后面和两侧,故行心包切开时,以从心包前壁纵切为宜。

2. 心包内大血管   心包内近心底部出入心的大血管有升主动脉、肺动脉干、上腔静脉、下腔静脉、上肺静脉和下肺静脉。升主动脉居中,其左前方有肺动脉干,右侧为上腔静脉,右后下方为下腔静脉。右上、下肺静脉位于上腔静脉和右心房的后方,左上、下肺静脉在胸主动脉的前方向内行,注入左心房。

3. 心 heart   心位于中纵隔内,外裹以心包,为前后略扁、形似倒置的圆锥体。心尖向着左前下方,心底朝向右后上方。

（1）位置与毗邻:心的前面与胸骨体及第2~6肋软骨相对,后面平对第5~8胸椎体,约2/3在正中线左侧,1/3位于正中线的右侧。心两侧及前面的大部分被肺和胸膜所掩盖,只有前面一小部分邻胸骨下半左侧及左侧第4、5肋软骨,故临床心内注射常在胸骨左缘第5肋间隙进针。心的位置可因体型、呼吸和体位的不同而改变。心的毗邻关系与心包的毗邻相似,但其上界较低,与出入心的大血管相邻。

心内注射通常选择在心包裸区,既不会伤及肺,也不会损及胸膜。但左侧胸膜前界下段位于胸骨后方者占54%,其余46%在胸骨左侧,距胸骨左缘0.2~0.6cm。因此,经左侧第5肋间隙靠近胸骨左缘处进行心包穿刺和心内注射,仍存在损伤胸膜的可能性。选择左剑肋角处呈45°向上进针,相对较为安全。

（2）体表投影:包括心界的投影和心脏各瓣膜的投影。

1）心界的投影:心界在体表的投影可用4点连线来表示(图3-28)。①左上点在左第2肋软骨下缘,距胸骨侧缘约1.2cm处;②右上点在右第3肋软骨上缘距胸骨侧缘1cm处;③左下点在第5肋间隙距前正中线7~9cm或距锁骨中线内侧1~2cm处;④右下点在右第6胸肋关节处。①、②的连线为心上界,③、④的连线为心下界,②、④做一微向右凸的弧线为心右界,①、③之间做一微向左凸的弧形线为心左界。心尖的投影在左下点。心房下界(即冠状沟)的体表投影在左侧第3胸肋关节斜向右下至右侧第6胸肋关节处。

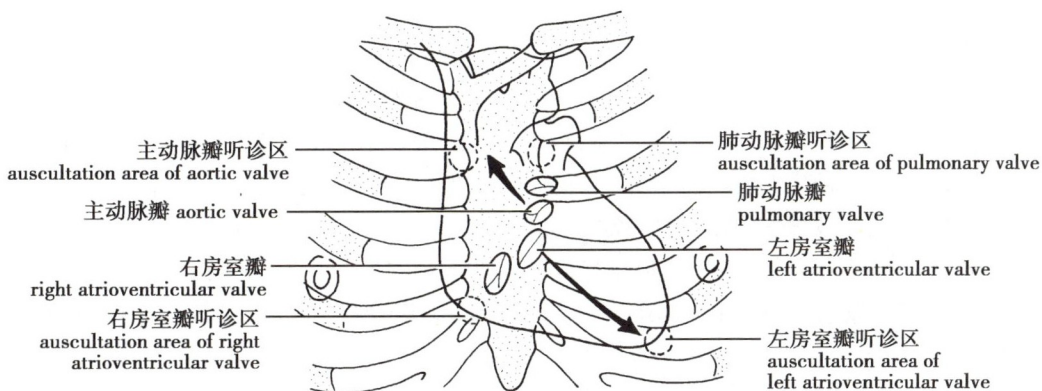

图3-28 心的体表投影

2）心各瓣膜的投影：左房室瓣 left atrioventricular valve 在左侧第 4 胸肋关节处；右房室瓣 right atrioventricular valve 在前正中线与第 4 肋间隙相交处，对向脊柱的正前方；主动脉瓣 aortic valve 在胸骨左缘第 3 肋间隙处；肺动脉瓣 valve of pulmonary trunk 在左第 3 胸肋关节处（图 3-28）。心瓣膜的投影位置并不代表临床听诊的部位，听诊部位应在心音传导的最佳位置上（图 3-28，表 3-4）。

表 3-4　瓣膜的体表投影与听诊位置

瓣膜名称	投影位置	听诊部位
主动脉瓣	胸骨左缘第 3 肋间隙	胸骨右缘第 2 肋间隙
肺动脉瓣	左侧第 3 胸肋关节处	胸骨左缘第 2 肋间隙
左房室瓣	左侧第 4 胸肋关节处	左第 5 肋间隙锁骨中线内侧 1~2cm 处
右房室瓣	前正中线与第 4 肋间隙交点处	胸骨下端偏右

（3）心的血管、淋巴引流和神经：心的营养血管，在系统解剖学中已详述，不再重复。

1）淋巴引流：心的淋巴管分别在心内膜下、心肌内和心外膜下形成丛，淋巴回流由深至浅，最后在心外膜下汇集成左、右淋巴干。左淋巴干回流至气管支气管淋巴结，右淋巴干汇入纵隔前淋巴结。

2）神经：心的内脏运动神经来自颈、胸交感干和迷走神经，共同组成心丛。心丛分为心浅丛和心深丛，心浅丛位于主动脉弓前下方，心深丛位于主动脉弓后方和气管杈的前面，浅、深丛之间有纤维联系。心的感觉神经伴交感神经和迷走神经分别传入到 T_1~T_4、T_5 脊髓节段和脑。

（三）后纵隔

后纵隔 posterior mediastinum 是指位于心包后壁与下部胸椎之间，胸骨角平面以下、膈以上的部分。在后纵隔内，纵行排列的器官有食管、胸主动脉、奇静脉、半奇静脉、副半奇静脉、胸导管、迷走神经、胸交感干和内脏大、小神经以及纵隔后淋巴结。横行排列的结构有肋间血管和神经。

1. 食管胸部 thoracic part of esophagus　长约 18cm，于胸廓上口处接食管颈部，经上纵隔进入后纵隔下行至膈的食管裂孔处续为食管腹部。食管胸部无浆膜被覆，其外膜由弹性纤维和疏松结缔组织构成。

（1）分部和分段：根据食管所在部位可分为颈、胸、腹三部（图 3-29）。食管胸部以气管杈下缘为界分为上胸段和下胸段。临床上自气管杈下缘至食管贲门入口又等分为中胸段和下胸段。

当上胸段食管炎症或肿瘤时，喉返神经可能与之粘连，使声音嘶哑。食管癌在中胸段的发生率最高，该部位的癌组织极易侵入附近的重要器官。

（2）位置：食管胸部在上纵隔后部，位于气管与脊柱之间稍偏左侧，向下经过气管杈后方，于胸主动脉的右侧下行；约在第 7 胸椎平面以下，食管再次偏左，并在胸主动脉前方向左前下行达膈的食管裂孔处。从前方观察，食管上段偏左，中段偏右，下段偏左，呈现两个轻度侧曲，即上位侧曲凸向左，下位侧曲凸向右（图 3-29）。

（3）毗邻：食管前方，第 4 胸椎以上与气管、气管杈、主动脉弓、左锁骨下动脉和左喉返神经等相邻；第 4 胸椎以下依次与左主支气管、左心房的后面、左迷走神经和气管支气管淋巴结等相邻。由于左主支气管在平第 4、5 胸椎间跨越食管前方向左，食管在此处形成第二个狭窄，是异物嵌顿、穿孔以及食管癌的好发部位。食管前方与左心房相邻，左心房扩大可压迫食管。食管后方，食管与脊柱之间的间隙称食管后间隙。在第 4 胸椎以上，该间隙只有少量结缔组织；在第 5 胸椎以下，该间隙内有奇静脉、半奇静脉、副半奇静脉、胸导管、胸主动脉和右肋间后动脉。食管左侧，在第 4 胸椎以上与左锁骨下动脉、胸导管上部、主动脉弓和左纵隔胸膜相邻，第 5 至第 7 胸椎处与胸主动脉相邻，在第 8 胸椎以下又与左纵隔胸膜相接触。因此，在食管胸段左侧，有两处（即食管进入和离开胸腔处）是和纵隔胸膜相贴的，这两处分别位于食管上、下三角，是外科学的重要标志。其中左锁骨下动脉、脊柱前面和主动脉弓上缘围成食管上三角，内有食管上胸段和胸导管；心包、胸主动脉和膈围成食管下三角，内有食管下

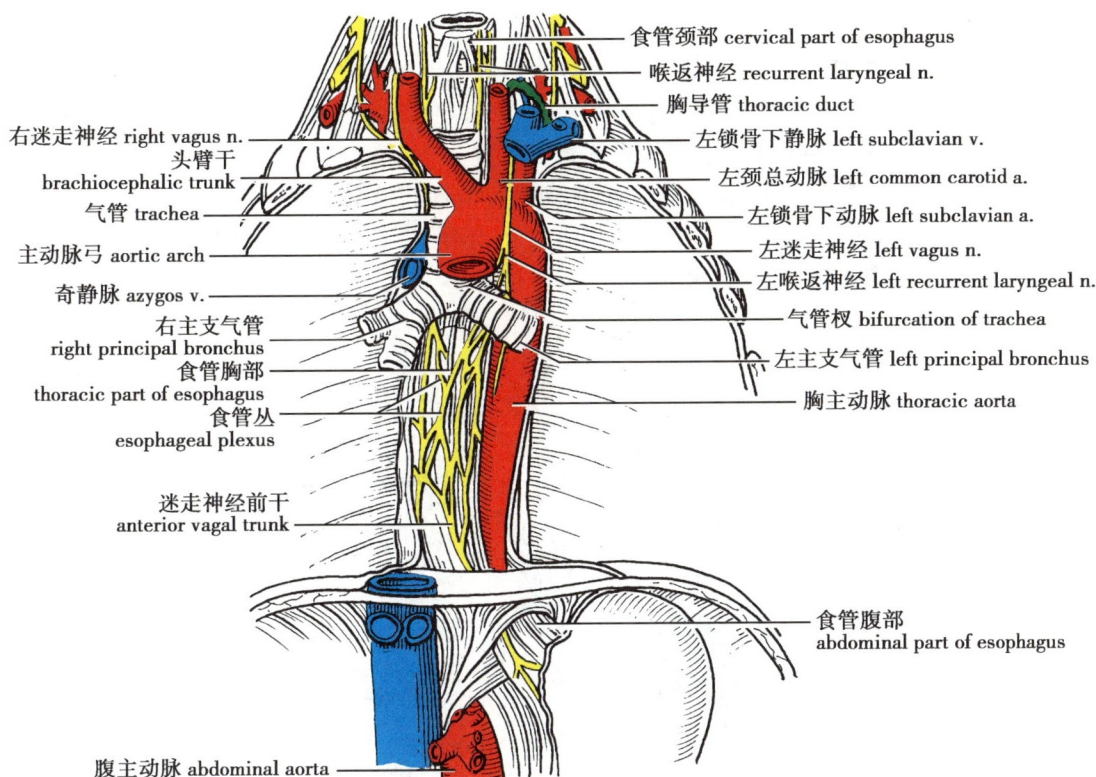

图 3-29 食管和胸主动脉

胸段(图3-21)。另外在食管右侧,有奇静脉和右纵隔胸膜(图3-22)。肺根以下,右侧纵隔胸膜不仅被覆在食管的右侧,而且也深入到食管的后面,构成食管后隐窝,故在左胸入路的食管下段手术时,有破入右胸膜腔的可能。在食管后隐窝处,左、右侧纵隔胸膜很接近,而形成食管系膜。

(4)生理性狭窄:食管全长有三个生理性狭窄。第一狭窄为食管起始处,相当于第6颈椎体下缘水平,距中切牙约15cm。第二狭窄在食管与左主支气管相交处,距中切牙约25cm,相当于胸骨角平面或第4、5胸椎间水平。由于左主支气管从其前方、主动脉弓从其左侧跨过所致,故又称支气管-主动脉狭窄,该生理性狭窄的范围为1.5~1.7cm。第三狭窄在食管穿膈的食管裂孔处,相当于第10胸椎体水平,距中切牙约40cm。

在食管的第一和第三狭窄处有功能性的括约肌,可使食管与咽、胃隔开,使食管腔内保持略低于大气压的状态。除吞咽动作外,括约肌收缩使食管上、下端处于闭合状态,以防止空气从咽进入食管和胃内容物反流入食管。第二个狭窄在生理上并无功能意义,由左主支气管和主动脉弓挤压所致,但此处是异物嵌顿、穿孔和食管癌的好发部位。

(5)食管压迹:正常食管进行X线钡餐检查时出现3个压迹。①主动脉压迹:第4胸椎平面,主动脉弓向后移行为胸主动脉时,紧贴食管左前壁形成半月形压迹,压迹深度可因主动脉硬化或粥样病变而增大,右前斜位检查最为明显。②左主支气管压迹:在主动脉压迹下方,由左主支气管压迫形成的浅压迹。当肺动脉扩大时,因肺动脉与食管间的结缔组织和淋巴结挤压,可加大该压迹的深度。③左心房压迹:由左心房后壁向后挤压食管中、下段形成轻微的弧形压迹。正常情况下,该压迹可随体位变化和呼吸运动而发生变化,如立位深吸气时,压迹常可消失。若左心房发生病理性扩大时,食管压迹会更明显,甚至造成食管弯曲。

(6)血管、淋巴引流和神经

1)动脉:食管上胸段的动脉主要来自第1、2肋间后动脉和支气管动脉的食管支,另外甲状腺下动脉和肋颈干也发出食管支分布于此。食管下胸段的动脉主要来自胸主动脉的食管支和第3~7肋间后动脉的食管支。

　　食管胸部的动脉为多源性,各动脉间的吻合不丰富,尤其食管下胸段更差;手术中游离食管时,牵拉或钳夹,会导致黏膜下或肌间小血管断裂形成血肿;吻合口附近的小血管剥离、结扎过多,会使局部缺血坏死而影响愈合,这些均是形成食管瘘的因素。

　　2）静脉:食管壁内静脉很丰富,在黏膜下层和食管周围吻合成食管黏膜下静脉丛和食管周围静脉丛,它们再汇聚成数条食管静脉 esophageal vein,注入奇静脉、半奇静脉和副半奇静脉,然后回流至上腔静脉(图 3-30)。因此,食管的静脉不完全与动脉伴行。

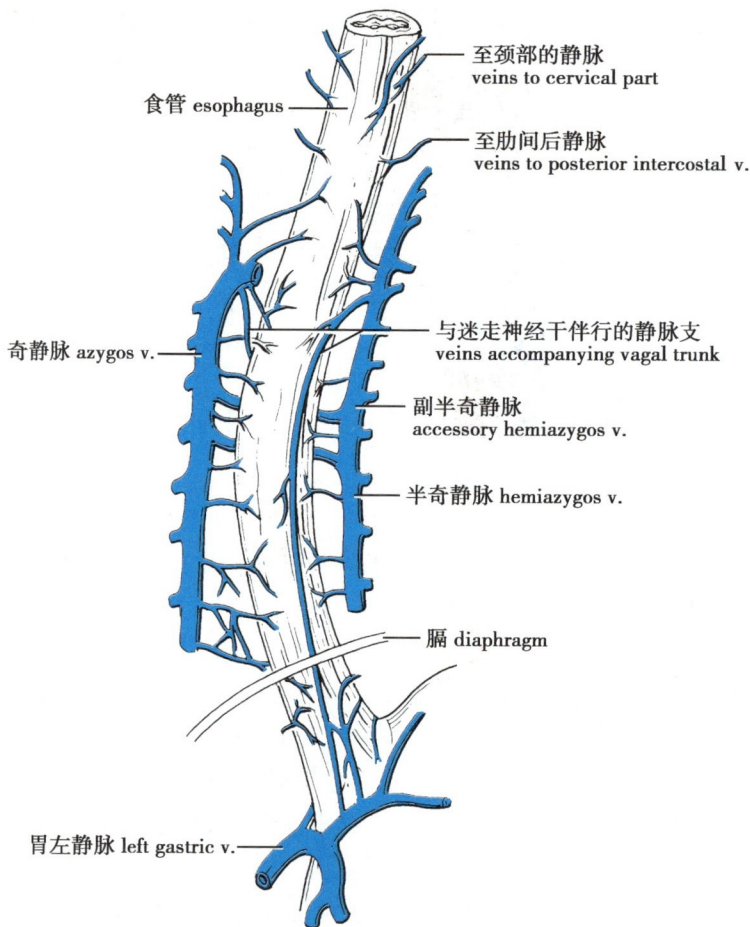

食管 esophagus —

至颈部的静脉
veins to cervical part

至肋间后静脉
veins to posterior intercostal v.

与迷走神经干伴行的静脉支
veins accompanying vagal trunk

奇静脉 azygos v. —

副半奇静脉
accessory hemiazygos v.

半奇静脉 hemiazygos v.

膈 diaphragm

胃左静脉 left gastric v. —

图 3-30　食管的静脉

　　食管静脉丛向下与胃左静脉属支有丰富吻合,当肝门静脉高压时,可经此途径建立门 - 腔静脉之间的侧支循环,食管静脉丛血流量加大,可导致食管静脉曲张,甚至破裂出血,患者出现呕血。

　　3）淋巴引流:食管胸部的毛细淋巴管互相吻合形成黏膜下淋巴管丛,由丛发出集合淋巴管注入邻近的淋巴结,上胸段的集合淋巴管注入气管支气管淋巴结和气管旁淋巴结,下胸段的淋巴管注入纵隔后淋巴结和胃左淋巴结(图 3-31)。食管胸部尚有少部分集合淋巴管直接注入胸导管。食管壁内有广泛连通的黏膜下淋巴管丛,食管癌经局部淋巴结转移,并可直接注入胸导管而形成血源性转移。

　　食管癌转移的主要淋巴结有:①胃左淋巴结:沿胃左动脉分布。下胸段食管癌转移至这群淋巴结最常见,而中胸段食管癌亦可转移至此;②肺食管旁淋巴结:位于食管两侧、胸主动脉前方、心包后方,食管癌可转移至这群淋巴结;③气管支气管淋巴结:上、中胸段食管癌可转移至这群淋巴结;④ Virchow 淋巴结:位于左侧颈根部静脉角旁,中、下胸段食管癌可转移至此,但已属晚期。

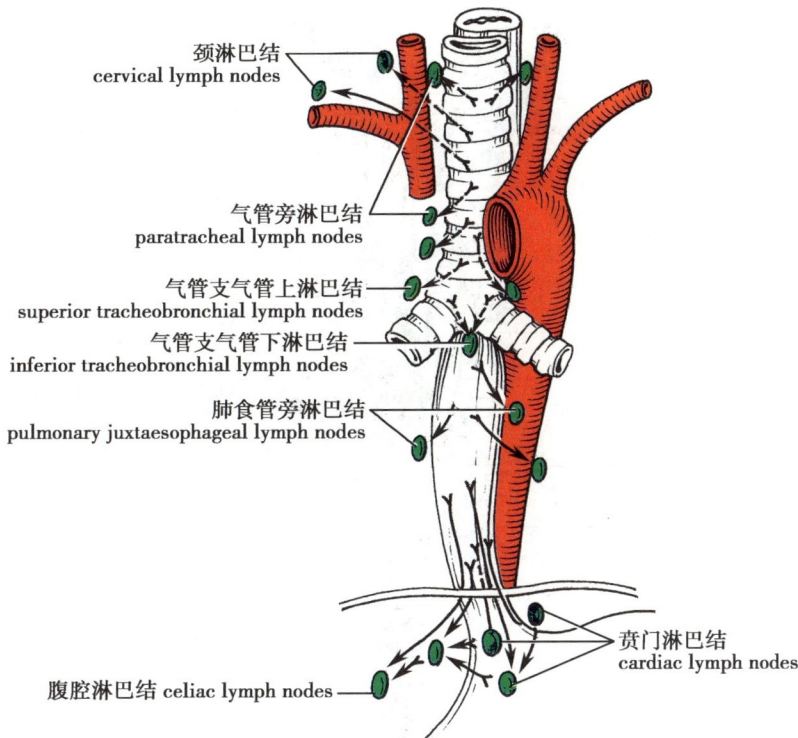

图 3-31 食管的淋巴引流

4）神经：食管胸部的神经来自胸交感干和迷走神经，食管壁的平滑肌和腺体由交感和副交感神经支配，横纹肌由喉返神经支配。一般认为反射性冲动通过迷走神经传入脑，痛感觉则通过交感神经传入脊髓再上行至脑。

2. 胸主动脉 thoracic aorta 在第4胸椎下缘由主动脉弓延续而来，沿脊柱左侧下行，至第7胸椎平面以下逐渐沿中线走行于脊柱前方，于第12胸椎处穿膈的主动脉裂孔而移行为腹主动脉（图3-29）。

胸主动脉的前方自上而下与左肺根、心包后壁、食管和膈毗邻，后方为脊柱、半奇静脉和副半奇静脉，左侧有左纵隔胸膜，右侧为奇静脉、胸导管和右纵隔胸膜。

胸主动脉分支的壁支包括肋间后动脉、肋下动脉和膈上动脉，分布于胸壁、腹壁上部、背部和脊髓等处。脏支有支气管动脉、食管动脉以及心包支和纵隔支，分布于气管、支气管、食管和心包等处。

3. 胸导管 thoracic duct 是人体最大的淋巴管，在第12胸椎下缘高度起自乳糜池 cisterna chyli。乳糜池为由左、右腰干和单一的肠干在第1腰椎体前汇合而成的囊状膨大。

（1）行程：胸导管经膈的主动脉裂孔入胸腔后纵隔，在胸主动脉和奇静脉之间上行，至第5胸椎平面斜行向左，沿食管左缘与左纵隔胸膜之间上行至颈部，注入左静脉角（图3-32）。胸导管全长均可有瓣膜，瓣膜出现率为88%。但以注入左静脉角处最为恒定，占77.45%。

（2）毗邻：胸导管下段（第5胸椎平面以下）的前方为食管，后方有右肋间后动脉、右肋下动脉和脊柱，左侧为胸主动脉，右侧邻奇静脉和右纵隔胸膜。胸导管上段（第4胸椎平面以上）前方有左颈总动脉，后方为脊柱，左侧有左锁骨下动脉和左纵隔胸膜，右侧有食管和左喉返神经。

胸导管下段与胸椎关系密切，胸椎骨折时可能合并胸导管损伤，胸导管撕裂可出现乳糜胸。胸导管上段与左纵隔胸膜相邻，下段与右纵隔胸膜相邻，当食管癌手术或闭合性胸导管损伤时，若上段损伤常合并左胸膜囊破损，淋巴液流入胸膜腔而引起左侧乳糜胸，下段损伤常引起右侧乳糜胸。胸导管各段之间、与右淋巴导管之间有广泛的吻合，胸导管与奇静脉、肋间后静脉等也有交通，结扎胸导管一般不会引起严重淋巴淤积现象。

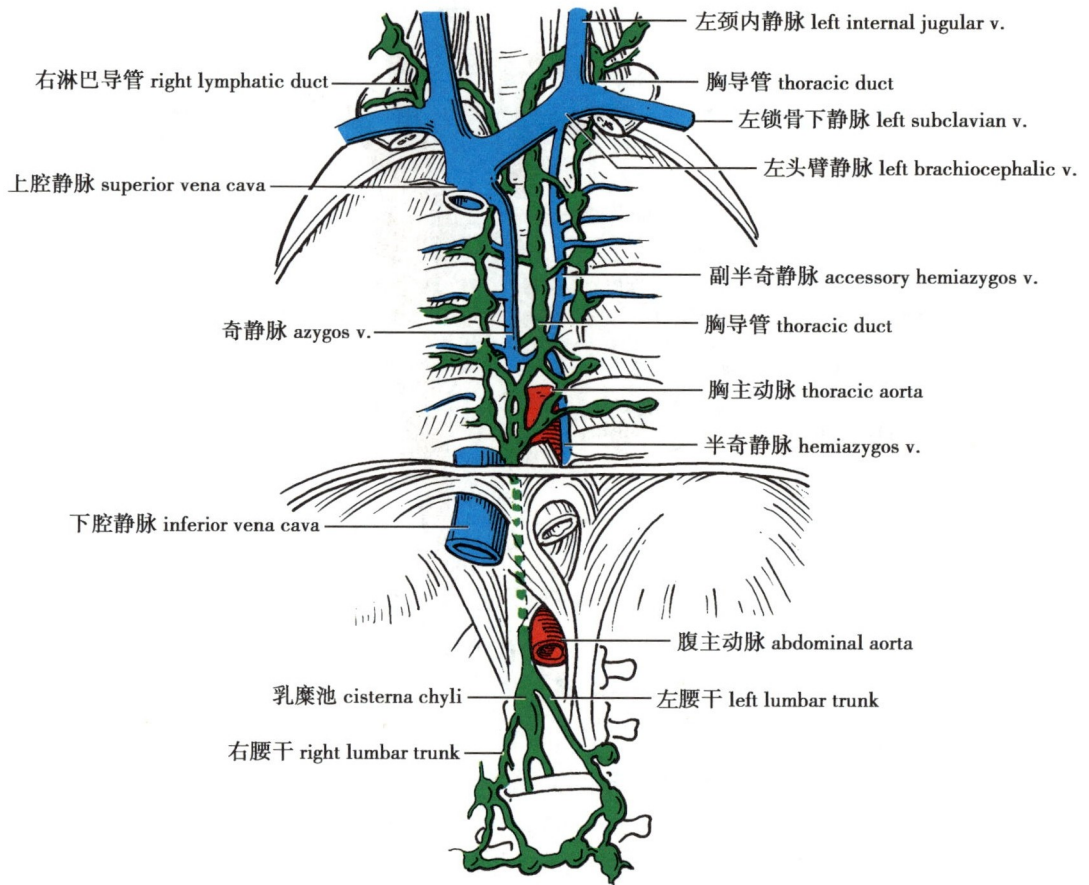

图 3-32　胸导管及奇静脉

（3）类型：①正常型（单干型）最多见，占 84.66%。②双干型，以两干起始，在纵隔内上行时于不同平面合为一干，占 10.66%。③分叉型，在腹部以单干起始，入纵隔后分为两支，分别注入左、右静脉角，占 3.33%。④右位型，始终位于胸主动脉右侧，注入右静脉角。⑤左位型，始终沿胸主动脉左侧上行，汇入左静脉角。右位型和左位型各占 0.66%。

（4）收纳范围：胸导管收纳下肢、盆部、腹部、左胸部和左头颈部的淋巴。在胸部，胸导管收纳的属支有：①下位 6 或 7 个肋间隙的肋间后淋巴结输出管合成的肋间干降支；②上位 5 或 6 个肋间隙的肋间后淋巴结的输出管；③支气管纵隔干；④纵隔后淋巴结以及后纵隔器官的部分淋巴管。胸导管行程中尚伴有淋巴结，这些淋巴结以短淋巴管与胸导管相连，可能具有调节胸导管内淋巴流的作用。

（5）血管和神经：胸导管的动脉主要来自右侧第 1 腰动脉、食管动脉和甲状腺下动脉的分支；静脉注入奇静脉、副半奇静脉和肋间后静脉等。胸导管胸部的神经主要来自内脏大神经、胸主动脉丛、食管丛、右侧第 4 胸交感神经节和下位肋间神经的纤维。

4. 奇静脉、半奇静脉和副半奇静脉　收集肋间后静脉、肋下静脉和食管静脉等的血液。

（1）奇静脉 azygos vein：在腹后壁由右腰升静脉和右肋下静脉汇合而成，经膈右脚入胸腔后纵隔，在食管后方、胸导管和胸主动脉右侧上行，至第 4 胸椎高度呈弓形弯曲绕右肺根后上方注入上腔静脉。奇静脉收集右侧肋间后静脉、半奇静脉、食管静脉等的血液。奇静脉是沟通上、下腔静脉的重要通道（图 3-32）。

（2）半奇静脉 hemiazygos vein：由左腰升静脉和左肋下静脉汇合而成，经膈左脚入后纵隔，在第 7~10 胸椎高度向右越过脊柱注入奇静脉。收集左下部肋间后静脉和副半奇静脉的血液（图 3-32）。

（3）副半奇静脉 accessory hemiazygos vein：由左侧上部肋间后静脉汇合而成，沿胸椎体左侧下行注入半奇静脉（图 3-32）。

5. 胸交感干和迷走神经

（1）胸交感干 thoracic sympathetic trunk：左右各一，位于肋头前方，脊柱胸段两侧，奇静脉、半奇静脉和副半奇静脉的后外方（图 3-21，图 3-22）。每侧胸交感干有 10~12 个胸神经节 thoracic ganglion，其中第 1 胸神经节常和颈下神经节合并成颈胸神经节 cervicothoracic ganglion，又称星状神经节 stellate ganglion。由第 5 或第 6~9 胸神经节发出的节前纤维组成内脏大神经 greater splanchnic nerve，沿椎体前面倾斜下降，穿过膈脚，主要终于腹腔神经节 celiac ganglion。第 10~12 胸神经节发出的节前纤维组成内脏小神经 lesser splanchnic nerve。有时最末的胸神经节发出内脏最下神经 least splanchnic nerve。后两条神经穿膈腰部中间份肌纤维终于主动脉肾神经节 aorticorenal ganglion。胸交感干上段的节前纤维上行至颈交感干，下段节前纤维下行至腰交感干和盆交感干，并经内脏神经至腹腔神经节。胸交感干与肋间神经之间由白、灰交通支相连，并发分支至胸主动脉、食管、气管和支气管等。

（2）迷走神经 vagus nerve：为一对行程长、分布广的混合性脑神经，自颈静脉孔出颅后，经颈部下行至胸腔。在胸腔内，左、右迷走神经的行程及毗邻关系各不相同。左迷走神经在左颈总动脉和左锁骨下动脉之间入胸腔，在主动脉弓上缘处有左膈神经从其前面跨过。左迷走神经继续向下越过主动脉弓的左前方，下行至左肺根后方，分为若干细支组成肺后丛，继而下行至食管前面分成许多细支而形成食管前丛，于食管下端汇集成迷走神经前干，随食管穿膈的食管裂孔进入腹腔（图 3-21，图 3-29）。左迷走神经在主动脉弓前下方发出左喉返神经，后者在动脉韧带外侧向后绕主动脉弓下缘并在其后面上行，于气管与食管之间的沟内上升至喉（图 3-25）。右迷走神经在右锁骨下动脉第 1 段的前面下行入胸腔，沿气管右侧下行至肺根后方，分支组成右肺后丛，发出心支加入心深丛；下行至食管后方分散形成食管后丛，至食管下端汇合成迷走神经后干，随食管入腹腔。右迷走神经行经右锁骨下动脉前方时，发出右喉返神经（图 3-23）。

四、纵隔间隙

纵隔间隙为纵隔内各器官之间的窄隙，由疏松结缔组织填充，以适应器官活动和容积的改变，如呼吸时气管的活动和吞咽时食管容量的改变等。纵隔间隙的结缔组织向上与颈部结缔组织及间隙相延续，向下经主动脉裂孔、食管裂孔等与腹腔结缔组织及间隙相通。故当纵隔气肿时气体可向上扩散到颈部；炎症积液可向下蔓延至腹膜后间隙；颈部筋膜间隙的渗血、感染也可向下蔓延至纵隔。

（一）胸骨后间隙

胸骨后间隙 retrosternal space 位于胸骨与胸内筋膜之间，该间隙的炎症可向膈蔓延，甚至穿过膈扩散至腹膜外脂肪层。

（二）气管前间隙

气管前间隙 pretracheal space 位于上纵隔内，气管、气管杈与主动脉弓之间，向上可与颈部的气管前间隙相通。

（三）气管隆嵴下间隙

气管隆嵴下间隙 subcarina of trach space 位于气管分为左、右主支气管的气管杈下方，间隙内有一巨结，通常由 3~4 个淋巴结融合而成，为纵隔内最大、最常见的淋巴结。

（四）血管前间隙

血管前间隙 prevascular space 位于上腔静脉前方，间隙内有 3 个纵隔前淋巴结。

（五）食管后间隙

食管后间隙 retroesophageal space 位于上纵隔后部与后纵隔内、食管与脊柱之间，内含胸导管、奇静脉和副半奇静脉等结构。该间隙向上通咽后间隙，向下可经膈的裂隙与腹膜后间隙相通。

五、纵隔内淋巴结

纵隔内淋巴结较多，分布广泛，两肺及纵隔器官病变，恶性肿瘤转移，可致纵隔淋巴结肿大。纵隔淋巴结排列不甚规则,各淋巴结群间无明显界限,通常包括解剖学分群和临床分区。

（一）解剖学分群

1. **纵隔前淋巴结 anterior mediastinal lymph node**　在上纵隔前部和前纵隔内,位于出入心的大血管、动脉韧带和心包前方。可分为上、下两群,上群沿大血管前方排列,称纵隔前上淋巴结。下群位于心包前面,称纵隔前下淋巴结或心包前淋巴结。纵隔前淋巴结收集胸腺、心包前部、心、纵隔胸膜、膈前部和肝上面的淋巴,其输出管汇入支气管纵隔干。其中位于主动脉弓周围和动脉韧带周围的淋巴结分别称为主动脉弓淋巴结 lymph node of aortic arch 和动脉韧带淋巴结 lymph node of arterial ligament,它们与左迷走神经、左膈神经和左喉返神经关系密切,若淋巴结肿大,可压迫这些神经,引起膈活动异常和喉返神经麻痹症状(图 3-33)。左肺上叶肺癌常转移到动脉韧带淋巴结。

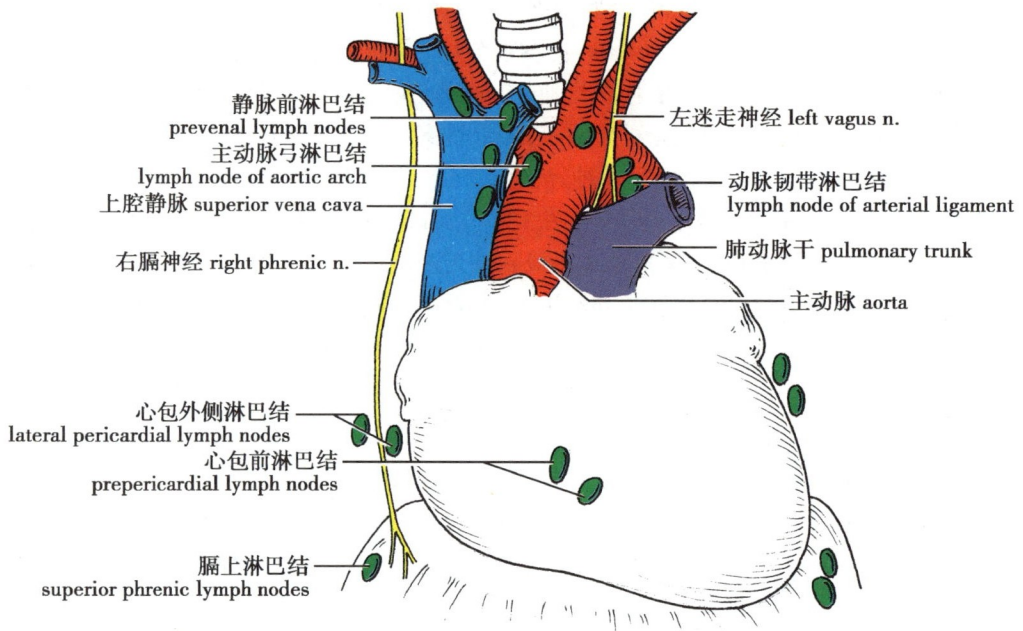

静脉前淋巴结
prevenal lymph nodes
主动脉弓淋巴结
lymph node of aortic arch
上腔静脉 superior vena cava
右膈神经 right phrenic n.
左迷走神经 left vagus n.
动脉韧带淋巴结
lymph node of arterial ligament
肺动脉干 pulmonary trunk
主动脉 aorta
心包外侧淋巴结
lateral pericardial lymph nodes
心包前淋巴结
prepericardial lymph nodes
膈上淋巴结
superior phrenic lymph nodes

图 3-33　纵隔前淋巴结

2. **纵隔后淋巴结 posterior mediastinal lymph nodes**　位于上纵隔后部和后纵隔内。其中肺食管旁淋巴结 pulmonary juxtaesophageal lymph node 位于食管两侧、胸主动脉前方、心包后方,收集食管胸部、心包后部、膈后部和肝的部分淋巴,其输出管常汇入胸导管(图 3-34)。

3. **心包外侧淋巴结 lateral pericardial lymph node**　位于心包与纵隔胸膜之间,沿心包膈血管排列,收集心包和纵隔胸膜的淋巴(图 3-33)。

4. **肺韧带淋巴结 lymph node of pulmonary ligament**　位于肺韧带两层胸膜之间,收纳肺下叶底部的淋巴,其输出管汇入气管支气管淋巴结。肺下叶肿瘤可转移到此淋巴结。

5. **气管支气管淋巴结 tracheobronchial lymph node**　位于气管权上、下方,故分为上、下两群,收纳肺、主支气管、气管权和食管的部分淋巴(图 3-34)。其输出管汇入气管旁淋巴结。

6. **气管旁淋巴结 paratracheal lymph node**　位于气管周围,收纳气管胸部和食管的部分淋巴,其输出管汇入支气管纵隔干(图 3-34)。

气管、支气管、肺淋巴结数量多,其淋巴引流的走向为:肺淋巴结→支气管肺门淋巴结(又称肺门淋巴结)→气管支气管淋巴结(上群、下群)→气管旁淋巴结→左、右支气管纵隔干→胸导管和右淋巴导管。

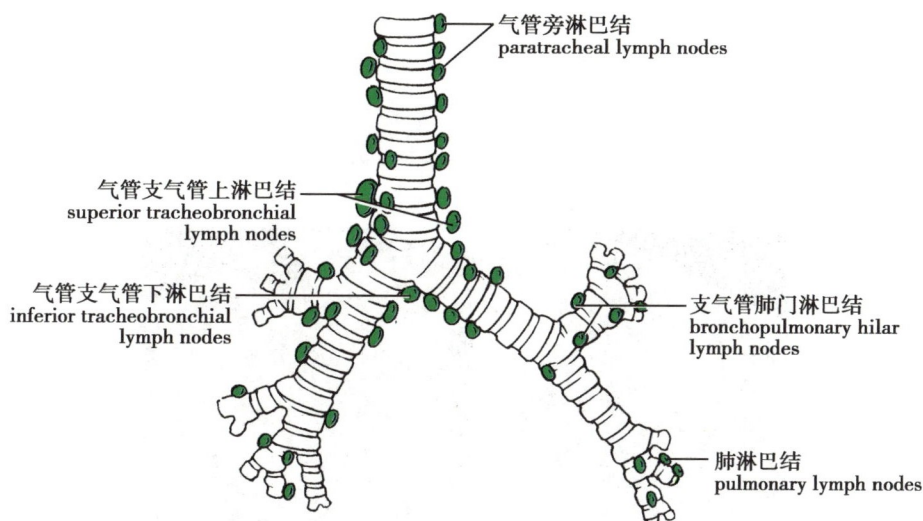

图3-34   纵隔淋巴结

（二）临床分区和分组

临床上将纵隔淋巴结按7区14组划分（图3-35）。7区包括锁骨上区、上区、主动脉肺动脉区、隆突下区、下区、肺门区/叶间区、周围区。每区包含不同组淋巴结。①锁骨上区：包括下颈部、锁骨上和胸骨颈静脉切迹淋巴结，为第1组淋巴结；②上区：即上纵隔区淋巴结，包括右上气管旁淋巴结（2R）、左上气管旁淋巴结（2L）、血管前淋巴结（3A）、气管后淋巴结（3P）、右下气管旁淋巴结（4R）及左下气管旁淋巴结（4L）共6组淋巴结；③主动脉肺动脉区（AP区）：包括主动脉弓下淋巴结和主动脉旁淋巴结，即第5组、第6组淋巴结；④隆突下区：为隆突下淋巴结，即第7组淋巴结；⑤下区：包括隆突以下食管旁淋巴结和肺韧带淋巴结，即第8组、第9组淋巴结；⑥肺门区/叶间区：包括肺门淋巴结和叶间淋巴结，即第10组、第11组淋巴结；⑦周围区：包括肺叶淋巴结、肺段淋巴结和肺亚段淋巴结，即第12组、第13组和第14组淋巴结。第7~9组淋巴结为下纵隔区淋巴结。第10~14组淋巴结为肺内淋巴结，又分为左、右侧。

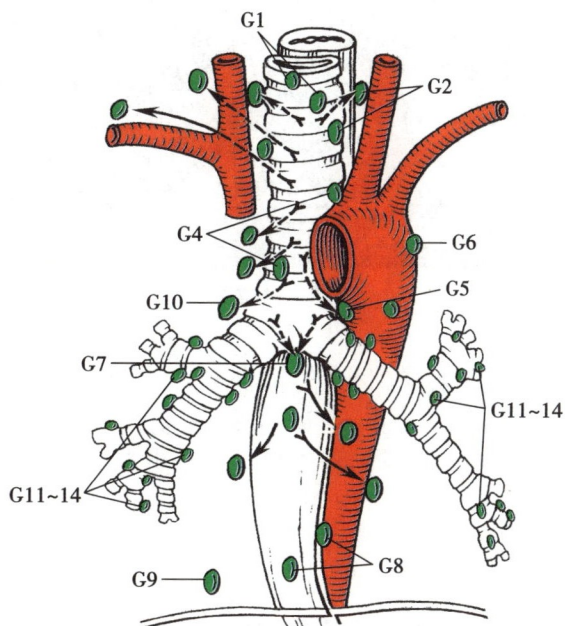

图3-35   纵隔淋巴结的临床分组（G代表组）

第六节   胸部横断面影像解剖

一、经胸骨柄横断面

此断面经胸骨柄和第3胸椎体上份。前方为第1肋软骨和胸骨柄，第1肋软骨和胸骨柄的连结称为第一胸肋结合，是一种特殊的不动关节。第2~7肋软骨与相应的肋切迹构成的胸肋关节属于微动关节。右第一胸肋结合的后方为右头臂静脉，左头臂静脉在左第一胸肋结合的后方由左颈内静脉和左锁骨下静脉汇合，其沿途有椎静脉、胸廓内静脉、肋间最上静脉和甲状腺下静脉等汇入。头臂干、左颈总动脉和左锁骨下动脉三者的位置关系在此断面中更为靠近。右膈神经和右迷走神经走行在右头臂静脉和气管之间。左锁骨下动脉和胸椎之间为食管上三角,食管左侧可见胸导管,左迷走神经行走在左颈总动脉和左颈内静脉之间,左喉返神经位于左侧气管食管沟内,左膈神经伴行心包膈血管走行左纵隔胸膜深面(图3-36)。

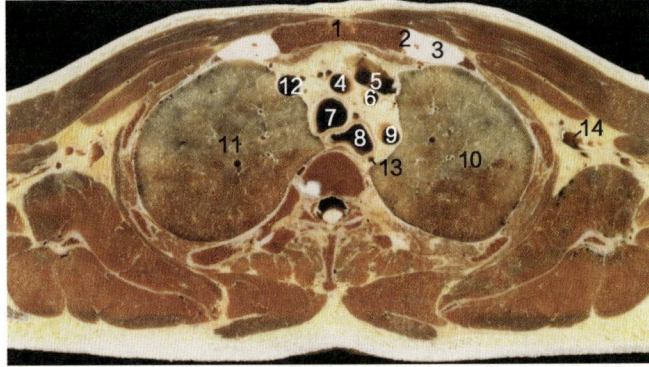

A. 断面标本

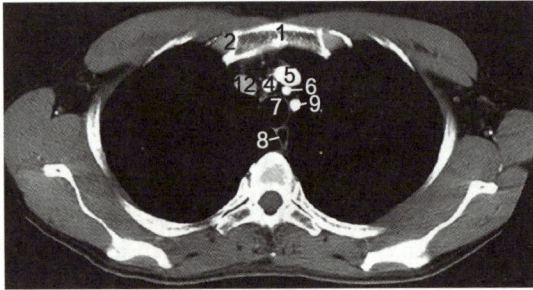

B. CT纵隔窗

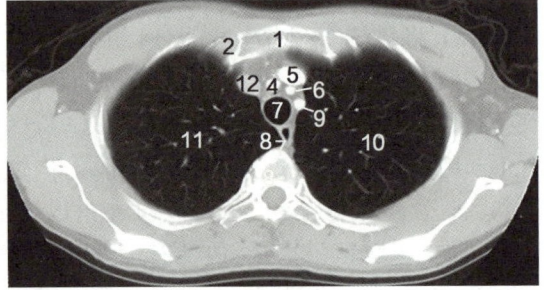

C. CT肺窗

图3-36 经胸骨柄横断面解剖与CT

1. 胸骨柄 manubrium sterni;2. 第一胸肋结合 sternocostal synchondrosis of first rib;3. 第 1 肋软骨 first costal cartilage;4. 头臂干 brachiocephalic trunk;5. 左头臂静脉 left brachiocephalic vein;6. 左颈总动脉 left common carotid artery;7. 气管 trachea;8. 食管 esophagus;9. 左锁骨下动脉 left subclavian artery;10. 左肺上叶 superior lobe of left lung;11. 右肺上叶 superior lobe of right lung;12. 右头臂静脉 right brachiocephalic vein;13. 胸导管 thoracic duct;14. 腋静脉 axillary vein。

二、经主动脉弓横断面

此断面经主动脉弓和第4胸椎上份,是识别上纵隔结构的关键断面。两侧纵隔胸膜、胸骨柄和脊柱之间为上纵隔。主动脉弓左缘微凸,贴近纵隔左缘,右缘微凹,上腔静脉、气管和食管由前向后排列于其右侧。主动脉弓右侧、上腔静脉后方和气管前方之间的充满疏松结缔组织和脂肪组织的区域,称气管前间隙。该断面两肺体积明显增大,出现的左肺斜裂将左肺分为上、下两叶(图3-37)。

三、经气管杈横断面

此断面气管杈出现,后方经过第5胸椎体上份,是上纵隔和下纵隔的分界面,也是胸部结构变化最明显的断面。在此断面上,气管分为左主支气管和右主支气管。气管杈位于第4~6胸椎平面,其中58%的气管杈位于第5胸椎体,国人的气管分叉角平均为60.6°。上腔静脉位于右主支气管前方,后方有奇静脉注入,在此断面的右肺上叶支气管是右肺门出现的标志,进入左肺的左肺动脉也是左肺门出现的标志(图3-38)。

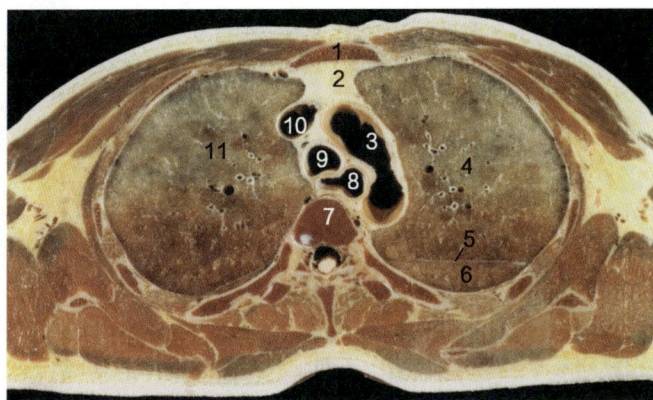

A. 断面标本

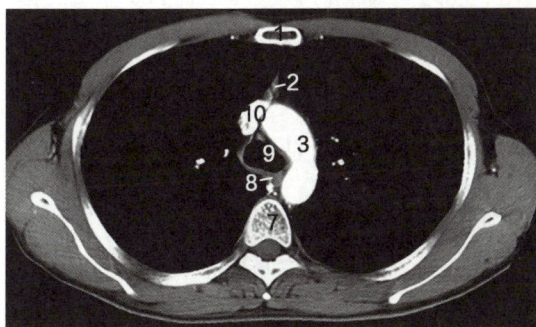

B. CT纵隔窗

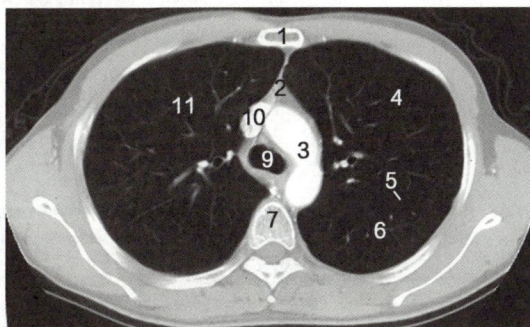

C. CT肺窗

图 3-37 经主动脉弓的横断面解剖与 CT

1. 胸骨柄 manubrium sterni；2. 胸腺 thymus；3. 主动脉弓 aortic arch；4. 左肺上叶 superior lobe of left lung；5. 左肺斜裂 oblique fissure of left lung；6. 左肺下叶 inferior lobe of left lung；7. 第 4 胸椎体 fourth thoracic vertebral body；8. 食管 esophagus；9. 气管 trachea；10. 上腔静脉 superior vena cava；11. 右肺上叶 superior lobe of right lung。

四、经肺动脉权横断面

此断面经肺动脉权和第 5 胸椎体下份。肺动脉干分为左、右肺动脉，其分叉处为肺动脉权，呈"三叶草"型。35% 左肺动脉高于右肺动脉一个断层面，65% 的肺动脉干、左肺动脉和右肺动脉在同一断层面。左肺动脉长轴与矢状面的夹角为 41.2° ±6.1°，右肺动脉较为水平，其长轴与矢状面的夹角为 75.5° ±6.8°。左主支气管和右主支气管之间的间隙为隆嵴下间隙，其前为肺动脉权和右肺动脉，后为食管，其内的气管支气管下淋巴结出现率为 100%。右肺门处由前向后可见右肺动脉和中间段支气管，左肺门处由前向后可见左上肺静脉和左肺动脉（图 3-39）。

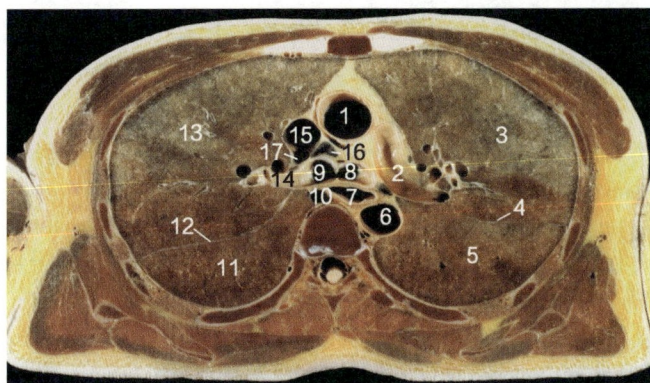

A. 断面标本

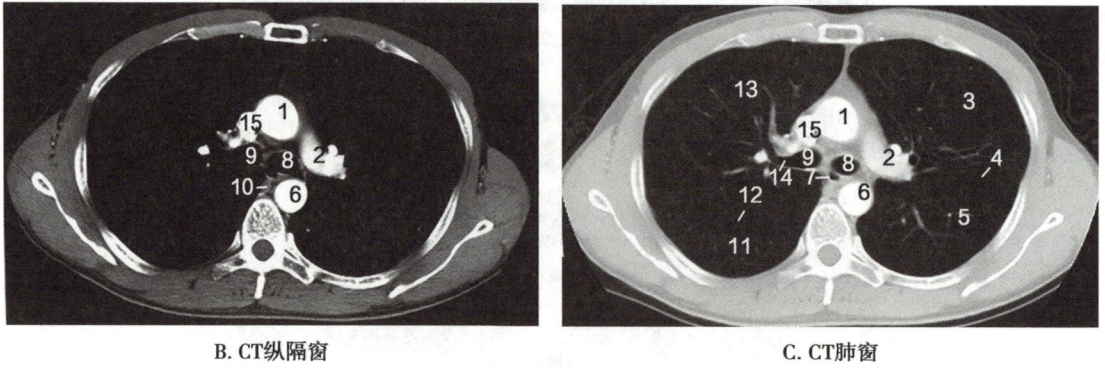

B. CT纵隔窗   C. CT肺窗

图3-38   经气管杈横断面解剖与CT

1. 升主动脉 ascending aorta;2. 左肺动脉 left pulmonary artery;3. 左肺上叶 superior lobe of left lung;4. 左肺斜裂 oblique fissure of left lung;5. 左肺下叶 inferior lobe of left lung;6. 胸主动脉 thoracic aorta;7. 食管 esophagus;8. 左主支气管 left principal bronchus;9. 右主支气管 right principal bronchus;10. 奇静脉 azygos vein;11. 右肺下叶 inferior lobe of right lung;12. 右肺斜裂 oblique fissure of right lung;13. 右肺上叶 superior lobe of right lung;14. 右肺上叶支气管 right superior lobar bronchus;15. 上腔静脉 superior vena cava;16. 气管支气管淋巴结 tracheobronchial lymph node;17. 奇静脉弓 arch of azygos vein。

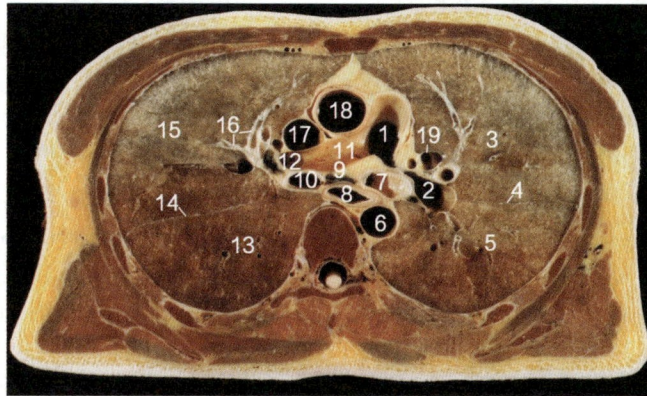

A. 断面标本

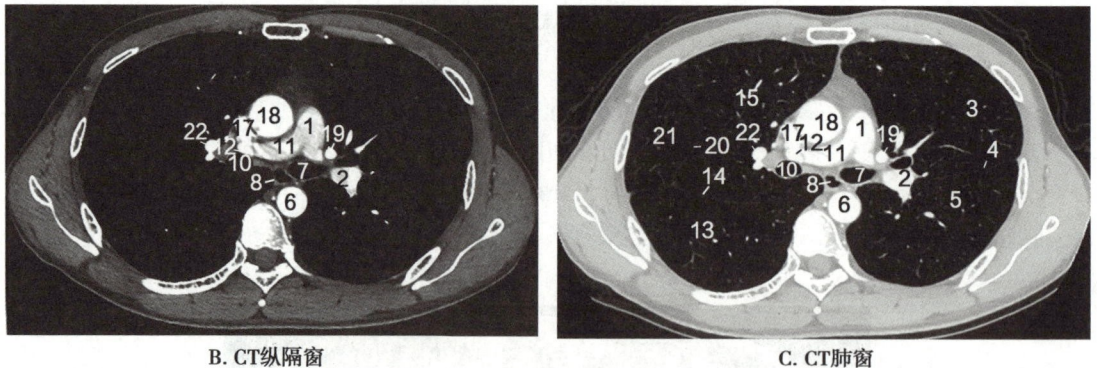

B. CT纵隔窗   C. CT肺窗

图3-39   经肺动脉杈横断面解剖与CT

1. 肺动脉干 pulmonary trunk;2. 左肺动脉 left pulmonary artery;3. 左肺上叶 superior lobe of left lung;4. 左肺斜裂 oblique fissure of left lung;5. 左肺下叶 inferior lobe of left lung;6. 胸主动脉 thoracic aorta;7. 左主支气管 left principal bronchus;8. 食管 esophagus;9. 气管支气管下淋巴结 inferior tracheobronchial lymph node;10. 中间段支气管 intermediate segmental bronchus;11. 右肺动脉 right pulmonary artery;12. 右肺上叶动脉 right superior lobar pulmonary artery;13. 右肺下叶 inferior lobe of right lung;14. 右肺斜裂 oblique fissure of right lung;15. 右肺上叶 superior lobe of right lung;16. 前段支气管 anterior segmental bronchus;17. 上腔静脉 superior vena cava;18. 升主动脉 ascending aorta;19. 左上肺静脉 left superior pulmonary vein;20. 右肺水平裂 horizontal fissure of right lung;21. 右肺中叶 middle lobe of right lung;22. 右上肺静脉 right superior pulmonary vein。

五、经左肺上叶支气管横断面

此断面经过第 3 胸肋关节、左肺上叶支气管和第 6 胸椎体上份。纵隔前份由右向左依次可见上腔静脉、升主动脉、肺动脉干和左心耳，左肺上静脉在左心耳后方注入左心房，心包横窦位于升主动脉、肺动脉干与上腔静脉、左心房之间。两肺斜裂前移，肺下叶变大，上叶变小。左主支气管在左肺门处发出左肺上段支气管和左肺上叶支气管。左肺上段支气管水平向后走行，左肺上叶支气管发出上干（至尖后段和前段）和舌干，舌干多重叠于左肺上叶支气管的远端，在横断面上常难以辨认，左肺下叶动脉行走于左肺上叶支气管后外侧。右肺门处由前向后依次可见尖段静脉、后段静脉、叶间动脉和中间段支气管。右上肺静脉在此断面由尖段和后段静脉汇合形成（图 3-40）。

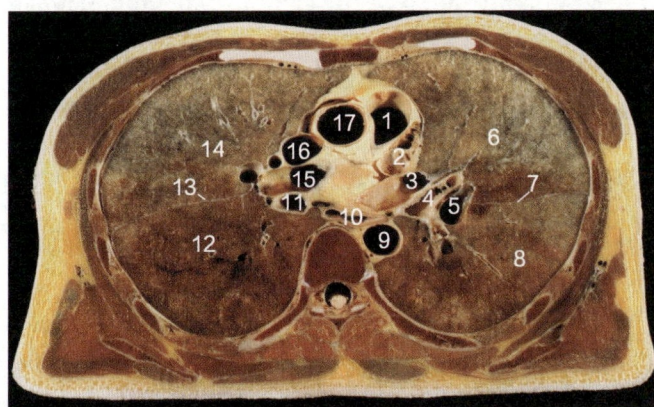

A. 断面标本

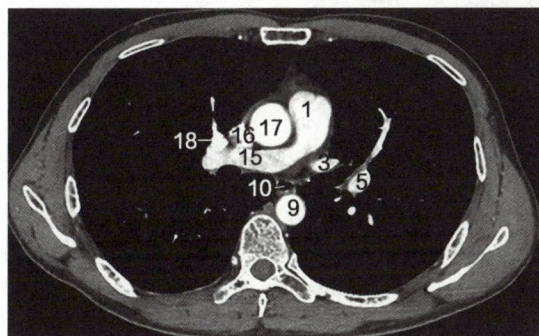

B. CT纵隔窗

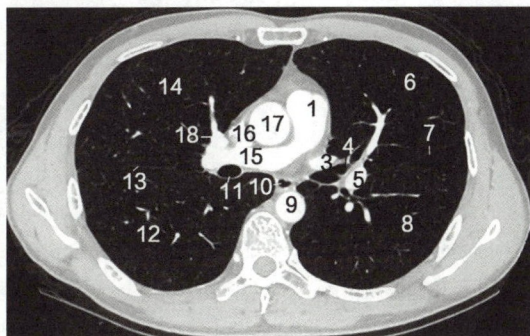

C. CT肺窗

图 3-40　经左肺上叶支气管横断面解剖与 CT

1. 肺动脉干 pulmonary trunk；2. 左心耳 left atrium；3. 左上肺静脉 left superior pulmonary vein；4. 左肺上叶支气管 left superior lobar bronchus；5. 左肺下叶动脉 left inferior lobar pulmonary artery；6. 左肺上叶 superior lobe of left lung；7. 左肺斜裂 oblique fissure of left lung；8. 左肺下叶 inferior lobe of left lung；9. 胸主动脉 thoracic aorta；10. 食管 esophagus；11. 中间段支气管 intermediate segmental bronchus；12. 右肺下叶 inferior lobe of right lung；13. 右肺斜裂 oblique fissure of right lung；14. 右肺上叶 superior lobe of right lung；15. 叶间动脉 interlobar artery；16. 上腔静脉 superior vena cava；17. 升主动脉 ascending aorta；18. 右上肺静脉 right superior pulmonary vein。

六、经右上肺静脉横断面

此断面经右上肺静脉和第 7 胸椎体。以升主动脉根部为中心，左前方为右心室，左侧为左心室壁，右侧为右心房，后方为左心房。左心房有左下肺静脉和右上肺静脉汇入。右肺水平裂出现，其与斜裂之间的肺组织为右肺中叶，斜裂后方为右肺下叶。右肺门处由前向后的排列结构依次为右上肺静脉、右肺中叶支气管和右肺下叶支气管。右肺中叶支气管的前外侧是内侧段动脉,右肺下叶支气管的外侧是右肺下叶动脉,后方是上段静脉。左下肺静脉汇入左心房处是左肺门下界的标志(图3-41)。

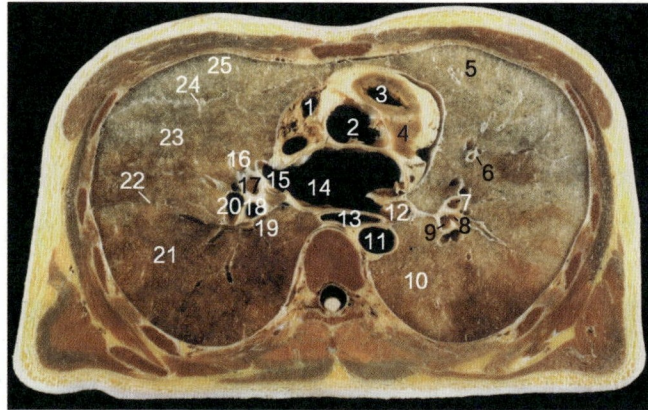

A. 断面标本

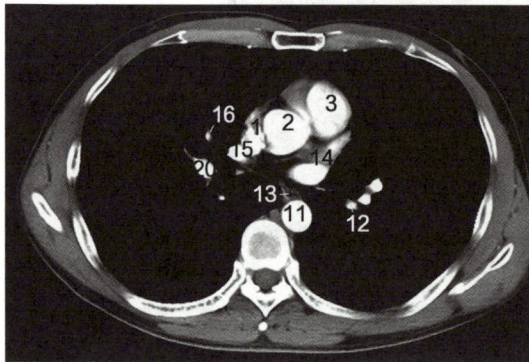

B. CT纵隔窗

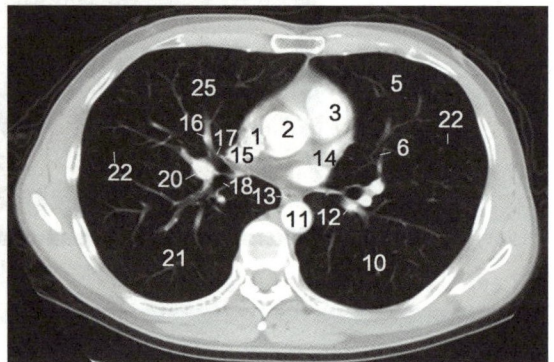

C. CT肺窗

图 3-41　经右上肺静脉横断面解剖与 CT

1. 右心房 right atrium;2. 升主动脉 ascending aorta;3. 右心室 right ventricle;4. 左心室 left ventricle;5. 左肺上叶 superior lobe of left lung;6. 下舌段支气管 inferior lingular segmental bronchus;7. 前内底段支气管 anteromedial basal segmental bronchus;8. 外侧底段支气管 lateral basal segmental bronchus;9. 后底段支气管 posterior basal segmental bronchus;10. 左肺下叶 inferior lobe of left lung;11. 胸主动脉 thoracic aorta;12. 左下肺静脉 left inferior pulmonary vein;13. 食管 esophagus;14. 左心房 left atrium;15. 右上肺静脉 right superior pulmonary vein;16. 内侧段动脉 medial segmental artery;17. 右肺中叶支气管 right middle lobar bronchus;18. 右肺下叶支气管基底干 basal trunk of right inferior lobar bronchus;19. 上段静脉 superior segmental vein;20. 右肺下叶动脉 right inferior lobar pulmonary artery;21. 右肺下叶 inferior lobe of right lung;22. 肺斜裂 oblique fissure of lung;23. 右肺中叶 middle lobe of right lung;24. 水平裂 horizontal fissure;25. 右肺上叶 superior lobe of right lung。

七、经卵圆窝横断面

此断面经卵圆窝和第 8 胸椎体上份。纵隔内心呈现 4 个心腔,房间隔和室间隔相连续,自右后向左前方向呈"S"形排列。房间隔分隔左、右心房,其右心房侧的凹陷为卵圆窝。室间隔由后 1/3 的膜部和前 2/3 的肌部组成,肌部分开左、右心室,膜部既分隔左心室和右心室,又分隔左心室与右心房。右心房和右心室之间为右房室口,其周围可见三尖瓣,左心房和左心室之间为左房室口,其内有二尖瓣。左心房后壁与食管前壁之间的心包腔为心包斜窦,心包与胸主动脉之间为食管下三角,内有食管下段和迷走神经。纵隔的右侧是右肺中叶和右肺下叶,左侧是左肺下舌段和左肺下叶。右肺下叶可见由底段上、下静脉合成的底段总静脉,支气管已分为内侧底段支气管、前底段支气管、外侧底段支气管和后底段支气管,彼此呈逆时针排列,各底段动脉走行于相应支气管的外侧或后外侧(图 3-42)。

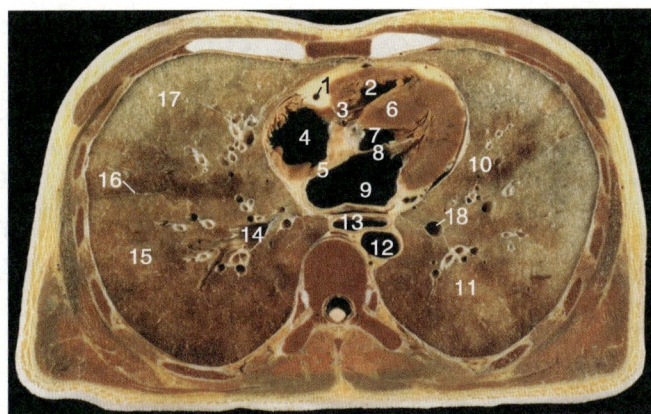

A. 断面标本

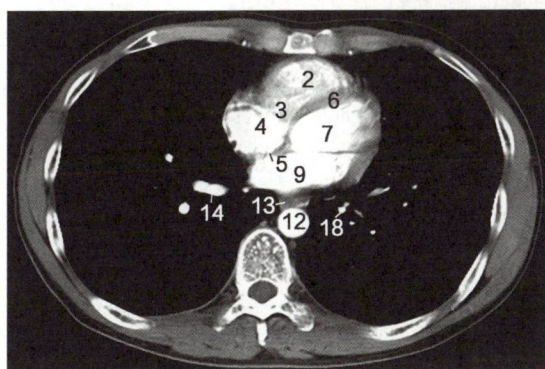

B. CT纵隔窗

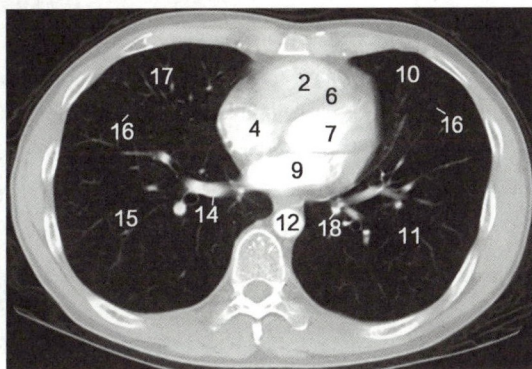

C. CT肺窗

图3-42　经卵圆窝横断面解剖与CT

1. 右冠状动脉 right coronary artery；2. 右心室 right ventricle；3. 右房室口 right atrioventricular orifice；4. 右心房 right atrium；5. 卵圆窝 fossa ovalis；6. 室间隔 interventricular septum；7. 左心室 left ventricle；8. 二尖瓣 mitral valve；9. 左心房 left atrium；10. 下舌段 inferior lingular segment；11. 左肺下叶 inferior lobe of left lung；12. 胸主动脉 thoracic aorta；13. 食管 esophagus；14. 底段总静脉 common basal vein；15. 右肺下叶 inferior lobe of right lung；16. 肺斜裂 oblique fissure of lung；17. 右肺中叶 middle lobe of right lung；18. 左下肺静脉 left inferior pulmonary vein。

八、经冠状窦横断面

此断面经冠状窦和第8胸椎间盘。纵隔内左心房消失，心腔主要为左心室、右心室和右心房。右心房变小，其左下方有冠状窦的开口。右肺斜裂前方为中叶，后方为下叶。左肺斜裂前方为左肺上叶的下舌段，后方为左肺下叶的底段（图3-43）。

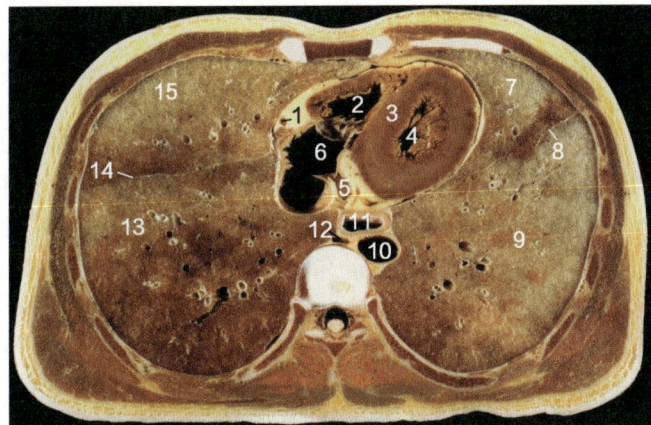

A. 断面标本

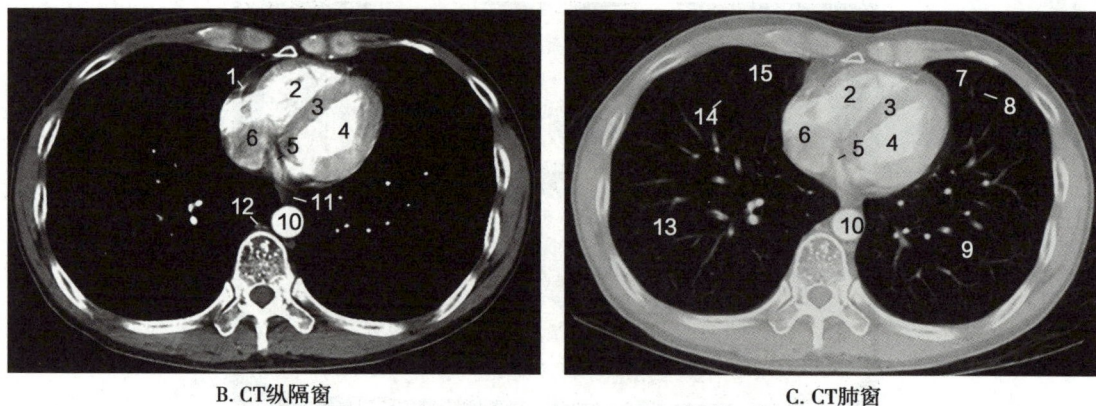

B. CT纵隔窗　　　　　　　　　　　　　　　　C. CT肺窗

图 3-43　经冠状窦横断面解剖与 CT

1. 右冠状动脉 right coronary artery；2. 右心室 right ventricle；3. 室间隔 interventricular septum；4. 左心室 left ventricle；5. 冠状窦 coronary sinus；6. 右心房 right atrium；7. 左肺上叶 superior lobe of left lung；8. 左肺斜裂 oblique fissure of left lung；9. 左肺下叶 inferior lobe of left lung；10. 胸主动脉 thoracic aorta；11. 食管 esophagus；12. 奇静脉 azygos vein；13. 右肺下叶 inferior lobe of right lung；14. 右肺斜裂 oblique fissure of right lung；15. 右肺中叶 middle lobe of right lung。

第七节　胸部的解剖操作

一、尸位

进行胸部的实地解剖操作，尸体应取仰卧位，摆正，背部垫高，依次解剖胸前外侧壁及其肋间隙、胸膜和胸膜腔、肺及纵隔。

二、扪认体表标志

在解剖操作前，触摸辨认颈静脉切迹、胸骨角、胸骨体、剑突、肋、肋弓、锁骨、肩峰和喙突等骨性标志。观察女性乳房及男性乳头的位置。

三、解剖胸前外侧壁及其肋间隙

（一）观察胸壁浅层结构与肌层

胸前外侧壁的浅层结构已在上肢解剖时完成。逐层翻开皮肤、浅筋膜、胸大肌、胸小肌，观察肋间神经前皮支和外侧皮支穿出部位；清理胸大、小肌在胸壁上的附着部分；将前锯肌自起点处剥离，连同支配该肌的胸长神经一起翻向外侧，观察其与腹外斜肌肌齿的交错。

（二）解剖肋间隙

由胸骨角来确定第 2 肋，在腋前线处第 5 肋间隙进行解剖。

1. 肋间肌　浅层为肋间外肌，其纤维方向与腹外斜肌相同，起自肋结节向前移行至肋软骨为止，更向前，即在肋软骨之间为膜状，称肋间外膜。透过肋间外膜可看到其深面的肋间内肌，沿肋间隙上缘切开肋间外肌，并将该肌翻向下，观察其深面肋间内肌的纤维方向，从后下斜向前上方与肋间外肌成直角交叉。肋间内肌自胸骨侧缘开始，向后至肋角，更向后则为肋间内膜所代替（待开胸、取肺后再行观察）。肋间内肌一般于胸壁侧份又分出一层不完整的肋间最内肌，其纤维方向与肋间内肌相同。

2. 血管和神经　肋间血管和神经本干行于肋间内肌和肋间最内肌之间，在肋角以后，血管神经行于相应肋骨下缘，肋间后静脉位置最高，动脉次之，在肋角以前至腋前线均为肋沟所保护，肋间神经一直露于肋骨下缘以下。肋间动脉常发出一侧支（下支）至肋间隙下份，行于下位肋骨的上缘，很细小,根据肋间血管神经束的走行位置,考虑胸膜腔穿刺的部位和肋骨骨折的结果如何。

(三)开胸(勿伤及胸膜壁层)

1. 离断胸锁关节(颈部解剖时若还没切除锁骨)　用刀离断胸锁关节,将锁骨与胸壁游离,切断锁骨下肌,于第 1 肋骨上缘切断胸廓内动脉。

2. 翻开胸大肌和胸小肌　解剖上肢时,此二肌已被翻起。若尚未翻开,切断胸大肌的锁骨头和胸肋头,将肌与深层结构分离,再将胸大肌翻向止点。注意查看穿入它的血管神经,查看后切断。观察胸小肌及锁骨下缘、胸小肌上缘和喙突之间一层近似三角形的锁胸筋膜,可见头静脉穿入此筋膜,胸肩峰动脉的分支及支配胸大肌的胸外侧神经穿出此筋膜。解剖上述结构后将此筋膜清扫干净。

3. 剥除前锯肌　用解剖刀将前锯肌在各肋骨上的起点一一剥离。

4. 剪断肋　用肋骨剪尽量靠外侧剪断第 1 对肋骨和切断第 1 肋间组织,并斜向外下,沿腋后线依次剪断第 2~10 肋和肋间结构。

5. 翻开胸前壁　用一只手自胸骨柄轻轻提起胸前壁,把已经游离的胸壁自上而下向前翻开,与此同时,用另一手从颈静脉切迹插入胸骨后方,将胸骨深面的结构压向后,并向两侧将壁胸膜逐渐从胸前壁内面尽量完整分离。由于胸壁与胸膜壁层之间有胸内筋膜存在,所以壁胸膜容易剥离。最终将胸前壁完全向下翻开,置于腹前壁的前面。翻开胸壁时,注意不要被肋骨的断端刺伤;不要用力过猛,以免折断胸骨或肋软骨。

(四)观察与解剖胸前壁内面

1. 观察胸横肌　在胸前壁后面的下部,于胸骨体下段和剑突的内面,透过胸内筋膜可见 3~5 条扇形排列的肌束,行向外上方终于第 3~6 肋软骨的内面,此即胸横肌,其神经支配、作用与肋间内肌类似。

2. 解剖胸廓内动、静脉和胸骨旁淋巴结　在已翻开的胸壁内面,沿肋软骨的后方,距胸骨外侧 1~2 厘米处找到左、右胸廓内动、静脉。沿该血管周围在 1~5 肋间隙前端可见有 2~3 个较小的淋巴结,称胸骨旁淋巴结,乳腺癌扩大根治术应予清扫。胸廓内动脉垂直下行,直至第 5、6 肋间隙水平分为肌膈动脉和腹壁上动脉。在胸廓内动脉的外侧,有时可见副胸廓内动脉,出现率为 8% 左右,有重要的临床意义。

(五)观察膈

观察膈突入胸腔的高度:右侧在锁骨中线可达第 5 肋水平,左侧的最高点低于右侧一肋。

四、探查胸膜和胸膜腔

(一)探查胸膜配布

在胸前壁深面的肋胸膜上,作一十字形切口(切口大小以能伸入一手为度),将手伸入胸膜腔内,依次探查肋胸膜、膈胸膜、纵隔胸膜、胸膜顶和包裹在肺表面的脏胸膜,体会胸膜脏层和壁层在肺根处相互移行。肺凭借肺根连于纵隔,在肺根下方脏胸膜返折至纵隔的胸膜皱襞,称肺韧带。正常的胸膜腔是一个潜在性间隙,完整而封闭,呈负压。探摸肋膈隐窝和肋纵隔隐窝,并体会它们的位置和深度。肋膈隐窝的位置低而深,为胸膜腔伤后积血、积液和积脓的部位,故胸膜腔穿刺多在此处进行。

(二)探查胸膜顶

手伸向上,直入胸膜顶,将已翻开的胸壁和锁骨复位,观察其前方高出于锁骨内侧 1/3 处 2~3cm。在胸膜顶的表面,覆盖一层筋膜即 Sibson 膜,此筋膜实为胸内筋膜的延续,因无胸廓保护,特别增厚,构成胸膜顶的被膜,有保护肺尖及胸膜顶之作用。锁骨下动脉穿出斜角肌间隙绕过胸膜顶的前方。

(三)观察胸膜前界和下界

1. 观察胸膜前界　将手伸入肋纵隔隐窝,向前、上、下滑摸,核对胸膜前界的投影关系。见两侧胸膜前界皆起自胸锁关节后方,斜向下内至第二胸肋关节水平,左右接近于正中平面,并垂直降达第 4 肋软骨平面。在此平面以下,两侧前界又分开且不对称,右侧胸膜继续垂直向下至第 6 胸肋关节的后方,转折向外下而续为右胸膜下界;左侧胸膜自第 4 肋软骨水平行向下外方,途经第 5 肋软骨中点,在第 6 肋软骨处续为左侧胸膜下界。

查看左、右胸膜前界之间的上份(胸骨角以上)和下份(第 4 肋以下)的无胸膜覆盖区,上方称上胸膜间区,为脂肪组织和胸腺所充填,成人胸腺多为脂肪所代替;下方为下胸膜间区或心包区(即心包三角)。在此,心包直接邻贴胸前壁,常为心包穿刺的部位。现在将翻向下的胸前外侧壁复原,试用一尖镊在标本上体会心包穿刺的安全部位。

2. 观察胸膜下界　将手指伸入肋纵隔隐窝向外侧滑入肋膈隐窝,核对左、右胸膜下界。可见两侧由第 6 肋软骨开始,向外下行至锁骨中线跨过第 8 肋,腋中线交第 10 肋,更向后至肩胛线交第 11 肋,再经第 12 肋内尖端的下方达脊柱。

五、解剖肺和肺根

(一) 查看肺的形态与体表投影

1. 观察肺的形态　将壁胸膜切口向上下扩大,检查肺的形态、分叶。尸体上的肺略有缩小,与活体不完全相符,仅供参考。肺尖一般都在第 1 肋水平以上。左肺被叶间裂分为上、下两叶,前缘有凹形切迹,称心切迹;右肺由于多一横裂(即水平裂)而分成上、中、下三叶。

2. 探查肺的下界　右肺的下界在锁骨中线上跨过第 6 肋,腋中线上越过第 8 肋,肩胛线上约与第 10 肋相交,最后终于第 10 胸椎棘突。因此,肺的下界较胸膜壁层的下界高出两位肋水平。

(二) 解剖右肺根与右肺

1. 观察右肺根的毗邻　透过纵隔胸膜,在右肺根之前,可见贴着上腔静脉、心包和下腔静脉下降的膈神经及心包膈血管,它们行于纵隔胸膜和心包之间,奇静脉绕过肺根上方汇入上腔静脉。

2. 解剖右肺根　轻轻划破并细心剥去右肺根前面的胸膜,由浅入深逐渐解剖右肺根的结构。首先遇到的是右上肺静脉,将之追踪至肺门,可见到其附近有若干淋巴结,即肺门淋巴结,近肺门处(尽量靠纵隔侧)切断右上肺静脉。在静脉后方找出右肺动脉,其管壁较厚,追踪至肺门,在靠近肺门处切断右肺动脉。在右肺动脉的后方(稍高)找出右主支气管。在右肺根的下部找出右下肺静脉,其位置较深。切断右主支气管、右下肺静脉、肺根后面的胸膜和肺韧带,取出右肺。

3. 观察右肺门　在右肺标本上观察肺的裂、分叶和肺门结构的排列关系。在右肺门处,由前向后为右上肺静脉、右肺动脉、右主支气管和右下肺静脉;自上而下,可见右肺上叶支气管、右肺动脉、中间支气管、右上肺静脉和右下肺静脉。

4. 解剖右肺内支气管和支气管肺段　观察右主支气管进入肺门后即分为右肺上叶支气管和中间支气管,中间支气管再分为中、下叶支气管。解剖肺叶支气管入肺叶后所分出的数支肺段支气管。观察肺段的外形,其尖朝向肺门,底位于肺表面。观察相邻肺段间的段间静脉。辨认并划分右肺的肺段的名称、位置和数量。

(三) 解剖左肺根与左肺

1. 观察左肺根的毗邻　透过纵隔胸膜,可见下降于左肺根前面的膈神经及与心包膈血管所形成的血管神经束,二者行于纵隔胸膜和心包之间,绕过肺根上方的主动脉弓及从弓的左前面下降至肺根后面的左迷走神经。

2. 解剖左肺根　轻轻划破并细心剥去肺根前面的胸膜,由浅入深逐渐解剖出左肺根的结构。最浅(前面)为左上肺静脉,其后下方有左下肺静脉,可见其周围有若干淋巴结为肺门淋巴结。在近肺门处(尽量靠纵隔侧)切断左上、下肺静脉。在左肺上静脉的后上方,可找到管壁较厚的左肺动脉,追踪至肺门,在靠近肺门处切断左肺动脉。近肺门处,左肺动脉移至左主支气管的上方,入肺门后转至左主支气管的后方。近肺门处切断支气管及其后方的胸膜和肺根下方的肺韧带,取出左肺。

3. 观察左肺门　在左肺标本上观察肺的裂、分叶和肺门结构的排列关系。在左肺门处,由前向后为左上肺静脉、左肺动脉、左主支气管和左下肺静脉;自上而下,左肺根依次为左肺动脉、左主支气管、左上肺静脉和左下肺静脉。

4. 解剖左肺内支气管和支气管肺段　观察左主支气管进入肺门后即分为左肺上、下叶支气管。解剖肺叶支气管入肺叶后所分出的数支肺段支气管。观察肺段的外形，其尖朝向肺门，底位于肺表面。观察相邻肺段间的段间静脉；辨认并划分左肺的肺段的名称、位置和数量。

六、解剖肋间后间隙

撕去胸后壁的肋胸膜，选择第 6 肋间隙清理肋间后动、静脉和肋间神经，在肋角处清理出肋间后动脉发出的上、下支。

注意观察在肋角内、外侧肋间后血管和肋间神经的走行、分支及其与肋骨的关系。在肋角内侧，肋间后血管和肋间神经的走行不恒定，故临床上不宜在肋角内侧实施穿刺，以避免损伤肋间后血管和肋间神经。在肋角处，肋间后动、静脉，肋间神经进入肋间内肌和胸内筋膜之间。在肋角外侧，肋间后血管和肋间神经的上支行于肋沟内，其位置排列自上而下为静脉、动脉和神经；肋间后血管和肋间神经的下支行于下位肋骨上缘，其位置排列自上而下为神经、动脉和静脉。在临床上，胸膜腔穿刺在近肋角处，应于下位肋骨的上缘进行；在肋角外侧，应于肋间隙中部进行。

七、解剖纵隔

（一）观察纵隔的位置与结构

1. 观察纵隔的整体观　切除左、右两肺之后，留在胸腔中间部的结构就是纵隔。纵隔是许多器官被疏松结缔组织所包绕的综合体，其左、右两面被盖着一层纵隔胸膜；有些器官或器官的某些部分与胸膜紧密相接，如在脊柱的前方，左、右间纵隔胸膜非常接近，即形成食管系膜；这些都是外科手术时必须注意的问题。纵隔并非完全处于正中位置，其内的器官在纵隔的左、右侧面是不对称的。

2. 剖察纵隔的右侧面　由于心与心包偏左侧，先解剖右侧较为方便。以肺根为中心，先确认肺根上方跨过的奇静脉，并向前追至汇入上腔静脉处；再辨认肺根前方贴着上腔静脉、心包和沿下腔静脉下降的膈神经及心包膈血管。后方紧邻奇静脉和右迷走神经。在肺根的下方查看心包及肺韧带。由此可见，纵隔右侧面为静脉面。

3. 剖察纵隔的左侧面　左侧也以肺根为中心，首先辨认下降于肺根前面的膈神经及心包膈血管所形成的血管神经束和升主动脉。主动脉弓跨过左肺根的上方，后方可见主动脉续为胸主动脉，左迷走神经、食管也从肺根的后方经过，由此可见纵隔左侧面为动脉面。结合提示内容，查看食管上、下三角的境界。再在主动脉弓的左前面，提起左迷走神经找到主动脉弓的凹侧，略加清理后，看到由左迷走神经发出的左喉返神经，勾绕主动脉弓的下方再转向后，经气管食管沟上行至颈部。于左喉返神经起始处的前方，清理出由致密结缔组织构成的动脉导管韧带（索）。此系胚胎时期动脉导管闭锁后的遗迹，通常此导管在出生后不久即闭塞，若仍保留，则形成动脉导管未闭畸形。

（二）解剖上纵隔

翻起胸腺遗迹，清除胸腺后方的结缔组织，找到纵隔前淋巴结。剖露左、右头臂静脉并追踪至二者的汇合处，此即上腔静脉的起始。奇静脉在右肺根上方由后向前注入上腔静脉。找到从颈前部下行注入左、右头臂静脉的甲状腺下静脉。

清除各静脉之间的结缔组织，在静脉深面寻找从主动脉弓发出的三大分支，从右向左为头臂干、左颈总动脉和左锁骨下动脉。在分离修洁各动脉时，注意毗邻细小的交感神经和迷走神经心支，追踪至主动脉弓的前下方，见其构成心浅丛，留后观察。

在右头臂静脉和上腔静脉的右侧找出右膈神经；在左颈总动脉和左锁骨下动脉之间找寻左膈神经和左迷走神经，二者在主动脉弓的左前方交叉。追踪左、右膈神经经肺根前方、心包两侧下行至膈，并观察与其伴行的心包膈血管。

在主动脉弓的左前方,提起左迷走神经,再次观察左喉返神经与主动脉弓和动脉韧带的关系。

确认深面的气管、食管及胸导管,观察彼此之间的位置关系及气管两侧的淋巴结。

(三)解剖中纵隔

1. 剖察膈神经和心包 由肺根前面向下追踪左、右膈神经和与之伴行的心包膈血管至膈。确认心包的上端附于升主动脉上部,下端则与膈(主要是中心腱)融合。在心包前壁近膈处作一横行切口,自切口两端,沿左、右膈神经稍前方各作一向上的纵行切口,将心包前壁向上翻转。在心包腔内,以右手示指自左侧伸入肺动脉干和升主动脉之后方,指尖可在右侧出现于升主动脉和上腔静脉之间。手指所通过的路径,称心包横窦。抬起心尖(左下),以手指在心的后方,探向右上方,手指即伸入一隐窝,称为心包斜窦,它位于左心房的后方,左、右肺静脉之间。

在膈上面切断下腔静脉,将膈神经由心包两侧游离出来,然后自膈中心腱剥离心包,将心包和心一起翻向上。查看心包及心后方的气管、主支气管、食管及位于它们前面及两侧的淋巴结。

2. 辨认出入心的大血管 主动脉及肺动脉分别由左、右心室发出;上、下腔静脉汇入右心房;左、右各两条肺静脉汇入左心房。

3. 解剖肺动脉干及其分支附近的结构 清除大血管根部前面的心包,沿肺动脉干向上清理至主动脉弓下方,找到其分为左、右肺动脉处。在主动脉弓下方与肺动脉分支处之间,仔细清除结缔组织及脂肪,寻认纤细的神经纤维丛,即心浅丛。由该丛追踪神经纤维向上,即可发现该神经丛与颈部的交感神经和迷走神经的心支相连。心浅丛还有纤维与主动脉弓后方气管权前方的心深丛相连。

4. 取心 在上腔静脉注入心的上方1cm处切断上腔静脉;向前上方提起心尖,在胸骨角平面切断升主动脉;在肺动脉口上方切断肺动脉。切断心包横窦和斜窦之间的两层心包,移出心脏,进一步观察心的外形及其表面结构。

(四)解剖后纵隔

后纵隔的内容与上纵隔深层结构相连续,故将此二部并在一起解剖。

1. 解剖迷走神经 沿已找出的迷走神经,向上清理至胸廓上口,向下追踪至左肺根后方,可见其分出数支,组成肺后丛,然后在食管前方下行成食管前丛;至食管下端时合干称为迷走神经前干。右侧情况与左侧类似,不同者在于其组成的神经丛依次称为肺后丛、食管后丛,至食管下端时合干称为迷走神经后干。

将头臂干及左颈总动脉向两侧牵开,寻找位于左、右主支气管权周围的淋巴结,沿气管两侧向上,可见数目不等的气管旁淋巴结;其相连的输出管及左、右支气管纵隔干。在气管与食管之间的左侧,找出左喉返神经,并向下追踪至其在主动脉弓下方的起点处。

2. 解剖食管及胸主动脉 前述解剖已初步显露食管,现应注意其与两侧纵隔胸膜的关系。从气管两侧稍加分离即可显露食管上段。除去心包后壁的斜窦部,显露食管下段及胸主动脉。清理食管及胸主动脉,观察其周围排列的淋巴结,即纵隔后淋巴结,确认后可摘除。观察左、右迷走神经与食管的关系,提起食管,仔细寻认发自胸主动脉的食管动脉分支,在不同高度从后方进入食管。在胸骨角平面,左主支气管的后方,寻认由胸主动脉发出的支气管动脉分支。将胸主动脉推向右侧,在其左后壁分离出1~2条左肋间后动脉。用同样的方法,从其右后壁分离出1~2条右肋间后动脉。观察该部位肋间血管、神经的排列情况。

3. 解剖胸导管及胸后壁静脉 推食管向右侧,显露接受肋间后静脉的半奇、副半奇静脉,并分别向上、下追踪。寻认左肋间后静脉,并追踪观察其注入的静脉。追踪半奇、副半奇静脉,观察其汇入奇静脉的位置、形式及收纳的范围。推食管向左侧,显露奇静脉,向下追踪至膈,向上追踪至其注入上腔静脉。右侧肋间后静脉多注入奇静脉。在食管后方,奇静脉与胸主动脉之间细心寻认壁薄、管径不均的胸导管。胸导管色较白,形如念珠状。向上追踪胸导管,可见它在主动脉弓的后方转向左侧,继续沿食管左侧向上追踪至颈根。

4. 解剖胸交感干及内脏大、小神经 剖开胸后壁的胸膜,观察胸交感干。分离胸神经节与肋间神经相连的灰、白交通支。将膈推向下,在胸后壁胸膜下面分离修洁内脏大、小神经。

(冉建华 张卫光 韦 力)

思考题

1. 乳腺癌的常见征象有"酒窝征"、乳头内陷及皮肤呈"橘皮样"外观,你能用所学的解剖学知识解释以上现象吗?

2. 在进行乳腺癌切除术进行腋窝淋巴结清扫时,需要重点保护哪些重要的神经?根据所学的解剖学知识,如何来确定这些神经的位置和走行?

第四章

腹　部

学习要点

1. 腹前外侧壁的层次、腹股沟区的结构特点及其临床意义。

2. 腹膜和腹膜腔的概念、分区、重要间隙及其临床意义。

3. 胃和十二指肠的形态、结构、位置、毗邻、神经分布及血供。

4. 肝的位置、体表投影及毗邻,肝蒂的组成及重要结构的排列关系和临床意义,Glisson 系统和肝段概念及其临床意义。

5. 肝外胆道的组成、胆总管的分段及各段的主要毗邻,胰腺的位置、分部和各部的毗邻。

6. 阑尾根部的体表投影,肾的位置、毗邻,输尿管的行程与狭窄部位。

第一节　概　述

腹部 abdomen 是躯干的一部分,位于胸部与盆部之间,包括腹壁、腹腔及腹腔器官和结构等内容物。腹部除后方以脊柱为支架外,前面和外侧面由阔肌组成,在妊娠、腹水和腹腔内占位性等病变时,其腹腔容积明显增大。

一、境界与分区

(一) 境界

腹部体表的上界由剑突或剑胸结合处、肋弓、第 11 肋前端、第 12 肋下缘和第 12 胸椎棘突的连线围成;下界为耻骨联合上缘、耻骨嵴、耻骨结节、腹股沟、髂前上棘、髂嵴至第 5 腰椎棘突的连线。腹壁两侧以腋后线为界,分为腹前外侧壁和腹后壁。

腹腔 abdominal cavity 的境界与腹部的体表境界不同,其上界是向上膨隆的膈穹隆,下方则通过骨盆上口通向盆腔,故其下界是盆腔的底。由于膈穹隆可高达第 4 或第 5 肋间隙水平;回肠等腹腔器官经常进入盆腔,腹腔的实际范围大大超过腹部的体表境界。

腹腔以小骨盆入口为界还可分为上方的固有腹腔和下方的盆腔。一般临床讲的腹腔是指固有腹腔,不包括盆腔。腹腔内有消化系统的大部分和泌尿系统的部分器官,还有脾、肾上腺以及血管、神经、淋巴管和淋巴结等,大部分腹腔器官的表面和腹壁的内表面都有腹膜覆盖。

(二) 分区

为了便于描述腹腔器官的大致位置,叙述和记录发生病变或损伤的大致部位,临床上需要将腹部分区(图 4-1)。通常有以下两种常用的分区方法。

1. 四分法　用通过脐的垂直线和水平线将腹部分为左、右腹上部和左、右腹下部。四分法比较简单,但不能完全满足临床的需要。

2. 九分法　用两条水平线和两条垂直线将腹部分为 9 个区。上水平线是经过两侧肋弓下缘最低点相当于第 10 肋的连线;下水平线是经过两侧髂结节的连线;两条垂直线分别是经过左、右腹股沟韧带中点(或两侧腹直肌的外侧缘)的垂直线。9 个区分别称为:上部的腹上区 epigastric region 和左、右季肋区 hypochondriac region;中部的脐区 umbilical region 和左、右腹外侧区 lateral region of abdomen;下部的腹下区 hypogastric region 和左、右腹股沟区 inguinal region。

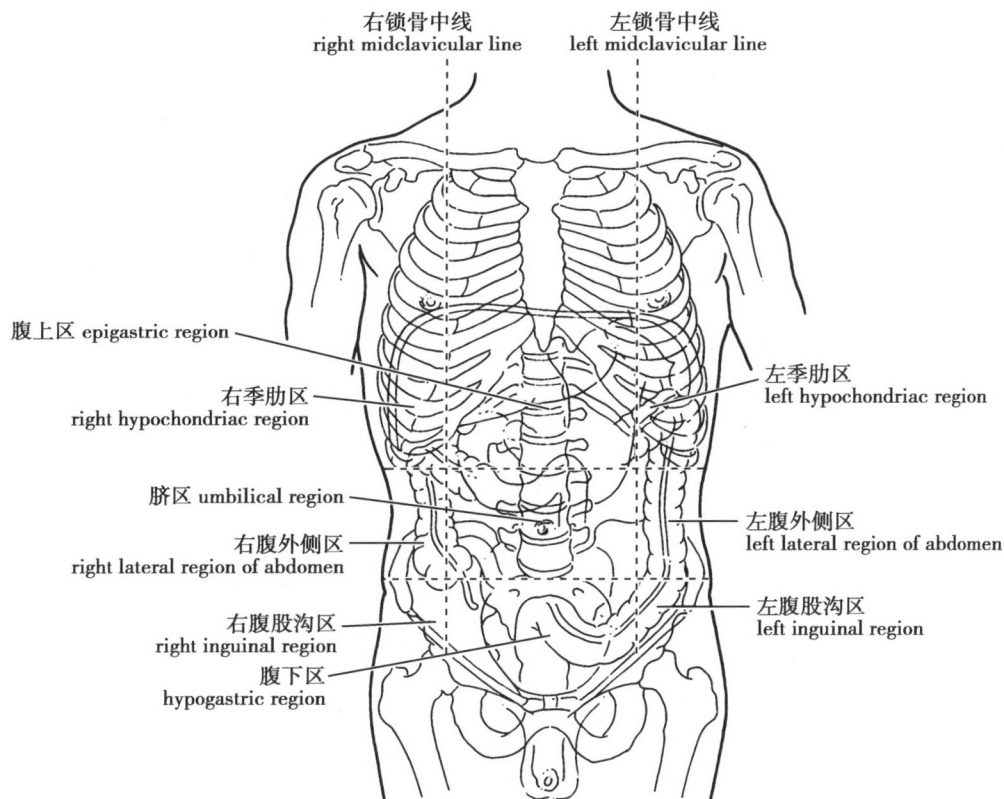

图 4-1　腹部的分区及腹腔主要脏器的体表投影

二、表面解剖

(一) 体表标志

1. 骨性标志　主要有剑突、肋弓、髂前上棘、髂嵴、耻骨联合上缘和耻骨结节等。髂前上棘位于髂嵴的前端,人直立时髂嵴的最高点是髂结节。两侧髂嵴最高点的连线平对第 4 腰椎棘突,是计数椎骨的标志。髂嵴和髂前上棘亦是骨髓穿刺的常用部位。

2. 软组织标志　腹前正中线的深面是白线 linea alba。白线是腹壁三层阔肌的腱膜在腹前正中线与对侧的腱膜互相交织愈合而成,其上、下两端分别附着于剑突和耻骨联合。白线两侧是腹直肌,当腹肌收缩时,肌发达者可见数条凹陷的横纹,相当于腹直肌腱划。腹直肌的外侧缘是半月线 linea semilunaris,也称腹直肌线。脐 umbilicus 位于腹前正中线上,一般平第 3、4 腰椎间盘,脐平面上方约 2.5cm 平对肠系膜下动脉起自腹主动脉。髂前上棘与耻骨结节之间为腹股沟,其深面有腹股沟韧带 inguinal ligament,是腹部和股部的分界线。

(二) 体表投影

成人腹腔内主要器官在腹前外侧壁的体表投影见表 4-1。

腹腔内器官在腹前壁的体表投影会随体型、年龄、体位、器官的充盈状态和腹壁肌的紧张度等因素的差异而变化。矮胖者因腹部上宽下窄,膈、肝、盲肠和阑尾等位置都较高,胃趋于横位;瘦长型者则与此相反。成年人的腹肌比较发达,内脏的位置相对比较固定;老年人则因为肌乏力、韧带松弛,常有内脏下垂。体位改变对腹腔脏器的位置也有比较明显的影响:卧位时腹腔内器官上移,膈升高,胸腔的容积变小;直立时则相反。所以,在心肺疾患时,患者常由于呼吸困难而不能平卧,睡觉时不得不采取半坐卧位。发育上的异常如内脏反位等也常常引起腹腔器官位置的变化。因此,对于器官的位置,除了掌握其一般规律外,还需了解个体差异,综合诸多因素,用辩证分析的方法,才能对腹腔内疾患进行准确的定位诊断并实施适当的处理。

表 4-1　成人腹腔主要器官在腹前壁的投影

右季肋区	腹上区	左季肋区
1. 右半肝大部分	1. 右半肝小部分、左半肝大部分	1. 左半肝的小部分
2. 部分胆囊	2. 胆囊	2. 胃贲门、胃底、部分胃体
3. 结肠右曲	3. 幽门部、部分胃体	3. 脾
4. 右肾上部	4. 胆总管、肝动脉、肝门静脉	4. 胰尾
5. 右肾上腺	5. 十二指肠大部分	5. 结肠左曲
	6. 胰的大部分	6. 左肾上部
	7. 两肾的一部分、肾上腺	7. 左肾上腺
	8. 腹主动脉、下腔静脉	

右腹外侧区	脐区	左腹外侧区
1. 升结肠	1. 充盈时的胃大弯	1. 降结肠
2. 部分回肠	2. 横结肠	2. 部分空肠
3. 右肾下部	3. 大网膜	3. 左肾下部
	4. 左、右输尿管	
	5. 十二指肠小部分	
	6. 大部分空、回肠	
	7. 腹主动脉、下腔静脉	

右腹股沟区	腹下区	左腹股沟区
1. 盲肠	1. 部分回肠及回肠末端	1. 大部分乙状结肠
2. 阑尾	2. 乙状结肠小部分	2. 部分回肠
3. 回肠末端	3. 充盈时的膀胱	
	4. 左、右输尿管	

第二节　腹前外侧壁

　　腹前外侧壁属于肌、腱膜性的结构,缺乏骨性结构的保护。腹前外侧壁的不同部位层次和结构有很大差异。腹部手术的入路大部分经腹前外侧壁(图 4-2),此处的层次、结构和神经及血管的分布非常重要。

　　腹前外侧壁由浅入深分为 7 层,依次为皮肤、浅筋膜、深筋膜、肌层(腹外斜肌、腹内斜肌和腹横肌)、腹横筋膜、腹膜外筋膜和壁腹膜。腹前外侧壁的深筋膜与其他部位的深筋膜不同,薄而不完整,这与腹前外侧壁随腹腔容积变化可大幅度伸缩有关,否则腹部的扩展将受到限制,故一般不单作为一个层次。腹前壁中央部由上述 3 层阔肌的腱膜形成腹直肌鞘,包裹腹直肌。腹横筋膜是腹内筋膜的一部分。腹前外侧壁与胸前外侧壁的 6 层比较,多腹膜外筋膜这一层。

一、浅层结构

(一)皮肤

　　腹前外侧壁的皮肤薄而富有弹性,与皮下组织连接疏松。除腹股沟附近的皮肤移动性较小以外,其他部位皮肤的伸展性和移动性都相当大,可适应腹腔容积增大时的过度膨隆。临床上常选择腹前外侧壁皮肤为游离皮瓣的供皮区。

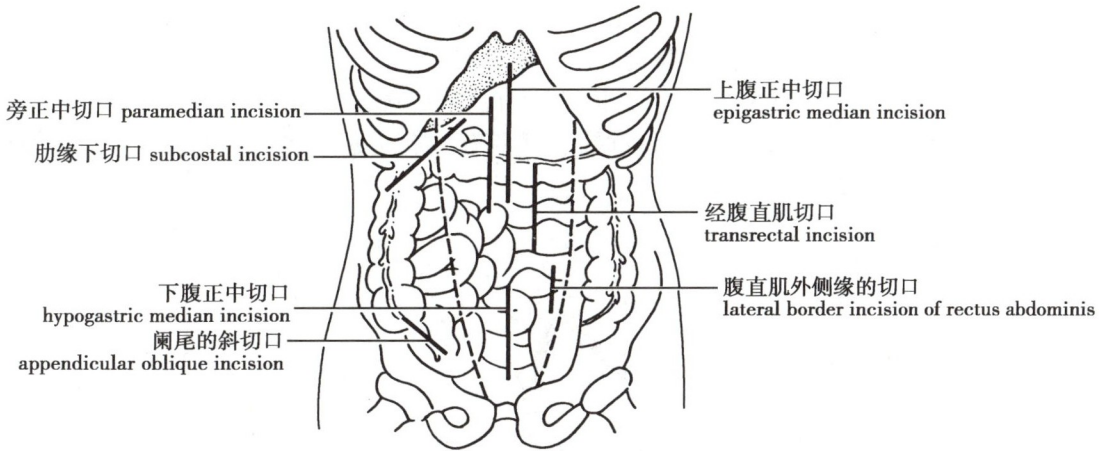

图 4-2　腹前壁手术常用的切口

旁正中切口 paramedian incision
肋缘下切口 subcostal incision
上腹正中切口 epigastric median incision
经腹直肌切口 transrectal incision
腹直肌外侧缘的切口 lateral border incision of rectus abdominis
下腹正中切口 hypogastric median incision
阑尾的斜切口 appendicular oblique incision

（二）浅筋膜

腹前外侧壁的浅筋膜主要由脂肪和疏松结缔组织组成，与胸前外侧壁相比脂肪相对较厚，其厚度随人的胖瘦而异。在腹壁的下部（约在脐平面以下），浅筋膜分为两层：浅层为 Camper 筋膜，含有丰富的脂肪组织，又称脂肪层，向下与股部的浅筋膜相互延续；深层为 Scarpa 筋膜，是富有弹性纤维的膜性层，在中线处紧紧附着于白线，向下在腹股沟韧带下方大约一横指处，紧紧附着于股部的深筋膜（阔筋膜），但在耻骨结节之间并不附着，而是越过耻骨联合继续向下到阴囊，与会阴浅筋膜（Colles 筋膜）相延续。

浅筋膜内有腹壁浅动脉、浅静脉、浅淋巴管和皮神经。

1. 浅动脉　可分为 3 组：腹外侧壁的浅动脉来自肋间后动脉、肋下动脉和腰动脉的分支，比较细小；腹前壁正中线附近的浅动脉来自腹壁上动脉和腹壁下动脉的分支；腹前外侧壁的下半部有两条比较重要的浅动脉：腹壁浅动脉 superficial epigastric artery 和旋髂浅动脉 superficial iliac circumflex artery。腹壁浅动脉起自股动脉，越过腹股沟韧带中、内 1/3 交界处，走向脐部，外径大约 1.0mm；在腹壁浅动脉的外侧，旋髂浅动脉同样起自股动脉，走向髂嵴，外径大约 1.2mm（图 4-3）。

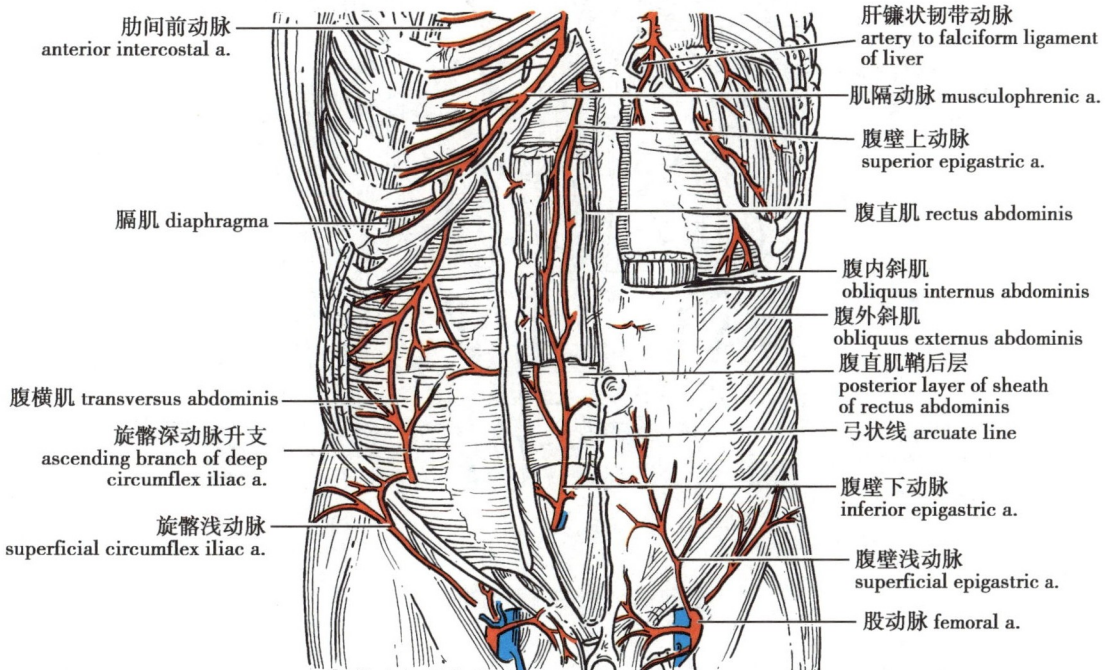

图 4-3　腹前外侧壁的动脉

　　临床常切取腹下部的带蒂或游离皮瓣。此皮瓣的范围是：上界平脐，下界达腹股沟韧带下方2~4cm，内侧界是腹前正中线，外侧界达髂前上棘。此皮瓣的面积可达22cm×11cm左右。由于腹下部的浅动脉行于浅筋膜的浅、深两层之间，并与同名静脉伴行，故切取带蒂皮瓣或吻合血管的游离皮瓣时，应紧贴其深面的腹外斜肌腱膜游离，以保证皮瓣带有足够的皮下组织和营养血管。这种皮瓣常用于修复前臂和手部的皮肤缺损（图4-4）。

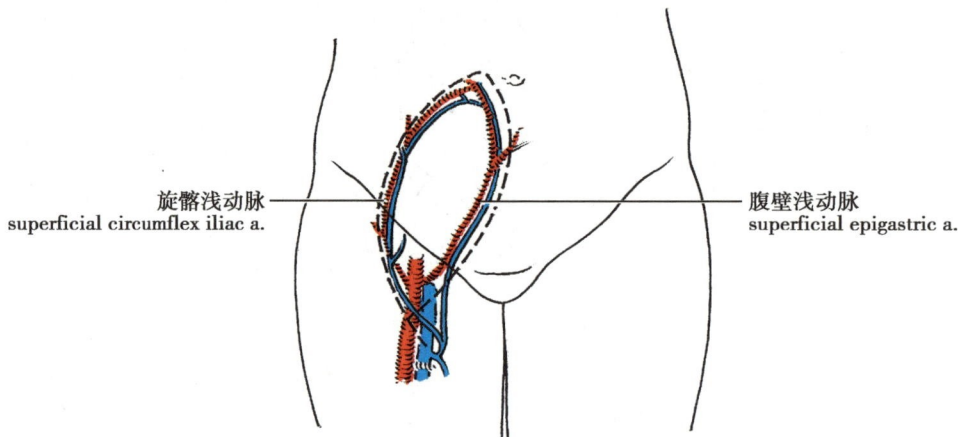

图 4-4　腹下部皮瓣的血管和皮肤切口（虚线示皮肤切口）

　　2. 浅静脉　比较丰富，吻合成网，在脐区尤为明显。脐以上的浅静脉经过胸腹壁静脉回流入腋静脉，脐以下的浅静脉经过腹壁浅静脉汇入大隐静脉，再回流入股静脉。从而构成上、下腔静脉系统之间的沟通和联系（图4-5）。

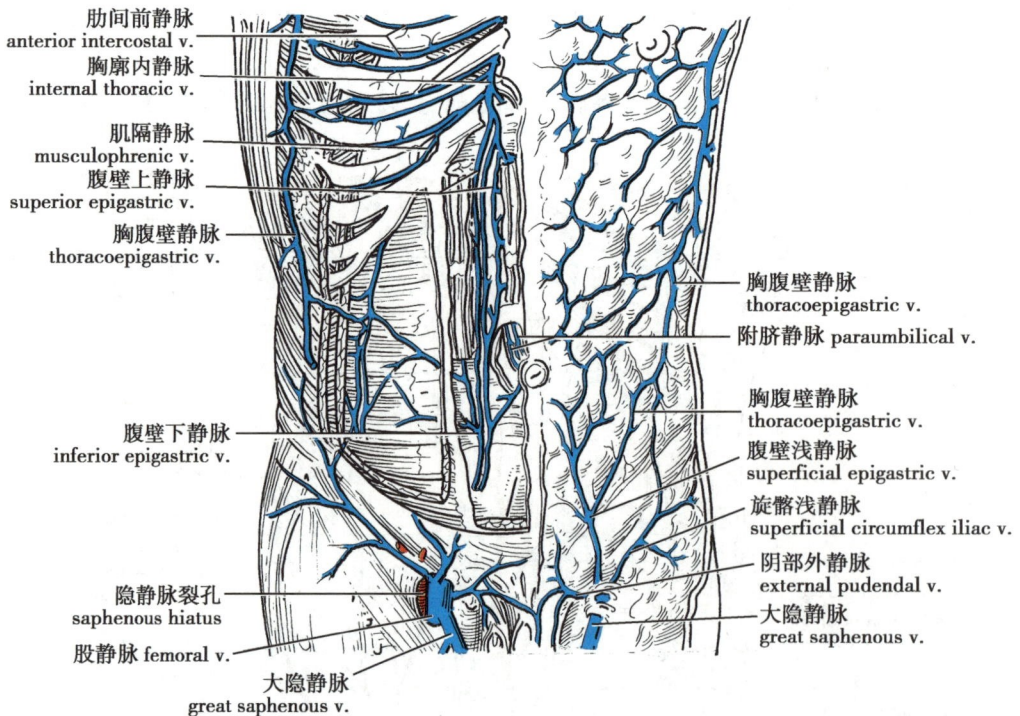

图 4-5　腹前外侧壁的静脉

　　当上腔静脉或下腔静脉发生阻塞时，借此途径可回流部分血液，呈现"纵行"的腹壁浅静脉曲张。浅静脉在脐区还可与深部的附脐静脉 paraumbilical vein 相吻合，附脐静脉则与肝门静脉相沟通。当发生肝门静脉高压时,血液可以经附脐静脉逆向流到脐周静脉网,与体循环的静脉相交通。此时,形成脐周围皮下的脐周静脉明显曲张,由脐向四周辐射,称"海蛇头"。

3. 淋巴引流 浅淋巴管与浅血管伴行,脐以上者汇入腋淋巴结,脐以下者则汇入腹股沟浅淋巴结。脐部淋巴管可经肝圆韧带与肝的淋巴管交通。

4. 皮神经 与胸壁相似,有肋间神经的前皮支和外侧皮支。前皮支从正中线两旁浅出,外侧皮支在腋中线的延长线处穿腹外斜肌浅出。皮神经在分布上有明显的节段性:第8肋间神经分布于两侧肋弓中点连线平面;第10肋间神经分布于脐平面;肋下神经分布于脐与耻骨联合中点平面;第1腰神经分布于腹股沟韧带的上方。临床上常借皮肤感觉的缺失平面来初步确定脊髓或脊神经根的病变部位及外科手术所需的麻醉平面(图4-6)。

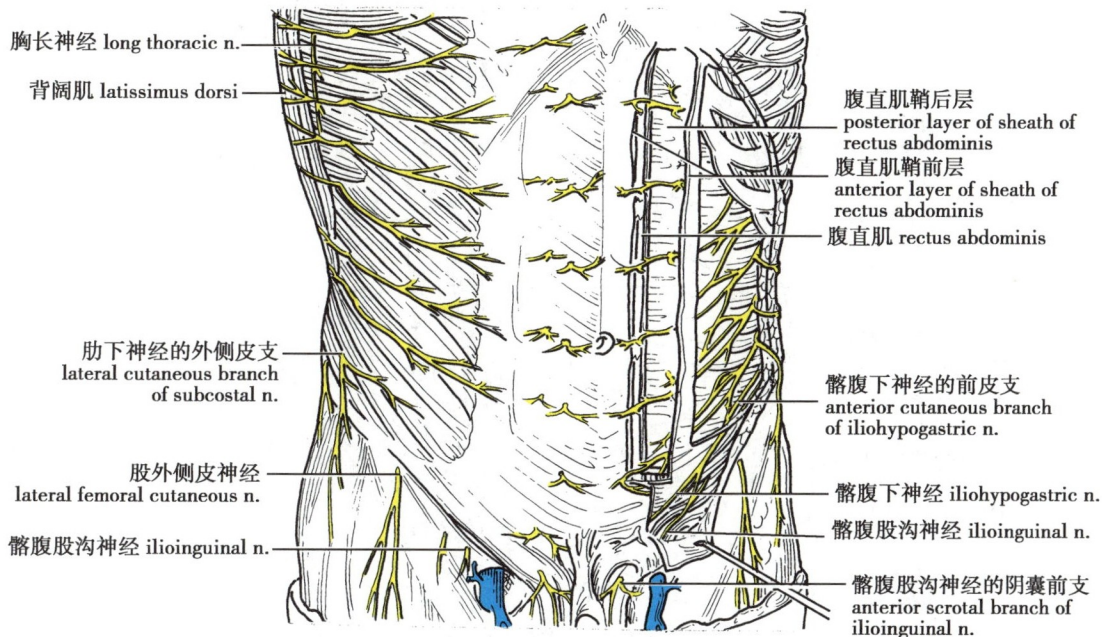

图 4-6 腹前外侧壁的神经

二、深层结构

(一)肌层

1. 组成 由腹前正中线两侧的腹直肌及其外侧的三层阔肌组成(表4-2)。

表 4-2 腹前外侧壁的肌

肌	起点	止点	作用	神经支配
腹直肌	耻骨联合上缘与耻骨嵴	第5~7肋软骨外面及剑突前面	前屈脊柱、降胸廓、增加腹压	第5~11肋间神经及肋下神经
腹外斜肌	下8肋外面	借腱膜止于白线、髂嵴前部,并形成腹股沟韧带	增加腹压,前屈、侧屈、并旋转脊柱,形成腹股沟管前壁	第5~11肋间神经及肋下神经、髂腹下神经、髂腹股沟神经
腹内斜肌	胸腰筋膜、髂嵴、腹股沟韧带外侧1/2	借腱膜止于白线和下3肋、耻骨梳韧带	增加腹压,前屈、侧屈、并旋转脊柱	同上
腹横肌	下6对肋软骨内面、胸腰筋膜、髂嵴、腹股沟韧带外侧1/3	白线、耻骨梳韧带	同上	同上

2. 腹前外侧壁肌的层次和结构

（1）腹直肌 rectus abdominis：为一长条状肌，左、右侧腹直肌分别纵列于白线两侧，占腹前壁全长，上宽下窄。每侧腹直肌以两个腱起始：外侧腱大，起于耻骨嵴，也可越过耻骨结节至耻骨梳；内侧腱与对侧的腱交错重叠，并与耻骨前韧带纤维融合。其他纤维可起于白线下部。腹直肌上方借 3 条大小不等的肌束止于第 5、6、7 肋软骨，最外侧的纤维常止于第 5 肋前端，最内侧的纤维偶尔附于肋剑突韧带及剑突的边缘（图 4-7）。

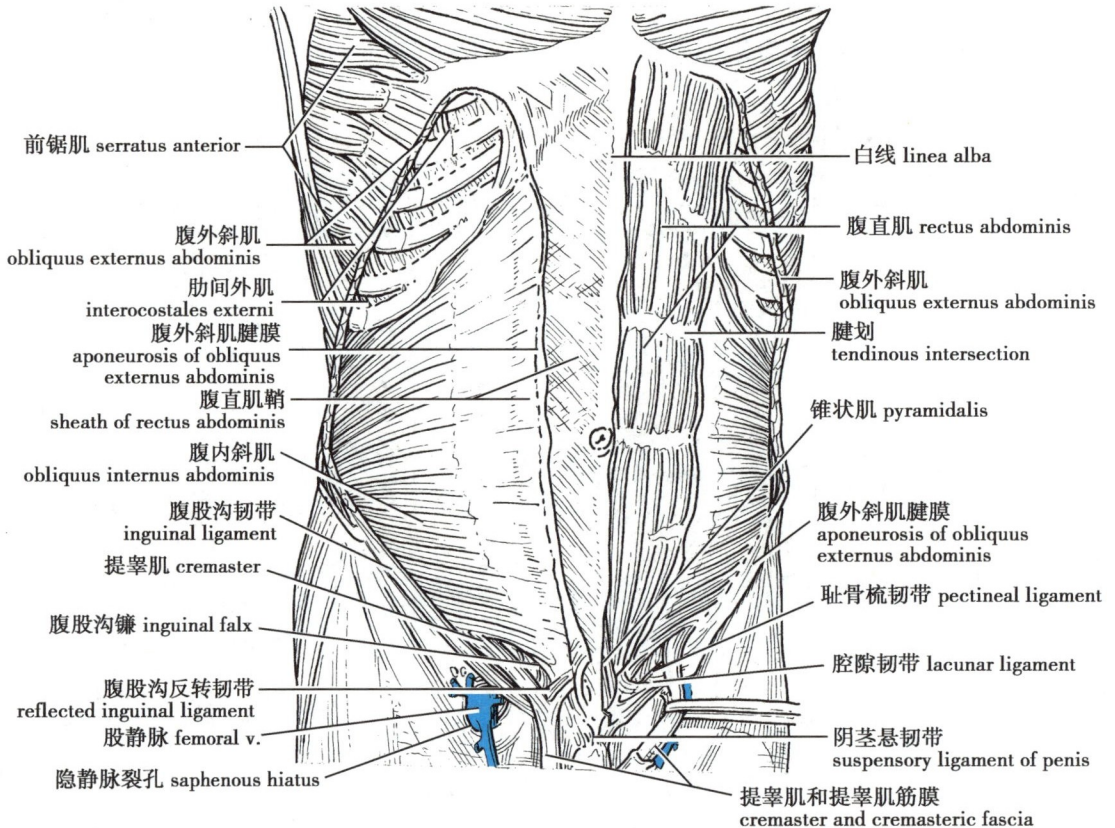

前锯肌 serratus anterior
腹外斜肌 obliquus externus abdominis
肋间外肌 interocostales externi
腹外斜肌腱膜 aponeurosis of obliquus externus abdominis
腹直肌鞘 sheath of rectus abdominis
腹内斜肌 obliquus internus abdominis
腹股沟韧带 inguinal ligament
提睾肌 cremaster
腹股沟镰 inguinal falx
腹股沟反转韧带 reflected inguinal ligament
股静脉 femoral v.
隐静脉裂孔 saphenous hiatus

白线 linea alba
腹直肌 rectus abdominis
腹外斜肌 obliquus externus abdominis
腱划 tendinous intersection
锥状肌 pyramidalis
腹外斜肌腱膜 aponeurosis of obliquus externus abdominis
耻骨梳韧带 pectineal ligament
腔隙韧带 lacunar ligament
阴茎悬韧带 suspensory ligament of penis
提睾肌和提睾肌筋膜 cremaster and cremasteric fascia

图 4-7　腹前外侧壁的肌（浅层）

腹直肌纤维中间有 3 个纤维性横带相隔，称为腱划。第 1 个常位于脐平面，第 2 个对应剑突的游离末端，第 3 个位于上两者之间，这些腱划多以 "Z" 字形横行或斜行越过腹直肌，但很少占全肌厚度，往往仅达其一半。它们与腹直肌鞘前壁紧密结合，有时脐下方可见 1~2 个不完整的腱划。腱划可以在发育过程中继发形成，但一般认为腱划是随腹直肌的发生而出现的肌间隔。腱划的纤维与腹直肌鞘的前层紧密交错，剥离困难。腱划内常有血管，经腹直肌切口分开腹直肌纤维时，腱划处应注意止血。

腹直肌内侧缘紧靠白线，外侧缘在腹前壁表面呈一弓形的沟，称为半月线 linea semilunaris，它从第 9 肋软骨尖至耻骨结节。在腹直肌发达的个体，即使该肌不强烈收缩，半月线也较明显，但在肥胖者，此线较模糊。腹直肌由下 6 或 7 位胸神经前支支配。

1）腹直肌鞘 sheath of rectus abdominis：为腹内、外斜肌和腹横肌腱膜形成的包裹腹直肌的鞘状结构，分为前、后两层。腹内斜肌腱膜在腹直肌外侧缘处分为前、后两层，腹直肌鞘前层由腹外斜肌腱膜和腹内斜肌腱膜前层组成，腹直肌鞘后层由腹内斜肌腱膜后层和腹横肌腱膜组成。两层在腹直肌内侧缘处重新汇合，并参与腹白线的构成（图 4-8）。腹内斜肌及腹横肌腱膜向上延伸到肋缘，在肋缘平面以上，腹直肌鞘前层仅由腹外斜肌腱膜形成。在脐下 4~5cm 处，腹内斜肌腱膜的后层和腹横肌腱膜均转至腹直肌的前面参与构成腹直肌鞘前层,腹直肌鞘后层则在此处形成一凹向下或下外的弓状下缘,常呈半环状,称为弓状线 arcuate line(图4-9)。故在弓状线以下,腹直肌后面缺乏腹直肌鞘后层,增厚的腹横筋膜将腹直肌与腹膜分开。

腹直肌鞘容纳腹直肌、锥状肌、腹壁上、下血管和下位肋间神经的末端。

2）锥状肌 pyramidalis:位于腹直肌鞘内,是腹直肌下部前面的三角形肌。以腱性纤维起于耻骨前面及耻骨联合前面的韧带性纤维上。该肌愈向上愈小,以点状末端止于白线,常达脐和耻骨联合的中点。该肌大小明显不一,可一侧较大,也可一侧或两侧缺如。锥状肌由肋下神经支配(图4-7)。

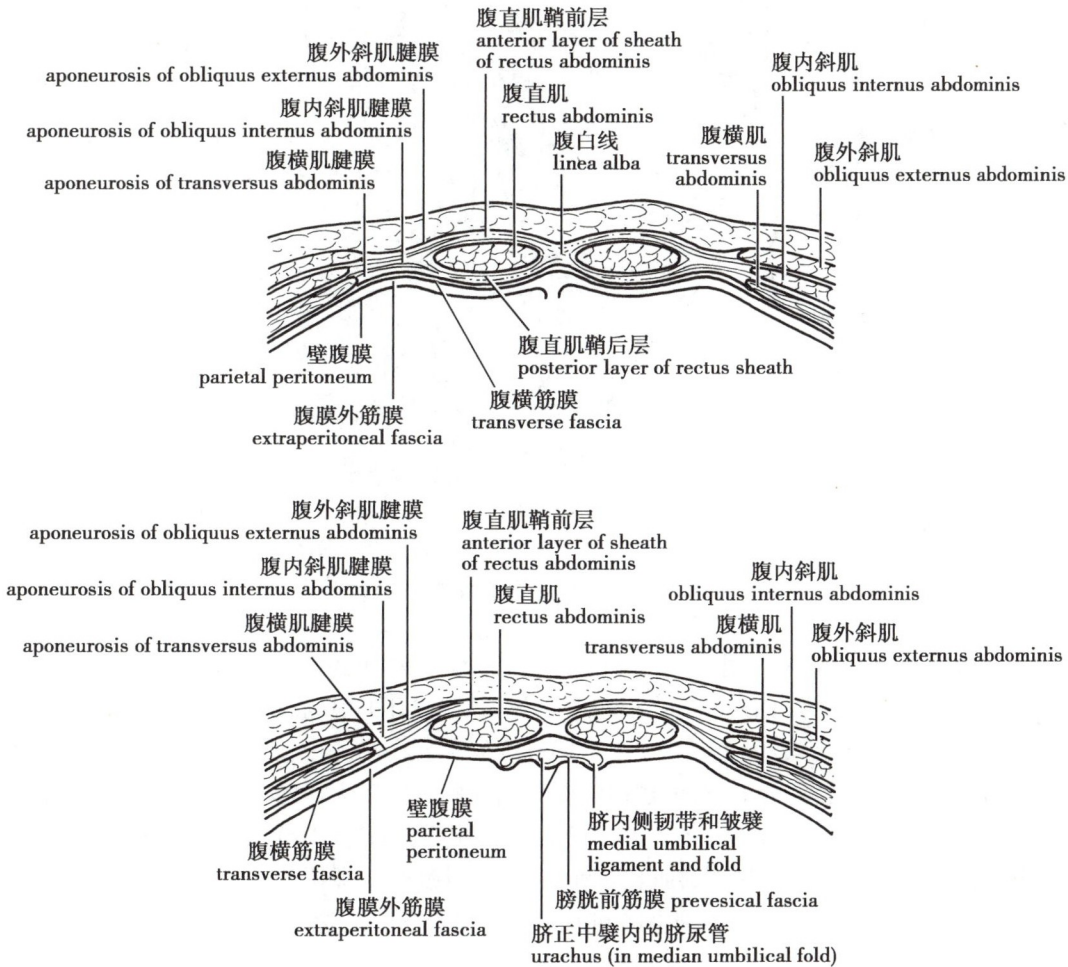

图 4-8　腹直肌鞘的横断面

3）白线 linea alba:位于腹前正中线上,是从剑突到耻骨联合和耻骨嵴的腱性结构。位于两侧腹直肌之间,由两侧腹直肌鞘纤维彼此交织而成。在脐以下,白线变窄,与两侧腹直肌间的间隔相一致。在脐以上,白线相应加宽,可看到表面有一浅沟。白线下端浅部纤维越过腹直肌前面止于耻骨联合,深部纤维形成一三角形,在腹直肌后方止于两侧耻骨嵴的后面。腹壁仅有很少小血管进入白线。腹内压增高时,脐下白线会增宽,造成结缔组织纤维之间形成一些小孔,腹膜外脂肪组织等可由此突出至皮下为白线疝。经白线做腹正中切口手术时,出血少,易入腹腔,但切口处血供差,愈合慢且形成的瘢痕不牢固。

（2）腹外斜肌 obliquus externus abdominis:起自下位8肋的外面,起始部呈锯齿状,与前锯肌和背阔肌相交错。肌纤维从外上斜向内下,在髂前上棘与脐连线附近移行为腹外斜肌腱膜(图4-10),参与构成腹直肌鞘的前壁,在正中线上止于白线。腹外斜肌腱膜的纤维与腹外斜肌走向相同,与深筋膜紧密粘连。腹外斜肌腱膜在耻骨结节外上方形成三角形裂隙,即腹股沟管浅环 superficial inguinal ring

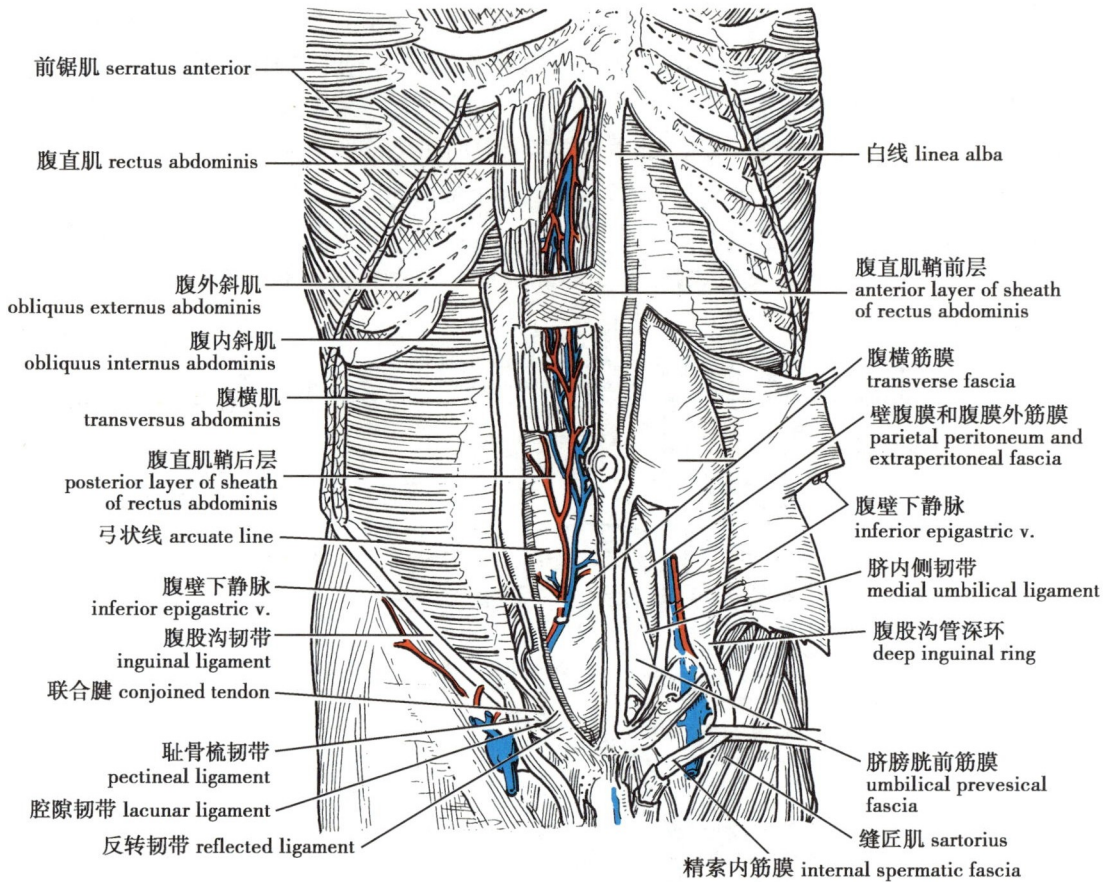

图 4-9   腹前外侧壁的肌（深层）

（又称腹股沟管皮下环）（图 4-7，图 4-9）。其内上方的纤维束称内侧脚 medial crus，附着于耻骨联合；其外下方的纤维束称外侧脚 lateral crus，附着于耻骨结节；浅环的底为耻骨嵴，环的外上方尖部有脚间纤维 intercrural fiber 相互交织，连系两脚。脚间纤维的多、少、强、弱，个体差异很大，男性较多且强。外侧脚的部分纤维弯曲斜向内上方，经过精索的深面与内侧脚后方向内上反转，移行于腹直肌鞘前层，称为反转韧带 reflected ligament（图 4-9）。正常成人的腹股沟管浅环可容纳一个示指尖，内有精索（男）或子宫圆韧带（女）通过。腹外斜肌腱膜在浅环处延续向下，被覆于精索的外面，称精索外筋膜 external spermatic fascia（图 4-10）。腹股沟斜疝嵌顿常发生在腹股沟管浅环处（图 4-15）。

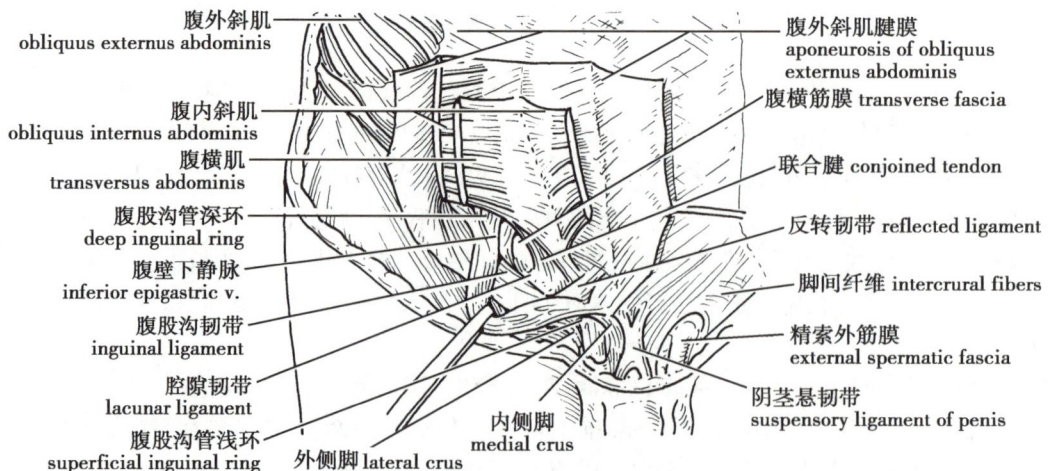

图 4-10   腹股沟区的韧带（右侧）

　　腹外斜肌腱膜下缘伸张于髂前上棘至耻骨结节之间,向后卷曲增厚形成腹股沟韧带 inguinal ligament。腹股沟韧带内侧端的一小部分纤维向下后方,并向外侧转折,形成腔隙韧带 lacunar ligament (又称陷窝韧带)。腔隙韧带向外侧延续附着于耻骨梳的部分,称为耻骨梳韧带 pectineal ligament (图 4-9)。这些韧带在腹股沟疝和股疝的修补术中都有重要意义。

　　(3) 腹内斜肌 obliquus internus abdominis:位于腹外斜肌深面,肌纤维起自腹股沟韧带外侧 1/2 或 2/3、髂嵴及胸腰筋膜,扇形斜向内上,后部纤维止于下位 3 对肋,其余纤维至腹直肌的外侧缘处移行为腱膜,分为前、后两层,分别参与组成腹直肌鞘的前、后层,包裹腹直肌,最后止于白线(图 4-7)。

　　(4) 腹横肌 transversus abdominis:位于腹内斜肌深面,较薄弱,起自下位 6 对肋软骨的内面、胸腰筋膜、髂嵴及腹股沟韧带的外侧 1/3,肌纤维自后向前横行,于腹直肌外侧缘处移行为腱膜,与腹内斜肌腱膜后层愈合并经腹直肌的后方至白线,参与构成腹直肌鞘后层;弓状线以下与腹内斜肌腱膜的后层一起经腹直肌的前方至白线,参与构成腹直肌鞘前层(图 4-9)。

　　腹内斜肌与腹横肌的下缘均呈弓状,先越过精索的上内侧,在腹直肌外侧缘呈腱性融合,称为腹股沟镰 inguinal falx,又称联合腱 conjoined tendon(图 4-9)。有时两肌仅相结合而未成为腱性组织,称为结合肌。腹股沟镰绕至腹股沟管内侧部精索的后方,止于耻骨梳韧带。当腹壁肌收缩时,弓状下缘即接近腹股沟韧带,这种弓状结构似有封闭腹股沟管的作用。腹内斜肌和腹横肌下缘的部分肌纤维,沿精索向下移行,成为菲薄的提睾肌 cremaster,收缩时可上提睾丸(图 4-11)。

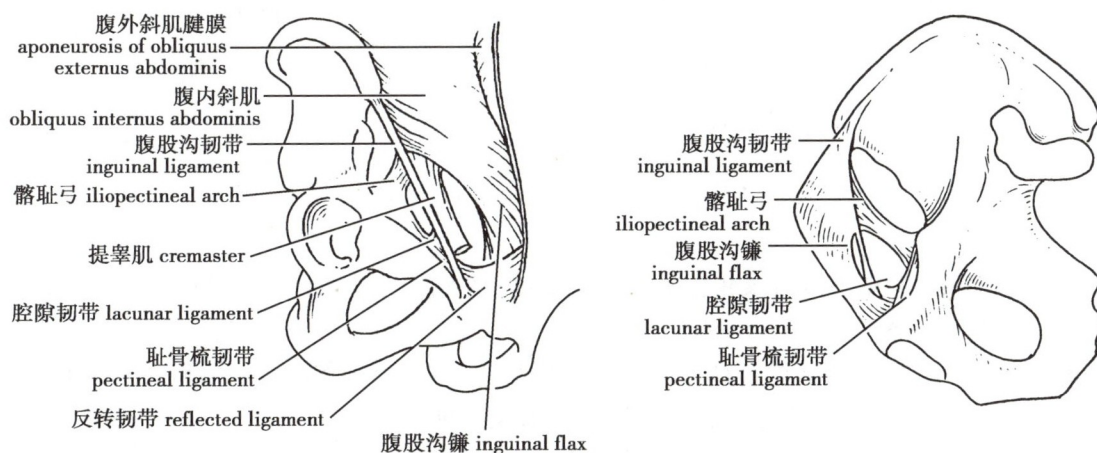

图 4-11　腹股沟区的解剖(前面观)

(二) 血管、淋巴引流及神经

　　1. 血管　腹壁深层的动脉有穿行于腹内斜肌和腹横肌之间的下 5 对肋间后动脉、肋下动脉及 4 对腰动脉。腹上部还有行于腹直肌及腹直肌鞘后层之间的腹壁上动脉 superior epigastric artery,是胸廓内动脉的终支之一。腹下部还有腹壁下动脉 inferior epigastric artery 及旋髂深动脉 deep iliac circumflex artery,两者在邻近腹股沟韧带处起自髂外动脉。腹壁下动脉行于腹横筋膜与壁腹膜之间,经深环的内侧斜向内上穿腹横筋膜,继续上行于腹直肌与腹直肌鞘后层之间,在脐附近与腹壁上动脉相吻合,并与下 2 对肋间后动脉的终末支在腹直肌的外侧缘相吻合。腹壁下动脉的体表投影是腹股沟韧带中、内 1/3 交界点与脐的连线(图 4-3,图 4-12)。临床做腹腔穿刺,宜在此线的外上方,以避免损伤此动脉。

　　由腹壁下动脉、腹直肌外侧缘和腹股沟韧带内侧半所围成的三角形区域,称为腹股沟三角 inguinal triangle,又称"海氏三角" Hesselbach's triangle。腹股沟直疝即由此三角区突出。腹股沟斜疝则从腹壁下动脉外侧的深环进入腹股沟管。因此,腹壁下动脉可作为手术时鉴别腹股沟斜疝与直疝的标志(图 4-12)。

旋髂深动脉与腹壁下动脉约在同一水平发自髂外动脉,向外上方斜行,达髂前上棘,穿腹横肌分布于腹部 3 层阔肌、腰大肌、髂肌等。行阑尾切除术时,如需向外侧延伸切口,需注意勿伤及旋髂深动脉。

腹壁的深静脉与同名动脉伴行。

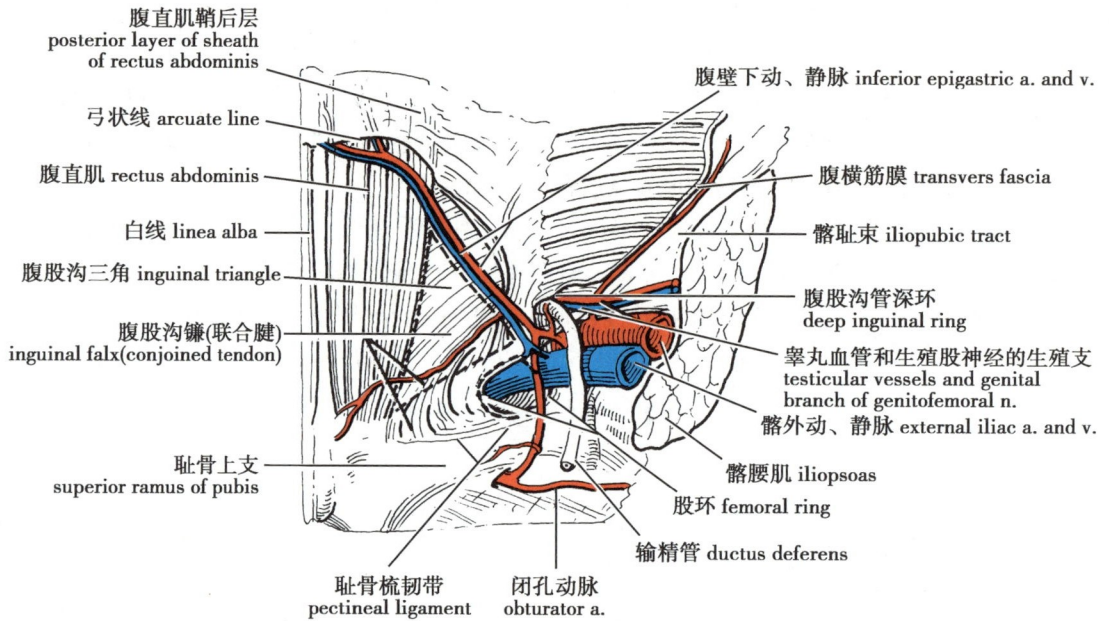

图 4-12　腹股沟区的解剖(后面观)

2. 淋巴引流　腹壁上部的深淋巴管注入肋间淋巴结或胸骨旁淋巴结,腹壁中部者注入腰淋巴结,腹壁下部者注入髂外淋巴结。

3. 神经　第 7~12 胸神经前支斜向前下,行于腹内斜肌与腹横肌之间,至腹直肌外侧缘处进入腹直肌鞘,沿途发出肌支,支配腹前外侧壁诸肌。其前皮支向前依次穿过腹直肌和腹直肌鞘前层,分布于其表面的腹前壁皮肤;外侧皮支则分布于腹外侧壁的皮肤(图 4-6)。

(1)髂腹下神经 iliohypogastric nerve:起自第 12 胸神经及第 1 腰神经的前支,在腹内斜肌与腹横肌之间斜向前下,行于髂前上棘内侧约 2.5cm 处穿过腹内斜肌,继续向内下方达腹外斜肌腱膜的深面,在腹股沟管浅环上方约 2.5cm 处穿过腹外斜肌腱膜达皮下。其前皮支常经浅环的内侧脚上方浅出,分布至耻骨上方的皮肤(图 4-6)。

(2)髂腹股沟神经 ilioinguinal nerve:起自第 1 腰神经的前支,在髂嵴前端附近穿腹横肌浅出,在髂腹下神经下方相距约一横指处,行于腹内斜肌与腹横肌之间,前行入腹股沟管。在腹股沟管内位于精索的外侧,出腹股沟管浅环后分布于男性阴囊(女性大阴唇)前部的皮肤(图 4-6)。

(3)生殖股神经 genitofemoral nerve:起自第 1~2 腰神经的前支,在腹股沟韧带上方分为生殖支和股支,其生殖支经腹股沟管深环进入该管并沿精索内侧下行,分支至提睾肌,出浅环后分布于阴囊肉膜(大阴唇)。

腹股沟疝手术时,注意勿损伤上述神经,以免神经支配的肌瘫痪,造成复发和相应区域的皮肤感觉障碍。

(三)腹横筋膜

腹横筋膜 transverse fascia 是腹内筋膜的一部分,衬贴于腹横肌和腹直肌深面。在腹上部较薄弱,

NOTES

接近腹股沟韧带和腹直肌外侧缘处较致密。其上方连膈下筋膜,下方续髂筋膜及盆筋膜,并在腹股沟管深环处呈漏斗形突出,延续为精索内筋膜 internal spermatic fascia。从盆腔来的输精管和从腹后壁来的睾丸血管由此进入腹股沟管。腹股沟管深环的内侧有时有一些纵行的纤维束加强腹横筋膜,称为凹间韧带 interfoveolar ligament。腹横筋膜与前面的腹横肌结合比较疏松,但与腹直肌鞘后层却紧密相连(图 4-8~ 图 4-10,图 4-12)。

(四)腹膜外筋膜

腹膜外筋膜 extraperitoneal fascia 又称腹膜下筋膜、腹膜外组织、腹膜外脂肪,是位于腹横筋膜与壁腹膜之间的疏松结缔组织,向后与腹膜后间隙疏松结缔组织相连续,在腹下部特别是腹股沟区含较多脂肪组织。输精管、输尿管和腹壁下动脉等结构均位于此层内。胎儿时期,睾丸也在此层中下降到阴囊内。由于腹膜外筋膜的存在,壁腹膜与腹横筋膜比较容易剥离。临床行泌尿外科或妇产科等手术一般尽量不进入腹膜腔,经腹膜外入路即可施行(图 4-8)。

(五)壁腹膜

壁腹膜 parietal peritoneum 是腹前外侧壁的最内层,向上移行于膈下腹膜,向下延续于盆腔的腹膜。在脐以下,腹前外侧壁的腹膜形成 5 条纵行的皱襞,将腹股沟以上的腹前壁内面呈现 3 对隐窝(图 4-13)。位于正中线,由脐连到膀胱尖者为脐正中襞 median umbilical fold,内含脐正中韧带,是胚胎期脐尿管的遗迹;脐正中襞稍外侧者是脐内侧襞 medial umbilical fold,内含脐动脉索,是胚胎期脐动脉闭锁后的遗迹;最外侧者是脐外侧襞 lateral umbilical fold,也称腹壁下动脉襞,内含腹壁下动脉和静脉。在腹股沟韧带上方,脐正中襞与脐内侧襞之间为成对的膀胱上窝;脐外侧襞的内侧和外侧,分别是腹股沟内侧窝和腹股沟外侧窝,是腹前壁的薄弱区,腹腔内容物由此突出,可分别形成腹股沟直疝和腹股沟斜疝。腹股沟外侧窝的尖端指向腹股沟管深环;腹股沟内侧窝的位置相当于腹股沟三角。

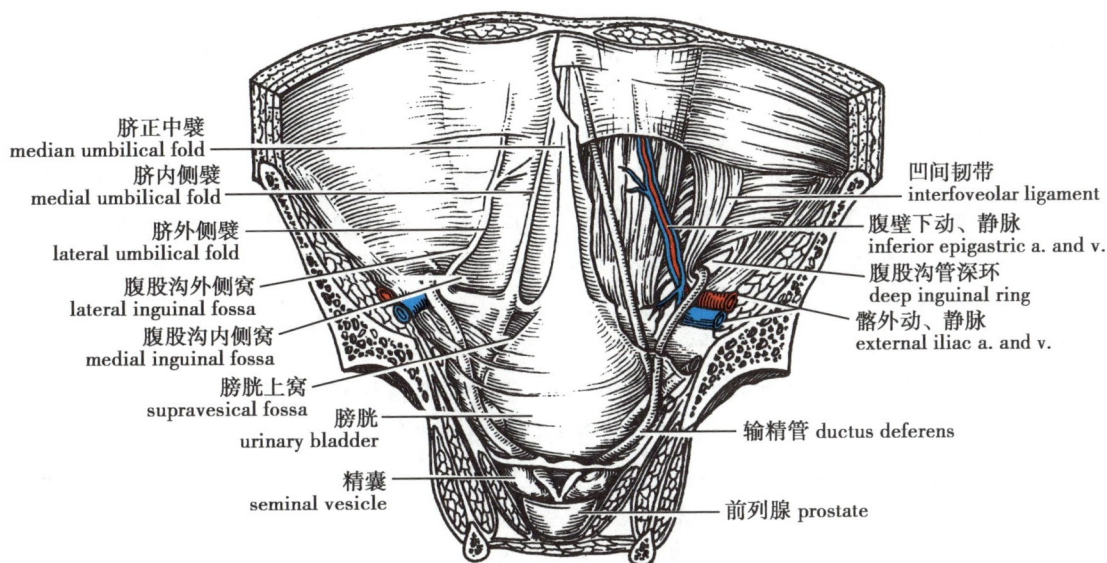

图 4-13 腹前壁内面的皱襞及凹窝

腹前外侧壁外科手术切口选择的基本原则是:接近病变部位,能充分暴露病变器官;所经部位血管、神经损伤小;切口应便于延长;切口局部血液供应好,缝合后张力小,利于愈合。常用的手术切口如下(图 4-2)。

1. 纵切口 位于腹直肌的范围内,除正中切口经过白线外,其他切口均经过腹直肌与腹直肌鞘的前、后层,其优点是可以扩大延长。

（1）正中切口：在腹前正中线切开，经过层次为皮肤、浅筋膜、腹白线、腹横筋膜、腹膜外筋膜、壁腹膜。此切口损伤血管神经少，层次简单，故常用。但血液供应差，尤其是上腹部正中切口缺乏肌保护，术后有时发生切口疝或切口裂开。

（2）经腹直肌切口：在腹直肌鞘的中央纵行切开，经过层次为皮肤、浅筋膜、腹直肌鞘前层、腹直肌（游离其内侧缘后拉向外侧）、腹直肌鞘后层（弓状线以下没有此层）、腹横筋膜、腹膜外筋膜，壁腹膜。术中损伤血管、神经和肌少，切口血液供应好，且有肌保护。

2. 斜切口　常在腹前外侧壁的阔肌区进行。

（1）肋缘下切口：沿肋弓下方 2~3cm 处切开皮肤及各层阔肌，此切口损伤肌、血管和神经较多。

（2）麦氏（McBurney）切口：在右髂前上棘与脐的连线中、外 1/3 交点处切开，切口与腹外斜肌纤维走向一致，至肌层时，顺肌纤维方向分开 3 层阔肌。损伤血管、神经和肌少，但显露手术野的范围小，不利于扩大延长，常用于阑尾炎手术。

3. 横切口　位于肋弓与髂嵴之间的区域内，顺皮纹切开两侧腹前外侧壁的全部肌，暴露手术野的范围大，能满足腹腔内巨大肿物的切除，缝合后张力小，但损伤肌较多。

三、腹股沟区

腹股沟区为下腹部两侧的三角形区域，其内侧界为腹直肌外侧缘，上界为髂前上棘至腹直肌外侧缘的水平线，下界为腹股沟韧带。此区是腹壁的薄弱区，其原因是：①腹外斜肌在此处移行为较薄的腹外斜肌腱膜，其下方还形成一裂口腹股沟管浅环；②腹内斜肌与腹横肌的下缘均未达到腹股沟韧带的内侧部，因而该区域没有肌遮盖；③男性有精索、女性有子宫圆韧带通过腹股沟管，在此形成解剖上的潜在性裂隙。此外，当人体站立时，腹股沟区所承受的腹内压力比平卧时约高 3 倍。故腹壁疝多发生于此区。

（一）腹股沟管

腹股沟管 inguinal canal 位于腹股沟韧带内侧半的上方，是由外上斜向内下的肌、筋膜裂隙。男性长约 4~5cm，内含精索；女性因骨盆较宽，耻骨联合较高，故稍狭长，管内有子宫圆韧带通过（图 4-9，图 4-11）。

腹股沟管有前、后、上、下四个壁及内、外两个口。前壁浅层为腹外斜肌腱膜，深层在管的外侧 1/3 处有腹内斜肌起自腹股沟韧带的肌纤维加强；后壁为腹横筋膜，在管的内侧 1/3 处有发育程度不一的联合腱加强；上壁为腹内斜肌与腹横肌形成的弓状下缘；下壁为腹股沟韧带构成的凹槽。内口为腹股沟管深环，位于腹股沟韧带中点上方约一横指处，腹壁下动脉的外侧，是腹横筋膜外突形成的一个卵圆形孔；外口为腹股沟管浅环，是腹外斜肌腱膜在耻骨结节外上方形成的三角形裂隙。

男性腹股沟管内有精索和髂腹股沟神经等。精索 spermatic cord 由输精管、输精管动脉、输精管静脉、睾丸动脉、蔓状静脉丛、生殖股神经的生殖支、淋巴管及腹膜鞘突的残余部分等组成。

精索有 3 层被膜：①入腹股沟管内口后，即有来自腹横筋膜的精索内筋膜 internal spermatic fascia 所包绕；②在腹内斜肌及腹横肌弓状缘以下，覆盖有提睾肌；③通过腹股沟管外口时，有来自腹外斜肌腱膜的精索外筋膜 external spermatic fascia 再次包绕（图 4-14）。在女性，子宫圆韧带常与腹股沟管的管壁融合而消失，也可出腹股沟管后，分散止于耻骨结节和大阴唇附近的皮下组织。

在正常情况下，腹股沟区的内下部虽然缺乏肌结构，但当腹压增加时，阔肌收缩，不仅管的前后壁紧紧靠拢，而且腹内斜肌和腹横肌的弓状下缘拉直，向腹股沟韧带靠拢，使弓状下缘下方的半月形缺口几乎消失；此外腹横肌收缩，腹股沟管深环也移向外上方，使环口缩小；提睾肌收缩可使精索增粗，充盈腹股沟管。这些肌关闭机制可防止腹股沟疝的发生。当鞘突不闭锁或腹股沟区肌发育不良，腹内斜肌和腹横肌弓状下缘过高或长期腹内压增加时，便容易发生腹股沟疝。

（二）腹股沟疝

腹腔脏器如肠管或大网膜等从腹股沟韧带上方的腹股沟区脱出形成的疝，称为腹股沟疝 inguinal

hernia。腹股沟疝又分为腹股沟直疝 direct inguinal hernia 和腹股沟斜疝 indirect inguinal hernia。斜疝最为多见,其解剖特点是疝内容物从腹壁下动脉外侧由腹股沟管深环脱出,可经腹股沟管的全程,出腹股沟管浅环入阴囊,故包在精索的三层被膜内,疝囊颈较明显(图 4-15);直疝的特点是疝内容物自腹壁下动脉内侧,经腹股沟三角向前脱出,因不经深环,故疝囊在精索被膜之外,且无明显的疝囊颈。腹股沟斜疝和直疝从解剖结构上的鉴别见表 4-3。

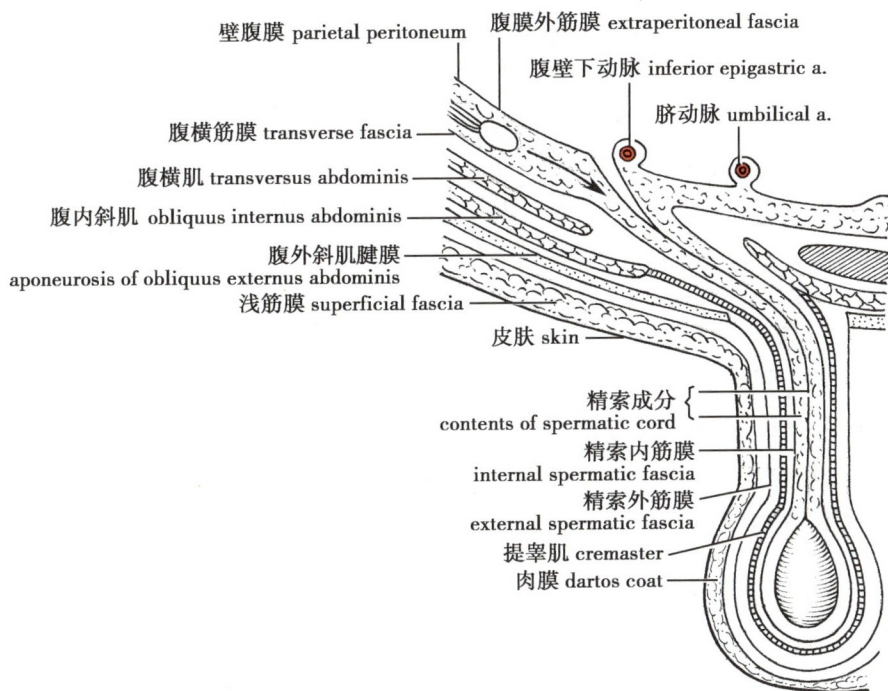

壁腹膜 parietal peritoneum
腹膜外筋膜 extraperitoneal fascia
腹壁下动脉 inferior epigastric a.
脐动脉 umbilical a.
腹横筋膜 transverse fascia
腹横肌 transversus abdominis
腹内斜肌 obliquus internus abdominis
腹外斜肌腱膜 aponeurosis of obliquus externus abdominis
浅筋膜 superficial fascia
皮肤 skin
精索成分 contents of spermatic cord
精索内筋膜 internal spermatic fascia
精索外筋膜 external spermatic fascia
提睾肌 cremaster
肉膜 dartos coat

图 4-14 腹壁和阴囊的层次关系

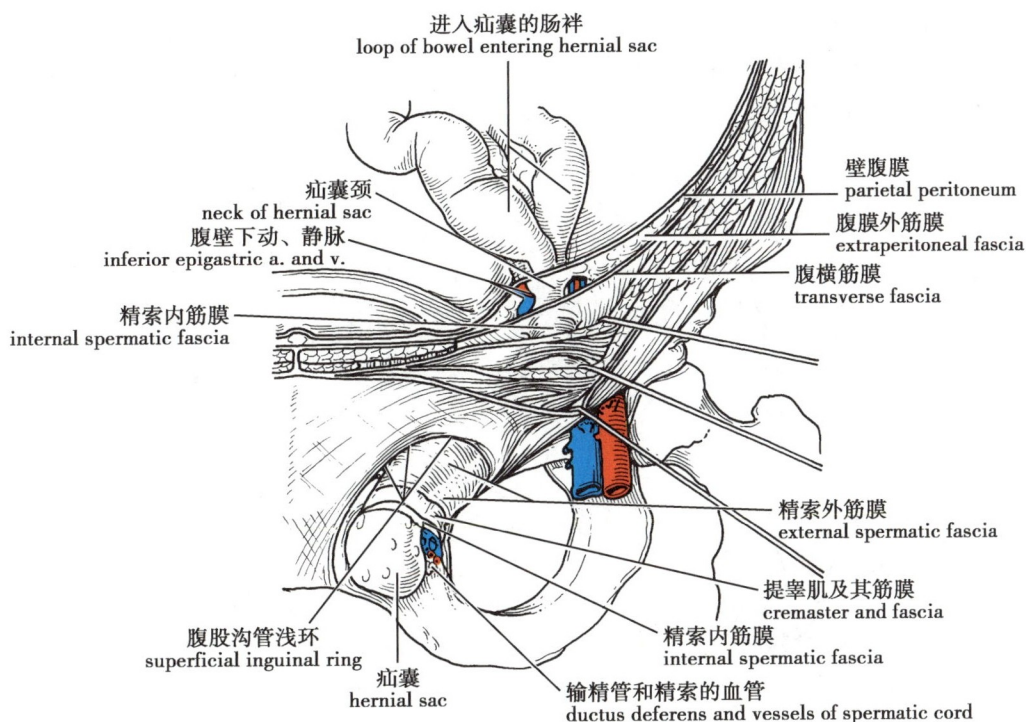

进入疝囊的肠袢 loop of bowel entering hernial sac
疝囊颈 neck of hernial sac
腹壁下动、静脉 inferior epigastric a. and v.
精索内筋膜 internal spermatic fascia
壁腹膜 parietal peritoneum
腹膜外筋膜 extraperitoneal fascia
腹横筋膜 transverse fascia
精索外筋膜 external spermatic fascia
提睾肌及其筋膜 cremaster and fascia
精索内筋膜 internal spermatic fascia
腹股沟管浅环 superficial inguinal ring
疝囊 hernial sac
输精管和精索的血管 ductus deferens and vessels of spermatic cord

图 4-15 腹股沟斜疝

表 4-3　腹股沟斜疝和直疝的解剖学鉴别

鉴别要点	腹股沟斜疝	腹股沟直疝
脱出部位	腹股沟管深环	腹股沟三角
与腹壁下动脉的关系	疝囊位于动脉的外侧	疝囊位于动脉的内侧
与腹膜陷凹的关系	从腹股沟外侧窝脱出	从腹股沟内侧窝脱出
疝脱出的方向	自外上方向内下方脱出	向前脱出

　　在临床上,当行腹股沟疝手术时,除在髂前上棘内侧 2.5cm 处做扇形注射麻醉药以阻滞髂腹下神经和髂腹股沟神经外,还应在腹股沟管浅环附近和阴囊根部麻醉生殖股神经生殖支,才能获得满意的效果。腹股沟疝手术常在腹股沟韧带内侧半上方一横指处做与之平行的斜切口。腹股沟斜疝由浅入深切开的层次为皮肤、浅筋膜、腹外斜肌腱膜、提睾肌、精索内筋膜、腹膜外筋膜至疝囊壁即壁腹膜。腹股沟直疝由浅入深切开的层次为皮肤、浅筋膜、腹外斜肌腱膜及腹股沟管浅环、腹横筋膜、腹膜外筋膜至疝囊壁。

(三) 睾丸下降与腹股沟疝的关系

　　胚胎早期,睾丸位于腹后壁的脊柱两侧,在腹横筋膜和壁腹膜之间的腹膜外筋膜中,受睾丸引带 gubernaculum of testis 牵引逐渐向下移动。于胚胎第 3 个月末,睾丸移动到髂窝内,第 7 个月接近腹股沟管深环处,出生前约 1 个月,左、右睾丸并同中肾管演化来的附睾和输精管等一起经腹股沟管向浅环处移动,一般在出生前降入阴囊内。随着睾丸下降,腹膜形成一对鞘状突起,称腹膜鞘突,此突起头端包被睾丸的大部分并随睾丸下降到阴囊。睾丸降入阴囊后,睾丸引带消失,睾丸上端至腹股沟管深环的一段腹膜鞘突闭锁,形成鞘突剩件 vestige of vaginal process 或鞘韧带 vaginal ligament,而包绕睾丸的腹膜鞘突形成睾丸鞘膜 tunica vaginalis of testis,其腔隙为睾丸鞘膜腔 vaginal cavity of testis。如果出生后睾丸仍停留在腹后壁或腹股沟管处未降入至阴囊,即为隐睾。如果出生后睾丸以上的腹膜鞘突未闭锁,仍呈长袋状,并与腹膜腔相通,则可形成先天性腹股沟斜疝或交通性(先天性)鞘膜积液(图 4-16)。由于右侧睾丸下降慢于左侧,鞘突闭合的时间也较晚,故临床上腹股沟斜疝右侧比左侧多见。如果腹膜鞘突某一段未闭锁,但与腹膜腔和睾丸鞘膜腔均不相通,则可形成精索鞘膜积液。

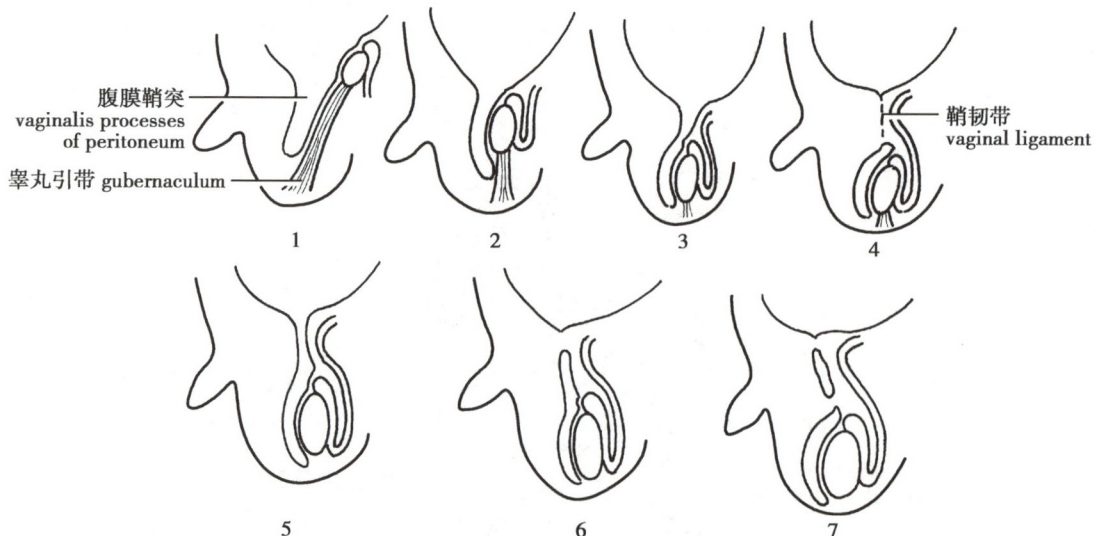

图 4-16　睾丸下降和先天性鞘膜积液

1~4. 睾丸下降过程;5. 先天性交通性鞘膜积液;6. 婴儿型鞘膜积液;7. 精索鞘膜积液。

第三节　腹膜和腹膜腔

腹膜 peritoneum 是全身最大和配布最复杂的浆膜,衬贴于腹壁、盆壁内面和腹、盆腔脏器表面,其总面积几乎与皮肤面积相等,约 2m²。衬贴于腹壁、盆壁内面的腹膜称为壁腹膜 parietal peritoneum 或腹膜壁层,由壁腹膜返折并覆盖于腹、盆腔脏器表面的腹膜称为脏腹膜 visceral peritoneum 或腹膜脏层。脏、壁腹膜相互延续而围成的不规则的潜在性腔隙,称为腹膜腔 peritoneal cavity。男性腹膜腔是完全封闭的;在女性,由于输卵管腹腔口开口于腹膜腔,因此女性腹膜腔经输卵管、子宫、阴道与外界相通。腹膜腔可分为大腹膜腔和小腹膜腔。小腹膜腔即网膜囊 omental bursa,位于胃和小网膜的后方;大腹膜腔为网膜囊以外的腹膜腔,两者借网膜孔 omental foramen 相交通。

腹膜具有分泌、吸收、保护、支持、修复和刺激反应等功能。①分泌功能:在正常情况下,腹膜分泌少许浆液(维持在 100~200ml),以保持腹膜游离面覆盖的一层间皮光滑湿润,以减少脏器间的摩擦。如在病理状态下分泌过多的液体,则可出现腹水。②吸收功能:各部腹膜均有吸收功能,一般认为上腹部腹膜吸收能力较强,这与膈下腹膜面积较大,以及呼吸运动的影响有关。据研究,膈下腹膜的间皮细胞之间的腹膜小孔和淋巴管内皮细胞之间的内皮小孔能大大促进吸收。因此,腹、盆腔手术后,通常是让患者采取半卧位,使腹膜渗出液流入盆腔,以减缓有害物质的吸收。③支持和固定脏器:根据腹膜与腹、盆腔脏器的关系,腹膜对各脏器具有不同的支持和固定作用,对于易动的脏器,腹膜形成的固定装置可限制其在一定的范围内活动。④黏着再生功能:腹膜表面的间皮细胞分化程度低,具有转变为成纤维细胞、组织细胞和巨噬细胞的能力,因而腹膜的黏着再生能力强,对胃、肠损伤后有很强的快速修复能力,胃、肠手术中强调浆膜面对浆膜面缝合,从而使吻合口容易生长愈合。腹腔内某些实质性器官(如肝和脾等)的创面,也可从大网膜取材覆盖以利修复。由于腹膜有此特性,在腹腔探查或手术中,要操作仔细、完善止血,尽量保护腹膜,减少对腹膜的损伤和刺激,以免引起术后粘连,甚至导致粘连性肠梗阻等。⑤防御抵抗功能:由于腹膜表面的间皮细胞能分化为巨噬细胞等,故腹膜具有消灭细菌的能力。⑥刺激反应功能:壁腹膜的感觉神经分布主要来自下 5 对肋间神经和肋下神经,对机械、温热、化学物质等刺激引起的痛觉十分敏锐,故受炎性刺激时可出现反射性的腹肌紧张或强直性收缩,局部还可出现压痛和反跳痛体征。脏腹膜的感觉主要由内脏感觉纤维传入,对机械、温热等刺激不敏感,但对牵拉、膨胀、压迫等刺激比较敏感。因此,腹腔手术时应尽可能避免过度牵拉内脏,以免引起患者的不适或恶心呕吐等。

由于腹腔脏器的位置不同,根据脏器被腹膜覆盖的范围大小,可将腹、盆腔脏器分为三类:①器官表面几乎都被腹膜所覆盖者,称为腹膜内位器官,如胃、十二指肠上部、空肠、回肠、盲肠、阑尾、横结肠、乙状结肠、脾、卵巢、输卵管等;②器官表面大部分被腹膜所覆盖者,称为腹膜间位器官,如肝、胆囊、升结肠、降结肠、直肠上段、子宫、充盈的膀胱等;③器官仅有一面被腹膜覆盖者,称为腹膜外位器官,如胰、十二指肠降部和水平部、直肠中段和下段、肾、肾上腺、输尿管、空虚的膀胱等。

了解脏器与腹膜的关系,具有重要的临床意义,如腹膜内位器官的手术必须通过腹膜腔,而实施肾、输尿管、肾上腺等腹膜外位器官或子宫等腹膜间位器官的手术,可经腹膜外入路,并不需要通过腹膜腔,从而避免腹膜腔的感染或术后粘连。

一、腹膜形成的结构

腹膜由壁层移行于脏层或由一个脏器移行至另一个脏器的过程中,形成网膜、系膜、韧带和皱襞等。这些结构不仅对脏器起着连接和固定的作用,也是血管、神经、淋巴管的出入处及腹、盆腔内疾患的播散途径。

(一)网膜

1. **大网膜 greater omentum**　形似围裙,连接于胃大弯与横结肠之间,遮盖于横结肠、空肠、回肠的前面(图 4-17)。大网膜由四层腹膜折叠而成,前两层由胃前、后壁腹膜延续而成,向下伸至脐平

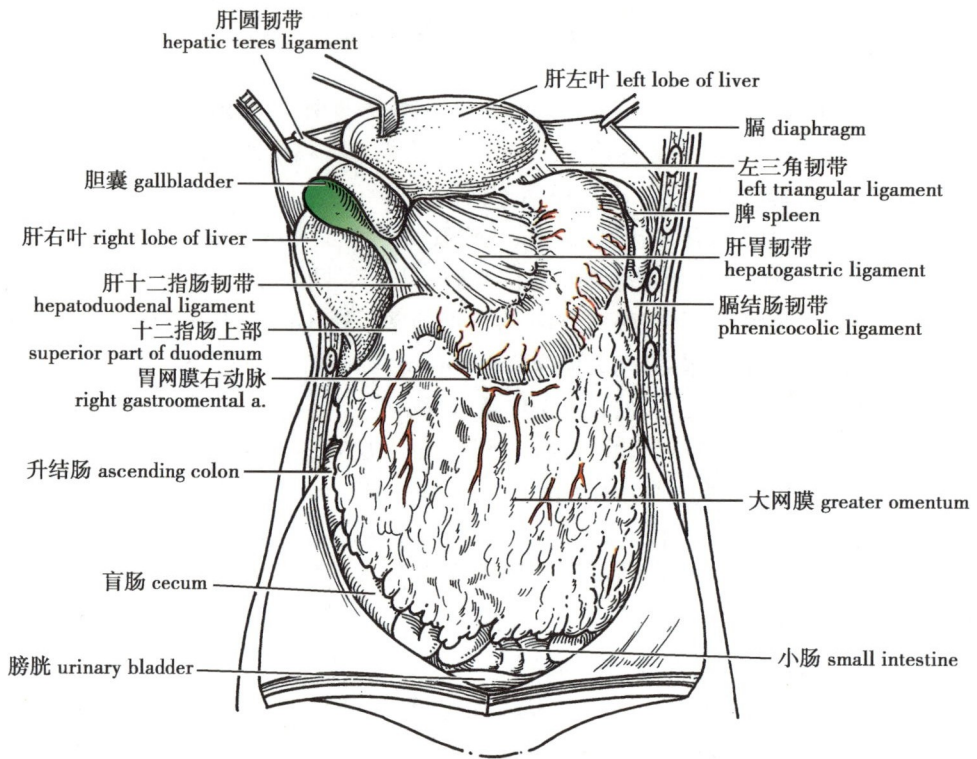

图 4-17 　网膜

面或稍下方,其长度因人而异,然后向后返折,形成后两层,向上附着于横结肠(图 4-18)。成人大网膜前两层和后两层通常愈着,遂使前两层上部直接由胃大弯连至横结肠,形成胃结肠韧带 gastrocolic ligament。

　　大网膜具有很大的活动性,它的下缘、左缘、右缘游离,能随着邻近肠管的蠕动在腹腔内相应地移动,当腹腔器官发生炎症(如阑尾炎)时,炎性分泌物能够刺激大网膜黏附包绕感染的器官,以限制炎症的蔓延,使感染被局限在一个小的范围内,避免严重的弥漫性腹膜炎。出生后 2 岁以内的幼儿,大网膜发育缓慢,相对较短,因而对幼儿缺乏保护作用,当遇有下腹部炎症(如阑尾炎穿孔)时,大网膜则无法使炎症局限,故容易形成弥漫性腹膜炎。

　　手术中有时将大网膜覆盖在肝的断面及缝合不够满意的胃穿孔处或十二指肠的断端,以促进其愈合,并可减少粘连。大网膜可以扭转,但如扭转过度,会导致部分网膜血流中断,引起坏疽。

　　2. **小网膜 lesser omentum**　是连于膈、肝的静脉韧带裂、肝门与胃小弯、十二指肠上部之间的双层腹膜(图 4-18,图 4-19)。其左侧部主要从膈、静脉韧带裂连于胃小弯,称为肝胃韧带 hepatogastric ligament;右侧部从肝门连至十二指肠上部,称为肝十二指肠韧带 hepatoduodenal ligament。在肝十二指肠韧带内有胆总管、肝固有动脉、肝门静脉以及淋巴管、淋巴结及神经等结构。其中,胆总管、肝固有动脉和肝门静脉的排列关系是:胆总管位于右前方,肝固有动脉位于左前方,肝门静脉位于二者之间的后方。小网膜右侧为游离缘,其后方为网膜孔。

　　在胆道手术中,由于胆囊动脉撕裂或损伤,发生不易控制的出血时,可立即压迫肝十二指肠韧带内的肝固有动脉,控制出血。行经肝十二指肠韧带游离右缘中的一段胆总管属于胆总管十二指肠上段,胆总管手术常在此段进行。

　　(二)系膜

　　1. **肠系膜 mesentery**　是将空肠及回肠连于腹后壁的双层腹膜结构,呈扇形排列,其内有肠系膜上血管的分支和属支、淋巴管、淋巴结和神经等。肠系膜附着于腹后壁的部分称为肠系膜根 radix of mesentery,长约 15cm,起自第 2 腰椎左侧,斜向右下方,止于右骶髂关节前方(图 4-20)。

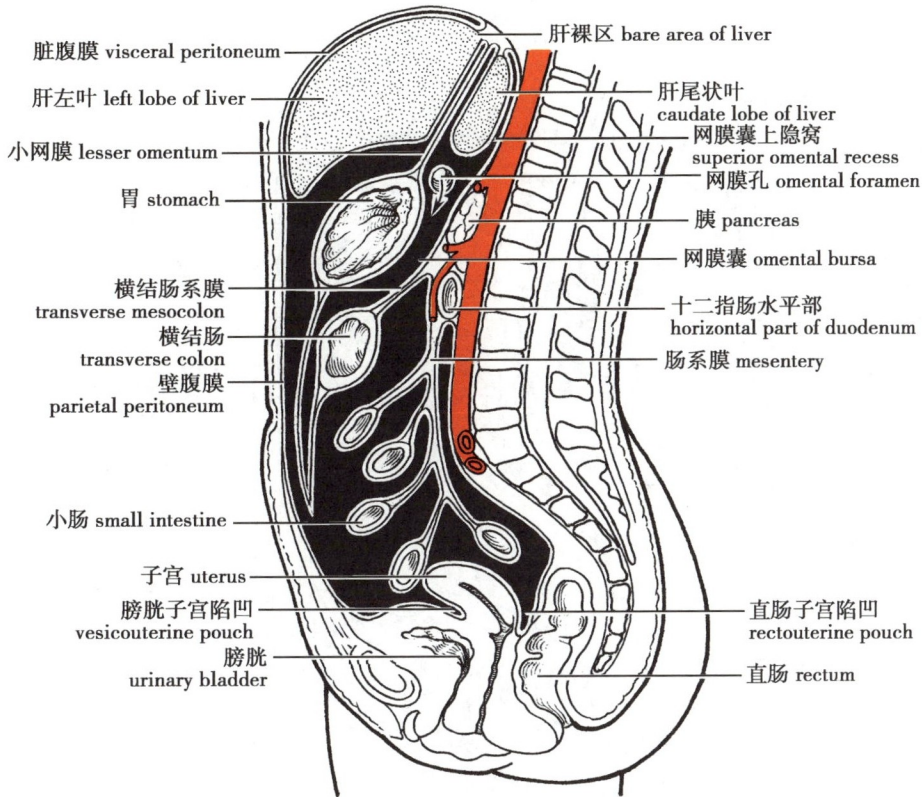

脏腹膜 visceral peritoneum
肝左叶 left lobe of liver
小网膜 lesser omentum
胃 stomach
横结肠系膜 transverse mesocolon
横结肠 transverse colon
壁腹膜 parietal peritoneum
小肠 small intestine
子宫 uterus
膀胱子宫陷凹 vesicouterine pouch
膀胱 urinary bladder

肝裸区 bare area of liver
肝尾状叶 caudate lobe of liver
网膜囊上隐窝 superior omental recess
网膜孔 omental foramen
胰 pancreas
网膜囊 omental bursa
十二指肠水平部 horizontal part of duodenum
肠系膜 mesentery
直肠子宫陷凹 rectouterine pouch
直肠 rectum

图 4-18 正中矢状面上腹膜及腹膜腔示意图

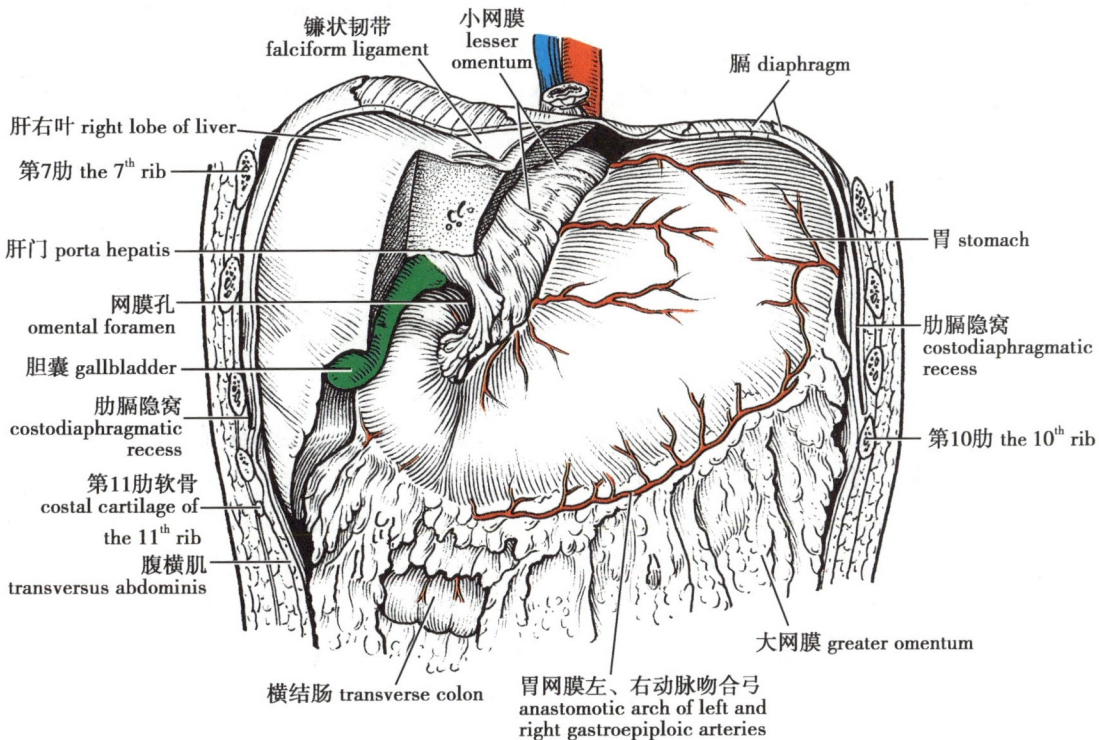

镰状韧带 falciform ligament
小网膜 lesser omentum
膈 diaphragm
肝右叶 right lobe of liver
第7肋 the 7th rib
肝门 porta hepatis
网膜孔 omental foramen
胆囊 gallbladder
肋膈隐窝 costodiaphragmatic recess
第11肋软骨 costal cartilage of the 11th rib
腹横肌 transversus abdominis
胃 stomach
肋膈隐窝 costodiaphragmatic recess
第10肋 the 10th rib
横结肠 transverse colon
胃网膜左、右动脉吻合弓 anastomotic arch of left and right gastroepiploic arteries
大网膜 greater omentum

图 4-19 小网膜的附着

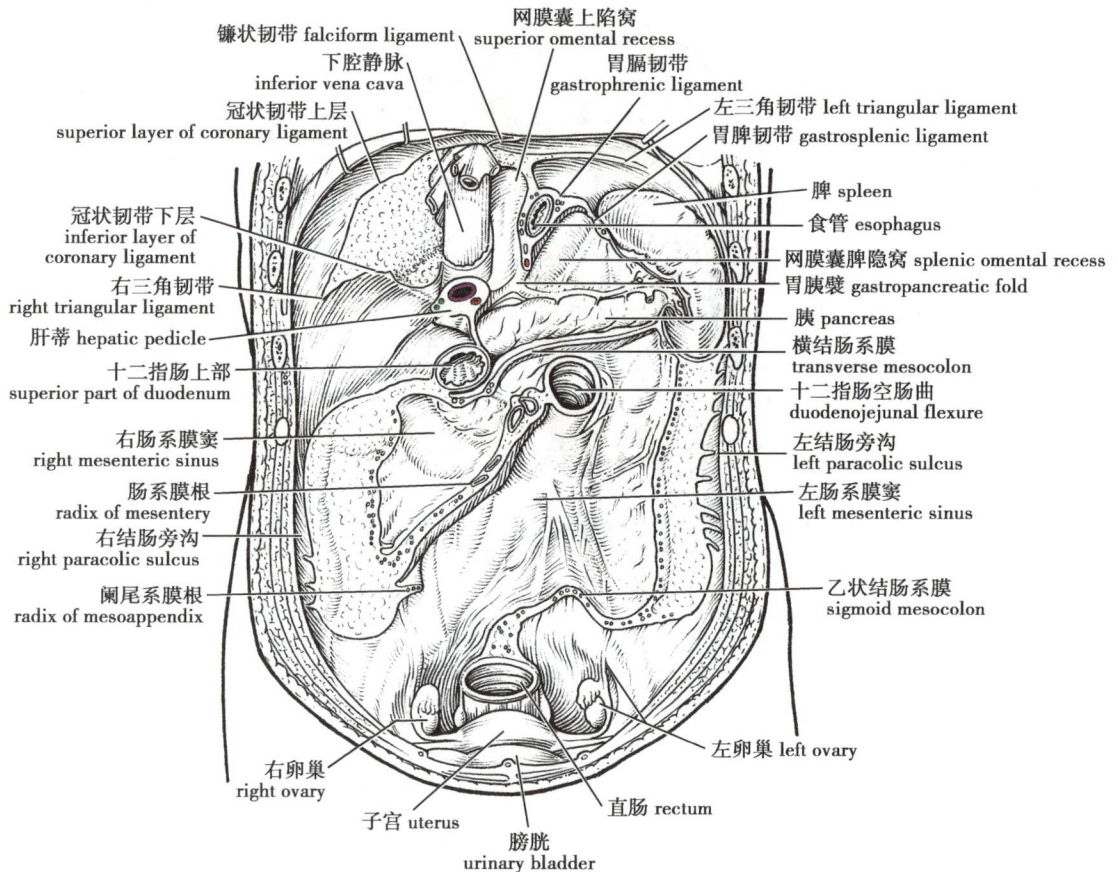

图 4-20   腹后壁腹膜配布

2. **阑尾系膜 mesoappendix**   连于阑尾与肠系膜下端之间的双层腹膜结构,呈三角形,阑尾的血管、淋巴管、神经走行于系膜的游离缘。故阑尾切除时,应从系膜游离缘处结扎阑尾血管。

3. **横结肠系膜 transverse mesocolon**   是将横结肠悬于腹后壁的双层腹膜结构,其根部起自结肠右曲,向左跨右肾中部、十二指肠降部、胰前面至左肾中部,止于结肠左曲。横结肠始末两部系膜较短,较为固定,中间部系膜较长,活动度大。该系膜内含有中结肠血管、左、右结肠血管的分支和属支、淋巴管、淋巴结和神经丛等。

4. **乙状结肠系膜 sigmoid mesocolon**   是将乙状结肠连于腹后壁的双层腹膜结构,其根部附着于左髂窝和骨盆左后壁。系膜内含有乙状结肠的血管、直肠上血管、淋巴管、淋巴结和神经丛等。

由于胚胎发生方面的原因,升、降结肠有时也可被腹膜包绕并固定于腹后壁,分别形成较短的升结肠系膜和降结肠系膜。

(三)韧带

1. **肝的韧带**   除前面已叙述的肝胃韧带和肝十二指肠韧带以外,由腹膜形成的肝的韧带还有镰状韧带、冠状韧带和左、右三角韧带(图 4-21)。

(1)镰状韧带 falciform ligament:是位于膈与肝上面之间的双层腹膜结构,大致呈矢状位,自脐至肝的上面,居前正中线右侧,侧面观呈镰刀状。镰状韧带右层向上延续为右侧膈下面和腹前壁的壁腹膜,向下延续为肝右叶上面的脏腹膜,向后延续为冠状韧带上层;其左层向上延续为左侧膈下面和腹前壁的壁腹膜,向下延续为肝左叶上面的脏腹膜,向后延续为左三角韧带前层。自肝前缘的肝圆韧带切迹至脐之间的镰状韧带的左、右两层相互移行为一个游离的下缘,其游离缘内含有肝圆韧带。

(2)冠状韧带 coronary ligament:位于肝的上面和后面与膈之间,由上、下两层腹膜构成。上层续

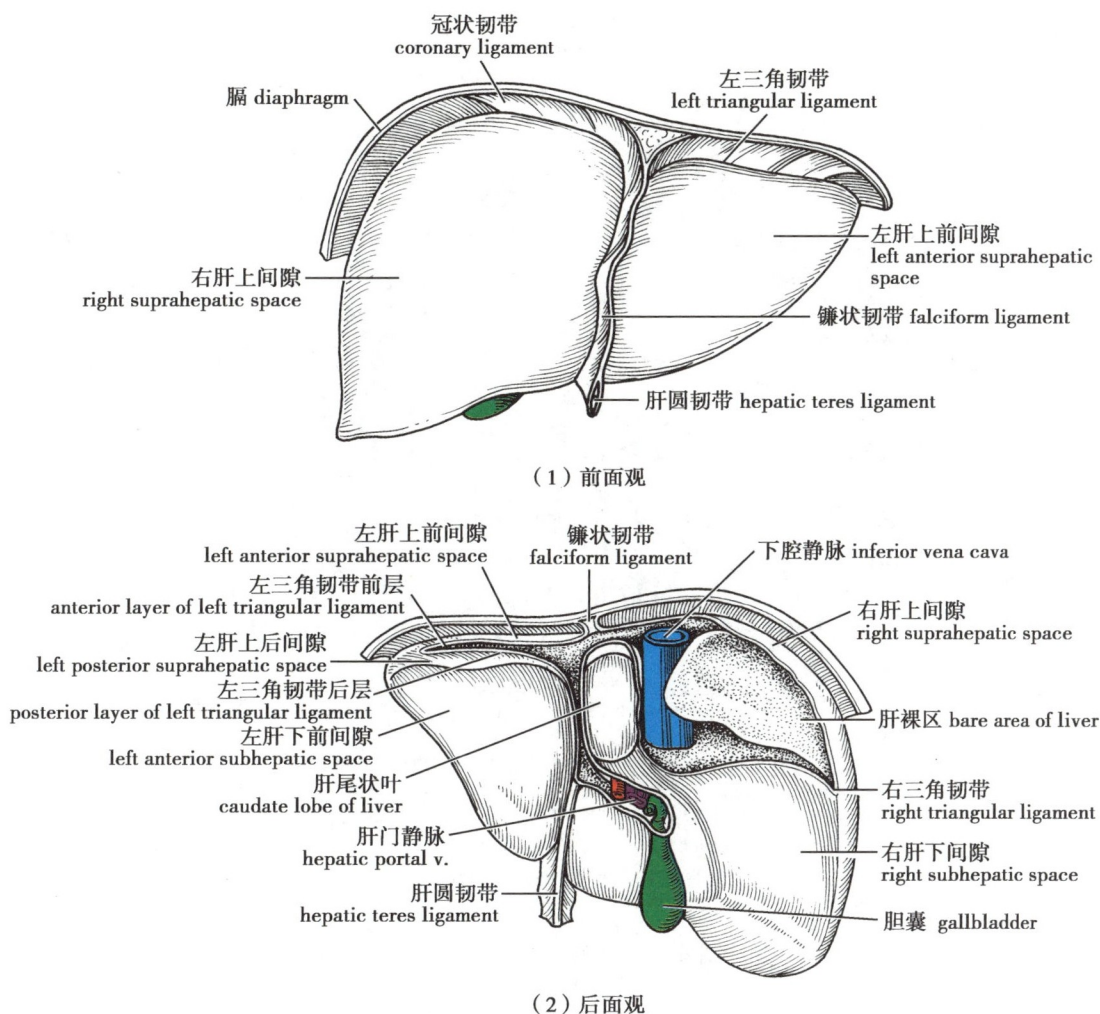

（1）前面观

（2）后面观

图 4-21　肝的韧带

于镰状韧带右层，斜向右后下，终于右三角韧带；下层起于小网膜后层，经尾状叶上方，并沿其右缘下行，越腔静脉沟下端前面，转为水平部，然后沿肝后面的下界右行，于此处它有时返折至右肾上部，形成肝肾韧带 hepatorenal ligament，最后止于右三角韧带。冠状韧带上、下两层之间相距较远，使肝后面位于冠状韧带两层之间的肝表面无腹膜覆盖，而形成肝裸区 bare area of liver（图 4-21）。

（3）右三角韧带 right triangular ligament：近肝右缘处，肝冠状韧带两层合在一起，形成右三角韧带，为一短小的"V"字形腹膜皱襞，连于肝右叶的外后面与膈之间。

（4）左三角韧带 left triangular ligament：位于肝左叶的上面与膈之间，由前、后两层腹膜构成。前层续于镰状韧带的左层，后层在静脉韧带裂上端起于小网膜前层，前、后两层于韧带的左端融合。左三角韧带变异较多，通常含有肝纤维附件，后者是新生儿特有的肝残留物，富有血管和胆管等结构。

2. 胃的韧带　肝胃韧带和胃结肠韧带已于前面叙述，此外，胃的韧带还有如下几条。

（1）胃脾韧带 gastrosplenic ligament：由胃大弯左侧部连于脾门，为双层腹膜结构，其上份内有胃短动、静脉，下份有胃网膜左动、静脉。

（2）胃胰韧带 gastropancreatic ligament：是由胃幽门窦后壁至胰头、颈及颈与体的移行部的腹膜皱襞。

（3）胃膈韧带 gastrophrenic ligament：由胃贲门左侧的胃底后面和食管腹段连至膈下，为双层腹膜结构，两层相距较远，使部分胃后壁缺少腹膜覆盖而形成胃裸区（图 4-22）。

NOTES

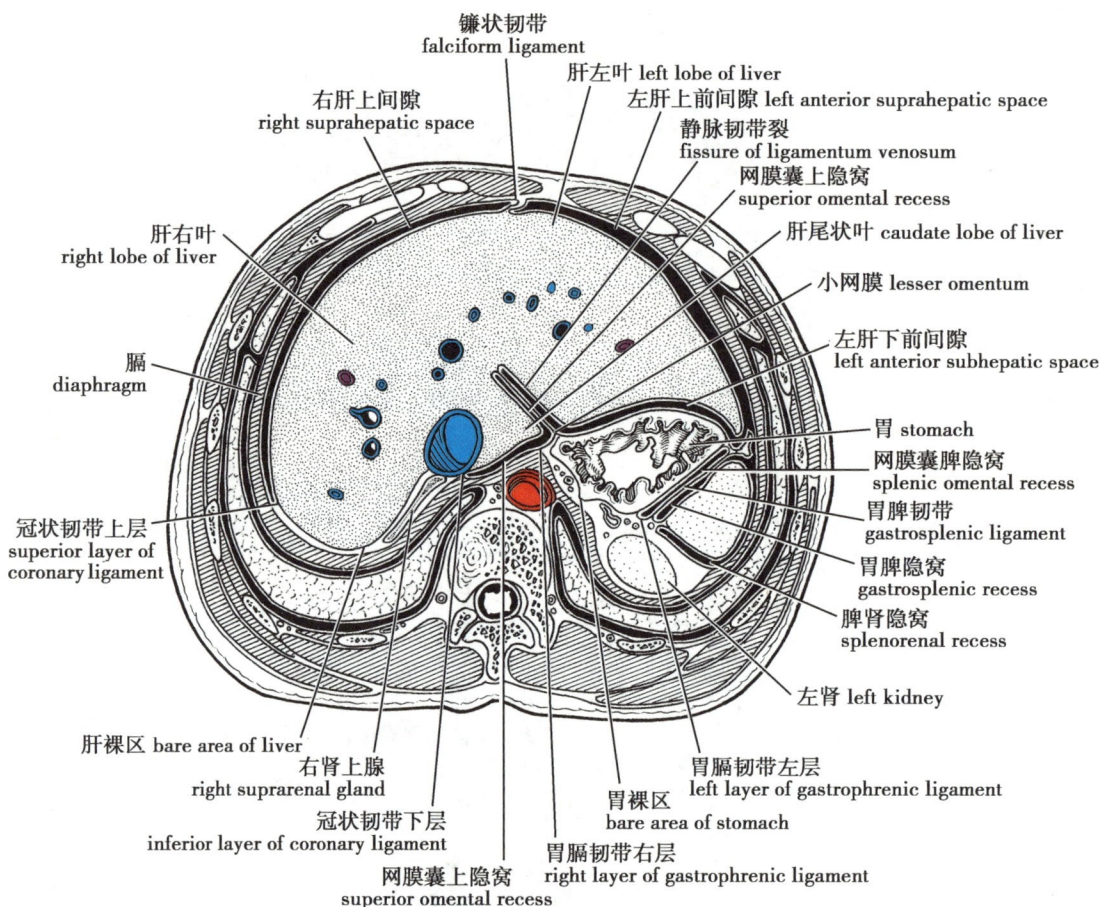

图 4-22　经左肾上端的横断面

　　胃脾韧带上份较短,胃大弯紧邻脾门,巨脾切除术切断胃脾韧带时,慎勿伤及胃。施行胃大部切除术时,需将胃胰韧带切开并进行钝行剥离,才能游离出幽门与十二指肠上部的近侧份。全胃切除术时,先切断胃膈韧带方可游离胃贲门部和食管。

　　3. 脾的韧带　脾有四条韧带与邻近器官相连。胃脾韧带已在前面叙述,其他韧带如下。

　　(1)脾肾韧带 splenorenal ligament:是自脾门至左肾前面的双层腹膜结构,内含有胰尾及脾血管、淋巴结和神经丛等。

　　(2)膈脾韧带 phrenicosplenic ligament:由脾肾韧带向上延伸至膈,此韧带很短,有的不明显。

　　(3)脾结肠韧带 splenocolic ligament:位于脾前端和结肠左曲之间,此韧带也较短,可固定结肠左曲并从下方承托脾。

　　脾切除术时需剪开脾肾韧带的后层方可使脾游离而提出腹腔。脾切除术切断脾结肠韧带时,需注意勿损伤结肠。

　　(四)皱襞、隐窝和陷凹

　　1. 皱襞与隐窝　腹膜形成的皱襞可在腹后壁和腹前壁内面。腹前壁皱襞与隐窝已在第二节陈述。

　　(1)腹后壁的皱襞:胃胰襞 gastropancreatic fold 是由胃左动脉从腹后壁走向胃小弯时所形成的腹膜皱襞;肝胰襞 hepatopancreatic fold 是由肝总动脉或肝固有动脉从腹后壁向前进入小网膜时所形成的腹膜皱襞(图 4-23)。十二指肠上襞 superior duodenal fold 又称十二指肠空肠襞,为十二指肠升部左侧与横结肠系膜根之间的腹膜皱襞,位于十二指肠升部左侧,相当第 2 腰椎平面,呈半月形,下缘游离,是手术时确认空肠起始部的标志;十二指肠下襞 inferior duodenal fold 又称十二指肠结肠系膜襞,自十二指肠升部向左延伸至腹主动脉的腹膜皱襞,平对第 3 腰椎,呈三角形,其上缘游离(图 4-24)。

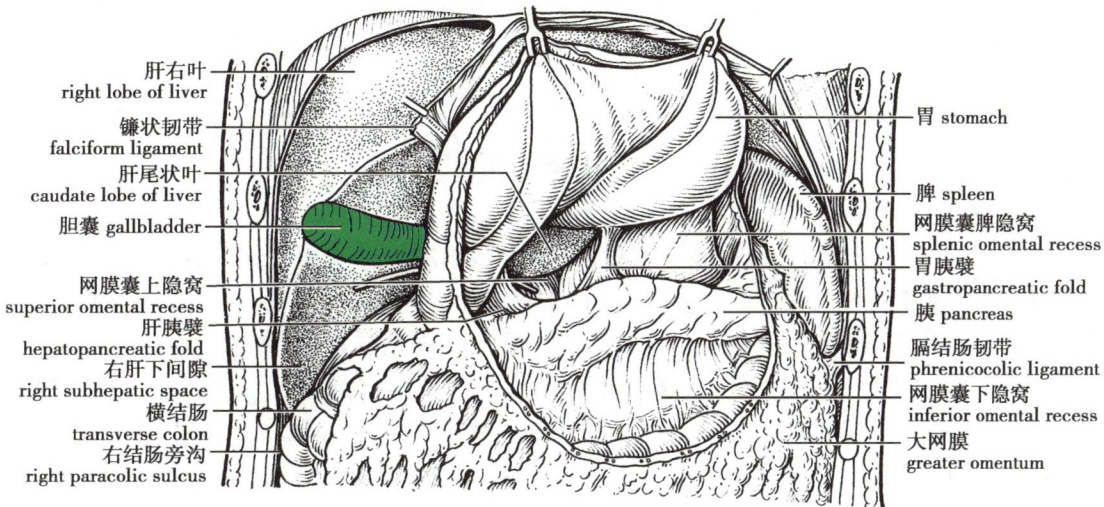

图 4-23 胃胰襞和肝胰襞

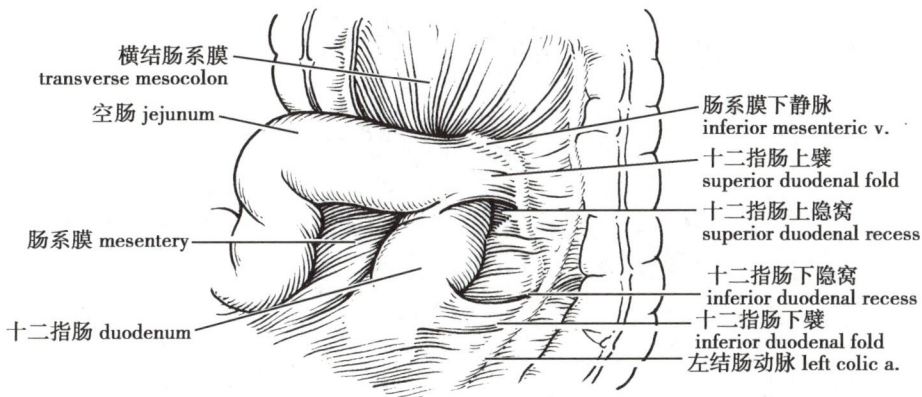

图 4-24 十二指肠上、下襞

（2）腹后壁的隐窝：在腹膜皱襞之间或皱襞与腹、盆壁之间的凹陷称隐窝 recess。胃胰襞和肝胰襞的大、小差异很大，当两者均明显存在时，会使网膜囊缩窄，而形成网膜囊大孔。此孔上方为网膜囊上隐窝，下方为网膜囊下隐窝。十二指肠上隐窝 superior duodenal recess（国人出现率为 50%）居十二指肠上襞深面，开口向下；十二指肠下隐窝 inferior duodenal recess（国人出现率为 75%）居十二指肠下襞深面，开口向上（图 4-24）。盲肠后隐窝 retrocecal recess 位于盲肠后方，盲肠后位阑尾常位于其内。乙状结肠间隐窝 intersigmoid recess 位于乙状结肠左后方，在乙状结肠系膜与腹后壁腹膜之间，呈漏斗状，开口向下，其后壁的壁腹膜覆盖左输尿管。在肝右叶后下方与右肾之间，有肝肾隐窝 hepatorenal recess。

十二指肠上、下隐窝、盲肠后隐窝、乙状结肠间隐窝一般均较浅小，但可为腹膜腔残余脓肿的积存部位。如果较深，则有发生内疝的可能。肝肾隐窝为仰卧时腹膜腔最低点，上腹部的脓液及渗出液多先聚于此处。

2. 陷凹 腹膜皱襞之间大的凹陷称陷凹 pouch，主要的陷凹位于盆腔内。

在男性，直肠与膀胱之间形成直肠膀胱陷凹 rectovesical pouch。在女性，膀胱与子宫之间形成膀胱子宫陷凹 vesicouterine pouch，直肠与子宫之间形成较深的直肠子宫陷凹 rectouterine pouch，也称 Douglas pouch。

　　站立或半卧位时,男性的直肠膀胱陷凹与女性的直肠子宫陷凹为腹膜腔的最低部位,故腹膜腔内的积液多积于此处。临床上可进行直肠穿刺和阴道后穹穿刺以进行诊断和治疗。

二、腹膜腔的分区和间隙

　　通常以横结肠及其系膜为界,将腹膜腔区分为结肠上区和结肠下区。

(一)结肠上区

　　结肠上区 supracolic compartment 介于膈与横结肠及其系膜之间,又称膈下间隙 subphrenic space。此间隙又被肝分为肝上间隙和肝下间隙。肝上间隙借镰状韧带和左三角韧带分为右肝上间隙、左肝上前间隙和左肝上后间隙;肝下间隙以肝圆韧带区分为右肝下间隙和左肝下间隙,后者又被小网膜和胃分成左肝下前间隙和左肝下后间隙(网膜囊)(图 4-21,图 4-25,图 4-26)。此外,还有左、右膈下腹膜外间隙,分别居膈与胃裸区和膈与肝裸区之间(图 4-25)。综上所述,膈下间隙共有 8 个(表 4-4),其中任何一个间隙发生脓肿,均称膈下脓肿,其中以右肝上、下间隙脓肿较为多见。

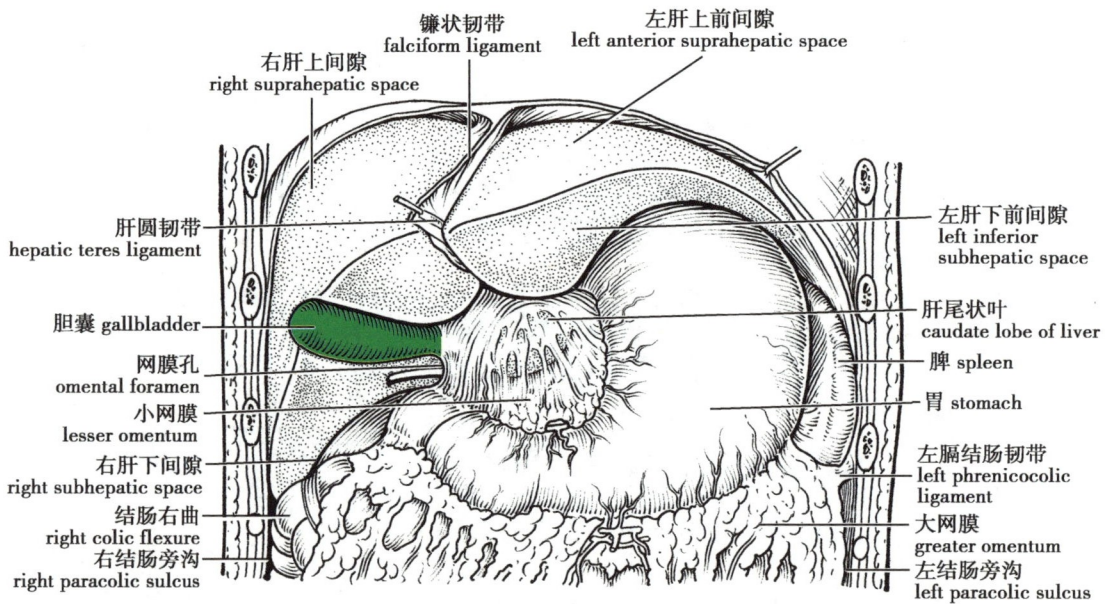

图 4-25　结肠上区

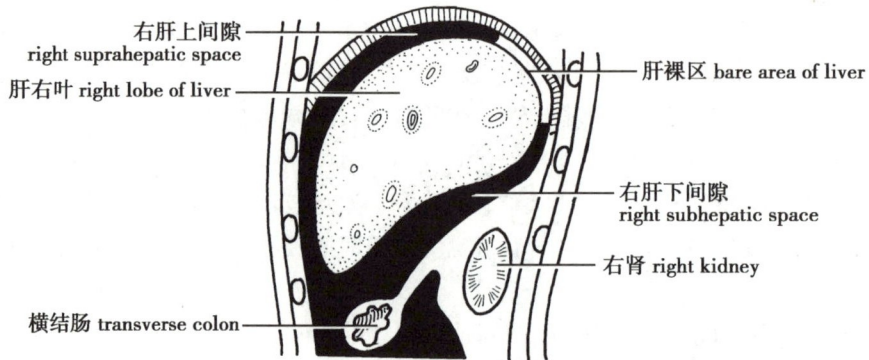

(1)经右肾的矢状断面

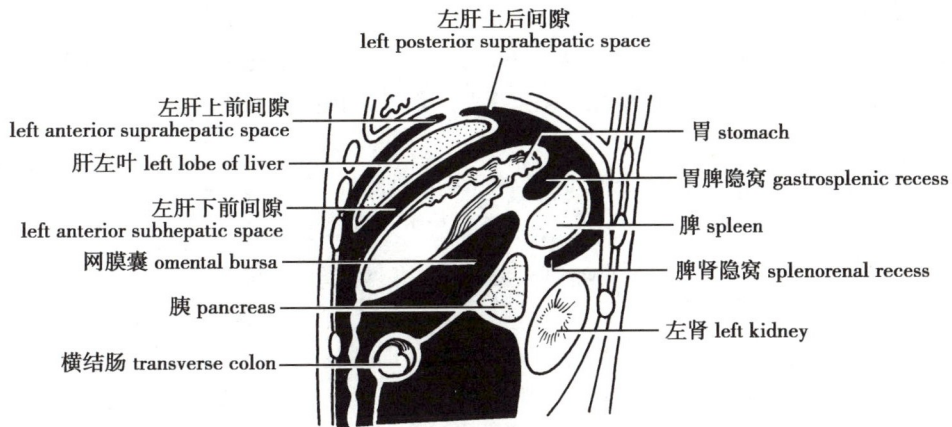

（2）经左肾的矢状断面

图 4-26 膈下间隙矢状面示意图

表 4-4 膈下间隙的分区

膈下间隙	肝上间隙（以镰状韧带分左、右肝上间隙）	右肝上间隙	
		左肝上间隙（以左三角韧带分左肝上前、后间隙）	左肝上前间隙
			左肝上后间隙
	肝下间隙（以肝圆韧带分左、右肝下间隙）	右肝下间隙	
		左肝下间隙（以小网膜和胃分左肝下前、后间隙）	左肝下前间隙
			左肝下后间隙（网膜囊）
左膈下腹膜外间隙（胃裸区）			
右膈下腹膜外间隙（肝裸区）			

1. 右肝上间隙 right suprahepatic space 左界为镰状韧带，后方达冠状韧带上层，右侧向下与右结肠旁沟交通（图 4-27）。

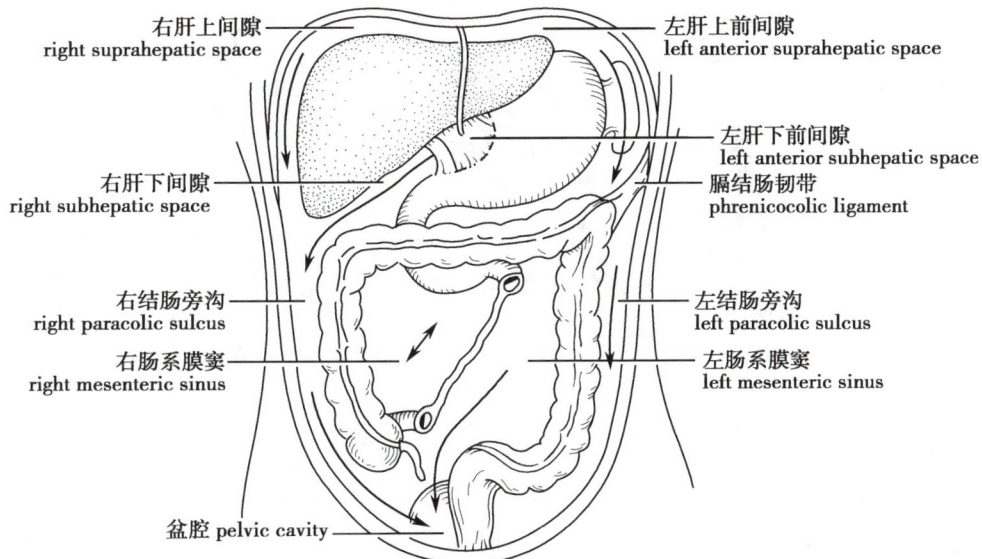

图 4-27 腹膜腔的交通

2. 左肝上间隙 left suprahepatic space　被左三角韧带分成前、后两个间隙。左肝上前间隙 anterior left suprahepatic space 的右界为镰状韧带，后方为左三角韧带前层；左肝上后间隙 posterior left suprahepatic space 前方为左三角韧带后层，上方为膈，下方是肝左叶上面，二间隙在左三角韧带游离缘相交通。

3. 右肝下间隙 right subhepatic space　左侧为肝圆韧带，上方为肝右叶脏面，下界为横结肠及其系膜。肝肾隐窝为其后上部，向上可达肝右叶后面与膈之间，向下通右结肠旁沟（图 4-27）。

4. 左肝下前间隙 anterior left subhepatic space　上为肝左叶脏面，下为横结肠及其系膜，右为肝圆韧带，后为胃和小网膜（图 4-27）。

5. 左肝下后间隙 posterior left subhepatic space　即网膜囊，位于小网膜和胃后方。网膜囊的前壁由上而下依次为小网膜、胃后壁腹膜和大网膜前两层；下壁为大网膜前两层与后两层返折处；后壁由下向上依次为大网膜后两层、横结肠及其系膜以及覆盖胰、左肾、左肾上腺等处的腹膜；上壁为衬覆于膈下面的腹膜，在此处肝尾状叶自右侧套入网膜囊内（图 4-18）；左界为胃脾韧带、脾和脾肾韧带；右界是网膜孔 omental foramen（又称 Winslow foramen）（图 4-28）。网膜孔是网膜囊与大腹膜腔相通的唯一孔道，其前方为肝十二指肠韧带，后方为覆盖下腔静脉的腹膜，上界为肝尾状叶，下界为十二指肠上部（图 4-28），一般可通过 1~2 横指。网膜囊可分成几个部分，网膜孔所对的部分为网膜囊前庭；胃胰襞以上部分为网膜囊上隐窝，位于小网膜与膈之间，内有肝尾状叶套入；沿胰体伸向左后上方达脾门的部分为脾隐窝；胃胰襞以下部分为网膜囊下隐窝，在胃与胰及横结肠系膜之间，于儿童尚深入大网膜前、后两层之间（图 4-18，图 4-23）。

　　网膜囊在生理状态下能增加胃的活动度。如因囊内感染积脓，或胃后壁穿孔而积液，开始时往往局限于网膜囊内；随着脓液的增多可经网膜孔流入右肝下间隙（肝肾隐窝），向上可扩展到右肝上间隙，向下可沿右结肠旁沟至右髂窝，甚至到达盆腔的直肠膀胱陷凹或直肠子宫陷凹。由于网膜囊位置较深，常给早期诊断疾病带来困难。

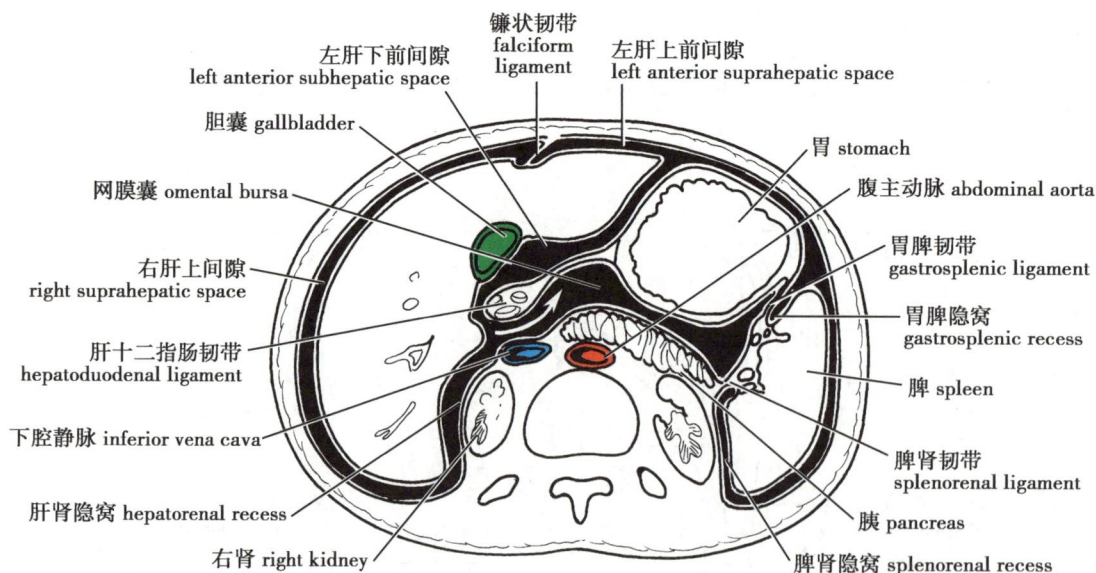

图 4-28　经网膜孔的横断面

6. 膈下腹膜外间隙　左膈下腹膜外间隙 left subphrenic extraperitoneal space 位于胃裸区与膈之间，右膈下腹膜外间隙 right subphrenic extraperitoneal space 居肝裸区与膈之间。

　　左膈下腹膜外间隙左、右界为胃膈韧带左、右层，内有血管、迷走神经后干和淋巴结分布，左肾上腺和左肾上极亦位于此间隙，因此，在食管腹段和胃底部手术时应予注意。右膈下腹膜外间隙上、下界为冠状韧带上、下层,其下份内有右肾上腺、右肾上极等结构,肝穿刺行肝内胆管造影术常经此间隙进针(图 4-22)。

(二)结肠下区

结肠下区 infracolic compartment 包括 4 个间隙,即左、右结肠旁沟及左、右肠系膜窦。

1. 左、右结肠旁沟 左结肠旁沟 left paracolic sulcus 位于降结肠的外侧与腹侧壁之间,右结肠旁沟 right paracolic sulcus 位于升结肠的外侧与腹侧壁之间(图 4-27)。

右结肠旁沟上通肝肾隐窝,下通右髂窝、盆腔,故膈下脓肿可经此沟流入右髂窝和盆腔,阑尾化脓时也可向上蔓延至肝下。由于膈结肠韧带 phrenicocolic ligament 发育良好,左结肠旁沟不与结肠上区相通,故左结肠旁沟内的积液只能向下流入盆腔。

2. 左、右肠系膜窦 左肠系膜窦 left mesenteric sinus 位于肠系膜根与降结肠之间,右肠系膜窦 right mesenteric sinus 位于肠系膜根与升结肠之间(图 4-27)。左肠系膜窦呈向下开口的斜方形,位于肠系膜根的左侧,其内侧界为肠系膜根,外侧界为降结肠,上界为横结肠及其系膜的左 1/3 部,下界为乙状结肠及其系膜,后界为贴附于腹后壁的腹膜。右肠系膜窦呈三角形,位于肠系膜根的右侧,其内侧界为肠系膜根,外侧界为升结肠,上界为横结肠及其系膜的右 2/3 部,后界为贴附于腹后壁的腹膜。

左肠系膜窦开口向下,此间隙可越过小骨盆上口而通入盆腔,因此窦内感染时易蔓延入盆腔。右肠系膜窦下方有回肠末端阻隔,周围近乎封闭,当此窦内有炎症时,其渗出液不易扩散,往往积聚在局部,形成肠间脓肿或局限性腹膜炎。

第四节 结 肠 上 区

结肠上区介于膈与横结肠及其系膜之间,其主要结构包括食管腹部、胃、肝、肝外胆道和脾。十二指肠和胰虽大部分位于腹膜后间隙,但为了叙述方便,并入结肠上区介绍。

一、食管腹部

(一)位置与毗邻

食管腹部 abdominal part of esophagus 在第 10 胸椎高度、正中矢状面左侧 2~3cm 处穿膈食管裂孔进入腹腔,长 1~2cm,位于肝左叶的食管切迹处。食管进入腹腔后向左下连贲门,这一行径与食管胸部形成一显著的角度,插入食管镜时应注意这一解剖特点,以免穿破食管壁。食管腹部肌层为平滑肌,与贲门相连接处无真正的括约肌。食管右缘与胃小弯之间无明显界线,而左缘与胃底之间借贲门切迹明显分界,临床上进行有关胃 - 食管结合部手术时,应先认定贲门切迹,由此向右的水平线即作为食管与胃的分界。例如行高位胃小弯溃疡手术应先确认此界线。若超过此线就会切及食管,缝合后有可能发生贲门狭窄。

(二)血管、淋巴引流和神经

食管腹部的动脉供应来自膈下动脉和胃左动脉的食管支。食管各部的静脉在黏膜下广泛吻合形成食管静脉丛,最后形成食管支汇入胃左静脉(图 3-30)。在肝门静脉高压时,血液可通过胃左静脉食管支而至食管静脉丛,形成食管下段静脉曲张,如若破裂,即造成大量出血(呕血)。

食管腹部的淋巴管一部分注入气管支气管下淋巴结和食管主动脉间或食管旁的纵隔后淋巴结,而大部分向下注入贲门淋巴结、胃左淋巴结及腹腔淋巴结(图 3-33)。食管的一部分淋巴管亦可不经局部淋巴结而直接注入胸导管。因此,食管癌患者有时虽未见局部淋巴结受累,但已出现远处器官的转移。

食管腹部前面有迷走神经前干经过,后面有迷走神经后干经过,均由脏腹膜覆盖。食管腹部接受迷走神经及来自腹腔神经丛的交感神经分支,它们进入肌层之间及黏膜下丛内形成神经丛,前者管理食管肌活动,后者负责腺体的分泌。

二、胃

(一) 位置与毗邻

胃 stomach 中度充盈时,大部分位于左季肋区,小部分位于腹上区。胃贲门在第 11 胸椎左侧,幽门在第 1 腰椎下缘右侧,即所谓的 "幽门平面"。活体胃的位置常因体位、呼吸以及胃内容物的多少而变化。

胃前壁右侧份邻接左半肝,左侧份上部紧邻膈,下部接触腹前壁,此部移动性大,通常称之为胃前壁的游离区。胃后壁隔着网膜囊与胰、左肾上腺、左肾、脾、横结肠及其系膜相毗邻,这些器官共同形成 "胃床"(图 4-29)。胃与其毗邻器官之间,在疾病时可互相牵连。例如:胃后壁溃疡穿孔可使胃内容物进入网膜囊,并可使胃后壁与胰等胃床的结构粘连,甚至使胰发生炎症。胃癌可能直接侵及胰、横结肠、肝等。巨大胰腺囊肿可挤压胃的后壁、胃小弯或胃大弯,使胃变位、变形,并出现某些症状。

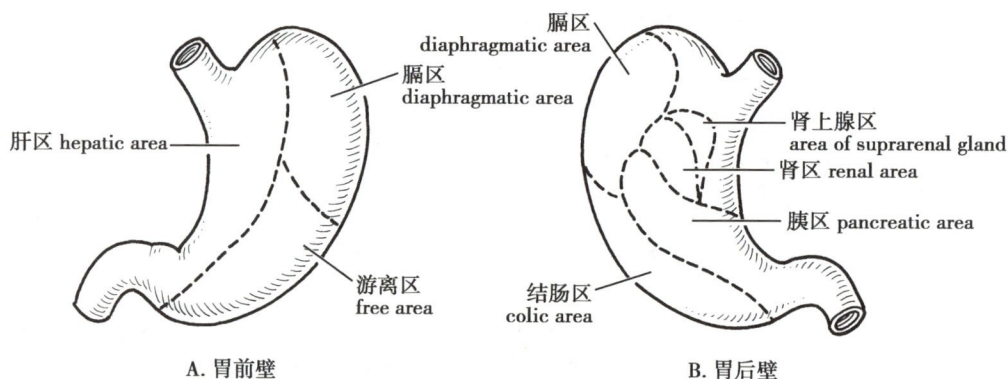

图 4-29 胃的毗邻

(二) 血管

1. 胃的动脉 来自腹腔干及其分支,先沿胃大、小弯形成两个动脉弓,再由弓上发出许多小支至胃前、后壁(图 4-30,图 4-31),在胃壁内进一步分支,吻合成网。

(1) 胃左动脉 left gastric artery:起于腹腔干,向左上方经胃胰襞深面至贲门附近,转向前下,在肝胃韧带内循胃小弯右下行,终支多与胃右动脉吻合。胃左动脉在贲门处分出食管支营养食管;行经胃小弯时发 5~6 支至胃前、后壁,胃大部切除术常在第 1、2 胃壁分支间切断胃小弯。偶见肝固有动脉左支或副肝左动脉(临床上称之为 "迷走肝左动脉")起于胃左动脉,故分离切断食管 - 胃结合部的小网膜时慎勿盲目结扎,以免导致肝左叶部分缺血坏死。

(2) 胃右动脉 right gastric artery:起于肝固有动脉,也可起于肝固有动脉左支、肝总动脉或胃十二指肠动脉,下行至幽门上缘,转向左上,在肝胃韧带内沿胃小弯走行,终支多与胃左动脉吻合成胃小弯动脉弓,沿途分支至胃前、后壁。

(3) 胃网膜右动脉 right gastroepiploic artery:发自胃十二指肠动脉,在大网膜前两层腹膜间沿胃大弯左行,终支与胃网膜左动脉吻合,沿途分支营养胃前、后壁和大网膜。

(4) 胃网膜左动脉 left gastroepiploic artery:起于脾动脉末端或其脾支,经胃脾韧带入大网膜前两层腹膜间,沿胃大弯右行,终支多与胃网膜右动脉吻合,形成胃大弯动脉弓,行程中分支至胃前、后壁和大网膜。胃大部切除术常从其第 1 胃壁支与胃短动脉间在胃大弯侧切断胃壁。

(5) 胃短动脉 short gastric arteries:起于脾动脉末端或其分支,一般 3~5 支,经胃脾韧带至胃底前、后壁。

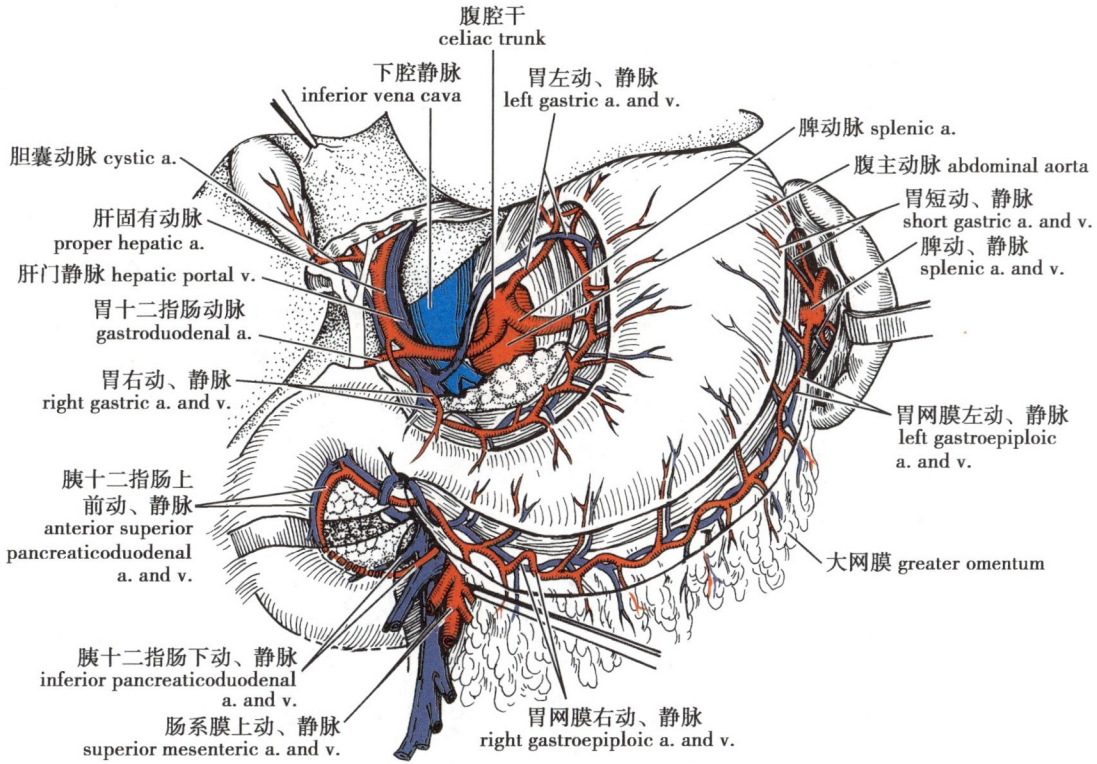

图 4-30 胃的血管（前面）

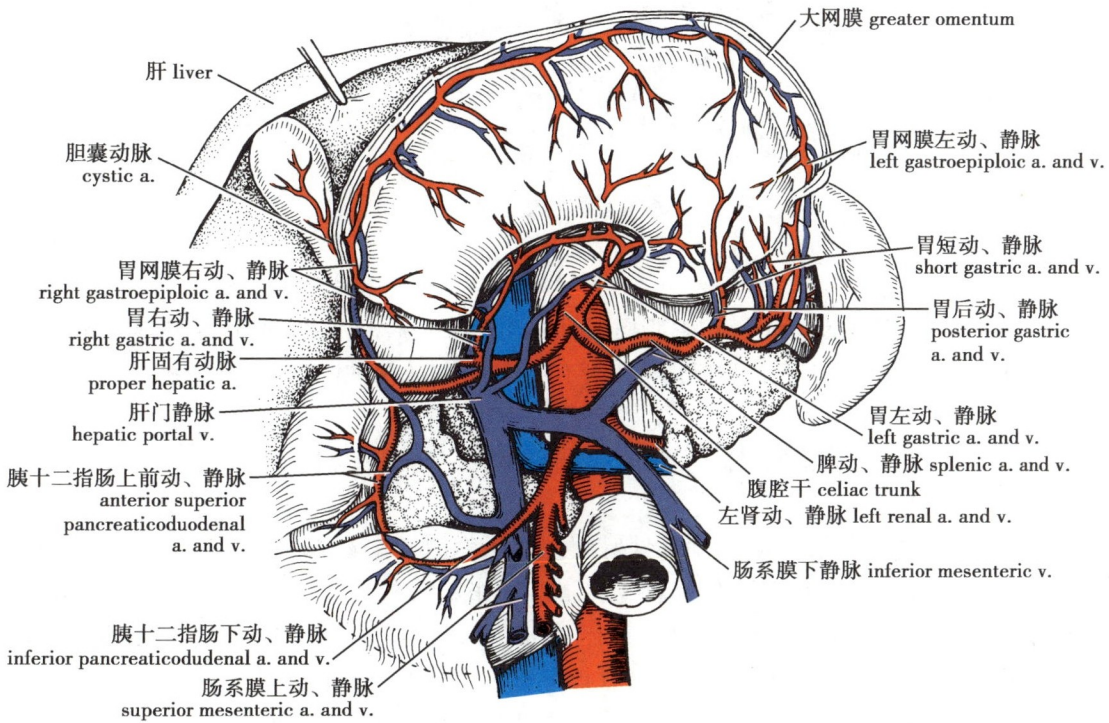

腹腔干 celiac trunk

下腔静脉 inferior vena cava

胃左动、静脉 left gastric a. and v.

脾动脉 splenic a.

腹主动脉 abdominal aorta

胃短动、静脉 short gastric a. and v.

脾动、静脉 splenic a. and v.

胆囊动脉 cystic a.

肝固有动脉 proper hepatic a.

肝门静脉 hepatic portal v.

胃十二指肠动脉 gastroduodenal a.

胃右动、静脉 right gastric a. and v.

胰十二指肠上前动、静脉 anterior superior pancreaticoduodenal a. and v.

胰十二指肠下动、静脉 inferior pancreaticoduodenal a. and v.

肠系膜上动、静脉 superior mesenteric a. and v.

胃网膜右动、静脉 right gastroepiploic a. and v.

胃网膜左动、静脉 left gastroepiploic a. and v.

大网膜 greater omentum

图 4-31 胃的血管（后面）

大网膜 greater omentum

肝 liver

胆囊动脉 cystic a.

胃网膜右动、静脉 right gastroepiploic a. and v.

胃右动、静脉 right gastric a. and v.

肝固有动脉 proper hepatic a.

肝门静脉 hepatic portal v.

胰十二指肠上前动、静脉 anterior superior pancreaticoduodenal a. and v.

胰十二指肠下动、静脉 inferior pancreaticoduodenal a. and v.

肠系膜上动、静脉 superior mesenteric a. and v.

胃网膜左动、静脉 left gastroepiploic a. and v.

胃短动、静脉 short gastric a. and v.

胃后动、静脉 posterior gastric a. and v.

胃左动、静脉 left gastric a. and v.

脾动、静脉 splenic a. and v.

腹腔干 celiac trunk

左肾动、静脉 left renal a. and v.

肠系膜下静脉 inferior mesenteric v.

（6）胃后动脉 posterior gastric artery：出现率约为72%，大多1~2支，起于脾动脉或其上极支，上行于网膜囊后壁腹膜后方，经胃膈韧带至胃后壁，分布于胃体后壁的上部。胃后动脉在胃、脾、胰和网膜囊后壁手术时有重要意义：①在胃大部切除术和高位胃切除合并脾切除术中，胃后动脉是残胃的主要供血动脉；②在全胃切除、全胰切除或胰尾切除术中，应注意胃膈韧带处有无胃后血管，如有应仔细结扎，以免造成腹膜后血肿。

除上述动脉外，左膈下动脉也可发1~2小支分布于胃底上部和贲门。这些小支对胃大部切除术后保证残胃的血供有一定意义。

2. **胃的静脉**　胃的静脉多与同名动脉伴行，均汇入肝门静脉系统（图4-31，图4-32）。胃右静脉沿胃小弯右行，注入肝门静脉，途中收纳幽门前静脉 prepyloric vein，后者在幽门与十二指肠交界处前面上行，是辨认幽门的标志。胃左静脉又称胃冠状静脉，沿胃小弯左行，至贲门处转向右下，汇入肝门静脉或脾静脉。胃网膜右静脉沿胃大弯右行，注入肠系膜上静脉。胃网膜左静脉沿胃大弯左行，注入脾静脉。胃短静脉来自胃底，经胃脾韧带注入脾静脉（图4-32）。此外，多数人还有胃后静脉，由胃底后壁经胃膈韧带和网膜囊后壁腹膜后方，注入脾静脉。

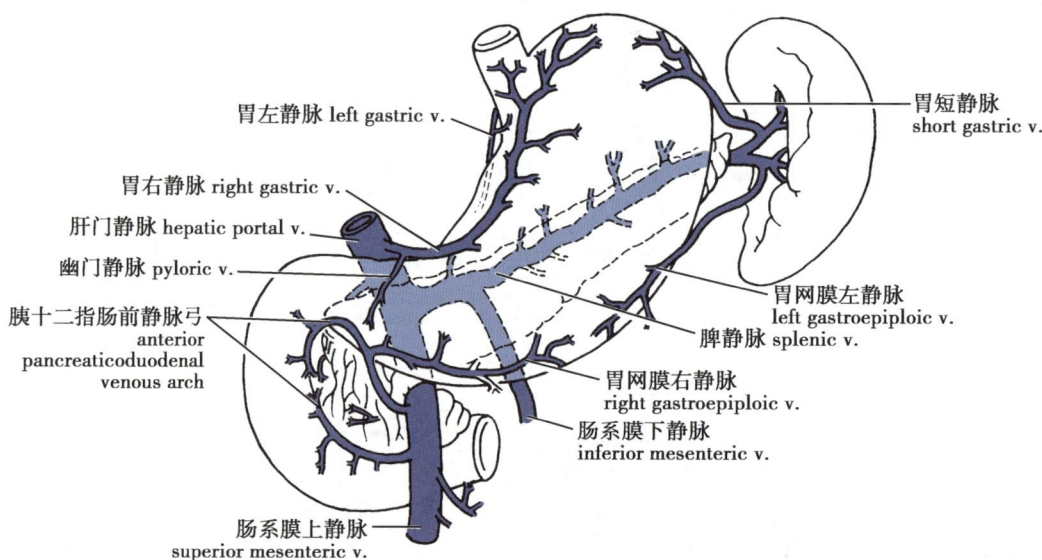

图 4-32　胃的静脉

（三）淋巴引流

胃的淋巴分区回流至胃大、小弯侧血管周围的淋巴结群，最后汇入腹腔淋巴结（图4-33）。胃各部淋巴回流虽大致有一定方向，但因胃壁内淋巴管有广泛吻合，故几乎任何一处的胃癌，皆可侵及胃其他部位相应的淋巴结。

1. **胃左、右淋巴结**　各沿同名血管排列，分别收纳胃小弯侧胃壁相应区域的淋巴，输出管注入腹腔淋巴结。

2. **胃网膜左、右淋巴结**　沿同名血管排列，收纳胃大弯侧相应区域的淋巴，胃网膜左淋巴结输出管注入脾淋巴结。胃网膜右淋巴结输出管回流至幽门下淋巴结。

3. **贲门淋巴结**　常归入胃左淋巴结内，位于贲门周围，收集贲门附近的淋巴，注入腹腔淋巴结。

4. **幽门上、下淋巴结**　在幽门上、下方，收集胃幽门部的淋巴，幽门下淋巴结还收集胃网膜右淋巴结以及十二指肠上部和胰头的淋巴。幽门上、下淋巴结的输出管汇入腹腔淋巴结。

5. **脾淋巴结**　在脾门附近，收纳胃底部和胃网膜左淋巴结的淋巴，通过沿胰上缘脾动脉分布的胰上淋巴结汇入腹腔淋巴结。

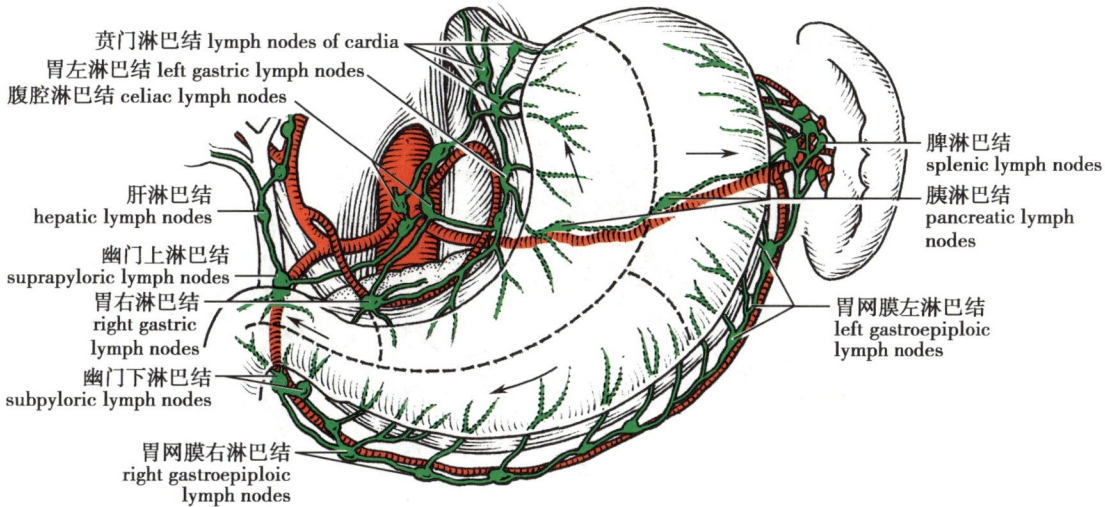

贲门淋巴结 lymph nodes of cardia
胃左淋巴结 left gastric lymph nodes
腹腔淋巴结 celiac lymph nodes
肝淋巴结 hepatic lymph nodes
幽门上淋巴结 suprapyloric lymph nodes
胃右淋巴结 right gastric lymph nodes
幽门下淋巴结 subpyloric lymph nodes
胃网膜右淋巴结 right gastroepiploic lymph nodes
脾淋巴结 splenic lymph nodes
胰淋巴结 pancreatic lymph nodes
胃网膜左淋巴结 left gastroepiploic lymph nodes

图 4-33　胃的淋巴回流

6. 其他途径　胃的淋巴管与邻近器官亦有广泛联系,故胃癌细胞可向邻近器官转移。另外,还可通过食管的淋巴管和胸导管末段逆流至左锁骨上淋巴结。

(四) 神经

支配胃的神经有交感神经和副交感神经,还有内脏传入神经。

1. 交感神经　胃的交感神经节前纤维起于脊髓第6~10胸节段,经交感干、内脏神经至腹腔神经丛内腹腔神经节,在节内交换神经元,发出节后纤维,随腹腔干的分支至胃壁。交感神经抑制胃的分泌和蠕动,增强幽门括约肌的张力,并使胃的血管收缩。

2. 副交感神经　胃的副交感神经节前纤维来自迷走神经。迷走神经前干下行于食管腹段前面,约在食管中线附近浆膜的深面。手术寻找前干时,需切开此处浆膜,方可显露。前干在胃贲门处分为肝支与胃前支。肝支有1~3条,于小网膜内右行参加肝丛。胃前支伴胃左动脉在小网膜内距胃小弯约1cm处右行,沿途发出4~6条小支与胃左动脉的胃壁分支相伴行而分布至胃前壁,最后于胃角切迹附近以"鸦爪"形分支分布于幽门窦及幽门管前壁。迷走神经后干贴食管腹段右后方下行,至胃贲门处分为腹腔支和胃后支。腹腔支循胃左动脉始段入腹腔丛。胃后支沿胃小弯深面右行,沿途分出小支伴随胃左动脉的胃壁分支至胃后壁,最后也以"鸦爪"形分支分布于幽门窦及幽门管的后壁(图4-34)。迷走神经各胃支在胃壁神经丛内换发节后纤维,支配胃腺与肌层,通常可促进胃酸和胃蛋白酶的分泌,并增强胃的运动。

高选择性迷走神经切断术是保留肝支、腹腔支和胃前、后支的"鸦爪"形分支而切断胃前、后支的其他全部胃壁分支的手术(图4-34)。此法既可减少胃酸分泌,达到治疗溃疡的目的,又可保留胃的排空功能及避免肝、胆、胰、肠的功能障碍。

3. 内脏传入纤维　胃的感觉神经纤维来自迷走神经,胃的牵拉感和饥饿感冲动经由迷走神经传入延髓;胃手术时过度牵拉,强烈刺激迷走神经,偶可引起心搏骤停,值得重视。

三、十二指肠

十二指肠 duodenum 介于胃和空肠之间,是小肠上段的一部分,因总长约有12个手指的宽度(20~25cm)而得名。其上端始于胃的幽门,下端至十二指肠空肠曲接续空肠。整个十二指肠呈"C"形弯曲,并包绕胰头。除始、末两端外,均在腹膜后间隙,紧贴腹后壁第1~3腰椎的右前方。按其走向十二指肠分为上部、降部、水平部和升部(图4-35)。

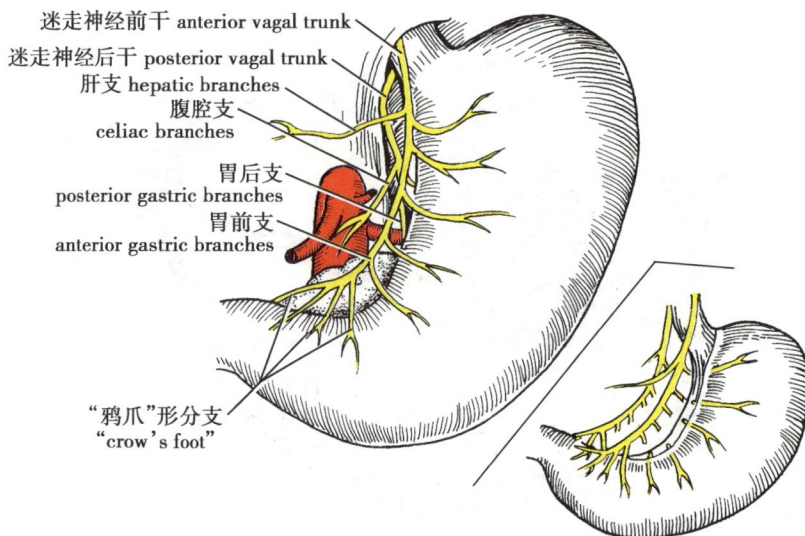

图 4-34　胃的迷走神经

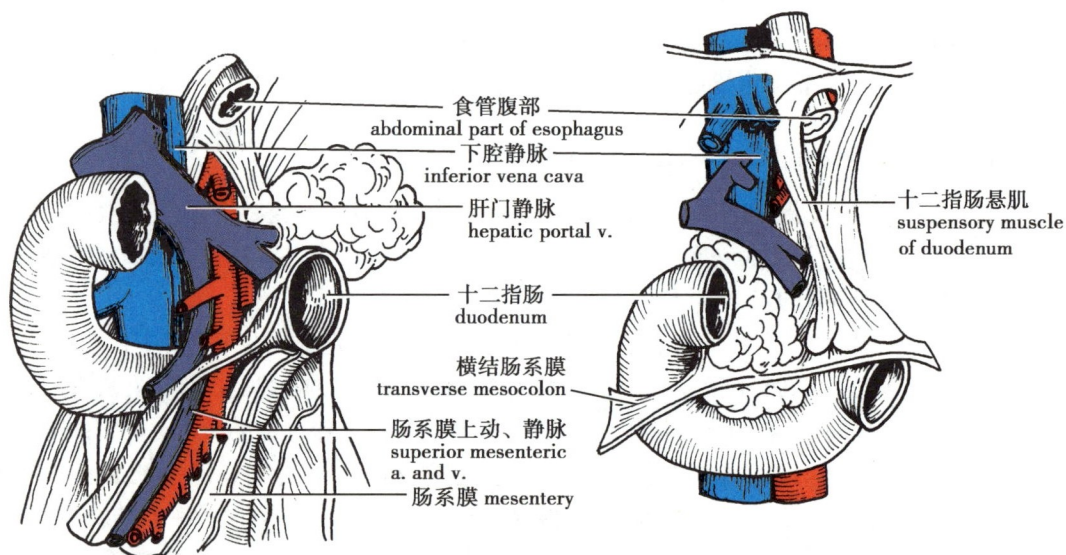

图 4-35　十二指肠水平部的毗邻

(一) 各部的结构特点及毗邻

1. **上部 superior part**　长 4~5cm,通常平对第 1 腰椎,直立时可稍下降。自幽门向右并稍向后上方走行,至肝门下方转而向下,形成十二指肠上曲,接续降部。上部起始处有大、小网膜附着,属于腹膜内位,故活动度较大,余部在腹膜外,几无活动性。上部近侧段黏膜面平坦无皱襞,钡餐 X 线下呈三角形阴影,称十二指肠球,此部前壁好发溃疡,穿孔时可累及结肠上区的器官与间隙;后壁溃疡穿孔则累及网膜囊,或溃入腹膜后间隙。上部的前上方与肝方叶、胆囊相邻,胆囊炎、胆囊结石或十二指肠溃疡时,胆囊、肝可与十二指肠发生粘连,偶尔胆石还可能从胆囊底破溃入十二指肠内,进而填满回肠下段,产生胆石性肠梗阻。上部近幽门处小网膜右缘深侧为网膜孔。下方紧邻胰头和胰颈,十二指肠上部后下壁溃疡很容易侵犯胰头。后方有胆总管、胃十二指肠动脉、肝门静脉及下腔静脉走行(图 4-36)。

2. **降部 descending part**　长 7~8cm。始于十二指肠上曲,沿脊柱右侧下降至第 3 腰椎,折转向左,形成十二指肠下曲接续于水平部。降部为腹膜外位,前方有横结肠及其系膜跨过,将此部分为上、下两段,分别与肝右前叶及小肠袢相邻;后方与右肾门、右肾血管及右输尿管相邻;内侧紧邻胰头、胰管及胆总管;外侧有结肠右曲。

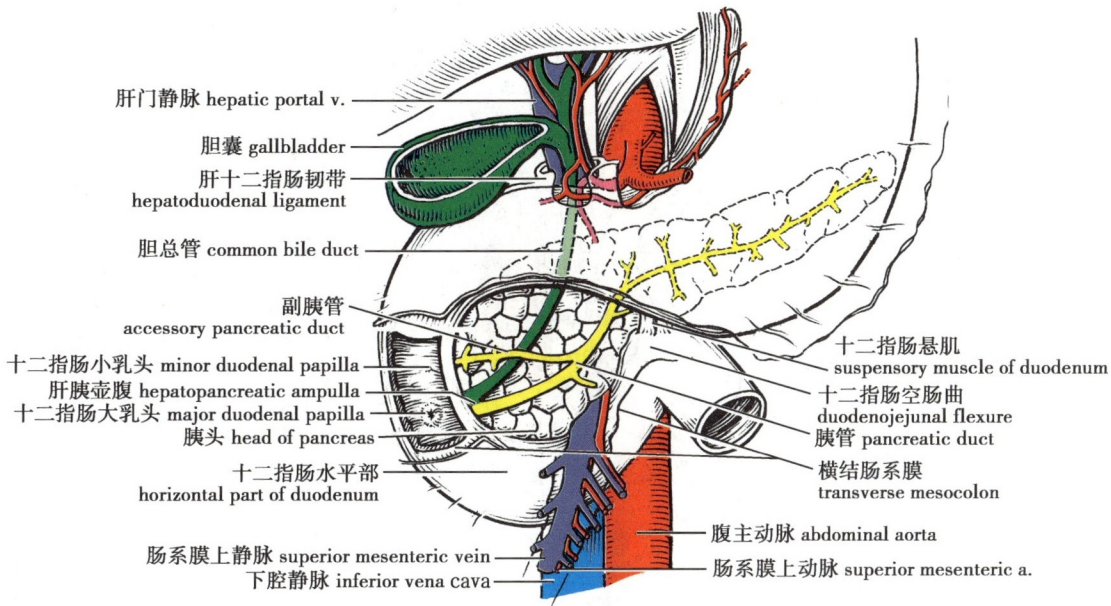

肝门静脉 hepatic portal v.
胆囊 gallbladder
肝十二指肠韧带 hepatoduodenal ligament
胆总管 common bile duct
副胰管 accessory pancreatic duct
十二指肠小乳头 minor duodenal papilla
肝胰壶腹 hepatopancreatic ampulla
十二指肠大乳头 major duodenal papilla
胰头 head of pancreas
十二指肠水平部 horizontal part of duodenum
肠系膜上静脉 superior mesenteric vein
下腔静脉 inferior vena cava
十二指肠悬肌 suspensory muscle of duodenum
十二指肠空肠曲 duodenojejunal flexure
胰管 pancreatic duct
横结肠系膜 transverse mesocolon
腹主动脉 abdominal aorta
肠系膜上动脉 superior mesenteric a.

图 4-36 十二指肠的毗邻

十二指肠降部黏膜多为环状皱襞,其后内侧壁上有十二指肠纵襞。在纵襞下端约相当于降部中、下 1/3 交界处可见十二指肠大乳头 major duodenal papilla,为肝胰壶腹的开口处,一般距幽门 8~9cm 左右;在其左上方约 1cm 处,常可觅见十二指肠小乳头,为副胰管的开口处(图 4-36)。原发性十二指肠憩室几乎均发生在十二指肠降部 Vater 壶腹周围的后内侧壁上,尤以十二指肠大乳头附近为最多,常突入胰组织内,其特点是憩室由黏膜、黏膜下层及浆膜层组成,缺乏肌层。手术治疗时要仔细进行操作,注意勿损伤胆总管、胰及胰管,以免发生胰瘘及出血。继发性十二指肠憩室多由十二指肠溃疡瘢痕收缩或慢性胆囊炎粘连牵拉而形成,除多见于十二指肠上部外,且其壁内含有肌层。

3. 水平部 horizontal part 长 10~12cm。自十二指肠下曲水平向左,横过第 3 腰椎前方至其左侧,移行为升部。此部也是腹膜外位。上方邻胰头及其钩突;后方有右输尿管、下腔静脉和腹主动脉经过;前方右侧份与小肠袢相邻,左侧份有肠系膜根和其中的肠系膜上动、静脉跨过(图 4-35,图 4-36)。由于此部介于肠系膜上动脉与腹主动脉的夹角处,故当肠系膜上动脉起点过低时,可能会压迫水平部而引起十二指肠腔淤积、扩大甚至梗阻,称肠系膜上动脉压迫综合征。

4. 升部 ascending part 长 2~3cm。由水平部向左上斜升,至第 2 腰椎左侧折向前下,形成十二指肠空肠曲 duodenojejunal flexure,续为空肠(图 4-37)。升部前面及左侧覆有腹膜;左侧与后腹壁移行处常形成 1~3 条腹膜皱襞与相应的隐窝(见腹膜皱襞和隐窝)。升部右侧毗邻胰头与腹主动脉。

(二)十二指肠悬肌

十二指肠悬肌 suspensory muscle of duodenum 由肌纤维和结缔组织构成,从十二指肠空肠曲上面向上连至右膈脚(图 4-37)。十二指肠悬肌与包绕其表面的腹膜皱襞共同构成十二指肠悬韧带或 Treitz 韧带,有上提和固定十二指肠空肠曲的作用,是手术时确认空肠起始部的重要标志。

(三)血管

1. 动脉 十二指肠血液供应主要来自胰十二指肠上前、后动脉及胰十二指肠下动脉。胰十二指肠上前动脉 anterior superior pancreaticoduodenal artery 和胰十二指肠上后动脉 posterior superior pancreaticoduodenal artery 均起于胃十二指肠动脉,分别沿胰头前、后方靠近十二指肠下行。胰十二指肠下动脉 inferior pancreaticoduodenal artery 起于肠系膜上动脉,分为前、后两支,分别上行与相应的胰十二指肠上前、后动脉相吻合,形成前、后动脉弓,从弓上分支营养十二指肠与胰头。此外,十二指肠上部还有胃十二指肠动脉分出的十二指肠上动脉、十二指肠后动脉以及胃网膜右动脉的上行返支和胃右动脉的小支供应(图 4-38)。

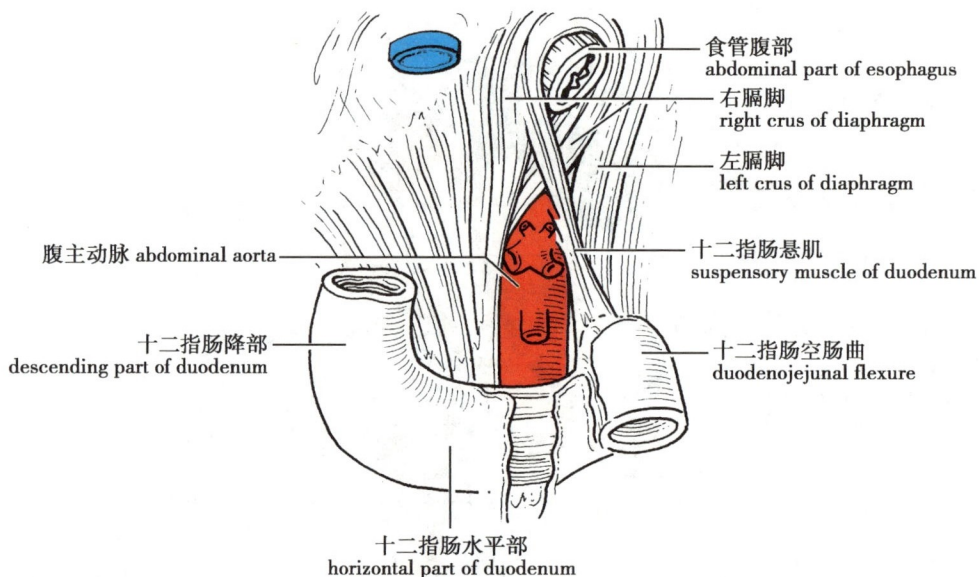

图 4-37　十二指肠悬肌

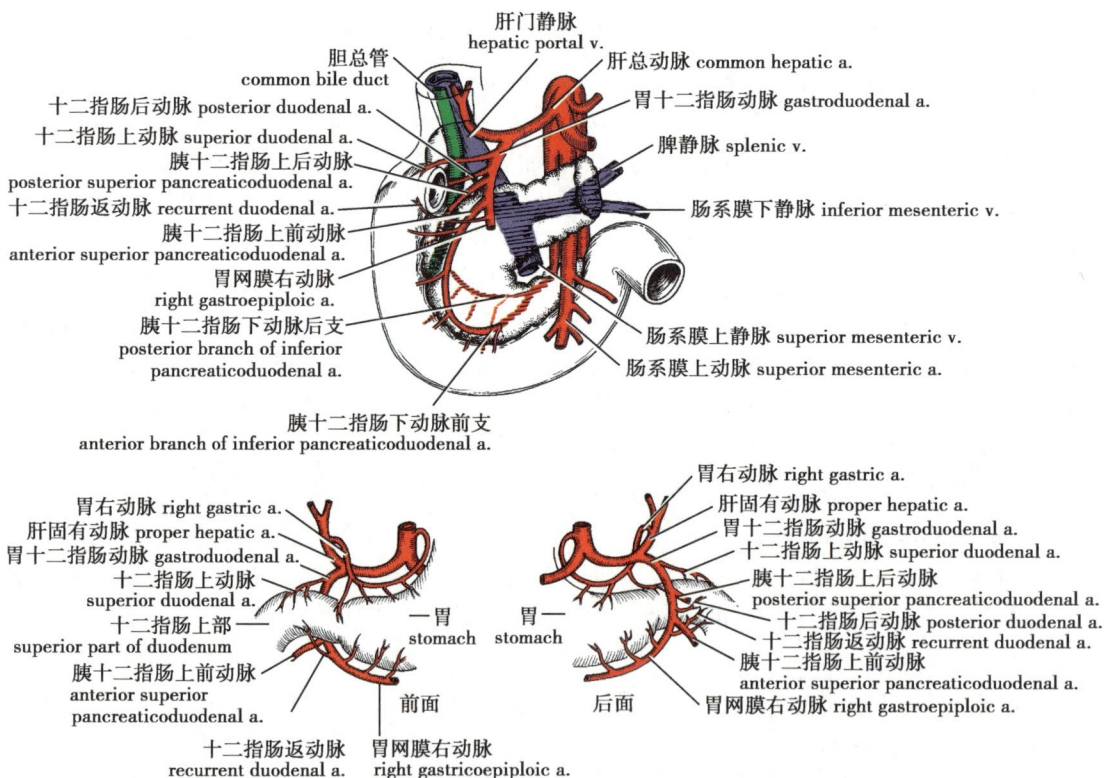

图 4-38　十二指肠的动脉

　　十二指肠上部后壁的消化性溃疡容易侵及胃十二指肠动脉或胰十二指肠上动脉,引起这些血管或其分支破裂出血。这是上消化道出血的常见原因之一。这种出血如为急性大出血,可能影响肝的血液供应。十二指肠溃疡出血时,不能通过直接结扎相关来源动脉来达到止血的目的,因为十二指肠血供和胃相似,多源性且吻合丰富。因此,只有在病灶处直接缝扎动、静脉,方能达到止血效果。

　　2. 静脉　多与相应动脉伴行,除胰十二指肠上后静脉直接汇入肝门静脉外,余均汇入肠系膜上静脉(图 4-39)。

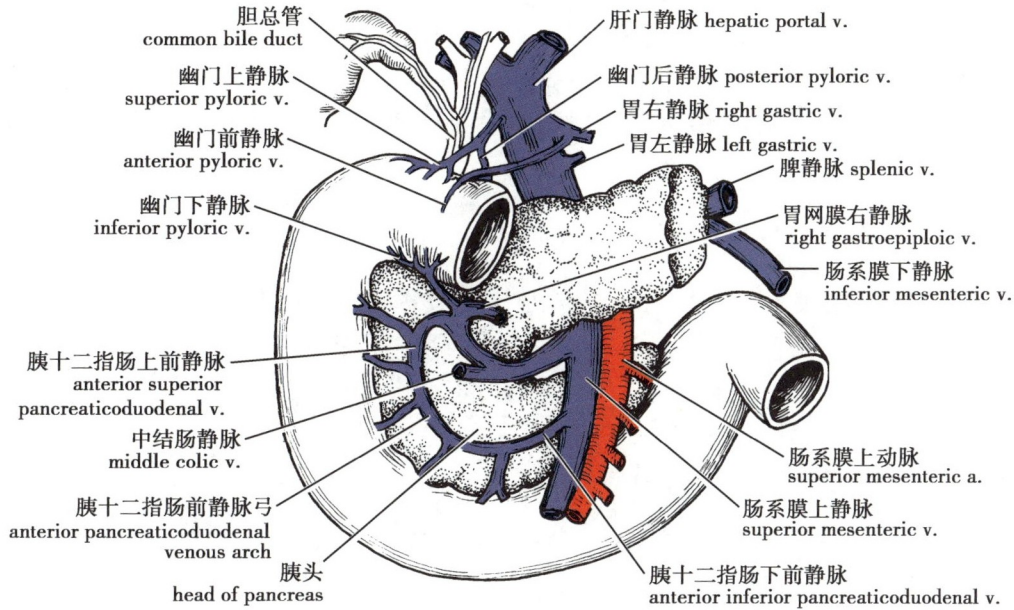

（1）前面观

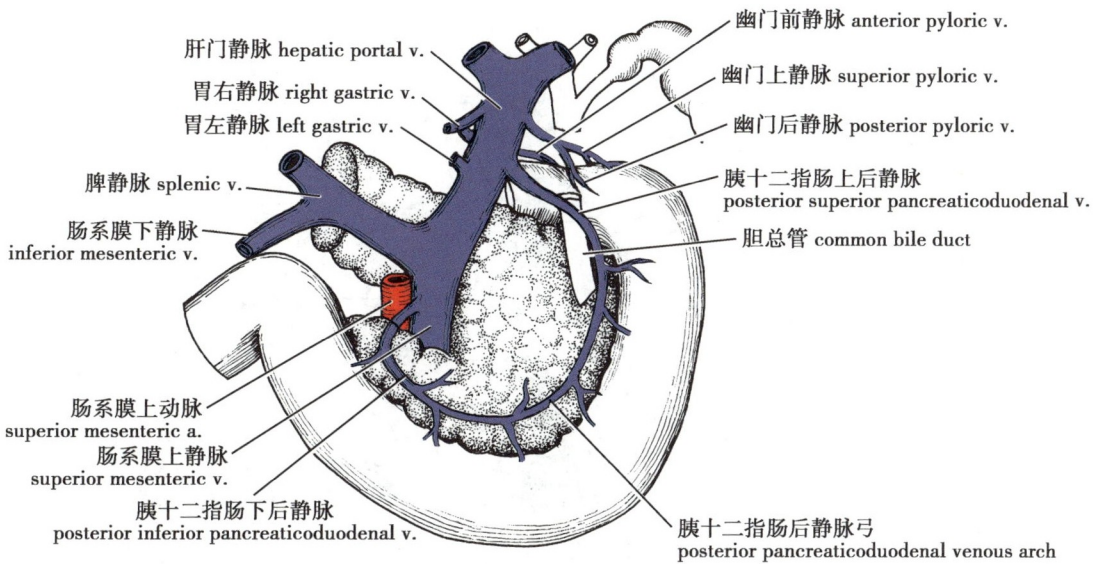

（2）后面观

图 4-39 十二指肠的静脉

（四）淋巴引流

十二指肠的淋巴主要回流至胰十二指肠前、后淋巴结。胰十二指肠前淋巴结位于十二指肠降部与胰头之间的前面,其输出管汇入幽门下淋巴结。胰十二指肠后淋巴结位于十二指肠降部与胰头之间的后面,其输出管入肠系膜上淋巴结。十二指肠上部的部分淋巴管直接汇入幽门下淋巴结与肝淋巴结,而下部与升部的部分淋巴管,直接汇入肠系膜上淋巴结。

四、肝

（一）位置与毗邻

肝 liver 大部分位于右季肋区,小部分位于左季肋区,左、右肋弓间的部分与腹前壁相贴。肝膈面借膈与右肋膈隐窝、右肺底和心膈面相邻,后缘近左纵沟处与食管相接触(图 4-40)。肝的脏面毗邻复杂,除胆囊窝容纳胆囊、下腔静脉肝后段行经腔静脉沟以外,还与右肾上腺、右肾、十二指肠上部、幽门、胃前面小弯侧及结肠右曲紧邻(图4-41)。因为肝的毗邻关系和血管关系均较复杂,因此肝的疾病往往影响周围其他器官。例如:肝脓肿破溃后可能引起膈下脓肿、脓胸、心包积液、腹膜炎或败血症等;肝硬化可引起肝门静脉高压症;肝癌可有肺转移、骨转移或腹膜播种,也可引起肝门静脉高压等。

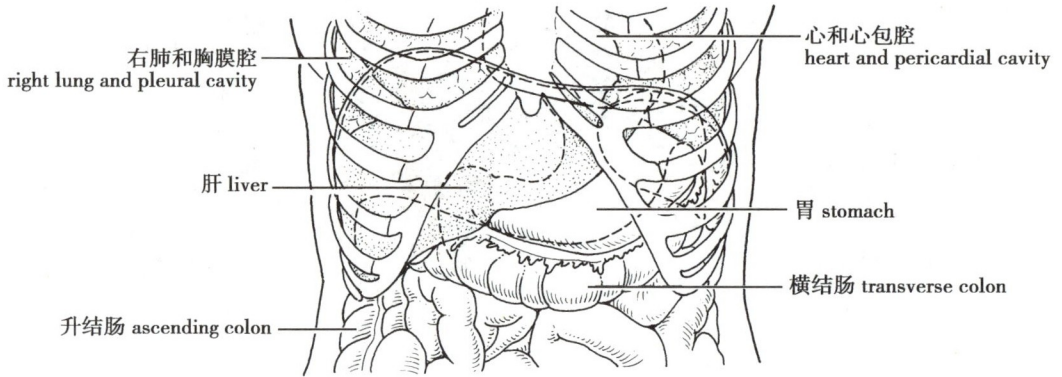

图 4-40 肝膈面的毗邻

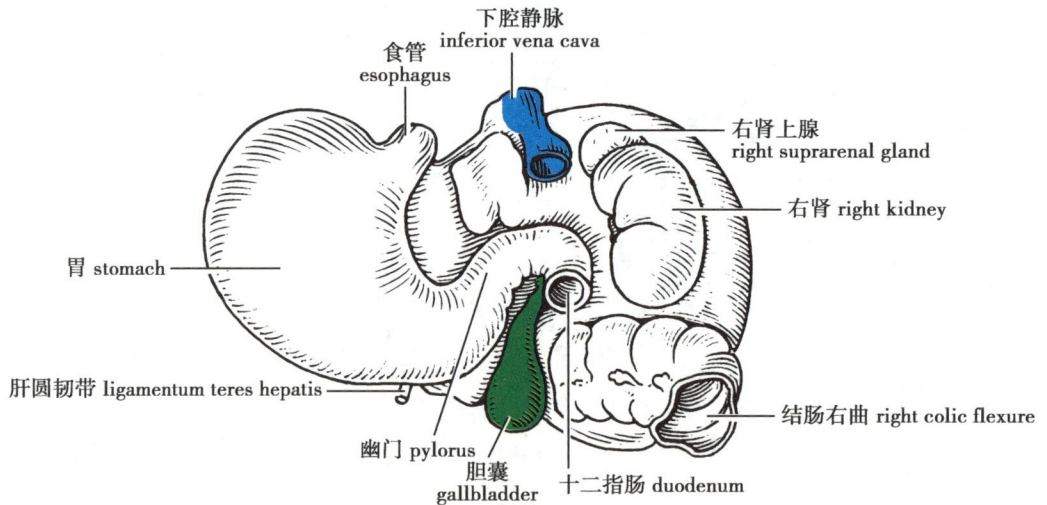

图 4-41 肝脏面的毗邻

(二)体表投影

肝的体表投影可用三点作标志,第一点为右锁骨中线与第5肋相交处;第二点位于右腋中线与第10肋下1.5cm的相交处;第三点为左第6肋软骨距前正中线左侧5cm处。第一点与第三点的连线为肝的上界。第一点与第二点的连线为肝的右缘。第二点与第三点的连线相当于肝下缘,该线的右份相当于右肋弓下缘,中份相当于右第9肋与左第8肋前端的连线,此线为临床触诊肝下缘的部位,约在剑突下2~3cm。

(三)肝门与肝蒂

肝的脏面较凹陷,有左纵沟(由静脉韧带裂和肝圆韧带裂组成)、右纵沟(由腔静脉沟和胆囊窝组成)和介于两者之间的横沟,三条沟呈"H"形。横沟亦称肝门portal hepatis或第一肝门,有肝左、右管,肝门静脉左、右支和肝固有动脉左、右支,淋巴管及神经等出入(图4-42)。这些出入肝门的结构总称肝蒂 hepatic pedicle,走行于肝十二指肠韧带内。在肝门处,一般肝左、右管在前,肝固有动脉左、右支居中,肝门静脉左、右支在后。此外,肝左、右管的汇合点最高,紧贴横沟;肝门静脉的分叉点稍低,距横沟稍远;而肝固有动脉的分叉点最低,一般相当于胆囊管与肝总管汇合部的水平。在肝十二指肠韧带内,胆总管位于肝门静脉右前方、肝固有动脉的右侧。

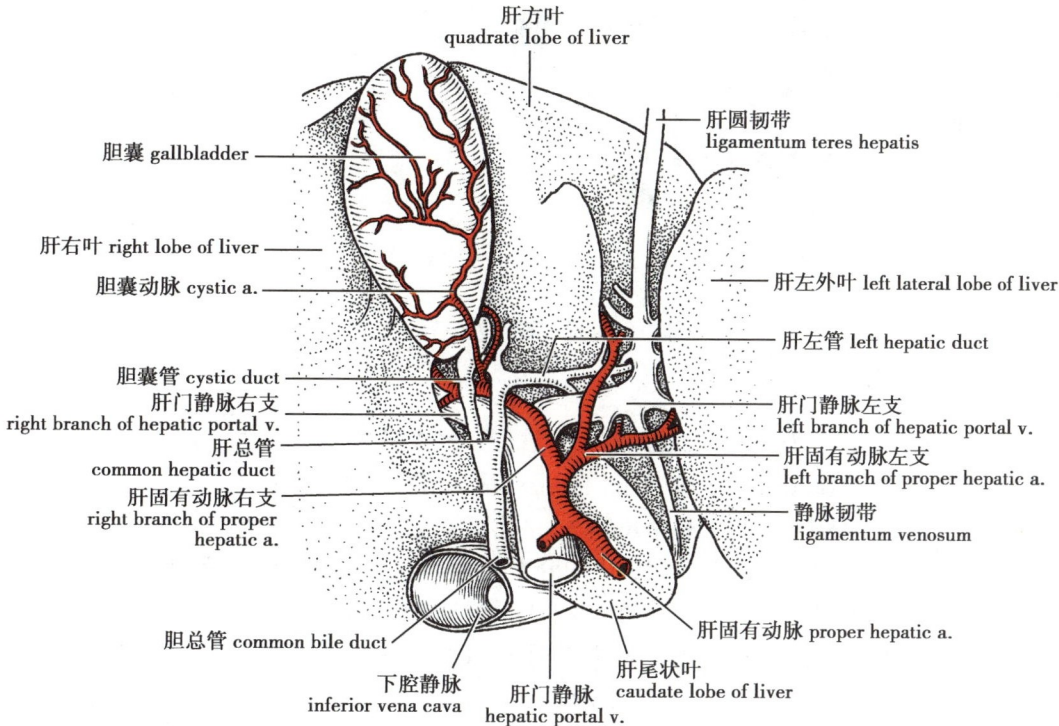

图 4-42　第一肝门及肝蒂

在膈面腔静脉沟的上部,肝左、中、右静脉出肝处称第二肝门,被冠状韧带的上层所遮盖。它的肝外标志是沿镰状韧带向上后方的延长线,此线正对着肝左静脉或肝左、中静脉合干后注入下腔静脉处。因此,手术暴露第二肝门时,可按此标志寻找(图 4-43)。

在腔静脉沟下部,肝右后下静脉和尾状叶静脉出肝处称第三肝门(图 4-44)。

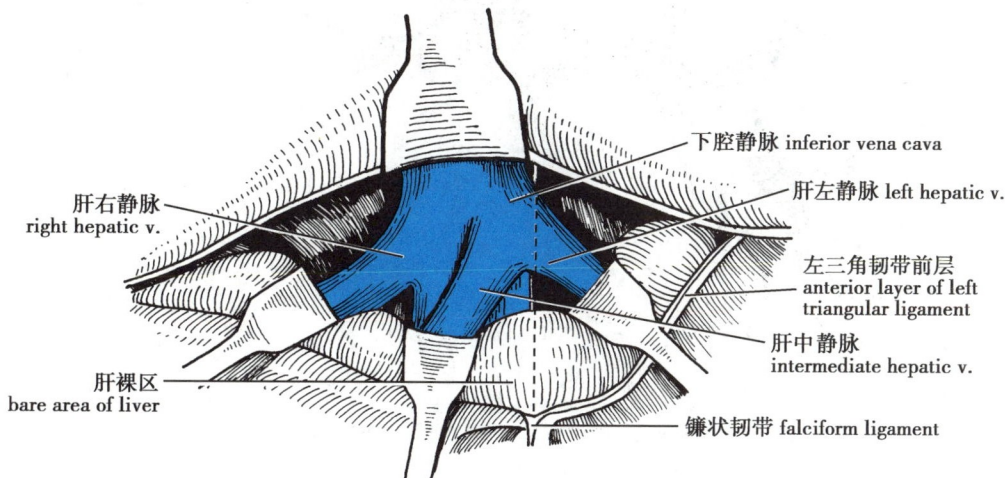

图 4-43　第二肝门及其结构(虚线示镰状韧带的延长线)

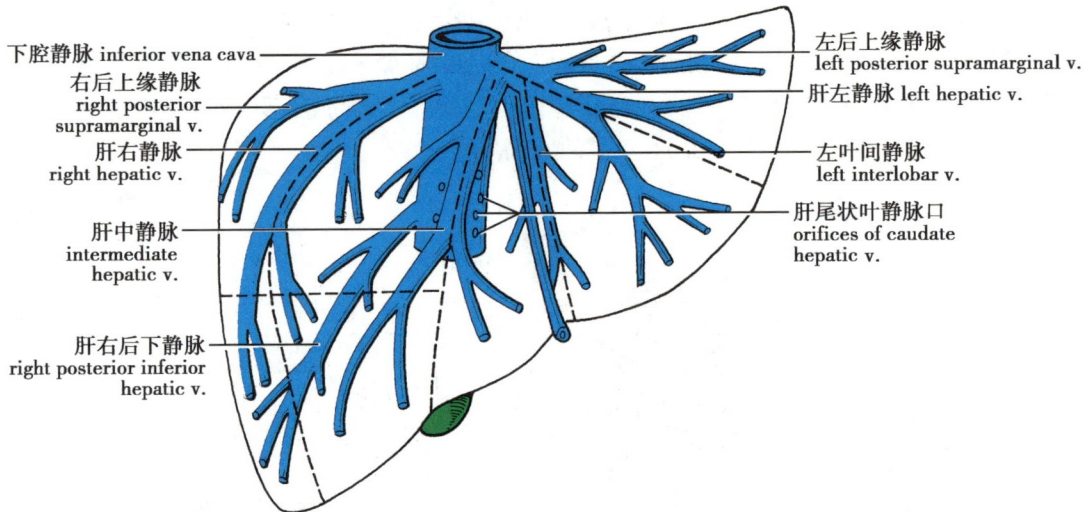

图 4-44　肝静脉及第三肝门

（四）分叶与分段

1. **肝段的概念**　依肝外形简单地分肝为左、右、方、尾状四个叶,远不能满足肝内占位性病变定位诊断和手术治疗的需要,也不完全符合肝内管道的配布情况。肝内管道可分为肝静脉系统(肝左、中、右静脉,肝右后静脉和尾状叶静脉)和 Glisson 系统两部分,后者由血管周围纤维囊(Glisson 囊)包绕肝门静脉、肝动脉和肝管形成,三者在肝内的分支与分布基本一致(图 4-45)。肝段就是依 Glisson 系统的分支与分布和肝静脉的走行划分的,Glisson 系统分布于肝段内,肝静脉走行于肝段间。关于肝段的划分法,各家的研究结果和认识尚有差异,至今无统一的意见,但目前国际上多采用 Couinaud 肝段划分法,并认为它是最为完整和具有实用价值。1954 年,Couinaud 根据 Glisson 系统的分支与分布和肝静脉的走行,肝分为左、右半肝、五叶和八段(表4-5,图4-46)。1989 年,Couinaud 又把尾状叶(段

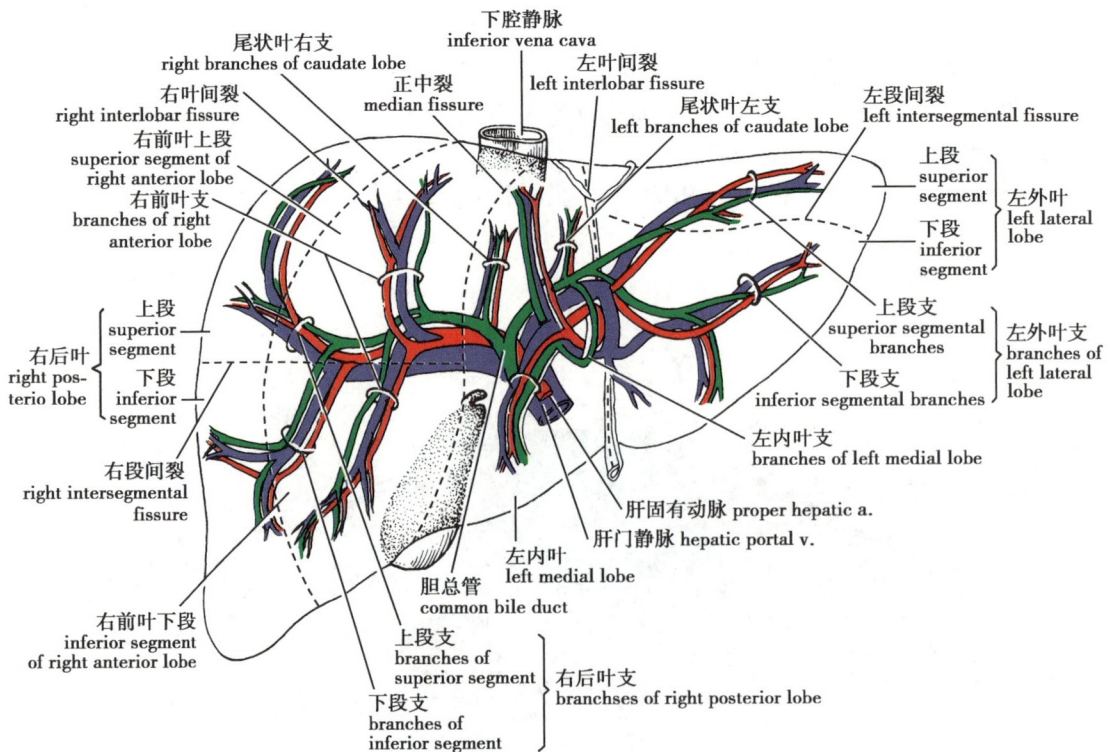

图 4-45　Glisson 系统在肝内的分布

Ⅰ)右侧、下腔静脉右前方和右侧附近的肝组织称为段Ⅸ(图4-47)。肝脏外科依据这种解剖学分叶与分段的方式,施行半肝、肝叶或肝段切除术。如仅切除其中的一段,称肝段切除,此种手术的共同特点是:①游离患侧肝;②解剖肝门,结扎、阻断需切除部分的入肝血管及胆管;③沿解剖学上的界线切除相应的肝组织。若同时切除2个或2个以上的肝段,称联合肝段切除;只切除一段肝的1/2~2/3,则称次全或亚肝段切除。

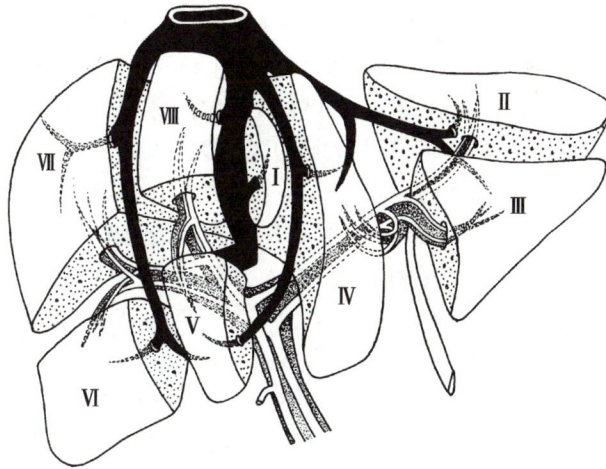

图 4-46　Couinaud 肝段

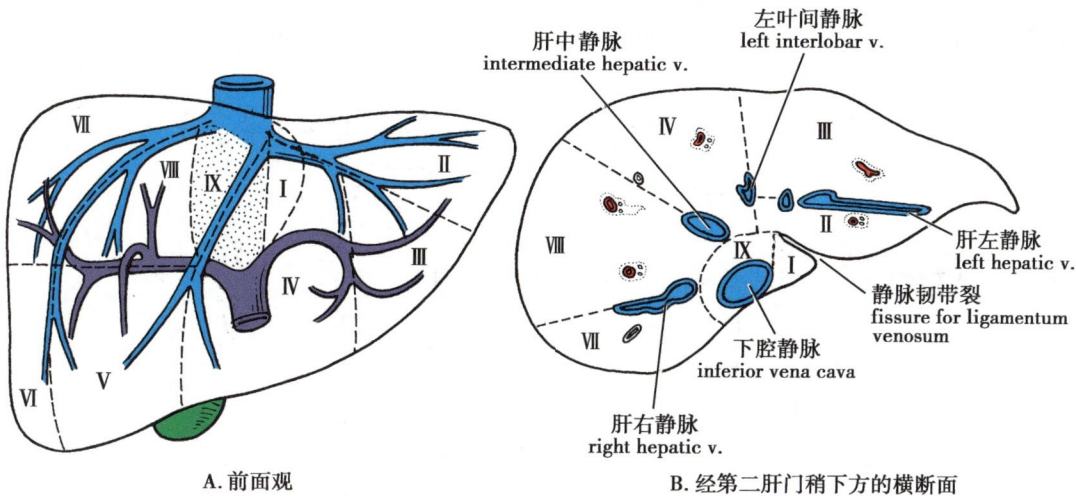

图 4-47　肝段Ⅸ的位置

表 4-5　Couinaud 肝段

器官	侧别		分段
肝	左半肝	尾状叶(段Ⅰ)	
		左外叶	左外上段(段Ⅱ)
			左外下段(段Ⅲ)
		左内叶(段Ⅳ)	
	右半肝	右前叶	右前下段(段Ⅴ)
			右前上段(段Ⅷ)
		右后叶	右后下段(段Ⅵ)
			右后上段(段Ⅶ)

近年来,对规则性肝切除术已作了某些技术上的改进,最主要的是:①不游离肝,而经前方入路施行规则性肝叶切除术。2001 年,Belghiti 等首先报告了绕肝提拉手法,利用置于肝后下腔静脉前间隙内的弹力带环绕肝而将其提起,在未游离肝的情况下,通过前方入路进行了右半肝切除术。②不作肝门解剖及结扎、阻断肝血流,而是通过一次或多次间歇性阻断肝门,而实施肝段、肝叶、半肝或肝三叶切除术。非规则性肝切除的特点是不预先阻断入肝血流,切肝时控制出血的方法有:缝合法、止血带法或阻断肝门法。切肝的范围是以病变的部位而定,而不考虑肝内血管的分布及解剖界线。这种手术包括肝楔形切除术、局限性肝切除术等。

2. 肝裂　在 Glisson 系统或肝门静脉系统腐蚀铸型中,可以看到在肝的叶间和段间存有缺少 Glisson 系统分布的裂隙,这些裂隙称为肝裂,是肝叶与肝叶之间和肝段与肝段之间的分界线(图 4-48)。肝裂中有肝静脉及其属支(叶间静脉)走行,这些静脉也可作为区分肝裂的结构标志(图 4-49)。

（1）正中裂 median fissure:又称主门裂或 Cantlie 线,内有肝中静脉走行(图 4-49),分肝为左、右半肝,直接分开相邻的左内叶(段Ⅳ)与右前叶(段Ⅴ和段Ⅷ)。正中裂在肝膈面为下腔静脉左壁至胆囊切迹中点的连线;在肝脏面,经胆囊窝中份,越横沟入腔静脉沟(图 4-48)。

（2）背裂 dorsal fissure:位于尾状叶前方,将尾状叶与左内叶和右前叶分开。它上起肝左、中、右静脉出肝处(第二肝门),下至第一肝门,在肝上极形成一弧形线。

（3）左叶间裂 left interlobar fissure:又称脐裂,内有左叶间静脉和肝门静脉左支矢状部走行,分开左内叶(段Ⅳ)和左外叶(段Ⅱ和段Ⅲ)。左叶间裂在肝膈面为肝镰状韧带附着线左侧 1cm 范围内与下腔静脉左壁的连线;于脏面,为肝圆韧带裂和静脉韧带裂。

（4）左段间裂 left intersegmental fissure:又称左门裂,内有肝左静脉走行,分左外叶为左外上段(段Ⅱ)和左外下段(段Ⅲ)。段Ⅱ较小,段Ⅲ较大,二者呈后上与前下重叠关系。左段间裂在肝膈面为下腔静脉左壁至肝左缘上、中 1/3 交点的连线,转至脏面止于左纵沟中点稍后上方处。

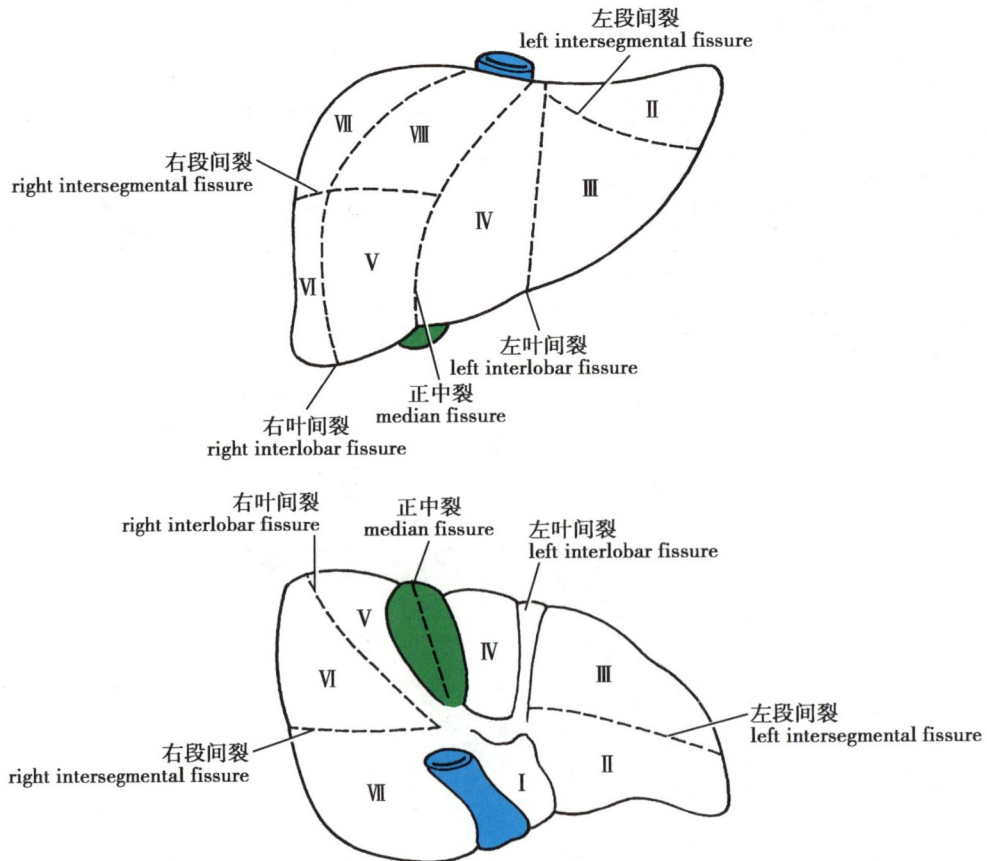

图 4-48　肝段划分法

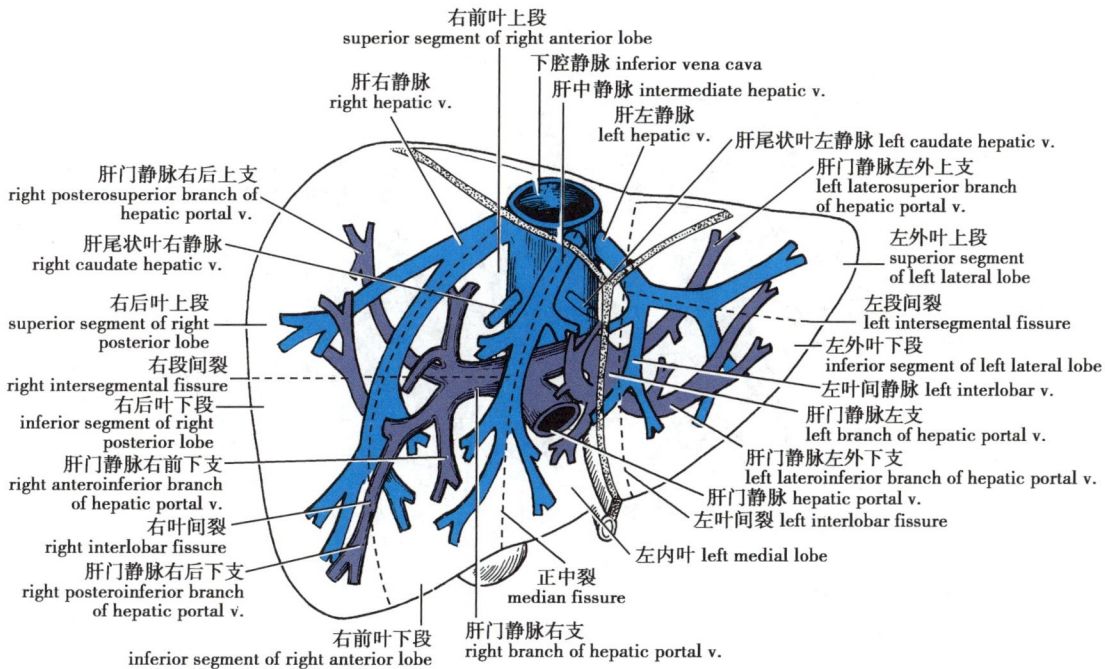

右前叶上段
superior segment of right anterior lobe

肝右静脉
right hepatic v.

下腔静脉 inferior vena cava

肝中静脉 intermediate hepatic v.

肝左静脉
left hepatic v.

肝尾状叶左静脉 left caudate hepatic v.

肝门静脉右后上支
right posterosuperior branch of
hepatic portal v.

肝尾状叶右静脉
right caudate hepatic v.

右后叶上段
superior segment of right
posterior lobe

右段间裂
right intersegmental fissure

右后叶下段
inferior segment of right
posterior lobe

肝门静脉右前下支
right anteroinferior branch
of hepatic portal v.

右叶间裂
right interlobar fissure

肝门静脉右后下支
right posteroinferior branch
of hepatic portal v.

右前叶下段
inferior segment of right anterior lobe

肝门静脉右支
right branch of hepatic portal v.

正中裂
median fissure

左内叶 left medial lobe

左叶间裂 left interlobar fissure

肝门静脉 hepatic portal v.

肝门静脉左外下支
left lateroinferior branch of hepatic portal v.

肝门静脉左支
left branch of hepatic portal v.

左叶间静脉 left interlobar v.

左外叶下段
inferior segment of left lateral lobe

左段间裂
left intersegmental fissure

左外叶上段
superior segment
of left lateral lobe

肝门静脉左外上支
left laterosuperior branch
of hepatic portal v.

图 4-49 肝内管道与肝裂的关系

（5）右叶间裂 right interlobar fissure：又称右门裂，内有肝右静脉走行，分开右前叶与右后叶。右叶间裂在肝膈面为下腔静脉右壁至胆囊切迹中点右侧的肝下缘外、中 1/3 交点的连线，转至脏面，连于肝门右端。

（6）右段间裂 right intersegmental fissure：又称横裂，在脏面为肝门右端至肝右缘中点的连线，转至膈面，连于正中裂。此裂相当于肝门静脉右支主干平面，既分开右前上段（段Ⅷ）和右前下段（段Ⅴ），又分开右后上段（段Ⅶ）和右后下段（段Ⅵ）。

（五）肝内管道

肝内的管道包括 Glisson 系统和肝静脉系统。前者包括肝门静脉、肝动脉和肝管，三者在肝内的行径一致，均被共同的血管周围纤维囊所包裹；因肝门静脉管径较粗，且较恒定，故以它作为肝分叶与分段的基础。

1. 肝门静脉 hepatic portal vein　在肝横沟内稍偏右处，分为左支和右支（图 4-49，图 4-50）。

肝门静脉左支的分支相对恒定，一般分为横部、角部、矢状部和囊部四部分。横部走向左前上方，位于横沟内；在角部以 90°~130° 角向前转弯成为矢状部，行于肝圆韧带裂内；矢状部向前延为囊部，肝圆韧带连于此部。左支的主要分支有：①左外上支，起于角部，分布于左外上段；②左外下支，多起于囊部，分布于左外下段；③左内支，起于囊部右壁，有 2~5 支不等，分布于左内叶（图 4-50）。

肝门静脉右支粗而短，沿横沟右行，分为右前支和右后支。右前支分出数支腹侧扇状支和背侧扇状支而分别进入右前上段和右前下段。右后支为右支主干的延续，分为右后叶上、下段支而分别分布于右后上段和右后下段（图 4-50）。

各种原因引起的肝门静脉高压症可引起大量腹水、食管静脉丛破裂出血和直肠静脉丛破裂出血等严重后果。降低肝门静脉高压的主要措施是实施门 - 腔静脉分流术，手术方式包括将肝门静脉和下腔静脉主干吻合或其属支的吻合。由于介入放射学的发展，可不用手术即可实施门 - 腔静脉分流术。在 X 线下，使用血管内支架，可实施经颈静脉肝内门 - 腔静脉内支架分流术（transjugular intrahepatic portosystemic stent shunt，TIPSS），为治疗因晚期肝硬化等原因引起的肝门静脉高压症开辟了新途径。在建立 TIPSS 过程中，肝门静脉定位与穿刺是最困难的一个步骤，需要详细了解肝内门静脉分支与肝静脉支之间的空间关系、两类血管的正常变异及在病理状态下的改变等。

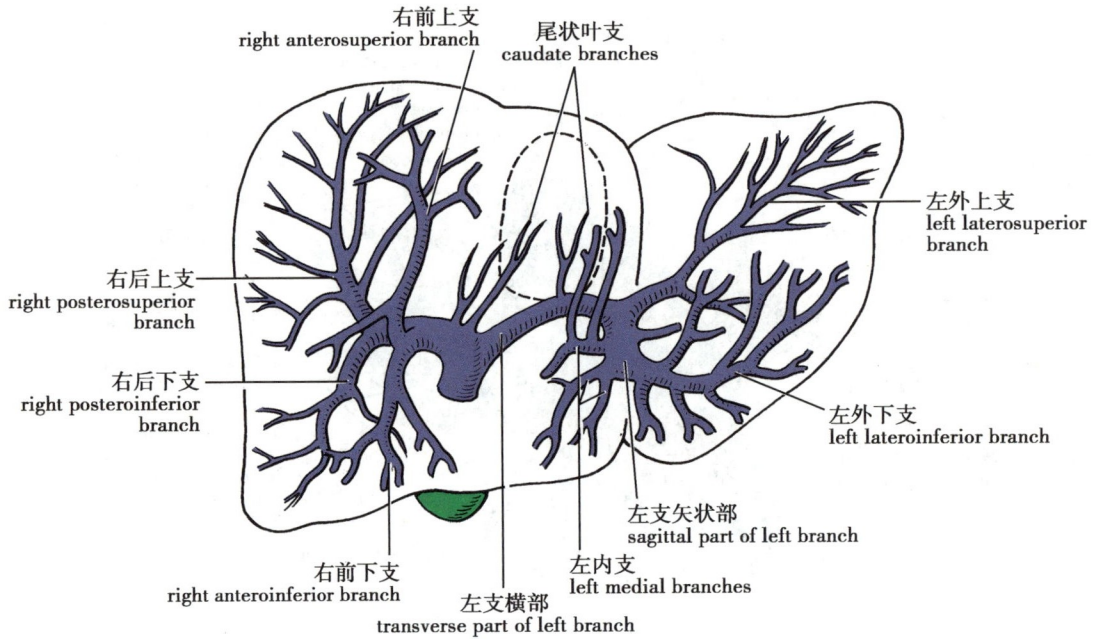

图 4-50 肝门静脉的分支

尾状叶接受左、右侧肝门静脉支的双重分布,以发自左支横部的为主,而尾状突主要接受肝门静脉右后支的分布(图 4-50)。

2. 肝固有动脉 proper hepatic artery 在入肝之前即分出左支(肝左动脉)和右支(肝右动脉),分别至左、右半肝。

肝左动脉走向肝门左侧,分出左内、外叶动脉。左外叶动脉在肝门静脉左支角部凸侧的深或浅面分出左外上、下段动脉,与相应肝管相伴进入左外上、下段。左内叶动脉又称肝中动脉,多经肝门静脉左支横部浅面入左内叶(图 4-51)。

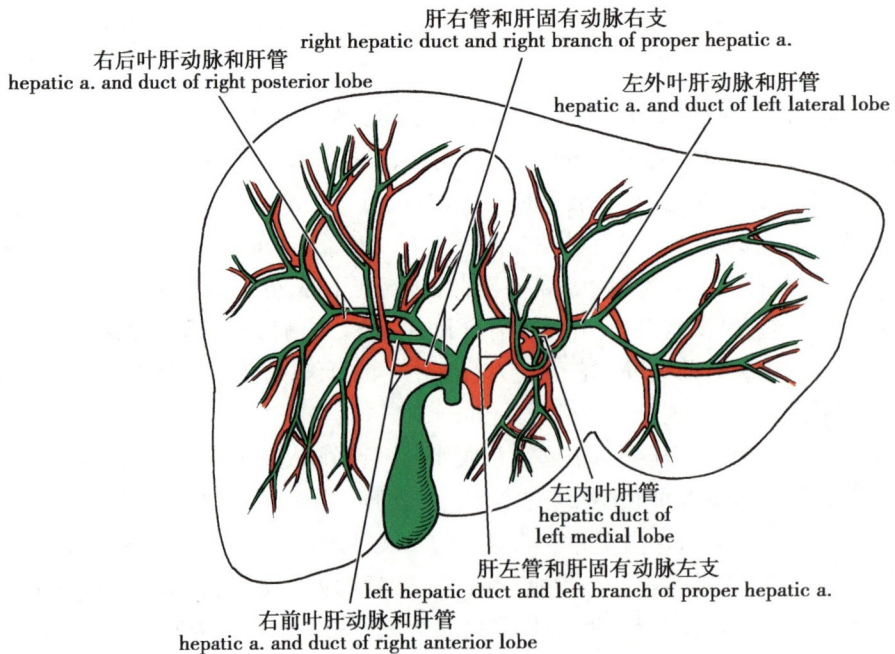

图 4-51 肝内肝动脉和肝管

肝右动脉走向肝门右侧,分出右前、后叶动脉。右前、后叶动脉均发出上、下段支,而分别进入右前上、下段和右后上、下段(图 4-51)。

尾状叶动脉可起于肝左动脉、肝右动脉、肝中动脉和右前叶动脉,但以起于肝左动脉者居多(69%)(图 4-51)。

起于肝固有动脉以外动脉的肝动脉,称迷走肝动脉。分布至左半肝的多起自胃左动脉(约 25%),分布至右半肝的多起自肠系膜上动脉(约 8.9%)。在肝门区手术时,应注意迷走肝动脉的存在。

3. 肝管 hepatic duct 左外叶所产生的胆汁由左外上、下段肝管引流。49% 的左外下段肝管经肝门静脉左支矢状部左份深面上行至角部深面,与左外上段肝管汇合成左外叶肝管。左外叶肝管经肝门静脉左支角部凹侧或深面同左内叶肝管合成肝左管。81% 的左内叶肝管沿肝门静脉左支矢状部右侧上升,而肝左管一般沿肝门静脉左支横部方叶侧缘或右前上方向右行(图 4-51,图 4-52)。肝左管主要引流左半肝的胆汁。

右前叶肝管由右前上、下段肝管汇合而成,大部分行经肝门静脉右前支根部左侧(62%)或深面(25%)。右后叶肝管由右后上、下段肝管汇合而成,大部分位于肝门静脉右后支上方,越肝门静脉右支分叉处或肝门静脉右前支起始部深面,至肝门静脉右支的前上方与右前叶肝管合成肝右管(图 4-51,图 4-52)。肝右管主要引流右半肝的胆汁。

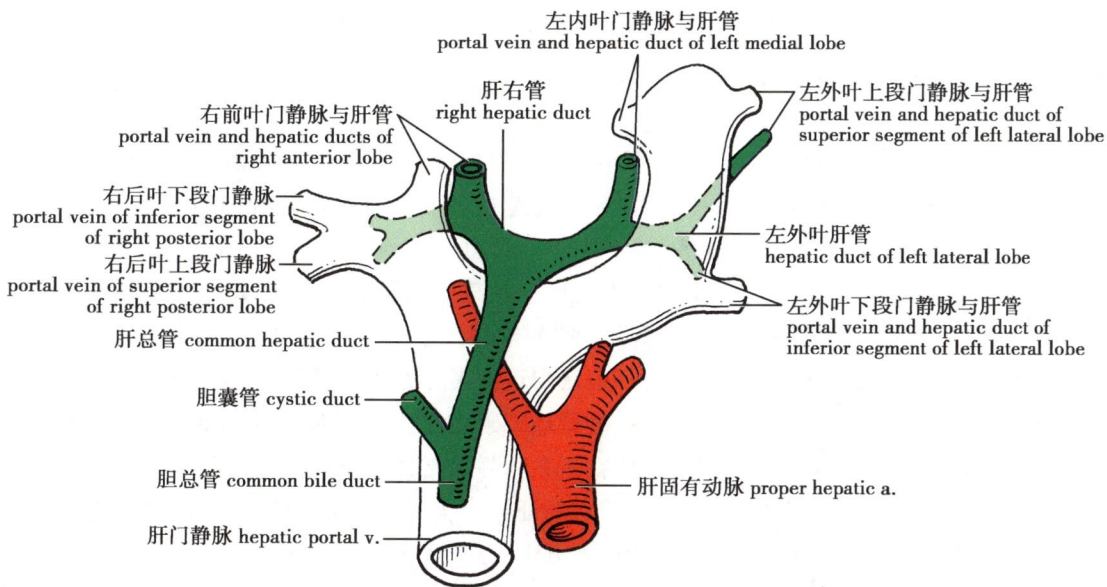

图 4-52 肝管与相应肝门静脉支的位置关系

尾状叶肝管可汇入肝左、右管及肝左、右管汇合处,但以汇入肝左管为主(47%)。尾状叶胆汁的这种混合性引流特点,致使肝门区胆管癌常侵及尾状叶,故该区胆管癌的根治应常规切除尾状叶。

迷走肝管是指肝门区和胆囊窝部位以外的肝外肝管,常位于肝纤维膜下,或肝周腹膜韧带中,以左三角韧带中多见。迷走肝管细小,不引流某一特定的肝区域,但它和肝内肝管是连续的,如手术中不慎切断,将有胆汁渗漏,导致胆汁性腹膜炎。

4. 肝静脉 hepatic vein 肝静脉包括肝左、中、右静脉,肝右后静脉和尾状叶静脉,均经腔静脉沟出肝而注入下腔静脉。肝静脉系统的特点是无静脉瓣,壁薄,且因被固定于肝实质内,管径不易收缩,故不仅在肝切面上或肝破裂时出血较多,而且也容易造成空气栓塞;其另一特点是变异较多,致使肝段的大小亦多有变化。肝静脉的变异是肝非规则性切除的解剖学基础。

（1）肝左静脉 left hepatic vein：收集左外叶全部及左内叶小部分的静脉血，主干位于左段间裂内。典型的肝左静脉由上、下两根合成，多与肝中静脉合干后汇入下腔静脉。上、下根分别引流段Ⅱ和段Ⅲ的静脉血。肝左静脉的主要属支有：①左后上缘静脉，出现率65.5%，多数注入肝左静脉末端；②左叶间静脉，位于左叶间裂内或此裂的稍左侧，出现率85.4%；③内侧支，主要注入肝左静脉主干或下根的内侧壁（图4-44，图4-49）。

（2）肝中静脉 intermediate hepatic vein：收集左内叶大部分和右前叶左半的静脉血。由左、右两根合成，其汇合点多在正中裂中1/3偏下份。肝中静脉的前壁及两侧壁均有数条属支注入，主要来自左内叶和右前上段。

（3）肝右静脉 right hepatic vein：收集右前叶右半和右后叶大部分静脉血，前、后两根在右叶间裂中1/3偏上处合成，注入下腔静脉右壁。其主要的属支有右后上缘静脉，出现率48.8%（图4-44）。

（4）肝右后静脉 right posterior hepatic vein：位于肝右叶后部，常较表浅。可分为上、中、下三组。其中肝右后下静脉经第三肝门注入下腔静脉（图4-44），由于其口径较粗（平均约6.6mm），出现率较高（84%），故临床意义较大。肝右静脉与肝右后下静脉有此消彼长关系。在需全切肝右静脉的病例中，常需全切肝右后叶。若有粗大的肝右后下静脉，可通过保留此粗大静脉来保存右后下段（段Ⅵ）。右肾上腺静脉可汇入肝右后静脉的肝外段，故在结扎这些静脉时应检查有无右肾上腺静脉汇入，以免影响了同侧肾上腺的静脉回流。

（5）尾状叶静脉 caudate hepatic vein：由尾状叶中部汇入下腔静脉的小静脉，引流尾状叶前上部的血液，称上尾状叶静脉；引流尾状叶后下部静脉血的小静脉，称下尾状叶静脉，经第三肝门从左侧汇入下腔静脉。

肝右后静脉和尾状叶静脉又称肝背静脉或肝小静脉，经第三肝门或在其他部位直接汇入下腔静脉。肝背静脉国人多数有1~8支，也有多达19~31支者。管径小至针孔，大到1.8cm不等，小于1mm的无临床意义。约42%的肝背静脉有肝外行程，紧贴肝裸区，后有膈覆盖，又靠近下腔静脉，故游离肝右叶特别肝裸区时应十分小心，以免引起大出血。在某些病理情况下，肝背静脉回流有其重要意义，如布-加综合征时，由于三大肝静脉阻塞，肝的静脉血可通过肝背静脉回流。

肝静脉支之间是否有吻合，尚有争议。一般认为正常人肝静脉之间无侧支吻合，若某肝叶或段静脉阻塞或被阻断，其受累部分肝必将发生严重的循环障碍，因此肝静脉间有无侧支吻合有着重要的外科意义。国人尸体肝血管铸型研究证实：不仅在三大肝静脉支之间，而且在肝小静脉与三大肝静脉之间均有吻合存在。但在正常活体如何，尚无确切的证据。实验和临床证明：有条件的结扎某支肝静脉，动物或患者可耐受，并且在一定时期之后患者可康复，肝叶之间产生静脉侧支循环，但这些吻合支明显扩大，而且不规则，这说明有肝实质破坏而后形成新的吻合支。

（六）淋巴引流

肝的淋巴分浅、深两组（图4-53）。

1. **浅组**　位于肝实质表面的浆膜下，形成淋巴管网。可分为膈面与脏面两部分（图4-53）。肝膈面的淋巴管分为左、右、后三组。后组的淋巴管经膈的腔静脉孔进入胸腔，注入膈上淋巴结及纵隔后淋巴结。左组淋巴管注入胃右淋巴结。右组淋巴管注入主动脉前淋巴结。肝脏面的淋巴管多走向肝门注入肝淋巴结，仅右半肝的后部及尾状叶的淋巴管与下腔静脉并行，经膈注入纵隔后淋巴结。

2. **深组**　肝内形成升、降两干，升干随肝静脉出第二肝门，沿下腔静脉经膈注入纵隔后淋巴结。降干伴肝门静脉分支由肝门穿出，注入肝淋巴结（图4-53）。由以上可见，肝淋巴回流，无论浅、深组淋巴管，均有注入纵隔后淋巴结者，因此，肝炎症或膈下感染常可引起纵隔炎症或脓胸。

（七）神经

肝的神经来自左、右迷走神经，腹腔神经丛和右膈神经。前两者的纤维围绕肝固有动脉和肝门静

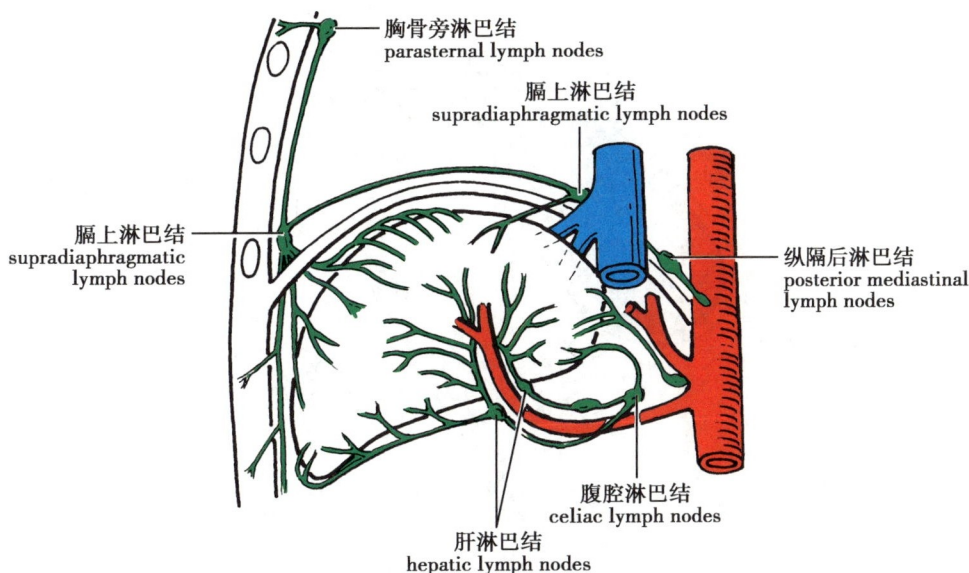

图 4-53 肝的淋巴引流

脉,形成肝丛,与肝的血管伴行,经肝门入肝,分布于肝小叶间结缔组织及肝细胞之间。肝血管只由交感神经分布,而胆管和胆囊则由交感神经和副交感神经(迷走神经)所分布。

右膈神经为肝的传入神经,其纤维一部分分布于肝纤维囊内,另一部分向前下,经肝前缘与肝丛结合,随其分布至肝内以及胆囊和胆管。肝传入纤维的作用还不十分清楚,但肝疾患所引起的右肩放射性疼痛是经右膈神经传入的。肝的疼痛往往与肝大相伴随,而切开、烧灼、穿刺并不产生疼痛。一般认为肝的疼痛是由于肝纤维囊及腹膜韧带牵拉所造成的。

五、肝外胆道

肝外胆道由肝左、右管,肝总管,胆囊和胆总管组成。

(一) 胆囊

胆囊 gallbladder 是呈梨形的囊状器官,长 10~15cm,宽 3~5cm。容量为 40~60ml,可储存和浓缩胆汁。它借疏松结缔组织附着于肝脏面的胆囊窝内,其下面覆以腹膜。因此,胆囊可与肝随呼吸上下移动,特别在胆囊病态增大时,这种现象在查体时容易发现。在正常情况下,通过疏松结缔组织容易将胆囊自肝剥下;但在炎症时粘连较重,常不易分开。在疏松结缔组织中常有小血管通过,胆囊切除时应予止血。有时胆囊为腹膜内位,有系膜,移动性大,特别是在活体上,可随体位的变化而有较大幅度的移动。

胆囊上方为肝,下后方为十二指肠及横结肠,左为幽门,右为结肠右曲,前为腹前壁。

胆囊分底、体、颈、管四部(图 4-54)。底稍突出于肝下缘,其体表投影相当于右锁骨中线或右腹直肌外缘与右肋弓的交点处。若胆囊有炎症,则此处有压痛和反跳痛。还可用左手拇指抵压此处并嘱咐病人做深呼吸,病人常因深吸气疼痛而暂停呼吸,这一现象称为墨菲征。体部位于底与颈之间,伸缩性较大。颈部弯曲且细,位置较深,其起始部膨大,形成哈特曼囊,胆囊结石多停留于此囊中。

胆囊管 cystic duct 长 2.5~4cm,一端连于胆囊颈,另一端呈锐角与肝总管汇合为胆总管。胆囊管近胆囊的一端,有螺旋状黏膜皱襞称 Heister 瓣,近胆总管的一段则内壁光滑。由于有 Heister 瓣的存在,可使胆囊管不致过度膨大或缩小,有利于胆汁的进入与排出;当胆道炎症而致此瓣水肿或有结石嵌顿时,常可导致胆囊积液。

胆囊的变异不多见,偶有双胆囊、中隔胆囊、二裂胆囊、憩室胆囊、肝内胆囊和系膜胆囊等。

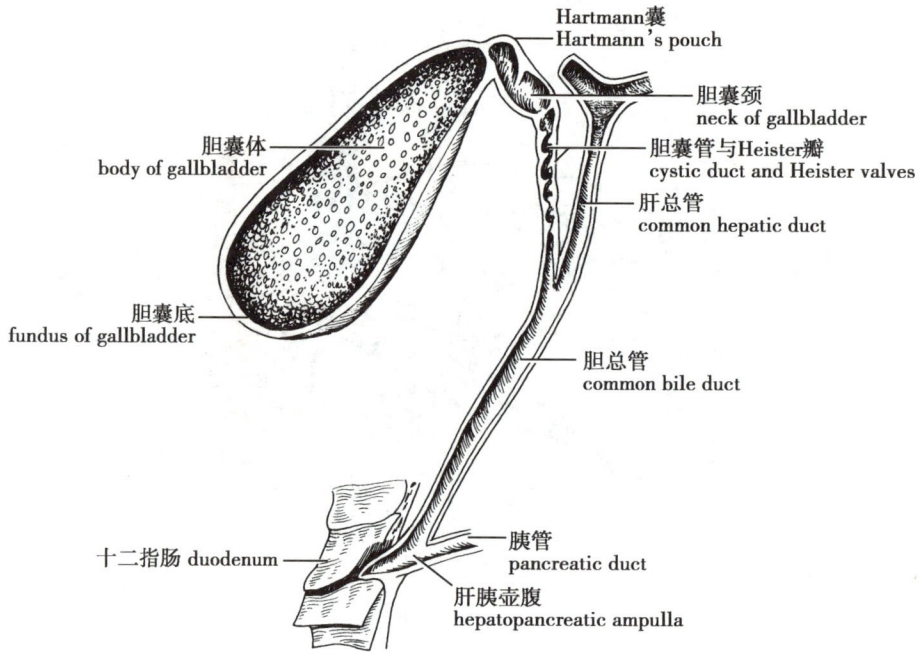

图 4-54　胆囊与肝外胆道

　　胆囊的动脉称胆囊动脉 cystic artery,常于胆囊三角（Calot 三角）内起自肝右动脉。该三角由胆囊管、肝总管和肝下面三者所组成（图 4-55）。胆囊动脉常有变异,如起自肝固有动脉或其左支、胃十二指肠动脉或具有双胆囊动脉等。变异的动脉常行经肝总管或胆总管的前方,胆囊或胆总管手术时应予以注意（图 4-56）。实施胆囊切除术时,一般先在胆囊三角附近切开腹膜,从三角内分离出胆囊动脉并结扎。如遇胆囊动脉断裂出血,切勿盲目钳夹,可用左手拇指与示指（示指伸入肝蒂之后）控制住肝固有动脉血流,然后查明出血点,予以结扎。结扎胆囊动脉之后,于胆囊三角下缘结扎胆囊管。胆囊管可能有变异,如长度过长且与肝总管并行、胆囊管通向肝右管等情况,分离结扎时切不可损伤肝总管或肝右管。切除胆囊时应尽可能将其表面的一部分浆膜（邻近肝床部分）留下,用以缝合和减少粘连。为此先在浆膜下注射少量生理盐水,便于分离保留浆膜。分离过程中遇有从肝内直接进入胆囊的细小胆管（胆囊下肝管）,应予以结扎,以免术后出现胆汁瘘。

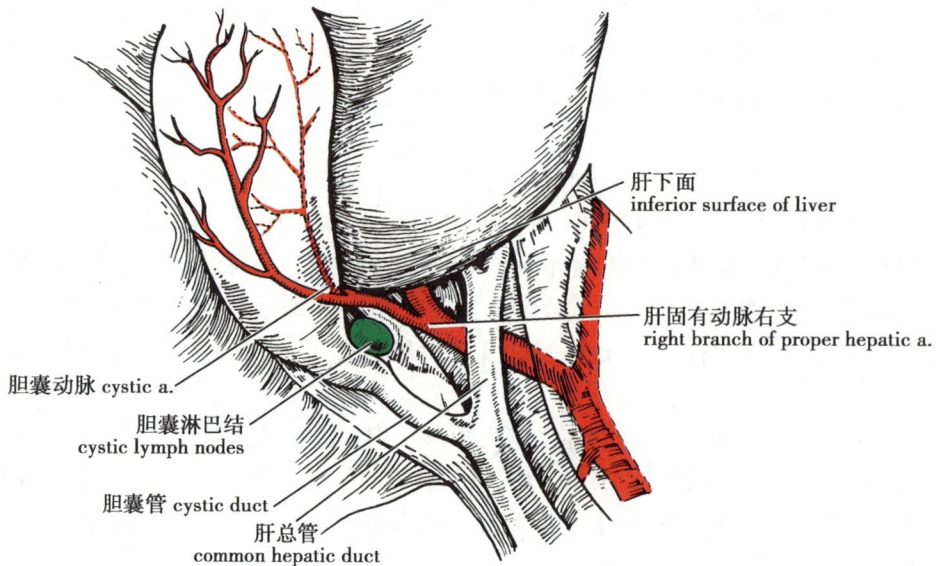

图 4-55　胆囊三角

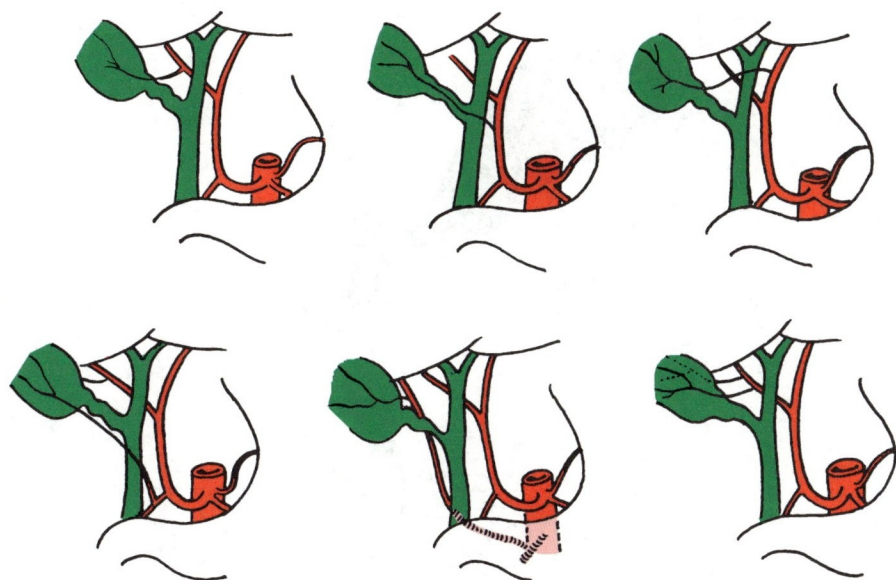

图 4-56 胆囊动脉常见的类型

胆囊的静脉比较分散,胆囊与肝之间有数条小静脉相通。胆囊下面的小静脉汇成 1~2 条静脉经胆囊颈部汇入肝内门静脉分支。有的胆囊静脉注入肝门静脉主干或肝门静脉右支。也有的形成一条较大的静脉与胆总管平行,汇入肠系膜上静脉。在胆总管手术时,应注意此静脉。

胆囊的神经主要由来自腹腔神经丛的肝丛支配,一般认为副交感神经可使胆囊收缩、Oddi 括约肌舒张,将胆汁排入十二指肠。而交感神经的作用相反。此外,还有来自右膈神经的纤维分布,故胆囊炎患者常可出现放射性疼痛。临床上检查胆囊病变,一般应询问是否有上腹痛或右上腹痛和右肩放射痛。这类疼痛分阵发性和持续性。阵发性疼痛主要与 Oddi 括约肌强烈收缩或胆囊收缩有关,常见于单纯的胆道蛔虫症、胆石症。持续性疼痛主要与肝外胆道炎症或扩张有关。若胆道蛔虫症、胆石症合并感染和梗阻时,则表现为上腹部持续性疼痛,并阵发性加剧。胆囊炎症可刺激右膈神经,而右膈神经与分布于右肩部的锁骨上神经在脊髓属于同节段($C_{3~4}$),故胆囊炎时可出现右肩部放射痛。

(二)肝管、肝总管及胆总管

1. **肝管 hepatic duct** 肝左、右管在肝门处汇合成肝总管。肝右管起自肝门的后上方,较为短粗,长 0.8~1cm。肝右管与肝总管之间的角度较大。肝左管横部位置较浅,横行于肝门左半,长2.5~4cm,与肝总管之间的角度较小。

2. **肝总管 common hepatic duct** 长约 3cm,直径 0.4~0.6cm。其上端由肝左、右管合成,下端与胆囊管汇合成胆总管。肝总管前方时有肝右动脉或胆囊动脉越过,在肝和胆道手术中,应予以注意。

3. **胆总管 common bile duct** 胆总管的长度取决于胆囊管汇入肝总管部位的高低,一般长7~8cm,直径 0.6~0.8cm。若其直径超过 1cm 时,可视为病理状态(胆总管下端梗阻等)。由于胆总管壁具有大量弹性纤维组织,故结石或蛔虫梗阻时可扩张到相当粗的程度(有时可达肠管粗细)而不破裂,仅在胆结石压迫引起管壁坏死时才能穿孔。胆总管全长毗邻结构不同,按分段阐述如下(图4-57)。

(1)十二指肠上段(第一段):在肝十二指肠韧带内,自胆总管起始部至十二指肠上部上缘为止。此段胆总管沿肝十二指肠韧带右缘走行,与其相伴的是肝固有动脉和肝门静脉,胆总管切开探查引流术即在此段进行。肝固有动脉及其右支与胆总管的位置变化较大,因此,切开胆总管时,应避免损伤可能出现的异常动脉。

NOTES

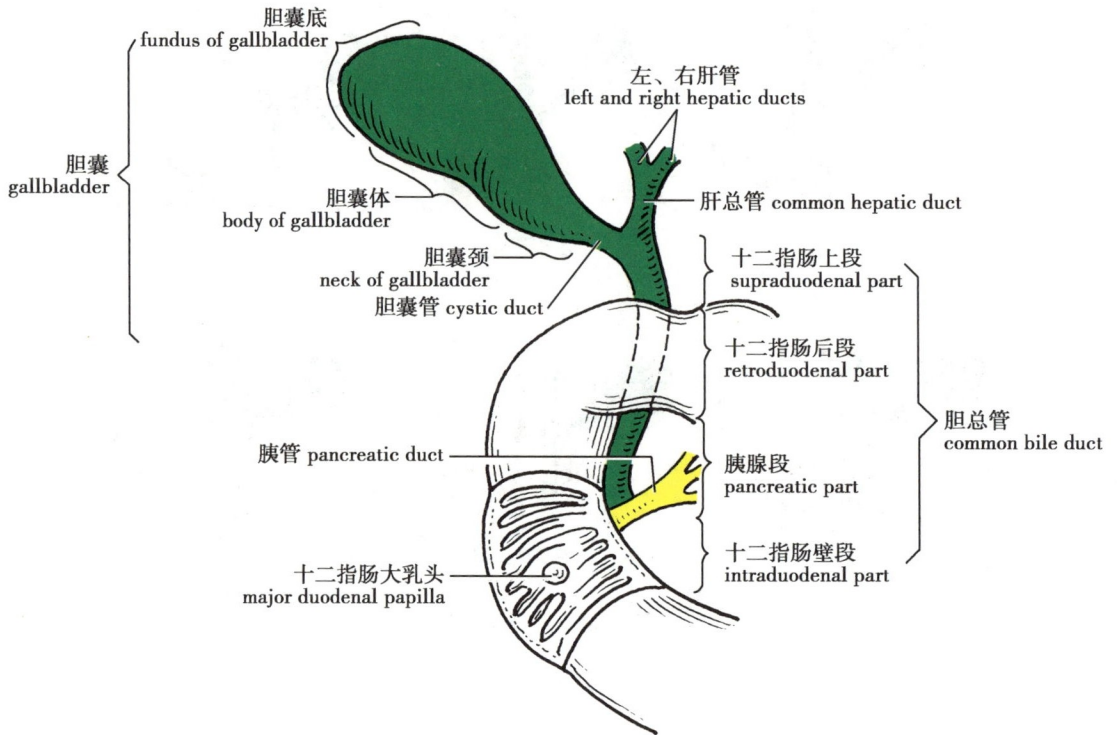

图 4-57   胆总管的分段

（2）十二指肠后段（第二段）：位于十二指肠上部的后面，向下内方行于下腔静脉的前方，肝门静脉的右方。手术时常将示指插入网膜孔内，拇指放在十二指肠之前，以检查此段内有无结石存在。

（3）胰腺段（第三段）：弯向下外方，此段上部多由胰头后方经过；下部多被一薄层胰组织所覆盖，位于胆总管沟中。胰头癌或慢性胰腺炎时，此段胆总管常受累而出现梗阻性黄疸。该段与其后方的下腔静脉之间仅隔少量的结缔组织，或有薄层的胰组织，结石若嵌顿于此处时，若取石不慎，可损伤其后方的下腔静脉，导致难以控制的大出血。

（4）十二指肠壁段（第四段）：斜穿十二指肠降部中份的后内侧壁，与胰管汇合后略呈膨大，形成肝胰壶腹 hepatopancreatic ampulla，又称 Vater 壶腹。壶腹周围及其附近有括约肌并向肠腔突出，使十二指肠黏膜隆起形成十二指肠大乳头。肝胰壶腹借乳头小孔开口于十二指肠腔。此处的括约肌由三部分组成：①胆总管括约肌，为一环肌，位于胆总管末端，是胆总管最强的肌纤维，它收缩可关闭胆总管下端；②胰管括约肌，位于胰管末端，常不完全，有时缺如；③肝胰壶腹括约肌，由十二指肠的环形肌纤维组成。以上三部分括约肌统称 Oddi 括约肌（图 4-58）。该段是结石易嵌顿的部位，也是术中检查结石时最易遗漏的部位。因此，若术前检查已明确该段有结石，术中必须仔细探查及取石，必要时采用术中胆道镜观察是否有结石残留。

据统计，胆总管和胰管两者汇合后进入十二指肠者占 81% 以上，其余少数未与胰管汇合而单独开口于十二指肠腔。肝胰壶腹的开口部位绝大多数在十二指肠降部中、下 1/3 交界处附近的后内侧壁，且在该处一条十二指肠纵襞的下端。依此标志，可在逆行性胰胆管造影术及壶腹切开手术时寻找乳头。

六、胰

（一）位置与体表投影

胰 pancreas 位于腹上区和左季肋区，横过第 1、2 腰椎前方，其体表投影为：下缘约平脐上 5cm，上

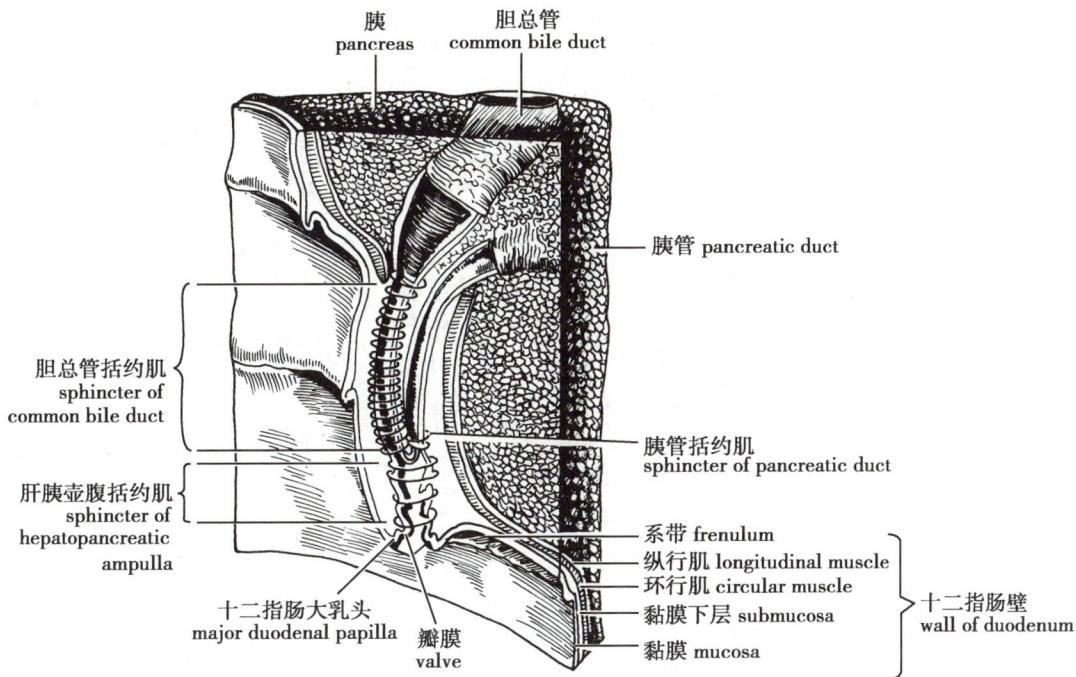

图 4-58　胆总管、胰管及肝胰壶腹括约肌

缘约相当于脐上 10cm 处。胰居网膜囊后面,形成胃床之大部分,除胰尾外均属腹膜外位。胰的位置可随呼吸运动、腹内脂肪多少和身体姿势的变化而发生一定程度的移动。其右侧端较低,被十二指肠环绕,左侧端较高,靠近脾门。

　　胰位于上腹部的腹膜后,位置深,解剖关系比较复杂,手术操作难度较大。所以,手术切口要合适,术野显露要充分。临床上多选用上腹正中切口、上腹弧形横切口及偏左或偏右的切口。根据胰的解剖特点,可选用以下途径显露胰:①经胃结肠韧带途径,可使整个胰充分暴露,操作简便易行,为外科常用途径;②经肝胃韧带途径,不如前者显露广泛,对炎症引流也常不够理想;③经横结肠系膜途径,切开横结肠系膜的无血管处,再剪开胰上缘被膜,可充分游离胰体、胰尾直至脾门,但必须注意副中结肠动脉的存在及中结肠动脉的分支;④经腹膜后径路,取左或右十二肋下缘切口,依次切开背阔肌、胸腰筋膜和腹内斜肌,在切开肾筋膜后层进入脂肪囊后,推开肾脏到达胰,由于显露不佳,只用于引流胰头或体尾部脓肿;⑤经十二指肠前壁径路,在经胃结肠韧带径路显露胰前表面的基础上,斜行切开十二指肠降部前壁可显露十二指肠大、小乳头和胰管开口,可用于 Oddi 括约肌以及胰管狭窄时切开或成形术,也可用于手术中胰管逆行造影。

(二) 分部与毗邻

　　通常胰可分为头、颈、体、尾四部分,其间并无明显的界限(图 4-59)。

　　1. 胰头 head of pancreas　　位于第 2 腰椎的右侧,是胰最宽大的部分,被十二指肠从上方、右侧和下方 "C" 形环绕。因其紧贴十二指肠壁,故胰头部肿瘤可压迫十二指肠而引起梗阻。

　　胰头下部向左突出而绕至肠系膜上动、静脉后方的部分称钩突 uncinate process。此处有 2~5 支胰头、钩突小静脉汇入肠系膜上静脉的右后侧壁,故胰十二指肠切除术时要仔细处理这些小血管,否则易致难以控制的出血。

　　胰头的前面有横结肠系膜根越过,并与空肠相毗邻;后面有下腔静脉、右肾静脉及胆总管下行;上方的右侧份与胃幽门和十二指肠上部相邻,左侧份由前向后依次与肝固有动脉、肝门静脉、门腔淋巴结和网膜孔相毗邻,再向上则与肝尾状叶和网膜囊上隐窝相邻(图 4-60)。胰头恰位于肝门附近,患病误诊率较高,应引起注意。

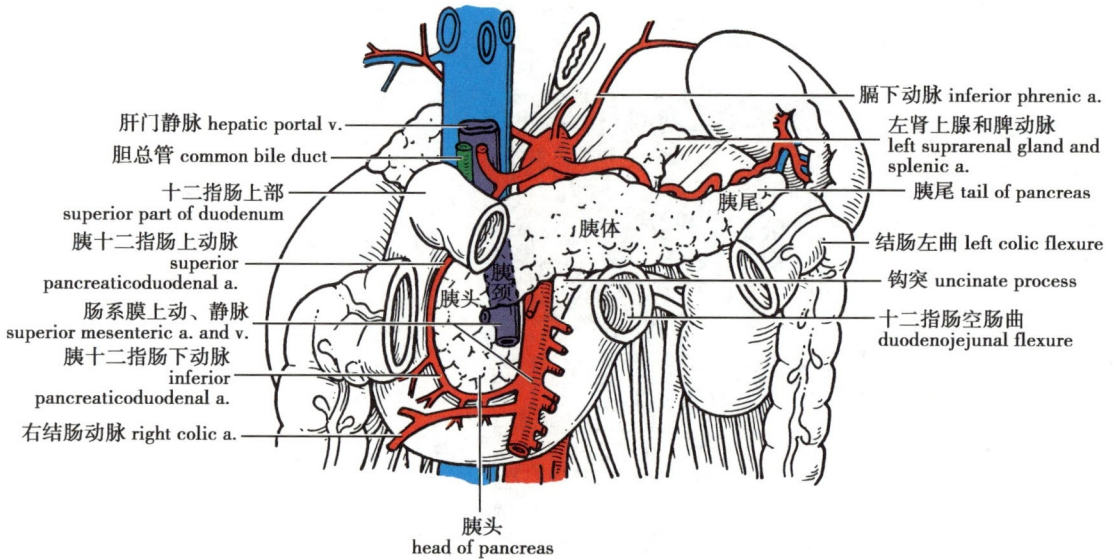

图 4-59   胰的分部和毗邻

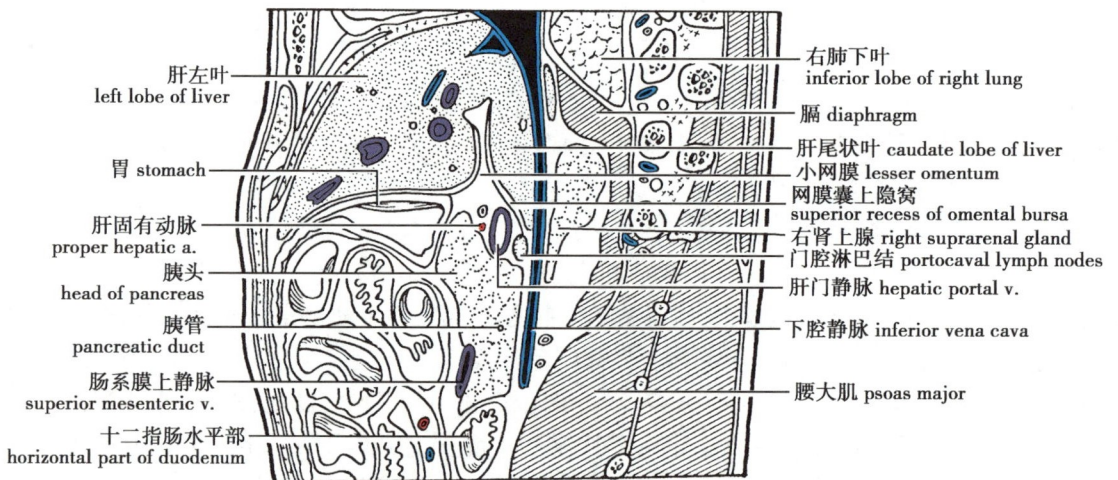

图 4-60   经胰头的矢状面

2. **胰颈 neck of pancreas**   是胰头与胰体之间较狭窄的部分,宽 2~2.5cm。它位于胃幽门部的后下方,其后面有肠系膜上静脉通过,并与脾静脉在胰颈后面汇合成肝门静脉(图 4-61)。肠系膜上静脉由胰颈后面的沟中经过时,没有胰腺的小静脉进入其中。因此,可从胰腺下缘及上缘,沿肠系膜上静脉的前方与胰颈背面之间进行剥离,以备切断胰腺。在剥离时如发现肿瘤已侵及肠系膜上静脉或肝门静脉,一般不能进行胰十二指肠切除术。此手术切断胰的部位,是在肠系膜上静脉的略左侧,即相当于肠系膜上动脉的位置。

3. **胰体 body of pancreas**   较长,位于第 1 腰椎平面,脊柱前方,并稍向前凸起。胰体的前面隔网膜囊与胃后壁为邻,胃癌或胃后壁溃疡常与胰体粘连;后面有腹主动脉、左肾上腺、左肾及脾静脉。胰体后面借疏松结缔组织和脂肪附着于腹后壁,上缘与腹腔干、腹腔丛相邻,脾动脉沿此缘向左走行。

4. **胰尾 tail of pancreas**   是胰左端的狭细部分,末端达脾门,故脾切除时不可伤及胰尾,以免术后形成胰瘘。由于胰尾行经脾肾韧带的两层腹膜之间,故有一定的移动性。

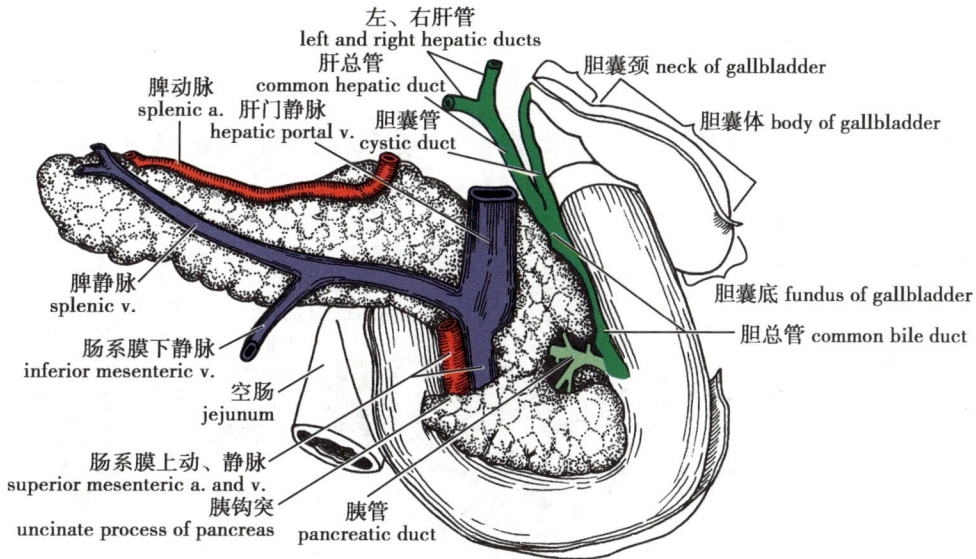

图 4-61　胰的后面观

　　偶尔由于胚胎发育异常,可见包绕十二指肠降部的环状胰,但对十二指肠的压迫程度一般不严重,故无明显临床症状。个别压迫严重者或因慢性胰腺炎增生肥厚,可使十二指肠降部发生完全或不完全性肠梗阻,需手术治疗。另有极少数人存在着异位胰,出现率为 0.2%,多见于胃、十二指肠、空肠、回肠及 Meckel 憩室等处。手术中对偶然发现的异位胰,一般应予切除。对胰岛素瘤病人施行手术,若能发现肿瘤时则应仔细检查有无异位胰的存在,如发现应予以切除。

(三) 胰管与副胰管

　　胰管 pancreatic duct 位于胰实质内,起自胰尾,横贯胰腺全长,并收纳各小叶导管,到达胰头右缘时通常与胆总管汇合形成肝胰壶腹,经十二指肠大乳头开口于十二指肠腔,偶尔单独开口于十二指肠腔(图 4-62)。胰管于胰实质中的位置多不恒定。于胰尾处大致居胰腺中心;在胰体处,多行于前上部或中心处;在胰颈处,以居中心者居多,中上部者为次;在胰头处,多穿行于后下份的实质里。

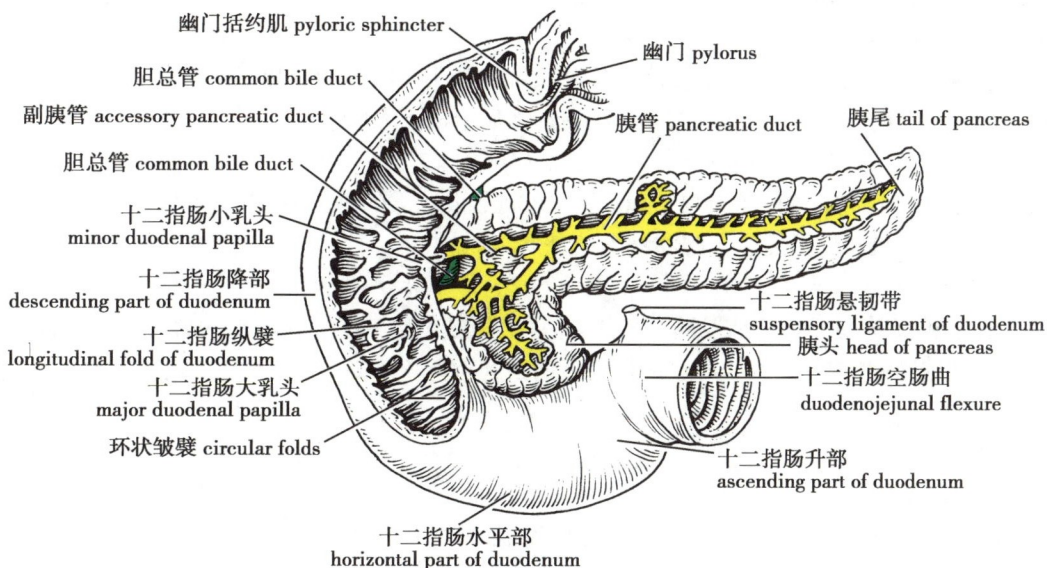

图 4-62　胰管

副胰管 accessory pancreatic duct 位于胰头上部,主要引流胰头前上部的胰液,开口于十二指肠小乳头,通常与胰管相连,胰管末端发生梗阻时,胰液可经副胰管进入十二指肠腔。

(四)血管

胰的动脉主要有胰十二指肠上前、后动脉,胰十二指肠下动脉,胰背动脉,胰下(即胰横)动脉,脾动脉胰支及胰尾动脉供应(图 4-63)。

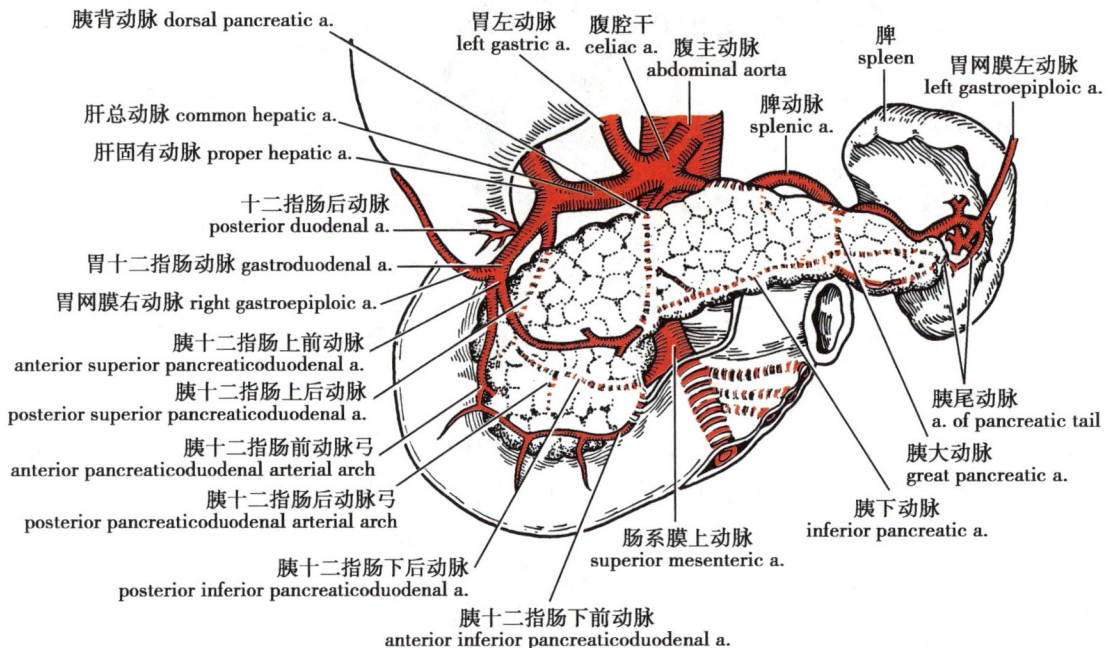

图 4-63 胰的动脉

胰头部的血液供应丰富,有胰十二指肠上前、后动脉(均起自胃十二指肠动脉)及胰十二指肠下动脉(起自肠系膜上动脉)分出的前、后支,在胰头前、后面相互吻合,形成动脉弓,由动脉弓发出分支供应胰头前、后部及十二指肠。

胰背动脉多由脾动脉根部发出,向下达胰颈或胰体背面分为左、右两支,左支沿胰下缘背面左行,称胰下动脉。胰体部的血供还来自脾动脉胰支,一般为 4~6 支,其中最大的一支为胰大动脉,分布至胰尾部的动脉称胰尾动脉。

胰的静脉多与同名动脉伴行,汇入肝门静脉系统。胰头及胰颈的静脉汇入胰十二指肠上、下静脉及肠系膜上静脉,胰体及胰尾的静脉以多个小支在胰后上部汇入脾静脉。

(五)淋巴引流

胰的淋巴起自腺泡周围的毛细淋巴管,在小叶间形成较大的淋巴管,沿血管抵达胰表面,注入胰上、下淋巴结及脾淋巴结,然后注入腹腔淋巴结(图 4-64)。

(六)神经

胰由腹腔神经丛、肝丛、脾丛及肠系膜上丛等处发支支配。这些神经支达胰后形成胰前、后丛。当胰腺炎或胰腺肿瘤时,可刺激或压迫该神经丛而引起背部疼痛。

七、脾

(一)形态与毗邻

脾 spleen 是人体最大的淋巴器官,颜色暗红,质地柔软,外有纤维性结缔组织被膜包裹。脾的外形不规则,大致可呈三角形、长圆形或圆形,有的甚至分叶,称分叶脾。脾可分为膈、脏两面、前、后两端和上、下两缘(图 4-65)。膈面平滑、凸隆。脏面凹陷,有脾血管、淋巴管和神经等出入,称脾门 hilum of spleen,

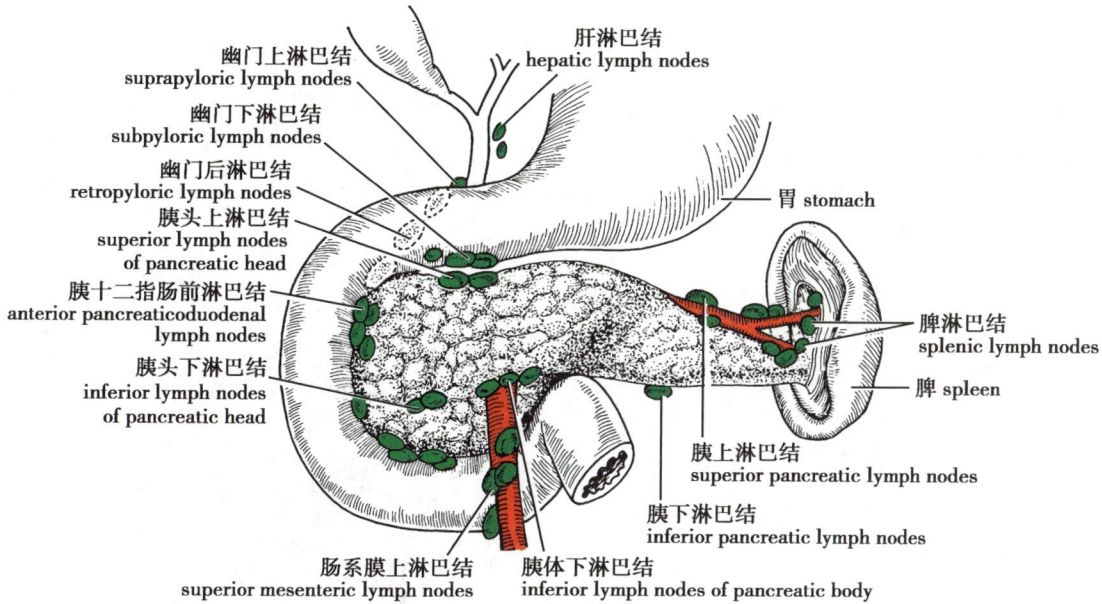

图 4-64 胰的淋巴结

出入脾门的结构总称脾蒂。脾门的前上方为胃面,与胃底相接;后下方有肾面,与左肾和左肾上腺接触;肾面的下部常与结肠左曲相贴,称结肠面;结肠面与脾门之间称胰面,与胰尾相邻。前端较宽阔,向腹外侧;后端较钝圆,向背内侧,与第 12 胸椎同高。上缘较锐,朝向前上方,前部有 1~3 个脾切迹,脾大时,脾切迹是触诊脾的标志,脾切迹(尤其是较深的切迹)也可作为脾部分切除的参考标志。下缘较钝,向后下方,为肾面与膈面的分界。

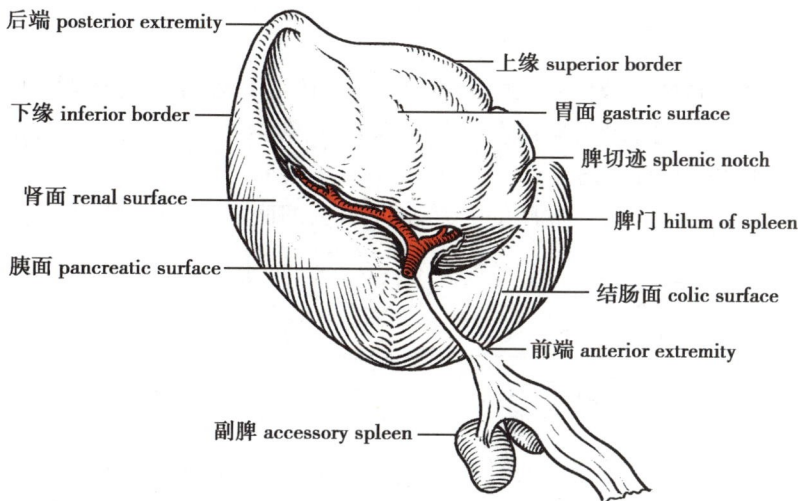

图 4-65 脾的形态

(二) 位置与体表投影

脾位于左季肋区的肋弓深处。其体表投影是:脾后上端(极)平左侧第 9 肋的上缘,距后正中线 4~5cm;脾前下端(极)平左侧第 11 肋,达腋中线,其长轴与左第 10 肋平行(图 4-66)。脾与膈相贴,故脾的位置可随呼吸和体位的不同而有变化。

正常脾既有各种韧带为其固定、支托,又有腹膜之张力予以维持。若上述固定装置松弛,可使脾离开其正常位置,称游走脾。游走脾早期常有较大的移动性,而晚期可因周围组织的粘连而变为固定。游走脾由于脾蒂较长,而易发生扭转,酿成严重后果。

（三）脾段

脾由 2~5 个独立的脾段所构成，其中以 4 段最常见，即上极段、上中段、下中段和下极段（图 4-67）。每个脾段由脾动脉进入脾门的一条分支所供应，并各有一条静脉引流该脾段的血液，相邻的脾段由段间静脉相连。因此，如果一个脾段充血，过多的血液可经段间静脉流至相邻的脾段。在正常情况下，流入脾内的血液不多时，脾段可以作为一个独立的单位看待。这对外科手术中的部分脾切除或脾段切除提供了解剖学基础。

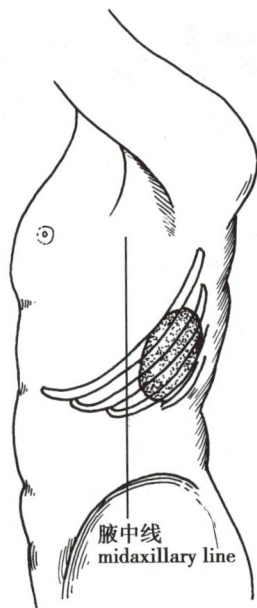

图 4-66 脾的位置

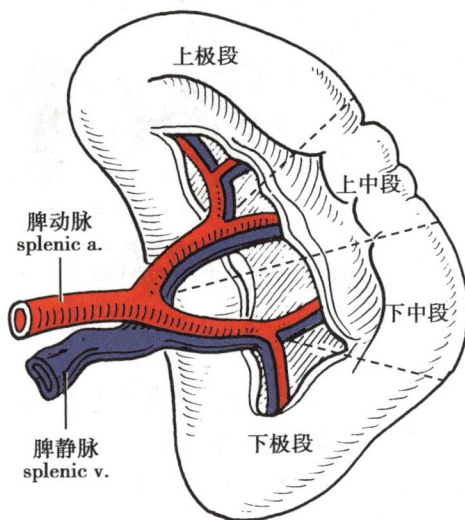

图 4-67 脾动脉和脾段

（四）血管

1. 脾动脉 splenic artery   多起自腹腔干，沿胰背侧面的上缘左行，其远侧段入脾肾韧带内，并在韧带内发出它的各级分支，终末支经脾门入脾内（图 4-68）。依其行程中的主要毗邻，可将脾动脉分为 4 段，即胰上段、胰段、胰前段和门前段。

（1）胰上段：甚短，1~3cm 长，位居胰的上方，常呈现为凹面向上的反时针弯曲，然后越过腹主动

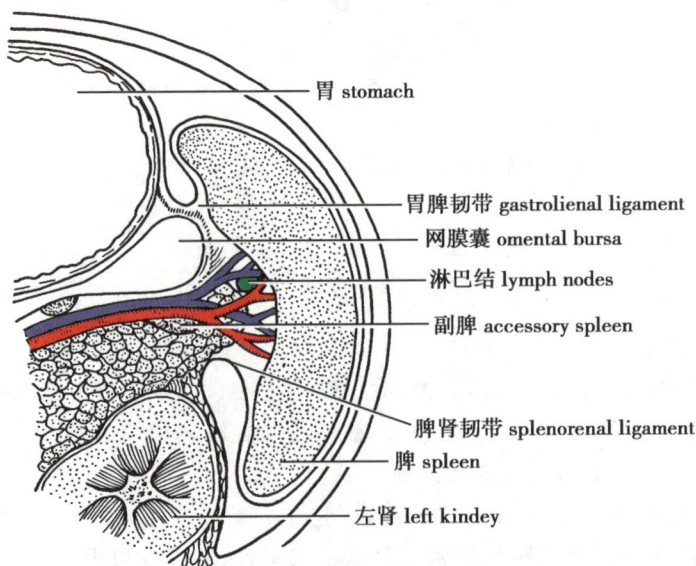

图 4-68 脾的血管和韧带

脉前方,行向胰背侧面的上缘续为胰段,此段可能发出左膈下动脉、胰背动脉、脾上极动脉、胃后动脉、副肝动脉或肠系膜下动脉。

（2）胰段:是4段中最长的一段,通常走行于胰背侧面的上缘,在成人多呈现一个或多个袢状弯曲。此段可能发出胰大动脉、胃后动脉、胃短动脉及胃左动脉。

（3）胰前段:是脾动脉斜向左前走行于胰尾前方的一短段。脾动脉多半在此段分为分布于脾的终动脉支,以分为上、下两个动脉支(脾叶动脉)的最为多见(86%),上、中、下三支的次多(13%)。脾叶动脉进而又分为4条终末动脉(脾段动脉),由上而下称之为上极段动脉、上中段动脉、下中段动脉和下极段动脉。脾叶、段动脉以2叶4段型者为多见(84.5%)。脾的动脉在胰前段或胰段分为终动脉干者,称分散型,出现率为70%,其特点是:脾动脉干相对较短,终动脉干及其分支较长,支数较多,因而其各支的入脾部位也较分散。这种类型的脾常有切迹和上、下极动脉。由于脾动脉干相对较短,给手术中结扎脾动脉干带来一定困难;另一方面由于此段脾动脉与胰尾关系密切,所以在结扎脾动脉时,应注意保护胰尾。胰前段可能发出胃网膜左动脉、脾上极动脉、胃短动脉和胰尾动脉。

（4）门前段:指的是走行于胰尾与脾门之间的一短段。若脾动脉在门前段才分为至脾的终动脉干时,称为紧密型,出现率为30%,其特点是:脾动脉干相对较长,终动脉干及其分支均较短,而且分支数目也较少。这种类型的脾常无切迹和上、下极动脉。

脾外伤出血时,结扎脾动脉可获得明显的止血效果。由于脾动脉与胃短动脉、胃网膜左动脉及脾韧带内的小动脉支构成侧支循环,因此,结扎脾动脉不会引起脾缺血。在行巨脾切除时,先结扎脾动脉可使脾缩小,使手术更方便。

脾是重要的免疫器官,现代脾外科认为:正常脾因外伤破裂或脾的良性病变时,应尽可能进行保留性脾手术,脾动脉的叶、段性分布,为脾部分切除术提供了形态学基础。由于脾叶、段动脉常在脾门附近分出,可依病变的部位和范围,在脾门附近找出相应的叶或段动脉予以阻断,并仔细观察缺血区的大小和部位,以决定脾切除的范围。

2. 脾静脉 splenic vein　由脾门处的2~6条(常见3条)属支组成脾静脉,其管径比脾动脉大一倍,走行较直,与脾动脉的弯曲形成鲜明对照。

脾静脉的行程较恒定,多在脾动脉的后下方,走在胰后面横沟中。脾静脉沿途收纳胃短静脉、胃网膜左静脉、胃后静脉、肠系膜下静脉及来自胰的一些小静脉,向右达胰颈处与肠系膜上静脉汇合成肝门静脉。

（五）淋巴引流

脾虽然是一个淋巴器官,但它不是淋巴的滤器,所以脾没有淋巴输入管,但在脾门处可见淋巴输出管。脾的淋巴输出管进入脾门处的淋巴结,再沿脾动脉至腹腔淋巴结。因此,当胰尾或胰体部癌行胰腺切除时,应一并切除脾。

（六）神经

脾的神经支配来自脾丛。脾丛沿脾动脉走行和分布,它主要接收腹腔神经丛,也接收左肾上腺丛和左膈丛的分支。左膈神经终末支有时达到膈脾韧带,故脾脏疾患,有时出现左肩部牵涉性疼痛。

（七）副脾

副脾 accessory spleen 色泽、硬度与脾一致,出现率为5.76%~35%,其位置、数目、大小等均不恒定,多位于脾门、脾血管周围和大网膜等处(图4-69)。副脾的功能与脾相同,在血小

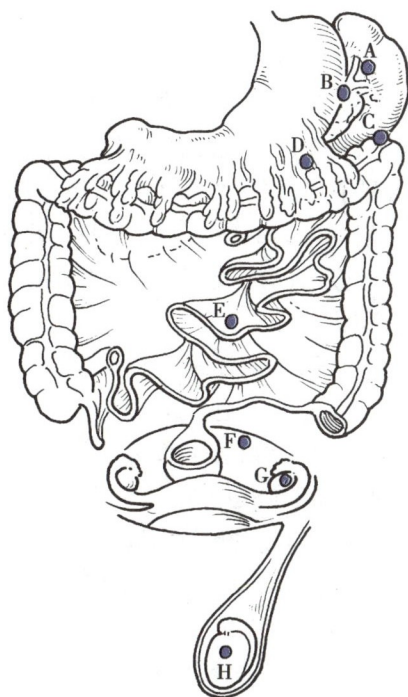

图 4-69　副脾的位置

A. 脾门；B. 沿脾血管；C. 脾结肠韧带；D. 大网膜、腹膜区；E. 小肠系膜；F. 骶前区；G. 子宫附件区；H. 睾丸周围。

板减少性紫癜、溶血性黄疸行脾切除术时,应一并切除副脾,以免症状复发。

第五节 结 肠 下 区

结肠下区位于横结肠及其系膜与骨盆上口之间,其内主要有空肠、回肠、盲肠、阑尾和结肠等器官。

一、空肠与回肠

(一) 位置与形态结构

空肠 jejunum 与回肠 ileum 全长 5~6m,迂曲盘旋形成小肠袢,周围被结肠环绕,占据结肠下区的大部分空间。空、回肠均属腹膜内位器官,除系膜缘外,几乎完全被腹膜包裹并借肠系膜根连于腹后壁,故又合称系膜小肠。空、回肠之间没有明显分界,其中空肠约占系膜小肠的近侧 2/5,在第 2 腰椎体左侧起自十二指肠空肠曲,位于结肠下区的左上部;回肠约占系膜小肠的远侧 3/5,位于结肠下区的右下部,在右髂窝处续于盲肠。大部分空、回肠的前方被大网膜覆盖,位置常受体位、呼吸运动及邻近器官的位置和大小等的影响,仰卧位时,空肠袢可位于横结肠和胃甚至小网膜的前方;站立位时,回肠袢可下降至直肠的前方,在女性甚至可入直肠子宫陷凹。

X 线检查时,小肠袢常按部位分为 6 组:①第 1 组为十二指肠,位于腹上区;②第 2 组为空肠上段,位于左腹外侧区;③第 3 组为空肠下段,位于左腹股沟区;④第 4 组为回肠上段,位于脐区;⑤第 5 组为回肠中段,在右腹外侧区;⑥第 6 组为回肠下段,位于右腹股沟区、腹下区和盆腔(图 4-70)。

空肠血运丰富,故色较红;管径较粗,约为 4cm;管壁较厚;腔内环状皱襞高而密,在 X 线片上呈羽状轮廓;黏膜内可见米粒大小的孤立淋巴滤泡 solitary lymphatic follicle。回肠血运较少,故色较浅;管径较细,约为 3.5cm;管壁较薄;腔内环状皱襞疏而低,至回肠远段几近消失;黏膜内除有孤立淋巴滤泡外,尚有大小不一、斑片状的集合淋巴滤泡 aggregated lymphatic follicle,多位于对系膜缘,肠伤寒患者该处可发生溃疡甚至穿孔,若纤维化后可影响肠管收缩。

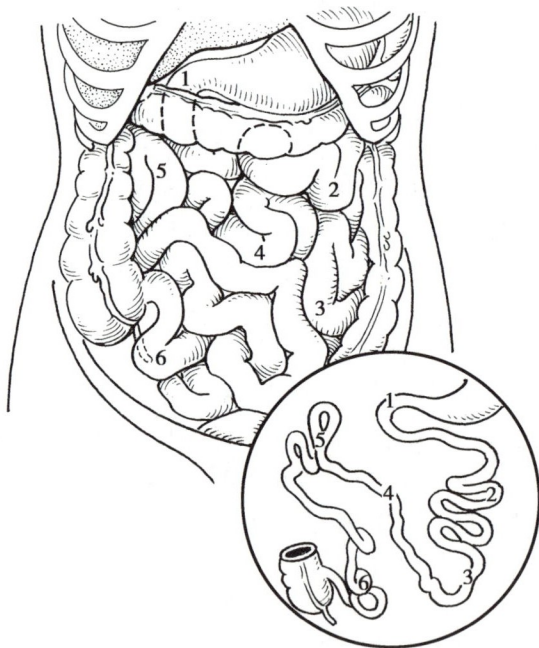

图 4-70 小肠的 X 线分区
(图内数字表示小肠的分组)

临床上,空肠与回肠切除 1/3 一般不致发生消化功能紊乱,切除 1/2~2/3 为安全限度,切除 70% 以上需特殊饮食,切除 4/5 以上则可危及生命。因此,手术时应根据病情切除适当长度的小肠。

回肠憩室 ileal diverticulum 又称 Meckel 憩室,出现率约为 3%,位于回肠下部、距回盲瓣 50~100cm 处,长约 5cm,呈囊状突起,盲端游离或借带状物连于腹壁或空、回肠其他部分(图 4-71)。回肠憩室系因胚胎卵黄管近侧端残留未闭所致,炎症或溃疡时可产生与早期阑尾炎相似的症状,疼痛可牵涉至脐周。

(二) 肠系膜

肠系膜 mesentery 是将空、回肠固定于腹后壁的双层腹膜结构。肠系膜根长约 15cm,起自腹后壁第 2 腰椎左侧,向右下方斜向跨过脊柱及十二指肠水平部、腹主动脉、下腔静脉、右输尿管和右腰大肌等,止于右骶髂关节前方。肠系膜根距离空、回肠系膜缘约 20cm,近侧与远侧段的系膜较短,中份较长,因此肠系膜呈扇形并折叠呈褶,中段活动范围广、幅度大,容易向左上和右下摆动。肠系膜两层之间主要有空肠和回肠的动脉、静脉、淋巴管、淋巴结、神经及脂肪等,空肠系膜内脂肪组织和血管弓较少,回肠系膜内脂肪较丰富,血管弓也较多。两层腹膜与系膜缘处的肠壁共同围成的三角形腔隙,称系膜三角(图 4-72)。此处肠壁无腹膜覆盖,一旦损伤后不易愈合,容易发生肠瘘,因此在小肠切除行吻合术时,应注意妥善缝合肠壁。

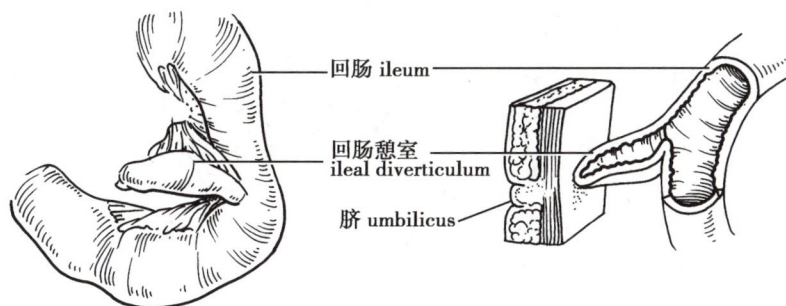

图 4-71 回肠憩室

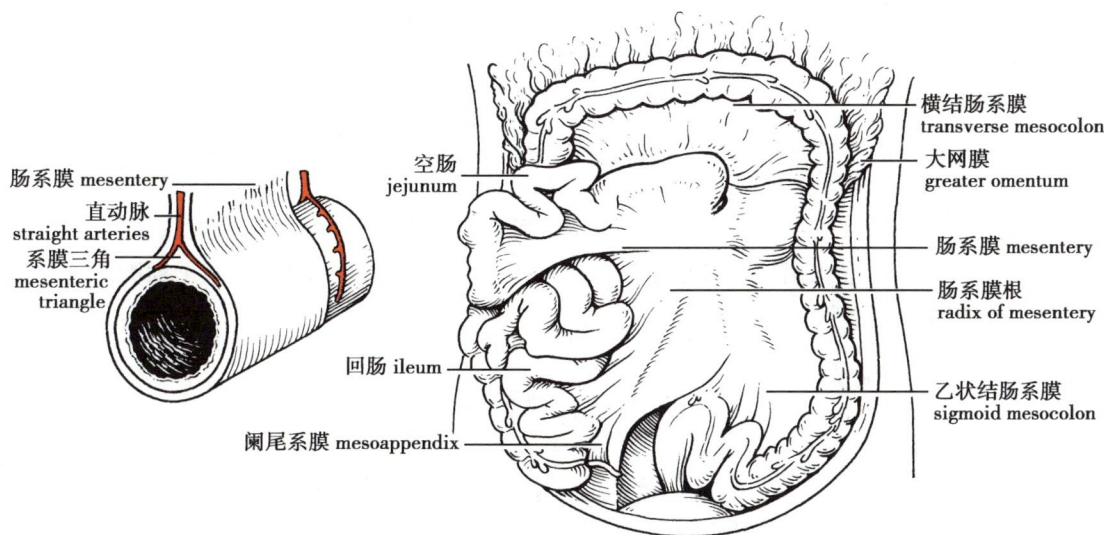

图 4-72 肠系膜

(三) 血管

1. 动脉 空肠动脉 jejunal artery 和回肠动脉 ileal artery 起自肠系膜上动脉,共 12~16 支,在肠系膜两层之间呈放射状行向肠管系膜缘,途中发出分支相互吻合形成动脉弓,最后一级动脉弓发出直动脉分布于相应的肠壁。动脉弓在近端小肠多为 1~2 级,在远端小肠多为 3~4 级,至回肠末端弓数则减少。空肠的直动脉较回肠的长,直动脉之间缺少吻合,因此小肠切除行吻合术时,除肠系膜做扇形切除外,肠管的对系膜缘肠壁应稍多切除,从而保证肠管的对系膜缘侧吻合口有充足的血供,以免术后因缺血坏死或愈合不良形成肠瘘(图 4-73)。

2. 静脉 空肠静脉 jejunal vein 和回肠静脉 ileal vein 与同名动脉伴行,汇入肠系膜上静脉。

NOTES

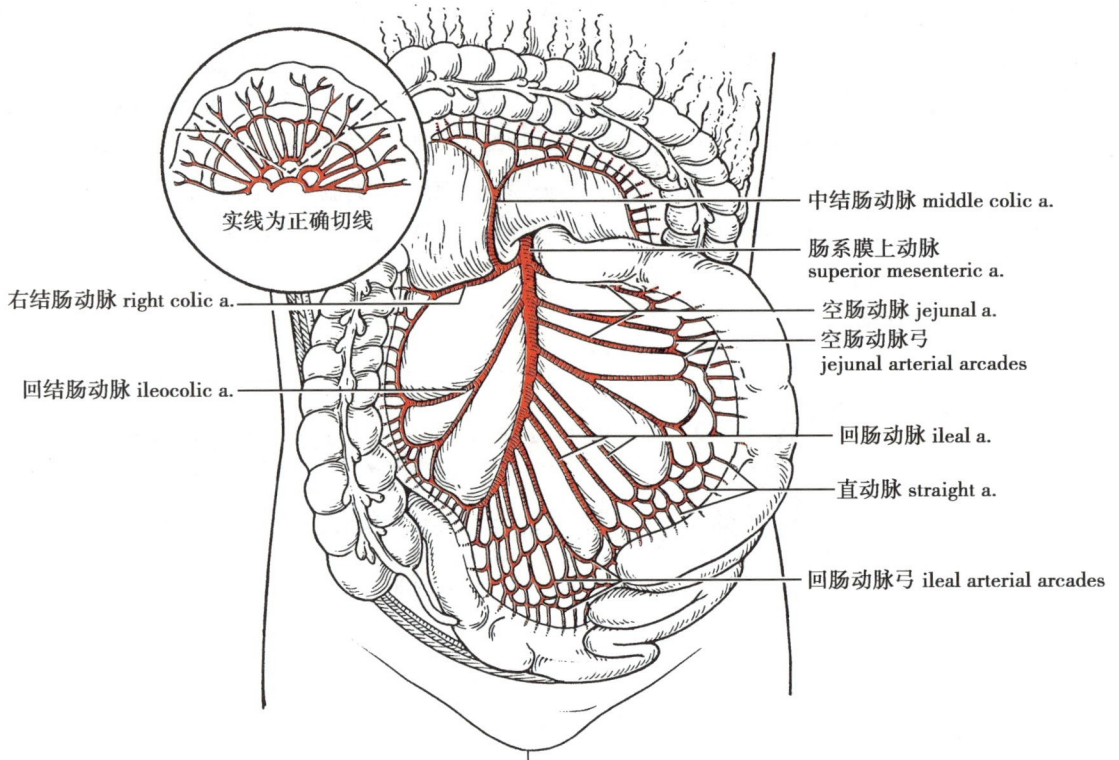

图4-73 空、回肠的动脉

(四)淋巴引流

毛细淋巴管起自小肠绒毛的乳糜管,并与黏膜、肌层和浆膜各层的毛细淋巴管相互吻合成丛,由丛发出集合淋巴管,注入肠管旁淋巴结 juxtaintestinal lymph node 和肠系膜淋巴结 mesenteric lymph node。后者沿空、回肠动脉及其分支排列,约 100~200 个,多沿系膜缘、动脉弓及肠系膜根排成 3 列。这些淋巴结的输出管注入肠系膜上动脉根部周围的肠系膜上淋巴结 superior mesenteric lymph node,回肠末端的淋巴管还可注入回结肠淋巴结。肠系膜上淋巴结的输出管注入腹腔干周围的腹腔淋巴结,最后汇成肠干注入乳糜池(图 4-74)。

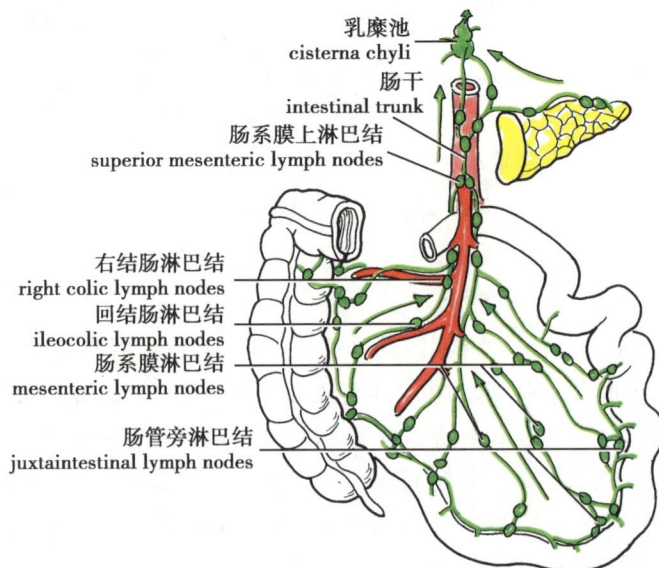

图4-74 空、回肠的淋巴管和淋巴结

（五）神经

空、回肠受到内脏运动神经的交感与副交感神经双重支配，并有感觉神经分布（图 4-75）。

小肠的交感神经的节前纤维起自脊髓 $T_{9\sim11}$ 节，经交感干和内脏大、小神经至腹腔丛内的腹腔神经节和肠系膜上丛内的肠系膜上神经节换元，节后纤维沿肠系膜上动脉及其分支至肠壁。小肠的副交感神经的节前纤维来自迷走神经后干，沿肠系膜上动脉及其分支至肠壁内神经节换元，节后纤维分布于肠管内的平滑肌和腺体。交感神经兴奋时，抑制肠的蠕动和分泌，使肠血管收缩；副交感神经兴奋时，促进肠的蠕动和分泌。

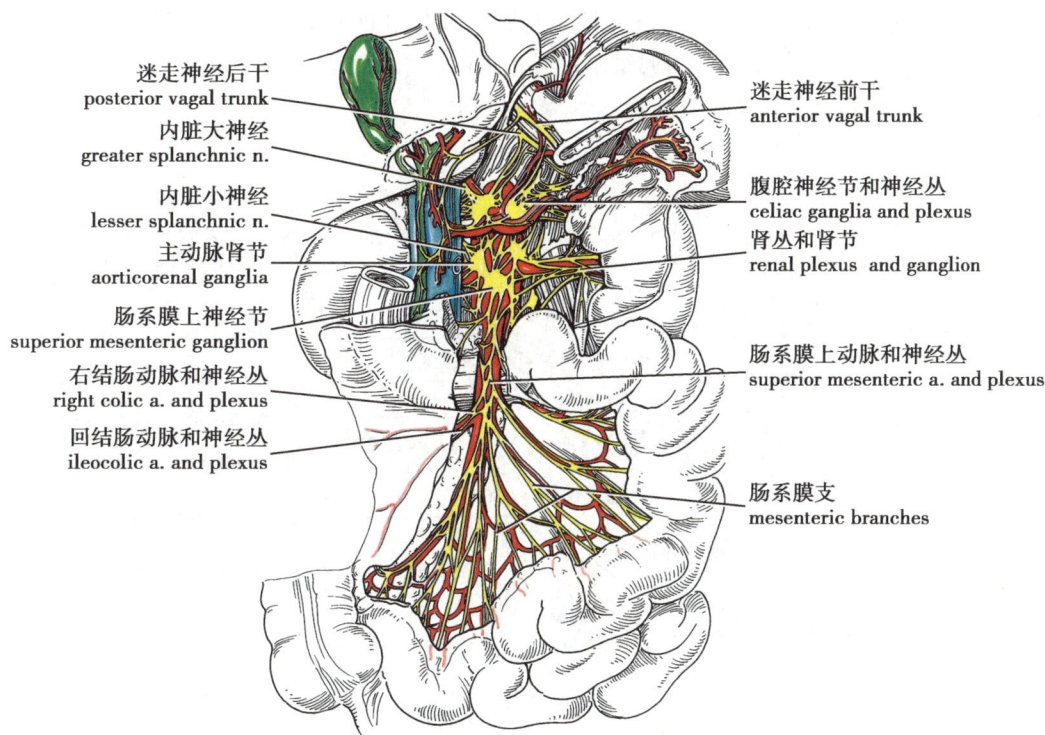

图 4-75　空、回肠的神经

小肠的感觉纤维随交感和副交感神经分别传入脊髓第 $T_{9\sim11}$ 节和延髓。小肠对大多数刺激如切割、烧灼等不敏感，而对膨胀性刺激较为敏感，表现为痉挛性痛和绞痛，痛觉冲动主要沿交感神经传入脊髓，故小肠病变时牵涉痛出现于脐周。

二、盲肠与阑尾

（一）盲肠

盲肠 cecum 是大肠的起始部，长 6~7cm，位于右髂窝内。盲肠以膨大的盲端起始，上方延续为升结肠，左侧接回肠末端，后内侧有阑尾附着，右侧为右结肠旁沟，后方为右髂腰肌和股外侧皮神经，前方邻腹前壁，并常被大网膜覆盖。盲肠、阑尾和回肠末端常合称为回盲部。小儿盲肠的位置一般均较成人的高。回肠末端连于盲肠的开口称回盲口 ileocecal orifice，开口处有突向盲肠的上、下两片瓣膜，称回盲瓣 ileocecal valve，其形态各异，在尸体上呈半月形，活体上呈玫瑰花型或三叶草型。上瓣膜呈水平位，位于回肠与结肠交界处；下瓣膜更长、更凹陷，位于回肠与盲肠连接处。上、下瓣膜的末端融合，延伸形成一膜性嵴，称回盲瓣系带 frenulum of ileocecal valve。回盲瓣的边缘由小肠黏膜和环行肌重叠而成，可阻止回肠内容物过快流入大肠，也可防止盲肠内容物逆流至小肠。由于回肠管径小于盲肠，二者连接处近乎直角，因此回盲部的肠套叠较多见。

　　盲肠为腹膜内位器官,一般没有系膜,活动度小。少数人盲肠有系膜,活动范围较大,高者可达肝下,低者可入盆腔,若升结肠同时具有系膜时,其活动度更为显著,称移动性盲肠,可移动至脊柱左缘,甚至可达左髂窝,此时阑尾炎症可出现左下腹疼痛,易致误诊。盲肠与结肠相似,表面有 3 条结肠带,即结肠系膜带 mesocolic band、网膜带 omental band 和独立带 free band,向下汇于阑尾根部,延续为阑尾的纵行肌,是手术中寻找阑尾的可靠标志。

　　盲肠的血供来自回结肠动脉。该动脉是肠系膜上动脉右侧最下方的分支,位于壁腹膜深面,经肠系膜上静脉、右输尿管、右睾丸或卵巢血管的前方至右髂窝,分为上、下两支。上支与右结肠动脉吻合,下支在回结肠连接处上缘分为升结肠动脉、盲肠前动脉、盲肠后动脉、阑尾动脉和回肠动脉(图4-76)。回结肠静脉与同名动脉伴行,经肠系膜上静脉汇入肝门静脉(图 4-77)。盲肠的淋巴管常分为前、后 2 组,分别经盲肠前、后方汇入沿回结肠动脉排列的回结肠淋巴结 ileocolic lymph node。盲肠的神经来自肠系膜上丛的交感神经和副交感神经(图 4-75)。

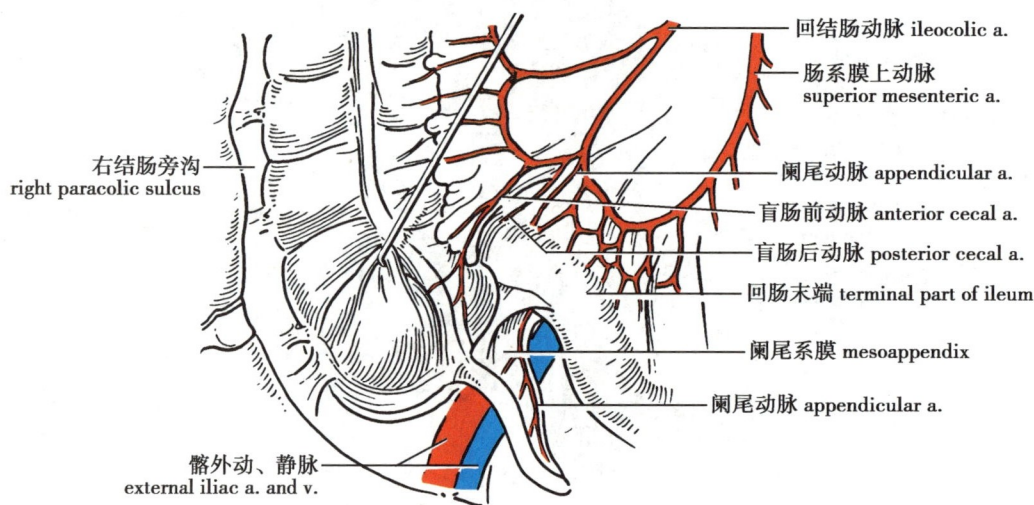

图 4-76　盲肠、阑尾的动脉

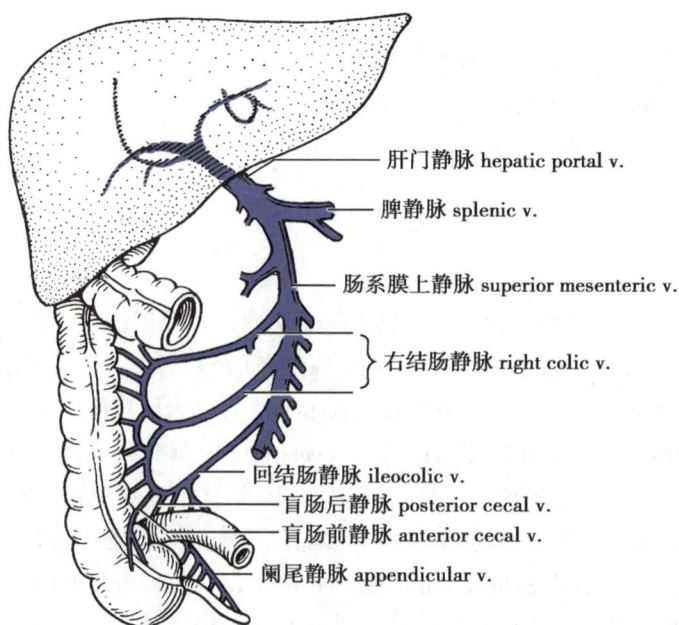

图 4-77　盲肠、阑尾的静脉

（二）阑尾

阑尾 vermiform appendix 为蚓状突起,长 6~8cm,直径 0.5~0.6cm,在回盲瓣下 2~3cm 处开口于盲肠。阑尾属腹膜内位器官,借三角形的阑尾系膜系连于肠系膜下方,因此阑尾尖端活动度大,位置不固定,炎症时的症状和体征也不尽相同。阑尾的位置常见以下几种：①回肠前位,占 28%,位于回肠末端前方,尖端朝向左上方,与腹前壁接触,故炎症时右下腹压痛明显。②盆位,占 26%,跨越腰大肌前面入盆腔,尖端可靠近闭孔内肌或盆腔器官,炎症时可出现闭孔内肌牵拉(大腿屈曲旋内时)疼痛或盆腔器官刺激症状。③盲肠后位,占 24%,位于盲肠后方、髂肌前面,有时可在壁腹膜后方。④回肠后位,占 8%,位于回肠末端后方、腰大肌前方,尖端常朝向左上方,因邻近腰大肌,阑尾炎症时可出现该肌牵拉(腰大肌过度后伸时)疼痛。盲肠后位和回肠后位因位置较深,右下腹压痛、反跳痛不明显,易误诊,并且手术显露和切除均有一定难度。⑤盲肠下位,占 6%,位于盲肠下方,尖端朝向右下方(图 4-78)。此外,还有高位阑尾(位于右肝下方)、腹膜后阑尾和左下腹位阑尾等,均少见。虽然阑尾尖端活动度大,但阑尾根部位置较为固定,体表投影约在脐与右髂前上棘连线的中、外 1/3 交界处,称麦氏点；或者左、右髂前上棘连线的右、中 1/3 交界处,称兰茨点,阑尾炎症时局部常有明显压痛。

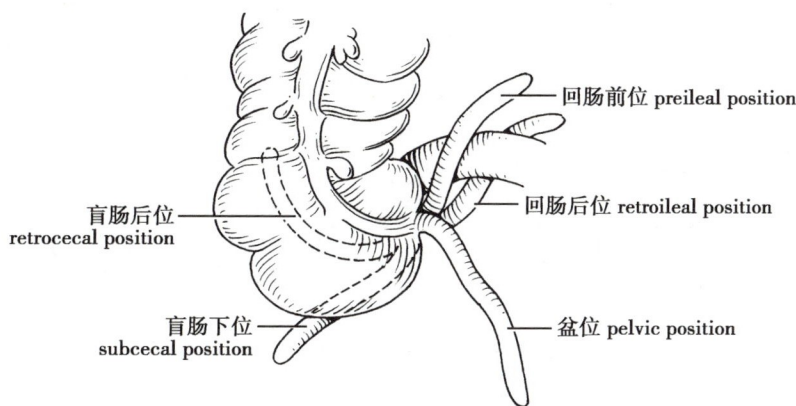

图 4-78　阑尾的常见位置

阑尾的血管、淋巴和神经行于阑尾系膜内。阑尾动脉 appendicular artery 多为 1 支,少数为 2~3 支,起自回结肠动脉或其分支盲肠前、后动脉,经回肠末端后方进入阑尾系膜,在阑尾根部附近发出返支与盲肠后动脉吻合,动脉末端进入阑尾壁内。阑尾动脉属终动脉,血运障碍时,易致阑尾坏疽和穿孔(图 4-76)。阑尾静脉 appendicular vein 与同名动脉伴行,经回结肠静脉、肠系膜上静脉汇入肝门静脉。炎症时,细菌栓子脱落可致肝门静脉炎甚至细菌性肝脓肿(图 4-77)。阑尾的淋巴管较多,这些淋巴管合为 3~4 条较大的淋巴管,汇入回结肠淋巴结。阑尾的交感神经节前纤维来自脊髓 T_{10}~L_2 节,副交感神经节前纤维来自延髓的迷走神经背核,感觉神经经内脏小神经传入脊髓 T_{10} 节,故阑尾炎牵涉痛出现在脐周。

三、结肠

（一）分部、位置及毗邻

结肠 colon 是盲肠与直肠之间的肠段,包绕在空、回肠周围,分升结肠、横结肠、降结肠和乙状结肠 4 部。

1. 升结肠 ascending colon　长约 15cm,续于盲肠,沿腹腔右外侧区上行至肝右叶下方,继而转向左前下方形成结肠右曲 right colic flexure,又称肝曲,其前上方有肝右叶和胆囊,内侧稍上方为十二指肠降部,后方紧邻右肾下极,因后部没有腹膜覆盖,与肾筋膜直接相贴,右肾周围脓肿偶可破溃入结肠。

升结肠为腹膜间位器官,前面和两侧被腹膜覆盖,位置较固定,仅后面借疏松结缔组织与腹后壁相贴,其间可有股外侧皮神经、髂腹下神经、髂腹股沟神经和腰动脉通过,内侧为右肠系膜窦和回肠袢,外侧与腹侧壁间形成右结肠旁沟,此沟向上通右肝下间隙,向下通右髂窝、盆腔,故肝下间隙脓肿时,可沿此沟流入右髂窝和盆腔,阑尾化脓时也可沿此沟向上蔓延至肝下。少数人的升结肠为腹膜内位,有系膜,有一定的活动度。

2. 横结肠 transverse colon　长 40~50cm,在右季肋区起自结肠右曲,呈向下的弧形弯曲左行,在左季肋区、脾的前端转折向下,形成结肠左曲 left colic flexure,又称脾曲,角度较肝曲尖锐,故横结肠末端常遮盖降结肠起始部。结肠左曲较结肠右曲的位置偏高,相当于第 10~11 肋水平,更靠近腹后壁,外侧借膈结肠韧带连于膈,内侧紧邻左肾,后方与胰尾相贴,前方毗邻胃大弯并被肋弓掩盖,因此结肠左曲肿瘤不易被扪及。

横结肠为腹膜内位器官,上方有肝和胃,下方邻空、回肠,故其位置除受体位影响外,还常受胃、肠充盈程度的影响。横结肠系膜两端较短,中部较长,系膜根附于十二指肠降部、胰和左肾的前面。

3. 降结肠 descending colon　长 25~30cm,在脾前端的下方续于结肠左曲,沿左肾外侧缘和腰方肌前面下降,至左髂嵴处续为乙状结肠。内侧邻左肠系膜窦和空肠袢,外侧为左结肠旁沟,此沟上端被阻隔,下方通盆腔,故沟内积液只能向下流入盆腔。

降结肠为腹膜间位器官,前面和两侧有腹膜覆盖,后面借疏松结缔组织与腹后壁相贴,其间有左肋下血管和神经、髂腹下神经、髂腹股沟神经、第 4 腰动脉、股外侧皮神经、股神经及生殖股神经等。当腹前壁松弛时,降结肠下部几乎全部能直接触及。

4. 乙状结肠 sigmoid colon　长约 40cm,在左髂嵴处续于降结肠,至第 3 骶椎高度续为直肠。前方常被空肠袢覆盖,充盈时也可靠近腹前壁,后方与左髂腰肌、左髂外血管、左睾丸或卵巢血管及左输尿管相邻。

乙状结肠属腹膜内位器官,有系膜连于骨盆侧壁,位置变化较大,可至盆腔甚或右下腹部,增加阑尾切除术的难度。乙状结肠系膜较长时,其活动度较大,附着处可发生旋转或扭转,乙状结肠越长,越容易发生扭转。乙状结肠憩室常位于系膜游离部和外侧的结肠带之间的中点,发生与结肠壁的解剖结构有关,此处环行肌缺乏纵行肌的支持。

(二) 血管

1. 动脉　包括起自肠系膜上动脉的回结肠动脉、右结肠动脉和中结肠动脉以及起自肠系膜下动脉的左结肠动脉和乙状结肠动脉(图 4-79)。

(1) 回结肠动脉 ileocolic artery:是肠系膜上动脉右侧最下的分支,向右下方斜行,经壁腹膜深面至盲肠附近分出升结肠支,分布于升结肠下 1/3 段。向右髂前上棘牵拉盲肠时,回结肠动脉突出壁腹膜表面,故为腹腔镜手术易于识别的血管。

(2) 右结肠动脉 right colic artery:多为 1 支,可直接起自肠系膜上动脉中部,也可与中结肠动脉共干或起自回结肠动脉,偶尔缺如。在壁腹膜深面,经肠系膜上静脉、右睾丸或卵巢血管和右输尿管的前方右行,至升结肠内侧缘处分为升、降两支,发出分支供应升结肠上 2/3 和结肠右曲。升支与中结肠动脉的分支吻合,降支与回结肠动脉的升结肠支吻合。

(3) 中结肠动脉 middle colic artery:在胰钩突下方直接起自肠系膜上动脉前外侧壁,或与右结肠动脉共干,经十二指肠水平部前面进入横结肠系膜。在系膜内,动脉先下行,再转向前上方,在结肠右曲附近分为左、右两支,分别与左、右结肠动脉吻合,供应横结肠。中结肠动脉在横结肠系膜内位于中线的右侧,胰或胃手术结扎大血管或切开横结肠系膜时,应注意避免损伤该动脉。

副中结肠动脉的出现率约为 10%,起自肠系膜上动脉左侧壁或肠系膜下动脉,偏左侧进入横结肠系膜内,分布于横结肠左半部和结肠左曲。若该动脉较粗且结肠缘动脉完整,这时结肠中动脉损伤或结扎,横结肠也不致坏死。此外,尚有 2%~5% 的人无中结肠动脉,横结肠由左、右结肠动脉的分支供血。

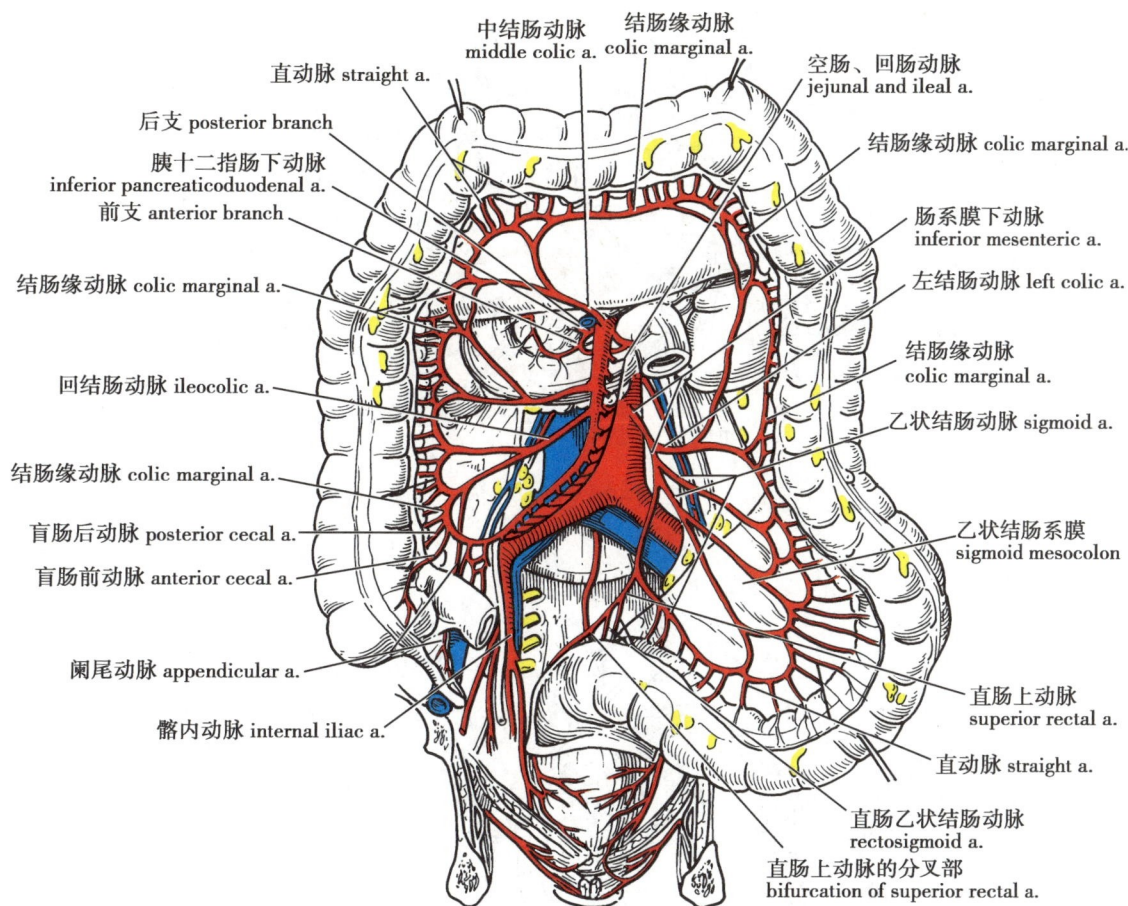

中结肠动脉 middle colic a.
结肠缘动脉 colic marginal a.
直动脉 straight a.
空肠、回肠动脉 jejunal and ileal a.
后支 posterior branch
结肠缘动脉 colic marginal a.
胰十二指肠下动脉 inferior pancreaticoduodenal a.
肠系膜下动脉 inferior mesenteric a.
前支 anterior branch
左结肠动脉 left colic a.
结肠缘动脉 colic marginal a.
结肠缘动脉 colic marginal a.
回结肠动脉 ileocolic a.
乙状结肠动脉 sigmoid a.
结肠缘动脉 colic marginal a.
乙状结肠系膜 sigmoid mesocolon
盲肠后动脉 posterior cecal a.
盲肠前动脉 anterior cecal a.
阑尾动脉 appendicular a.
直肠上动脉 superior rectal a.
髂内动脉 internal iliac a.
直动脉 straight a.
直肠乙状结肠动脉 rectosigmoid a.
直肠上动脉的分叉部 bifurcation of superior rectal a.

图 4-79 回盲部及结肠的动脉

（4）左结肠动脉 left colic artery：可单独或与乙状结肠动脉共干起自肠系膜下动脉，在壁腹膜深面，经左输尿管和左睾丸或卵巢血管前方左行，至降结肠旁分为升、降两支，升支沿左肾前方至结肠左曲，在横结肠系膜内与中结肠动脉左支吻合；降支下行入乙状结肠系膜，与乙状结肠动脉升支吻合。

升、降结肠的动脉均从内侧行向肠管，故升、降结肠手术应从肠管外侧切开腹膜、游离肠管，以免损伤血管。

（5）乙状结肠动脉 sigmoid artery：有 1~4 支，起自肠系膜下动脉，向左下方斜行，经壁腹膜深面进入乙状结肠系膜，经左输尿管、左睾丸或卵巢血管和左腰大肌的前面至乙状结肠旁呈弓状吻合，营养乙状结肠。最上一支乙状结肠动脉与左结肠动脉降支之间常存在一明显的间隙。

肠系膜上、下动脉的各结肠支紧贴升结肠内侧缘、横结肠系膜缘、降结肠内侧缘和乙状结肠系膜缘走行，相互吻合形成的动脉链称结肠缘动脉。若肠系膜上动脉或肠系膜下动脉缓慢阻塞时，结肠缘动脉可代偿性扩张，形成侧支循环。结肠缘动脉吻合不佳或中断常位于回结肠动脉与右结肠动脉间、中结肠动脉与左结肠动脉间、乙状结肠动脉与直肠上动脉间。在横结肠右侧部与降结肠上部之间的区域，除结肠缘动脉外，中结肠动脉与左结肠动脉主干或一级分支之间，还可存在一吻合袢，称 Riolan 弓，是肠系膜上、下动脉直接交通动脉。该弓出现率约 6%，位于壁腹膜深面、十二指肠空肠曲的左侧（图 4-80）。

结肠缘动脉与结肠平行，并发出许多终末支，称直动脉，后者有长、短之分，短支多起自长支，在系膜带处穿入肠壁；长支在浆膜下环绕肠管，至另外两条结肠带附近分支入肠脂垂后穿入肠壁。长、短支在穿入肠壁前很少吻合，故结肠手术分离、切除肠脂垂时，不可牵拉，以免损伤长支，影响肠壁血供（图 4-81）。

NOTES

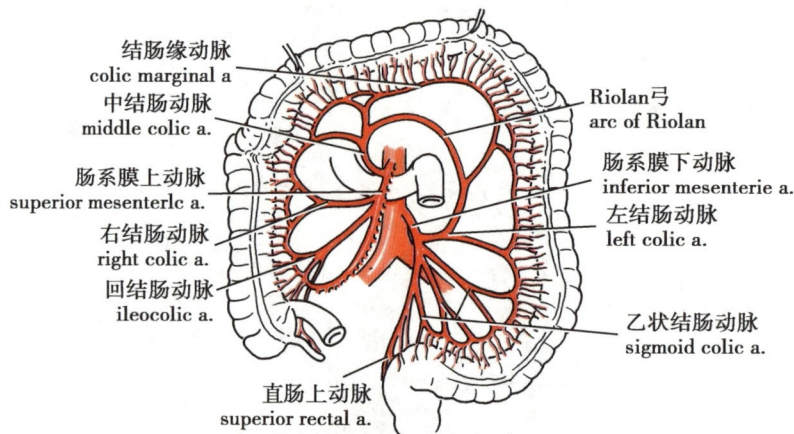

图 4-80 Riolan 弓

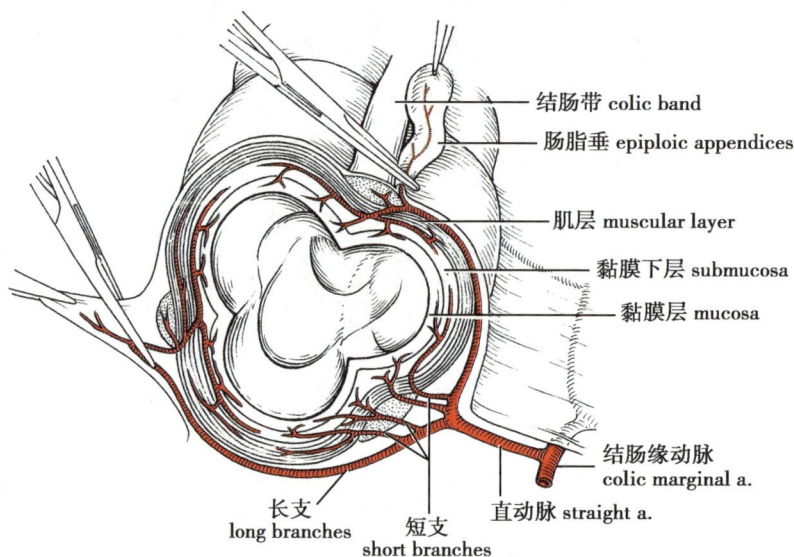

图 4-81 结肠缘动脉的分支分布

2. 静脉

（1）回结肠静脉 ileocolic vein：由盲肠静脉和阑尾静脉汇合而成，与同名动脉伴行，向上注入肠系膜上静脉。

（2）右结肠静脉 right colic vein：变异较多，可与同名动脉伴行直接注入肠系膜上静脉右侧壁，也可与胃网膜右静脉或与胰十二指肠下静脉汇合形成胃结肠干 gastrocolic trunk，后者又称 Henle 干，在胰头前方注入肠系膜上静脉，也可完全缺如。

（3）中结肠静脉 middle colic vein：1 支或多支，在脾静脉与肠系膜上静脉汇合处注入肠系膜上静脉，或直接注入肝门静脉。

（4）左结肠静脉 left colic vein：位于同名动脉上方，行程较短，由数条属支汇合而成，包括与同名动脉伴行的升支和降支，在注入肠系膜下静脉前，这些属支可不形成独立的静脉，有时也可形成两条分开的静脉同时注入肠系膜下静脉。

（5）乙状结肠静脉 sigmoid vein：与同名动脉伴行，注入肠系膜下静脉。

（三）淋巴引流

结肠的淋巴结根据所在部位可分为 4 组：①结肠壁上淋巴结位于肠壁表面黏膜或肠脂垂内，较小；②结肠旁淋巴结 paracolic node 位于结肠缘动脉与肠壁之间；③结肠中间淋巴结位于结肠动脉周围，按其位置分为右、中、左和乙状结肠淋巴结，分别沿同名动脉排列；④结肠终端前淋巴结位于肠系膜上、下动脉的根部，按其位置分为肠系膜上淋巴结 superior mesenteric lymph node 和肠系膜下淋巴结 inferior mesenteric lymph node，前者收纳升结肠和横结肠近端的淋巴，后者收纳横结肠远端、降结肠和乙状结肠的淋巴，若横结肠远端或结肠左曲的血供来自中结肠动脉，其淋巴可回流至肠系膜上淋巴结。肠系膜上、下淋巴结的输出管直接注入肠系膜上、下动脉根部的主动脉旁淋巴结或经腹腔干根部的腹腔淋巴结汇入肠干（图 4-82）。

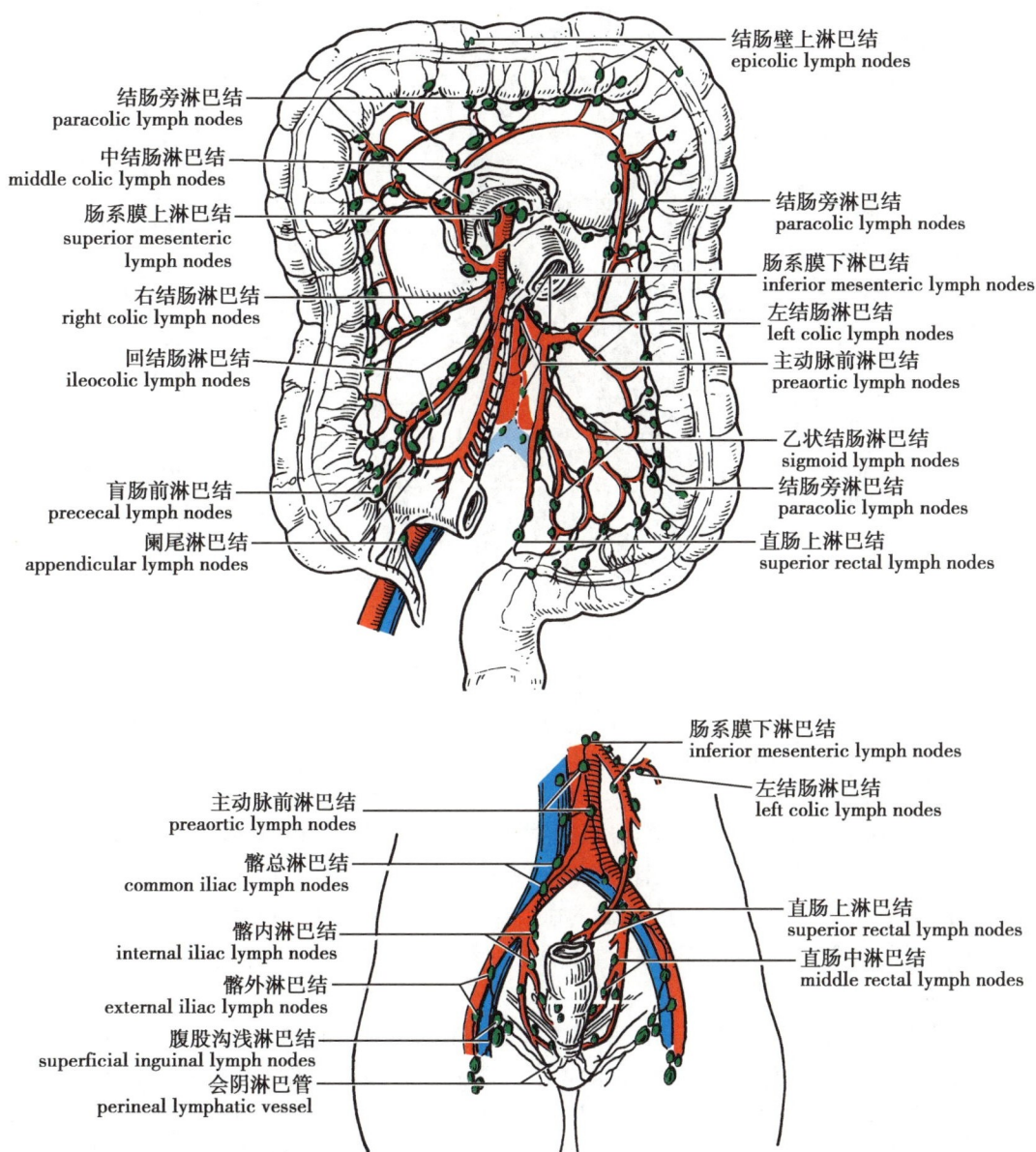

图 4-82 结肠的淋巴管与淋巴结

（四）神经

支配盲肠、阑尾、升结肠和横结肠近侧 2/3 段的交感神经节前纤维来自脊髓 $T_{5~12}$ 节，经内脏大、小神经至腹腔丛和肠系膜上丛内换元，节后纤维随肠系膜上动脉的分支至相应区域；副交感神经纤维来自脑干迷走神经背核。支配横结肠远侧 1/3 段、降结肠和乙状结肠的交感神经节前纤维来自脊髓 $L_{1~2}$

节,经腰内脏神经至主动脉丛和肠系膜下丛内换元,节后纤维随肠系膜下动脉的分支至相应区域;副交感神经纤维来自脊髓 S_{2-4} 节,经盆内脏神经至下腹下丛和上腹下丛,大部分纤维在腹膜后间隙上升直接到相应区域。结肠的交感神经纤维可兴奋回盲瓣的肌组织,抑制结肠的肠壁肌活动,有些神经纤维具有收缩血管作用;副交感神经纤维可促进肠腺体分泌,兴奋肠壁肌活动。副交感神经到达肠壁,尚需在肌间和黏膜下神经丛内的神经节换元,再支配腺体、平滑肌和血管。传递膨胀感觉的神经冲动经副交感神经传入(图 4-83)。

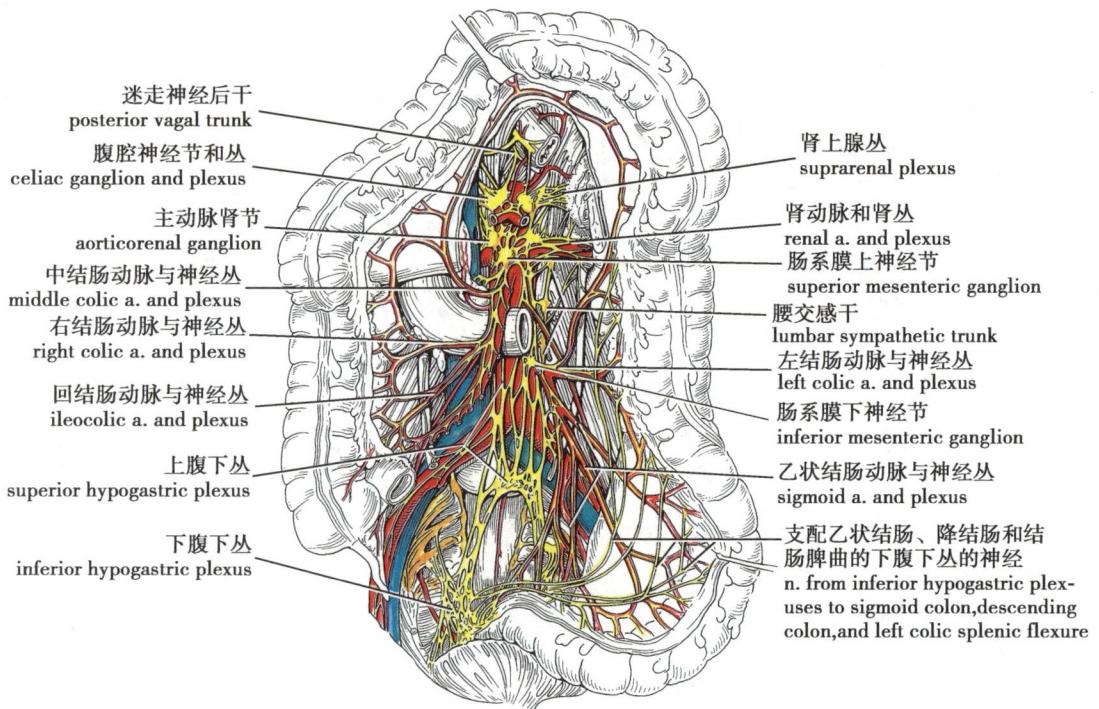

图 4-83 结肠的神经

四、肝门静脉

肝门静脉 hepatic portal vein 是肝门静脉系的主干,长 6~8cm,直径 1.0~1.2cm(图 4-84)。肝门静脉系的两端都是毛细血管,一端是腹部消化管、脾、胰和胆囊等处的毛细血管,另一端是肝小叶内的肝血窦。肝门静脉的血液在肝内与不同压力的肝动脉的血液在肝血窦内汇合,还在肝小叶间汇管区交通、平衡,然后汇入肝小叶的中央静脉,经肝静脉注入下腔静脉。肝门静脉的血液占汇入肝总血量的 70% 左右。

(一)组成和类型

肝门静脉通常在第 2 腰椎高度由肠系膜上静脉和脾静脉汇合而成,汇合处所形成的夹角称肝门静脉角,多为钝角。肝门静脉也可由肠系膜上、下静脉和脾静脉三者汇合而成。根据三者汇合部位,肝门静脉可分以下几种类型:Ⅰ型,由肠系膜上静脉与脾静脉合成,肠系膜下静脉汇入脾静脉,占 52.0%;Ⅱ型,由肠系膜上、下静脉和脾静脉共同合成,占 13.3%;Ⅲ型,由肠系膜上静脉与脾静脉合成,肠系膜下静脉注入肠系膜上静脉,占 34.7%;其他类型为数极少(图 4-85)。

(二)毗邻

在胰颈后方和下腔静脉前方,肠系膜上静脉与脾静脉汇合成肝门静脉,继而经十二指肠上部、胆总管和胃十二指肠血管的深面上行进入肝十二指肠韧带,至肝门处分为左、右两支,分别进入左、右半肝。在肝十二指肠韧带内,肝门静脉的左前方为肝固有动脉,右前方为胆总管,后面隔网膜孔与下腔静脉为邻,多数肝门静脉与下腔静脉交叉成角,少数二者前后平行。

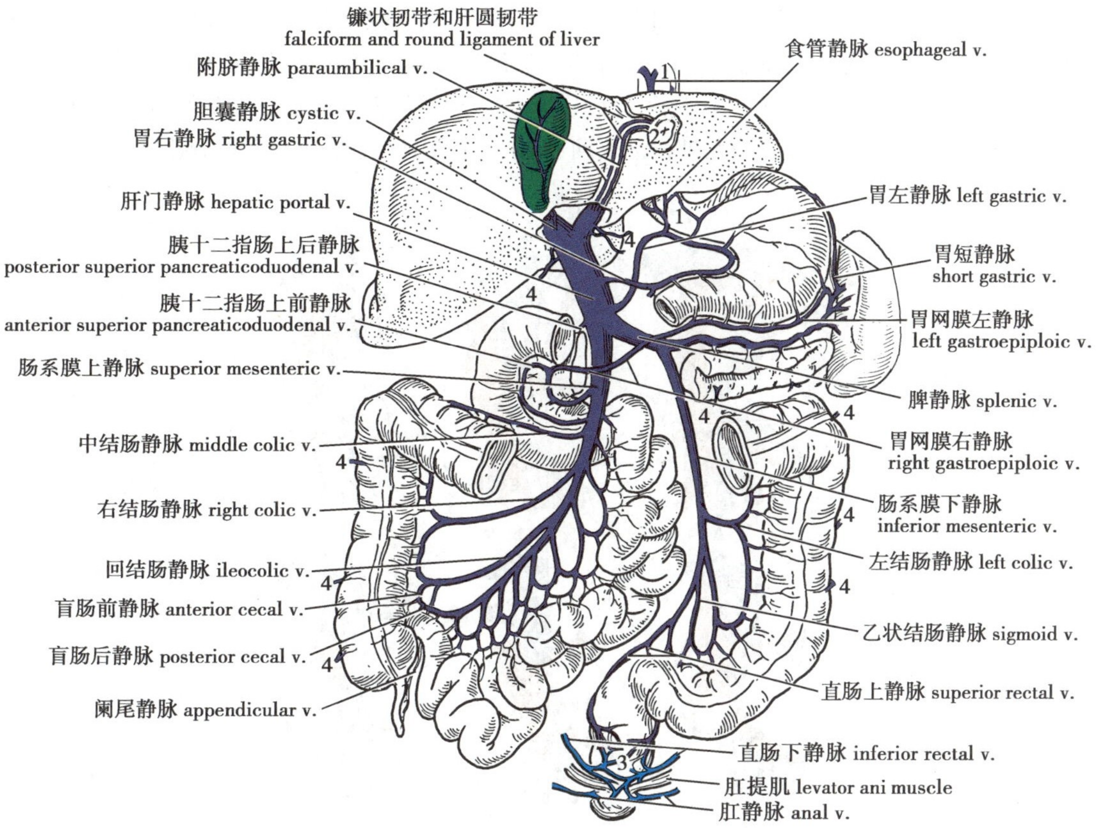

图 4-84 肝门静脉属支及门-腔静脉吻合部位
1. 食管；2. 脐；3. 直肠；4. 腹膜后间隙。

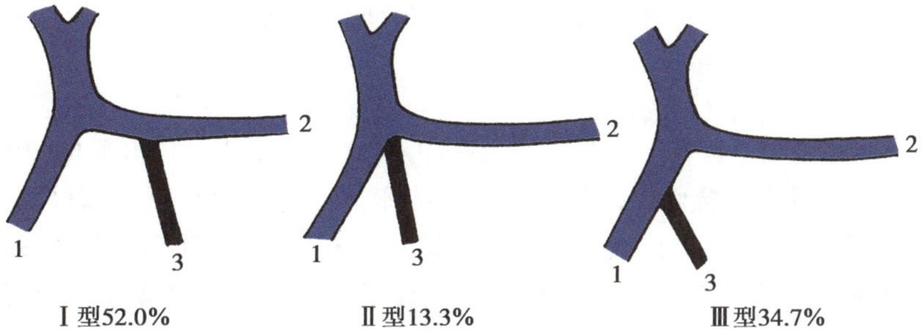

Ⅰ型52.0%　　Ⅱ型13.3%　　Ⅲ型34.7%

图 4-85 肠系膜下静脉汇入部位类型
1. 肠系膜上静脉；2. 脾静脉；3. 肠系膜下静脉。

（三）属支与收集范围

肝门静脉系收集腹腔不成对器官的静脉血（肝除外），主要的属支有肠系膜上静脉、脾静脉、肠系膜下静脉、胃左静脉、胃右静脉、胆囊静脉和附脐静脉。胃肠道原发肿瘤可经肝门静脉血液播散，形成肝内转移灶。胎儿期和新生儿期，肝门静脉及其属支有静脉瓣，之后逐渐萎缩，至成人期肝门静脉及其属支内多无瓣膜。

1. 肠系膜上静脉 superior mesenteric vein 位于同名动脉右前方，长 8~10cm，收集十二指肠至结肠左曲之间的肠管及部分胃和胰的静脉血。该静脉在右髂窝处由回肠末端、盲肠和阑尾的小静脉汇合而成，经右输尿管、下腔静脉、胰钩突和十二指肠水平部的前方上行，在胰颈后方与脾静脉汇合（图 4-84）。在胰下缘处，有 2~5 条小静脉注入，寻找、分离血管时不能忽视。肠系膜上静脉介于回结肠静脉与 Henle 干之间的一段,称外科干,长 3~4cm,紧靠下腔静脉,肝门静脉高压时,常在此行肠系膜上静脉 - 下腔静脉分流术,以分流肝门静脉血液。据统计,外科干有 8 种类型,常见型占 44.4%,外科干有足够的长度(2cm 以上)和管径,可顺利进行分流术;其余各型对手术有一定的影响,其中仅有少数(7.8%)因外科干太短(不足 1cm)或无外科干或动、静脉完全重叠等不能施行此种分流术(图 4-86)。

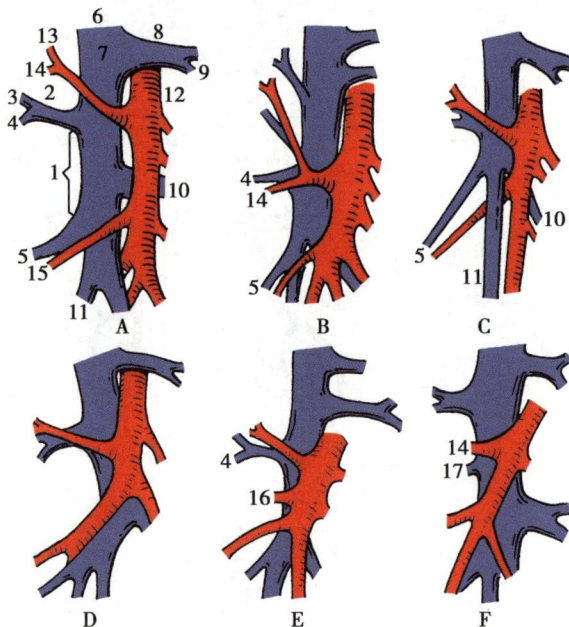

图 4-86　外科干及其变异

A. 常见的外科干;B. 外科干短且分叉;C. 无外科干;D. 肠系膜上动脉位于外科干前方并绕其右侧;E、F. 肠系膜上动脉位于外科干前方并有动脉分支横过外科干;D~F. 动静脉重叠。

1. 外科干;2.Henle 干;3. 胃网膜右静脉;4. 右结肠静脉;5. 回结肠静脉;6. 肝门静脉;7. 肠系膜上静脉;8. 脾静脉;9. 肠系膜下静脉;10. 空肠静脉;11. 回肠静脉;12. 肠系膜上动脉;13. 中结肠动脉;14. 右结肠动脉;15. 回结肠动脉;16. 右结肠中动脉;17. 右结肠中静脉。

2. **脾静脉 splenic vein**　长 5.7~10.0cm,管径约 1.1cm,血流量占肝门静脉的 20%。脾静脉在脾门处由 2~6 条脾内的静脉支汇合而成,在脾肾韧带内与脾动脉和胰尾伴行,继而行向右下方,在脾动脉稍下方越过左肾、左肾门的前面,经腹腔干与肠系膜上动脉之间至胰颈后方与肠系膜上静脉汇合成肝门静脉。肝门静脉与脾静脉之间的夹角称门脾角,多呈 81°~130°(图 4-84)。属支包括脾和胰的静脉、肠系膜下静脉及胃后静脉等,当肝门静脉高压时,胃后静脉也是造成食管 - 胃底静脉曲张破裂出血的血管之一。胃后静脉主要引流胃后壁的静脉血,通常将胃上翻,在胃膈韧带处可找到 2~6 支胃后静脉,常伴胃短动脉走行(图 4-87)。

3. **肠系膜下静脉 inferior mesenteric vein**　起自直肠静脉丛的直肠上静脉,在壁腹膜深面和腰大肌前面,沿同名动脉左侧上行,越过睾丸或卵巢血管前面或伴行于睾丸或卵巢血管内侧,经十二指肠空肠曲左侧或后面至胰后方注入脾静脉,也可汇入肠系膜上静脉或肠系膜上静脉与脾静脉的交角处(图 4-84)。肠系膜下静脉主要收集降结肠、乙状结肠和直肠上部的静脉血。

4. **胃左静脉 left gastric vein**　又称胃冠状静脉,与同名动脉伴行,收集胃小弯侧胃前、后壁的静脉血。胃左静脉在贲门附近的胃胰襞处有多条食管静脉汇入,继而转向后内侧,行于网膜囊处壁腹膜深面,在十二指肠上部上缘汇入肝门静脉,也可汇入脾静脉或肝门、脾静脉交角处上部(图 4-84)。

5. **胃右静脉 right gastric vein**　与同名动脉伴行,在幽门后部与十二指肠上部之间折返至网膜囊后壁,直接汇入肝门静脉。胃右静脉较胃左静脉细,收集范围也小,但二者间也多有吻合支(图 4-84)。

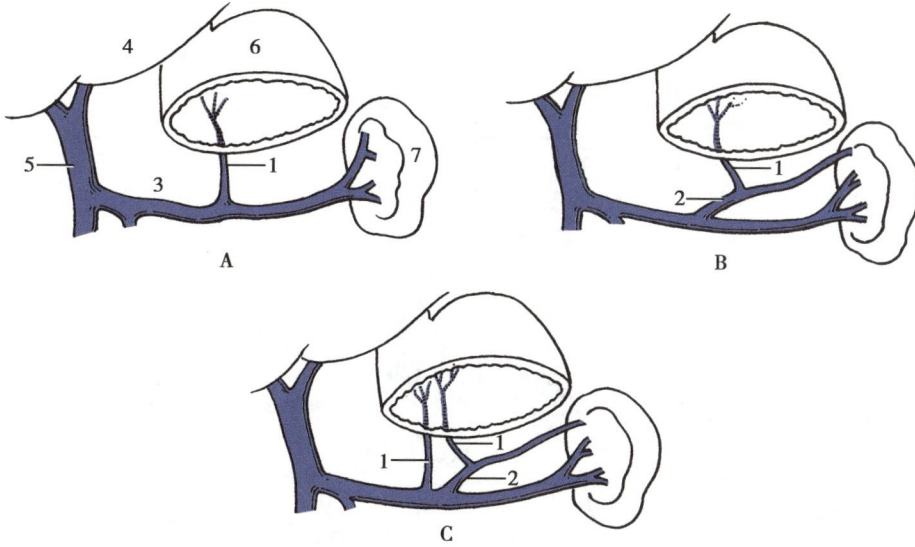

图 4-87 胃后静脉汇入类型

A. 胃后静脉汇入脾静脉;B. 胃后静脉汇入脾静脉上极支;C. 2 支胃后静脉分别汇入脾静脉和脾静脉上极支。
1. 胃后静脉;2. 脾静脉上极支;3. 脾静脉;4. 肝;5. 肝门静脉;6. 胃;7. 脾。

6. 附脐静脉 paraumbilical vein　位于肝圆韧带和镰状韧带内,连于脐部浅、深静脉丛与肝门静脉左支之间(图 4-84)。肝门静脉高压时,附脐静脉压也增高,发生扩张致瓣膜失效、血液逆流,引起脐周静脉网曲张,形成"海蛇头"征。

7. 胆囊静脉 cystic vein　引流胆囊的静脉通常为许多条小静脉,胆囊上部的静脉行经胆囊与胆囊窝之间的疏松结缔组织内,直接汇入肝内肝门静脉分支;其余部分的小静脉在胆囊颈处汇合成 1~2 支胆囊静脉,汇入肝门静脉右支(图 4-84)。

(四) 肝门静脉系与腔静脉系之间的吻合

肝门静脉系与腔静脉系之间有着广泛的吻合,主要分布在食管内的食管静脉丛 esophageal venous plexus、直肠壁内的直肠静脉丛 rectal venous plexus、腹前外侧壁脐周围的脐周静脉网 periumbilical venous rete 和 Retzius 静脉(为肝门静脉系的腹腔器官与下腔静脉属支相吻合的小静脉)等 4 个部位

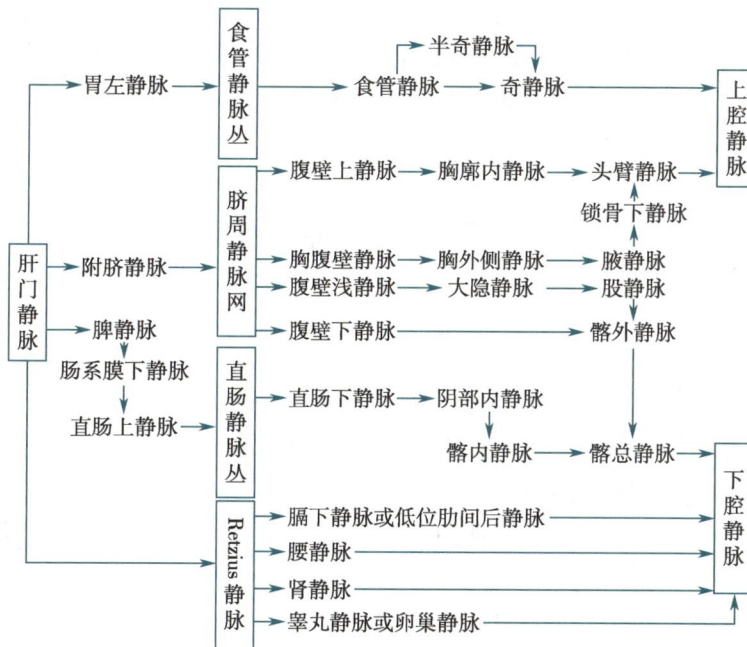

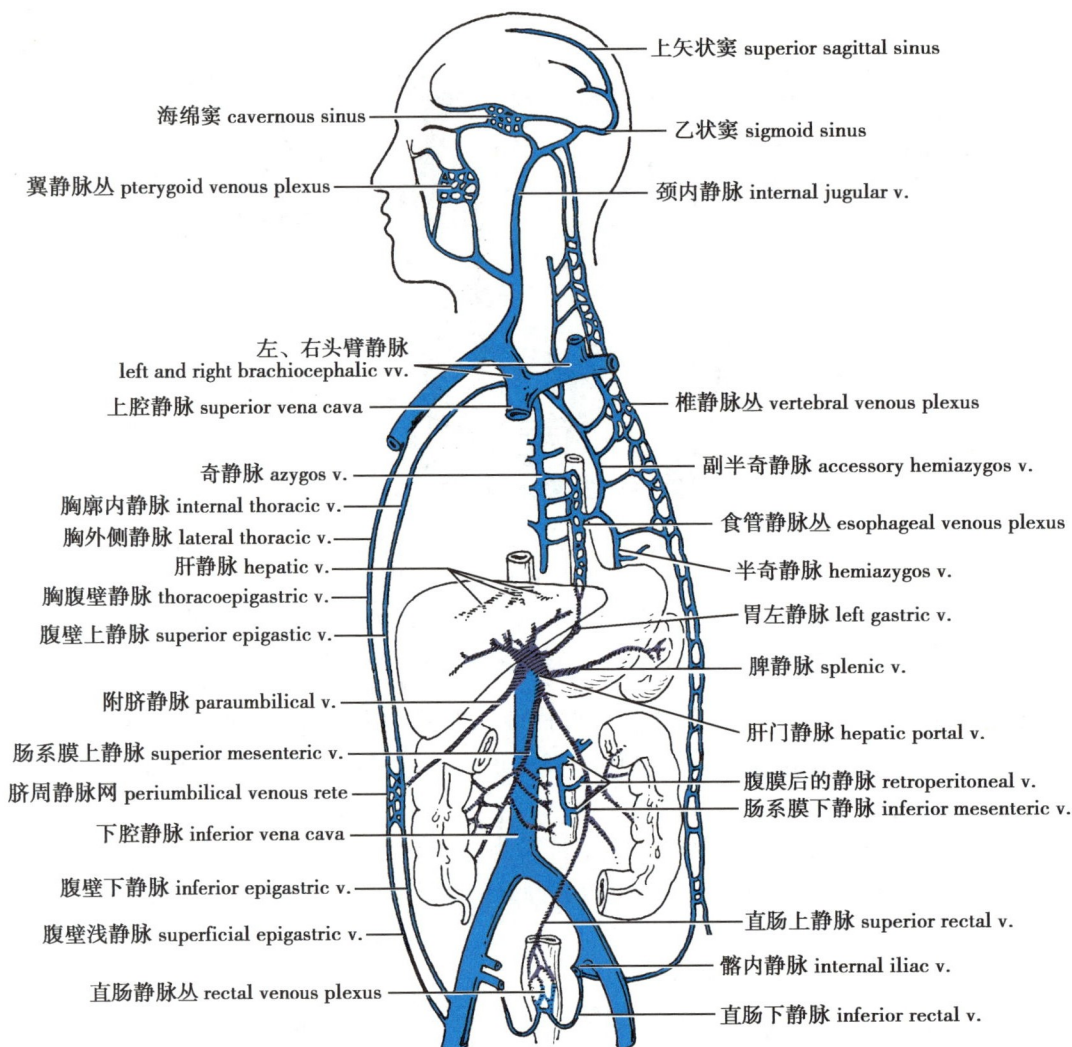

图 4-88　门、腔静脉系侧支循环途径

（图 4-84，图 4-88）。正常时，这些吻合支较细小、不开放，血液仍各自流向归属的静脉系；当肝门静脉系内压力增高时，吻合支开放、增粗甚至曲张，形成侧支循环，肝门静脉系的血液借以分流减压，但吻合处严重曲张的静脉可出现破裂的危险。

第六节　腹膜后间隙

一、概述

腹膜后间隙 retroperitoneal space 位于腹后部壁腹膜与腹内筋膜之间，上界为膈，下至骶骨岬，两侧向外延为腹前外侧壁的腹膜外筋膜。该间隙向上经腰肋三角通后纵隔，向下与盆腔的腹膜后间隙相续，因此腹膜后间隙感染可向上或向下扩散。

腹膜后间隙内主要有胰、十二指肠降部和水平部、肾、肾上腺、输尿管、腹部大血管、淋巴结和神经等重要结构和大量疏松结缔组织，其中胰、十二指肠降部和水平部已在结肠上区内述及（图 4-89）。腹膜后间隙的器官手术多采用腰腹部斜切口经腹膜外入路。

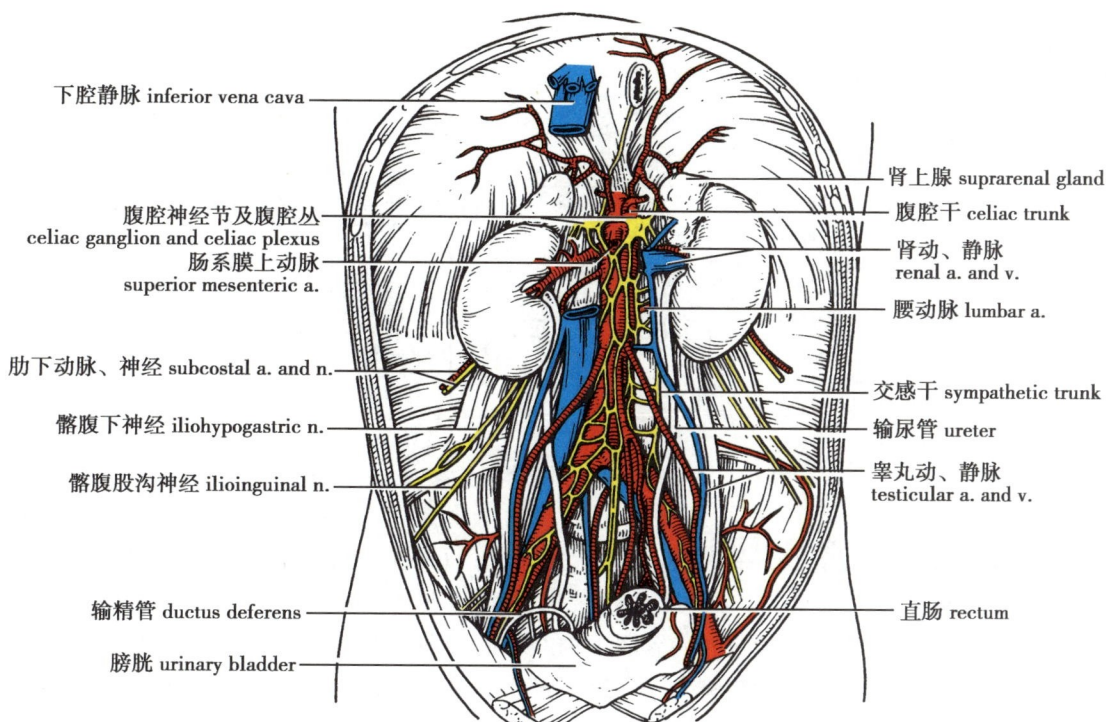

图 4-89 腹膜后间隙

下腔静脉 inferior vena cava
腹腔神经节及腹腔丛 celiac ganglion and celiac plexus
肠系膜上动脉 superior mesenteric a.
肋下动脉、神经 subcostal a. and n.
髂腹下神经 iliohypogastric n.
髂腹股沟神经 ilioinguinal n.
输精管 ductus deferens
膀胱 urinary bladder
肾上腺 suprarenal gland
腹腔干 celiac trunk
肾动、静脉 renal a. and v.
腰动脉 lumbar a.
交感干 sympathetic trunk
输尿管 ureter
睾丸动、静脉 testicular a. and v.
直肠 rectum

二、肾

(一) 位置与毗邻

1. 位置 肾 kidney 为腹膜外位器官,附于脊柱两侧的腹后壁。左肾上端平第 11 胸椎体下缘,下端平第 2~3 腰椎椎间盘平面;右肾上端平第 12 胸椎体上缘,下端平第 3 腰椎体上缘。第 12 肋越过左肾后面的中部、右肾后面的上部(图 4-90)。肾的位置除受呼吸影响外,与体位、性别、年龄和体型也有关。

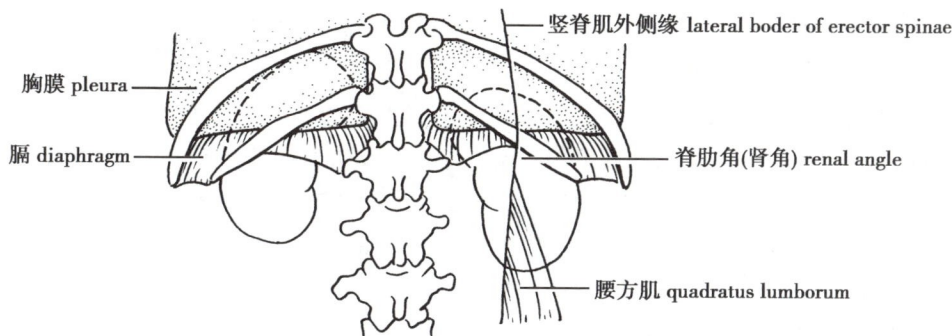

图 4-90 肾后面的毗邻

胸膜 pleura
膈 diaphragm
竖脊肌外侧缘 lateral boder of erector spinae
脊肋角(肾角) renal angle
腰方肌 quadratus lumborum

肾的体表投影:在后正中线两侧 2.5cm 和 7.5~8.5 cm 处各作两条垂线,并经第 11 胸椎和第 3 腰椎棘突各作一水平线,围成左、右两个四边形,两肾基本位于该区域内(图 4-91)。肾门体表投影:在腹前壁,位于第 9 肋软骨前端处,距前正中线外侧 5cm;在腰背部,为第 1 腰椎棘突下缘外侧 5cm 处,相当于第 12 肋下缘与竖脊肌外侧缘的交角处,此处称肾区,又称肾角或脊肋角。肾发生疾患时,该处常有叩击痛或压痛(图 4-90)。

NOTES

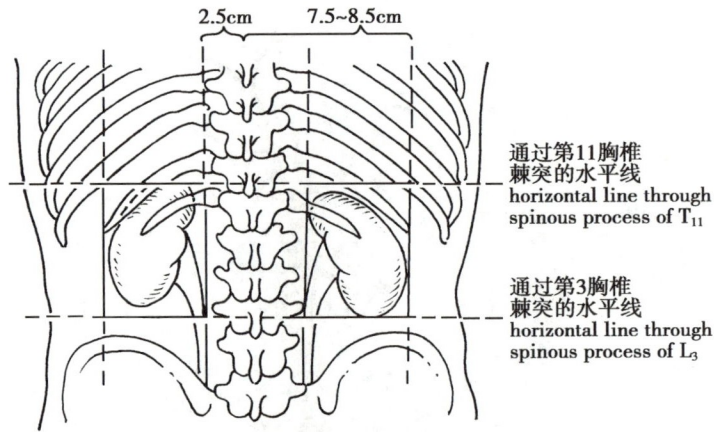

图 4-91　肾的体表投影

2. **毗邻**　两肾上方借疏松结缔组织与肾上腺相邻,后内侧为腰交感干,下内侧为肾盂和输尿管,后方在第 12 肋以上部位借膈与胸膜隐窝相邻,在第 12 肋以下则有肋下血管神经、腰大肌与其前方的生殖股神经、腰方肌与其前方的髂腹下神经和髂腹股沟神经等(图 4-89,图 4-90)。当肾手术需切除第 12 肋时,应注意保护胸膜,以免损伤导致气胸;肾周围炎或脓肿时,可刺激腰大肌引起痉挛,导致患侧下肢屈曲。两肾前面的毗邻不同,左肾前上部毗邻胃后壁,中部有胰尾和脾血管横过,下部为空肠,内侧为腹主动脉,外侧缘上、下部分别与脾和结肠左曲相邻,左肾切除术时应注意勿伤及胰尾;右肾前上部是肝右叶,下部是结肠右曲,内侧邻十二指肠降部和下腔静脉,右肾手术时要注意保护十二指肠降部。

(二) 肾门、肾窦和肾蒂

1. **肾门 renal hilum**　为肾内侧缘中部的凹陷,有肾血管、肾盂、神经和淋巴管等出入。肾门的边缘称肾唇,有前、后之分,具有一定的弹性,当手术需分离肾门时,牵开前唇或后唇可扩大肾门,显露肾窦。

2. **肾窦 renal sinus**　为肾门伸入肾实质所围成的腔隙,被肾小盏、肾大盏、肾盂以及肾的血管、神经、淋巴管和脂肪等占据。

3. **肾蒂 renal pedicle**　由出入肾门的肾血管、肾盂、神经和淋巴管等结构被结缔组织包裹而成。肾蒂内主要结构的排列顺序,自前向后为肾静脉、肾动脉和肾盂,自上而下为肾动脉、肾静脉和肾盂。

(三) 肾血管和肾段

1. **肾动脉和肾段**　肾重量约占体重的 1/100,而肾动脉血流量约占体循环的 20%。肾动脉 renal artery 多在第 1~2 腰椎椎间盘高度,在肠系膜上动脉起点稍下方起自腹主动脉侧壁,起始部外径平均约为 0.77cm。左肾动脉行经左肾静脉、胰体和脾静脉的后方,其前方有肠系膜上静脉跨过;右肾动脉较左侧长且位置较高,行经下腔静脉、右肾静脉、胰头和十二指肠降部的后方。

肾动脉在肾门附近分为前、后两支,前支又分出上段、上前段、下前段和下段动脉,后支行于肾盂后方,在肾窦内续为后段动脉。每条段动脉均有相对独立的供血范围,但有时段动脉之间有共干情况。前支的上段动脉分布于肾上端的前、后部,上前段动脉分布于肾前面的中上部和肾后面的外侧部,这两条段动脉多为共干;下前段动脉分布于肾前面的中下部和肾后面的外侧部,下段动脉分布于肾下端的前、后部,这两条段动脉也可共干。后段动脉供给肾后面的中部,相当于上、下段动脉在肾后面分布范围之间的区域。每一条段动脉分布的肾实质范围,称肾段 renal segment,故肾段包括上段、上前段、下前段、下段和后段 5 个部分(图 4-92)。段动脉之间常缺少吻合,当某段动脉出现血流受阻时,其分布区域的肾段就可发生缺血性坏死。肾段的划分为肾区域性病变的定位和肾段或肾部分外科手术定位提供解剖学基础。

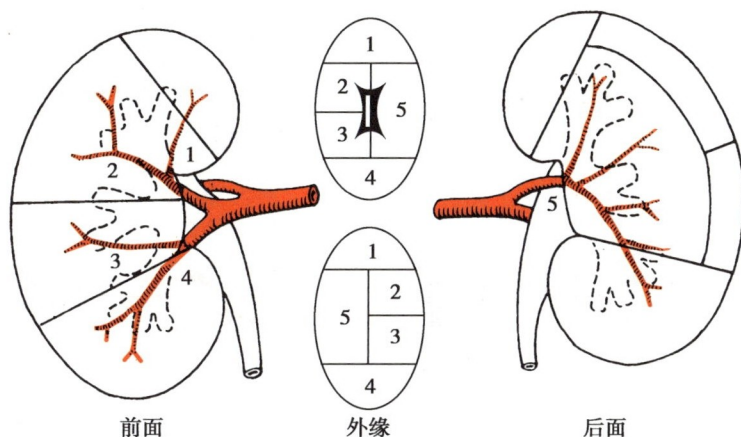

图 4-92 肾段动脉(右肾)

1.上段动脉;2.上前段动脉;3.下前段动脉;4.下段动脉;5.后段动脉

肾动脉变异较为常见。若肾动脉在肾静脉高度以下起自腹主动脉,发出后经肾静脉后面上行,再绕至其前方进入肾门,则可压迫肾静脉使其血流受阻,出现肾静脉高压,在直立时压迫情况尤为明显,这可能是直立性高血压病的病因之一(图 4-93)。只有一条单一的肾动脉仅占 70%。通常将不经肾门而在肾上、下端或肾门前、后方入肾的动脉,称为肾副动脉或肾迷走动脉,实际上多数为起始和行程有变异的肾段动脉,其来源可起自肾动脉、腹主动脉或肠系膜上动脉。经肾上端入肾者称上极动脉,可视为上段动脉,出现率可达 28.7%。经肾下端入肾者称下极动脉,可视为下段动脉,较上极动脉少见,多经输尿管前方进入肾下端,故可压迫输尿管致肾积水(图 4-94)。若右下极动脉起自腹主动脉时,多跨过下腔静脉前方,从而与下腔静脉后方的肾动脉形成下腔静脉周围动脉环(图4-95)。在肾切除术中,如采用集束结扎肾血管蒂,将形成一个嵌闭环,可压迫下腔静脉,造成下腔静脉回流障碍。

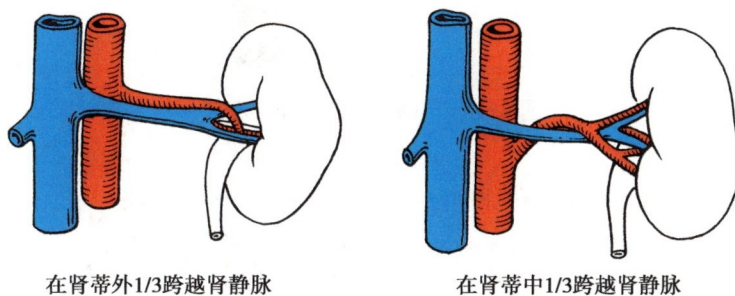

在肾蒂外1/3跨越肾静脉　　　在肾蒂中1/3跨越肾静脉

图 4-93 肾动脉行程的变异

2. 肾静脉 renal vein 与肾内动脉不同,肾内静脉无节段性,有广泛的吻合,结扎任一支不影响血液回流。肾内静脉在肾窦内汇合成 2~3 支,出肾门后合成一干,行于肾动脉前方,横行注入下腔静脉。肾静脉多为 1 支,少数有 2~3 支,多见于右侧。左肾静脉较长,平均为 6.47cm,外径 1.4cm,注入下腔静脉前横过腹主动脉前方,收集左睾丸或卵巢静脉和左肾上腺静脉;右肾静脉较短,平均为 2.75cm,外径 1.1cm,一般不收集右睾丸或卵巢静脉和右肾上腺静脉。

两侧肾静脉的属支不同。右肾静脉通常无肾外属支,左肾静脉的肾外属支与周围的静脉有吻合(图 4-96)。当肝门静脉高压时,利用此解剖特点行大网膜包肾术,可建立肝门静脉系与腔静脉系间的侧支循环,从而降低肝门静脉压力。约有半数以上的左肾静脉与左腰升静脉相连,经腰静脉与椎内静脉丛、颅内硬脑膜窦相通,左肾和睾丸的恶性肿瘤可经此途径向颅内转移。

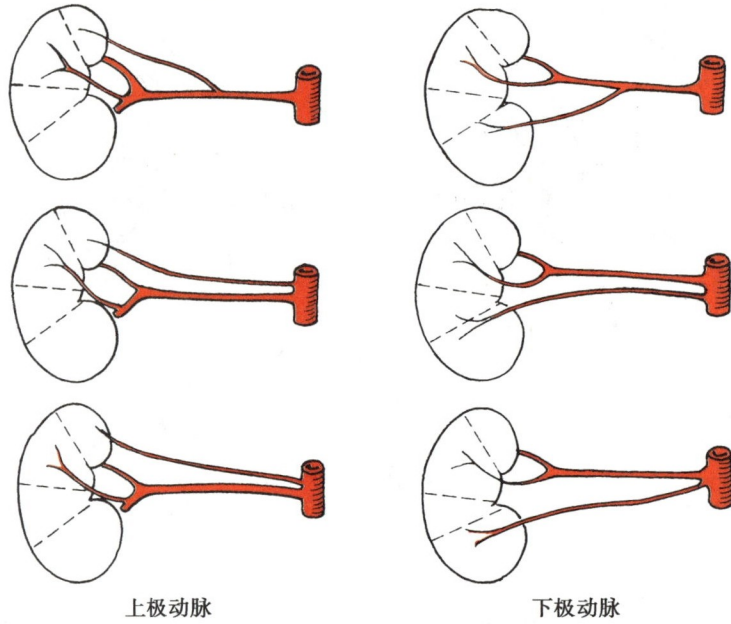

上极动脉　　　　　　　　　　下极动脉

图 4-94　肾上、下极动脉起点类型

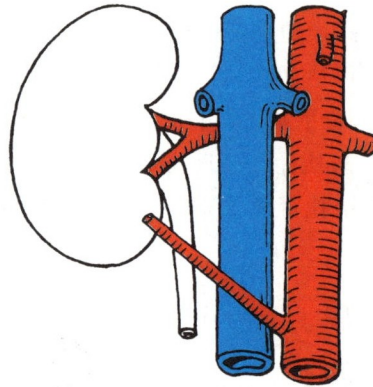

图 4-95　下腔静脉周围动脉环

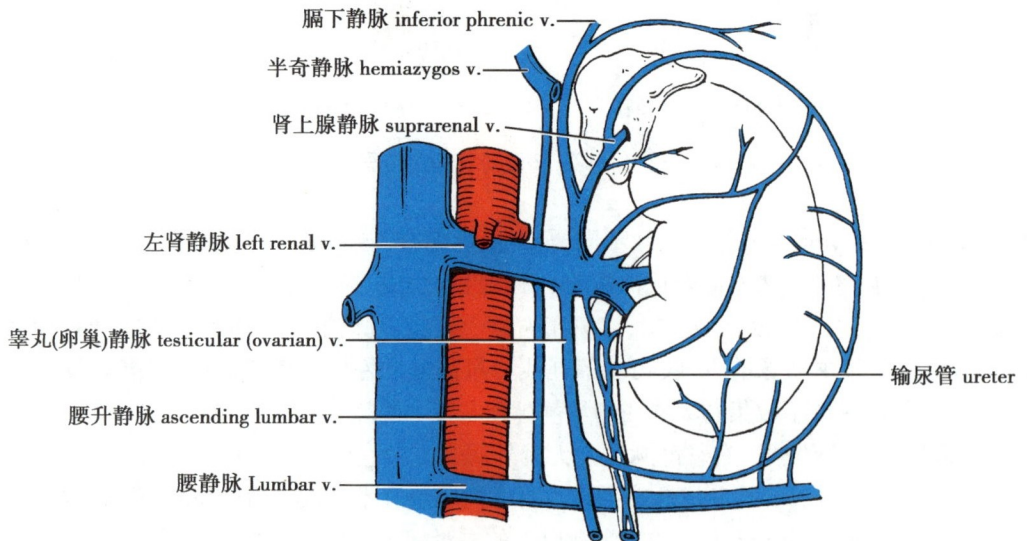

膈下静脉 inferior phrenic v.

半奇静脉 hemiazygos v.

肾上腺静脉 suprarenal v.

左肾静脉 left renal v.

睾丸(卵巢)静脉 testicular (ovarian) v.

输尿管 ureter

腰升静脉 ascending lumbar v.

腰静脉 Lumbar v.

图 4-96　左肾静脉的属支及其与周围静脉的吻合

(四)肾的淋巴引流和神经

1. 淋巴引流 肾有浅、深两组淋巴管丛并相互吻合。浅淋巴管丛位于纤维膜深面,引流肾被膜包括肾脂肪囊的淋巴;深淋巴管丛位于肾内血管周围,引流肾实质的淋巴。肾淋巴管丛在肾门处汇合成较粗的淋巴管加入肾蒂,先后汇入各群腰淋巴结。右肾前部的集合淋巴管沿右肾静脉横行或斜向下内侧,注入腔静脉前淋巴结、主动脉腔静脉间淋巴结和主动脉前淋巴结;后部的集合淋巴管沿右肾动脉注入腔静脉后淋巴结。左肾前部的集合淋巴管沿左肾静脉注入主动脉前淋巴结和主动脉外侧淋巴结;后部的集合淋巴管沿左肾动脉注入其起始处的主动脉外侧淋巴结(图 4-97)。左肾癌时,上述淋巴结皆可被累及。

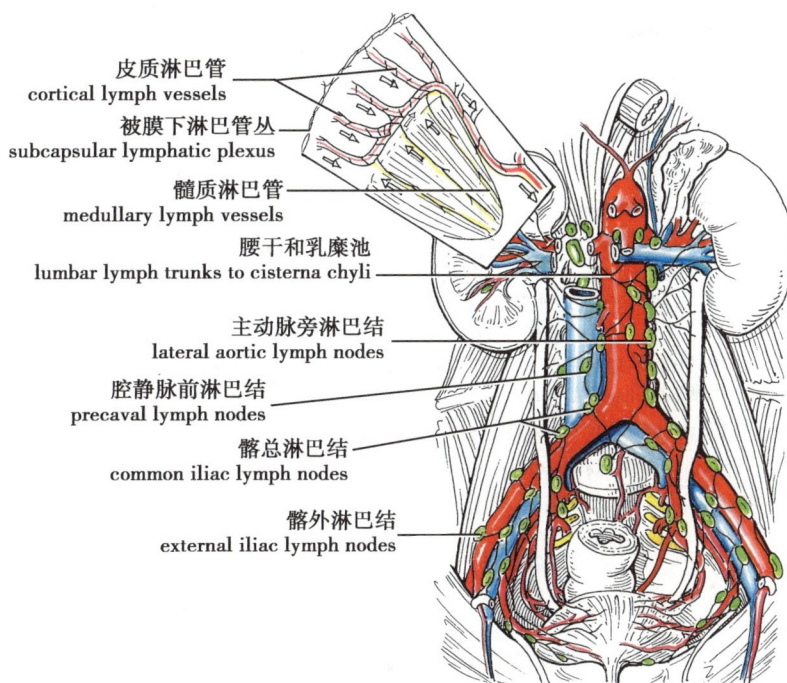

皮质淋巴管
cortical lymph vessels

被膜下淋巴管丛
subcapsular lymphatic plexus

髓质淋巴管
medullary lymph vessels

腰干和乳糜池
lumbar lymph trunks to cisterna chyli

主动脉旁淋巴结
lateral aortic lymph nodes

腔静脉前淋巴结
precaval lymph nodes

髂总淋巴结
common iliac lymph nodes

髂外淋巴结
external iliac lymph nodes

图 4-97 肾、输尿管和膀胱的淋巴管和淋巴

2. 神经 肾由交感神经和副交感神经支配,并有内脏感觉神经分布。肾的交感和副交感神经纤维均起自肾丛。肾丛密集围绕在肾动脉周围,主要由来自腹腔神经丛和神经节、主动脉肾神经节、最下胸内脏神经、第 1 腰内脏神经和主动脉丛的分支组成。一般认为交感神经是肾的主要支配神经,分布于肾内血管、肾小球和肾小管;副交感神经只分布于肾盂平滑肌等处。肾的感觉神经随交感神经和迷走神经的分支走行,多经过肾丛,临床上可通过肾丛阻滞术来消除或减轻肾疾患引起的疼痛(图 4-75,图 4-83)。

(五)被膜

肾的被膜由内向外分为纤维囊、脂肪囊和肾筋膜 3 层(图 4-98)。

1. 纤维囊 fibrous capsule 是肾的固有被膜,由致密结缔组织和弹力纤维构成,薄而坚韧。正常时,纤维囊易从肾表面剥离,但在某些病理情况下,因与肾实质粘连而难以剥离。在肾破裂或行肾部分切除术时,要缝合此膜。

2. 脂肪囊 fatty renal capsule 是位于纤维囊外面的囊状脂肪组织层,又称肾床。在成人,该层可厚达 2cm,尤以肾的后面和边缘更为丰富,可经肾门延至肾窦内,充填于窦内各结构之间的空隙内,对肾有一定的保护和支持作用。临床上的肾囊封闭术,即将药物注入囊内后,在改变体位的情况下,药物可沿肾前筋膜扩散至腹主动脉周围的腹腔丛,从而达到阻滞该丛的目的。由于该层为脂肪组织,X 线易穿透,故在 X 线片上可见肾的轮廓,对肾疾病的诊断有帮助。

NOTES

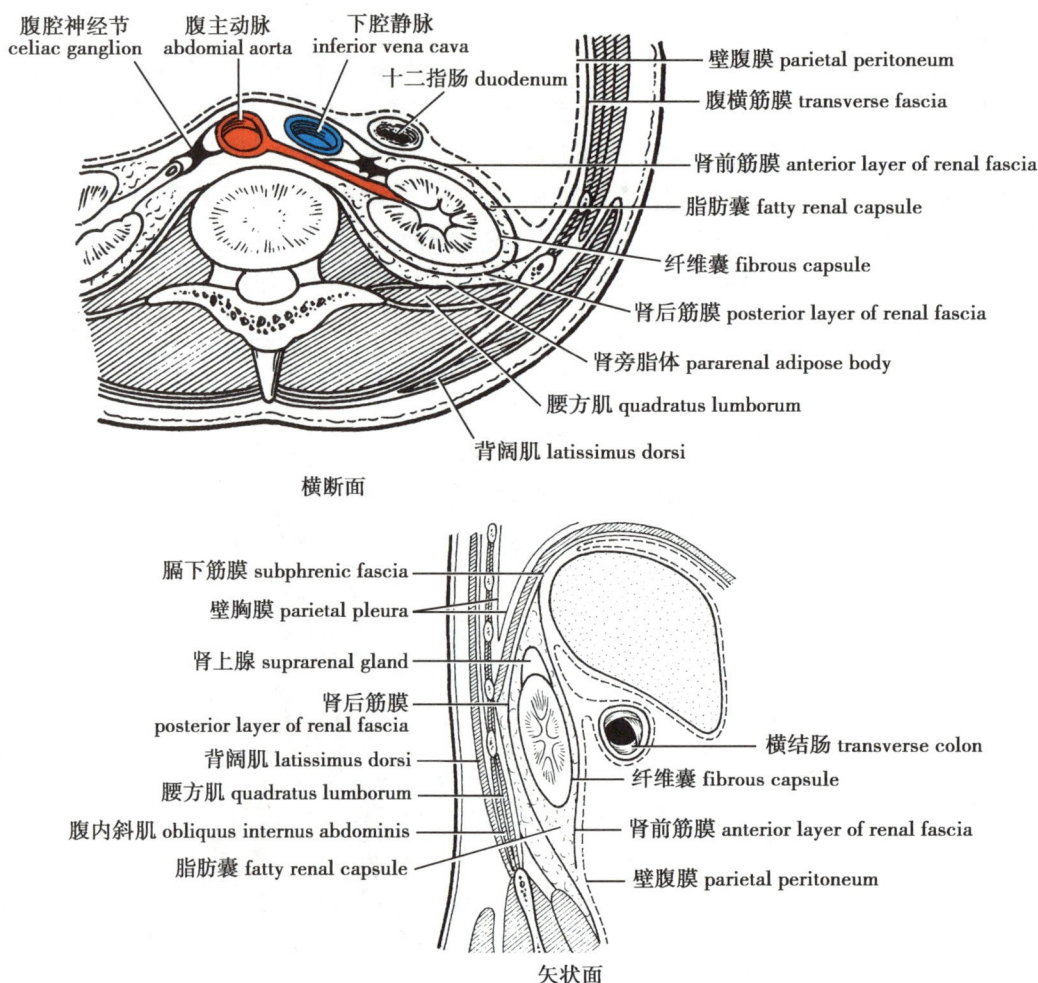

图 4-98 肾的被膜

3. 肾筋膜 renal fascia 又称 Gerota fascia，分前、后两层。前层为肾前筋膜，覆于肾、肾上腺及其血管的前面，并越过腹主动脉和下腔静脉的前面与对侧肾前筋膜相延续；后层为肾后筋膜，覆于肾和肾上腺的后面，并与腰大肌及腰方肌筋膜粘连，向内附于椎体和椎间盘。肾前、后筋膜在肾上腺上端和肾的外侧缘相互愈合，向上与膈下筋膜延续，向外侧与腹横筋膜相接。在肾的下方，肾前筋膜逐渐变薄，消融在髂窝的腹膜外筋膜内，肾后筋膜向下至髂嵴处与髂筋膜愈着。由于肾前、后筋膜在肾下方不融合，呈开放状，向下与直肠后隙相通，临床可经骶前径路行腹膜后注气造影。

肾筋膜发出许多结缔组织纤维束，穿过脂肪囊，与纤维囊相连，对肾有一定的固定作用。由于肾筋膜下端完全开放，当腹壁肌减弱、肾周围脂肪减少或有内脏下垂时，肾移动度可增大，向下形成肾下垂或游走肾。若发生肾积脓或有肾周围炎时，脓液可沿肾筋膜向下蔓延。

三、输尿管腹部

输尿管腹部 abdominal part of ureter 为腹膜外位器官，长 13~14cm。自肾盂末端起始后，沿腰大肌前面行向下内侧，越过紧贴腰大肌的生殖股神经，在腰大肌中点偏下方有睾丸或卵巢血管过其前面，在骨盆上口处移行为输尿管盆部（图 4-89）。该部的体表投影在腹前壁与半月线相当，在腹后壁约与腰椎横突尖端间的连线一致。

输尿管全程粗细不匀，有 3 个生理性狭窄，非狭窄部的直径约 0.6cm。第 1 个狭窄在肾盂与输尿管的移行处，直径约 0.2cm；第 2 个狭窄在跨越髂血管处（相当于骨盆的界线段），直径约 0.3cm；第 3 个狭窄在进入膀胱壁内处。这些狭窄部是尿路结石易嵌顿处。

两侧输尿管腹部的毗邻不同。左输尿管腹部内侧为腹主动脉,前面有十二指肠空肠曲、左结肠血管和左睾丸或卵巢血管,在左髂窝处还有乙状结肠越过,故在直肠或子宫切除术分离和切除乙状结肠时,应注意避免损伤输尿管;右输尿管腹部内侧为下腔静脉,前面有十二指肠降部、右结肠血管、回结肠血管、右睾丸或卵巢血管和回肠末段,在右髂窝处还靠近盲肠和阑尾,故回肠后位阑尾炎时,常可影响右输尿管,甚至疼痛、血尿等。两侧输尿管下行至骨盆上口时,跨越髂外血管起始部,续为输尿管盆部进入盆腔(图4-89)。

输尿管的形态、数目、行程和开口可有变异。下腔静脉后输尿管易致梗阻;双输尿管开口均在膀胱则无碍,若有一条开口在膀胱以外,如在女性,开口在尿道外口旁或阴道内,则因无括约肌束制约造成儿童期持续性尿漏,易与遗尿和尿失禁混淆(图4-99)。

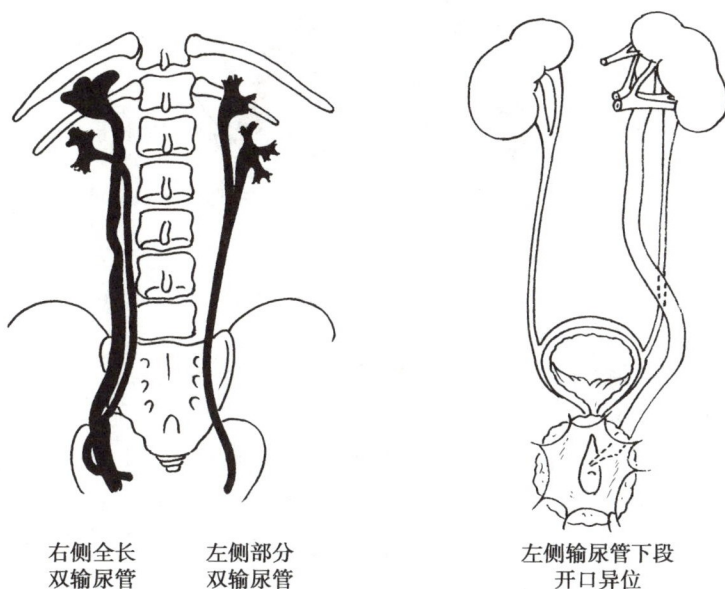

右侧全长 左侧部分 左侧输尿管下段
双输尿管 双输尿管 开口异位

图4-99 两侧重肾、双输尿管

输尿管腹部血供有多个来源。上部血供来自肾动脉和肾下极动脉的分支,下部主要来自腹主动脉、睾丸或卵巢动脉、第1腰动脉、髂总动脉和髂内动脉的分支(图4-100)。各条供血动脉在输尿管壁上形成许多吻合支。输尿管不同部位的供血动脉分支数目和行程均有一定变异,但多在输尿管内侧进入,故手术显露以外侧为宜。输尿管腹部的静脉与动脉伴行,主要经肾静脉、睾丸或卵巢静脉和髂静脉等回流。

输尿管上部的淋巴管与肾的淋巴管通连,注入腰淋巴结;输尿管腹部其余部分的淋巴管注入髂总淋巴结(图4-97)。

输尿管的神经支配主要来自肾丛、腹主动脉丛和腹下丛,这些丛发出神经纤维组成输尿管丛,其中交感神经纤维来自脊髓$T_{11}\sim L_2$节,主要抑制输尿管蠕动;副交感神经纤维来自脑干迷走神经背核(盆部以下来自脊髓$S_{2\sim4}$节),主要促进输尿管蠕动。内脏感觉纤维伴交感神经和副交感神经走行,分别传入脊髓和脑。

输尿管过度扩张或痉挛均可致严重的疼痛(通常被称为肾绞痛),可引起与输尿管神经支配处于同一脊髓节段($T_{11}\sim L_2$)所支配的皮肤区产生牵涉痛,疼痛从腰区向前下放射至腹股沟区、阴囊或大阴唇,并借生殖股神经放射到大腿前上部。

四、肾上腺

肾上腺 suprarenal gland 是成对的内分泌器官,高约5cm,宽约3cm,厚0.5~1cm,重5~7g。右肾上

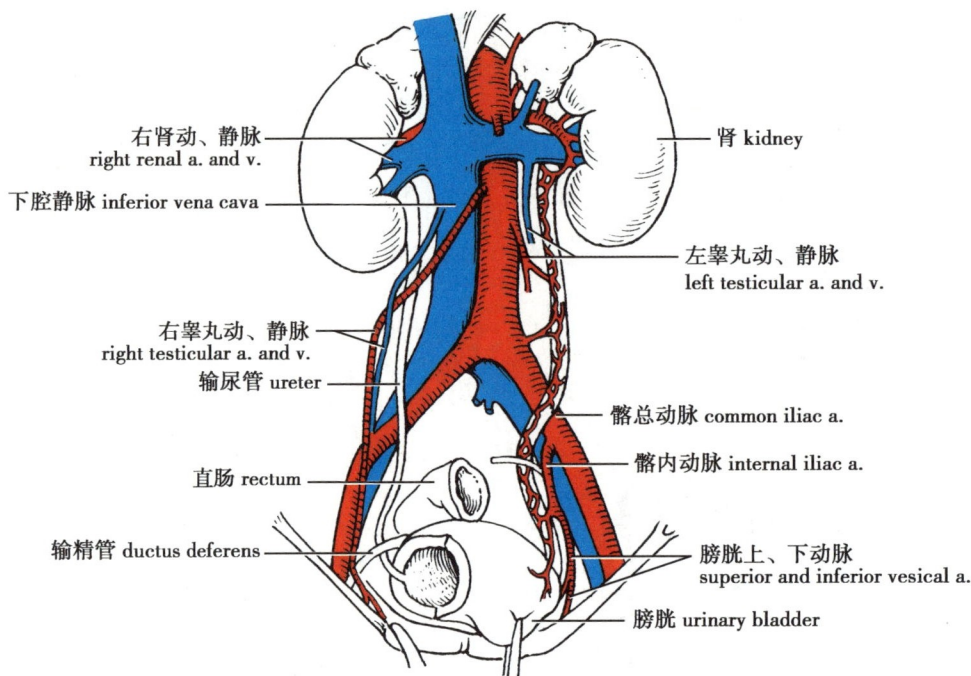

图 4-100　输尿管的动脉

腺呈三角形,左肾上腺呈半月状,凹面贴于肾上极。肾上腺在出生时约为肾大小的 1/3,占体重的 0.2%;成人时则仅为肾的 1/30,占体重的 0.01%。

肾上腺位于腹膜后间隙、脊柱两侧,平第 11 胸椎高度,紧贴在肾的上端。肾筋膜将肾和肾上腺一起包裹。临床上可用腹膜后注气造影术来显示肾上腺的轮廓,对诊断肾上腺疾患有一定的意义。两侧肾上腺的毗邻不尽相同:左肾上腺前面的上部以网膜囊与胃后壁相邻,下部与胰尾、脾血管相邻,内侧缘紧邻腹主动脉;右肾上腺前面为肝右叶,前面的上部与肝裸区相邻,内侧缘紧邻下腔静脉。两侧肾上腺的后面均为膈,两侧肾上腺内侧缘之间有腹腔神经节和腹腔丛等。

肾上腺的血供丰富,动脉有:①肾上腺上动脉 superior suprarenal artery 起自膈下动脉;②肾上腺中动脉 middle suprarenal artery 起自腹主动脉;③肾上腺下动脉 inferior suprarenal artery 起自肾动脉(图 4-101)。这些动脉进入肾上腺后,先在被膜内分支形成丰富的吻合,再发出细小分支进入皮质和髓质。一部分血管在皮质和髓质内形成血窦,其余的在细胞索间吻合成网,皮质和髓质的血窦集合

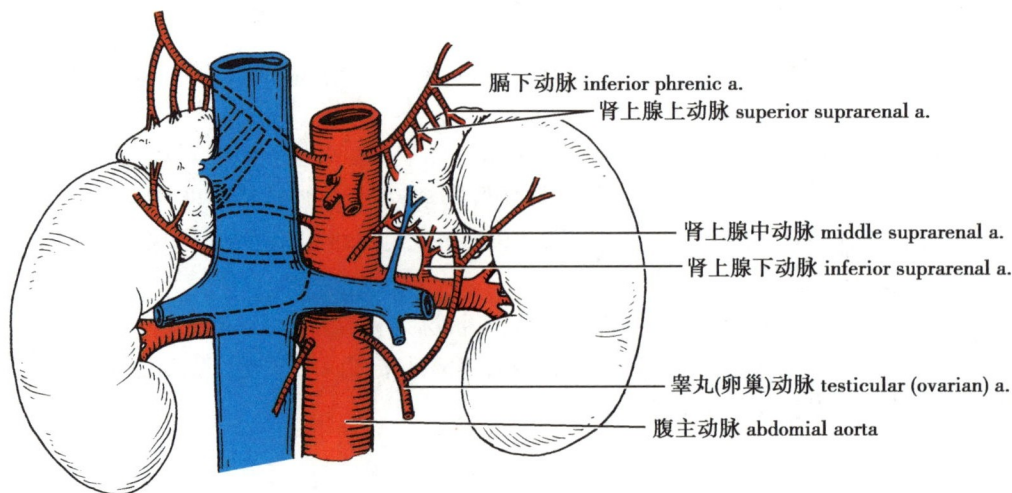

图 4-101　肾上腺的动脉

成中央静脉,出肾上腺为肾上腺静脉。左肾上腺静脉多为1支,偶为2支,长约2cm,外径约0.4cm,注入左肾静脉;右肾上腺静脉多为1支,长约1cm,外径约0.3cm,注入下腔静脉,少数注入右膈下静脉、右肾静脉或副肝右静脉,偶尔注入肝右静脉。右肾上腺静脉甚短,又多汇入下腔静脉右后壁,在分离右肾上腺血管时,必须保护下腔静脉。

肾上腺的集合淋巴管多斜向下内侧,注入腹主动脉外侧淋巴结、下腔静脉外侧淋巴结和腰淋巴结。肾上腺上部的部分淋巴管可沿肾上腺上动脉注入膈下淋巴结。左肾上腺的部分淋巴管伴内脏大神经注入纵隔后淋巴结。

肾上腺的交感神经节前纤维来自下段胸髓节段,通过腹腔神经丛和神经节至肾上腺丛,这些神经纤维与大的髓质嗜铬细胞之间形成突触(图4-75,图4-83)。

五、腹主动脉

(一)位置与毗邻

腹主动脉 abdominal aorta 又称主动脉腹部,是降主动脉的腹段,全长14~15cm,周径2.9~3.0cm。在第12胸椎下缘前方续于胸主动脉,经膈的主动脉裂孔进入腹膜后间隙,沿脊柱左前方下行至第4腰椎下缘,分为左、右髂总动脉。从胸骨颈静脉切迹至耻骨联合上缘连线中点的平面(幽门平面)以上约2.5cm起始,向下至脐左下方2cm处,画一条宽约2cm的带状区,即腹主动脉在腹前壁的体表投影,其中腹主动脉下端的体表投影在相当于左、右髂嵴顶点连线的中点。

腹主动脉前方自上而下有肝左叶、小网膜(间隔有网膜囊)、腹腔丛、食管末段、横结肠系膜、脾静脉、胰、左肾静脉、十二指肠水平部、肠系膜根、主动脉丛、主动脉前淋巴结及小肠袢等;后方有上4个腰椎体及其椎间盘、前纵韧带和第2~4腰静脉;右侧的上部邻右膈脚、右腹腔神经节、右内脏大神经、乳糜池和胸导管起始段,并借右膈脚与下腔静脉上部相邻,下部与下腔静脉下部直接相贴;左侧与左膈脚、左腹腔神经节和左内脏大神经相邻,在第2腰椎处与十二指肠空肠曲接近,左交感干沿腹主动脉左缘下行,肠系膜下血管从腹主动脉下部左侧经过(图4-102)。

(二)分支

腹主动脉的分支有脏支和壁支之分,脏支又分为不成对和成对两种(图4-102)。

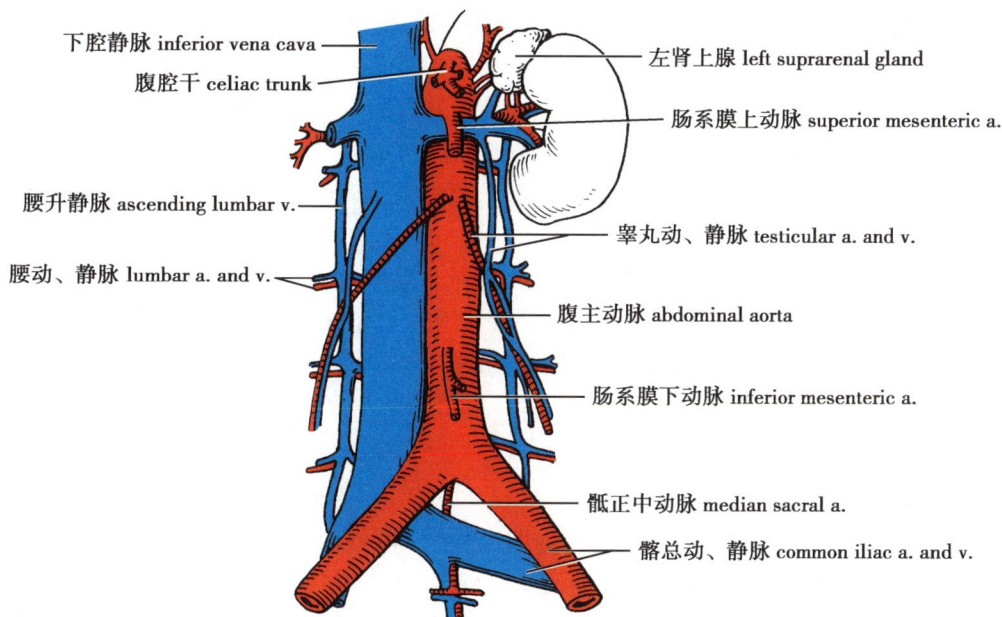

图4-102 腹膜后间隙的大血管及腰动脉、腰静脉

1. 不成对的脏支

（1）腹腔干 celiac trunk：在膈主动脉裂孔稍下方起自腹主动脉前壁，多数在第 1 腰椎水平处，全长 2.45cm。腹腔干向前上方至胰和脾静脉上缘处即分肝总动脉、脾动脉和胃左动脉。腹腔干左侧是左腹腔神经节、左膈脚和胃贲门，右侧是右腹腔神经节、右膈脚和肝尾状叶，右膈脚可压迫腹腔干起始部引起狭窄。

（2）肠系膜上动脉 superior mesenteric artery：在腹腔干下方 0.6~1cm 处，发自腹主动脉前壁，多在第 1 腰椎水平、胰颈后方。在胰体和脾静脉后方下行，经左肾静脉、胰钩突和十二指肠水平部前面进入肠系膜根，向右下经下腔静脉、右输尿管和右腰大肌前方至右髂窝。肠系膜上动脉与腹主动脉间夹角较小，故经股动脉入路插管有些困难，若此夹角过小或肠系膜上动脉起点过低时，不仅可压迫十二指肠引起梗阻症状，还可压迫左肾静脉导致左肾、左睾丸或卵巢和左肾上腺的静脉回流障碍，是儿童非肾性血尿和男性左侧精索静脉曲张原因之一。肠系膜上动脉发出中结肠动脉、右结肠动脉、回结肠动脉、空肠动脉、回肠动脉和胰十二指肠下动脉，还可发出肝总动脉、胃十二指肠动脉、副肝右动脉、副胰动脉或脾动脉。肠系膜上动脉的体表投影：自幽门平面稍上开始，斜向右下方，呈凸向左侧的弧形至髂结节平面与右髂结节外侧面交叉处。

（3）肠系膜下动脉 inferior mesenteric artery：在第 3 腰椎水平，腹主动脉分叉处上方 3~4cm 处发自腹主动脉前壁，在壁腹膜深面，沿腹主动脉前面下行一段后转向左侧，越过左髂总动脉前方、左输尿管内侧，进入乙状结肠系膜，下行至盆腔后移行为直肠上动脉。

2. 成对的脏支

（1）肾上腺中动脉 middle suprarenal artery：每侧多为 1~3 支，在肾动脉上方约平第 1 腰椎高度起自腹主动脉侧壁，向外侧经膈脚前方行至肾上腺中部。该动脉也可起自膈下动脉、肾动脉或腹腔干。

（2）肾动脉 renal artery：在第 1~2 腰椎椎间盘高度、肠系膜上动脉起点稍下方发自腹主动脉侧壁。

（3）睾丸动脉 testicular artery 或卵巢动脉 ovarian artery：在肾动脉起点稍下方起自腹主动脉前外侧壁，经壁腹膜深面、腰大肌和生殖股神经前面，上段越过输尿管前方，下段与髂外血管交叉。此后，睾丸动脉至腹股沟管深环与输精管共同经过腹股沟管，在睾丸后缘上端分为 2 支，沿睾丸内、外侧面下行，穿白膜分布于睾丸实质，沿途还发出输尿管支和提睾肌支等；卵巢动脉则经卵巢悬韧带下行至子宫阔韧带两层腹膜间，在输卵管下方与子宫动脉卵巢支吻合成弓，由弓发出分支至卵巢和子宫。

3. 壁支

（1）膈下动脉 inferior phrenic artery：在膈主动脉裂孔处起自腹主动脉，左膈下动脉经左膈脚前方、食管腹部后方，右膈下动脉经右膈脚和下腔静脉后方，至膈中心腱处均分为前、后两支，分布至膈。

（2）腰动脉 lumbar artery：共 4 对，起自腹主动脉后壁的两侧，横过腰椎体前面和侧面，至腰大肌内侧缘处分出背侧支和腹侧支。背侧支分布至背部的肌、皮肤和脊柱，腹侧支分布至腹壁，并与腹前外侧壁其他动脉吻合。由于腰动脉紧贴腰椎体横行，腰椎结核病灶清除术时，应注意结扎有关动脉，防止出血。

（3）骶正中动脉 median sacral artery：起自腹主动脉末端的背侧，在第 4~5 腰椎和骶、尾骨前面下行，并向两侧发出腰最下动脉（又称第 5 腰动脉）、骶外侧支和直肠支等，供血邻近组织。腰骶部结核病灶清除术时，应避免损伤骶正中动脉，否则出血不易控制。

六、下腔静脉

（一）行程与毗邻

下腔静脉 inferior vena cava 在第 5 腰椎体前面由左、右髂总静脉汇合而成，沿脊柱右前方、腹主动脉右侧上行，经肝的腔静脉沟并收集肝静脉后，向上穿膈的腔静脉孔入胸腔，最后穿心包注入右心房。下腔静脉主要收集下肢、盆部和腹部的静脉血。下腔静脉的变异包括双下腔静脉、左下腔静脉、下腔静脉肝后段缺如等。

下腔静脉的前面有肝、胰头、十二指肠水平部以及右睾丸或卵巢动脉和肠系膜根,后面有右膈脚、第 1~4 腰椎、右腰交感干和腹主动脉的壁支,左侧为腹主动脉,右侧为腰大肌、右肾和右肾上腺(图 4-103)。

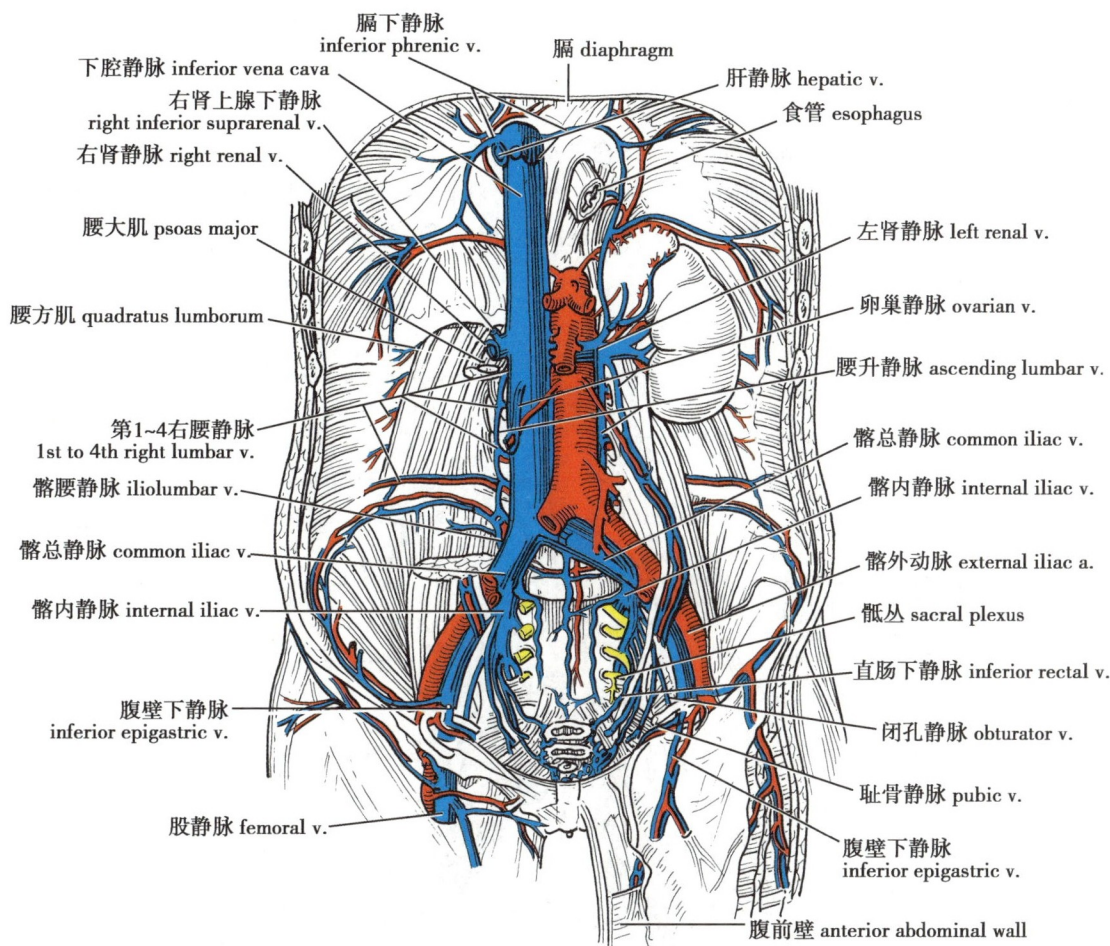

图 4-103　下腔静脉及其属支

(二) 属支

下腔静脉的属支包括髂总静脉、右睾丸或卵巢静脉、肾静脉、右肾上腺静脉、肝静脉、膈下静脉和腰静脉等,多数属支与同名动脉伴行(图 4-103)。

1. 膈下静脉 inferior phrenic vein 与同名动脉伴行,收集膈中央部和肾上腺的静脉。

2. 睾丸静脉 testicular vein 或卵巢静脉 ovarian vein 睾丸和附睾的小静脉在睾丸动脉周围汇合成蔓状静脉丛,至腹股沟管深环处汇合成 2 条睾丸静脉,在腹膜后与同名动脉伴行,沿腰大肌和输尿管前面上行,合为 1 支,其中右侧者斜行汇入下腔静脉,左侧者几乎垂直上行汇入左肾静脉。卵巢静脉起自卵巢附近、子宫阔韧带两层间的蔓状静脉丛,沿盆侧壁上行,与子宫阴道静脉丛和卵巢系膜附近静脉丛等广泛交通,继而伴同名动脉上行,汇入部位与睾丸静脉相同。

左侧睾丸静脉曲张较右侧常见,其原因是:左睾丸静脉的血液经左肾静脉注入下腔静脉,流程较长;左睾丸静脉垂直上行,近乎直角注入左肾静脉,回流阻力较大;上行过程中有乙状结肠跨过,易受其压迫;左肾静脉通过肠系膜上动脉根部与腹主动脉间的夹角注入下腔静脉,左肾静脉回流受阻也可累及左睾丸静脉。

3. 腰静脉 lumbar vein 共 4 对,与同名动脉伴行,收集腰部组织的静脉血,汇入下腔静脉,并与

NOTES

椎外静脉丛有吻合,可间接引流椎内和脊髓部分血液。连接上、下位腰静脉的纵行交通支称为腰升静脉 ascending lumbar vein。该静脉向下与髂总静脉、髂腰静脉和髂内静脉相连,向上与肾静脉、肋下静脉和奇静脉相通。两侧腰升静脉分别经左、右膈脚至后纵隔,分别续为半奇静脉和奇静脉,最后汇入上腔静脉。故腰升静脉也是上、下腔静脉系间联系通道之一。

其余属支见相应部位描述。

七、腰交感干

腰交感干 lumbar sympathetic trunk 由 4~5 对腰交感神经节通过节间支连接而成,位于腰椎体前外侧、腰大肌内侧缘,表面被椎前筋膜覆盖。向上在内侧弓状韧带后方连于胸交感干,向下在髂血管后方续为骶交感干。两侧腰交感干之间还有交通支相连,因此,腰交感神经节切除术时,必须同时将交通支一并切除(图 4-104)。

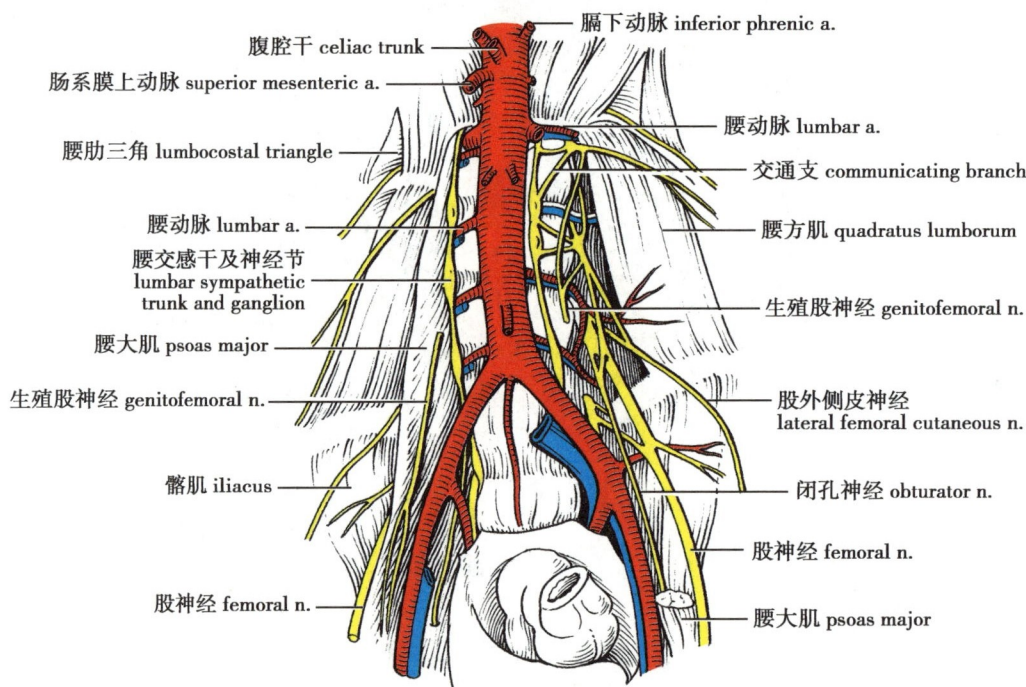

图 4-104   腰交感干

左腰交感干毗邻腹主动脉左缘,两者间距 0.5~2cm;右腰交感干前方有下腔静脉和腰静脉。两侧腰交感干的下部分别位于左、右髂总静脉后方,外侧有生殖股神经下行(图 4-89)。

腰神经节 lumbar ganglion 较胸神经节小。第 1、2、5 腰神经节位于相应的椎体平面,第 3 腰神经节多位于第 2~3 腰椎间盘平面,第 4 腰神经节多位于第 3~4 腰椎间盘平面(图 4-104)。神经节的数目可因节的融合或缺如而变异,其位置以第 2 与第 4 腰椎水平的神经节较为恒定,并分别被内侧弓状韧带和髂总动脉遮盖,临床上常借此作为寻找的标志。在腰神经节附近有腰淋巴结,手术中应加以鉴别。

八、乳糜池

乳糜池 cisterna chyli 是胸导管起始部的膨大,多呈梭形,也可呈圆锥形或星形,位于腹膜后间隙、第 1 腰椎体前方和腹主动脉右后方,有时位于腹主动脉与下腔静脉之间,向上续为胸导管。约 14% 的人无明显的乳糜池,而由相互吻合的淋巴管所代替。乳糜池接受肠干和左、右腰干,运输淋巴和消化管吸收的乳糜(图 4-74)。

第七节　腹部横断面影像解剖

一、经第二肝门横断面

第二肝门是本断面的重要特征。第二肝门位于腔静脉沟上部,为肝左静脉、肝中静脉和肝右静脉出肝处,位于第 10 胸椎体上份水平占 56.7%,而本断面的第二肝门位置偏高,平第 9 胸椎椎间盘,在断面上肝右静脉汇入下腔静脉右壁,肝中静脉和肝左静脉共同开口于下腔静脉左前壁。据 446 例国人的观察资料,65.7% 的肝左静脉与肝中静脉同干汇入下腔静脉,33.2% 的肝左静脉单独汇入下腔静脉的左前壁或左壁。胃底和大网膜占据左上腹,其断面进一步增大(图 4-105)。

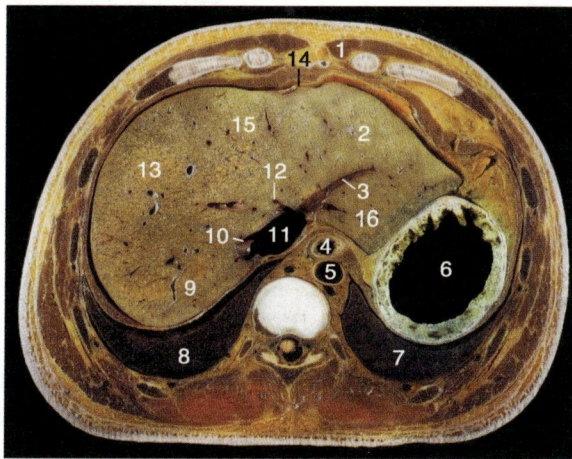

A. 断面标本

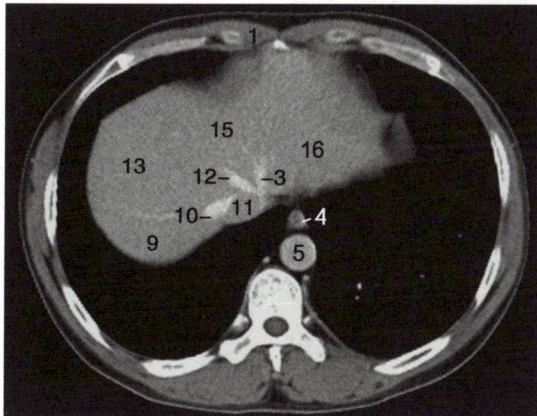

B. CT

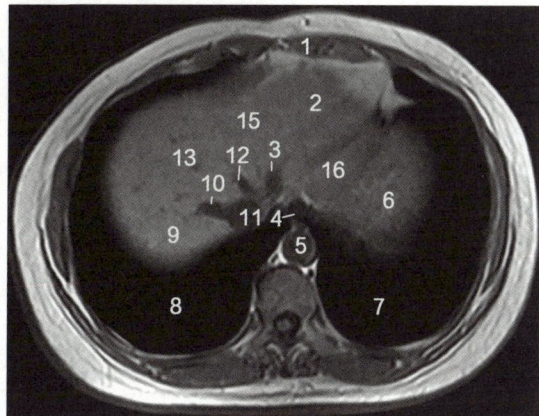

C. MRI

图 4-105　经第二肝门横断面解剖与 CT 和 MRI

1. 腹直肌 rectus abdominis;2. 左外叶下段 inferior segment of left lateral lobe;3. 肝左静脉 left hepatic vein;4. 食管 esophagus;5. 胸主动脉 thoracic aorta;6. 胃底 fundus of stomach;7. 左肺下叶 inferior lobe of left lung;8. 右肺下叶 inferior lobe of right lung;9. 右后叶上段 superior segment of right posterior lobe;10. 肝右静脉 right hepatic vein;11. 下腔静脉 inferior vena cava;12. 肝中静脉 intermediate hepatic vein;13. 右前叶上段 superior segment of right anterior lobe;14. 肝镰状韧带 falciform ligament of liver;15. 肝左内叶 left medial lobe of liver;16. 左外叶上段 superior segment of left lateral lobe。

二、经肝门静脉左支角部横断面

此断面经肝门静脉左支角部和第 10 胸椎体下份,腹腔内结构由右至左为肝、胃底和脾,脾首次出现于胃底左后方,呈新月状。肝门静脉左支分为横部、角部、矢状部和囊部,角部出现是本断面的重要特征,自上而下连续横断面中,角部先出现,其次为横部的起始部和矢状部,囊部也可与矢状部在同一层面或稍低一个层面出现。肝中静脉主干已被其左、右两属支代替,肝右静脉汇入下腔静脉右侧,肝门静脉的右前上段支位于肝右静脉和肝中静脉之间(图 4-106)。

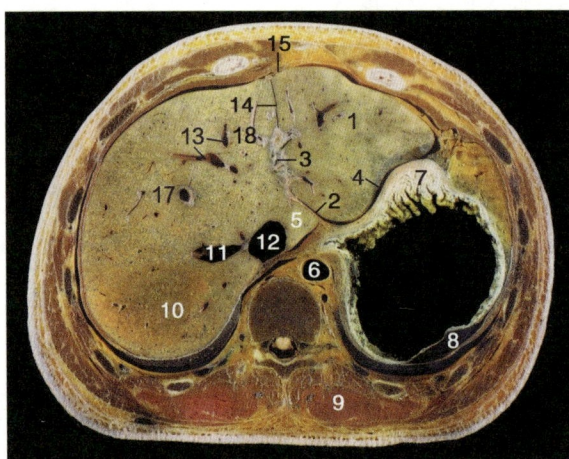

A. 断面标本

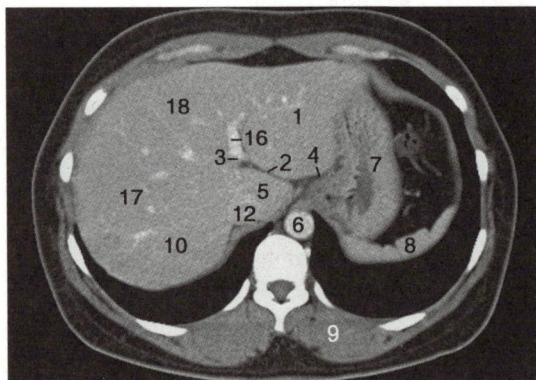

B. CT

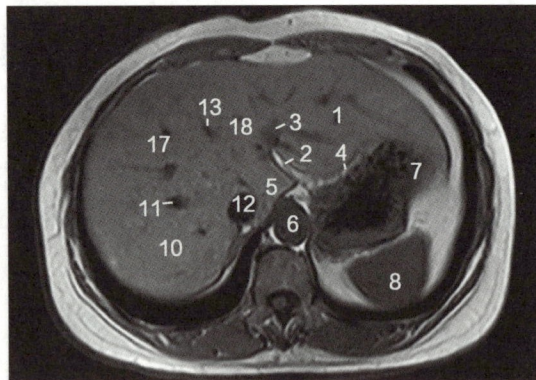

C. MRI

图 4-106 经肝门静脉左支角部横断面解剖与 CT 和 MRI

1. 肝左外叶 left lateral lobe of liver;2. 静脉韧带裂 fissure for ligamentum venosum;3. 肝门静脉左支角部 angle part of left hepatic portal vein;4. 左肝下前间隙 anterior left subrahepatic space;5. 肝尾状叶 caudate lobe of liver;6. 胸主动脉 thoracic aorta;7. 胃底 fundus of stomach;8. 脾 spleen;9. 竖脊肌 erector spinae;10. 右后叶上段 superior segment of right posterior lobe;11. 肝右静脉 right hepatic vein;12. 下腔静脉 inferior vena cava;13. 肝中静脉 intermediate hepatic vein;14. 肝圆韧带裂 fissure for ligamentum teres hepatis;15. 肝镰状韧带 falciform ligament of liver;16. 肝门静脉左支矢状部 sagittal part of left hepatic portal vein;17. 右前叶上段 superior segment of right anterior lobe;18. 肝左内叶 left medial lobe of liver。

三、经肝门静脉分叉部横断面

此断面经第 11 胸椎体中份,肝门静脉右支主干和左支横部出现是本断面的特征,也是肝门的标志。肝门静脉在下腔静脉前方的横沟内分出肝门静脉的左支横部和右支主干,此分叉点多位于第 11~12 胸椎体水平。肝门静脉分叉点是识别肝门结构、肝分叶和分段的重要标志,通常行于下腔静脉的前方或稍偏右,两者隔以肝尾状突。胆囊出现于肝门静脉右支前方,其左侧为肝左内叶,右侧为肝右前叶。胃前份为胃体,后份为胃底,胃底与脾之间的腹膜为胃脾韧带。胃底、脾与胃脾韧带之间的网膜囊为脾隐窝(图 4-107)。

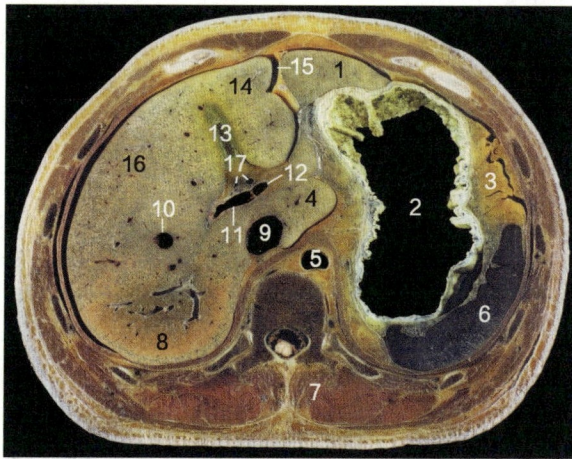

A. 断面标本

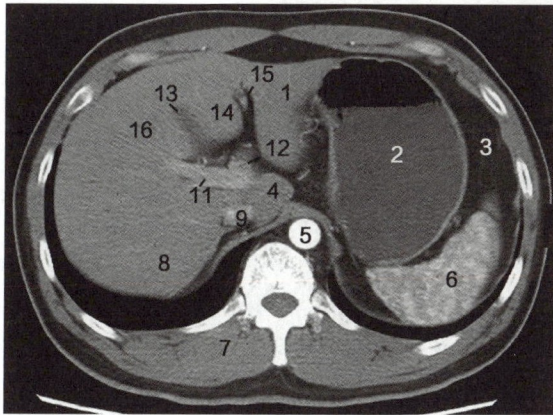

B. CT

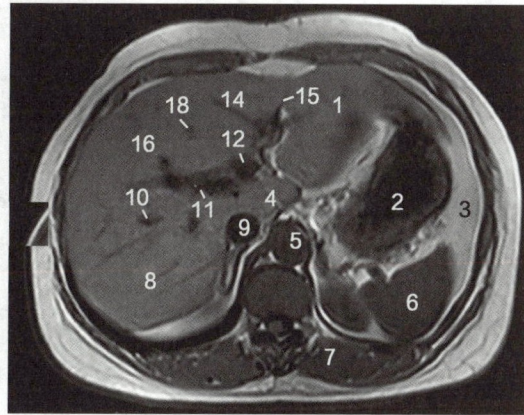

C. MRI

图 4-107　经肝门静脉分叉部横断面解剖与 CT 和 MRI

1.肝左外叶 left lateral lobe of liver;2.胃体 body of stomach;3.大网膜 greater omentum;4.肝尾状叶 caudate lobe of liver;5.胸主动脉 thoracic aorta;6.脾 spleen;7.竖脊肌 erector spinae;8.肝右后叶 right posterior lobe of liver;9.下腔静脉 inferior vena cava;10.肝右静脉 right hepatic vein;11.肝门静脉右支 right branch of hepatic portal vein;12.肝门静脉左支横部 transverse part of left hepatic portal vein;13.胆囊 gallbladder;14.肝左内叶 left medial lobe of liver;15.肝圆韧带裂 fissure for ligamentum teres hepatis;16.肝右前叶 right anterior lobe of liver;17.肝管 hepatic duct;18.肝中静脉 intermediate hepatic vein。

四、经胆囊底横断面

此断面经第 11 胸椎椎间盘,肝左内叶和尾状叶断面明显变小,胆囊底出现于胆囊切迹内。下腔静脉与胆囊之间的肝脏面上可见肝门右切迹,它是划分肝右前叶和右后叶的标志。胰体首次出现,位于胃体的后方,两者之间为网膜囊下隐窝。左肾上极出现,周围可见黄色的脂肪囊,左肾上腺则位于胰体后缘、膈和左肾围成的充满脂肪的三角内,右肾上腺位于肝裸区、膈和下腔静脉后壁所围成的三角形间隙内(图 4-108)。

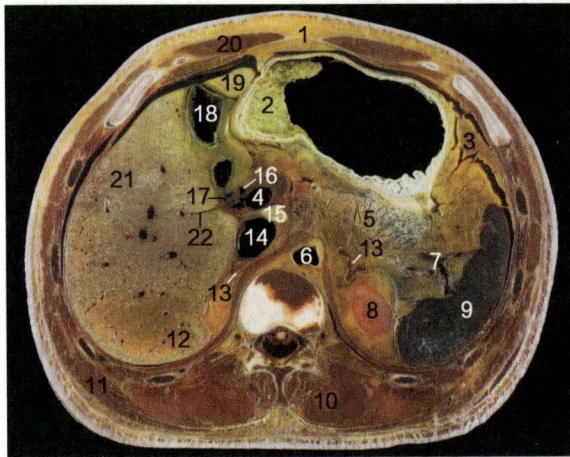

A. 断面标本

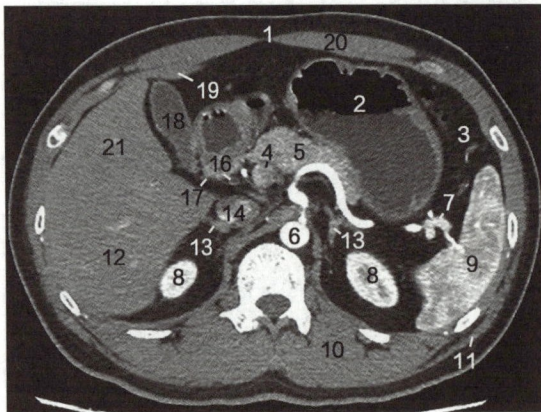

B. CT

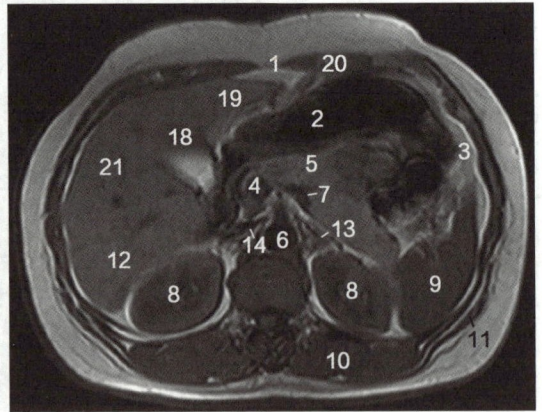

C. MRI

图 4-108 经胆囊底横断面解剖与 CT 和 MRI

1. 白线 linea alba;2. 胃体 body of stomach;3. 大网膜 greater omentum;4. 肝门静脉 hepatic portal vein;5. 胰体 body of pancreas;6. 腹主动脉 abdominal aorta;7. 脾静脉 splenic vein;8. 肾 kidney;9. 脾 spleen;10. 竖脊肌 erector spinae;11. 背阔肌 latissimus dorsi;12. 右后叶下段 inferior segment of right posterior lobe;13. 肾上腺 adrenal gland;14. 下腔静脉 inferior vena cava;15. 肝尾状叶 caudate lobe of liver;16. 肝总管 common bile duct;17. 胆囊管 cystic duct;18. 胆囊 gallbladder;19. 肝左内叶 left medial lobe of liver;20. 腹直肌 rectus abdominis;21. 右前叶下段 inferior segment of right anterior lobe;22. 肝门右切迹 right notch of porta hepatis。

五、经胃幽门横断面

此断面经胃幽门和第 12 胸椎体下份,胰颈、胰体和胰尾同时出现。胰尾抵达脾门,与胰体间无明显分界。肝门静脉居胰颈后方,其左侧为胰体,右侧为胰头,右侧前方可见胃十二指动脉下行,右侧后方可见肝总管与胆囊管,两者将于下一断层汇合成胆总管。肝门静脉与十二指肠上部之间的间隙是在断层影像上寻找和识别胆总管或肝总管的可靠部位。腹主动脉在脊柱前方,80%~90% 的肠系膜上动脉平第 1 腰椎椎体或第 1 腰椎椎间盘高度发自腹主动脉,86.7% 的肠系膜上动脉起始处与肝门静脉的合成处在同一层面。本例肝门静脉汇合处在下一层面出现。肝断面进一步变小,由右前叶和右后叶组成(图 4-109)。

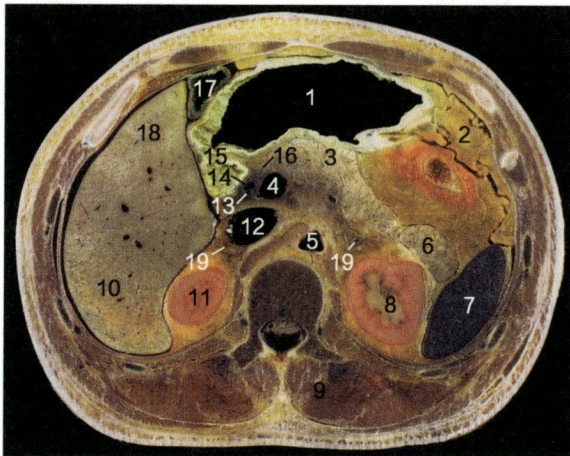

A. 断面标本

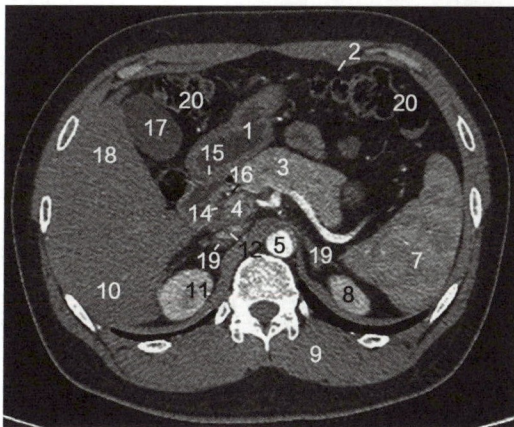

B. CT

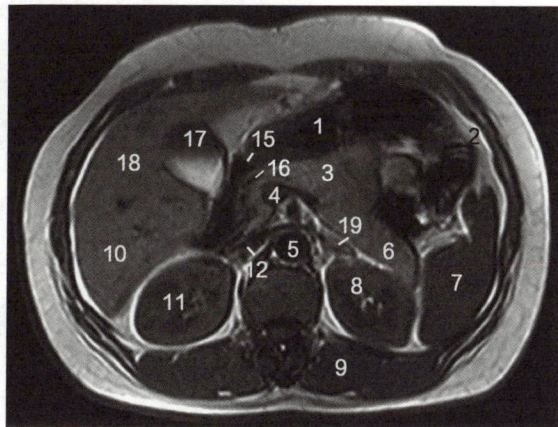

C. MRI

图 4-109 经胃幽门横断面解剖与 CT 和 MRI

1. 胃体 body of stomach;2. 大网膜 greater omentum;3. 胰体 body of pancreas;4. 肝门静脉 hepatic portal vein;5. 腹主动脉 abdominal aorta;6. 胰尾 tail of pancreas;7. 脾 spleen;8. 左肾 left kidney;9. 竖脊肌 erector spinae;10. 右后叶下段 inferior segment of right posterior lobe;11. 右肾 right kidney;12. 下腔静脉 inferior vena cava;13. 胆囊管 cystic duct;14. 肝总管 common hepatic duct;15. 胃幽门 pylorus of stomach;16. 胃十二指肠动脉 gastroduodenal artery;17. 胆囊 gallbladder;18. 右前叶下段 inferior segment of right anterior lobe;19. 肾上腺 adrenal gland;20. 横结肠 transverse colon。

六、经左肾静脉横断面

此断面经第 1 腰椎椎体中份，左肾静脉位于肠系膜上动脉与腹主动脉之间，其后方可见左肾动脉发自腹主动脉。右肾静脉粗大，汇入下腔静脉，其长度短于左肾静脉，右肾动脉于其后方走向右肾。胰头两侧分别为十二指肠降部和十二指肠空肠曲，胆总管下行于胰头后缘和下腔静脉的前方，在断层影像上下腔静脉可作为寻认胆总管的标志。肠系膜上静脉与下腔静脉之间有时可见胰的钩突（图 4-110）。

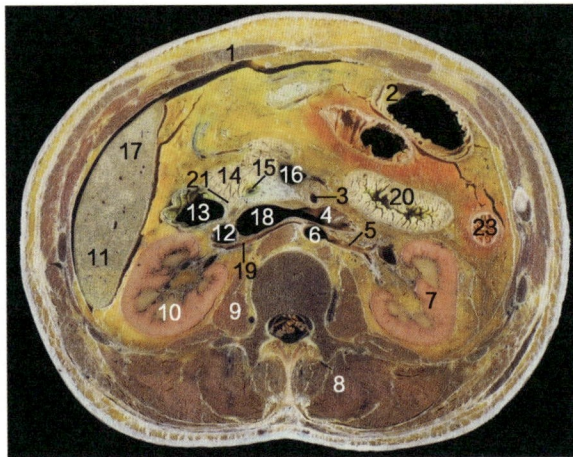

A. 断面标本

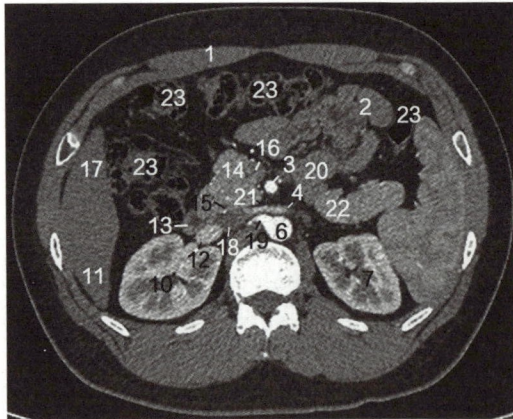

B. CT

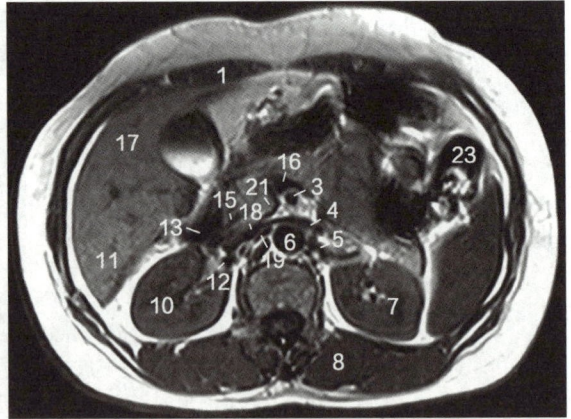

C. MRI

图 4-110　经左肾静脉横断面解剖与 CT 和 MRI

1. 腹直肌 rectus abdominis；2. 空肠 jejunum；3. 肠系膜上动脉 superior mesenteric artery；4. 左肾静脉 left renal vein；5. 左肾动脉 left renal artery；6. 腹主动脉 abdominal aorta；7. 左肾 left kidney；8. 竖脊肌 erector spinae；9. 腰大肌 psoas major；10. 右肾 right kidney；11. 右后叶下段 inferior segment of right posterior lobe；12. 右肾静脉 right renal vein；13. 十二指肠降部 descending part of duodenum；14. 胰头 head of pancreas；15. 胆总管 common bile duct；16. 肠系膜上静脉 superior mesenteric vein；17. 右前叶下段 inferior segment of right anterior lobe；18. 下腔静脉 inferior vena cava；19. 右肾动脉 right renal artery；20. 十二指肠空肠曲 duodenojejunal flexure；21. 胰钩突 uncinate process of pancreas；22. 胰体 body of pancreas；23. 结肠 colon。

七、经肝胰壶腹横断面

此断面经第 1 腰椎间盘,胆总管斜穿十二指肠降部后内侧壁,与胰管汇合,形成膨大的肝胰壶腹,开口于十二指肠大乳头。肝右叶与胰头的断面已明显变小,将于下一断层消失。肠系膜上动脉和肠系膜上静脉是中腹部的重要血管,也是胰颈、钩突和左肾静脉的识别标志,有助于辨识肠系膜根的起始段,在中肠扭转不良的诊断中具有重要意义。肠系膜上动脉近端多位于腹主动脉的前方或左前方,其全长多位于肠系膜上静脉的左后方,两者间的距离不超过 5mm,肠系膜上静脉的管径均大于或等于动脉。左肾居脊柱左侧,其前方可见降结肠和空肠,右肾位于脊柱右侧,其前方为肝右叶和十二指肠降部。结肠右曲位于肝右叶前内侧(图 4-111)。

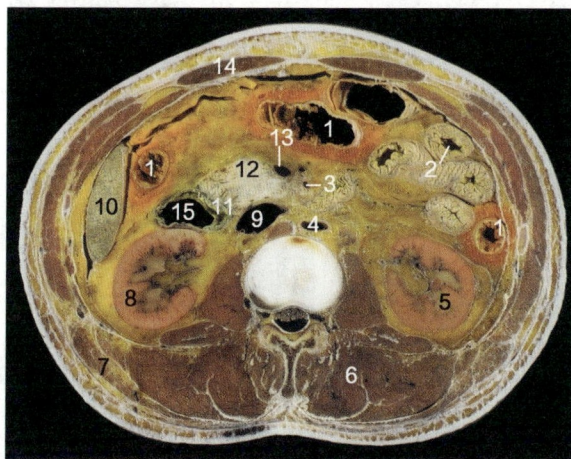

A. 断面标本

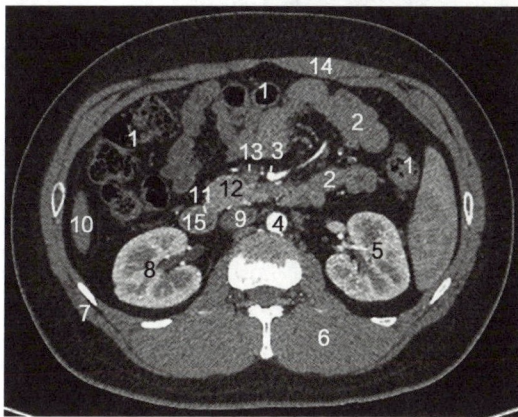

B. CT

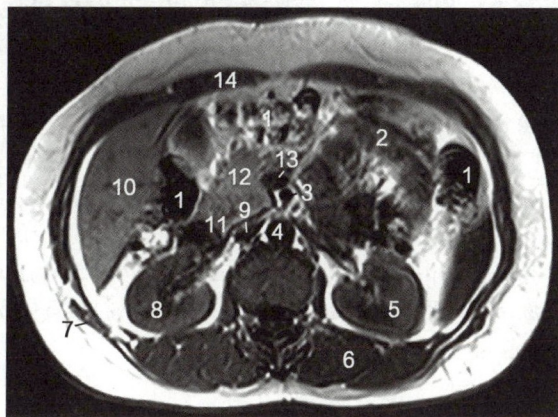

C. MRI

图 4-111 经肝胰壶腹横断面解剖与 CT 和 MRI

1. 结肠 colon;2. 空肠 jejunum;3. 肠系膜上动脉 superior mesenteric artery;4. 腹主动脉 abdominal aorta;5. 左肾 left kidney;6. 竖脊肌 erector spinae;7. 背阔肌 latissimus dorsi;8. 右肾 right kidney;9. 下腔静脉 inferior vena cava;10. 肝右叶 right lobe of liver;11. 肝胰壶腹 hepatopancreatic ampulla;12. 胰头 head of pancreas;13. 肠系膜上静脉 superior mesenteric vein;14. 腹直肌 rectus abdominis;15. 十二指肠降部 descending part of duodenum。

八、经左肾下极横断面

此断面经第 2 腰椎体下份,左、右肾断面的面积明显变小,左肾已接近下极。腹腔内脏器在此断面主要为肠管,其配布特点:升结肠和降结肠分别位于腹腔右侧和左侧,横结肠、大网膜和空肠居腹腔的前份,十二指肠降部、十二指肠水平部和肠系膜居断面的中份。肠系膜内可见肠系膜上动脉及各级分支、肠系膜上静脉及各级属支和肠系膜淋巴结(图 4-112)。

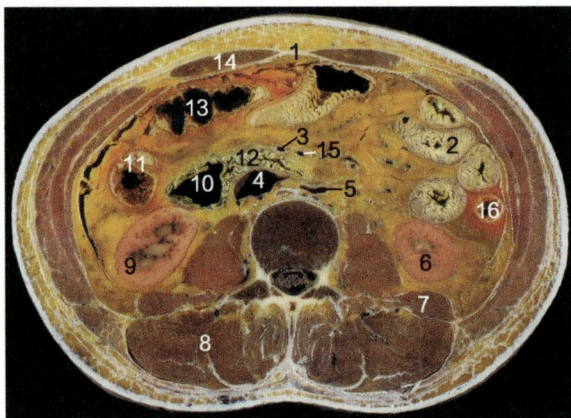

A. 断面标本

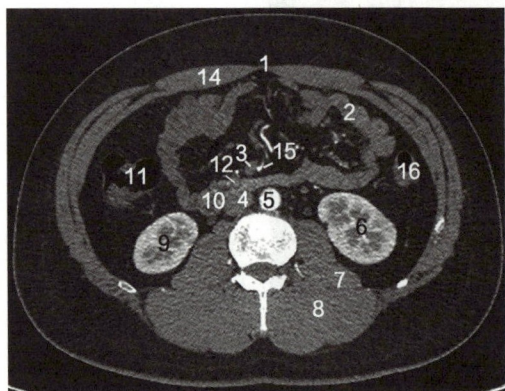

B. CT

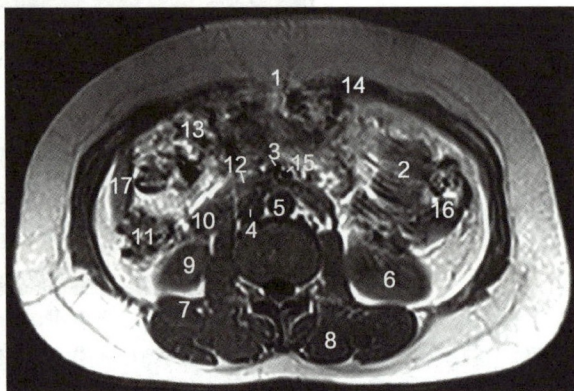

C. MRI

图 4-112　经左肾下极横断面解剖与 CT 和 MRI

1. 白线 linea alba;2. 空肠 jejunum;3. 肠系膜上静脉 superior mesenteric vein;4. 下腔静脉 inferior vena cava;5. 腹主动脉 abdominal aorta;6. 左肾 left kidney;7. 腰方肌 quadratus lumborum;8. 竖脊肌 erector spinae;9. 右肾 right kidney;10. 十二指肠降部 descending part of duodenum;11. 升结肠 ascending colon;12. 十二指肠水平部 horizontal part of duodenum;13. 横结肠 transverse colon;14. 腹直肌 rectus abdominis;15. 肠系膜上动脉 superior mesenteric artery;16. 降结肠 descending colon;17. 肝右叶 right lobe of liver。

第八节　腹部的解剖操作

一、尸位

进行腹部的实地解剖操作,尸体应取仰卧位,为了便于做腹部皮肤切口、解剖腹前外侧壁、探查腹膜腔、观察腹膜形成的结构和解剖腹腔脏器,可用适当厚度的木枕在解剖台表面横向垫于腰区以伸展腹前壁。

二、扪认体表标志

在进行腹部的解剖操作之前,首先辨认并触摸与腹部相关的骨性标志,包括剑突、肋弓、髂嵴、髂前上棘、耻骨结节、耻骨嵴和耻骨联合上缘等;其次辨认并触摸腹部的软组织标志,包括脐、白线、腹直肌肌腹、腱划、半月线和腹股沟等。

三、解剖腹前外侧壁

(一)皮肤切口

做如下切口：①自剑突循前正中线向下环绕脐切至耻骨联合上缘。②自剑突向两侧沿肋弓向外下切至腋后线。③自耻骨联合上缘沿腹股沟向外上切口至髂前上棘，并继续沿髂嵴切至腋后线的延长线处。自前正中线向外侧剥离皮肤，直至腋后线的延长线处，显露浅筋膜（图绪 -3）。

(二)解剖浅筋膜

1. 寻找并观察腹前外侧壁的浅血管 在下腹部浅筋膜的浅、深两层之间找出腹壁的浅血管。于髂前上棘与耻骨结节连线中点下方 1.5cm 附近，寻找由股动脉发出的旋髂浅动脉和腹壁浅动脉。前者沿腹股沟韧带斜向外上分布于髂前上棘附近，后者垂直上行至脐平面。在上述浅动脉外侧 1~2cm 范围内的浅筋膜浅层（Camper 筋膜）中找出同名浅静脉，可不必追踪它们回流至大隐静脉处。在脐周看到的静脉为脐周静脉网，它向上汇合成胸腹壁静脉，向下与腹壁浅静脉连接，注入大隐静脉。

2. 辨认 Camper 筋膜和 Scarpa 筋膜 自髂前上棘至前正中线做一水平切口，切开浅筋膜，注意不要过深，以免损伤腹外斜肌腱膜。用刀柄进行钝性剥离，可看到浅层为富含脂肪的 Camper 筋膜；深层富含弹性纤维的膜性组织为 Scarpa 筋膜。自水平切口向下将手指伸入 Scarpa 筋膜与腹外斜肌腱膜之间，探查 Scarpa 筋膜的附着点。手指向内侧轻轻推进至白线附近，探明其内侧附着处。于男性尸体，手指向下可推进至阴囊肉膜深面，说明于此处浅筋膜深层与阴囊肉膜及会阴浅筋膜相延续。手指于腹股沟韧带下方约 1.5cm 处受阻，不能伸入股部，说明 Scarpa 筋膜附着于大腿阔筋膜。

3. 寻找肋间神经和肋间后血管的前皮支和外侧皮支

（1）前皮支：自剑突向两侧沿肋弓切开浅筋膜直至腋后线，注意切口不要太深，以免伤及深层结构；再沿腹前正中线切开浅筋膜，并从前正中线小心将浅筋膜全层向外侧翻转，在前正中线两侧腹直肌鞘前面的浅筋膜内可见有细小的神经伴随小血管自腹直肌鞘前层浅出，即为肋间神经和肋间后血管的前皮支，其中，下 5 对肋间神经和肋下神经的前皮支，在腹前正中线的两旁，穿过腹直肌鞘而至皮下，分布于脐至耻骨联合连线的中点以上的区域，找出 2~3 支即可。在清理腹外斜肌腱膜表面的浅筋膜时，可见自腹股沟管浅环上方穿腹外斜肌腱膜而至皮下的髂腹下神经的皮支，分布于耻骨联合上方的皮肤。髂腹股沟神经的皮支经腹股沟管浅环穿出至皮下，分布于阴囊及股前面上内侧部的皮肤（此时不追寻）。注意此支常常缺乏，而为髂腹下神经的分支所代替。

（2）外侧皮支：继续向外侧翻转浅筋膜，至腋中线延长线附近时，寻找下 5 对肋间神经、肋下神经和第 1 腰神经前支的外侧皮支以及肋间后血管的外侧皮支。下 5 对肋间神经和肋下神经的外侧皮支，沿腹外斜肌起始部的锯齿缘，约相当于腋中线延长线附近穿出腹外斜肌至浅筋膜，它们自上而下呈节段性排列，分为前、后支，分布于腹壁侧面的皮肤，找出 2~3 支即可。

以上结构观察完毕后，切除全部浅筋膜，显露腹壁肌层（尽可能保留神经和血管的分支）。

(三)解剖腹股沟区

1. 观察腹外斜肌腱膜和腹股沟管前壁 修洁腹外斜肌腱膜表面的筋膜，观察腱膜的纤维走向。腱膜的下缘卷曲增厚，连于髂前上棘与耻骨结节之间，为腹股沟韧带。在耻骨结节外上方清理出腹外斜肌腱膜裂隙，即腹股沟管浅环，腹外斜肌腱膜在此延续为精索外筋膜。用刀柄钝性分离精索（男性）或子宫圆韧带（女性）的内侧和外侧，显露浅环的内、外侧脚，内侧脚附着于耻骨联合，外侧脚附着于耻骨结节。浅环的外上方尖部有脚间纤维相互交织，连系内、外侧脚。提起精索，在后方观察外侧脚的纤维经过精索的深面向内上方织入腹直肌鞘前层形成的反转韧带。

2. 解剖腹股沟管前壁 由髂前上棘至腹直肌外侧缘做一水平切口，再沿腹直肌鞘外侧缘向下至腹股沟管浅环内侧脚的内侧切开腹外斜肌腱膜，注意不要破坏浅环，然后将三角形的腱膜片翻向外下方，打开腹股沟管前壁，显露管内的精索（男性）或子宫圆韧带（女性）。观察腹内斜肌的下部，该部通常起于腹股沟韧带外侧 1/2 或 2/3,如果腹内斜肌下部起于腹股沟韧带外侧 2/3,则在精索外上部的前面有腹内斜肌覆盖。腹股沟管位于腹股沟韧带内侧半的上方,从外上斜向内下,长约 4.5cm。

3. 观察腹股沟管上壁   于精索稍上方找到髂腹下神经,沿精索前外侧寻找髂腹股沟神经。腹内斜肌和腹横肌下缘呈弓形跨过精索,构成腹股沟管上壁,此二肌的下缘分出一些小肌束附于精索而形成提睾肌。

4. 观察腹股沟管下壁和后壁   游离并提起精索,可见构成腹股沟管下壁的腹股沟韧带和后壁的腹横筋膜,后壁的内侧份有腹内斜肌腱膜和腹横肌腱膜会合形成的腹股沟镰(联合腱),绕至精索(男性)或子宫圆韧带(女性)的后方,止于耻骨梳内侧份,成为加强腹股沟管后壁的一部分。

5. 探查腹股沟管深环   提起精索并沿精索向外上方牵拉腹内斜肌下缘,在腹股沟韧带中点上方一横指处,可以观察到腹横筋膜延为精索内筋膜,腹横筋膜围绕精索形成的环口即是腹股沟管深环。

6. 确认腹股沟三角   查看腹壁下动脉,其与腹直肌外侧缘和腹股沟韧带内侧半围成的三角形区域即腹股沟三角,此三角区的浅层结构为腹外斜肌腱膜,深层结构为腹股沟镰和腹横筋膜。

(四)解剖三层阔肌和肌间血管、神经

1. 解剖腹外斜肌   修洁此肌,观察呈锯齿状的腹外斜肌起始部,与前锯肌和背阔肌的肌齿交错,肌纤维斜向前下。其中,上、中份纤维向内侧移行于腱膜,而下或后份纤维向下止于髂嵴前部。腹外斜肌腱膜向内侧至腹直肌的前面,并参与构成腹直肌鞘的前层,至腹前正中线终于白线。自腹直肌的外侧缘与肋弓的交点沿肋弓向外侧切开腹外斜肌至腋后线,再沿腋后线下行至髂嵴,顺髂嵴切至髂前上棘,将腹外斜肌翻向内侧,显露腹内斜肌。

2. 解剖腹内斜肌   沿腹内斜肌纤维的走向修洁该肌,观察腹内斜肌的肌纤维自外下向内上方斜行,至腹直肌外侧缘附近移行为腱膜,参与构成腹直肌鞘。在距腹外斜肌切口边缘的内侧 1~2cm 处切断腹内斜肌,边切边将肌束翻向内侧,直至腹直肌外侧缘处。在翻转过程中,注意其深面与腹横肌之间有肌纤维或肌束相互交错,不易分开,应仔细分离,在髂前上棘水平以下,由于腹内斜肌与腹横肌的纤维方向趋向完全一致,且无神经血管行于其间,故不必强行分离;注意勿损伤腹内斜肌深面的下 5 对肋间神经、肋下神经及肋间后血管,观察这些神经、血管的走向和呈节段性分布的情况。

3. 解剖腹横肌   沿腹横肌纤维的走向修洁该肌,同时修洁走行于其表面的下 5 对肋间神经、肋下神经及与其伴行的肋间后血管至腹直肌外侧缘附近,可见腹横肌的肌纤维自后向前横行,至腹直肌外侧缘附近移行为腱膜,参与构成腹直肌鞘的后层。

(五)解剖腹直肌及腹直肌鞘

从上向下修洁腹前正中线上的浅筋膜,注意观察白线在脐以上部分与脐以下部分的宽度,白线上部较宽,约 1cm,自脐以下变窄成线状。辨明白线两侧腹直肌鞘的范围,其外侧缘略呈弧形,称为半月线。

1. 解剖腹直肌鞘前层   修洁腹直肌鞘前层表面的浅筋膜,沿一侧腹直肌鞘前层的中线自上而下做纵行切口,自此切口的上、下两端分别再横行切开此鞘前层,向两侧分离,显露腹直肌。自剑突至脐之间腹直肌有 3~4 条腱划紧密地与鞘的前层相愈着,故翻转鞘的前层时遇到腱划,必须用刀尖仔细剥离,方能将鞘的前层与腹直肌完全分离。

2. 解剖腹直肌   翻开腹直肌鞘前层后,可观察到腹直肌呈上宽下窄的扁带状,起自耻骨联合和耻骨嵴,肌束向上止于剑突和第 5~7 肋软骨的前面。用刀柄或手指游离腹直肌内、外侧缘。提起肌的内侧缘,可顺利地将肌拉向外侧,从而确认腹直肌的腱划和鞘的后层并无愈着,显露腹直肌后面的结构较为容易。

3. 解剖腹壁上、下血管   平脐横断腹直肌并翻向上、下方,在腹直肌的后面找出自上而下走行的腹壁上动脉及其伴行静脉,它们是胸廓内血管的延续;在脐以下,弓状线附近找出腹壁下血管进入腹直肌鞘处,并观察其与腹壁上血管在腹直肌鞘内的吻合情况。

4. 观察腹直肌鞘后层的结构   将横断的腹直肌翻向上、下方,暴露腹直肌鞘后层,可见其外侧缘

与腹直肌鞘前层结合形成的半月线。于半月线内侧 1cm 附近找出穿过腹直肌鞘后层进入腹直肌外后缘的下 5 对肋间神经、肋下神经及肋间后血管,确定它们的位置与分布范围。在脐下 4~5cm 处,腹直肌鞘后层呈现弓状游离下缘,即弓状线(半环线),此线以下腹直肌后面直接与腹横筋膜相贴。

四、探查腹膜与腹膜腔

(一) 切口

尸体仰卧,做如下腹壁切口:①自剑突沿腹前正中线向下、绕脐左侧直至耻骨联合上缘,切开腹壁深度达壁腹膜,做此切口时,不要切得过深,先在脐上方前正中线处将壁腹膜切一小口,用刀柄或手指探查,并向内推开腹腔脏器。然后将左手示指和中指伸入腹膜腔内,提起腹前外侧壁,将壁腹膜与内脏分开,再向上、下逐渐切开壁腹膜,使之与腹壁切口等长。②平脐下缘处,做一水平切口,切开腹前外侧壁各层结构,向外侧至腋后线延长线附近。将切开的 4 个肌皮瓣连同腹膜壁层翻开,显露腹腔脏器。如果上述方法显露不够充分,可将腹前外侧壁自上述水平切口的外侧端,沿腋后线的延长线向上切至肋弓,向下切至髂嵴,以充分暴露腹腔脏器。在做上述两个经过脐的切口时,纵行切口一定要从脐的左侧绕过,水平切口一定要在脐的下缘,以免损伤与脐相连的肝圆韧带和镰状韧带。

(二) 注意事项

1. 在探查腹膜腔之前,应先依腹部的分区,对腹腔脏器的配布做仔细观察。

2. 用手探查,扪摸腹膜及腹膜腔,切勿使用刀镊,以免损伤脏器。动作须轻柔。不得撕破腹膜。观察完毕后将内脏恢复原位。

3. 腹后壁的结构暂缓观察。

(三) 观察腹膜与腹膜腔的境界

在正常情况下,腹壁内面的腹膜壁层与脏器表面的腹膜脏层是紧密相贴的,脏器间只留有一些间隙,实际上也是紧密相邻的,从而理解腹膜腔是一个潜在性间隙。打开腹膜腔,首先看到的是肝左叶、胃前壁及盖于肠祥表面的大网膜。将肋弓提起,伸手于肝与膈之间,向上可达膈穹隆,为腹腔及腹膜腔的上界。把大网膜及小肠祥轻轻翻向上方,寻见小骨盆上口,此即腹腔的下界,但腹膜腔经小骨盆上口入盆腔。将腹腔、腹膜腔的境界与腹壁的境界作一比较。观察完毕,将各脏器整复原位。

(四) 观察网膜

1. **观察小网膜**　将肝尽可能推向上方,将胃向下拉,观察连于肝门与胃小弯、十二指肠上部之间的双层腹膜结构,即小网膜。其连于肝门与胃小弯之间的部分为肝胃韧带,连于肝门右侧端与十二指肠上部之间的部分为肝十二指肠韧带。

2. **观察大网膜**　大网膜大部由四层腹膜折叠而成,形似围裙覆盖于空、回肠和横结肠的前方,其前两层由胃大弯处向下延伸,下行至脐平面稍下方,然后返折向上,形成大网膜的后两层。将大网膜下缘提起,并将大网膜翻向上方,可见大网膜的后两层与横结肠上面的腹膜和横结肠系膜相愈着。大网膜的前两层和后两层常粘连愈合。查看连于胃大弯与横结肠之间的大网膜前两层是否形成胃结肠韧带。

(五) 观察或探查韧带

1. **肝的韧带**　上提右侧肋弓,将肝推向下方,从左侧观察矢状位的镰状韧带。用拇指和示指搓捻其游离下缘,探知其内的肝圆韧带。将左手插入肝右叶与膈之间,向肝的后上方探查,指尖触及者为冠状韧带上层。将右手插入肝左叶与膈之间,向后探查,指尖触及者为左三角韧带前层。此时,将右手左移,可触及左三角韧带的游离缘。将左、右两手相互靠近,两手之间为镰状韧带。

2. **胃与脾的韧带**　肝胃韧带、肝十二指肠韧带与胃结肠韧带的观察见网膜部分。将胃底推向右侧,可暴露由胃大弯左侧部连于脾门的胃脾韧带;将右手由脾和膈之间向后伸入,手掌向脾,绕脾的后外侧,可伸达脾与左肾之间,指尖触及的结构为脾肾韧带;由脾肾韧带向上探查连至膈的膈脾韧带,此韧带很短,与脾肾韧带不易区分;在脾前端与结肠左曲之间可探查到脾结肠韧带,此韧带也较短。

3. 十二指肠空肠襞　将横结肠翻向上,在十二指肠空肠曲左缘、横结肠系膜根下方、脊柱左侧的腹膜皱襞,即十二指肠空肠襞。这是手术中辨认空肠起始处的标志性结构。

(六) 观察系膜

将大网膜、横结肠及其系膜翻向上方。把小肠推向一侧,将肠系膜根舒展平整,观察肠系膜的形态,可见肠系膜整体呈扇形,是将空肠和回肠固定于腹后壁的双层腹膜结构;扪认肠系膜根的附着,可见肠系膜根起自第2腰椎左侧,斜向右下跨过脊柱及其前方的结构,止于右骶髂关节的前方。

将回肠末段推向左侧,在盲肠下端寻找阑尾,将阑尾游离端提起,观察阑尾系膜的形态、位置,可见阑尾系膜呈三角形,将阑尾系膜连于肠系膜下方。

将横结肠提起,观察横结肠系膜的形态,可见其为连于腹后壁的腹膜包绕横结肠后叠合而成的双层腹膜结构,横结肠始末两部系膜较短,较固定,中间部系膜较长,活动度大;扪认其系膜根的附着,可见横结肠系膜根部连于腹后壁,起自结肠右曲向左跨过右肾中部、十二指肠降部、胰前面至左肾中部,止于结肠左曲。

将乙状结肠提起,观察乙状结肠系膜的形态,可见其为将乙状结肠系连于腹后壁的双层腹膜结构;扪认其系膜根的附着,可见其根部附着于左髂窝和骨盆左后壁。

(七) 探查膈下间隙

膈与横结肠及其系膜之间的区域,统称膈下间隙。根据正文中膈下间隙的分区,探查各间隙的范围及其交通。

1. 右肝上间隙　将左手伸入肝右叶与膈之间,探查右肝上间隙的范围及其交通。向左侧探查,手指为镰状韧带所阻隔,此为右肝上间隙的左界;将左手贴着镰状韧带向后方探查,直至手指尖为冠状韧带上层所阻隔,将手指尖轻轻贴着冠状韧带上层向右移动,探查右肝上间隙的后界;绕过肝右缘后,向下左手指可达右结肠旁沟,说明右肝上间隙向右侧与右结肠旁沟相交通。

2. 左肝上间隙　将右手伸入肝左叶与膈之间,探查左肝上间隙的范围。向右侧探查,手指为镰状韧带所阻隔,此为左肝上前间隙的右界;将右手贴着镰状韧带向后方探查,直至手指尖为左三角韧带前层所阻隔,将手指尖轻轻贴着左三角韧带前层向左移动,直至左三角韧带的左侧游离缘,此处为左三角韧带前、后两层的融合处,将示指绕过左三角韧带游离缘,即通入左肝上后间隙。

左肝上后间隙前方为左三角韧带后层,上为膈,下为肝左叶上面,二间隙在左三角韧带游离缘处相交通。

3. 右肝下间隙　探查其境界,左侧为肝圆韧带,上方为肝右叶脏面,下为横结肠及其系膜。将肝下缘与肋弓一并上提,将手伸入肝右叶后下方与右肾之间,此即为肝肾隐窝,此隐窝向上可达肝右叶后面与膈之间,向下通右结肠旁沟。肝肾隐窝在平卧时为腹膜腔最低点,在病理状态下,常有积液。

4. 左肝下间隙　探查左肝下前间隙的境界,上为肝左叶脏面,下为横结肠及其系膜,右为肝圆韧带,后为胃和小网膜。

左肝下后间隙,即网膜囊。沿胃大弯下方一横指处剪开胃结肠韧带,注意勿损伤沿胃大弯走行的胃网膜左、右血管。将右手由切口伸入网膜囊内,向上可达胃和小网膜的后方。再将左手示指伸入肝十二指肠韧带后方,使左、右手会合,左手示指所在处即为网膜孔。探查网膜孔的境界,上为肝尾状叶,下为十二指肠上部,前为肝十二指肠韧带,后为下腔静脉前面的腹膜。网膜孔所对的网膜囊部分为网膜囊前庭。用示指和中指伸入肝尾状叶后面与膈之间,此即网膜囊上隐窝。将左手顺胰体走行伸向左直抵脾门,此即网膜囊脾隐窝,再将右手中指放入脾和左肾之间、示指放入脾胃之间,左手与右中指间为较厚的脾肾韧带,左手与右示指间为胃脾韧带。胃脾韧带、脾与脾肾韧带构成网膜囊的左界,右手中、示指间则为脾蒂。

(八) 观察结肠下区

1. 观察左、右肠系膜窦　向右侧翻动小肠袢和肠系膜根,观察左肠系膜窦的范围及交通,可见左肠系膜窦为位于肠系膜根、横结肠及其系膜的左1/3部、降结肠、乙状结肠及其系膜之间的斜方形间隙,开口向下经小骨盆上口通入盆腔。向左侧翻动小肠袢和肠系膜根,观察右肠系膜窦的范围,可见右肠系膜窦为位于肠系膜根、升结肠、横结肠及其系膜的右 2/3 部之间的三角形间隙,由于下方有回肠末端相阻隔,故向下不与盆腔相交通。

2. 探查左、右结肠旁沟 将左手伸入升结肠与右侧腹壁之间的右结肠旁沟,沿此沟向上探查,绕过结肠右曲,可达肝右叶后下方与右肾之间的肝肾隐窝;将左手沿右结肠旁沟向下探查,绕过盲肠和阑尾,经右髂窝通盆腔。将右手伸入降结肠与左侧腹壁之间的左结肠旁沟,沿此沟向上探查,至结肠左曲附近可被膈结肠韧带所阻隔,故左结肠旁沟向上不与结肠上区相交通;将右手沿左结肠旁沟向下探查,可绕过乙状结肠及其系膜的外侧,向下通入盆腔。

(九) 观察隐窝

将横结肠及其系膜翻向上方,将小肠及其系膜拉向右侧,可观察到十二指肠上襞深面开口向下的十二指肠上隐窝(国人出现率为 50%)以及十二指肠下襞深面开口向上并与十二指肠上隐窝开口相对的十二指肠下隐窝(国人出现率为 75%);将左手伸入盲肠后方,左手所在的位置为盲肠后隐窝,盲肠后位的阑尾常在其内;将右手伸入乙状结肠及其系膜的后方,右手所在的位置为乙状结肠间隐窝,将乙状结肠及其系膜翻向右侧,可观察到乙状结肠间隐窝所在的位置,隔腹后壁的腹膜可见有左侧输尿管经过。

(十) 观察陷凹

在男尸探查位于膀胱和直肠之间的直肠膀胱陷凹,体会在站立或坐位时直肠膀胱陷凹为男性腹膜腔的最低部位;在女尸探查位于膀胱和子宫之间的膀胱子宫陷凹以及位于直肠和子宫之间的直肠子宫陷凹,体会在站立或坐位时直肠子宫陷凹为女性腹膜腔的最低部位。

(十一) 观察腹前壁下份的腹膜皱襞和窝

观察腹前壁下部内表面,可见有 5 条较明显的腹膜皱襞,位于正中线连于脐与膀胱尖之间的一条皱襞为脐正中襞;位于脐正中襞的两侧,由外下斜向内上的一对腹膜皱襞为脐内侧襞;分别位于左、右侧脐内侧襞外侧的一对腹膜皱襞为脐外侧襞。

上述 5 条皱襞之间形成 3 对浅凹,位于脐正中襞与两侧脐内侧襞之间的一对浅凹为膀胱上窝;分别位于两侧脐内侧襞与脐外侧襞之间的一对浅凹为腹股沟内侧窝,此窝与腹股沟管浅环的位置相对应;位于脐外侧襞外侧的一对浅凹为腹股沟外侧窝,此窝的尖端与腹股沟管深环的位置相对应。

剥去腹前壁下部内表面的壁腹膜,可见脐正中襞内含脐正中韧带;脐内侧襞内含脐内侧韧带;脐外侧襞内含腹壁下动脉和静脉,故此襞又称为腹壁下动脉襞;可见腹股沟内侧窝正对腹内斜肌和腹横肌弓状下缘,虽然此窝与腹股沟管浅环的位置相对应,但由此窝并经腹内斜肌和腹横肌弓状下缘突出的腹股沟直疝并不经过腹股沟管浅环;腹股沟外侧窝正对腹股沟管深环,并可见精索或子宫圆韧带由此环通过,由腹股沟外侧窝经腹股沟管深环进入腹股沟管再经腹股沟管浅环突出的为腹股沟斜疝。

五、解剖结肠上区的结构

(一) 解剖胃的血管、淋巴结及神经

1. 沿镰状韧带左侧切除肝左叶,尽量将肝向上拉以暴露小网膜,于胃小弯的中份剖开小网膜并清除少量脂肪组织后即可找到胃左动脉及伴行的胃左静脉。继续沿胃小弯往左上方,追踪胃左静脉及胃左动脉至胃贲门处,注意沿胃左动脉分布的胃左淋巴结及贲门旁淋巴结。

2. 沿胃小弯向右清理胃右动、静脉及沿两者排列的胃右淋巴结,经过胃幽门上缘追踪胃右动脉至小网膜游离缘(即肝十二指肠韧带)内的肝固有动脉。

3. 在食管下端、贲门前方的浆膜下,仔细分离迷走神经前干,找出由其发出的肝支与胃前支。肝支向右横行加入肝丛,胃前支沿胃小弯分布于胃前壁。

4. 尽量将胃小弯向下拉,自贲门处继续解剖胃左动脉至网膜囊后壁,见其起自腹腔干,其周围有腹腔淋巴结环绕。仔细追踪胃左静脉至腹腔干前方为止。

5. 将胃小弯拉向前下方,在食管下端、贲门后方的浆膜下,分离出迷走神经后干及其发出的腹腔支与胃后支。胃后支沿胃小弯分布于胃后壁,腹腔支到腹腔干周围的腹腔丛(暂不解剖)。

6. 在腹腔干前方继续向下追踪胃左静脉,见其与肝总动脉伴行,经网膜孔下方进入肝十二指肠韧带,最终注入肝门静脉。

7. 在距胃大弯中份下方约 1cm 处,横行剖开大网膜,找出胃网膜左动脉及胃网膜右动脉,二者互相吻合。向右清理胃网膜右动脉直至幽门下方,辨认该动脉周围的胃网膜右淋巴结及位于幽门下方的幽门下淋巴结,追踪至其发自胃十二指肠动脉处。向左清理胃网膜左动脉至其发自脾动脉处,辨认其周围的胃网膜左淋巴结。在脾门处解剖胃脾韧带,寻认由脾动脉分出的 2~4 支胃短动脉行向胃底。

(二) 解剖胰、十二指肠和脾的动脉

1. 将胃向上翻起,在胰上缘清理出脾动脉,并追踪其至腹腔干。观察腹腔干周围的腹腔丛,尽量保留之,待以后解剖。

2. 自腹腔干继续向左清理脾动脉。它沿胰上缘左行,沿途分出胰支分布至胰。在进入脾门以前脾动脉分出胃网膜左动脉,沿胃大弯向右行。在清理脾动脉时,注意观察脾门附近的脾淋巴结。

3. 切断脾动脉的胰支,将胰上缘下翻,即可见到与脾动脉伴行的脾静脉,脾静脉位于脾动脉的下方。稍加清理并向右追踪脾静脉至胰颈的后方,见其与肠系膜上静脉汇合成肝门静脉。若胃左静脉未注入肝门静脉,则清理脾静脉时应注意其是否注入脾静脉,同时沿途注意保留可能注入脾静脉的肠系膜下静脉。

4. 从腹腔干向右,找出肝总动脉,沿肝总动脉起始处向右侧追踪,可找到发自肝总动脉并向下走行的胃十二指肠动脉,它经十二指肠第一段后方,胆总管的左侧下行,分出胃网膜右动脉及胰十二指肠上动脉。后者分为胰十二指肠上前动脉和胰十二指肠上后动脉,分别走行于胰头和十二指肠降部之间前、后方的沟内,可见其沿沟向两侧发出横行分支分别供应胰头和十二指肠。

(三) 解剖肝十二指肠韧带和胆囊

1. 纵行剖开肝十二指肠韧带,可见肝门静脉及其左前方的肝固有动脉和右前方的胆总管。

2. 清理肝门静脉,观察其属支,并向上追踪至肝门处,可见其分为左、右支进入肝门。

3. 解剖肝固有动脉,并向上追踪至肝门处,可见其分为左、右支进入肝门。

4. 向上追踪胆总管,可见它由肝总管和胆囊管合成。观察胆囊以及由胆囊管、肝总管和肝下面围成的胆囊三角,在此三角内寻找与追查胆囊动脉的发出部位、走行及分支,该动脉多半起自肝固有动脉右支,经胆囊三角至胆囊。

(四) 解剖肝

1. **取肝**　按以下步骤将肝取出:①平网膜孔处切断肝蒂;②将肝和肋弓上提,分别在腔静脉孔平面和尾状叶平面,从上、下方离断下腔静脉;③紧贴腹前壁内面和膈下面将肝圆韧带和镰状韧带切断,使韧带连于肝上;④将肝下拉,于肝上面与膈之间切断冠状韧带上层和左、右三角韧带,并仔细缓慢剥离肝裸区的结缔组织和右肾上腺,切断冠状韧带下层,将肝完整取出。

2. **观察肝的外形**　观察肝膈面的镰状韧带、冠状韧带和左、右三角韧带之间的相互延续关系。观察肝脏面 “H” 形沟及其内的结构,以及由 “H” 形沟分隔形成的 4 个叶,并辨认肝脏面的食管压迹、胃压迹、十二指肠压迹、肾上腺压迹、肾压迹和结肠压迹。提起胆囊,检查胆囊窝内是否存在从肝直接进入胆囊的细小胆管(胆囊下肝管)。

3. **解剖并观察肝裂**　如图 4-48 所示,以彩色笔画出各肝裂(正中裂,左、右叶间裂,左、右段间裂)在肝表面的标志线,分别沿各肝裂的标志线向肝深面缓慢剥离,查看走行于肝裂内的结构,并保留剥离过程中遇到的肝内管道,以待后面观察。

4. **解剖并观察第一肝门**　在肝门处,可观察到肝左、右管在前方,肝固有动脉左、右支居中而肝门静脉左、右支位于后方;进一步观察可发现,肝左、右管的汇合点位置最高,肝门静脉的分叉点稍低,而肝固有动脉的分叉点位置最低。

5. **解剖并观察下腔静脉肝后段** 在下腔静脉肝后段的上份观察肝左、肝中和肝右静脉的汇入口,在下腔静脉肝后段的下份观察肝右后下静脉和尾状叶静脉的汇入口。

6. **解剖并观察肝内管道的配布** 于第一肝门处开始,沿 Glisson 囊解剖、剥离肝内管道。追踪肝门静脉左支在肝内的分布,再追踪肝门静脉右支在肝内的分布,肝固有动脉的分支和肝管在肝内的配布与肝门静脉相一致。沿肝裂解剖、剥离肝静脉,观察其属支及其引流范围。解剖完毕后,分析 Glisson 系统与肝静脉系统之间的位置关系。

六、解剖结肠下区的结构

(一) 各段肠管的区别

1. **区别大、小肠** 寻找结肠的结肠带、结肠袋和肠脂垂,以此区别大肠和小肠。

2. **辨别横结肠和乙状结肠** 两者除了在腹腔内的位置不同外,还可根据附着的系膜进行辨别,横结肠两侧有系膜(一侧为大网膜,另一侧为横结肠系膜),而乙状结肠只一侧有系膜。

3. **寻找阑尾** 以盲肠的前结肠带为标志,向下追踪可找到阑尾根部。

4. **区分空肠和回肠** 将大网膜翻向上方,可见盘曲于升结肠、横结肠和降结肠之间的框内的空肠和回肠。从位置、外观包括管径、管壁和血管的分布特点以及肠系膜的厚度观察其区别。

(二) 解剖肠系膜上动、静脉

1. **追踪肠系膜上动脉的走行** 剥离胰表面的腹膜,将其下缘向上翻起,便可暴露脾静脉和肠系膜下静脉。在肠系膜下静脉的右侧为十二指肠空肠曲。沿此曲的右缘,纵行划开腹膜,清除周围的结缔组织,便可找到经胰与十二指肠水平部之间穿出的肠系膜上动脉。向上追踪该动脉,可见其走行于脾动脉后方,起自腹主动脉(多平第 1 腰椎水平或在腹腔干起点的稍下方)。肠系膜上动脉周围为致密的神经丛所包绕,分离时应避免撕裂动脉。观察位于肠系膜上动脉根部周围的肠系膜上淋巴结。自肝门静脉向下清理肠系膜上静脉(它位于同名动脉的右侧)。

2. **解剖肠系膜上动脉的分支和静脉的属支** 将大网膜、横结肠及其系膜翻向上方,将全部系膜小肠推向左侧,可见由第 2 腰椎左侧至右骶髂关节前方的肠系膜根,切开肠系膜根全长,解剖肠系膜上动脉的分支和静脉的属支。

3. **解剖空、回肠动脉及其血管弓** 沿肠系膜上动脉的左缘解剖出一排空、回肠动脉,可见它们进入肠系膜内。沿空肠动脉起始处在肠系膜内向远侧追踪,可见空肠动脉形成 1~2 级动脉弓,由动脉弓发出的直动脉走行较长的距离才能到达空肠壁;沿回肠动脉起始处在肠系膜内向远侧追踪,可见回肠动脉形成多级动脉弓,至回肠末段,动脉弓的级数可达 4~5 级,由动脉弓发出的直动脉走行较短的距离就可到达回肠壁。通过解剖可观察到,由空肠起始处至回肠末端,动脉弓的级数逐渐增加。

4. **解剖中结肠动脉、右结肠动脉及回结肠动脉** 从肠系膜根部向右剥离腹膜,直至回盲部、升结肠与横结肠。切勿损伤腹膜外的任何结构。沿肠系膜上动脉右缘,自上而下,解剖出中结肠动脉、右结肠动脉及回结肠动脉,分别追查至横结肠右份、升结肠与回盲部。可在阑尾系膜的游离缘内观察到发自回结肠动脉并分布于阑尾的阑尾动脉。

5. **解剖胰十二指肠下动脉的前、后支** 从十二指肠水平部的上缘,找寻走行于胰头与十二指肠之间前、后方的沟内的胰十二指肠下动脉的前、后支,可见胰十二指肠下动脉前支与胰十二指肠上前动脉吻合成一个动脉弓,胰十二指肠下动脉后支与胰十二指肠上后动脉吻合成一个动脉弓,由这两个动脉弓向两侧发出横行分支分别供应胰头和十二指肠。向上追踪可见胰十二指肠下动脉发自肠系膜上动脉。

(三) 解剖肠系膜下动、静脉

1. **追踪肠系膜下静脉的走行** 在十二指肠空肠曲的左侧,可找到一个纵行的腹膜皱襞,切开此皱襞即可暴露肠系膜下静脉。向上追踪该静脉可见其汇入脾静脉(但有时汇入肠系膜上静脉或脾静脉与肠系膜上静脉的夹角处)。向下追踪,可见该静脉引流降结肠、乙状结肠和直肠上部的静脉血。

2. 追踪并观察肠系膜下动脉及其分支　在肠系膜下静脉的右侧,找出左结肠动脉,循该动脉向右上,追踪肠系膜下动脉本干至十二指肠水平部的后方,可见其起源于腹主动脉(多平第3腰椎)。解剖出左结肠动脉的上下两支、乙状结肠动脉和直肠上动脉分别至降结肠、乙状结肠及直肠上部。

(四) 观察十二指肠和胰及其周围血管的联属

1. 观察十二指肠水平部及胰后方的结构　将十二指肠降部提起翻向左侧,检查跨过十二指肠水平部后方的结构(右输尿管、下腔静脉和腹主动脉等)及位于胰后方的结构。复查已解剖出的肝门静脉、肠系膜上动、静脉等。沿十二指肠降部的左侧面追踪胆总管至其与胰管汇合后开口于十二指肠降部的后内侧壁上。检查在胰管的上方有无副胰管存在。

2. 观察十二指肠大乳头　纵行切开十二指肠降部的外侧壁,观察十二指肠黏膜结构特点及十二指肠纵襞,观察十二指肠大乳头(或十二指肠大、小乳头)的位置与胰头的关系。

七、解剖腹膜后间隙

(一) 一般观察

清除腹后壁残存的腹膜,观察腹膜后间隙的境界、交通、内容及各结构间的排列关系。

(二) 解剖腹后壁的血管和淋巴结

1. 剥离肾前筋膜　清除腹膜即可见覆盖在肾前方的结缔组织膜——肾前筋膜。用镊子提起肾前筋膜,自肾上端至下端在两肾前面各作一纵行切口。然后用刀柄插入切口内侧深面,轻轻拨动,使肾前筋膜与深面组织分离,直至左右两侧连接处为止。主动脉腹部和下腔静脉为肾前筋膜所遮盖。

2. 显露腹主动脉和下腔静脉　剥去中线附近的肾前筋膜,显露腹主动脉和下腔静脉。此二血管周围结构较多,故稍剥出其轮廓即可,不必过细清理。观察已解剖出的由腹主动脉发出的腹腔干、肠系膜上动脉、肠系膜下动脉三个不成对脏支,再解剖肾上腺中动脉、肾动脉和睾丸动脉(卵巢动脉)这些成对的脏支以及壁支,包括4对腰动脉、1对膈下动脉和1条骶正中动脉(此动脉可留待解剖上腹下丛时寻找)。

3. 解剖肾动脉及其分支　将肠系膜翻向右上方,在肠系膜上动脉根部下方,平第2腰椎高度寻找肾动脉,追至肾门处,再进入肾门之前发出肾上腺下动脉至肾上腺,有的肾动脉在进入肾门之前可发出分支,不经肾门直接穿入肾实质。在肾门处,肾动脉位于肾静脉的后方。

4. 解剖睾丸(卵巢)动、静脉　在腰大肌前面寻找蓝色条纹——睾丸(卵巢)静脉,沿其走向纵行切开肾前筋膜,分离出与之伴行的细而长的睾丸(卵巢)动脉。向上追踪可见睾丸(卵巢)动脉在肾动脉起始处的稍下方发自腹主动脉前壁,左侧睾丸(卵巢)静脉以直角注入左肾静脉,右侧以锐角注入下腔静脉;向下追至腹股沟管深环,如为女性则追至入小骨盆上口为止。

5. 解剖膈下动脉及其分支　在膈的后部,食管和腔静脉孔两旁,寻找蓝色的膈下静脉及与之伴行的膈下动脉,追踪膈下静脉注入下腔静脉处,追踪膈下动脉至其发自腹主动脉处,并观察由其发出的肾上腺上动脉。

6. 清理腹主动脉周围的淋巴结　在下腔静脉和腹主动脉周围,寻找腰淋巴结,为大小不等的椭圆形结构。清理上部3~4个腰淋巴结,并分离若干条比较粗大的输出管,追至其转到腹主动脉后方处,并于腹腔干和肠系膜上、下动脉根部周围清理各同名淋巴结。上述淋巴结周围有许多神经纤维,注意勿切断,留待以后观察。

7. 解剖髂总动、静脉　将乙状结肠及其系膜翻起,可见腹主动脉平第4腰椎体下缘处分为二终支——左、右髂总动脉,观察并清理血管周围的淋巴结和神经纤维。在髂总动脉的夹角内,可见一些线样的神经纤维自腹主动脉两侧汇合,并越过骶骨岬入小骨盆,这些神经即上腹下丛。将神经丛提起并推向一侧,在主动脉分叉处寻找骶正中动脉。在左、右髂总动脉之间可见下腔静脉的起始部及位于同名动脉的内侧的左髂总静脉。清除右髂总动脉右侧的结缔组织后,可见右髂总静脉。左、右髂总静脉在第 5 腰椎的右前方汇合成下腔静脉。

8. 解剖髂内、外动脉 在骶髂关节前方,寻找由髂总动脉分出的髂内、外动脉及其伴行静脉和周围的同名淋巴结。拨开髂外动脉末端的结缔组织,寻找其分支——腹壁下动脉和旋髂深动脉。髂内动脉及其周围的结构留待盆腔解剖。

(三)解剖肾的被膜、肾、肾上腺及输尿管腹部

1. 解剖肾的被膜 找出已切开的肾前筋膜切口,自切口向上延切至肾上腺稍上方,注意勿损伤其深面的结构。伸手入肾前筋膜深面,使之与其后面的结构分离,再插入刀柄向上、下、外侧探查,可观察到肾前筋膜越过腹主动脉和下腔静脉的前面,与对侧的肾前筋膜相移行;肾后筋膜向内侧经肾血管和输尿管的后方,与腰大肌及其筋膜汇合并向内侧附着于椎前筋膜;肾前筋膜和肾后筋膜向上在肾上腺的上方、向外侧在肾的外侧缘互相愈着,在肾的下方互相分离并分别与腹膜外组织和髂筋膜相移行,其间有输尿管通过。肾筋膜的深面紧密包裹肾的脂肪层为肾脂肪囊。

2. 观察肾的形态、位置和毗邻 将肾筋膜和脂肪囊清除,即可暴露肾,按顺序观察其形态、位置和毗邻。在观察肾前面的毗邻时,应将胃、十二指肠、胰、脾和肝恢复原位。

3. 观察肾的结构 平右肾下端切断右输尿管和肾蒂各结构,取出右肾。在肾表面切一小口,剥离一小块肾纤维囊,其与肾实质的愈着疏松,易于剥离。用手术刀经肾门以连续拉切方式将肾沿冠状面切成前大、后小的两半,观察肾窦内结构及肾的内部结构。

4. 解剖肾上腺及其血管 继续清除肾上端,翻起肾前筋膜及其深面的脂肪组织,暴露肾上腺,可见左肾上腺呈半月形,右肾上腺呈三角形。注意观察左、右肾上腺在毗邻方面的不同。清理发自腹主动脉的肾上腺中动脉,于肾上腺前面找出肾上腺静脉,追踪右侧肾上腺静脉,可见其注入下腔静脉,追踪左侧肾上腺静脉,可见其注入左肾静脉处。将右肾上腺取出,切成连续断面,观察其皮质和髓质。

5. 观察肾蒂内各结构的排列关系 清理肾蒂,可见由前至后依次为肾静脉、肾动脉和肾盂;由上向下依次为肾动脉、肾静脉和肾盂。

6. 观察输尿管的走行和毗邻 肾盂向下延续为输尿管,自上而下剥离输尿管,至小骨盆上口为止,观察其前、后毗邻。

(四)膈

剥离膈下面的腹膜及膈下筋膜,在第 2 和第 3 腰椎前方寻找膈左、右脚。探查膈的起点及胸肋三角和腰肋三角,此两三角为膈的薄弱区。寻找腔静脉孔、食管裂孔及主动脉裂孔。

(五)解剖腹腔丛、腰交感干和腰淋巴干

1. 解剖椎前节和内脏大、小神经 在腹腔干根部两旁,小心清除疏松结缔组织,可见一对形状不规则、比较坚硬的结构,为腹腔神经节。右腹腔神经节常被下腔静脉所掩盖,推开下腔静脉,清理右腹腔神经节的边界。清理时,应注意神经节的位置、形态和纤维联系。在胃左动脉旁,找出在胃后壁处已清理出的迷走神经后干及其发出的腹腔支和胃后支。在胸腔脊柱旁,用镊子提起内脏大神经,并向上轻轻牵拉,观察腹腔神经节是否随之活动;以同样方式,牵拉内脏小神经,以便找到主动脉肾神经节。

2. 清理腹腔丛及其副丛 进一步清理腹腔丛发出之副丛,副丛缠绕在动脉周围,伴随主动脉腹部的分支而分布。这些副丛已被解剖,现对其系统观察。

3. 解剖腰交感干并观察其毗邻 在脊柱与腰大肌之间找到腰交感干,探查其上、下的延续。左腰交感干与腹主动脉左缘相邻,其下端位于左髂总静脉的后面。右腰交感干的前面常为下腔静脉所覆盖,其下端位于右髂总静脉的后方。

4. 解剖左右腰干、肠干和乳糜池 在腹主动脉上部两侧之腰淋巴结中寻找出以前解剖出的较大淋巴管,并将腹主动脉翻向左侧,沿淋巴管向上追查,在腹主动脉后方合成较大的淋巴干,即左、右腰

干。在第 1 腰椎水平，左、右腰干合成囊状的乳糜池，向上追踪至主动脉裂孔处，找到与之相连的胸导管。然后，在腹腔干和肠系膜上动脉根部周围的淋巴结中，寻找较粗大的淋巴管，并沿之追向深部至其汇成较大的淋巴干，即单一的肠干，并追至其注入乳糜池处。

（潘爱华　李振中　郑莲顺　任振华　韦 力）

思考题

1. 经腹直肌切口进入腹膜腔，经过的层次是哪些？
2. 腹股沟疝的分类及疝发生的解剖学基础。
3. 腹膜形成的结构与腹腔脏器的关系是什么？
4. 腹膜腔分区的各个间隙、沟和窦的解剖学意义和临床意义各是什么？
5. 供应胃的动脉各位于什么韧带内，行径有什么特点？
6. 患胰头癌时，可能发生哪些症状，为什么？
7. 肝周围间隙怎样划分，有何意义？
8. 根据所学解剖学知识，分析临床上为何常采取经腰部切口实施肾的手术及注意事项。

第五章
盆部与会阴

学习要点

1. 盆部器官的配布,盆筋膜的分布及形成结构,腹膜的形成结构。
2. 盆部的血管、神经、淋巴结分布。
3. 膀胱、前列腺、输尿管、子宫、卵巢等器官的形态、位置与毗邻。
4. 肛门外括约肌及肛直肠环的组成和作用。
5. 坐骨肛门窝的境界和内容。
6. 尿生殖区的层次,男、女性会阴浅隙和会阴深隙的内容。

第一节 概 述

盆部 pelvis 位于躯干的下部,以骨盆为支架连结躯干与下肢,包括盆壁 pelvic wall、盆膈 pelvic diaphragm 和盆腔脏器等。盆腔借骨盆上口与腹腔相通,消化、泌尿和生殖系统的部分器官以及血管、神经、淋巴结等位于盆腔内。

会阴 perineum 是指盆膈以下封闭骨盆下口的全部软组织的总称,即广义的会阴;而狭义的会阴,在男性是指阴囊根部至肛门之间的软组织;在女性是指阴道前庭后端与肛门之间的软组织,又称产科会阴。

一、境界与分区

盆部的前面以耻骨联合上缘、耻骨嵴、耻骨结节、腹股沟和髂嵴前份的连线与腹部分界,后面以髂嵴后份和髂后上棘至尾骨尖的连线与脊柱区的腰区和骶尾区分界。

会阴略呈菱形,其境界与骨盆下口一致,前外侧界为两侧的耻骨下支及坐骨支,后外侧界为两侧的骶结节韧带。前角为耻骨联合下缘,后角为尾骨尖,两侧角为坐骨结节。左、右坐骨结节间的连线将会阴分为前部的尿生殖区 urogenital region 和后部的肛区 anal region(图 5-1)。

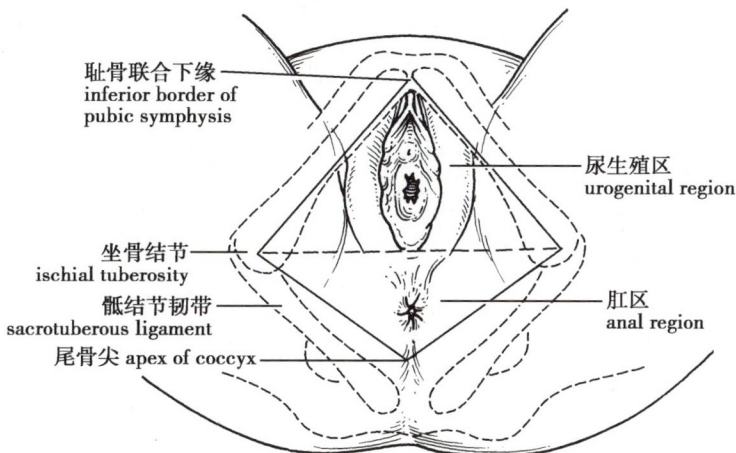

图 5-1 女性会阴分区

二、表面解剖

(一) 体表标志

体表能触及髂嵴 iliac crest 全长,两侧髂嵴最高点连线中点的隆起为第 4 腰椎棘突。沿髂嵴向后可扪及髂后上棘 posterior superior iliac spine,沿髂嵴向前可触及髂前上棘 anterior superior iliac spine。

在腹前正中线的下端可触摸到耻骨联合 pubic symphysis 上缘,腹股沟深处的腹股沟韧带及其前端附着部的耻骨结节 pubic tubercle 也能触及。耻骨联合上缘与耻骨结节之间的锐缘为耻骨嵴 pubic crest。

肛门两侧的稍前方,用力按压触摸到的骨性隆起为坐骨结节 ischial tuberosity。沿坐骨结节向前可触及坐骨支和耻骨下支,二者组成耻骨弓 pubic arch。两侧耻骨弓的夹角称为耻骨下角。肛门稍后方中线处可触摸到尾骨尖。

(二) 体表投影

髂总动脉和髂外动脉:自脐下方 2cm 偏左处至腹股沟韧带中点间的连线,此连线的上 1/3 段为髂总动脉 common iliac artery 的体表投影,下 2/3 段为髂外动脉 external iliac artery 的体表投影,上、中 1/3 交界处即为髂内动脉 internal iliac artery 起点的体表投影。

第二节　盆　　部

一、骨盆整体观

骨盆由左、右髋骨和后方的骶骨、尾骨借关节、韧带和软骨连结而成。由骶岬向两侧经弓状线、耻骨梳、耻骨结节、耻骨嵴以及耻骨联合上缘构成环状界线 terminal line,将骨盆分为上方的大骨盆 greater pelvis 和下方的小骨盆 lesser pelvis。大骨盆又称假骨盆,较宽大,属于腹腔的一部分。小骨盆又称真骨盆,呈漏斗状,有上、下两口;上口由界线围成,下口高低不齐,与会阴境界一致。

小骨盆上、下口之间的腔称骨盆腔。其前壁为耻骨及耻骨联合,后壁呈凹陷状,由骶、尾骨前面组成,活体尾骨能稍向后下方移动,以增大骨盆下口的前后径;两侧壁为髂骨、坐骨、骶结节韧带和骶棘韧带。骶结节韧带和骶棘韧带与坐骨大、小切迹围成坐骨大、小孔,两孔内均有血管、神经和肌经过。骨盆的前外侧有闭孔,其周缘附有闭孔膜 obturator membrane,该膜内、外两面分别有闭孔内、外肌附着。在闭孔前上方,闭孔膜与耻骨的闭孔沟构成一纤维骨性管道,称闭膜管 obturator canal,有闭孔血管、神经通过。盆腔内脏器可由闭膜管突出至股三角内形成闭孔疝。

骨盆有明显的性差。男性骨盆窄而长,上口为心形,下口窄小。女性骨盆为骨性产道,在形态上与男性骨盆有诸多不同之处。女性骨盆的骨面比男性的光滑,上口近似圆形,盆腔浅且呈圆柱状,容积大,下口前、后径和横径均较宽。骨盆轴即产道轴,为通过骨盆各平面中点的假想轴线(图 5-2)。女性骨盆畸形可阻止胎儿的正常通过而导致难产。两性骨盆之间的差异还可用于法医学的性别鉴定。

人直立时,骨盆两侧髂前上棘和两侧耻骨结节处于同一个冠状面,尾骨尖和耻骨联合上缘则位于同一水平面。此时,骨盆上口平面与水平面形成的角度为骨盆倾斜度(图 5-2),男性为 50°~55°,女性为 55°~60°。在新生儿(尤其胎儿)此角度大于成人。

骨盆是个完整的骨环,环的后部是站立或坐位时重力传导的部位。站立时,重力线经骶髂关节、髂骨体至两侧髋关节,临床上称为骶股弓;坐位时,重力线经骶髂关节、髂骨体、坐骨支至

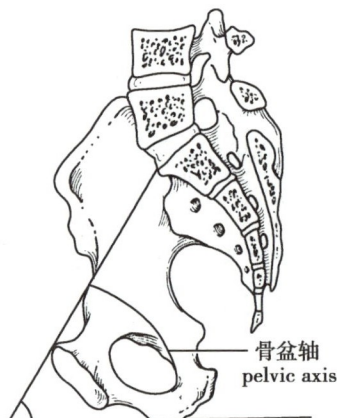

骨盆轴
pelvic axis

骨盆倾斜度 pelvic inclination

图 5-2　骨盆倾斜度和骨盆轴

两侧坐骨结节,为骶坐弓。耻骨上、下支构成骨环的前部,并与后部负重的骶股弓和骶坐弓相联结,临床上称联结副弓。由于构成联结副弓的耻骨上、下支骨质较脆弱,受外力打击骨盆发生骨折时,往往先折断联结副弓,主弓(骶股弓和骶坐弓)断裂时,副弓已先期折断。骨盆骨折会导致盆腔内脏器重度损伤。

二、盆壁肌

覆盖盆壁内面的肌有闭孔内肌和梨状肌(图 5-3)。

1. **闭孔内肌 obturator internus** 位于骨盆腔侧壁的前份,起自闭孔膜内面及其邻近骨面,肌束汇集成肌腱穿坐骨小孔出盆腔至臀区止于股骨转子窝。它的前上缘及其筋膜参与闭膜管的围成。

2. **梨状肌 piriformis** 位于骨盆腔侧壁的后份,起自骶骨盆面骶前孔的外侧,经坐骨大孔出盆腔至臀区止于股骨大转子。梨状肌未完全封闭坐骨大孔,其上、下缘的间隙分别称为梨状肌上孔和梨状肌下孔,有神经、血管通过。当梨状肌受到损伤,发生充血、水肿、粘连或挛缩时,挤压其间穿出的坐骨神经和血管,出现坐骨神经疼痛等症状,称为梨状肌综合征。

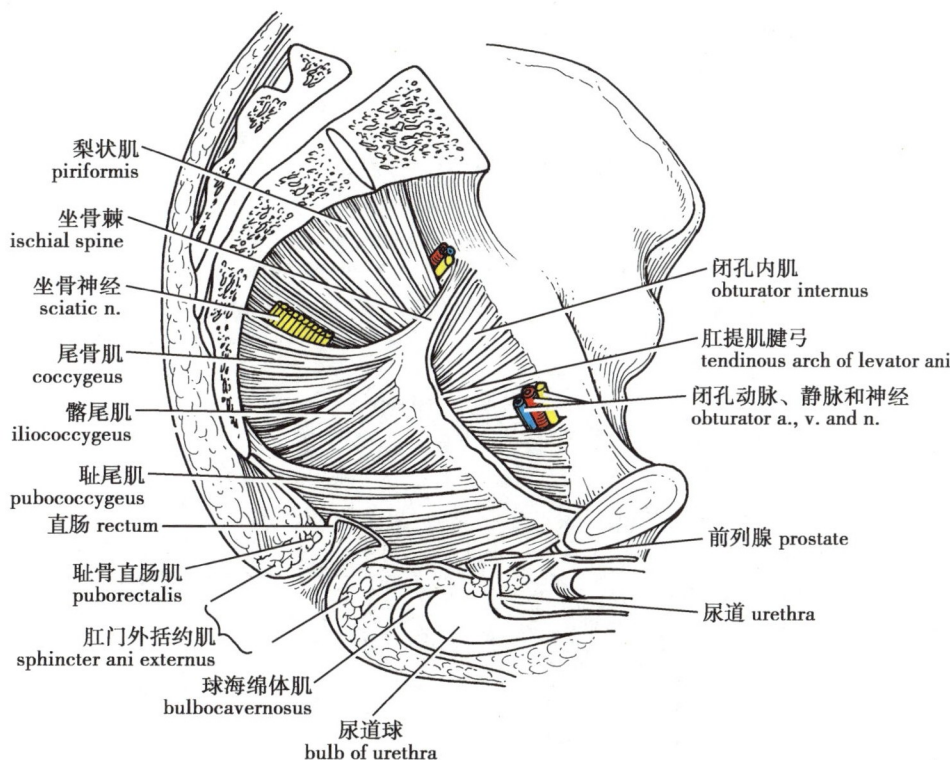

图 5-3 盆壁肌

三、盆膈

盆膈 pelvic diaphragm 又称盆底,由肛提肌、尾骨肌及覆盖于两肌上、下面的筋膜共同组成。盆膈封闭骨盆下口的大部分,其后部有肛管通过,其前方两侧肛提肌的前内侧缘之间留有一狭窄裂隙,称盆膈裂孔 pelvic diaphragmatic hiatus,男性有尿道通过,女性有尿道和阴道通过,盆膈裂孔下方由尿生殖膈封闭。盆膈具有承托盆腔脏器、协助排便、分娩等功能。分娩等造成的盆底肌损伤能引起盆膈的支撑作用减弱,导致子宫阴道脱出、直肠脱出、膀胱疝、压迫性尿失禁等症状。

(一)肛提肌

肛提肌 levator ani muscle 为一对四边形的薄片肌,起于耻骨盆面、坐骨棘及张于两者之间的肛提肌腱弓 tendinous arch of levator ani,肌纤维向后、内、下,在中线处与对侧肌纤维汇合止于会阴中心腱、直肠壁、肛尾韧带和尾骨尖,左、右肛提肌联合成漏斗状,封闭骨盆下口的大部分。根据肌纤维的起止和排列,肛提肌自前向后分为前列腺提肌(男性)或耻骨阴道肌(女性)、耻骨直肠肌、耻尾肌、髂尾肌等4 部(图 5-4,图 5-5)。

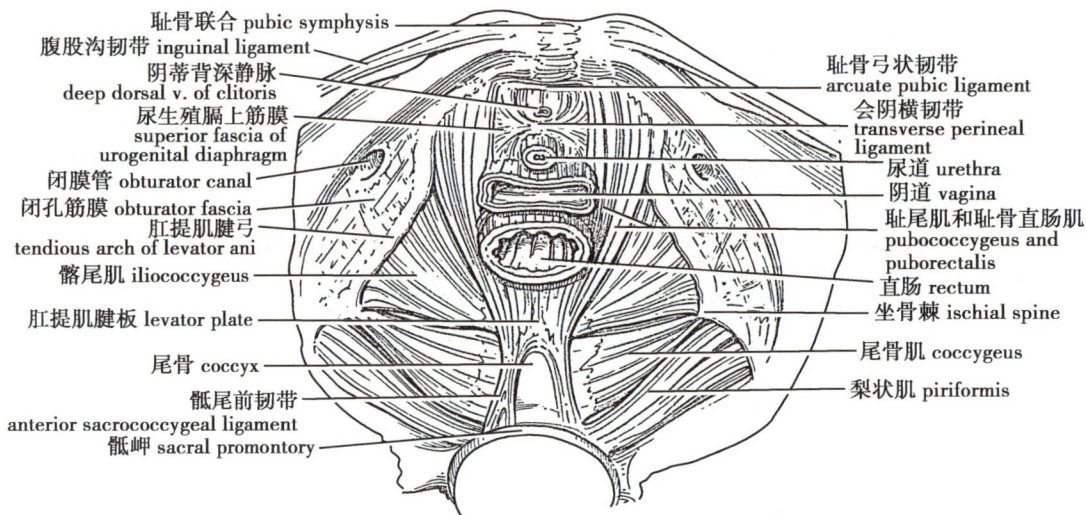

图 5-4 女性盆底肌(上面观)

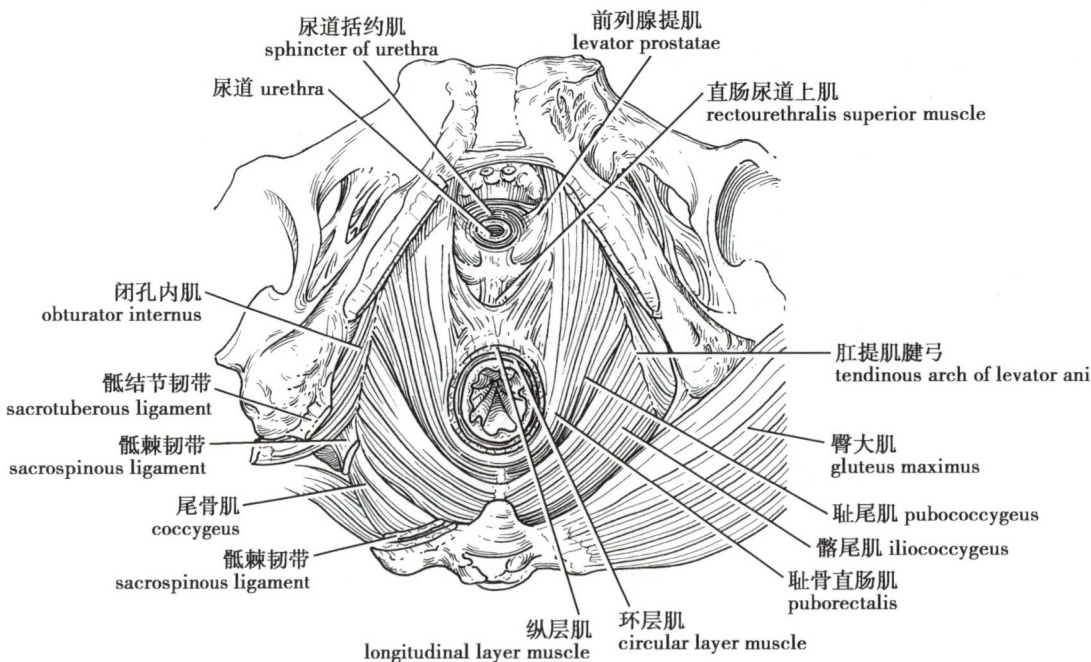

图 5-5 男性盆底肌(下面观)

　　1. 前列腺提肌 levator prostatae(男性)或耻骨阴道肌 pubovaginalis(女性)　起自耻骨体盆面及肛提肌腱弓前份,纤维几乎水平向后,夹持前列腺尖的两侧,止于会阴中心腱,有固定前列腺的作用。耻骨阴道肌的肌纤维向后沿尿道、阴道的两侧走行,并与尿道、阴道壁的肌纤维交织,在阴道后方两侧的肌纤维联合,止于会阴中心腱,有固定和收缩阴道的作用。

　　2. 耻骨直肠肌 puborectalis　起自耻骨盆面和肛提肌腱弓的前份,肌纤维位于其他部分的上方,行向后,绕过直肠肛管交界处的两侧和后方,止于肛管侧壁、后壁及会阴中心腱,并与对侧的肌纤维连接构成"U"形襻,还有部分纤维与肛门外括约肌深部纤维相融合。耻骨直肠肌是肛直肠环的主要组成部分,具有重要的肛门括约肌功能,又可拉直肠肛管交界处向前上方形成肛管直肠角,能控制粪便由直肠进入肛管,对肛门自控有重要作用。肛瘘手术时,切勿伤及此肌束,以免引起大便失禁。

3. 耻尾肌 pubococcygeus 起于耻骨盆面及肛提肌腱弓中份,止于骶、尾骨侧缘及肛尾韧带,具有固定直肠的作用。

4. 髂尾肌 iliococcygeus 起于肛提肌腱弓后份和坐骨棘盆面,止于肛尾韧带以及尾骨侧缘,具有固定直肠的作用。

(二)尾骨肌

尾骨肌 coccygeus 位于肛提肌后上方,呈三角形,紧贴骶棘韧带的上面,起于坐骨棘和骶棘韧带的盆面,止于尾骨和骶骨下部的侧缘(图 5-5)。

四、盆筋膜

盆筋膜 pelvic fascia 为腹内筋膜的直接延续,位于盆部腹膜与盆膈之间,分为盆壁筋膜、盆脏筋膜(图 5-6,图 5-7)。

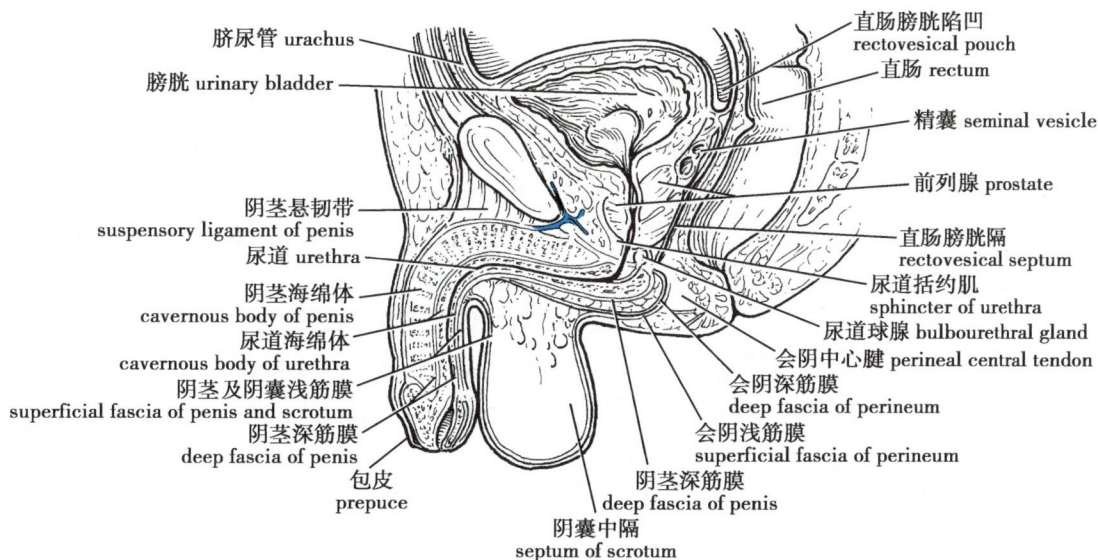

图 5-6　男性盆部筋膜(正中矢状面)

(一)盆壁筋膜

盆壁筋膜 parietal pelvic fascia 也称作盆筋膜壁层,覆盖于盆侧壁和盆底的肌和骨的内表面,向上越过界线与腹内筋膜相延续。其中,位于骶骨前方的部分为骶前筋膜 presacral fascia,较为致密,是一在 MRI 图像上可见的结构。骶前筋膜向上越过骶岬与腹膜后组织相延续;向下延伸到直肠穿盆膈处与盆膈上筋膜相延续;两侧与梨状肌、肛提肌表面的筋膜相延续。左、右腹下神经和下腹下丛位于其表面。骶前筋膜与骶骨之间有骶正中血管、骶外侧血管和骶静脉丛。由于部分静脉外膜与筋膜融合,外科手术在骶前筋膜后方做解剖分离可能伤及这些静脉,引起出血。覆盖盆侧壁梨状肌和闭孔内肌内表面的盆壁筋膜分别为梨状肌筋膜和闭孔筋膜,耻骨体盆腔面到坐骨棘的闭孔筋膜呈线形增厚称为肛提肌腱弓。覆盖在盆底肛提肌和尾骨肌表面的盆壁筋膜为盆膈上筋膜 superior fascia of pelvic diaphragm,其前方和两侧附着于肛提肌腱弓,后方与梨状肌筋膜和骶前筋膜相延续。贴于肛提肌和尾骨肌下表面的筋膜为盆膈下筋膜 inferior fascia of pelvic diaphragm,其前端附着于肛提肌腱弓,后端与肛门外括约肌的筋膜相融合,构成坐骨肛门窝的内侧壁。肛提肌、尾骨肌和盆膈上、下筋膜共同构成盆膈。

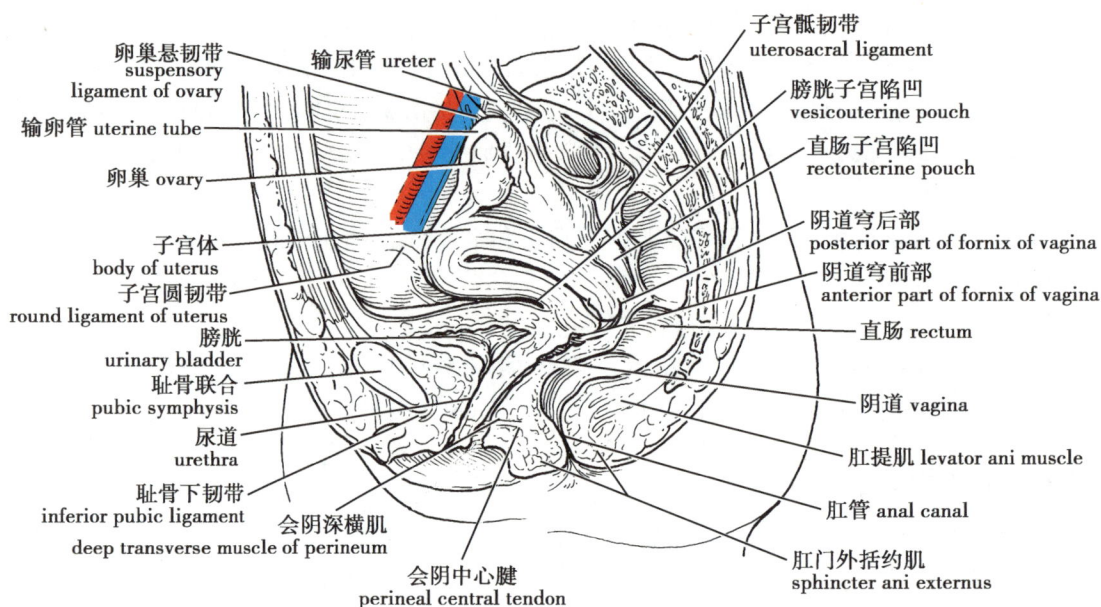

图 5-7   女性盆部筋膜（正中矢状面）

（二）盆脏筋膜

盆脏筋膜 visceral pelvic fascia 又称盆筋膜脏层，在盆腔脏器穿盆膈或尿生殖膈时，由盆壁筋膜向上返折呈鞘状包裹脏器形成。盆脏筋膜包绕在一些容积经常变化的器官（如膀胱、直肠）时比较薄而疏松，如膀胱筋膜 vesical fascia 和直肠筋膜 rectal fascia；而包绕在体积较恒定的器官（如前列腺）时则坚韧厚实，如前列腺鞘 fascial sheath of prostate。

盆脏筋膜在有些部位局部增厚并附着于邻近的骨面形成韧带，起支持和固定脏器的作用，如男性的耻骨前列腺韧带及女性的耻骨膀胱韧带 pubovesical ligament、子宫骶韧带等。有些韧带内含有少许平滑肌纤维，如子宫圆韧带、子宫主韧带、子宫骶韧带等；有些韧带中有进出脏器的血管、神经穿行（又称血管神经鞘），如膀胱侧韧带、直肠侧韧带、子宫主韧带等。

盆脏筋膜还在相邻脏器之间形成筋膜隔。男性在直肠与膀胱之间，有一冠状位的结缔组织隔称直肠膀胱隔 rectovesical septum（图 5-18）；女性在直肠与阴道之间为直肠阴道隔 rectovaginal septum。在男性，这层筋膜隔向上附着于直肠膀胱陷凹，而在女性向上附着于直肠子宫陷凹；下达盆底，两侧附着于骨盆侧壁。女性在子宫颈和阴道上部的前方与膀胱底之间还有膀胱阴道隔 vesicovaginal septum。

五、盆筋膜间隙

盆壁筋膜、盆脏筋膜与覆盖盆腔的腹膜之间的疏松结缔组织，形成潜在的盆筋膜间隙。这些筋膜间隙有利于手术中脏器的分离，同时，血液及其他液体也易在这些间隙内聚集。重要的间隙如下。

（一）耻骨后隙

耻骨后隙 retropubic space 也称膀胱前隙，前界是耻骨联合、耻骨上支和闭孔内肌筋膜；后界在男性是膀胱和前列腺，女性是膀胱；两侧界是盆膈和耻骨前列腺韧带（女性为耻骨膀胱韧带）。间隙内为大量的脂肪及疏松结缔组织所占据，该间隙与腹前壁的腹膜外组织间隙相通。当耻骨骨折时，此间隙内可发生血肿；当膀胱前壁或尿道前列腺部损伤，尿液可渗入此间隙；当此间隙内有积液需作引流时，可经腹壁做耻骨上正中切口而到达。

（二）直肠系膜

直肠周围大量的疏松结缔组织、脂肪、血管神经、淋巴管和淋巴结，这些包裹在直肠周围的结构，临床外科称为直肠系膜。直肠与骶骨之间的量最多，直肠两侧的次之，直肠前方的最少。直肠系膜呈圆柱状,上达直肠与乙状结肠交界处,下达盆膈上筋膜;内有直肠上动脉及其分支、直肠上静脉及其属支、沿直肠上血管排列的淋巴结、淋巴管。直肠系膜外有一层无血管、呈网状的组织包裹直肠系膜,称为直肠系膜筋膜。直肠后方的直肠系膜筋膜明显,与骶前筋膜相邻;直肠两侧的直肠系膜筋膜外表面下有盆丛;而在直肠前方,直肠系膜筋膜与直肠膀胱隔(男性)或直肠阴道隔(女性)相延续。从盆丛发出的内脏神经和直肠下血管横行穿过直肠系膜筋膜、直肠系膜到直肠,直肠两侧的这些筋膜、系膜及其间的血管神经,称之为直肠侧韧带。直肠癌外科手术时,力求将全部直肠系膜(包括其中的直肠)一起切除,直肠系膜筋膜为完整分离直肠系膜提供了切割平面。如直肠癌已经波及直肠系膜筋膜,外科手术切除治疗的可能性不大。

六、盆部的血管、淋巴引流和神经

(一) 动脉

1. 髂总动脉 common iliac artery　腹主动脉在第4腰椎下缘的左前方分为左、右髂总动脉。髂总动脉沿腰大肌内侧斜向外下,至骶髂关节前方又分为髂内、外动脉。左髂总动脉的内后方有左髂总静脉伴行,右髂总动脉的后方与第4、5腰椎体之间有左、右髂总静脉的末段和下腔静脉起始段。

2. 髂外动脉 external iliac artery　沿腰大肌内侧缘下行,穿血管腔隙至股前部。髂外动脉起始部的前方有输尿管跨过。在男性,髂外动脉外侧有睾丸血管和生殖股神经与之伴行,其末段前方有输精管越过。在女性,髂外动脉起始部的前方有卵巢血管越过,其末段的前上方有子宫圆韧带斜向越过。髂外动脉在近腹股沟韧带处发出腹壁下动脉和旋髂深动脉,后者向外上方贴髂窝走行,分布于髂肌和髂骨。

3. 髂内动脉 internal iliac artery　为一短干,长约4cm,于骶髂关节前方由髂总动脉分出后,斜向内下进入盆腔。其前外侧有输尿管越过,后方邻近腰骶干,髂内静脉和闭孔神经行于其内侧。主干行至坐骨大孔上缘处,一般分为前、后两干,前干分支多至脏器,后干分支多至盆壁。髂内动脉的分支包括壁支与脏支(图 5-8)。

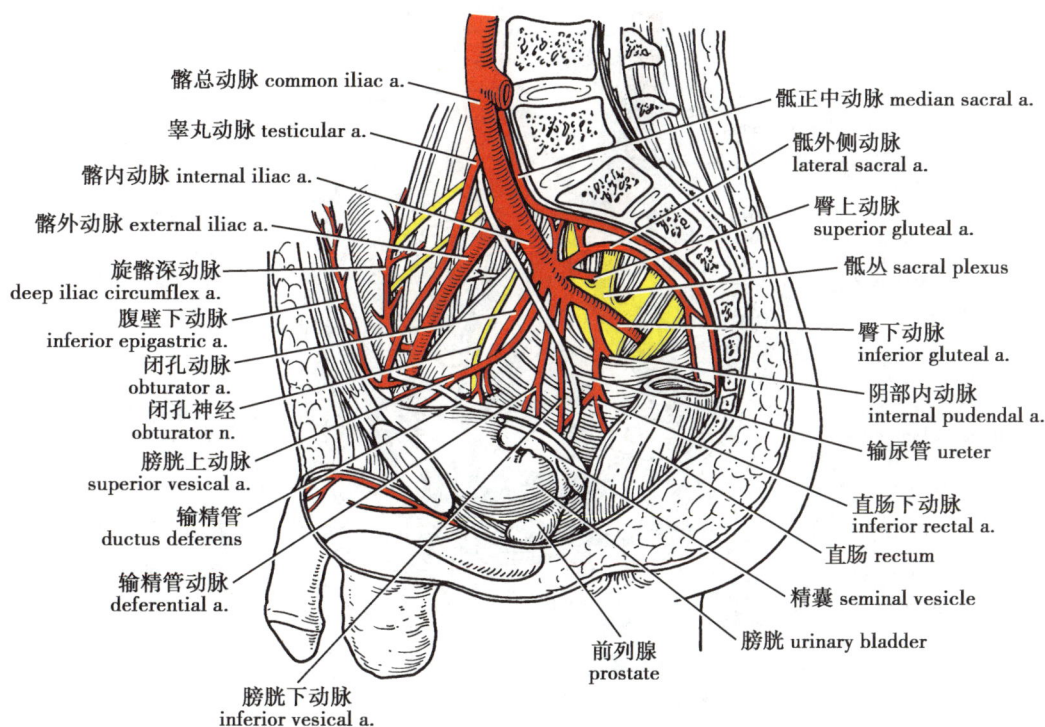

图 5-8　盆部的动脉

（1）壁支：①髂腰动脉 iliolumbar artery 发自后干，有 1~2 支，向外上进入腰大肌的深面，分布于髂腰肌、腰方肌等；②骶外侧动脉 lateral sacral artery 发自后干，沿骶前孔内侧下行，分布于梨状肌、尾骨肌和肛提肌等；③臀上动脉 superior gluteal artery 为后干的延续，向下经腰骶干和第 1 骶神经前支之间穿梨状肌上孔出盆腔至臀区，分支至臀上部；④臀下动脉 inferior gluteal artery 为前干的终末支，穿梨状肌下孔出盆腔至臀区，分布至臀下部、股后部上份和髋关节等；⑤闭孔动脉 obturator artery 发自前干，沿骨盆侧壁向前下，穿闭膜管入股内侧区，营养大腿内收肌群、髋关节等。闭孔动脉在穿闭膜管前发出一细小的耻骨支与腹壁下动脉的耻骨支吻合。有时闭孔动脉本干发育不良或缺如，则由腹壁下动脉或髂外动脉发出粗大的耻骨支替代，形成"异常闭孔动脉"，出现率占 17.95%，行经股环或腔隙韧带的深面，向下进入闭膜管。在施行股疝手术需切开腔隙韧带时，应特别注意有无异常的闭孔动脉，避免伤及而引起大出血。

（2）脏支：包括膀胱上动脉、膀胱下动脉、子宫动脉、直肠下动脉以及阴部内动脉 internal pudendal artery 等，各动脉的行程与分布将在盆内脏器及会阴叙述。

4. 骶正中动脉 median sacral artery　在腹主动脉分叉处后壁发起，经第 4、5 腰椎体前面下行入盆腔，在骶前筋膜与骶骨之间下行，分支与骶外侧动脉吻合，并常发支到直肠壁。

（二）静脉

髂内静脉 internal iliac vein 位于髂内动脉的后内侧，在骨盆上口、骶髂关节前方与髂外静脉 external iliac vein 汇合成髂总静脉 common iliac vein（图 5-9）。髂内静脉的属支一般均与同名动脉伴行，亦分为脏支和壁支。壁支的臀上静脉、臀下静脉和闭孔静脉均起自盆腔外，骶外侧静脉位于骶骨前面。盆部的静脉数目较多，壁薄且吻合丰富，多环绕各器官形成静脉丛，包括膀胱静脉丛、直肠静脉丛，以及男性的前列腺静脉丛，女性的子宫静脉丛、阴道静脉丛及卵巢静脉丛等。各丛汇合成静脉干，多数汇入髂内静脉。盆腔内静脉丛无瓣膜，各丛之间的吻合丰富，有利于血液的回流。骶静脉丛可经椎内、外静脉丛与颅内静脉交通。某些盆腔的肿瘤（如前列腺癌、卵巢癌）可经此路径而不经肺循环扩散到颅内。

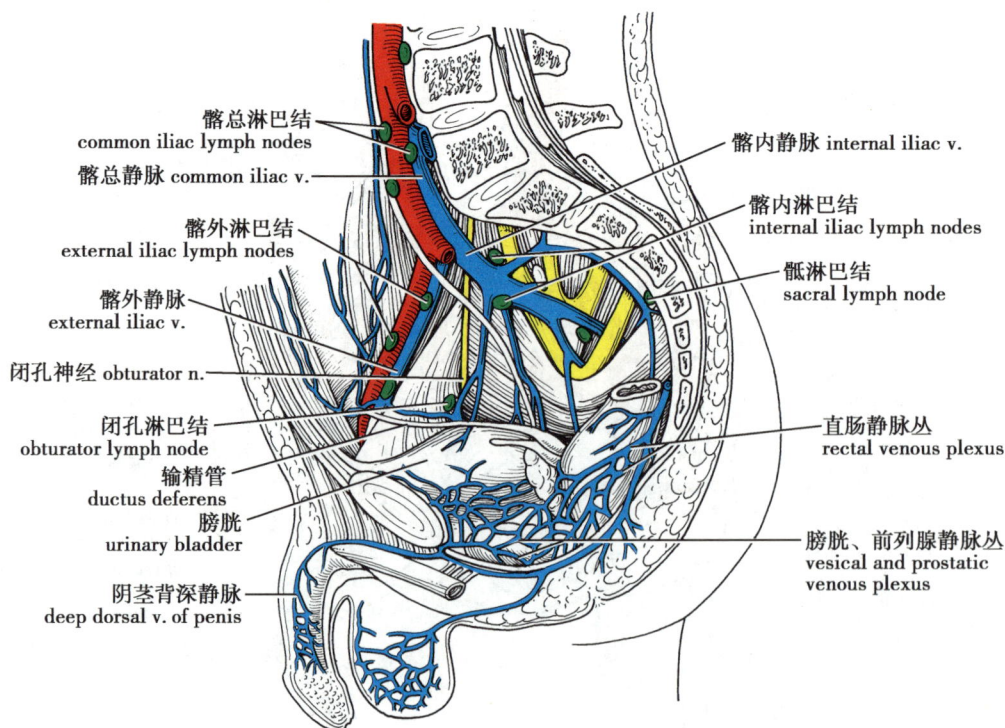

图 5-9　盆部的静脉与淋巴结

（三）淋巴引流

盆腔内淋巴结一般沿血管排列，主要的淋巴结群如下（图 5-9）。

1. 髂外淋巴结 external iliac lymph node　沿髂外血管排列，收纳腹股沟浅、深淋巴结的输出管，以及下肢和腹前壁下部、膀胱、前列腺和子宫等部分盆内脏器的淋巴。

2. 髂内淋巴结 internal iliac lymph node　沿髂内血管及其分支排列，收纳盆内所有脏器、会阴深部、臀部和股后部的淋巴。位于髂内、外动脉间的闭孔淋巴结还收纳子宫体下部及宫颈的淋巴，患宫颈癌时，癌细胞较早累及该淋巴结。

3. 骶淋巴结 sacral lymph node　沿骶正中和骶外侧动脉排列，收纳骨盆后壁、直肠、子宫颈和前列腺的淋巴。

4. 髂总淋巴结 common iliac lymph node　沿髂总动脉排列，通过接受上述 3 组淋巴结的输出管，收纳下肢、盆壁及盆内脏器的淋巴，其输出淋巴管注入左、右腰淋巴结（图 5-9）。盆腔各器官淋巴引流将在盆腔脏器及会阴部分叙述。

（四）神经

盆部的神经一部分来自腰、骶神经丛，另一部分来自内脏神经。

1. 闭孔神经 obturator nerve　来自腰丛，在腰大肌内侧下行，进入盆腔沿盆侧壁前行，沿闭孔内肌表面，与闭孔血管伴行穿闭膜管出盆腔到股内侧区。

2. 骶丛 sacral plexus 和尾丛 coccygeal plexus　腰骶干和第 1~4 骶神经前支组成骶丛，位于梨状肌前面，其分支经梨状肌上、下孔出盆，分布于臀部、会阴及下肢。第 4 骶神经前支的降支、第 5 骶神经前支和尾神经的前支合成一小的尾丛，位于尾骨肌的上面，主要发出肛尾神经，穿骶结节韧带后，分布于邻近的皮肤（图 5-10）。

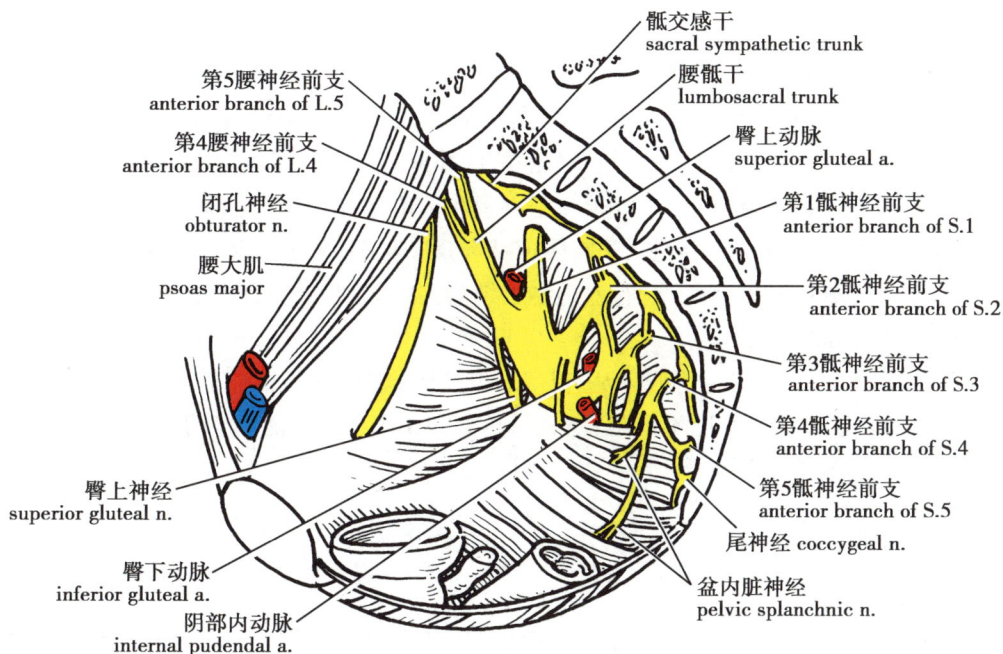

图 5-10　骶丛和尾丛

3. 内脏神经　盆部的内脏神经主要有骶交感干、盆内脏神经、上腹下丛和下腹下丛等。

（1）骶交感干 sacral sympathetic trunk：由腰交感干延续而来，每侧有 3~4 个骶神经节沿骶前孔内侧下降，在尾骨前方两干连于单一的奇神经节 impar ganglion，该神经节又称尾神经节，其节后纤维参与构成下腹下丛。

（2）盆内脏神经 pelvic splanchnic nerve：又称盆神经或勃起神经，较细小，共 3 支，由第 2~4 骶神经前支中的副交感神经节前纤维组成。此神经加入下腹下丛，与交感神经纤维一起行至盆腔脏器，在脏器附近或壁内的副交感神经节交换神经元，节后纤维分布于结肠左曲以下的消化管、盆腔脏器及外阴等（图 5-11）。

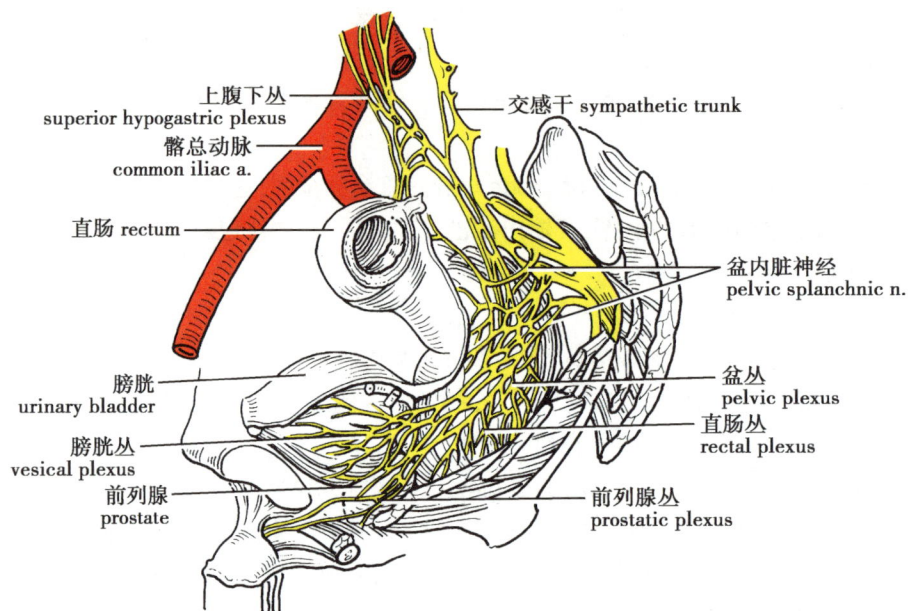

图 5-11 盆部的内脏神经

（3）上腹下丛 superior hypogastric plexus 和下腹下丛 inferior hypogastric plexus：上腹下丛又称骶前神经，由腹主动脉丛经第 5 腰椎体前面下降而来。此丛发出左、右腹下神经行至第 3 骶椎高度，在骶骨下部前方与同侧的盆内脏神经和骶神经节的节后纤维共同组成左、右下腹下丛，又称盆丛 pelvic plexus。盆丛位于直肠、精囊和前列腺（女性为子宫颈和阴道穹）的两侧，膀胱的后方。其纤维随髂内动脉的分支分别形成膀胱丛、前列腺丛、子宫阴道丛和直肠丛等，分布于盆腔脏器（图 5-11）。妊娠子宫若压迫此丛，或盆腔内肿瘤如子宫癌行盆内淋巴结清扫或前列腺癌、直肠癌切除术损伤该丛时，可导致尿潴留和性功能障碍。

在行直肠癌手术时，所有切除上腹下丛、保留下腹下丛（盆丛）的手术患者全部保留了阴茎勃起功能（受副交感神经调控），而保留上腹下丛患者几乎全部保留了射精功能（受交感神经调控），证实了盆腔交感神经、副交感神经的不同功能。

七、盆部腹膜

（一）男性盆部腹膜

腹前壁的壁腹膜向下到达耻骨联合上缘折向后下，覆盖于膀胱体的上面、膀胱底的上部及部分精囊和输精管壶腹，继而返折向后覆盖于直肠中 1/3 段的前面和上 1/3 段的前面及两侧。在膀胱体的上面腹膜向两侧延伸，继而移行于盆侧壁的腹膜，在膀胱两侧形成膀胱旁窝 paravesical fossa，该窝的大小取决于膀胱的充盈程度，窝的外侧界有一隆起的腹膜皱襞，内有输精管。腹膜在膀胱与直肠之间转折处形成直肠膀胱陷凹，在直肠两侧与盆侧壁形成直肠旁窝 pararectal fossa；直肠膀胱陷凹的两侧壁有一隆起的近矢状位的腹膜皱襞，绕直肠旁窝两侧到达骶骨前面，称为直肠膀胱襞 rectovesical fold（或称骶膀胱襞）（图 5-12）。

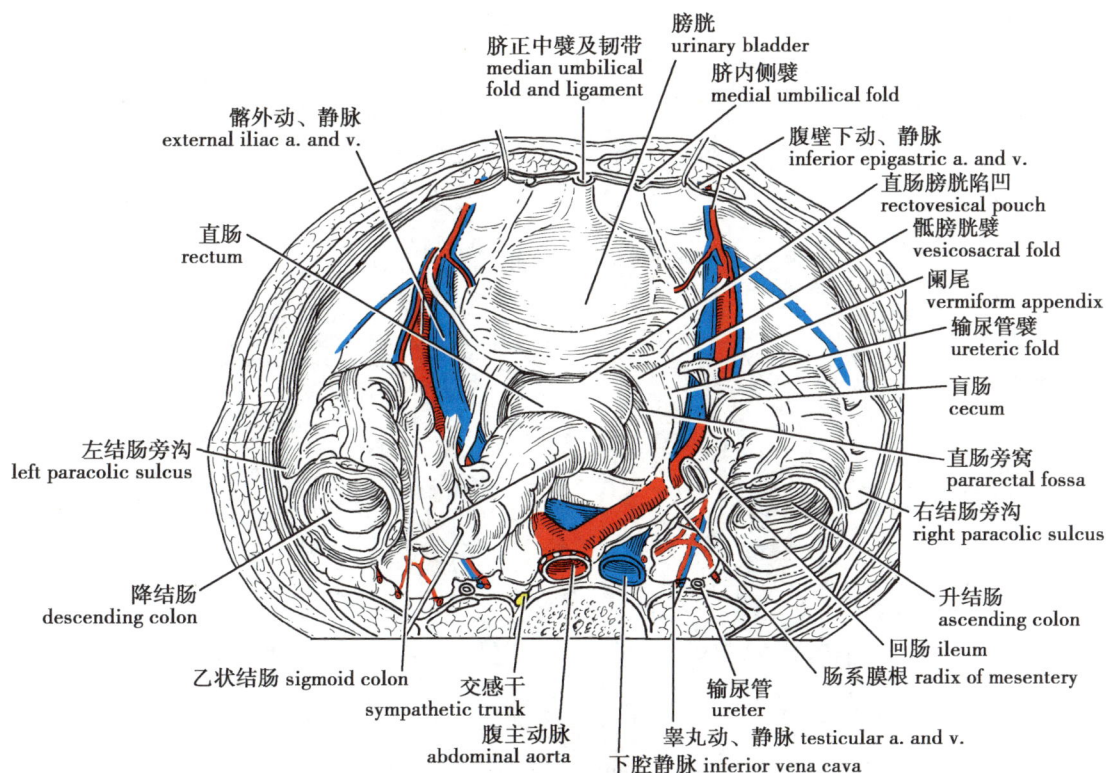

图 5-12　男性盆腔脏器与腹膜

(二) 女性盆部腹膜

腹膜在腹前壁向下、覆盖膀胱体的上面及其两侧,膀胱体上面的腹膜向后在子宫颈阴道上部转折向上,覆盖于子宫体前面、子宫底、子宫体后面、子宫颈阴道上部、向下达阴道上部后面,再转向后上至直肠中 1/3 段前面、直肠上部的前面及两侧。腹膜在膀胱和子宫之间有膀胱子宫陷凹,在直肠与子宫之间有直肠子宫陷凹(或称 Douglas pouch)。覆盖于子宫体前、后面的腹膜在其两侧会合成子宫阔韧带,卵巢借卵巢系膜与子宫阔韧带后层相连,卵巢上端借卵巢悬韧带与髂总血管分叉处的壁腹膜相连。直肠子宫陷凹两侧的腹膜皱襞称为直肠子宫襞 rectouterine fold(也称骶子宫襞),相当于男性的直肠膀胱襞(图 5-13)。

直肠子宫陷凹(女性)和直肠膀胱陷凹(男性)是人体直立位时腹膜腔最低的部位,前者距肛门 5~8cm,后者距肛门 8~9cm;腹膜腔内的渗出液、血液或脓液多积于上述陷凹内。直肠子宫陷凹与阴道穹后部之间仅隔薄层阴道后壁,故临床上可通过阴道后穹穿刺抽取液体。在直肠指诊时,可探及直肠子宫陷凹或直肠膀胱陷凹。

八、盆腔器官

盆腔主要容纳泌尿系统、消化系统的部分器官以及内生殖器。前方为膀胱和尿道上部;后方为直肠;中间为内生殖器。在男性,前列腺位于膀胱与盆底之间,输精管壶腹、射精管和精囊位于前列腺后上方及膀胱的后方。在女性,正中线上有子宫和阴道上部,两侧有子宫阔韧带及其包裹的卵巢和输卵管。

(一) 直肠

1. 位置和毗邻　直肠 rectum 位于盆腔后部,全长 15~16cm,于第 3 骶椎平面上接乙状结肠,向下穿盆膈延续为肛管(图 5-14)。直肠从上向下,由腹膜间位逐渐移行为腹膜外位。直肠后面借疏松结缔组织与骶骨、尾骨和梨状肌相邻,在疏松结缔组织内有骶正中血管、骶外侧血管、骶静脉丛、骶丛、骶交感干及奇神经节等。直肠上部的两侧为直肠旁窝,下部与盆丛、直肠上血管、直肠下血管及肛提肌等相邻。直肠周围的盆脏筋膜中有一致密结缔组织,从骶骨下部的前面行向直肠肛管交界处后部,围绕直肠下部血管和盆内脏神经等结构,对直肠起固定作用,即直肠侧韧带。直肠后方受到骶骨的保护,很少受损。但骶骨或坐骨棘的骨折可以刺向盆腔而伤及直肠。

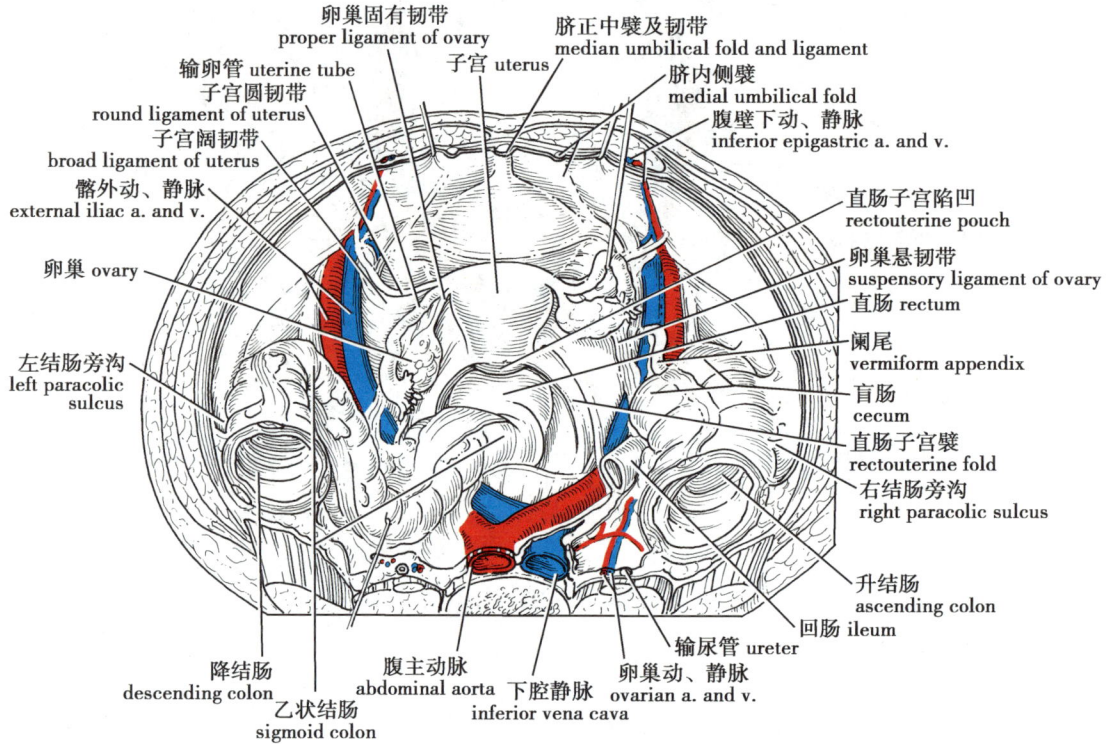

图 5-13　女性盆腔脏器与腹膜

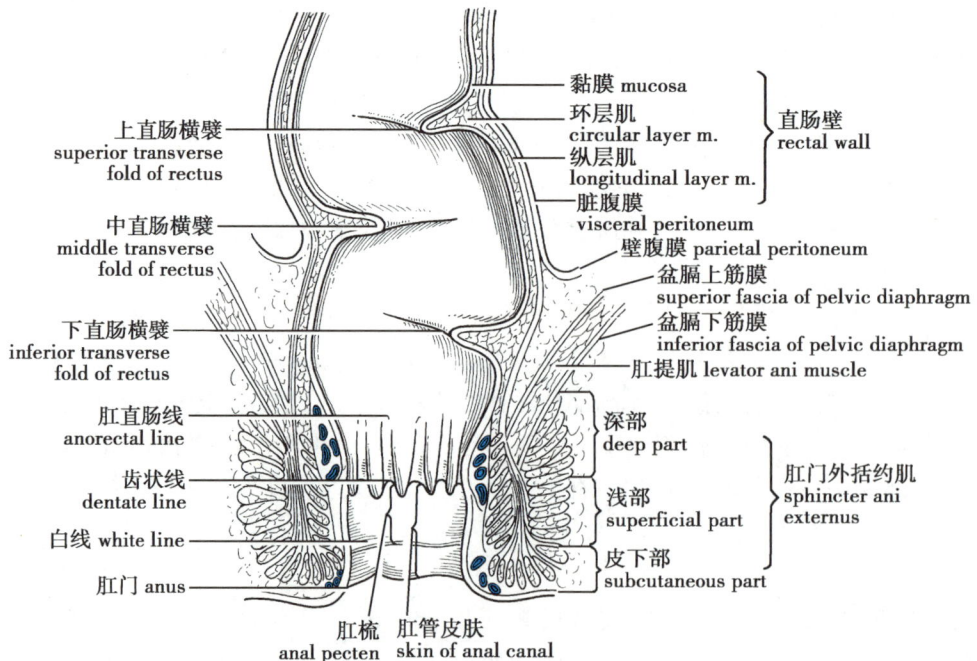

图 5-14　直肠与肛管的冠状切面

在男性,腹膜返折线以上的直肠隔直肠膀胱陷凹与膀胱底上部和精囊相邻,返折线以下的直肠借直肠膀胱隔与膀胱底下部、前列腺、精囊、输精管壶腹及输尿管盆部相邻。在女性,腹膜返折线以上的直肠隔直肠子宫陷凹与子宫及阴道穹后部相邻,返折线以下的直肠借直肠阴道隔与阴道后壁相邻。

临床上常采用直肠指诊的方法扪及直肠以及与直肠相邻的器官,如男性的前列腺、女性的子宫颈等,以帮助发现和判断病变的性质、范围以及与周围器官的关系。此外,临床上常用直肠镜检和乙状结肠镜检分别观察直肠或乙状结肠内面和取活检标本,以便早期发现直肠癌和结肠癌。当将内镜插进直肠时,应顺应直肠会阴曲、直肠骶曲及直肠与乙状结肠连接处的弯曲推进,以避免产生不适感觉或损伤肠壁甚至造成肠穿孔。

2. 血管、淋巴引流和神经

(1)血管:直肠由直肠上动脉、直肠下动脉及骶正中动脉分布,彼此间有吻合。直肠上动脉 superior rectal artery 为肠系膜下动脉的直接延续,行于乙状结肠系膜根内,经骶岬左前方下降至第3骶椎高度分为左、右两支,由直肠后面绕至两侧下行并分布于直肠。直肠下动脉 inferior rectal artery 多起自髂内动脉前干,细小,行向内下分布于直肠下部。骶正中动脉发出小支经直肠后面分布于直肠后壁(图5-15)。直肠上动脉和直肠下动脉均有同名静脉伴行,直肠上静脉和直肠下静脉引流直肠壁内静脉丛,直肠静脉丛与肛管静脉丛连接,它们的引流和临床意义参见肛管的静脉引流。直肠上静脉是肝门静脉的属支,所以直肠癌最常见的转移部位为肝。

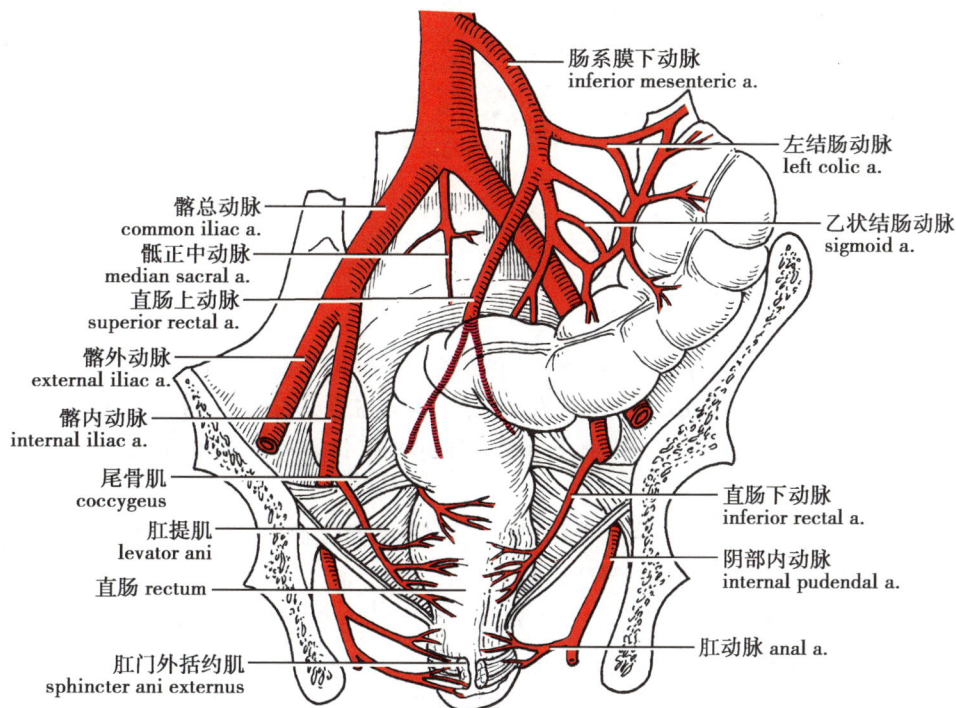

图 5-15　直肠和肛管的动脉

(2)淋巴引流:直肠壁外有直肠旁淋巴结,其输出淋巴管在直肠上部沿直肠上血管向上注入肠系膜下淋巴结;直肠下部淋巴管沿直肠下血管汇入髂内淋巴结;部分向后入骶淋巴结;部分向下穿肛提肌与坐骨肛门窝内淋巴管丛相通,随肛血管、阴部内血管至髂内淋巴结。直肠癌和肛管癌的淋巴转移是肿瘤扩散的主要途径,直肠与肛管的淋巴管吻合丰富,手术要求彻底清除直肠和肛管周围的淋巴结。

(3)神经:支配直肠的交感神经来自肠系膜下丛和盆丛,副交感神经来自盆内脏神经,它们随直肠上、下血管到达直肠肠壁。与排便反射有关的传入纤维,也是通过盆内脏神经传入。

NOTES

（二）膀胱

1. 位置与毗邻   膀胱 urinary bladder 位于盆腔前部,耻骨联合及左、右耻骨支的后方,其上界约平骨盆上口平面。膀胱位置可因年龄和充盈程度而不同。膀胱充盈时呈卵圆形,膀胱尖上升至耻骨联合以上,此时由腹前壁返折到膀胱的腹膜也随之上移,膀胱的下外侧面直接与腹前壁相贴(图5-16)。临床上常利用这种解剖关系,在耻骨联合上缘之上进行膀胱穿刺或做手术切口,避免伤及腹膜。幼儿的膀胱较高,膀胱空虚时也达耻骨联合上缘以上,到 6 岁左右才逐渐降至盆腔;老年人的膀胱较低,在耻骨联合上缘平面以下。膀胱空虚时呈三棱锥体状,膀胱尖朝向前上,与腹壁内的脐正中韧带相连。膀胱底为三角形,朝向后下。男性膀胱底上部借直肠膀胱陷凹与直肠相邻,下部与精囊和输精管壶腹相贴。女性的膀胱底与子宫颈和阴道前壁直接相贴。男性膀胱与前列腺接触的部分为膀胱颈,女性膀胱颈与尿生殖膈相邻。膀胱尖与膀胱底之间的部分为膀胱体,其上面有腹膜覆盖,下外侧面紧贴耻骨后隙内的疏松结缔组织,以及肛提肌和闭孔内肌。

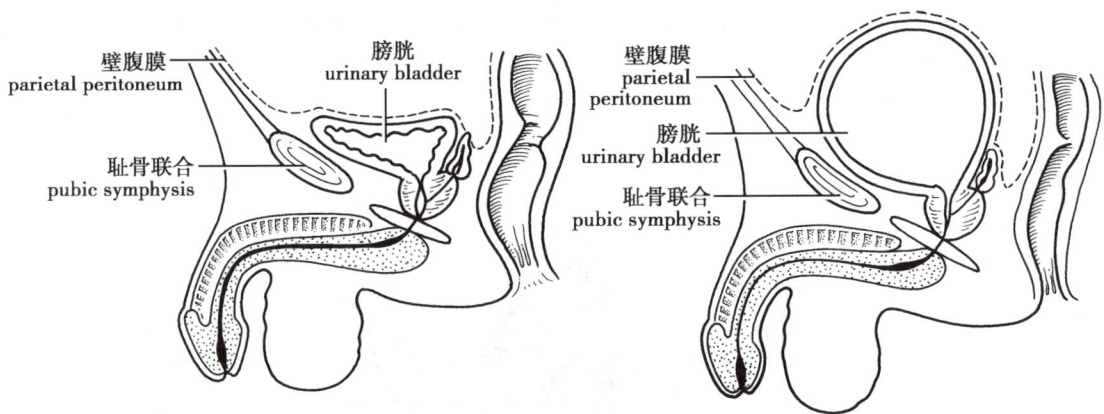

图 5-16   膀胱的位置变化

2. 血管、淋巴引流和神经

（1）血管:膀胱上动脉 superior vesical artery 起自髂内动脉的脐动脉,向下走行,分布于膀胱上、中部。膀胱下动脉 inferior vesical artery 起自髂内动脉前干,沿盆侧壁行向下,分布于膀胱下部、精囊、前列腺及输尿管盆部等。膀胱的静脉在膀胱下部的周围形成膀胱静脉丛,最后汇集成与动脉同名的静脉,再汇入髂内静脉。

（2）淋巴引流:膀胱前部的淋巴注入髂内淋巴结;膀胱后部及膀胱三角区的淋巴多注入髂外淋巴结,亦有少数注入髂内淋巴结、髂总淋巴结或骶淋巴结。

（3）神经:膀胱的交感神经来自第 11、12 胸髓节段和第 1、2 腰髓节段,经盆丛随血管分布至膀胱,使膀胱平滑肌松弛,尿道内括约肌收缩而储尿。副交感神经来自第 2~4 骶髓节段,经盆内脏神经到达膀胱,支配膀胱逼尿肌,是与排尿有关的主要神经。膀胱排尿反射的传入纤维通过盆内脏神经传入。

（三）输尿管盆部与壁内部

1. 输尿管盆部   左、右输尿管 ureter 腹部于小骨盆上口处分别越过左髂总动脉末段和右髂外动脉起始部的前面进入盆腔,延续为输尿管盆部。输尿管盆部位于盆侧壁的腹膜下,行经髂内血管、腰骶干和骶髂关节前方,向后下走行,继而经过脐动脉起始段和闭孔血管、神经的内侧,在坐骨棘平面,转向前内侧穿入膀胱底的外上角。男性输尿管盆部到达膀胱外上角之前有输精管在其前上方由外侧向内侧越过,然后输尿管经输精管壶腹与精囊之间到达膀胱底。女性输尿管盆部位于卵巢的后下方,在子宫阔韧带基底部距子宫颈外侧约 2cm 处(适对阴道穹侧部的上外方),有子宫动脉在其前上方越过(图5-17)。子宫切除术结扎子宫动脉时,切勿损伤输尿管。

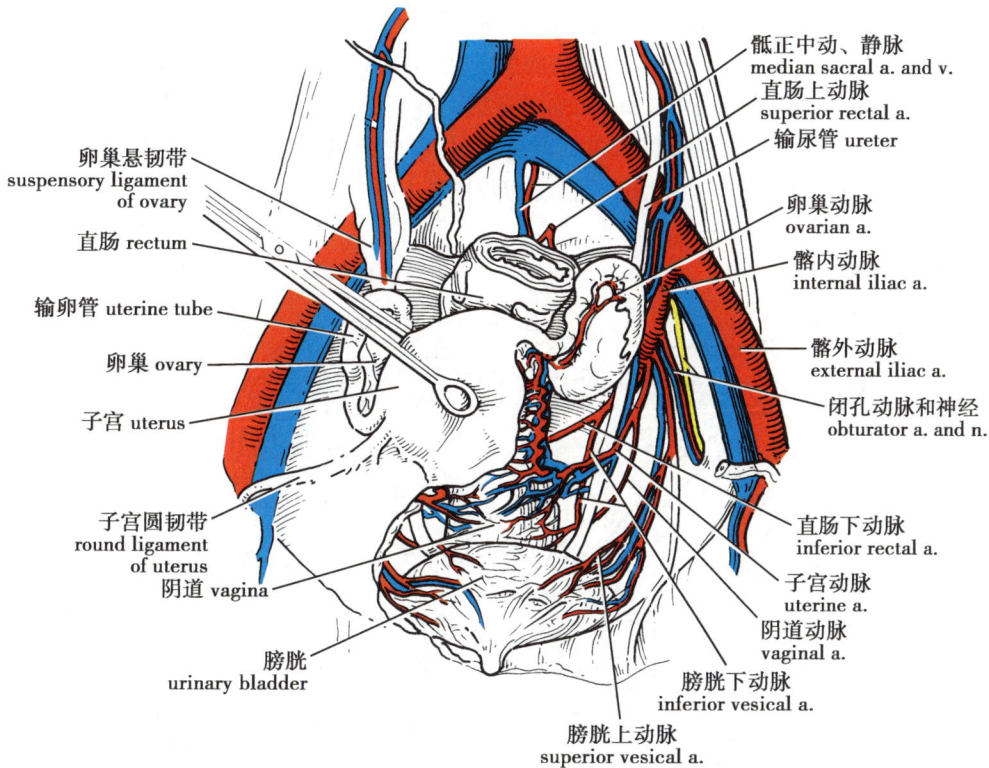

图 5-17　女性输尿管盆部与子宫动脉的关系

　　输尿管盆部的血液供应来源于膀胱上、下动脉的分支,在女性还有子宫动脉的分支;其静脉经上述动脉的同名静脉汇入髂内静脉;输尿管盆部的淋巴注入髂内淋巴结;其神经支配来自盆丛。

　　2. **输尿管壁内部**　输尿管行至膀胱底外上角处,向内下斜穿膀胱壁,开口于膀胱三角的输尿管口。此段长约 1.5cm,即壁内部,是输尿管最狭窄处,也是常见的结石滞留部位。膀胱充盈时,压迫输尿管壁内部,可阻止膀胱内的尿液向输尿管逆流。

(四) 前列腺

　　1. **位置与毗邻**　前列腺 prostate 位于膀胱颈和尿生殖膈之间,后面借直肠膀胱隔与直肠壶腹相邻,距肛门 4~6cm,后上方有输精管和精囊。前列腺尖端向下抵尿生殖膈上筋膜,两侧有前列腺提肌绕过,底部向上与膀胱颈相接。尖与底之间是前列腺体。前列腺有前面、后面和两外侧面。其前面有耻骨前列腺韧带 puboprostatic ligament 连接前列腺鞘与耻骨盆面;前列腺后面平坦,正中有一纵行的前列腺沟,借直肠膀胱隔与直肠壶腹相邻。直肠指检时,向前可扪及前列腺,依据其大小、形态、硬度及前列腺沟,可辅助诊断其疾病的性质(图 5-18)。

　　2. **被膜与血管神经支配**　前列腺由内、外两层被膜包裹,内层称为前列腺囊 capsule of prostate,由包裹腺体表面的一薄层纤维肌性组织构成;外层称前列腺鞘,由盆脏筋膜构成。两层被膜均较坚韧,因此当前列腺肿大时,往往向内挤压尿道。前列腺的两层被膜之间有前列腺静脉丛、动脉及神经的分支。前列腺静脉丛接受阴茎背深静脉,并有交通支与膀胱静脉丛吻合,并通过膀胱下静脉汇入髂内静脉。这些静脉壁薄、无瓣膜,若损伤可导致大出血。另外,前列腺静脉丛与椎静脉丛间存在许多交通,因此前列腺癌病人常发生低位椎骨和髋骨的骨转移,甚至可以通过椎静脉丛转移至颅内。前列腺的动脉血供来源多,接受阴部内动脉、膀胱下动脉和直肠下动脉的分支。前列腺的神经支配来自盆丛,在前列腺囊外神经纤维和神经节形成前列腺神经丛。

(五) 输精管盆部、射精管及精囊

　　输精管 ductus deferens 盆部始于腹股沟管深环,经腹壁下动脉的外侧急转向内下方,越过髂外动、静脉的前方进入盆腔。沿盆侧壁行向后下,跨过膀胱上血管和闭孔血管,从前内侧与输尿管交叉,继

而转至膀胱底。在精囊上端平面以下输精管膨大为输精管壶腹 ampulla of ductus deferens,行走在精囊的内侧,其末端逐渐变细,且与对侧靠近,在前列腺底稍上方与精囊的排泄管以锐角的形式汇合成射精管 ejaculatory duct。射精管长约 2cm,向前下穿前列腺底的后部,开口于尿道的前列腺部。

　　精囊 seminal vesicle 为一对长椭圆形的囊状腺体,位于前列腺底的后上方,输精管壶腹的外侧,前贴膀胱,后邻直肠。精囊肿大时,直肠指检可以扪及(图 5-19)。

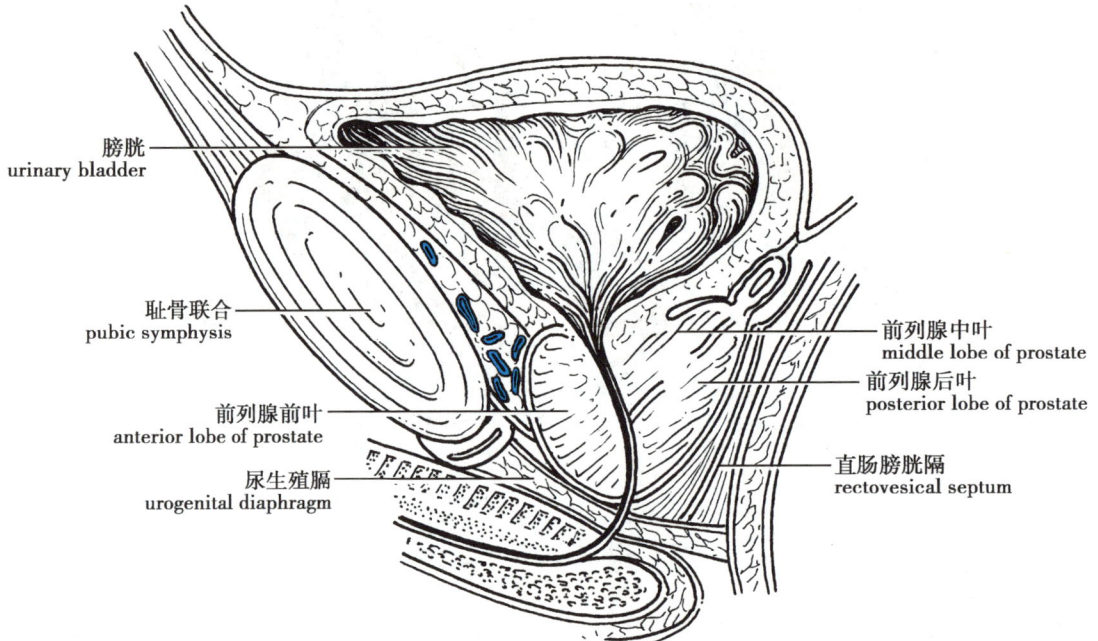

图 5-18　前列腺的位置

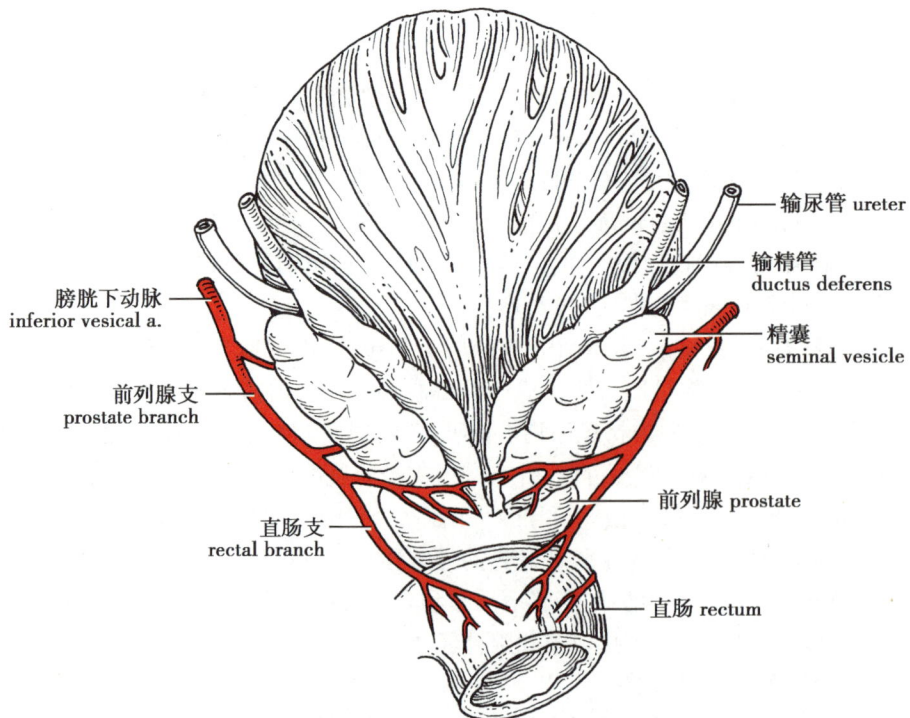

图 5-19　输精管壶腹与精囊

(六) 子宫

1. 位置与毗邻　子宫 uterus 位于盆腔中央,膀胱与直肠之间,其前面隔膀胱子宫陷凹与膀胱上面相邻,子宫颈阴道上部的前方借膀胱阴道隔与膀胱底相邻,子宫后面借直肠子宫陷凹及直肠阴道隔与直肠相邻。成人正常的子宫呈轻度前倾、前屈姿势,前倾即子宫长轴与阴道长轴之间呈向前开放的角度(约 90°),前屈为子宫体与子宫颈之间形成的一个向前开放的钝角(约 170°)。直立时,子宫体几乎与水平面平行,子宫底伏于膀胱的后上方,子宫颈保持在坐骨棘平面以上。子宫的位置可受周围器官的影响,如膀胱和直肠充盈、体位变动都可造成子宫位置发生生理性变化。若由于先天性发育不良,或炎性粘连、肿瘤压迫,子宫可发生病理性前屈、后倾或后屈。

2. 血管、淋巴引流和神经

(1)动脉:子宫动脉 uterine artery 起自髂内动脉前干,沿盆侧壁向前内下方至子宫阔韧带基底部两层腹膜间向内侧行,在距子宫颈外侧约 2cm 处,横向越过输尿管的前上方,至子宫颈侧缘后,沿子宫两侧缘迂曲上行。主干行至子宫角处即分为输卵管支和卵巢支,后者与卵巢动脉分支吻合。子宫动脉在子宫颈外侧还向下发出阴道支,分布于阴道上部(图 5-20)。子宫切除术时,应特别注意子宫动脉在子宫阔韧带基部与输尿管的位置关系,结扎子宫动脉时不要误扎输尿管。

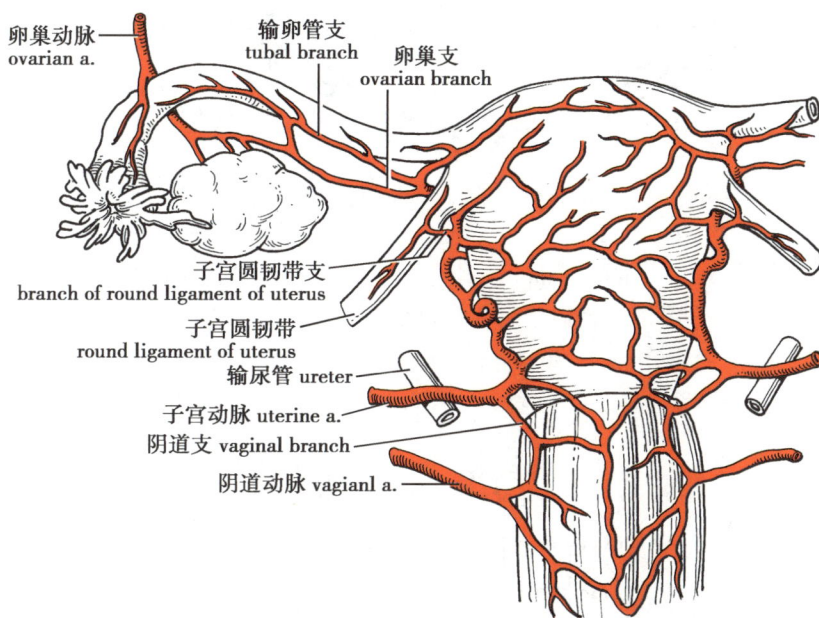

图 5-20　女性内生殖器的动脉

(2)静脉:在子宫颈和阴道两侧小静脉汇成子宫阴道静脉丛,该丛汇集成子宫静脉,汇入髂内静脉。子宫阴道静脉丛与膀胱静脉丛、直肠静脉丛广泛交通。因此,在妊娠末期容易发生外阴和阴道的静脉曲张,以及直肠静脉丛的曲张。

(3)淋巴引流:子宫底和子宫体上部的多数淋巴管沿卵巢血管上行,注入髂总淋巴结和腰淋巴结。子宫底两侧的一部分淋巴管沿子宫圆韧带注入腹股沟浅淋巴结。子宫体下部及子宫颈的淋巴管沿子宫血管注入髂内淋巴结或髂外淋巴结,少部分淋巴管向后沿子宫骶韧带注入骶淋巴结(图 5-21)。盆内脏器的淋巴管之间均有直接或间接的吻合,因此,子宫癌患者常出现盆腔内广泛的转移。

(4)神经:子宫的神经来自盆丛分出的子宫阴道丛,随血管分布于子宫和阴道上部。

3. 子宫的韧带　子宫借韧带、尿生殖膈和盆底肌等维持其正常位置,其中子宫的韧带主要有以下几条。

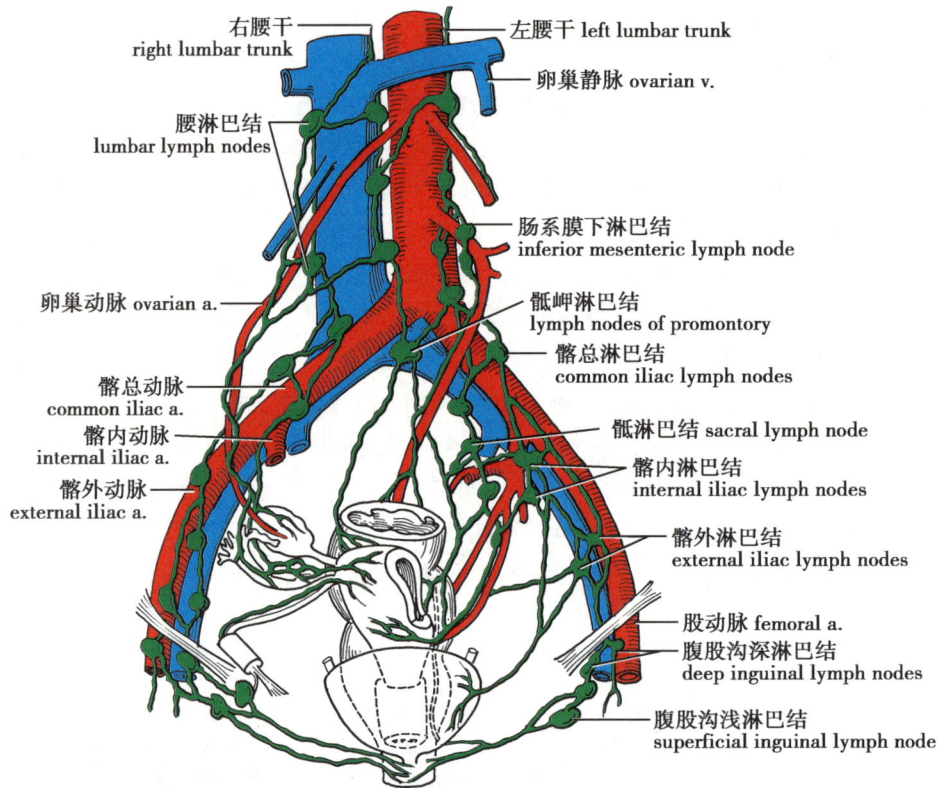

图 5-21　女性内生殖器的淋巴引流

（1）子宫阔韧带 broad ligament of uterus：位于子宫两侧，为冠状位的双层腹膜皱襞，上缘游离，内含输卵管；下缘和外侧缘分别与盆底和盆侧壁的腹膜相互移行。子宫阔韧带包裹卵巢、输卵管和子宫圆韧带。子宫阔韧带内的血管、淋巴管、神经和大量疏松结缔组织，合称为子宫旁组织 parametrium。子宫阔韧带可限制子宫向两侧移动（图 5-22）。

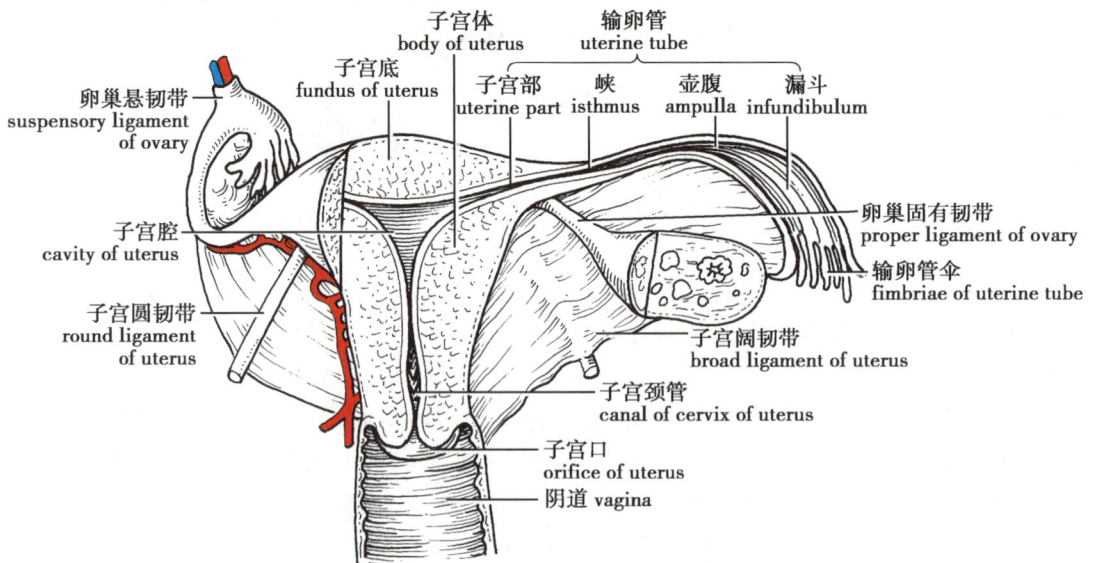

图 5-22　子宫、卵巢和输卵管

（2）子宫主韧带 cardinal ligament of uterus：又称子宫颈横韧带，位于子宫阔韧带基底部，由结缔组织和平滑肌纤维构成。呈扇形连于子宫颈与盆侧壁之间。为固定子宫颈、维持子宫颈在坐骨棘平面以上的主要结构。若损伤或牵拉造成该韧带松弛后,容易引起子宫脱垂。

（3）子宫圆韧带 round ligament of uterus:呈圆索状,长 12~14cm。起自子宫角、输卵管附着部的前下方,在子宫阔韧带前层腹膜覆盖下内弯向盆侧壁,在腹壁下动脉外侧、穿腹股沟管深环入腹股沟管,出腹股沟管浅环后向下附着于阴阜及大阴唇皮下。子宫圆韧带是维持子宫前倾的主要结构。

（4）子宫骶韧带 uterosacral ligament:起自子宫颈后面,向后弓形绕过直肠外侧,附着于骶骨前面。其表面的腹膜为直肠子宫襞。该韧带向后上方牵引子宫颈,防止子宫前移、维持子宫前屈。

子宫脱垂是指子宫位置沿阴道向下移动,子宫颈低于坐骨棘平面。由于难产等原因损伤子宫的固定装置和支持结构,如子宫的韧带、盆膈、尿生殖膈和会阴中心腱,可引起子宫脱垂。老年性结缔组织松弛和子宫后倾,也易使子宫脱垂。

（七）卵巢

卵巢 ovary 紧贴盆侧壁,位于髂内、外动脉夹角处的卵巢窝内,窝的前界为脐内侧韧带,后界为髂内动脉和输尿管。卵巢的后缘游离;前缘借卵巢系膜连于子宫阔韧带的后叶,前缘中部有血管、神经出入处称卵巢门。卵巢下端借卵巢固有韧带 proper ligament of ovary 与子宫角相连;其上端以卵巢悬韧带 suspensory ligament of ovary（又称骨盆漏斗韧带）连于骨盆侧壁。卵巢悬韧带为隆起的腹膜皱襞,内有卵巢血管、淋巴管及卵巢神经丛等。卵巢悬韧带的后内侧靠近盆壁处与输尿管相邻,手术中处理该韧带时注意勿伤及输尿管（图 5-22）。

卵巢的血液供应来源于卵巢动脉及子宫动脉的卵巢支,卵巢动脉起自腹主动脉,其在腹后壁壁腹膜深面下行,经卵巢悬韧带进入卵巢系膜内,分布于卵巢,并发支营养输卵管。卵巢的静脉出卵巢门后先形成静脉丛,再汇成两条卵巢静脉,与同名动脉伴行,右侧者以锐角汇入下腔静脉,左侧者以直角汇入左肾静脉。卵巢的淋巴管伴卵巢血管,注入主动脉前淋巴结及主动脉外侧淋巴结。

（八）输卵管

输卵管 uterine tube 位于子宫阔韧带的上缘内,长 8~12cm（图 5-22）。由内侧向外侧分为输卵管子宫部、输卵管峡、输卵管壶腹和输卵管漏斗。在子宫底外侧短而细直的部分是输卵管峡,为输卵管结扎术的部位;炎症可能导致此部管腔堵塞。输卵管外侧端呈漏斗状膨大的部分是输卵管漏斗,其末端有输卵管腹腔口开口于腹膜腔。女性腹膜腔经输卵管腹腔口、输卵管、子宫腔以及阴道与外界相通,故有感染的可能。

输卵管子宫部和输卵管峡由子宫动脉的输卵管支供血,输卵管壶腹与输卵管漏斗则由卵巢动脉的分支供应,彼此间有广泛的吻合。输卵管的静脉一部分汇入卵巢静脉,一部分汇入子宫静脉。

临床上常将卵巢和输卵管称为子宫附件。子宫附件炎主要指输卵管炎和卵巢炎。

（九）阴道

阴道 vagina 上端环绕子宫颈,下端开口于阴道前庭。子宫颈与阴道壁之间形成的环形腔隙,称阴道穹 fornix of vagina。阴道穹后部较深,与直肠子宫陷凹相邻。腹膜腔内有脓液积存时,可经后部穿刺引流腹膜腔积液。

阴道前壁短,长 6~7cm,上部借膀胱阴道隔与膀胱底、颈相邻,下部与尿道后壁直接相贴。阴道后壁较长 7.5~9cm,上部与直肠子宫陷凹相邻,中部借直肠阴道隔与直肠壶腹相邻,下部与肛管之间有会阴中心腱。

第三节　会　阴

会阴在截石位时呈菱形,前方的三角称尿生殖三角或称尿生殖区,有尿道和尿道口以及外生殖器;后方的三角称肛三角或称肛区,有肛管及肛门。成年人会阴部皮肤有色素沉着,深褐色,长有阴毛和肛毛,正中有一深色线称会阴缝 perineal raphe。

一、肛区

肛区主要有肛管和坐骨肛门窝等结构。

(一) 肛管

1. 位置与形态　肛管 anal canal 长约 4cm，在盆膈处上续直肠，向后下绕尾骨尖终于肛门。肛门 anus 为位于会阴中心腱稍后方、尾骨尖前下 4cm 处略呈矢状位的裂孔。由于肛门括约肌紧缩，肛门处于关闭状态，其周围皮肤形成辐射状皱褶，分布有肛毛、汗腺和皮脂腺。

肛管内黏膜形成肛柱、肛瓣、肛窦、齿状线、肛梳、白线等结构。肛窦可因粪屑积存而感染导致肛窦炎，严重者可形成肛周脓肿或肛瘘。白线距肛门约 1.5cm，是肛门内、外括约肌的交界处，指诊可以触到明显的环形沟，临床称括约肌间沟（图 5-14）。

2. 血管、淋巴引流和神经　肛管齿状线上、下覆盖的上皮、血液供应、淋巴引流以及神经支配完全不同（表 5-1）。

表 5-1　齿状线上、下结构的区别

类别	齿状线以上	齿状线以下
上皮类型	单层柱状上皮	复层扁平上皮
动脉来源	直肠上、下动脉	肛动脉
静脉回流	直肠上静脉→肠系膜下静脉→肝门静脉系，直肠下静脉→髂内静脉	肛静脉→阴部内静脉→髂内静脉
淋巴引流	肠系膜下淋巴结、髂内淋巴结	腹股沟浅淋巴结
神经分布	内脏神经	躯体神经

直肠和肛管壁内有丰富的静脉丛，可分为内、外两丛，内静脉丛位于直肠和肛管黏膜上皮的深面，外静脉丛位于肠管肌层的外面，两丛之间有广泛的吻合。内静脉丛主要汇入直肠上静脉，经肠系膜下静脉注入肝门静脉。外静脉丛向下经直肠下静脉和肛静脉回流入髂内静脉，这样在直肠壁内建立了肝门静脉系和腔静脉系之间的交通（图 5-23）。

直肠上静脉没有静脉瓣，致使肛管上半部静脉丛内的静脉血柱重量很大，而且此处黏膜下层疏松结缔组织对静脉壁的支持弱，排便时直肠肌层的收缩及许多因素均可阻断静脉回流。因此，慢性便秘、相对较长时间的用力排便、妊娠，以及直肠肿瘤都可引起直肠上静脉的属支曲张，是导致痔发生的可能因素。

根据与齿状线的关系，可将痔分为内痔、外痔和混合痔。发生于齿状线以上的称内痔，发生于齿状线以下的称外痔。因齿状线以上的黏膜主要由内脏传入神经支配，故内痔一般不产生疼痛；齿状线以下的黏膜受躯体神经支配，对痛觉敏感，所以外痔多有疼痛。跨越齿状线上下的痔则称混合痔。

肛瓣溃疡撕裂至肛门处称为肛裂。肛裂常发生在肛管下半部的后正中线上，此处由躯体神经支配，疼痛明显。疼痛导致的肛门外括约肌反射性痉挛，常使症状加重。由于剧烈的疼痛，检查肛裂必须在局麻下进行。

3. 肛门括约肌　位于肛管周围，包括肛门内括约肌和肛门外括约肌。

（1）肛门内括约肌 internal anal sphincter：为平滑肌，受内脏神经支配，由肠壁环行肌层增厚而成，环绕白线以上的肛管部分，有协助排便的作用，无括约肛门的功能。

（2）肛门外括约肌 external anal sphincter：为骨骼肌，受躯体神经支配，位于肛门内括约肌外层，环绕整个肛管，有较强的控制排便功能。按其纤维分布可分为皮下部、浅部和深部。①皮下部：为围绕肛管下段的环形肌束，位于肛门内括约肌的下缘和外括约肌浅部的下方、肛周皮肤的深面。前后只有少数纤维附着于会阴中心腱和肛尾韧带，切断此部不会引起大便失禁。②浅部：在皮下部之上，肌束围绕肛门内括约肌下部，前方附着于会阴中心腱，后方附着于尾骨下部及肛尾韧带。③深部：肌束呈厚的环行，围绕肛门内括约肌上部，深层纤维与耻骨直肠肌纤维相交织，前方有许多纤维交织进入会阴浅横肌，后方的纤维多附着于肛尾韧带（图 5-24）。

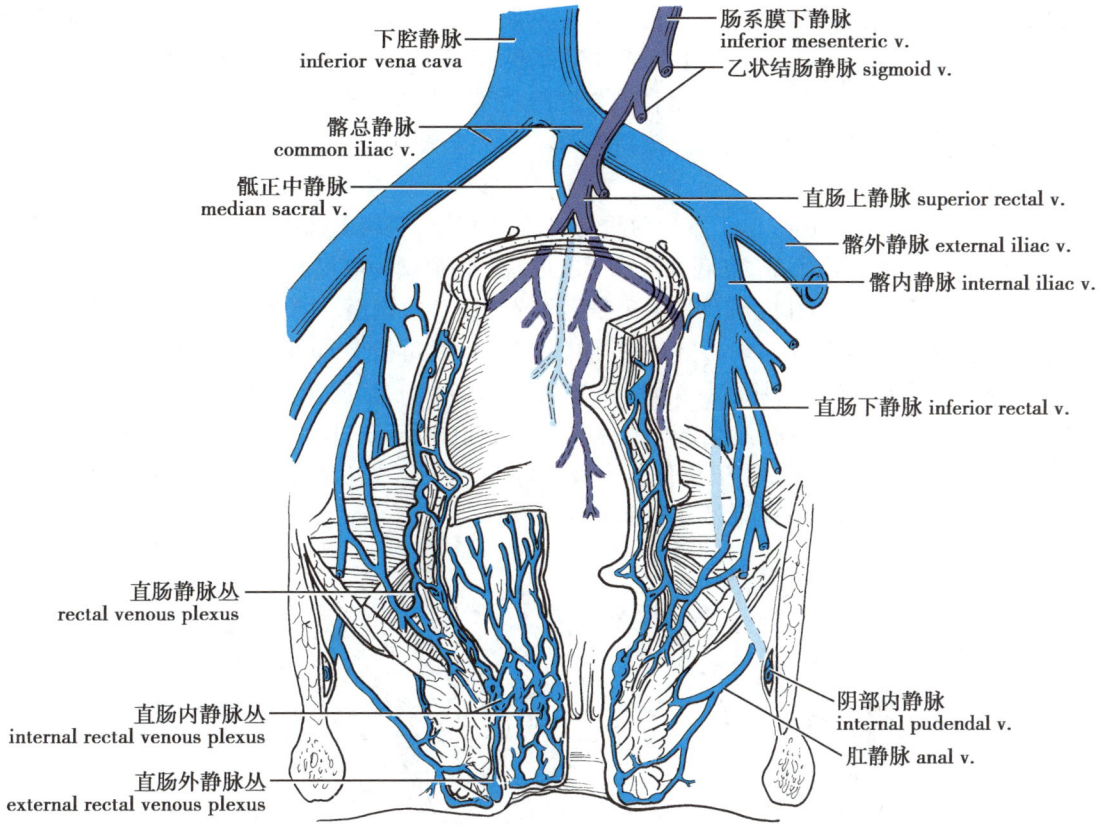

下腔静脉 inferior vena cava

肠系膜下静脉 inferior mesenteric v.

乙状结肠静脉 sigmoid v.

髂总静脉 common iliac v.

骶正中静脉 median sacral v.

直肠上静脉 superior rectal v.

髂外静脉 external iliac v.

髂内静脉 internal iliac v.

直肠下静脉 inferior rectal v.

直肠静脉丛 rectal venous plexus

直肠内静脉丛 internal rectal venous plexus

直肠外静脉丛 external rectal venous plexus

阴部内静脉 internal pudendal v.

肛静脉 anal v.

图 5-23 直肠和肛管的静脉

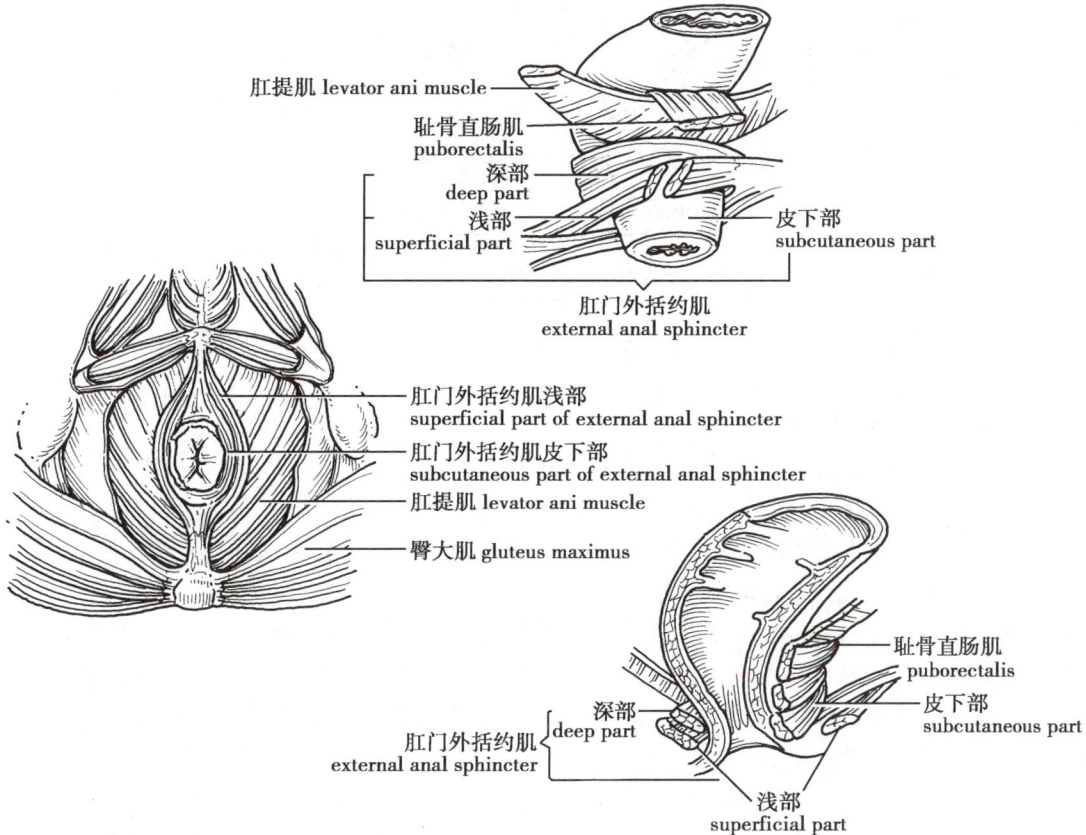

肛提肌 levator ani muscle

耻骨直肠肌 puborectalis

深部 deep part

浅部 superficial part

皮下部 subcutaneous part

肛门外括约肌 external anal sphincter

肛门外括约肌浅部 superficial part of external anal sphincter

肛门外括约肌皮下部 subcutaneous part of external anal sphincter

肛提肌 levator ani muscle

臀大肌 gluteus maximus

耻骨直肠肌 puborectalis

皮下部 subcutaneous part

深部 deep part

肛门外括约肌 external anal sphincter

浅部 superficial part

图 5-24 肛门括约肌

NOTES

肛门外括约肌的浅、深部,耻骨直肠肌,肛门内括约肌以及肠壁的纵行肌在肛管直肠移行处形成的肌性环,称肛直肠环 anorectal ring。该环对肛管起重要的括约作用,若手术不慎切断此环,将引起大便失禁。

肛尾韧带 anococcygeal ligament 为尾骨尖与肛门之间的肌性纤维结缔组织束。作为肛提肌和肛门外括约肌部分纤维的止点,对肛管具有支持作用。

(二)坐骨肛门窝

坐骨肛门窝 ischioanal fossa 位于肛管的两侧,略似尖朝上,底朝下的锥形间隙(图 5-25)。窝尖由盆膈下筋膜与闭孔筋膜汇合而成,窝底为浅筋膜及皮肤。内侧壁为肛提肌、尾骨肌及其盆膈下筋膜和肛门外括约肌。外侧壁为闭孔内肌及其闭孔筋膜和坐骨结节内侧面。前壁为尿生殖膈,后壁为臀大肌下份及其筋膜和骶结节韧带。内、外侧壁的前、后端均以锐角相交,向前伸入肛提肌与尿生殖膈之间形成前隐窝;向后延伸至臀大肌、骶结节韧带与尾骨肌之间形成后隐窝。坐骨肛门窝内有大量的脂肪组织,称坐骨肛门窝脂体,具有弹性垫作用,排便时允许肛门扩张。阴部管 pudendal canal 是覆盖闭孔内肌的闭孔筋膜形成的管道,位于坐骨肛门窝外侧壁,坐骨结节下缘上方 2~4cm 处。该管后连坐骨小孔,前达尿生殖膈后缘,内有阴部内血管、阴部神经等通过。

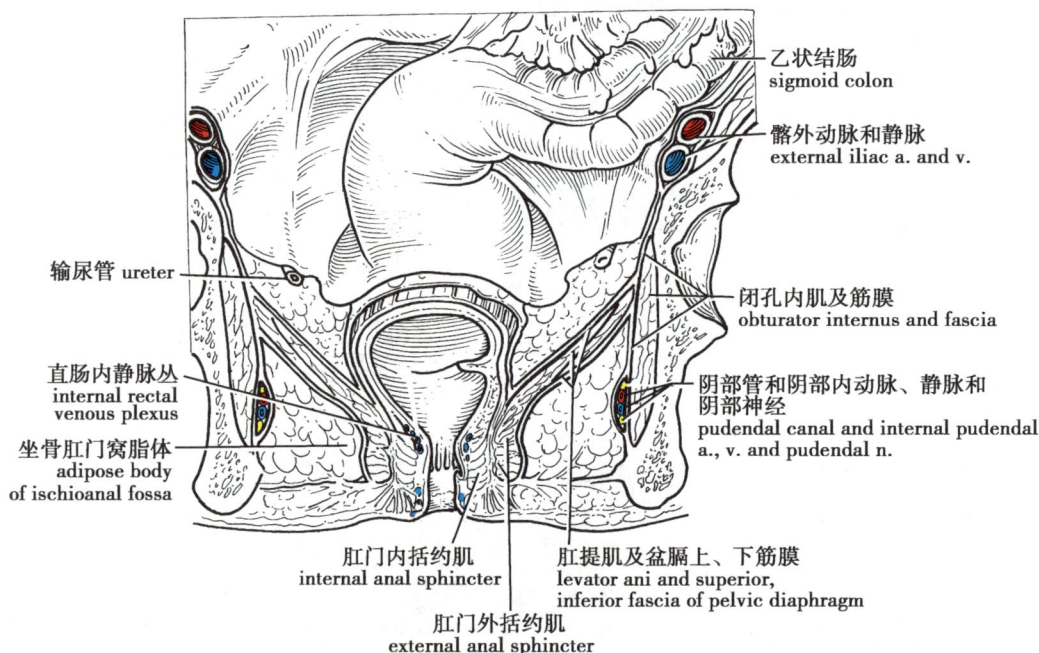

图 5-25　坐骨肛门窝(冠状面)

(三)血管、淋巴引流和神经

阴部内动脉 internal pudendal artery 起自髂内动脉前干,经梨状肌下孔出盆腔至臀部,绕坐骨棘后面,穿经坐骨小孔至坐骨肛门窝,进入阴部管。在管内前行,发出肛动脉 anal artery,横过坐骨肛门窝脂体,分布于肛门周围的肌和皮肤。在阴部管前端,阴部内动脉分为会阴动脉和阴茎动脉(女性为阴蒂动脉)进入尿生殖区(图 5-15,图 5-25)。

阴部内静脉 internal pudendal vein 及其属支均与同名动脉伴行,阴部内静脉汇入髂内静脉。

齿状线以上肠管的淋巴管,部分沿直肠上血管走行,入直肠上淋巴结;部分穿过盆膈至坐骨肛门窝内,沿肛血管、阴部内血管行走,入髂内淋巴结。齿状线以下的肛管、肛门外括约肌、肛门周围皮下的淋巴管汇入腹股沟浅淋巴结。

阴部神经 pudendal nerve 由骶丛发出,与阴部内血管伴行。在阴部管内和尿生殖区内的行程、分支和分布皆与阴部内动脉相似(图 5-26)。由于阴部神经在行程中绕坐骨棘,故会阴手术时,常将麻药由坐骨结节与肛门连线的中点经皮注入坐骨棘下方,以进行阴部神经阻滞麻醉。

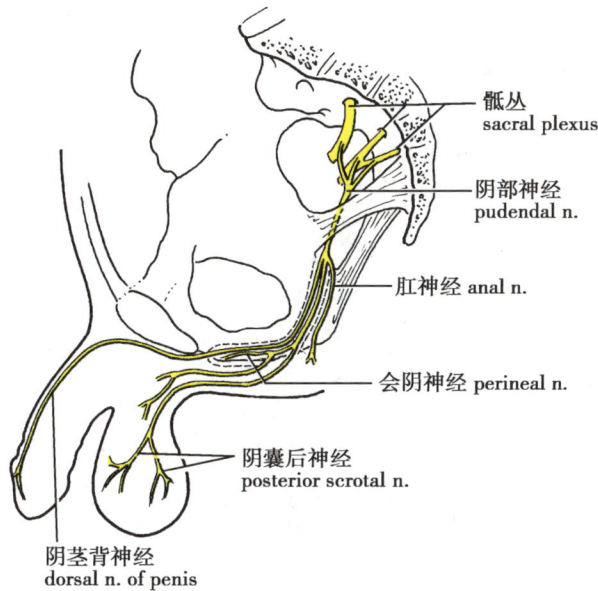

图 5-26 阴部神经的行程和分支

二、尿生殖区

尿生殖区由浅入深为皮肤、浅筋膜、浅层肌、深筋膜浅层、深层肌和深筋膜深层,有男、女性外生殖器及相应的血管神经等。

(一)层次结构

1. 皮肤 皮肤被以阴毛,富有汗腺和皮脂腺。

2. 浅筋膜 分为浅、深两层。浅层为脂肪层,与相邻部位的浅筋膜相延续。深层呈膜状,又称会阴浅筋膜 superficial fascia of perineum 或 Colles 筋膜,覆盖在会阴浅层肌表面。向前移行为阴囊肉膜(男性)、阴茎浅筋膜(男性)及腹前壁的浅筋膜深层(Scarpa 筋膜),两侧附着于耻骨弓和坐骨结节,在会阴浅横肌后面与尿生殖膈下、上筋膜相互愈着,在正中线还与会阴中心腱和男性尿道球中隔相愈着(图 5-27)。

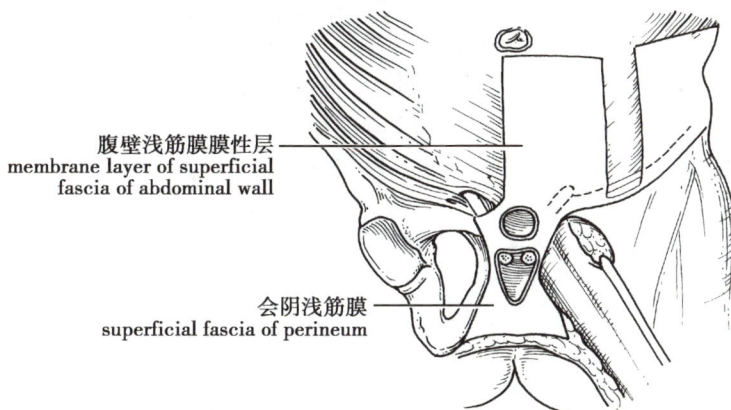

图 5-27 男性会阴浅筋膜

3. 会阴浅层肌及血管、神经

(1)会阴浅横肌 superficial transverse muscle of perineum:成对,起自坐骨结节,向内止于会阴中心腱,有固定会阴中心腱的作用(图 5-28)。

(2)球海绵体肌 bulbocavernosus muscle:成对。在男性,起自会阴中心腱和尿道球下面的中缝,止于阴茎背面的筋膜,由对称的左右两部包绕尿道球及其前方的尿道海绵体。收缩时可使尿道缩短变细,协助排尿和射精,并参与阴茎勃起。在女性,此肌环绕阴道口,覆盖在前庭球、前庭大腺及阴蒂海绵体的表面,有缩小阴道口和阴蒂勃起的作用,故又称为阴道括约肌(图 5-28)。

（3）坐骨海绵体肌 ischiocavernosus:成对,起自坐骨结节,止于阴茎(阴蒂)脚的表面。男性者覆盖在阴茎脚的表面,收缩时压迫阴茎海绵体根部,阻止静脉血液回流,参与阴茎勃起,又名阴茎勃起肌。在女性此肌较薄弱覆盖在阴蒂脚的表面,称阴蒂勃起肌(图 5-28)。

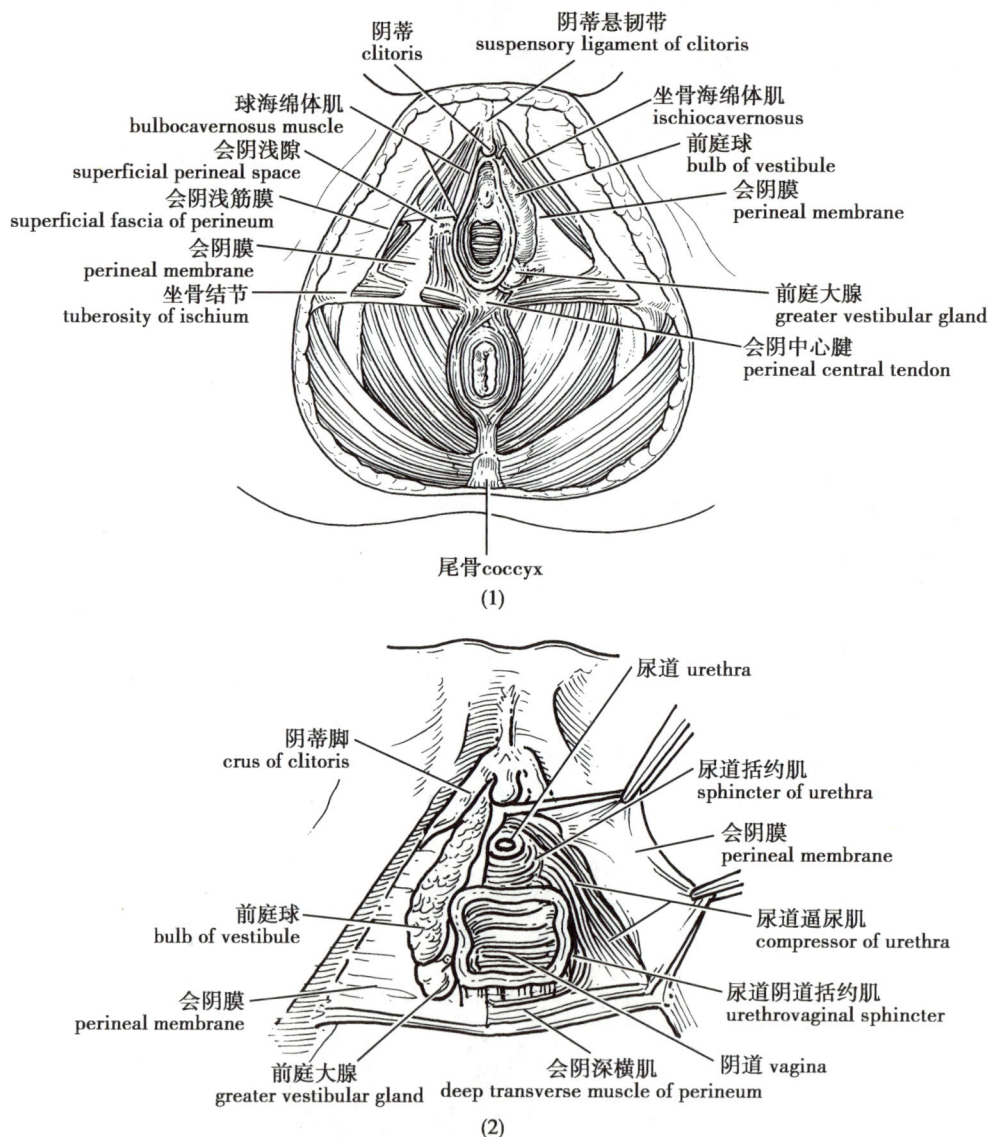

(1)

(2)

图 5-28　女性会阴浅隙和深隙内结构

（4）会阴动脉 perineal artery:在会阴浅隙内有两条分支,即会阴横动脉和阴囊(阴唇)后动脉。会阴横动脉细小,在会阴浅横肌表面向内侧行走。阴囊后动脉一般为二支,分布于阴囊(大阴唇)的皮肤和肉膜。

（5）会阴神经 perineal nerve:伴行会阴动脉进入会阴浅隙,发出的阴囊(阴唇)后神经与阴囊(阴唇)后动脉伴行,其肌支支配会阴浅隙内的会阴浅横肌、球海绵体肌、坐骨海绵体肌(图 5-29)。

会阴浅隙 superficial perineal space 又称会阴浅袋,是会阴浅筋膜与深筋膜浅层之间的间隙。间隙内除上述会阴浅层肌外,男性还有尿道、阴茎脚,女性有前庭球、前庭大腺及阴蒂脚,并有会阴动静脉、会阴神经分布(图5-28,图5-29)。会阴浅隙在两侧和后方是封闭的,前上方敞开与阴囊肉膜、阴茎浅筋膜和腹前壁Scarpa筋膜的深面相通。当男性尿道球部损伤,尿液常渗入该间隙,并可经此蔓延至阴囊、阴茎和腹前壁下部(图5-30)。

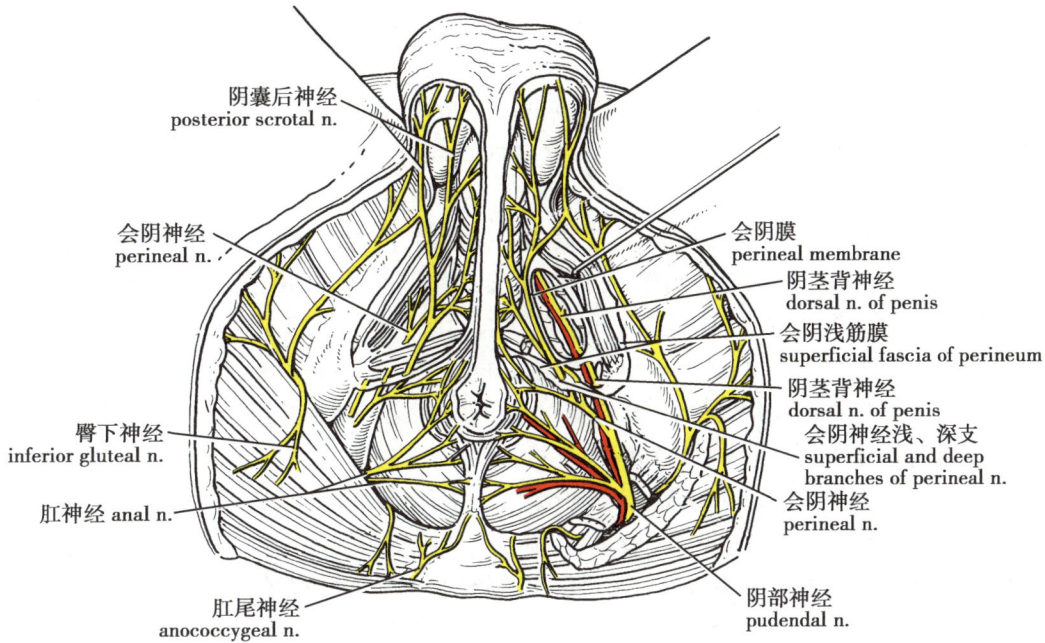

图 5-29 男性会阴浅隙结构

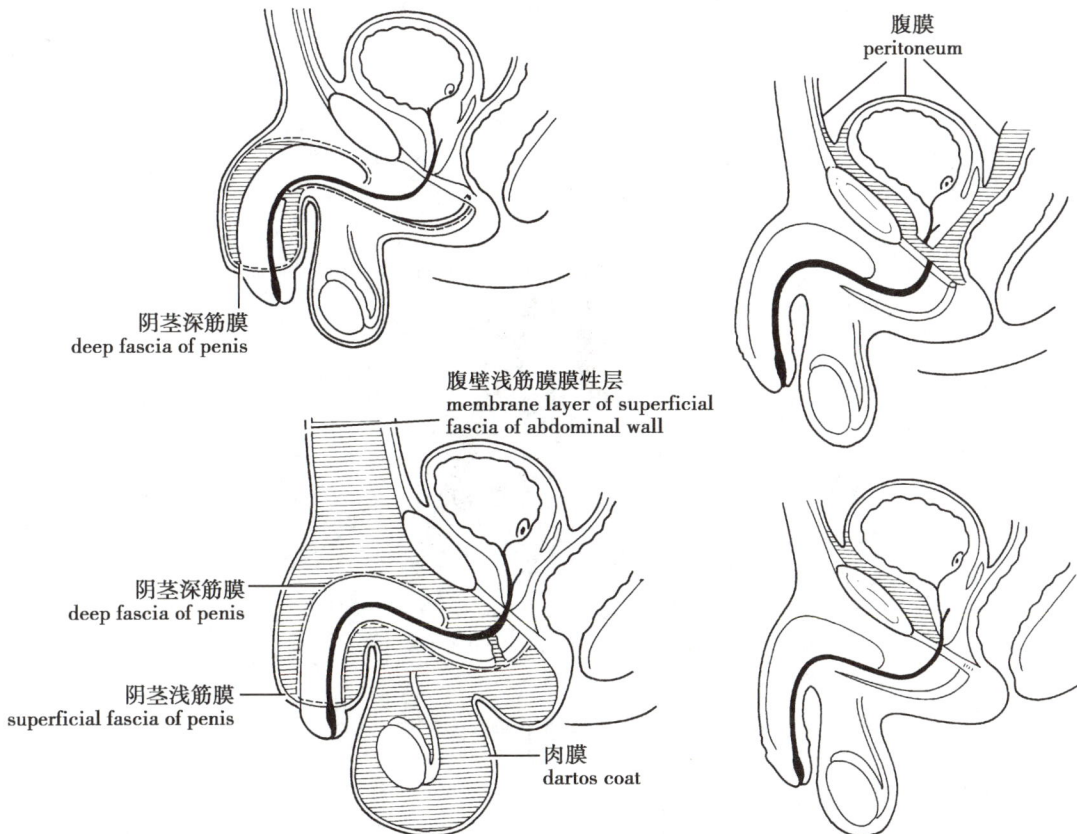

图 5-30 男性尿道损伤,尿外渗范围示意图

4. 深筋膜   深筋膜分为浅、深两层，分别覆盖在会阴深层肌的下面和上面，浅层（下面）的称为尿生殖膈下筋膜 inferior fascia of urogenital diaphragm，又称会阴膜 perineal membrane、深会阴筋膜 deep perineal membrane；深层（上面）的筋膜称尿生殖膈上筋膜 superior fascia of urogenital diaphragm。两层筋膜向两侧附着于耻骨弓，后面在会阴深横肌后缘汇合并与会阴浅筋膜相愈着，并向后移行为盆膈下筋膜，前面在尿道括约肌前缘愈着，并增厚形成会阴横韧带 transverse ligament of perineum。

5. 会阴深层肌及血管、神经

（1）会阴深横肌 deep transverse muscle of perineum：成对，起自坐骨支和耻骨下支，两侧肌纤维向内在中线互相交织，部分纤维止于会阴中心腱，收缩时可加强会阴中心腱的稳固性。女性会阴深横肌远较男性薄弱（图 5-28）。

（2）尿道括约肌 sphincter of urethra：位于会阴深横肌前方。在男性，围绕尿道膜部周围，是尿道的随意括约肌。在女性，围绕尿道和阴道，可紧缩尿道和阴道，称为尿道阴道括约肌（图 5-28）。

尿道括约肌和会阴深横肌不能截然分开，二者也合称尿生殖三角肌或尿生殖膈肌。尿生殖膈上、下筋膜与其间的会阴深横肌和尿道括约肌共同构成尿生殖膈 urogenital diaphragm，封闭盆膈裂孔，有加固盆底、承托盆腔脏器的作用，男性有尿道穿过，女性有尿道和阴道穿过。由于女性并没有真正的膈膜和类似的肌板，尿生殖膈这一术语在国外教科书和临床已基本停用。

（3）血管和神经：阴茎（阴蒂）动脉进入会阴深隙后分出：①尿道球动脉；②尿道动脉，穿尿生殖膈下筋膜，进入尿道海绵体；③阴茎（阴蒂）背动脉，从会阴深隙进入会阴浅隙，行于阴茎（阴蒂）的背面；④阴茎深动脉，由会阴深隙入会阴浅隙，穿入阴茎海绵体。阴茎静脉和属支与阴茎动脉和分支伴行，会阴神经的肌支支配会阴深隙内的会阴深横肌、尿道括约肌，阴茎背神经与阴茎背动脉伴行，至阴茎背面（图 5-31）。

会阴深隙 deep perineal space 又称会阴深袋，是尿生殖膈上、下筋膜之间的一个封闭间隙。间隙内除包括上述会阴深层肌外，男性有尿道膜部、尿道球腺，阴茎背神经、阴茎动脉及其伴行的静脉由此经过；女性有尿道和阴道下部，阴蒂背神经、阴蒂动脉及其伴行的静脉由此经过（图 5-28，图 5-31）。

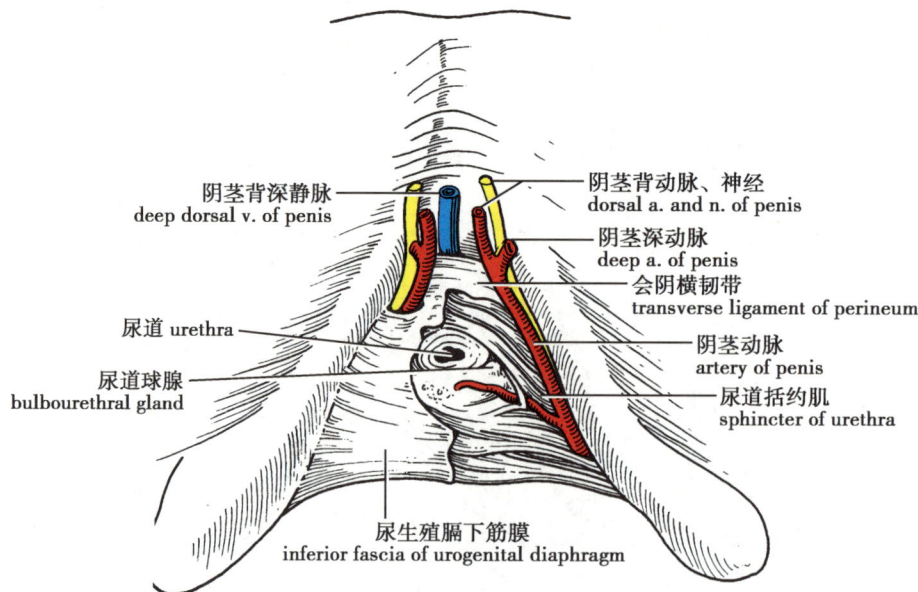

图 5-31   男性会阴深隙结构

（二）会阴中心腱

会阴中心腱 perineal central tendon 或称会阴体 perineal body，是肛门与外生殖器之间即狭义会阴深面的一个腱性结构，呈楔形，尖朝上，底朝下，深 3~4cm，肛门外括约肌、球海绵体肌、会阴浅横肌、会阴深横肌、尿道括约肌(男性)、尿道阴道括约肌(女性)、肛提肌等均有纤维附于会阴中心腱,有加固盆底维持盆腔脏器正常位置的作用。在女性,会阴中心腱较大且有韧性,对阴道后壁有支撑作用,分娩时要加以保护。产妇在没有保护的情况下自然分娩,阴道后壁的下三分之一、会阴体和被覆皮肤可能出现撕裂伤,严重的撕裂伤可延伸至肛管并且损伤肛门外括约肌,这时必须尽快修复肛管壁、阴道壁和会阴体。在臀位分娩和钳夹分娩时,为了防止会阴撕裂、保护盆底肌,产科医生常常会做会阴切开术,术中要注意不要损伤肛门括约肌。

(三) 男性生殖区其他结构

1. 阴囊 scrotum 是皮肤和浅筋膜形成的囊状结构,悬于耻骨联合下方,两侧大腿前内侧之间。阴囊皮肤薄,有少量阴毛,中线上有阴囊缝,前后分别与阴茎缝和会阴缝相延续。阴囊的浅筋膜内缺乏脂肪,含有平滑肌纤维和致密结缔组织以及弹性纤维,称为肉膜 dartos coat。肉膜在中线上向深面发出阴囊中隔 septum of scrotum,将阴囊分为左、右两个腔,容纳左、右睾丸、附睾和精索下部。肉膜平滑肌纤维随外界温度变化而舒缩,以调节阴囊内的温度。

供应阴囊的动脉有股动脉的阴部外浅、深动脉,阴部内动脉的阴囊后动脉和腹壁下动脉的精索外动脉,其分支组成致密的皮下动脉网。

阴囊的静脉与动脉伴行,分别汇入股静脉、髂内静脉和髂外静脉。阴囊皮肤的淋巴注入腹股沟浅淋巴结。

到达阴囊的神经有髂腹股沟神经、生殖股神经的生殖支、会阴神经的阴囊后神经和股后皮神经的会阴支。前二者支配阴囊的前 2/3,后二者支配阴囊的后 1/3。

2. 精索 spermatic cord 由输精管、睾丸动脉、蔓状静脉丛、输精管动脉和静脉、淋巴管、神经以及腹膜鞘突等组成。始于腹股沟管腹环,经腹股沟管及皮下环,入阴囊至睾丸上端。输精管在阴囊侧壁近阴茎根部的一段位置表浅、光滑坚韧,易于扪及,输精管结扎术,常在此处进行。精索外有三层被膜,由外向内依次为精索外筋膜、提睾肌、精索内筋膜。

3. 睾丸和附睾 属于男性内生殖器官,位于阴囊内。睾丸鞘膜由腹膜鞘突远侧部形成,覆盖于睾丸和附睾表面,分脏、壁两层。脏层紧贴睾丸及附睾的白膜,壁层贴附于精索内筋膜深面。脏、壁两层在睾丸后缘及附睾的后面互相移行,两层之间的腔隙称鞘膜腔,内有少许浆液称鞘膜液。鞘膜腔内睾丸和附睾之间形成的隐窝称附睾窦。

睾丸在胚胎时期下降至阴囊的过程中,腹膜鞘突随之伴行,近侧部分逐渐闭锁形成鞘韧带,远侧部形成睾丸鞘膜。如果鞘韧带未闭锁,则鞘膜腔和腹膜腔将相连通,腹膜腔的浆液会经此进入鞘膜腔,即为先天性睾丸鞘膜积液。睾丸下降穿过腹前壁时,腹前壁的结构将其包裹形成精索外的三层被膜(表 5-2,图 4-16,图 5-32)。

表 5-2　腹前壁层次结构与阴囊、精索被膜层次结构的对应关系

腹前壁层次结构	阴囊、精索层次结构
皮肤	皮肤
浅筋膜	肉膜
腹外斜肌腱膜	精索外筋膜
腹内斜肌、腹横肌	提睾肌
腹横筋膜	精索内筋膜
腹膜外组织	脂肪组织
腹膜壁层	睾丸鞘膜(脏层、壁层)

4. 阴茎 penis 分为头、体和根三部分,主要由两条阴茎海绵体和一条尿道海绵体组成。每条海绵体表面厚而致密、富有伸展性的纤维膜,称海绵体白膜。白膜在左、右阴茎海绵体之间形成阴茎中隔 septum of penis。

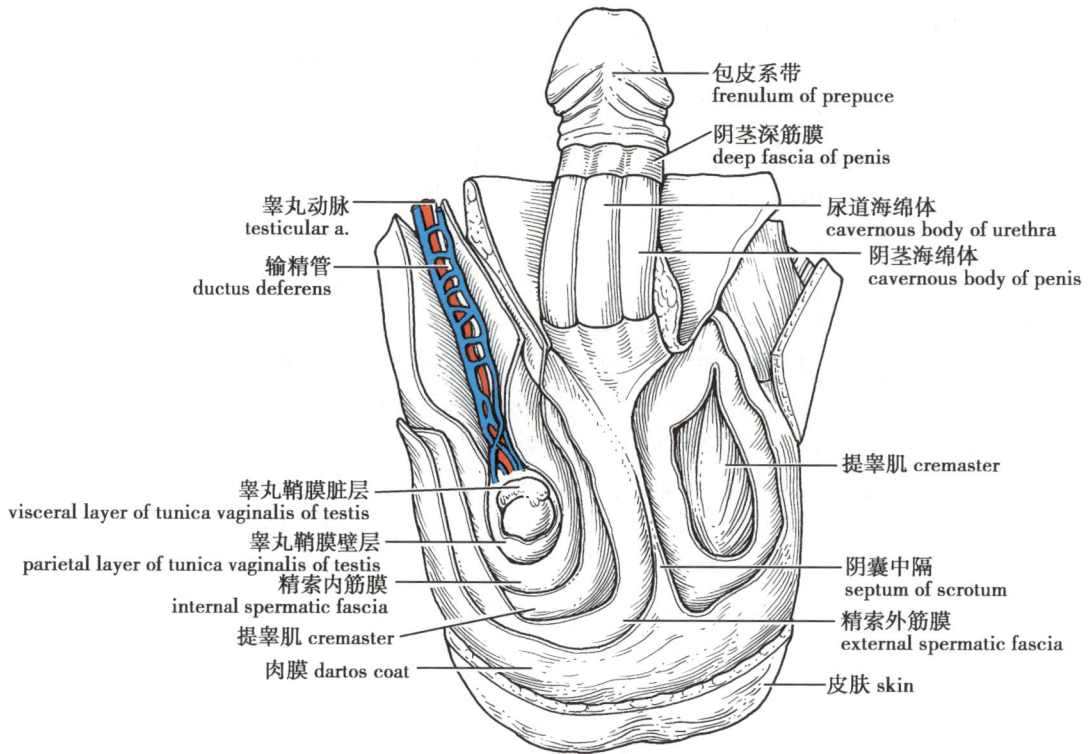

图 5-32   阴囊的层次结构

（1）阴茎的层次结构：由浅入深依次为皮肤、阴茎浅筋膜和阴茎深筋膜（图 5-33）。

阴茎的皮肤薄而柔软，有明显的伸缩性。腹侧面的中线上有阴茎缝，与阴囊缝相接。在阴茎颈的前方形成双层的环形皱襞，包绕阴茎头称阴茎包皮。

1）阴茎浅筋膜 superficial fascia of penis：为阴茎的皮下组织，疏松无脂肪，内有阴茎背浅血管及淋巴管。该筋膜向四周分别移行于阴囊肉膜、会阴浅筋膜及腹前外侧壁的浅筋膜深层。

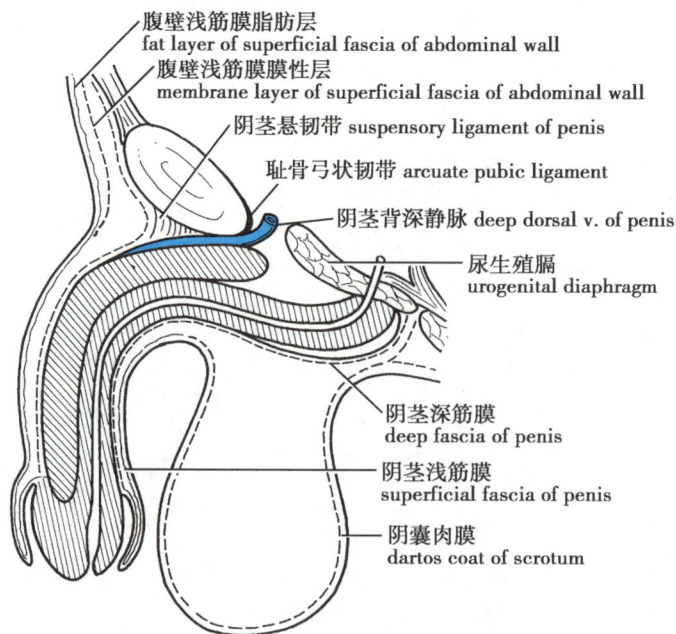

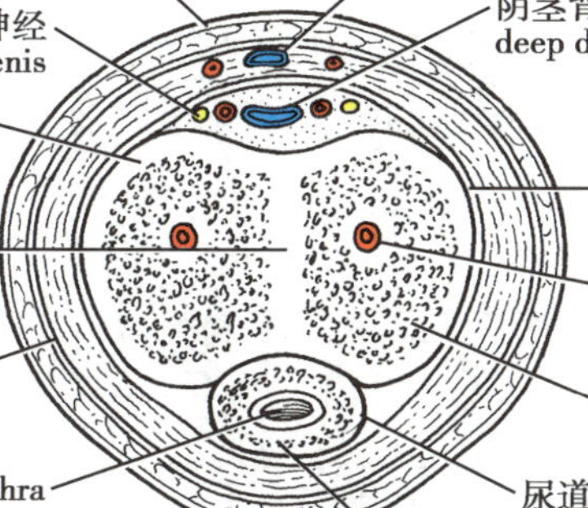

图 5-33　阴茎的层次结构

2）阴茎深筋膜 deep fascia of penis：包裹三条海绵体，其后端至阴茎根部上续腹白线，在耻骨联合前面有弹性纤维参加形成阴茎悬韧带，对阴茎起悬吊作用。该韧带损伤，阴茎将下垂。阴茎背面中线上，阴茎深筋膜与白膜之间有阴茎背深静脉 dorsal deep vein of penis，其外侧依次为阴茎背动脉 dorsal artery of penis 和阴茎背神经 dorsal nerve of penis（图 5-34）。

（2）阴茎的血管、淋巴引流和神经：阴茎的血供非常丰富，主要有阴茎背动脉和阴茎深动脉。阴茎背动脉供血阴茎海绵体的被膜与皮肤。阴茎深动脉由阴茎脚进入阴茎海绵体。

阴茎的静脉有阴茎背浅静脉和阴茎背深静脉，前者收集阴茎包皮及皮下的小静脉，经阴部外浅静脉汇入大隐静脉；后者收集阴茎海绵体和阴茎头的静脉血，向后穿过耻骨弓状韧带与会阴横韧带之间进入盆腔，分左、右支汇入前列腺静脉丛。

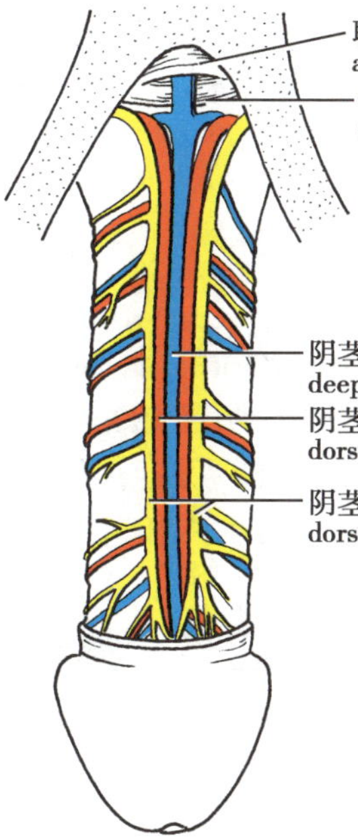

图 5-34　阴茎背深静脉和阴茎背动脉、神经

阴茎的淋巴管分浅、深两组。浅组与阴茎背浅静脉伴行，注入两侧的腹股沟浅淋巴结；深组与阴茎背深静脉伴行，注入腹股沟深淋巴结或直接注入髂内、外淋巴结。

阴茎的感觉神经主要为阴茎背神经，伴随阴茎背动脉至阴茎背，在阴茎背动脉外侧行向阴茎头。阴茎的内脏神经来自丛，其中副交感神经来自盆内脏神经，随血管分布于海绵体的勃起组织，为阴茎勃起的主要神经，故名为勃起神经。

5. 男性尿道 male urethra　分为前列腺部、膜部和海绵体部，分别穿过前列腺、尿生殖膈和尿道海绵体。临床上将前列腺部和膜部称为后尿道，海绵体部称为前尿道。尿道在尿道球处扩大为尿道球部，在阴茎头内扩大为舟状窝。

（四）女性尿生殖区其他结构

1. 女性外阴　耻骨联合前面的皮肤隆起为阴阜 mons pubis，其两侧向后延伸为大阴唇 greater lip of pudendum。阴阜和大阴唇外侧面的皮肤长有阴毛，皮下富有脂肪。两侧大阴唇前、后端互相连合，前端的称唇前连合，后端的称唇后连合。大阴唇之间的裂隙称为女阴裂。大阴唇内侧的一对纵向皮肤皱襞称为小阴唇 lesser lip of pudendum。两侧小阴唇的前端内、外分开，外侧者包绕阴蒂形成阴蒂包皮,内侧者连于阴蒂下方形成阴蒂系带。连接小阴唇后端的横行襞称阴唇系带。两侧小阴唇之间的裂隙称为阴道前庭 vaginal vestibule。阴道前庭中央有阴道口,阴道口周围有处女膜或处女膜痕。尿道外口位于阴道口的前方。阴道口后外侧有前庭大腺排泄管的开口,后方与阴唇系带之间的隐窝,称阴道前庭窝。阴蒂 clitoris 由两个阴蒂海绵体组成,位于唇前连合的后方,相当于男性的阴茎,表面有阴蒂包皮包绕(图 5-35)。

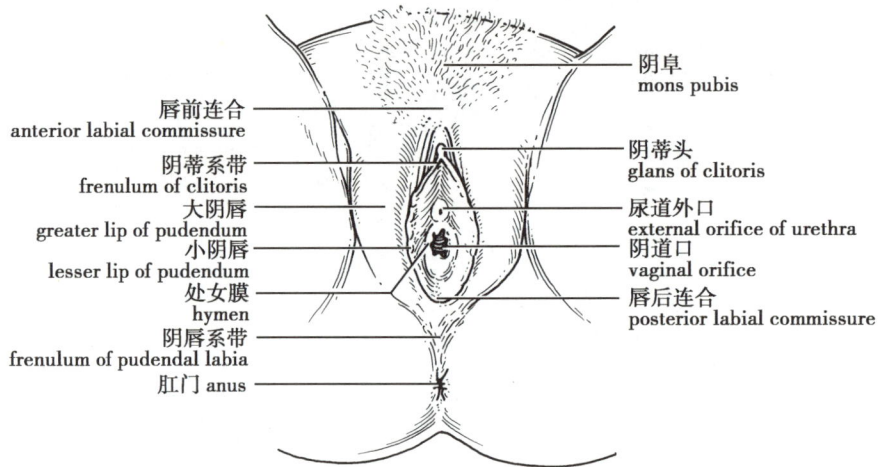

图 5-35　女性外生殖器

2. 女性尿道 female urethra　长 3.0~5.5cm,直径 0.6cm,较男性尿道易于扩张。自尿道内口,向前下方穿过尿生殖膈,开口于阴道前庭。

女性尿道短、直而宽大,容易发生逆行性感染。尿道后面与阴道相邻,自然分娩时胎头若在阴道内滞留时间过长,嵌压在耻骨联合下,压迫产道软组织可致缺血坏死,坏死组织脱落而形成尿道阴道瘘。

第四节　盆部与会阴横断面影像解剖

一、经第 2 骶椎横断面

此断面经第 2 骶椎横断面,骶椎前面变平,并向后凹陷,盆腔中部内有乙状结肠、回肠祥及其系膜等。髂内、外血管和盆神经等呈"U 型"沿腰大肌内侧和骶椎前面配布,髂外血管位于腰大肌内侧,髂内血管位于骶髂关节前方,骶丛位于骶骨与髂内血管之间,输尿管位于髂内血管内侧。盆腔两侧部变狭小,右髂区可见盲肠和阑尾,左髂区有乙状结肠或回肠。股神经仍位于腰大肌与髂肌之间(图 5-36)。

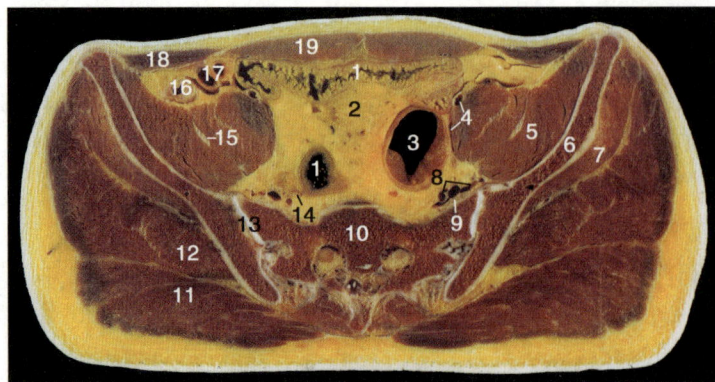

A. 断面标本

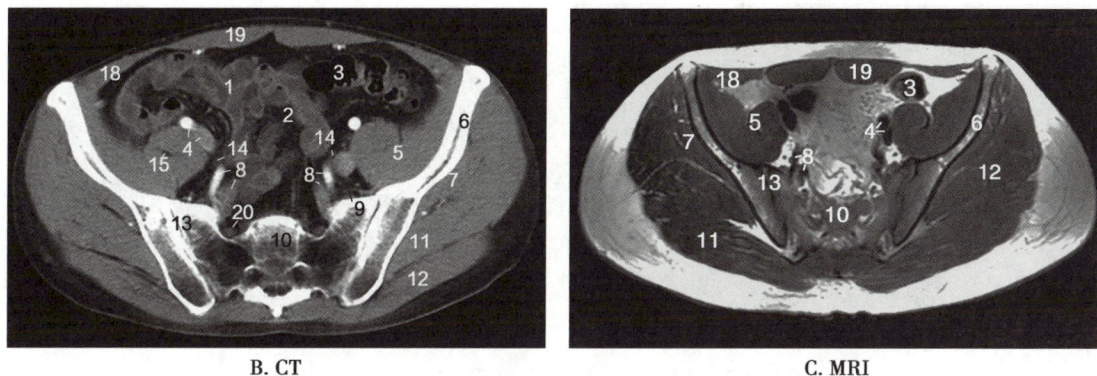

图 5-36　经第 2 骶椎横断面解剖与 CT 和 MRI

1. 回肠 ileum；2. 肠系膜 mesentery；3. 乙状结肠 sigmoid colon；4. 髂外动、静脉 external iliac artery and vein；5. 髂腰肌 iliopsoas；6. 髂骨翼 ala of ilium；7. 臀小肌 gluteus minimus；8. 髂内血管分支 branch of internal iliac vessel；9. 骶丛 sacral plexus；10. 第 2 骶椎 2nd sacral vertebra 11. 臀大肌 gluteus maximus；12. 臀中肌 gluteus medius；13. 骶髂关节 sacroiliac joint；14. 输尿管 ureter；15. 股神经 femoral nerve；16. 盲肠 caecum；17. 阑尾 vermiform appendix；18. 腹外斜肌、腹内斜肌和腹横肌 obliquus externus abdominis，obliquus internus abdominis and transversus abdominis；19. 腹直肌 rectus abdominis；20. 第 1 骶神经 1st sacral nerve。

二、经坐骨大孔横断面

此断面显著变化为短而肥厚的髂骨体代替髂骨翼出现，髂骨体后方为坐骨大孔，有梨状肌通过。两侧髂骨体内侧缘的前端连线将体腔分为前、后两部，前部尚属腹腔，后部为小骨盆腔，腹腔和小骨盆腔的前部主要有回肠及肠系膜，充盈状态的膀胱在此断面也可见，小骨盆腔的后部有直肠，直肠与骶椎之间为骶前间隙。髂内血管的分支和骶丛的分支坐骨神经等主要分布于梨状肌的内侧，髂外动、静脉和股神经仍位于腰大肌的前内侧（图 5-37）。

三、经精囊横断面

此断面盆腔明显缩小，盆壁结构变化明显，会阴结构出现。随断面下移盆腔与会阴的范围呈此消彼长。盆腔前壁耻骨联合代替了腹直肌，侧壁为闭孔内肌，后壁为盆膈，呈 "V 型" 紧贴于直肠后面。盆腔内前部有膀胱，后部有直肠，二者间有精囊和输精管壶腹。股骨头与髋臼构成髋关节，闭孔内肌经坐骨小孔出骨盆转折向外，止于股骨头转子窝内，坐骨肛门窝位于闭孔内肌、盆膈和臀大肌之间，有脂肪组织充填，其外侧壁处为阴部管，内有阴部内血管和阴部神经通过（图 5-38）。

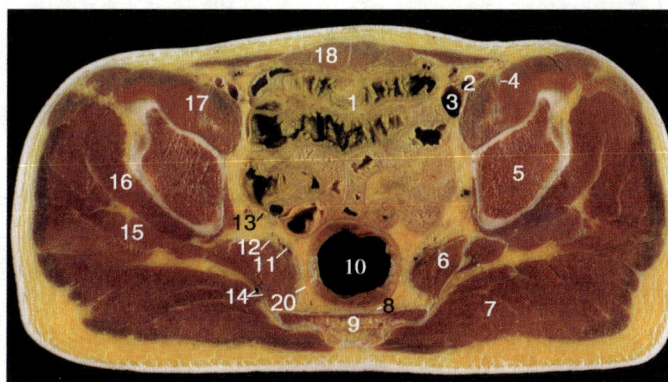

A. 断面标本

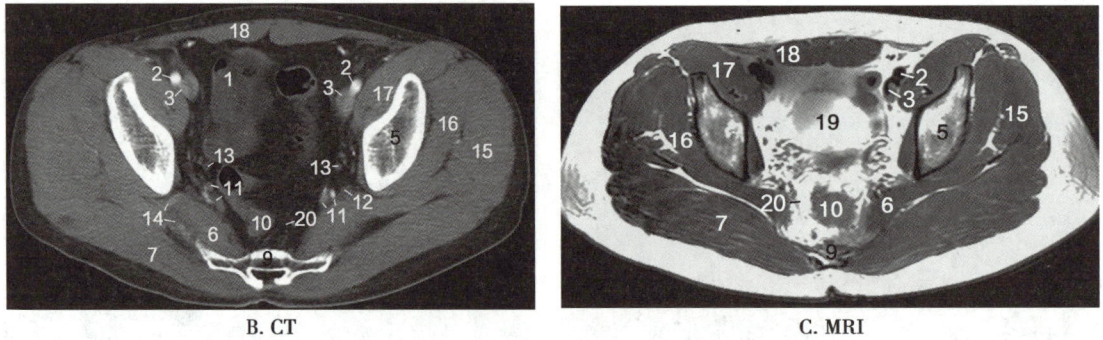

B. CT　　　　　　　**C. MRI**

图 5-37　经坐骨大孔横断面解剖与 CT 和 MRI

1. 回肠 ileum；2. 髂外动脉 external iliac artery；3. 髂外静脉 external iliac vein；4. 股神经 femoral nerve；5. 髂骨体 body of ilium；6. 梨状肌 piriformis；7. 臀大肌 gluteus maximus；8. 骶前间隙 presacral space；9. 第 5 骶椎 5th sacral vertebra；10. 直肠 rectum；11. 髂内静脉属支 tributary of internal iliac vein；12. 坐骨神经 sciatic nerve；13. 输尿管 ureter；14. 臀上血管和臀上神经 superior gluteal vessels and nerve；15. 臀中肌 gluteus medius；16. 臀小肌 gluteus minimus；17. 髂腰肌 iliopsoas；18. 腹直肌 rectus abdominis；19. 膀胱 urinary bladder；20. 直肠系膜 mesorectum。

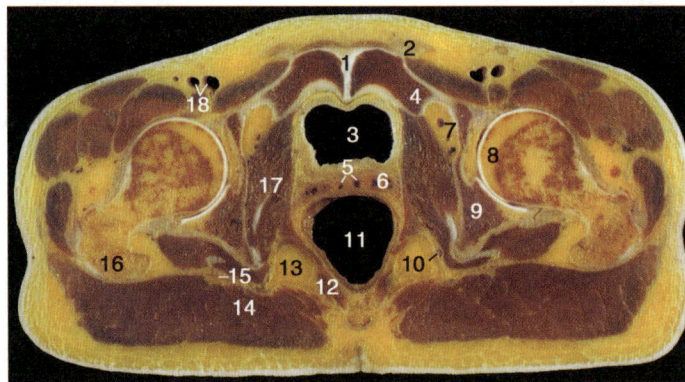

A. 断面标本

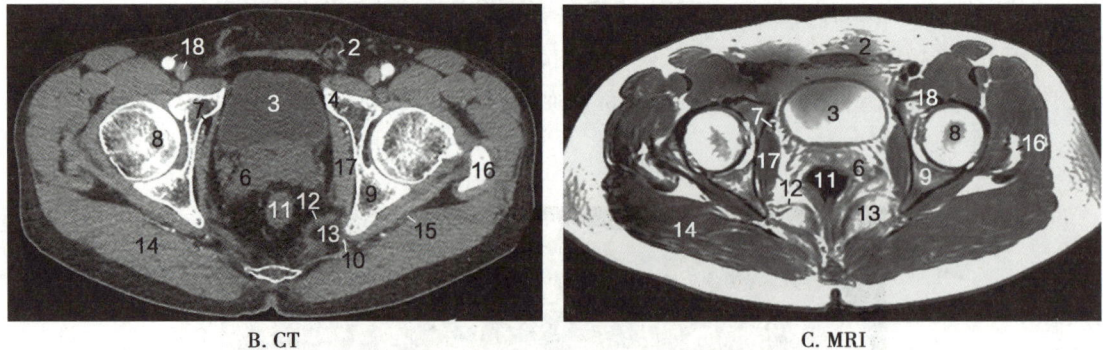

B. CT　　　　　　　**C. MRI**

图 5-38　经精囊横断面解剖与 CT 和 MRI

1. 耻骨联合 pubic symphysis；2. 精索 spermatic cord；3. 膀胱 urinary bladder；4. 耻骨上支 superior ramus of pubis；5. 输精管壶腹 ampulla of deferent duct；6. 精囊 seminal vesicle；7. 闭膜管 obturator canal；8. 股骨头 femoral head；9. 坐骨 ischium；10. 阴部内血管和阴部神经 internal pudendal vessels and pudendal nerve；11. 直肠 rectum；12. 盆膈 pelvic diaphragm；13. 坐骨肛门窝 ischioanal fossa；14. 臀大肌 gluteus maximus；15. 坐骨神经 sciatic nerve；16. 股骨大转子 greater trochanter；17. 闭孔内肌 obturator internus；18. 股动脉和股静脉 femoral artery and vein。

四、经前列腺横断面

此断面盆部和会阴位于耻骨联合、闭孔内肌和臀大肌之间的三角形区。盆腔明显缩小,占据三角形的前内侧部,位于耻骨联合与"U 型"的盆膈之间,前列腺位居盆腔的中份,其中央有尿道,后部有射精管。前列腺的前面与耻骨联合之间的结缔组织区间为耻骨后隙,内有静脉丛。肛管位于前列腺的后方,后外侧面被盆膈包绕,坐骨肛门窝位于盆膈后外侧。耻骨联合前方出现阴茎根部(图 5-39)。

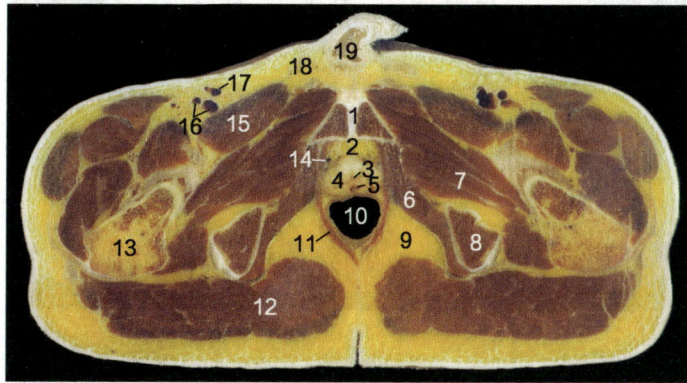

A. 断面标本

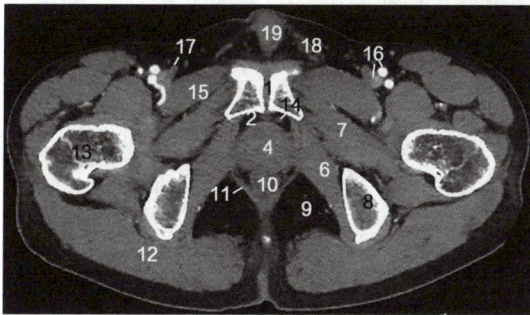

B. CT

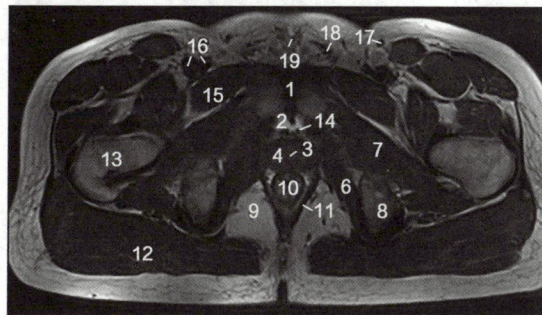

C. MRI

图 5-39　经前列腺横断面解剖与 CT 和 MRI

1. 耻骨联合 pubic symphysis;2. 耻骨后隙 retropubic space;3. 尿道前列腺部 prostatic part of urethra;4. 前列腺 prostate;5. 前列腺小囊 prostatic utricle;6. 闭孔内肌 obturator internus;7. 闭孔外肌 obturator externus;8. 坐骨结节 ischial tuberosity;9. 坐骨肛门窝 ischioanal fossa;10. 肛管 anal canal;11. 盆膈 pelvic diaphragm;12. 臀大肌 gluteus maximus;13. 股骨 femur;14. 前列腺静脉丛 prostatic venous plexus;15. 耻骨肌 pectineus;16. 股动脉和股静脉 femoral artery and vein;17. 大隐静脉 great saphenous vein;18. 精索 spermatic cord;19. 阴茎 penis。

五、经子宫体和卵巢横断面

此断面经子宫体和卵巢,盆腔侧壁经过第 4 骶椎和髂前上棘。回肠位于盆腔右前部,乙状结肠位于盆腔左前部,呈椭圆形,被乙状结肠系膜固定。直肠位于骶骨前方,两侧有直肠上动脉和直肠上静脉。子宫体位于直肠和肠管之间,两侧为卵巢及子宫阔韧带,子宫圆韧带和输卵管峡被子宫阔韧带包被,输卵管漏斗及输卵管伞位于卵巢后方。输卵管的两侧可见卵巢动、静脉,输尿管位于卵巢后方,在髂肌的内侧面可见髂外动脉和髂外静脉(图 5-40)。

六、经子宫颈横断面

此断面经子宫颈、髂骨体和第 5 骶椎。子宫颈居断面中央,其左前方是乙状结肠,右前方为回肠,后方为直肠,两侧可见子宫主韧带和卵巢的断面,子宫主韧带内有大量子宫静脉丛,卵巢断面可见大小不等的卵泡。输尿管位于子宫颈断面的后外方。髂骨体和髂腰肌位于盆腔侧壁,其内侧自后向前分别为髂外静脉、髂外动脉及股神经。梨状肌通过髂骨体和骶骨之间的坐骨大孔,其前内侧缘有臀下动脉、臀下静脉和坐骨神经(图 5-41)。

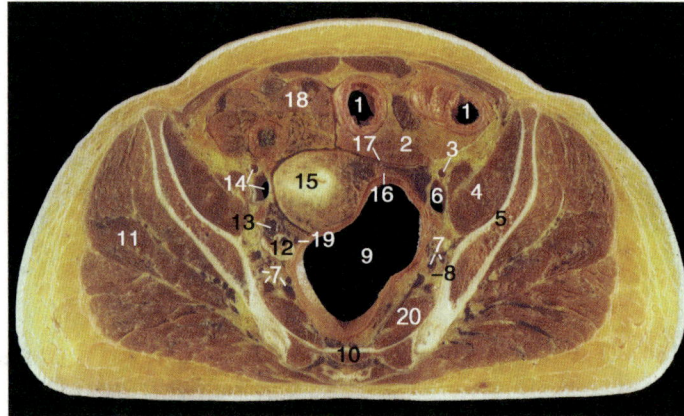

A. 断面标本

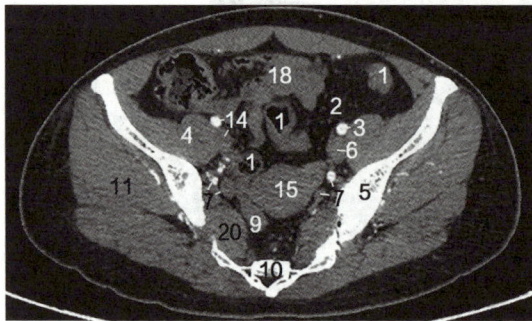

B. CT

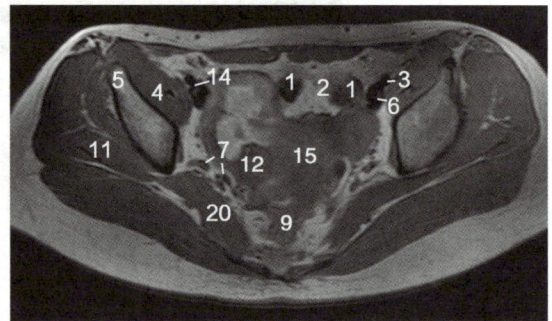

C. MRI

图 5-40　经子宫体和卵巢横断面解剖与 CT 和 MRI

1. 乙状结肠 sigmoid colon;2. 乙状结肠系膜 sigmoid mesocolon;3. 左髂外动脉 left external iliac artery;4. 髂腰肌 iliopsoas;5. 髂骨翼 ala of ilium;6. 左髂外静脉 left external iliac vein;7. 髂内动脉和髂内静脉 internal iliac artery and vein;8. 坐骨神经 sciatic nerve;9. 直肠 rectum;10. 第 4 骶椎 4th sacral vertebra;11. 臀中肌 gluteus medius;12. 卵巢 ovary;13. 卵巢动脉和卵巢静脉 ovarian artery and vein;14. 右髂外动脉和髂外静脉 right external iliac artery and vein;15. 子宫体 body of uterus;16. 左输卵管 left uterine tube;17. 子宫阔韧带 broad ligament of uterus;18. 回肠 ileum;19. 右输卵管 right uterine tube;20. 梨状肌 piriformis。

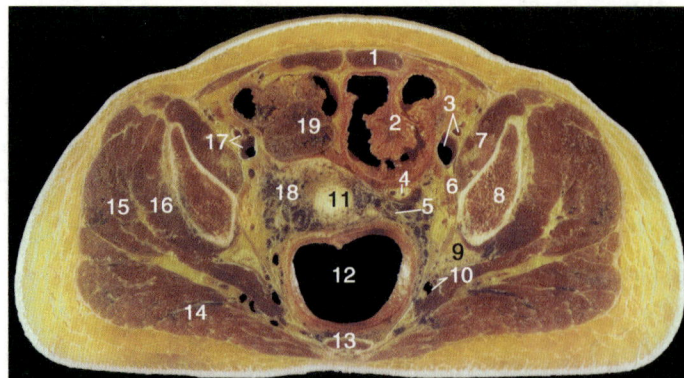

A. 断面标本

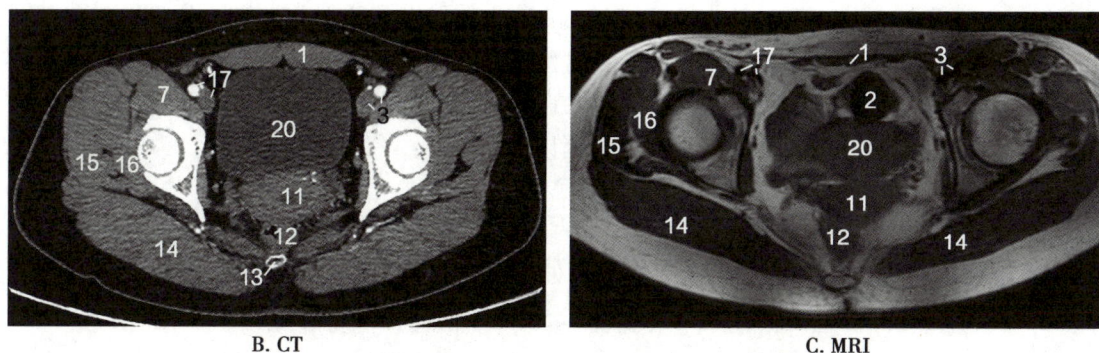

图 5-41　经子宫颈横断面解剖与 CT 和 MRI

1. 腹直肌 rectus abdominis；2. 乙状结肠 sigmoid colon；3. 左髂外动脉和髂外静脉 left external iliac artery and vein；4. 左卵巢 left ovary；5. 左输尿管 left ureter；6. 左髂外淋巴结 left external iliac lymph node；7. 髂腰肌 iliopsoas；8. 髂骨体 body of ilium；9. 坐骨神经 sciatic nerve；10. 臀下动脉和臀下静脉 inferior gluteal artery and vein；11. 子宫颈 neck of uterus；12. 直肠 rectum；13. 第 5 骶椎 5th sacral vertebra；14. 臀大肌 gluteus maximus；15. 臀中肌 gluteus medius；16. 臀小肌 gluteus minimus；17. 右髂外动脉和髂外静脉 right external iliac artery and vein；18. 子宫主韧带 cardinal ligament of uterus；19. 回肠 ileum；20. 膀胱 urinary bladder。

第五节　盆部的解剖操作

一、扪认盆部骨性标志

结合骨盆标本，在尸体上触摸、辨认骶岬、弓状线、耻骨梳、耻骨结节、耻骨联合上缘、耻骨下支、坐骨支、坐骨结节和尾骨尖等骨性标志。

二、观察盆腔器官的配布及其与腹膜的关系

移出位于盆腔内的部分小肠和乙状结肠，自骨盆上口透过腹膜辨认男、女盆腔各器官，并观察它们的形态、位置、毗邻以及与腹膜的关系。再用手伸入盆腔探查腹膜的延续、转折情况及形成的陷凹、韧带等，着重探查子宫各韧带及直肠子宫陷凹（女）、直肠膀胱陷凹（男）的位置。

三、解剖输尿管、输精管或子宫圆韧带

（一）解剖输尿管

在左髂总动脉下段和右髂外动脉起始部的前方找到左、右输尿管，向下追踪至膀胱底。在男性材料，观察它与输精管盆部的位置关系；在女性，追至子宫颈外侧时，注意其与子宫动脉的关系。

（二）解剖输精管或子宫圆韧带

在腹股沟管深环处寻找输精管（男）或子宫圆韧带（女），向后追踪输精管至膀胱底，追踪子宫圆韧带至子宫角。

四、探查盆筋膜间隙

（一）耻骨后隙

小心清理盆侧壁的腹膜至膀胱及直肠，将膀胱尖提起并拉向后，用手指或刀柄插入膀胱与耻骨联合后面之间，探查验证两者之间大量的疏松结缔组织，此即潜在的耻骨后隙。

（二）直肠系膜

将手指或刀柄伸入直肠与骶前筋膜之间，向前钝性分离直肠，证实两者之间有疏松结缔组织（或

脂肪组织),此即潜在的直肠后隙;查证直肠后隙的疏松结缔组织向上越过骶岬与腹膜后间隙的疏松结缔组织相延续,沿直肠两侧向前,清除直肠两侧和前方的疏松结缔组织(或脂肪组织),直至暴露直肠前方的直肠膀胱隔(女性为直肠阴道隔),在清除直肠两侧疏松结缔组织(或脂肪组织)时,注意保留到直肠的血管,血管和周围结缔组织构成的直肠侧韧带。

五、锯切盆部

向上、下推挤乙状结肠的内容物,于骨盆入口处用线绳双重结扎乙状结肠的下段,并在两结扎绳之间切断乙状结肠,将乙状结肠推向上方。平第4、5腰椎间水平锯断躯干。

六、解剖观察盆部的血管、淋巴结和神经

(一)解剖髂总和髂外血管

自腹主动脉分叉处起,向下沿血管走行修洁髂总和髂外血管至腹股沟管深环内侧,保留跨越髂外血管前面的输尿管、输精管(男)、子宫圆韧带和卵巢血管(女)。寻找沿髂总和髂外血管排列的髂总淋巴结和髂外淋巴结,观察后可除去。

(二)解剖睾丸或卵巢血管

在男性髂外血管外侧寻找睾丸血管,并修洁至腹股沟管深环。在女性卵巢悬韧带的深面剖露出卵巢血管,向下追踪至卵巢和输卵管,观察与子宫血管吻合的情况,再向上查看卵巢血管的起点。

(三)解剖直肠上血管

在残余的乙状结肠系膜内修洁出直肠上血管,向下追踪到第3骶椎前方,证实其分为两支行向直肠两侧壁。

(四)解剖骶正中血管

在骶骨前面正中线上,寻找并修洁细小的骶正中动脉及沿血管排列的骶淋巴结。

(五)解剖髂内血管

自髂总动脉分为髂外和髂内动脉处,向下清理髂内动脉至坐骨大孔上缘,再清理其较粗的前干和较细的后干。沿前干清理、修洁闭孔动脉、脐动脉、膀胱下动脉、臀下动脉、直肠下动脉、阴部内动脉和子宫动脉(女);沿后干清理出髂腰动脉、骶外侧动脉和臀上动脉。注意有否变异的闭孔动脉;在女性注意观察子宫动脉与输尿管的交叉关系。髂内动脉分支常有变异,应细心辨认。各动脉的伴行静脉、脏器周围的静脉丛和髂内淋巴结可观察后结扎清除,注意保留神经丛。

(六)解剖观察盆腔神经

在腰大肌内侧缘与第5腰椎和骶岬之间的深面寻找腰骶干。沿腰骶干向下,清理出位于骶前孔外侧、梨状肌前面的骶丛,追踪参与此丛的骶神经前支至骶前孔。分别在腰大肌下部的内侧缘和外侧缘找出闭孔神经和股神经,前者追至闭膜管,后者追至肌腔隙。

在第5腰椎前方,中线两侧用尖镊分离出自腹主动脉丛向下延续的上腹下丛,向下追踪至直肠两侧的盆丛(下腹下丛)。提起盆丛,清理观察第2~4骶神经前支各发一条细小的盆内脏神经,加入盆丛。在骶前孔内侧清理骶交感干和位于尾骨前方的奇神经节(可能已在对分盆腔时被损坏)。

为了便于观察和解剖操作,盆腔血管、神经的解剖可以放在会阴的解剖操作完成正中矢状切、平分盆部和会阴以后进行。

第六节　会阴的解剖操作

一、观察与解剖外生殖器

在女性材料,按本章第三节关于女性外阴的描述观察阴阜、大阴唇、小阴唇、阴蒂、阴道前庭、阴道

口和尿道外口等。在男性,进行阴茎和阴囊的解剖操作。

（一）解剖阴茎

1. 皮肤切口　从耻骨联合前方沿正中线向阴茎背作纵行切口至包皮,阴茎皮肤薄,切口不宜过深。

2. 剖查浅筋膜和阴茎背浅静脉　向两侧剥离皮片,观察阴茎浅筋膜包裹阴茎,并向上与腹前壁浅筋膜深层相延续的情况。游离浅筋膜内的阴茎背浅静脉,追踪至其汇入股部浅静脉处。

3. 剖查深筋膜　沿皮肤切口切开浅筋膜并翻向两侧,可见阴茎深筋膜包裹阴茎的三条海绵体,并向上追至阴茎悬韧带。

4. 剖查阴茎背的血管和神经　沿皮肤切口切开深筋膜并翻向两侧,寻找阴茎背面正中线上的阴茎背深静脉,以及两侧的阴茎背动脉和神经。追踪阴茎背深静脉到它通过耻骨弓状韧带与会阴横韧带之间的间隙进入盆腔处。同时证实血管神经的深面为包裹海绵体的白膜。

5. 横断阴茎体　在阴茎体的中分,横行切断阴茎的三条海绵体,保留尿道面的皮肤以连接两端阴茎。在横断面上观察白膜、海绵体结构和尿道。将近侧端的尿道海绵体从阴茎海绵体上分离,证实两阴茎海绵体被阴茎中隔紧密连接,不能分离。

（二）解剖阴囊

1. 切开皮肤和肉膜　自腹股沟管浅环向下,沿阴囊前外侧作纵行切口至阴囊底部,同时切开皮肤和肉膜,证实皮肤与肉膜紧密连接,不易分离。将皮肤和肉膜翻向切口两侧,沿肉膜的深面向正中线探查其发出的阴囊中隔。

2. 解剖精索及被膜　依相同切口由浅入深依次切开精索外筋膜、提睾肌和精索内筋膜,复习精索被膜与腹前壁的层次关系。分离查证精索的组成结构:输精管、蔓状静脉丛、睾丸动脉和神经等。触摸输精管,感知其坚实的质地。

3. 剖查睾丸鞘膜腔　纵行切开鞘膜的壁层,观察鞘膜的壁层和脏层,以及两层间的鞘膜腔,用手指探查证实脏、壁两层在睾丸后缘相互移行。

4. 观察睾丸和附睾的位置及形态。

二、解剖肛门三角

1. 在大腿根部将双下肢锯断,将盆腔口朝下,会阴部朝上放置。

2. 皮肤切口　绕肛门作弧形,切开肛门周围的皮肤;从坐骨结节向内横行切开皮肤,剥离坐骨结节连线后的残余皮肤。

3. 剖查坐骨肛门窝的血管和神经　钝性清除肛门外、坐骨结节内侧的脂肪组织,显露坐骨肛门窝,勿向前过多剥离,以免破坏尿生殖三角的结构。分离出横过此窝的血管和神经,追踪至肛门。在坐骨结节内侧面上方 2cm 处,前后方向切开由闭孔筋膜形成的阴部管,分离出走行于管内的阴部内血管和阴部神经。向后追踪至坐骨小孔,向前分离至它们发出的会阴支和阴茎(蒂)支。

4. 清理坐骨肛门窝的境界　保留已解剖出的血管神经,进一步清理窝内的脂肪,显露窝的各壁、尖和前、后隐窝,观察肛提肌、尾骨肌下面的盆膈下筋膜。

5. 解剖肛门外括约肌　清除肛门外括约肌表面的筋膜,辨认其皮下部、浅部和深部。

三、解剖尿生殖三角

1. 皮肤切口　绕阴囊(女性阴裂)作弧形切口,并清除会阴区残留皮肤和皮下脂肪,暴露会阴浅筋膜。

2. 解剖会阴浅筋膜　将手指或刀柄伸入会阴浅筋膜深面,分别向外侧、前方及后方探查会阴浅筋膜的附着和延续。

3. 剖查会阴浅隙　在尿生殖三角后缘横行切开会阴浅筋膜,将会阴浅筋膜翻向外侧,在坐骨结

NOTES

节内侧分离出阴部内血管和阴部神经发出的会阴血管和神经,追踪它们的分支至阴囊(唇)。

清除会阴浅隙内的结缔组织,显露覆盖两侧的坐骨海绵体肌、正中线上的球海绵体肌和后方的会阴浅横肌。剥离坐骨海绵体肌和球海绵体肌,暴露阴茎(蒂)脚和尿道球(前庭球和前庭大腺)。在尿生殖三角的后缘中点清理会阴中心腱,观察附着于此处的肌。

4. 显露尿生殖膈下筋膜　将尿道球(前庭球和前庭大腺)自附着处切断翻起,将两阴茎(蒂)脚附着处切断翻起。翻起时注意观察阴茎(蒂)深血管自深面进入阴茎(蒂)海绵体。游离会阴浅横肌后,显露深面的尿生殖膈下筋膜。

5. 剖查会阴深隙结构　沿尿生殖膈下筋膜的后缘和前缘切开筋膜,将筋膜翻向外。清理后份的会阴深横肌和前份的尿道括约肌(尿道阴道括约肌),在坐骨支附近寻找阴茎(蒂)背血管,在会阴深横肌浅面寻找尿道球腺。

6. 显露尿生殖膈上筋膜　分离部分尿道括约肌(尿道阴道括约肌)纤维,显露深面的尿生殖膈上筋膜。

四、沿正中矢状面平分盆部和会阴

用刀背划准膀胱、直肠、子宫(女性)和骨盆的正中线;用粗细适当的金属探针自尿道外口插入尿道至膀胱内,标志阴茎和男、女性尿道的正中线。沿正中线,用锯锯开盆部及会阴的骨性部分,用刀剖开盆腔脏器及外生殖器。清洗直肠和膀胱。

五、观察尿道和解剖盆腔结构

在材料的正中矢状面上,首先辨认男性尿道的分部、狭窄、膨大和弯曲,女性尿道的毗邻关系,然后进一步解剖盆腔的血管、神经及观察盆腔内各器官的毗邻关系。

(袁琼兰　杨向群　韦 力)

❓ 思考题

1. 患者男性,30岁,于2月前出现排便习惯改变、大便次数增多,1月前出现暗红色血便,无发热、腹痛、腹胀症状。肛门指检:可触及质地较硬的包块,占据肠内侧壁前部。结肠镜检查观察到距肛门8cm处直肠狭窄,可见溃疡型肿物。活检病理诊断直肠癌。拟行手术切除,请问手术中应避免损伤哪些结构?

2. 患者女性,45岁,6月前开始有球形物自阴道内脱出,卧床休息后可自行缓解,咳嗽、行走和体力劳动时又脱出。常有腰背痛,长时间站立后尤甚。患者有三个小孩及多次流产史。检查发现,阴道前壁中度膨出,用力时加重。站立时,见子宫颈从阴道内突出至阴道前庭;仰卧时,宫颈稍回缩,但仍未达正常位置。临床诊断为子宫脱垂,请阐述出现子宫脱垂的原因。

3. 肛管齿状线上、下线的结构有什么区别?

4. 坐骨肛门窝的脓肿可能向哪些部位播散?

5. 尿道球部损伤,尿液和血液可能会流向哪些部位?

6. 阴囊和精索的被膜与下腹部的层次有何关联?

第六章

脊 柱 区

学习要点

1. 脊柱区重要的骨、肌等体表标志。
2. 胸腰筋膜的构成及临床意义。
3. 腰上三角、腰下三角、枕下三角的界域及临床意义。
4. 椎管的形态结构、脊髓的被膜及腔隙、脊髓节段和脊神经根与椎骨的对应关系。

第一节 概 述

脊柱区位于躯干后部的中轴,又称背区,实属颈、胸、腹和盆各部的一部分。因该区以脊柱为主体,构成一个相对独立的功能区,故单独记述。

一、境界与分区

(一) 境界

脊柱区 vertebral region 包括脊柱及其后方和两侧的所有软组织。其上界为枕外隆凸和上项线,下界为尾骨尖;两侧界为自上而下连接斜方肌前缘、三角肌后缘上份、腋后襞、腋后线、髂嵴后份、髂后上棘和尾骨尖的连线。

(二) 分区

自上而下可分为项区、胸背区、腰区和骶尾区。项区的上界与脊柱区的上界相同,下界为第7颈椎棘突至两侧肩峰的连线;胸背区的上界为项区下界,下界为第12胸椎棘突至两侧第12肋下缘、第11肋前部之间的连线(其外上份的肩胛区属于上肢);腰区的上界即胸背区下界,下界为两侧髂嵴后份至髂后上棘的连线及两侧髂后上棘之间的连线;骶尾区为两侧髂后上棘和尾骨尖所围成的三角区。

二、表面解剖

1. **肩胛骨 scapula** 背面隆起的骨脊为肩胛冈 spine of scapula,两侧肩胛冈内侧端的连线,平第3胸椎棘突。外侧端为肩峰 acromion,是肩部的最高点。上肢下垂时容易触及肩胛骨下角 inferior angle of scapula,两侧肩胛骨下角的连线平第7胸椎棘突(图6-1)。

2. **棘突 spinous process** 位于后正中线上,大多数椎骨的棘突可以摸到。其中,第7颈椎棘突较长,末端不分叉,活体屈颈时,在皮下形成一个明显隆起,可用作辨认其他椎骨序数的标志。胸椎棘突呈叠瓦状斜向后下。腰椎棘突呈板状,水平伸向后方。骶椎棘突上下融合,形成骶正中嵴 median sacral crest。

3. **骶骨 sacrum** 在骶正中嵴的下端,第5骶椎背面分离,形成骶管裂孔 sacral hiatus,为椎管的下孔。裂孔的两侧肥厚,向下突出,称骶角 sacral cornu,易触及,是骶管麻醉进针定位的标志。骶正中嵴外侧的隆嵴为骶外侧嵴 lateral sacral crest,是经骶后孔做骶神经阻滞麻醉的标志。

4. **髂嵴 iliac crest 和髂后上棘 posterior superior iliac spine** 髂嵴为髂骨翼的上缘,全长略呈S

形,两侧髂嵴最高点的连线平第 4 腰椎棘突。髂后上棘是髂嵴后端的突起,两侧髂后上棘之间的连线平第 2 骶椎棘突。从第 5 腰椎棘突至左、右髂后上棘再至尾骨尖的连线,构成一个菱形区,当腰椎或骶、尾椎骨折或骨盆畸形时,菱形区会变形(图 6-1)。

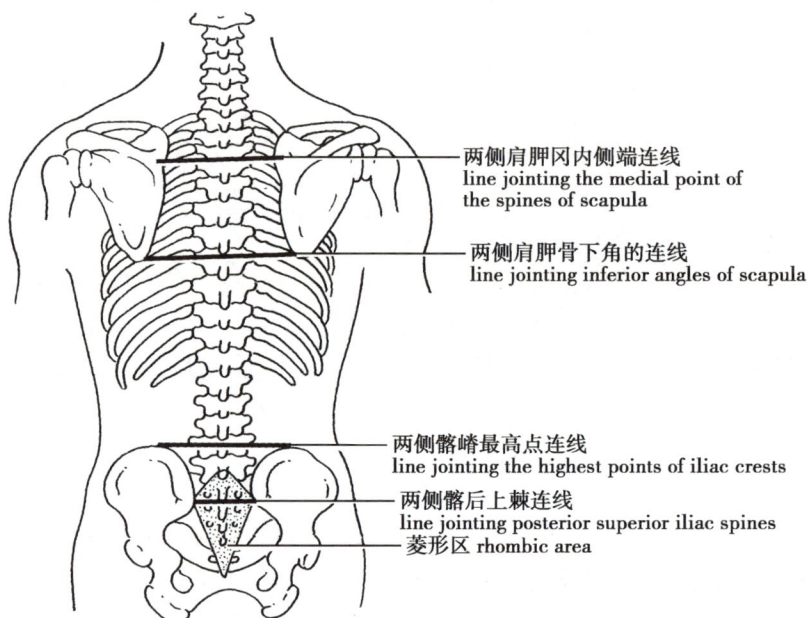

两侧肩胛冈内侧端连线
line jointing the medial point of the spines of scapula

两侧肩胛骨下角的连线
line jointing inferior angles of scapula

两侧髂嵴最高点连线
line jointing the highest points of iliac crests

两侧髂后上棘连线
line jointing posterior superior iliac spines

菱形区 rhombic area

图 6-1　体表标志及菱形区

5. **尾骨 coccyx**　由尾椎融合而成,位于骶骨下方、肛门后方。

6. **第 12 肋**　在胸廓下部,竖脊肌外侧可触及。有时该肋较短,不易触及,注意勿将第 11 肋误认为第 12 肋,以避免导致腰部切口过高,损伤胸膜。

7. **竖脊肌 erector spinae**　为腰椎棘突两侧可触及的纵行肌性隆起。该肌外侧缘与第 12 肋的交角称脊肋角(肾角)。肾位于其深部,是肾囊封闭的进针部位。

第二节　层 次 结 构

由浅入深为皮肤、浅筋膜、深筋膜、肌层、血管、神经等软组织和脊柱、椎管及其内容物等结构。

一、浅层结构

(一)皮肤

厚而坚韧,一般来说,从中线向两侧、从上向下,皮肤逐渐变薄。移动性小,内含丰富的毛囊和皮脂腺,是疖和痈好发的部位。

(二)浅筋膜

厚而致密、脂肪较多,通过许多结缔组织纤维束将皮肤与深筋膜相连,故脊柱区的皮肤、浅筋膜与深筋膜各层不易分离。项区上部的浅筋膜含纤维较多,特别坚韧,腰区的浅筋膜含脂肪较多。

(三)皮神经

皮神经均来自脊神经后支,按区阐述(图 6-2)。

1. **项区**　来自颈神经后支。较大的有枕大神经和第 3 枕神经。

(1)枕大神经 greater occipital nerve:是第 2 颈神经后支的内侧支。第 2 颈神经的后支是脊神经中唯一一对后支粗于前支的神经。枕大神经由第 1、2 颈椎横突之间向后,在斜方肌的起点,即上项线的下方(枕外隆突的外侧 2~3cm 处)浅出,伴枕动脉的分支在浅筋膜内上行至枕部。该神经主要成分为感觉纤维,分支分布至枕部皮肤;其运动纤维支配头半棘肌。注意它与枕小神经的来源不同。

(2)第 3 枕神经 third occipital nerve:是第 3 颈神经后支的内侧支,在枕大神经的下内方、中线的两侧,穿出斜方肌,分布至项区上部及枕下皮肤。

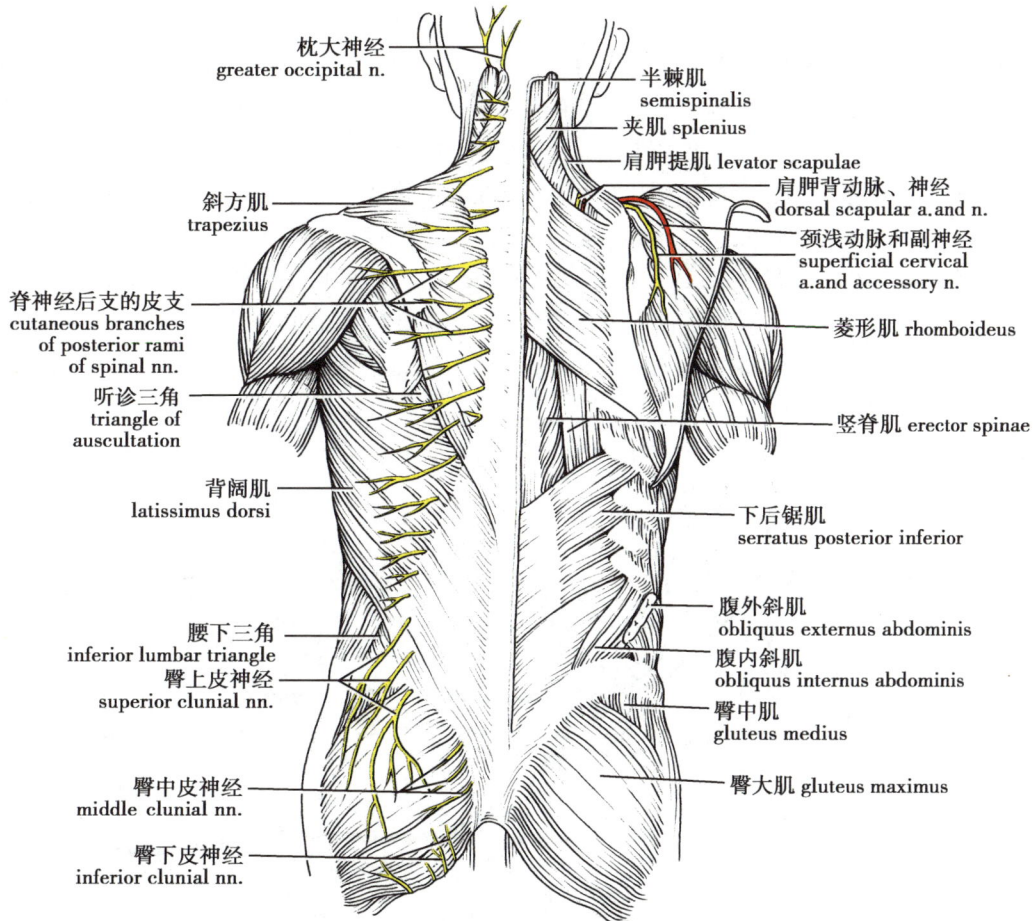

图 6-2　皮神经与背肌

2. 胸背区和腰区　分别来自胸、腰神经后支的分支。各皮神经在棘突两侧穿出,胸上部的神经呈水平位行向外侧,下部的神经斜行向外下,分布到胸背区和腰区的皮肤。第 12 胸神经后支的分支可到达臀区。第 1~3 腰神经后支的外侧支较粗大,成为臀上皮神经 superior clunial nerve,穿出胸腰筋膜,越过髂嵴分布至臀区上部皮肤。

3. 骶尾区　来自骶、尾神经后支的分支。从髂后上棘至尾骨尖连线的不同高度穿出臀大肌,分布到骶尾区的皮肤。其中第 1~3 骶神经后支的分支,称为臀内侧皮神经 medial clunial nerve,亦称臀中皮神经 middle clunial nerve,水平行向外侧,分布于臀区中部的皮肤。

(四)浅血管

各区的浅动脉均是相应区域深动脉的分支。各动脉分支均有伴行静脉。

二、深筋膜

项区的深筋膜属颈部封套筋膜的一部分(见颈部),分为浅、深两层包裹斜方肌处,浅层薄弱,覆盖斜方肌表面,深层称项筋膜 nuchal fascia,位于斜方肌深面。胸背区和腰区的深筋膜也分浅、深两层,浅层薄弱,位于斜方肌和背阔肌的表面,深层坚韧肥厚,称胸腰筋膜 thoracolumbar fascia。骶尾区的深筋膜薄弱,与骶骨背面的骨膜愈合。

(一) 项筋膜

位于斜方肌深面的筋膜,将斜方肌与夹肌和半棘肌分开。项筋膜内侧附于项韧带,上方附于枕骨的上项线,向下移行为胸腰筋膜后层。

(二) 胸腰筋膜

在胸背区该筋膜较薄弱,覆于竖脊肌表面,向上续于项筋膜,内侧附着于胸椎棘突和棘上韧带,外侧附着于肋角。在腰区胸腰筋膜增厚,分为前、中、后三层,共同形成竖脊肌鞘和腰方肌鞘(图 6-3)。后层覆于竖脊肌的后面,与背阔肌和下后锯肌的腱膜愈合,向下附着于髂嵴,内侧附着于腰椎棘突和棘上韧带,外侧与中层愈着。中层位于竖脊肌与腰方肌之间,内侧附着于腰椎横突末端和横突间韧带,外侧与前后二层愈合,上方附于第 12 肋下缘,下方附于髂嵴。上部张于第 12 肋与第 1 腰椎横突之间的部分增厚,称腰肋韧带 lumbocostal ligament,后入路肾手术时,切断此韧带可加大第 12 肋的活动度,便于暴露肾。前层位于腰方肌前面,又称腰方肌筋膜,筋膜的内侧附于腰椎横突,向下附于髂腰韧带和髂嵴后份,上部增厚呈弧形附着于第 2 腰椎横突与第 12 肋之间,称外侧弓状韧带,其内侧为内侧弓状韧带,跨越腰大肌前面,附着于第 1 腰椎侧面与第 2 腰椎横突。此二弓状韧带在腹腔较易观察,膈的后部肌纤维起始于此韧带。

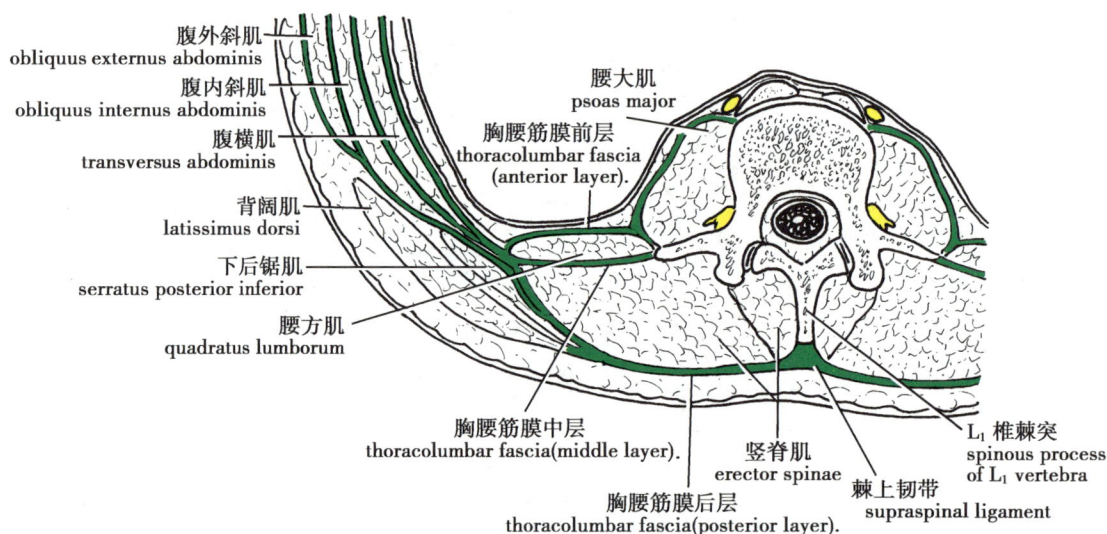

图 6-3　胸腰筋膜(横断面)

腰部脊柱活动度大,剧烈活动或姿势不当的负重,胸腰筋膜可被扭伤。髂嵴上方、竖脊肌外侧缘是臀上皮神经集中穿出筋膜的部位,胸腰筋膜损伤时,常拉伤臀上皮神经,是导致腰背痛的常见原因。

三、肌层

包括背肌和腹肌的后部(图 6-2,图 6-4)。由浅至深大致分为 4 层:第 1 层有斜方肌、背阔肌和腹外斜肌后部;第 2 层有夹肌、头半棘肌、肩胛提肌、菱形肌、上后锯肌、下后锯肌和腹内斜肌后部;第 3 层有竖脊肌和腹横肌后部;第 4 层有枕下肌(椎枕肌)、横突棘肌和横突间肌等。此处仅对背肌作描述(腹肌见腹部)。

背肌又可按位置和作用分为外在背肌和内在背肌。外在背肌呈离中线配布,作用于上肢和胸廓,参与呼吸。作用于上肢的肌包括斜方肌、背阔肌、肩胛提肌和菱形肌,各肌起自脊柱,止于肩胛骨或肱骨上端,功能上属于上肢肌,神经支配来自脊神经的前支,即肩胛背神经或胸背神经等。作用于胸廓的肌,包括上后锯肌和下后锯肌,功能上属于呼吸肌,神经支配来自脊神经的前支,即肋间神经和肋下

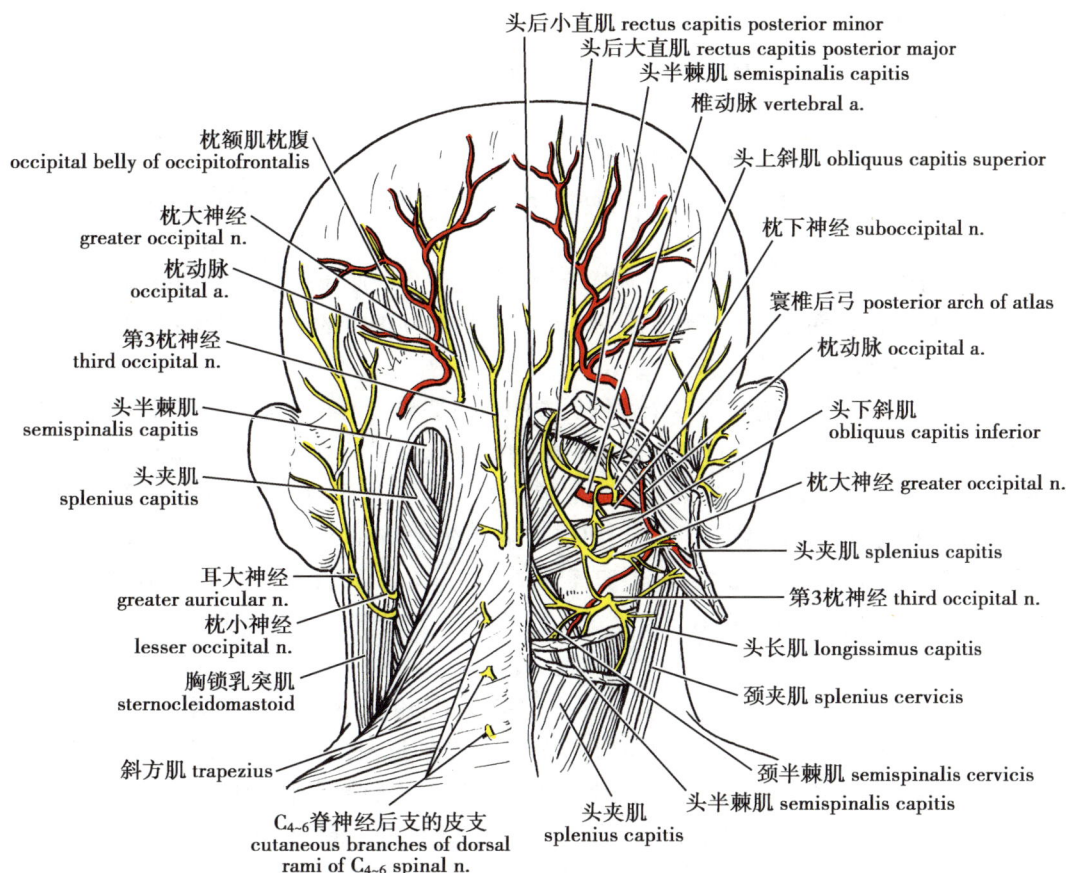

图6-4　枕下三角

神经。这些肌的血液供应主要来自上肢的动脉,如锁骨下动脉或腋动脉的分支,仅在肌靠近脊柱的部位,接受来自节段性动脉供应。内在背肌呈向中线配布,作用于脊柱,又称背深层肌或真背肌,包括夹肌、竖脊肌、横突棘肌。深面还有椎骨间肌即横突间肌、棘间肌和肋提肌以及枕下肌。这些肌受节段性脊神经后支支配。

(一) 斜方肌

斜方肌 trapezius 为扁肌,覆盖项区和胸背区上部,呈底边向内的三角形,双侧肌合为菱形。起自枕外隆凸、上项线、颈椎及胸椎的棘突,上部纤维行向下外止于锁骨外侧端;中部纤维水平向外止于肩峰和肩胛冈上缘;下部纤维向上外止于肩胛冈下缘的内侧份。以第7颈椎棘突为中心,该肌起始部的腱膜左、右两侧也呈菱形(图6-2)。支配斜方肌的神经是副神经;血供来自颈浅动脉和肩胛背动脉,也有枕动脉和节段性的肋间后动脉。该肌可作为肌瓣或肌皮瓣用作移植。在斜方肌的外下方,肩胛骨下角的内侧有个间隙,称听诊三角 triangle of auscultation 或肩胛旁三角,三角的内上界为斜方肌的外下缘,外侧界为肩胛骨的内侧缘,下界为背阔肌上缘,底(深)面为薄层脂肪组织、深筋膜和第6肋间隙,表面仅覆以皮肤和浅筋膜(图6-2)。听诊三角是背部呼吸音听诊最清晰的部位,为方便听诊,可将肩胛骨牵向前外,使三角的范围扩大。

(二) 背阔肌

背阔肌 latissimus dorsi 位于胸背区下部与腰区浅层的宽大扁肌。在斜方肌的深面,起自下6个胸椎的棘突和胸腰筋膜的后层,并通过胸腰筋膜附于腰、骶椎棘突、棘上韧带和髂嵴后份。肌纤维向外上集中形成扁腱,止于肱骨小结节嵴。背阔肌有时在腋窝处发出一宽 1~2cm 的纤维束,称腋弓肌(约7%),弓形跨越腋窝的底止于胸大肌或喙肱肌止点的深面。支配背阔肌的神经是胸背神经;血供来自胸背动脉和肋间后动脉及腰动脉的分支。以肩胛线为界,界线的外侧大致由胸背动脉供血,内侧由肋间后动脉及腰动脉供血。

背阔肌宽大表浅,其供血动脉即胸背动脉较长,管径粗,分布广,血管神经束走向恒定,是理想的肌皮瓣移植材料。

(三) 头半棘肌、夹肌、肩胛提肌和菱形肌

头半棘肌 semispinalis capitis、夹肌 splenius、肩胛提肌 levator scapulae 和菱形肌 rhomboideus 均位于斜方肌上份的深面(图 6-2,图 6-4)。

半棘肌在层次上属第 4 层背肌(见下述横突棘肌),但头半棘肌十分发达,肌束粗壮,突入第 2 层肌的范围,故在此叙述。两侧的头半棘肌纵列于颈椎棘突及项韧带的两侧,起自上位胸椎横突,止于枕骨。支配该肌的神经是脊神经后支。

夹肌在半棘肌的后外方,起自下 5 个颈椎后方的项韧带和第 1~6 胸椎棘突,肌纤维向外上,斜行覆盖头半棘肌的中下部。其中起自项韧带至第 2 胸椎棘突止于颞骨乳突及枕骨上项线外侧 1/3 的肌束,称头夹肌 splenius capitis;起自第 3~6 胸椎棘突止于第 1~3 颈椎横突的肌束,称颈夹肌 splenius cervicis。支配该肌的神经是脊神经后支。夹肌与其深面的头半棘肌一起形成项部浑圆的外形。

肩胛提肌起自第 1~4 颈椎横突后结节,肌纤维向下外止于肩胛骨的上角,受肩胛背神经支配。

菱形肌起自项韧带的下份及第 6 颈椎至第 4 胸椎棘突,肌纤维向外下止于肩胛骨的脊柱缘,也受肩胛背神经支配。

头半棘肌及夹肌的深面、枕骨的下方、项区上部中线的两侧有由第 4 层肌围成一个三角形区域,称为枕下三角 suboccipital triangle,三角的内上界为头后大直肌,外上界为头上斜肌,外下界为头下斜肌,底(深)面为寰枕后膜和寰椎后弓,浅面借致密结缔组织与夹肌和头半棘肌相贴。三角内有第 1 颈神经后支的分支枕下神经和椎动脉经过。椎动脉在寰椎横突孔上缘转向内侧,走行于寰椎后弓上面的椎动脉沟内,再穿寰枕后膜进入椎管,最后经枕骨大孔入颅。颈椎的椎体钩骨质增生、头部过分旋转或枕下肌群痉挛都可压迫椎动脉,影响脑血供,可产生头晕等临床症状。枕下神经在椎动脉与寰椎后弓之间穿出,行经枕下三角,支配枕下肌。

(四) 上后锯肌和下后锯肌

上后锯肌 serratus posterior superior 和下后锯肌 serratus posterior inferior 均为薄片状,连于脊柱与肋骨之间。前者位于菱形肌深面,肌纤维由内上斜向外下;后者位于背阔肌中部的深面,肌纤维从内下斜向外上(图 6-2)。从肌纤维方向及其与肋骨的关系推测,前者与提肋、后者与降肋有关,均参与呼吸。

(五) 竖脊肌

竖脊肌 erector spinae 也称骶棘肌 sacrospinalis,是背肌中最大最长的肌,为强有力的脊柱伸肌,纵列于脊柱棘突的两侧,从骨盆直至颅骨。肌的下端起自骶骨背面和髂嵴后部,中部的肌腹粗壮,被发达的胸腰筋膜包绕,肌腹在第 12 肋稍下方延展分开,形成内、中、外三列。外侧为髂肋肌 iliocostalis,分为腰、胸、颈髂肋肌,向上依次止于各肋肋角,在颈部止于第 4~7 颈椎横突。中间为最长肌 longissimus,分为胸、颈、头最长肌,肌纤维向上依次止于胸、颈椎的横突及颞骨的乳突,该肌在三列肌柱中最长,直达颅骨。内侧为棘肌 spinalis,止于各椎骨棘突。竖脊肌由脊神经后支呈节段性支配。该肌的外侧有两个三角区:腰上三角和腰下三角(图 6-2,图 6-5)。

腰上三角 superior lumbar triangle 位于背阔肌深面,第 12 肋的下方。三角的内下界为竖脊肌外侧缘,外下界为腹内斜肌后缘,上内界为下后锯肌(图 6-5)。有时第 12 肋下缘也参与构成一个边,共同围成一个不等边的四边形间隙。三角的底(深)面为腹横肌起始部的腱膜,腱膜深面自上而下排列着肋下神经、髂腹下神经和髂腹股沟神经,这些神经的走向与第 12 肋平行。腰上三角是腹后壁的薄弱区之一,病理状态下,腹腔器官可经此三角突出形成腰疝。此三角也是肾手术的腹膜外入路处。切开腹横肌起始部的腱膜时,应注意辨认并保护上述 3 条神经。为扩大手术视野,常需切断连于第 12 肋与第 1 腰椎横突之间的腰肋韧带,将第 12 肋拉向上,因第 12 肋前方与胸膜腔相邻,此时,还应注意保护胸膜,以免损伤造成气胸。肾周围脓肿时,也可在该三角做切口引流。

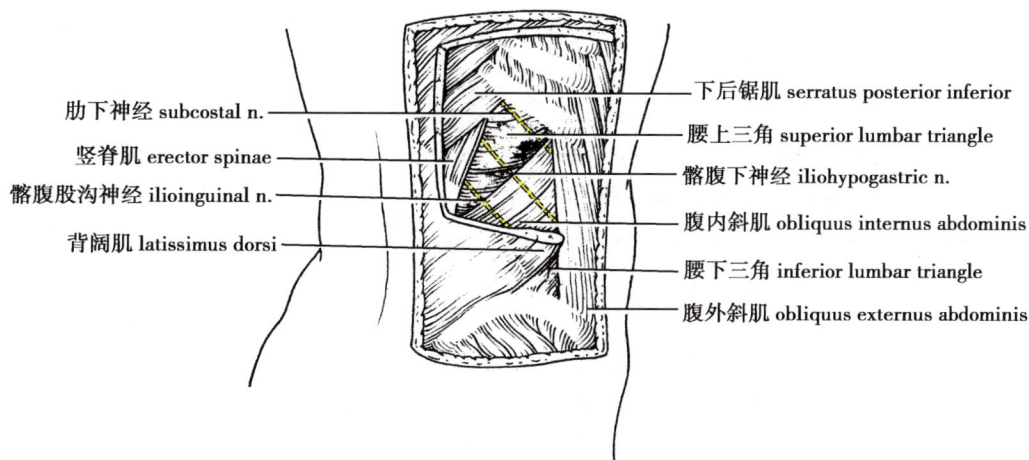

肋下神经 subcostal n.
竖脊肌 erector spinae
髂腹股沟神经 ilioinguinal n.
背阔肌 latissimus dorsi

下后锯肌 serratus posterior inferior
腰上三角 superior lumbar triangle
髂腹下神经 iliohypogastric n.
腹内斜肌 obliquus internus abdominis
腰下三角 inferior lumbar triangle
腹外斜肌 obliquus externus abdominis

图 6-5　腰上三角和腰下三角

腰下三角 inferior lumbar triangle 位于腰区下部，腰上三角的外下方。由髂嵴、腹外斜肌后缘和背阔肌外下缘围成（图 6-5）。三角的深面为腹内斜肌，浅面仅覆以皮肤和浅筋膜。腰下三角为腹后外侧壁的又一薄弱区，可形成腰疝。在右侧，三角前方与盲肠和阑尾相对应，故盲肠后位阑尾炎时，此三角会有明显压痛。腰区深部脓肿也可经腰下三角突于皮下。

（六）枕下肌、横突棘肌和横突间肌

枕下肌 suboccipitalis、横突棘肌 transversospinales 和横突间肌 intertransversarii 均属背部最深层肌。其中枕下肌，又称椎枕肌 vertebra occipitalis，包括 4 对发育良好的短肌，连接于第 1、2 颈椎与枕骨之间，即头后小直肌 rectus capitis posterior minor、头后大直肌 rectus capitis posterior major、头上斜肌 obliquus capitis superior、头下斜肌 obliquus capitis inferior，其中后三者构成枕下三角（图 6-4）。横突棘肌是连于横突与棘突之间的肌束，纤维从外下斜向内上，由浅入深分为三层。浅层称半棘肌（分头、颈、胸半棘肌），从横突的起点到棘突的止点跨越约 5 个椎骨；中层称多裂肌，跨越约 3 个椎骨；深层称回旋肌，仅连接相邻的两个椎骨。其中起自上位胸椎横突的半棘肌特别发达，止于枕骨上、下项线之间，此即前述的头半棘肌。横突间肌是连结相邻椎骨横突之间的肌束，在颈、腰部较为发达，胸部者薄弱。

四、深部血管和神经

（一）动脉

项区的供血主要来自枕动脉、颈浅动脉、肩胛背动脉和椎动脉；胸背区的来自肋间后动脉、胸背动脉和肩胛背动脉；腰区的来自肋下动脉和腰动脉；骶尾区的来自臀上动脉和臀下动脉。

1. 枕动脉 occipital artery　起自颈外动脉，行向后上，经颞骨乳突的内侧进入项区，在夹肌深面、头半棘肌外侧缘处越过枕下三角分出数支。本干继续向上至上项线水平穿斜方肌浅出，与枕大神经伴行分布至枕部（图 1-4，图 6-4）。分支中有一较大的降支，向下分布项区诸肌，并与椎动脉、肩胛背动脉等分支吻合，形成动脉网。

2. 肩胛背动脉 dorsal scapular artery 和颈浅动脉 superficial cervical artery　是供应项背部的重要动脉。肩胛背动脉起自锁骨下动脉的第 3 段，向外侧穿过或越过臂丛，经中斜角肌前面后行至肩胛提肌深面，到达肩胛骨上角，然后与肩胛背神经相伴在菱形肌深面下行至肩胛下角，分支营养菱形肌、背阔肌、斜方肌等背肌和肩带肌，并参与形成肩胛动脉网。颈浅动脉起自甲状颈干，其行程与肩胛背动脉相似并位于其外侧。该动脉跨越膈神经、前斜角肌和臂丛的前方，向后外至颈根部到达肩胛提肌的前缘，然后下降进入斜方肌的深面分布于该肌及邻近肌。有的肩胛背动脉与颈浅动脉共干起自甲状颈干，称颈横动脉 transverse cervical artery，此时，颈横动脉的深支为肩胛背动脉；浅支为颈浅动脉（图 2-26，图 7-6）。

3. 椎动脉 vertebral artery　起自锁骨下动脉第 1 段,沿前斜角肌内侧上行,穿第 6~1 颈椎横突孔,进入枕下三角,经枕骨大孔入颅(图 2-23,图 2-24)。按其行程可分为 4 段:①第 1 段为椎前部,位于椎动脉三角内,即自起始处至第 6 颈椎横突孔的一段;②第 2 段称横突部,穿行于上 6 个颈椎横突孔内;③第 3 段称寰椎部,横行于枕下三角,横卧于寰椎后弓上面的椎动脉沟内;④第 4 段为颅内部,位于颅内。在颅外,椎动脉的横突部发出数条细小的肌支和脊支,前者分布到颈深肌,后者经椎间孔入椎管,分布到颈椎和脊髓及其被膜。椎动脉表面包裹丰富的交感神经丛。当颈椎骨质增生导致横突部椎动脉受压时,可引起颅内供血不足,即所谓椎动脉型颈椎病。椎动脉周围有静脉丛,向下汇成椎静脉。

4. 胸背动脉 thoracodorsal artery　是肩胛下动脉的终支之一,沿肩胛骨外侧缘在背阔肌和前锯肌之间下行,分布于邻近的肌(图 7-5,图 7-6)。

营养胸背区的肋间后动脉、腰区的腰动脉、骶尾区的臀上、下动脉等均呈节段性分布。详细分别见胸部、腹部及下肢诸章节。

(二)静脉

深部静脉与动脉伴行。项区的静脉汇入椎静脉、颈内静脉或锁骨下静脉。胸背区的静脉经肋间后静脉汇入奇静脉,部分汇入锁骨下静脉或腋静脉。腰区的静脉经腰静脉汇入下腔静脉。骶尾区的静脉经臀区静脉汇入髂内静脉。另外,深静脉可通过椎静脉丛与椎管内、外的静脉、颅内以及盆部等处的静脉相交通。

(三)神经

来自 31 对脊神经后支、副神经、胸背神经和肩胛背神经。

1. 脊神经后支 posterior ramus of spinal nerve　在椎间孔处发自脊神经,绕椎骨关节突外侧向后行,至相邻椎骨横突之间分为内侧支(后内侧支)和外侧支(后外侧支)(图 6-6)。

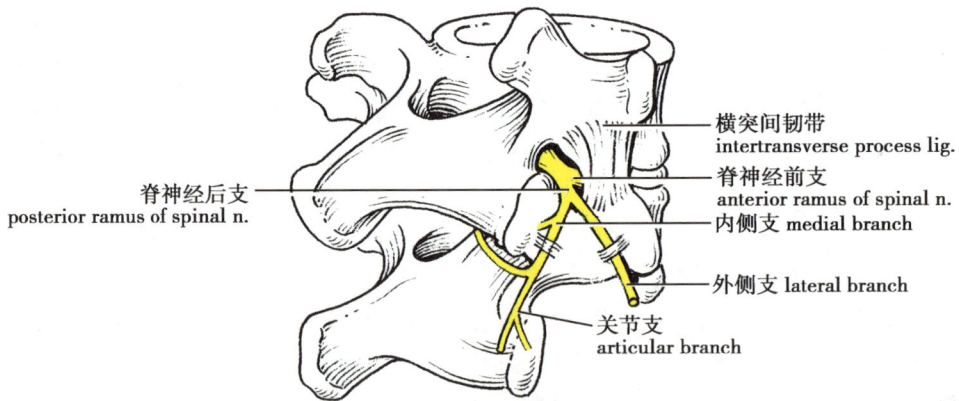

横突间韧带
intertransverse process lig.

脊神经前支
anterior ramus of spinal n.

内侧支 medial branch

脊神经后支
posterior ramus of spinal n.

外侧支 lateral branch

关节支
articular branch

图 6-6　腰脊神经后支及其分支

颈神经后支(除第 1、2 颈神经)向后行于横突间肌内侧,绕过颈椎关节突,经头半棘肌和颈半棘肌穿出。各颈神经均发出肌支支配项部深层肌。胸神经后支紧靠胸椎关节突行向后方并分为内侧支和外侧支,两支均分布至胸背区的皮肤和深层肌。但上胸部的皮肤主要由上 6 条内侧支支配,而下部则由下 6 条外侧支支配。腰神经分支分布至腰区、臀区的皮肤和深层肌;骶、尾神经后支分布至骶骨背面和臀区的皮肤(图 6-2)。

脊神经后支呈明显的节段性分布,故手术中横断深层肌时,不会引起肌瘫痪。腰神经后支的损伤较为多见,是导致腰腿痛的常见原因之一,这与该神经行程中所经过的结构有关。腰神经后支从脊神经分出后,经骨纤维孔(下述)至腰横突间肌内侧缘,分为内侧支和外侧支(图 6-6)。内侧支在下位椎骨上关节突根部的外侧斜向后下,经骨纤维管(下述)至椎板后面转向下行,分布至背深肌和脊柱的关节突关节等。第 5 腰神经内侧支经第 5 腰椎下关节突的下方,行向内下;外侧支在下位横突背面进入竖脊肌,然后在肌的不同平面穿胸腰筋膜浅出,斜行向下外。

骨纤维孔 osteofibrous aperture 又称腰神经后支骨纤维孔(图 6-7)。该孔位于椎间孔的后外方,开口向后,与椎间孔的方向垂直。其上外侧界为横突间韧带的内侧缘,下界为下位椎骨横突的上缘,内侧界为下位椎骨上关节突的外侧缘。该孔的体表投影位于同序数腰椎棘突外侧的下述两点的连线上:上位点在第 1 腰椎平面后正中线外侧 2.3cm,下位点在第 5 腰椎平面后正中线外侧 3.2cm。脊神经后支从孔内通过。

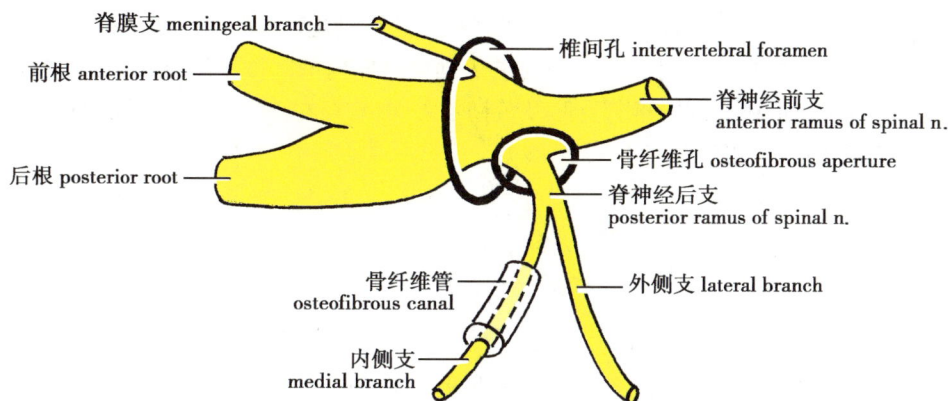

图 6-7 骨纤维孔、管和脊神经后支

骨纤维管 osteofibrous canal 又称腰神经后内侧支骨纤维管(图 6-7)。该管位于腰椎乳突与副突间的骨沟处,自外上斜向内下,由前、后、上、下 4 壁构成。前壁为乳突副突间沟,后壁为上关节突副突韧带,上壁为乳突,下壁为副突。管的前、上、下壁为骨质,后壁为韧带。后壁的韧带若发生骨化,则形成完全的骨性管。该管的体表投影在同序数腰椎棘突下外方的下述两点连线上:上位点在第 1 腰椎平面后正中线外侧约 2.1cm,下位点在第 5 腰椎平面后正中线外侧约 2.5cm。腰神经后内侧支穿行于管中。

由此可见,腰神经后支及其分出的后内侧支和后外侧支在行程中,分别经过骨纤维孔、骨纤维管、还要穿胸腰筋膜裂隙。正常情况下,这些孔、管和裂隙对神经及血管起保护作用。由于骨纤维孔和骨纤维管的孔道细小,周围结构坚韧且缺乏弹性,在病理情况下,这些孔道若变形、狭窄,会压迫其内的神经,导致腰痛。

2. 副神经 accessory nerve 是第 11 对脑神经,从颈静脉孔出颅,下行至胸锁乳突肌后缘中、上 1/3 交点处斜向外下,经枕三角至斜方肌前缘中、下 1/3 交点处(或斜方肌前缘附着锁骨处以上 2 横指)深面进入该肌,支配胸锁乳突肌和斜方肌(图 2-5)。

3. 胸背神经 thoracodorsal nerve 起自臂丛后束,与胸背动脉伴行,沿肩胛骨外侧缘下行,支配背阔肌(图 7-5,图 7-6)。

4. 肩胛背神经 dorsal scapular nerve 起自臂丛锁骨上部,穿中斜角肌斜向外下至肩胛提肌深面,再沿肩胛骨内侧缘下行,与肩胛背动脉伴行,支配肩胛提肌和菱形肌(图 6-2)。

五、椎管及其内容物

(一)椎管

椎管 vertebral canal 是由椎骨的椎孔、骶骨的骶管与椎骨之间的连结共同组成的骨纤维性管道。上端经枕骨大孔与颅腔相通,下端达骶管裂孔。其内有脊髓、脊髓的被膜、脊神经根、马尾、血管、神经、淋巴管及少量结缔组织。

1. **椎管壁**   前壁由椎体后面、椎间盘后缘和后纵韧带构成；后壁为椎弓板、黄韧带和关节突关节；两侧壁为椎弓根和椎间孔。构成椎管壁的结构发生变化，如骨质增生、椎间盘突出、黄韧带肥厚等，均可导致管腔变形或狭窄，压迫其内容物而引起症状。

2. **形态**   横断面上，各段椎管的管腔形态和大小不同。颈段上部近似圆形，往下逐渐变为三角形，矢径短，横径长。胸段大致呈椭圆形。腰段上、中部由椭圆形逐渐变为三角形，腰段下部椎管的外侧部逐渐出现侧隐窝，故呈三叶形，老年人尤甚。骶管呈扁三角形。椎管以第4~6胸椎处最为狭小，颈段以第7颈椎、腰段以第4腰椎较小。

（二）脊髓及其被膜与脊膜腔隙

椎管内的重要结构为脊髓。脊髓上端在枕骨大孔处连于延髓，下端终于第1腰椎下缘（小儿平第3腰椎），向下接终丝，末端附于尾骨背面。脊髓的表面由外向内依次被覆硬脊膜、脊髓蛛网膜和软脊膜（图6-8）。相邻膜之间、硬脊膜与椎管骨膜及黄韧带之间，均存在潜在性腔隙，由外向内依次为硬膜外隙、硬膜下隙和蛛网膜下隙（图6-9）。

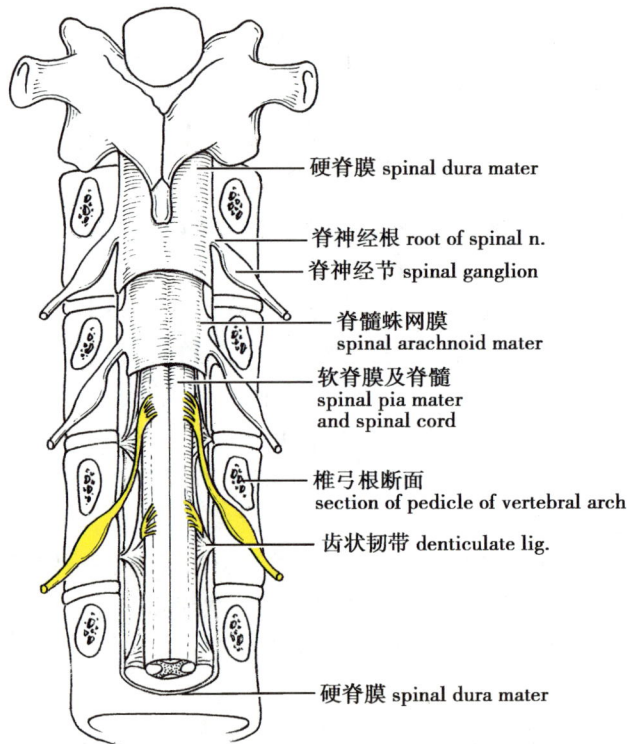

硬脊膜 spinal dura mater
脊神经根 root of spinal n.
脊神经节 spinal ganglion
脊髓蛛网膜 spinal arachnoid mater
软脊膜及脊髓 spinal pia mater and spinal cord
椎弓根断面 section of pedicle of vertebral arch
齿状韧带 denticulate lig.
硬脊膜 spinal dura mater

图6-8　脊髓及其被膜

1. **被膜**

（1）硬脊膜 spinal dura mater：为厚而坚韧的致密结缔组织膜，上方附于枕骨大孔边缘，并与硬脑膜相续。向下在第2骶椎平面形成盲端，包绕脊髓的终丝附于尾骨。脊神经根被硬脊膜紧密包绕，并随神经根向外延续形成神经外膜，再与椎间孔周围的结缔组织紧密相连，对脊神经起固定作用。

（2）脊髓蛛网膜 spinal arachnoid mater：薄而半透明的结缔组织膜，衬于硬脊膜内面，向上与脑蛛网膜相续，向下在平第2骶椎高度成盲端。蛛网膜向内发出许多结缔组织小束与脊髓表面的软脊膜相连，对脊髓起悬挂固定作用。

（3）软脊膜 spinal pia mater：菲薄柔软的膜结构，与脊髓紧密相贴。丰富的血管行于其深面。在脊髓的前正中裂和后正中沟处，由软脊膜前韧带索和后纤维隔与脊髓紧密相连。脊髓两侧，软脊膜增厚向外突，形成齿状韧带，连于蛛网膜和硬脊膜，对维持脊髓的位置起重要作用。

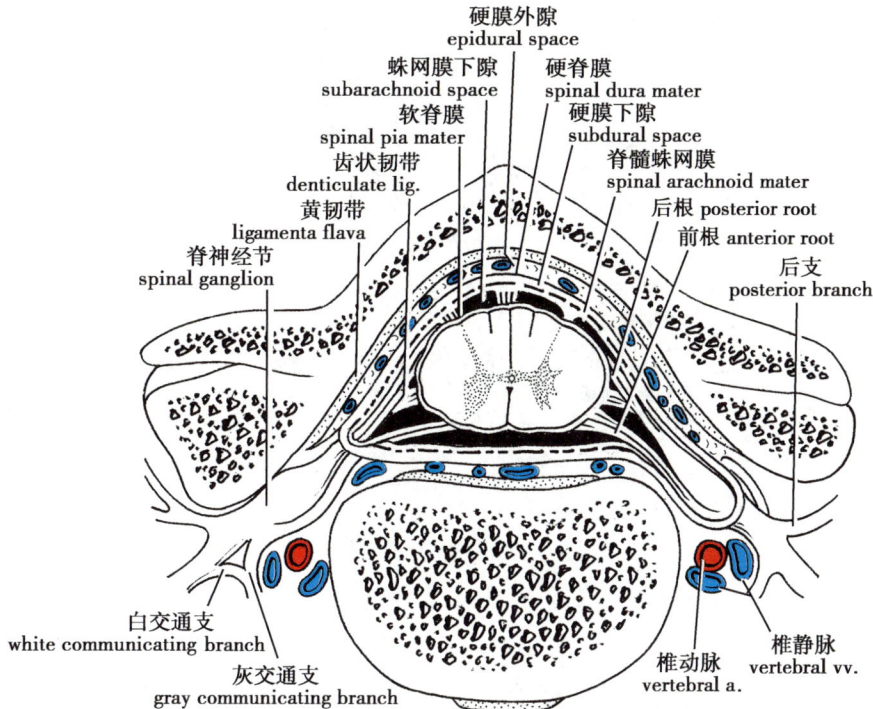

图 6-9　脊髓被膜和脊膜腔

齿状韧带 denticulate ligament 为软脊膜的一部分,向两侧伸出,在冠状位上呈三角形,介入脊神经前、后根之间(图 6-8,图 6-9)。其外侧的尖,与蛛网膜和硬脊膜紧密相连。在脊髓颈段,齿状韧带于上、下两脊神经根之间,连于硬脊膜,胸部以下齿状韧带的附着部不规则。据统计,每侧约有齿状韧带 15~22 个,最上一对在第 1 颈神经根附近,最下一对可变动在第 11 胸神经根至第 2 腰神经根之间,其附着处下方,有一长 1.28~1.32cm 的细结缔组织索,经后根前方,向下止于第 1 腰神经穿硬脊膜处,可作为辨认第 1 腰神经的标志。

2. 脊膜腔隙

(1)硬膜外隙 epidural space:位于椎管骨膜、黄韧带与硬脊膜之间的窄隙,呈负压(图 6-9,图 6-10)。内含脂肪、椎内静脉丛和淋巴管等,并有脊神经根及其伴行血管穿越。隙的上端至枕骨大孔,由于硬脊膜紧密附着于枕骨大孔边缘,故此隙上端封闭,不与颅内相通。硬膜外隙的下端终于骶管裂孔。临床上硬膜外麻醉,就是将药物注入此隙,以阻滞硬膜外隙内的脊神经根。因硬膜外隙为负压,针穿入硬膜外隙后,会有抽空感。

硬膜外隙被脊神经根划分为前、后两隙。前隙窄小,后隙较大,内有脂肪、静脉丛和脊神经根等结构。在正中线上,前隙内有结缔组织纵行连于硬脊膜与后纵韧带之间,后隙有纤维隔连于椎板与硬脊膜后面。硬脊膜连于后纵韧带和椎板的纤维结构,在颈段和上胸段出现率较高,常常十分致密,以致把硬膜外隙隔为左右两部,是硬膜外麻醉会出现单侧麻醉或麻醉不全的解剖学因素。

骶段硬膜外隙与骶管形态相适应,上部大,下部小,前方宽,后方窄,硬脊膜紧靠骶管后壁,间距仅为 0.10~0.15cm,故骶管麻醉时应注意进针的角度。硬脊膜囊平第 2 骶椎高度变细,裹以终丝,其前、后方有纤维索连于骶管前、后壁,结合较紧,似有中隔作用,而且隙内充满脂肪,这也可能是骶管麻醉有时出现单侧麻醉的解剖学原因。

在骶管内,骶神经根走行于硬膜外隙内,被覆由硬脊膜延伸而成的神经鞘(图 6-10,图 6-11)。第 1~3 骶神经鞘较厚,周围脂肪常较多,这可能是发生骶神经麻醉不全的解剖学因素。骶管裂孔至终池下端的距离平均为 5~7cm。

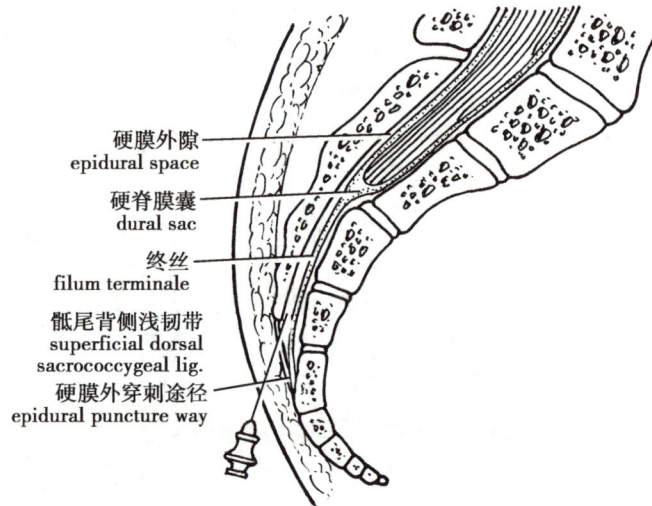

图 6-10　骶管和硬脊膜囊

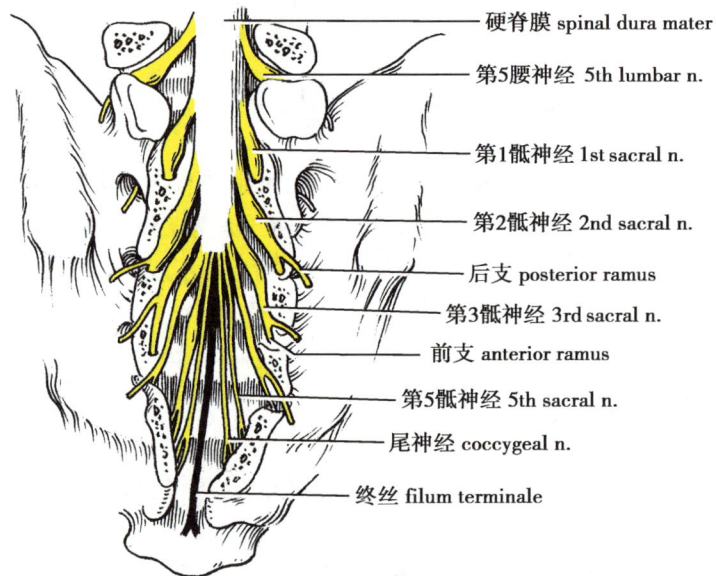

图 6-11　骶神经根

椎静脉丛 vertebral venous plexus 可分为椎内、外静脉丛，并且二者互相吻合（图 6-12）。椎内静脉丛 internal vertebral venous plexus 位于硬膜外隙，上至枕骨大孔，下达骶骨末端，贯穿椎管全长。椎外静脉丛 external vertebral venous plexus 居椎管外，包绕脊柱，主要位于椎体前和椎弓及其突起的后方。寰椎与枕骨之间的椎外静脉丛尤其发达，称枕下静脉丛 suboccipital venous plexus。椎静脉丛的静脉腔无瓣膜，收集脊柱、脊髓及邻近肌的静脉血，分别汇入椎静脉、肋间后静脉、腰静脉和骶外侧静脉，向上与颅内的横窦和乙状窦等交通，向下与盆腔等部位的静脉吻合。

由于无瓣膜的椎静脉丛广泛地沟通上、下腔静脉系和颅内、外的静脉，因而当胸、腹、盆腔内的器官发生感染、肿瘤和寄生虫病时，可能通过椎静脉丛侵入颅内或其他远位器官，此为前列腺癌等能够转移到脊柱或颅腔的原因。

（2）硬膜下隙 subdural space：硬脊膜与蛛网膜之间的潜在腔隙，与脊神经周围的淋巴隙相通，内有少量液体。

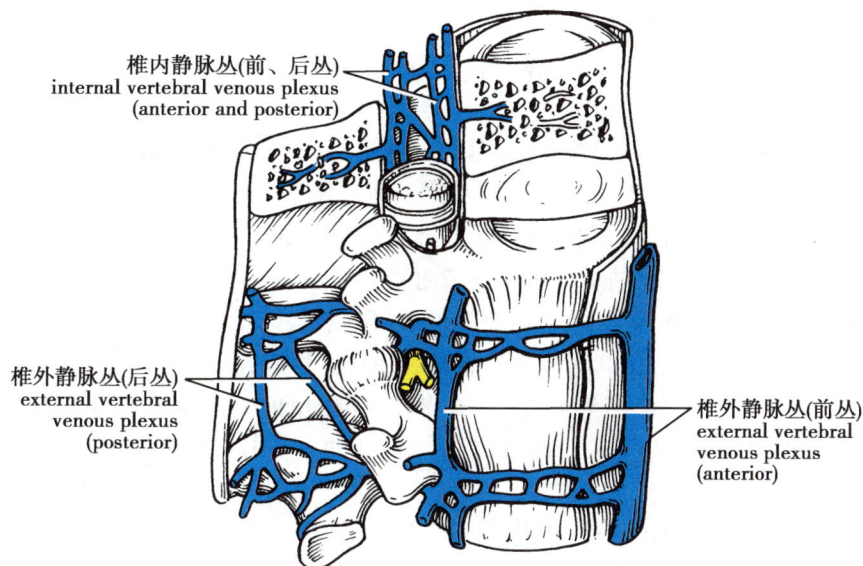

图 6-12 椎静脉丛

（3）蛛网膜下隙 subarachnoid space：脊髓蛛网膜与软脊膜之间的明显腔隙，内含脑脊液，向上经枕骨大孔与颅内蛛网膜下隙相通，向下至第 2 骶椎高度，两侧围绕脊神经根形成脊神经周围隙。蛛网膜下隙在第 1 腰椎至第 2 骶椎范围内扩大，称终池 terminal cistern。池内含腰、骶神经根构成的马尾 cauda equina 和软脊膜向下形成的终丝 filum terminale。

成人腰椎穿刺或麻醉，在第 3 与 4 或第 4 与 5 腰椎之间进针。腰穿时，患者侧卧，脊柱前屈，使相邻腰椎棘突之间的间隙开至最大。穿刺针经皮肤、浅筋膜、深筋膜、棘上韧带、棘间韧带、黄韧带、硬脊膜和脊髓蛛网膜而到达终池。

小脑延髓池 cerebellomedullary cistern 属颅内的蛛网膜下隙，位于小脑和延髓之间，与脊髓的蛛网膜下隙相通。临床上进行小脑延髓池穿刺是在项部进行，故将穿刺路径放于此叙述。通常在项部后正中线上，枕骨下方或第 2 颈椎棘突上方进针，经皮肤、浅筋膜、深筋膜、项韧带、寰枕后膜、硬脊膜和蛛网膜而到达该池的下端。成人由皮肤至寰枕后膜的距离为 4~5cm，穿刺针穿寰枕后膜时有阻挡感，当阻力消失，有脑脊液流出时，表明针已穿过寰枕后膜进入了小脑延髓池，穿刺时应注意进针的深度，以免损伤延髓。

3. 被膜的血管和神经

（1）血管：硬脊膜的血供来自节段性的根动脉。根动脉进入神经根前有分支至硬脊膜，长的分支可供应数个节段，短支不超过本节段。每一条根动脉有两条伴行静脉，动脉与静脉间有较多的动静脉吻合。

（2）神经：硬脊膜的神经来自脊神经的脊膜支，又称窦椎神经 sinovertebral nerve（图 6-13）。该神经自脊神经干发出后，与来自椎旁的交感神经一起，经椎间孔返回椎管，分布至硬脊膜、脊神经根的外膜、后纵韧带、动静脉血管和椎骨骨膜等结构。

（三）脊神经根

1. 行程和分段 脊神经根丝离开脊髓后，横行

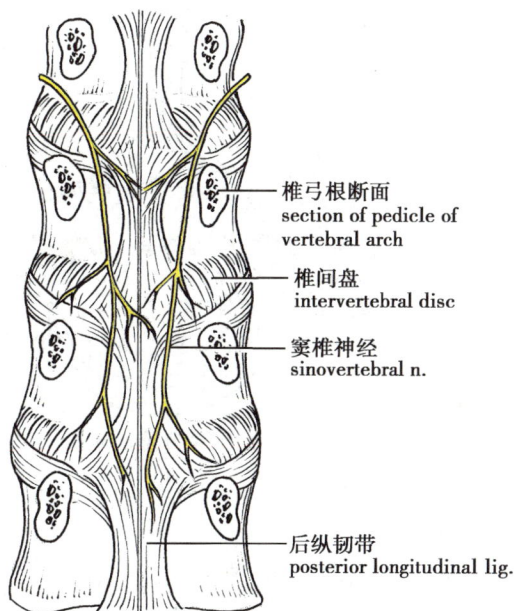

图 6-13 窦椎神经（脊膜支）及其分布

或斜行于蛛网膜下隙内,相邻的数条神经根丝汇合,分别形成脊神经前根和后根,穿蛛网膜囊和硬脊膜囊,进入硬膜外隙。脊神经根在蛛网膜囊内的一段,称蛛网膜下隙段;穿出硬脊膜囊的一段,称硬膜外段(图6-8,图6-9)。

　　2. 与脊髓被膜的关系　脊神经根覆以软脊膜离开脊髓,穿蛛网膜和硬脊膜时,它们包绕脊神经形成蛛网膜鞘和硬脊膜鞘。三层被膜向外达椎间孔,继而逐渐与脊神经外膜、神经束膜和神经内膜相延续。

　　在神经根周围向外侧延伸的蛛网膜下隙,至脊神经节附近逐渐封闭消失。有时可继续延伸,则此时进行脊柱旁注射,药液可能由此进入蛛网膜下隙内。

　　3. 与椎间孔和椎间盘的关系　脊神经根的硬膜外段较短,借硬脊膜鞘连于椎间孔周围,既固定硬脊膜又保护神经根免受牵拉,但此段脊神经根最易受压。椎间孔的上、下界为相邻椎骨椎弓根的下、上切迹,前界为椎间盘和椎体,后界为关节突关节。颈部的椎间孔呈水平位,长约1.2cm;腰部的脊神经根须先在侧隐窝内斜向下走一段距离,才紧贴椎间孔的上半出孔,故侧隐窝病变狭窄,如腰椎间盘突出、关节突关节退行性改变、黄韧带肥厚和椎体后缘骨质增生等时,可压迫腰神经,造成腰腿痛。临床上,有时将包括椎间孔在内的脊神经根的行进通道称为椎间管或神经根管。椎间盘突出和骨质增生是压迫脊神经根的最常见原因(图6-14,图6-15)。

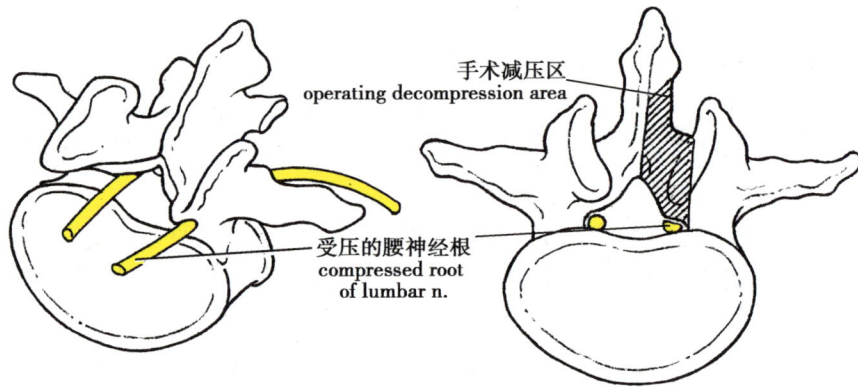

手术减压区
operating decompression area

受压的腰神经根
compressed root
of lumbar n.

图 6-14　腰椎管侧隐窝狭窄使神经根受压

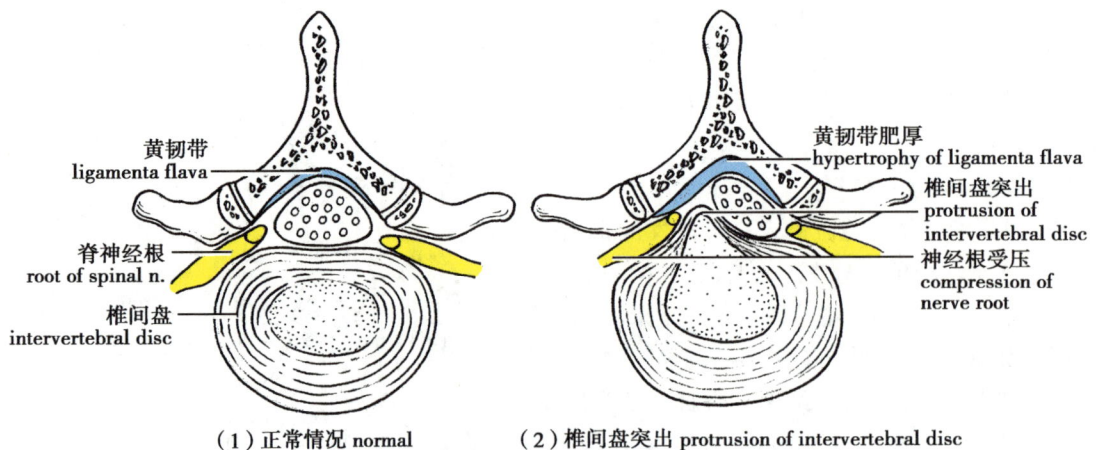

黄韧带
ligamenta flava

脊神经根
root of spinal n.

椎间盘
intervertebral disc

黄韧带肥厚
hypertrophy of ligamenta flava

椎间盘突出
protrusion of
intervertebral disc

神经根受压
compression of
nerve root

(1)正常情况 normal　　　　(2)椎间盘突出 protrusion of intervertebral disc

图 6-15　腰神经与椎间盘的关系

　　椎间盘突出压迫脊神经造成的腰背痛约占腰背痛患者总数的40%。椎间盘突出多发生在活动度较大的颈部和腰部。颈部尤以第5~6和第6~7椎骨间的椎间盘突出为多见。颈神经由同序数的椎骨上方穿出,第5~6椎骨之间的椎间盘突出,压迫的是第6对颈神经。腰部椎间盘突出多见于第4~5腰椎和第5腰椎与骶骨之间的椎间盘。腰神经根须在腰椎椎管侧隐窝内先下行到达同序数的腰椎的下方穿出,腰椎间盘突出时,受压迫的是突出椎间盘序数的下 1~2 位的腰神经。因而,第 4~5 腰椎间盘突出,压迫的是位于第 4~5 腰椎椎管侧隐窝内的第 5 腰神经根或第 5 腰神经根与第 1 骶神经根(图 6-16)。

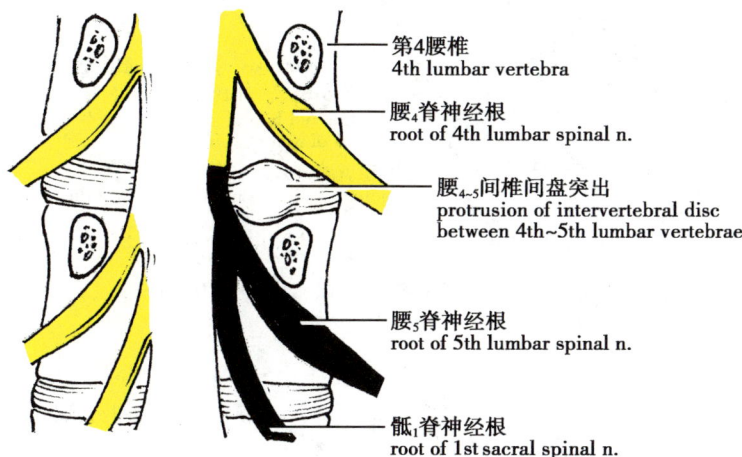

图 6-16　腰椎间盘突出与腰神经根的关系

　　椎间盘突出常迫使患者处于强迫性脊柱侧弯体位,以减轻对脊神经根的压迫。而脊柱侧弯的方向,则取决于椎间盘突出的部位与受压脊神经根的关系。当椎间盘突出从内侧压迫脊神经根时,脊柱弯向患侧;如果椎间盘突出从外侧压迫脊神经根时,脊柱就可能弯向健侧(图 6-17)。但有的患者则会出现左右交替性脊柱侧弯现象,其原因可能是恰好由突出椎间盘的顶点压迫了脊神经根。此时无论脊柱向何方侧弯曲,均可缓解对脊神经根的压迫(图 6-18)。

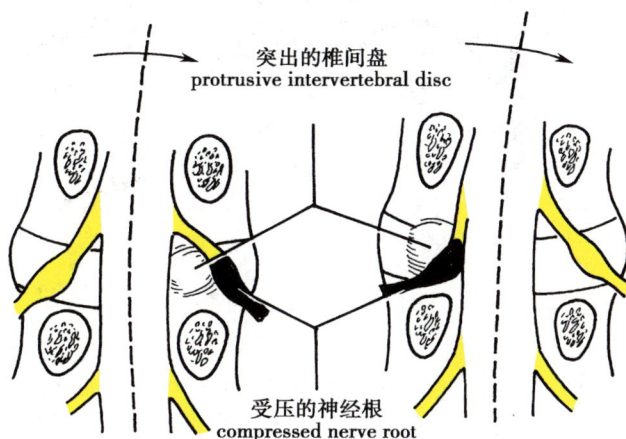

图 6-17　椎间盘突出与脊柱侧凸的关系

(四)脊髓的血管

1. 动脉　有两处来源,即来自椎动脉的脊髓前、后动脉和节段性动脉(肋间后动脉、腰动脉等)的根动脉(图 6-19)。

（1）脊髓前动脉 anterior spinal artery:起自左、右椎动脉颅内段,向内下行一段距离后合为一干,沿脊髓前正中裂下行至脊髓下端,沿途发出分支营养脊髓灰质(后角后部除外)、外侧索及前索。该动脉行程中常有狭窄甚至中断,此时其供应范围主要是颈 1~4 脊髓节段,颈 5 以下由节段性动脉加强和营养。通常脊髓前动脉在脊髓下端变细,于脊髓圆锥高度向侧方发出圆锥吻合动脉,向后与脊髓后动脉吻合。圆锥吻合动脉在脊髓动脉造影时是确定脊髓圆锥的标志之一。

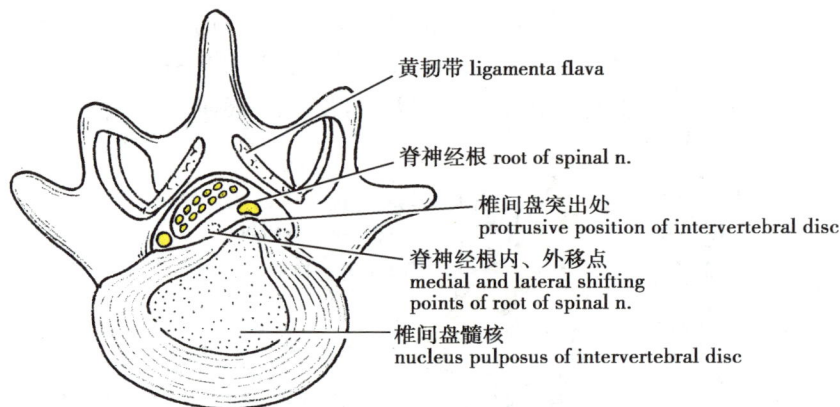

图 6-18　椎间盘突出与交替性脊柱侧凸

黄韧带 ligamenta flava
脊神经根 root of spinal n.
椎间盘突出处 protrusive position of intervertebral disc
脊神经根内、外移点 medial and lateral shifting points of root of spinal n.
椎间盘髓核 nucleus pulposus of intervertebral disc

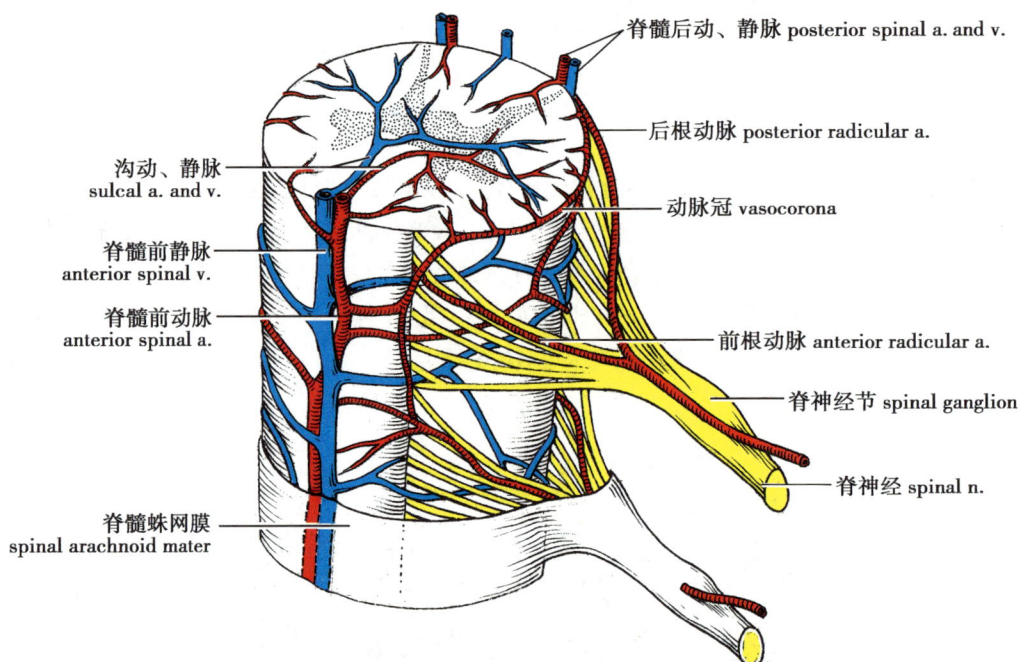

图 6-19　脊髓的血管

脊髓后动、静脉 posterior spinal a. and v.
后根动脉 posterior radicular a.
动脉冠 vasocorona
前根动脉 anterior radicular a.
脊神经节 spinal ganglion
脊神经 spinal n.
沟动、静脉 sulcal a. and v.
脊髓前静脉 anterior spinal v.
脊髓前动脉 anterior spinal a.
脊髓蛛网膜 spinal arachnoid mater

（2）脊髓后动脉 posterior spinal artery：起自左、右椎动脉颅内段，斜向后内下，沿后外侧沟下行，有时在下行中两动脉合为一干行走，沿途分支互相吻合成动脉网，营养脊髓后角的后部和后索。

（3）根动脉 radicular artery：颈段主要来自椎动脉和颈升动脉等，胸段来自肋间后动脉和肋下动脉，腰段来自腰动脉，骶尾段来自骶外侧动脉。根动脉伴脊神经穿椎间孔入椎管，分为前、后根动脉和脊膜支。

前根动脉沿脊神经前根至脊髓，发出分支与脊髓前动脉吻合，并分出升、降支连接相邻的前根动脉。前根动脉供应脊髓下颈节以下腹侧 2/3 区域，其数量不等，主要出现在下颈节、上胸节、下胸节和上腰节，其中有两支较粗大，称大前根动脉，也称 Adamkiewicz 动脉。一支出现在颈 5~8 和胸 1~6 节，称为颈膨大动脉，供应颈 5~ 胸 6 节；另一支出现在胸 8~12 和腰 1 节，以胸 11 节为多见，称为腰骶膨大动脉，主要营养胸 7 节段以下的脊髓。

在暴露肾动脉以上的降主动脉或肋间后动脉起始部的手术时，应注意保护上述血管，以免影响脊髓的血供。主动脉造影时，如造影剂流入腰骶膨大动脉，可能阻断该部脊髓的血液循环，有导致截瘫的风险。

后根动脉沿脊神经后根至脊髓,与脊髓后动脉吻合,分支营养脊髓侧索后部。

在脊髓表面有连接脊髓前、后动脉,前、后根动脉和两条脊髓后动脉间的环状动脉血管,称动脉冠,发出分支营养脊髓的周边部。营养脊髓的动脉在胸4节和腰1节处常缺乏吻合,故此二段脊髓为乏血管区,易发生血液循环障碍。

2. 静脉　脊髓表面有6条纵行静脉,分别走行在前正中裂、后正中沟和前、后外侧沟内。静脉之间有许多交通支互相吻合,并穿硬脊膜注入椎内静脉丛。

(五) 脊髓节段与椎骨的对应关系

脊神经共31对,每对脊神经借一组神经根附于一段脊髓,称为一个脊髓节段 segment of spinal cord,共31个节段,分别是颈段8节,胸段12节,腰段5节,骶段5节和尾段1节。

胚胎早期,脊髓与脊柱长度近乎相等,每个脊髓节段大致平对一个椎骨,脊神经根呈水平向外进入椎间孔。胚胎第4个月开始,脊髓的生长逐渐慢于脊柱,因脊髓上端与延髓相连,故脊髓下端逐渐相对上移。新生儿时,脊髓的下端平第3腰椎,到成人时,脊髓下端则平第1腰椎体下缘,故脊髓节段与椎骨原有的对应关系发生了变化。由于脊神经仍从原来的椎间孔离开椎骨,因此神经根丝需在椎管内下行一段距离后,才到达相应的椎间孔(图6-20)。

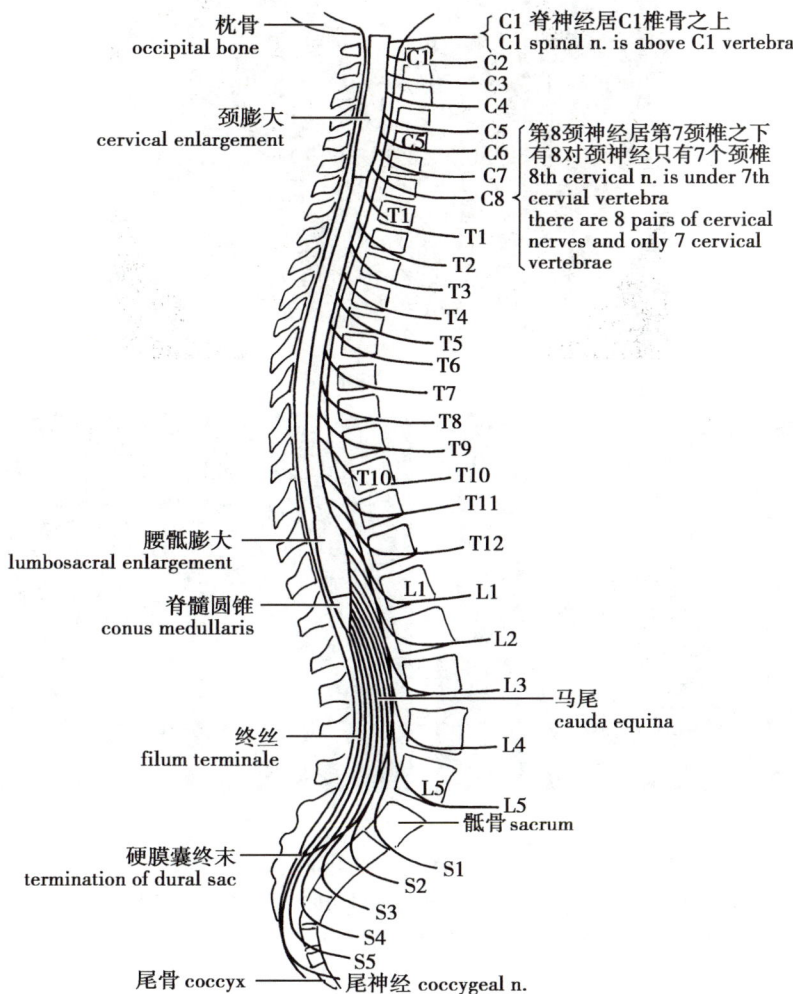

图6-20　脊髓节段与椎骨的对应关系

　　掌握脊髓节段与椎骨间的对应关系,对临床确定麻醉平面和病变脊髓平面有着重要意义。一般来说,脊髓节段与椎骨椎体的对应关系:成人脊髓颈 1~4 节段对应第 1~4 椎骨;颈 5~8 和胸 1~4 节段,对应同序数的上 1 个椎体;胸 5~8 节段,对应同序数的上 2 个椎体;胸 9~12 节段,对应同序数的上 3 个椎体;腰 1~5 节段与第 10~11 胸椎体相对应;骶 1~5 和尾 1 节段与第 12 胸椎、第 1 腰椎体相对应。

第三节　脊柱区横断面影像解剖

一、经第 3 颈椎椎间盘横断面

　　颈椎的椎间盘较小,呈椭圆形,脊髓居椎体后方的椎管内,其相连的脊神经前、后根清晰可辨。在椎间孔处可见脊神经根和脊神经节穿行。脊柱的前方为椎前筋膜,两者间为椎前间隙,颈椎结核脓肿多积于此,前外侧可见头长肌和颈长肌,两侧有椎动脉和椎静脉经过,后方为项部肌群,由浅入深为斜方肌、头夹肌、头半棘肌和颈半棘肌(图 6-21)。

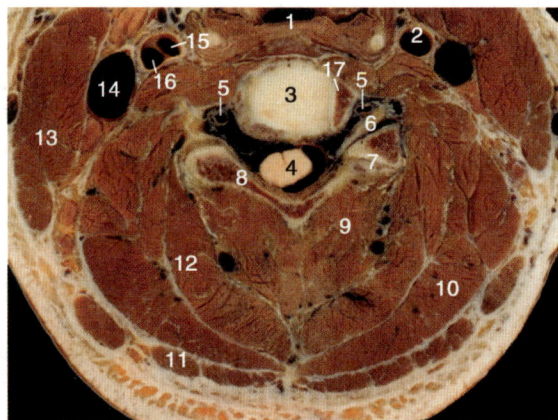

A. 断面标本

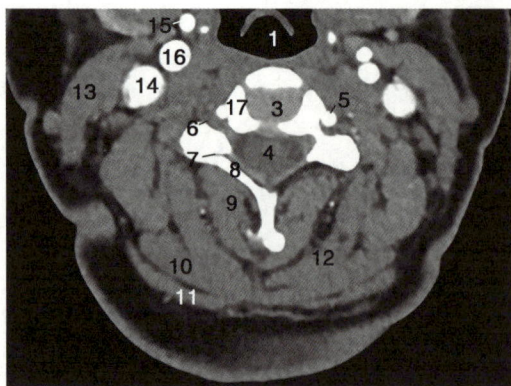

B. CT

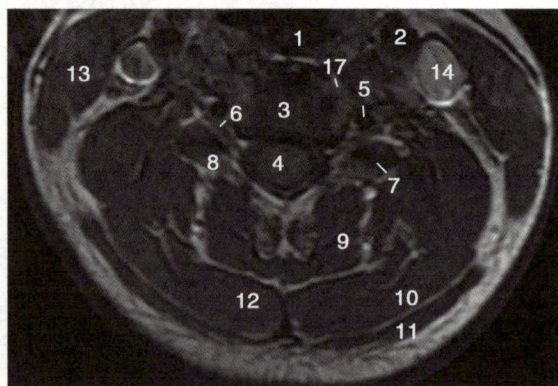

C. MRI

图 6-21　经第 3 颈椎椎间盘横断面解剖与 CT 和 MRI

　　1. 喉咽 laryngopharynx;2. 左颈总动脉 left common carotid artery;3. 第 3 颈椎椎间盘 3th cervical intervertebral disc;4. 脊髓 spinal cord;5. 椎动脉 vertebral artery;6. 脊神经节 spinal ganglia;7. 关节突关节 zygapophysial joint;8. 椎弓板 lamina of vertebral arch;9. 颈半棘肌 semispinalis cervicis;10. 头夹肌 splenius capitis;11. 斜方肌 trapezius;12. 头半棘肌 semispinalis capitis;13. 胸锁乳突肌 sternocleidomastoid;14. 颈内静脉 internal jugular vein;15. 颈外动脉 external carotid artery;16. 颈内动脉 internal carotid artery;17. 椎体钩 uncus of vertebral body。

二、经第4腰椎椎间盘横断面

第4腰椎椎间盘大致呈椭圆形,其后缘平直,若后凸则可能为病理状态。脊柱右前方可见左髂总静脉和右髂总静脉汇合成下腔静脉,左前方可见腹主动脉分出左髂总动脉和右髂总动脉,两侧有腰大肌,腰神经丛居其深面,后方可见竖脊肌。马尾位于椎管内蛛网膜下腔中,左、右黄韧带呈"V"形,其与硬脊膜后方形成倒等腰三角形的间隙,内充满脂肪,若等腰三角形不规则,可能为病理状态。关节突关节呈前内向后外倾斜状(图6-22)。

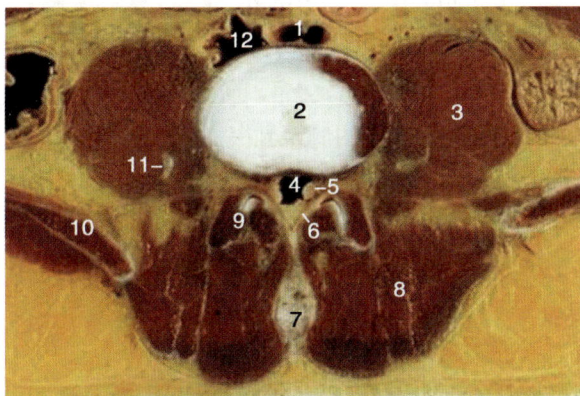

A. 断面标本

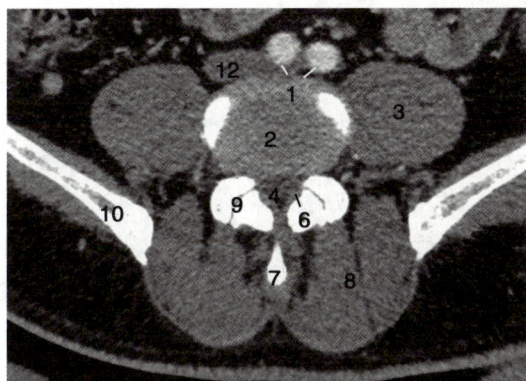

B. CT

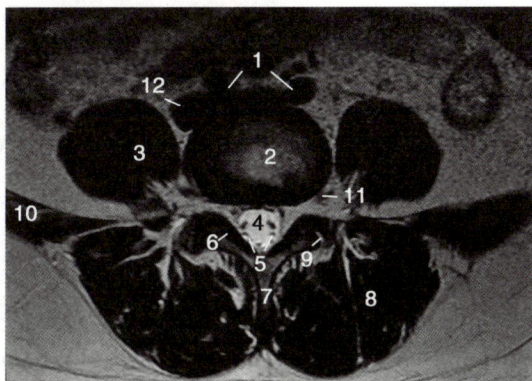

C. MRI

图6-22　经第4腰椎椎间盘横断面解剖与CT和MRI

1. 左、右髂总动脉 left and right common iliac arteries;2. 第4腰椎椎间盘 4th lumbar intervertebral disc;3. 腰大肌 psoas major;4. 蛛网膜下腔 subarachnoid space;5. 马尾 cauda equina;6. 黄韧带 ligamenta flava;7. 棘突 spinous process;8. 竖脊肌 erector spinae;9. 关节突关节 zygapophysial joint;10. 髂嵴 iliac crest;11. 第4腰神经 4th lumbar nerve;12. 下腔静脉 inferior vena cava。

第四节　脊柱区的解剖操作

一、尸位

在实体解剖前,将尸体俯卧于解剖台上,在胸锁关节处垫一木枕,使颈部尽量前屈,项部拉伸。

二、扪认体表标志

自上而下触摸辨认枕外隆突、上项线、乳突、第7颈椎棘突、肩胛冈、肩峰、肩胛骨下角、第12肋、胸椎和腰椎棘突、髂嵴、髂后上棘、骶角等体表骨性标志。在腰椎棘突两侧触及纵行隆起的竖脊肌。

NOTES

模拟腰椎穿刺。确认第 4 腰椎棘突,在此下与第 5 腰椎棘突之间刺入穿刺针,缓慢进针,体会针感。穿刺针依次穿过皮肤、浅筋膜、深筋膜、棘上韧带、棘间韧带、黄韧带、进入椎管,再穿通硬脊膜和蛛网膜,进入蛛网膜下隙。当穿通黄韧带和硬脊膜时,有明显的突破感(活体穿刺时,穿刺针进入蛛网膜下隙后,便有脑脊液流出)。

三、层次解剖

(一) 皮肤切口

做以下 5 个切口,将背部中线两侧的皮肤分成上、中、下 3 片(图绪 -3)。

1. 背部中线切口　自枕外隆突沿后正中线向下至尾骨。做该切口时,可以适当深一点,分开切口,观察皮肤的厚度,为做其他切口提供参考。

2. 枕部横切口　自枕外隆突沿上项线向两侧至乳突。

3. 肩部横切口　自第 7 颈椎棘突向两侧切至肩峰。视情况,再垂直向下切至肱骨中段三角肌止点处,然后向内侧环切上臂后面的皮肤。

4. 背部横切口　于肩胛骨下角平面,自后正中线向两侧切至腋后线。

5. 髂嵴弓形切口　自骶骨后面中部(臀沟上端)向外上沿髂嵴做弓形切口,直到腋后线。注意此切口不可太深,以免损伤臀上皮神经(图 6-2)。

(二) 解剖浅层结构

用止血钳提起皮片的内上角或内下角,用解剖刀分别将 3 片皮瓣向外侧翻开。上片翻至项部侧方,中片和下片翻至腋后线。在解剖过程中观察背部不同部位皮肤的厚薄、质地和活动度。

1. 解剖皮神经和浅血管　在项、背、腰部后正中线两侧的浅筋膜中,寻找脊神经后支的皮支及其伴行的肋间后血管的细小穿支。皮神经配布有其基本规律。在项、背部上份,胸神经后支在靠近中心处穿出;在背部下份及腰部,胸神经后支在近肋角处及胸腰筋膜的外侧份穿出。大多数皮神经较小,不必一一找出,但以下数支,通常较粗大,应尽量剖出:①枕大神经,从枕外隆突外侧 2~3cm 处、斜方肌在枕骨上的起始部穿出,上行至颅后,其外侧有枕动脉伴行(图 6-2,图 6-4);②第 2 胸神经后支的皮支较长,在肩胛冈平面可以找到;③第 1~3 腰神经后支从竖脊肌外侧缘浅出,此即臀上皮神经,跨越髂嵴至臀区(图 6-2)。

2. 清除浅筋膜　保留以上粗大的皮神经,将浅筋膜彻底去除,暴露深筋膜。

(三) 解剖深层结构

1. 解剖深筋膜浅层　背部深筋膜的浅层包裹斜方肌和背阔肌。在棘突、肩胛冈、肩峰和髂嵴等部位,深筋膜与骨膜相愈合。左手用镊子提起斜方肌或背阔肌表面的深筋膜,右手用解剖刀沿与肌纤维垂直或平行的方向剔除深筋膜,暴露该两肌。在项部,清理到斜方肌外侧缘时要注意不能再向外剥离,以免损伤副神经和颈丛的分支。在胸背部修洁背阔肌时,注意保留作为背阔肌起始部的胸腰筋膜,勿作为深筋膜浅层清除。背阔肌表面的深筋膜不及斜方肌表面者容易去除,不必花太多时间。在腰部外侧,背阔肌的前方下部,找到并修出腹外斜肌的后缘。

2. 观察第 1 层肌和肌间三角　斜方肌和背阔肌除起自后正中线上的棘突外,斜方肌在上方还起自枕骨的上项线,背阔肌在下部还起自胸腰筋膜和髂嵴后份。斜方肌上、中、下部的纤维分别止于肩胛冈、肩峰和锁骨。观察双侧斜方肌形成的菱形外观及中央部菱形的腱膜。背阔肌的纤维向外上集中,止于肱骨小结节嵴。观察其绕裹腰背侧部,形成浑圆腰背轮廓的情形。将尸体的肩胛部尽量向外推,观察由斜方肌外下缘、背阔肌上缘和肩胛骨内侧缘围成的听诊三角(图 6-2)。修洁背阔肌的外下缘,观察该缘下部与髂嵴和腹外斜肌后缘围成的腰下三角,三角的底(深)面是腹内斜肌(图 6-2,图 6-5)。

3. 解剖斜方肌和背阔肌

(1) 解剖并观察斜方肌:首先,从斜方肌的外下缘紧贴肌深面插入刀柄,钝性分离该肌,向内侧直至其在胸椎棘突上的起点,使其与深面组织分离。再从该肌止点处开始顺肌纤维方向用刀柄将三部分肌纤维钝性分开,观察各部肌纤维的方向,体会其作用。沿后正中线外侧1~2cm处,纵行切断该肌的起始部、沿上项线横行切断其枕部起点,将肌翻向外。纵切该肌时,切口要浅,不要伤及其深面的菱形肌。注意将枕大神经保留在原位,而将其外上缘深面的副神经和颈横血管的分支同斜方肌一并翻向外侧(图6-2)。翻开斜方肌以后,沿副神经及其伴行血管清除结缔组织,保留副神经和颈浅动脉,观察神经血管的入肌点。

（2）解剖并观察背阔肌:从背阔肌的外下缘紧贴其深面插入刀柄,向内上方钝性分离至胸腰筋膜。再沿背阔肌的肌性部与腱膜的移行线外侧1~2cm处纵行切开背阔肌,翻向外侧。翻离时,注意将其与深面的下后锯肌分开。观察并切断背阔肌在下位3~4肋骨和肩胛骨下角背面的起点。翻至腋区时找出胸背神经、胸背动脉及其伴行静脉。观察这些神经血管的走行直至其入肌点。

4. 观察第 2 层肌和腰上三角

（1）解剖辨认第2层肌:首先,修洁并观察肩胛提肌和菱形肌。肩胛提肌连于颈椎横突和肩胛骨上角之间;菱形肌起自第6颈椎至第4胸椎棘突,止于肩胛骨脊柱缘(图6-2)。沿后正中线外侧2~3cm处,纵行切断菱形肌,向外侧翻开,显露位于棘突和第2~5肋角之间的上后锯肌。翻开菱形肌时注意在其深面找出肩胛背神经和肩胛背动脉及其伴行静脉。再沿以上切口切断上后锯肌,翻向外侧,全面显露夹肌,该肌的内侧部叫颈夹肌,外侧部叫头夹肌,两部分的肌纤维向外上方。继续在上面的切口处切断夹肌,暴露头半棘肌,头半棘肌的肌纤维垂直纵列于颈椎棘突及项韧带的两侧,下部的大部被夹肌覆盖,观察比较夹肌和头半棘肌的纤维走向。修洁下后锯肌,此肌很薄,以腱膜起自第11胸椎至第2腰椎棘突,肌纤维向外上,止于第9~12肋骨。比较观察下后锯肌与上后锯肌的肌纤维方向,体会二者对肋骨及呼吸功能的作用。沿背阔肌的切断线的稍外侧切断下后锯肌,翻向外侧,观察其在肋骨上的止点。

（2）观察腰上三角:辨认腰上三角(图6-5),观察边界(观察本组标本是否是四边形)。三角的表面由背阔肌覆盖,深面是腹横肌腱膜,在腱膜的后面依次辨认出肋下神经、髂腹下神经和髂腹股沟神经。用手触推三角的底部,体会底部与肾之间的组织厚度。思考从该三角入路做肾手术时,如何避免伤及三角内的神经。

5. 解剖深筋膜深层

（1）去除项筋膜:在项部修洁夹肌表面的深筋膜。

（2）解剖并观察胸腰筋膜:该筋膜在腰区特别发达,分3层分别包裹竖脊肌和腰方肌。从第12肋平面开始,沿竖脊肌的中线纵行切开胸腰筋膜的后层,翻向两侧,显露竖脊肌;将竖脊肌牵拉向内侧,观察深面的胸腰筋膜中层,体会竖脊肌鞘的组成(图6-3)。在胸腰筋膜中层的深面,就是腰方肌和胸腰筋膜的前层,此时不解剖。

6. 解剖第 3 层肌
解剖观察竖脊肌,该肌纵列于脊柱棘突的两侧,起自骶骨的背面和髂嵴的后部,向上在胸廓的背面分为三列:外侧列为髂肋肌,观察其在各肋骨后部的止点;中间列为最长肌,观察其在各椎骨横突上的止点,向上追寻其在乳突上的止点;内侧列为棘肌,观察其在各椎骨棘突上的止点。在上胸部及项部,棘肌被发达的半棘肌(颈半棘肌、头半棘肌)所覆盖。观察三列肌柱,体会其强大的伸脊柱作用。

7. 解剖第 4 层肌与枕下三角

（1）解剖观察第4层肌:首先暴露横突棘肌,用镊子一束一束地摘除竖脊肌,特别是摘除棘肌和最长肌的肌纤维。其深面即为横突棘肌,起于横突止于棘突。该肌分三层肌纤维,浅层肌纤维长,即半棘肌,跨越约5个椎骨,颈部及头部的半棘肌特别发达,即颈半棘肌和头半棘肌。在胸背区将半棘肌纤维摘除,暴露深层的多裂肌,该肌跨越约3个椎骨。摘除多裂肌纤维,可见回旋肌,该肌仅连结相邻的椎骨。将夹肌翻向外上方(若尚未切断,沿中线外侧2~3cm将其纵行切断),暴露出粗壮的头半棘肌。将夹肌翻回复位,观察比较夹肌与头半棘肌的肌纤维方向(图6-2)。横突棘肌连结相邻椎骨的横突,腰部者较为发达,在腰椎横突之间找出并观察数段即可。

（2）解剖观察枕下三角及其内部结构：将头半棘肌从枕骨附着部切断，充分向下翻开，便可暴露枕下肌及其围成的枕下三角（图6-4）。彻底清理枕下肌及枕下三角内的结缔组织，充分暴露、辨认构成枕下三角的各肌。头上斜肌形成枕下三角的外上界；头下斜肌形成外下界；头后大直肌形成内上界。头后小直肌位于头后大直肌的内侧，不参与枕下三角的构成。在枕下三角内找出椎动脉，该动脉自三角的外侧角行向内，横卧于寰椎后弓上方的椎动脉沟内。在三角内的下部找出枕下神经，该神经支配枕下肌。最后顺枕大神经向下追溯，一直追至其在头下斜肌与枢椎之间穿出的部位。

8. 解剖椎管

（1）打开椎管：垫高尸体的胸腹部，使头部下垂。仔细清除脊柱背面的肌，保存一些脊神经的后支，以观察其与脊髓及脊神经的关系。用双刃锯在椎骨关节突内侧和骶骨的骶中间嵴内侧纵行锯断椎弓板（注意调节好双刃锯的宽度，切忌过宽），锯切时切勿过深，以免损伤脊膜和脊髓。在颈部和骶部横行凿断椎管的后壁，取下椎管后壁。观察椎管后壁内侧面上连接相邻椎弓板之间的黄韧带。

（2）观察椎管内容物：椎管壁与硬脊膜之间是硬膜外隙，仔细清除隙内的脂肪和椎内静脉丛。沿中线纵行切开硬脊膜，注意体会硬脊膜与其深面蛛网膜之间潜在性的硬膜下隙。提起并小心剪开菲薄透明的蛛网膜，暴露蛛网膜下隙及其下端的终池。仔细观察脊髓、脊髓圆锥、终丝和马尾等结构。紧贴脊髓表面有软脊膜，透过软脊膜可见丰富的血管。寻找并观察在脊髓两侧由软脊膜形成的齿状韧带（图6-8~图6-12）。

最后，用咬骨钳分别咬除颈、胸、腰各段的数个椎间孔后壁的骨质，观察辨认椎间盘，后纵韧带，脊神经根，脊神经节，脊神经及其前、后支等结构。体会椎间盘突出与脊神经受压之间的关系。

（李文生　韦　力）

？思考题

1. 简述硬膜外麻醉时出现的麻醉不全或单侧麻醉现象的解剖学基础。
2. 简述盆腔脏器肿瘤转移至颅内的解剖学基础。
3. 简述腰椎间盘突出引起脊柱侧凸的解剖学基础。

第七章

上　肢

学习要点

1. 腋窝的构成，腋动脉各段的毗邻与分支，腋淋巴结的分群及各群的收纳范围。
2. 臂和前臂骨筋膜鞘的内容及血管神经束。
3. 腕管的构成、内容及交通。
4. 鼻烟窝的境界和内容及其临床意义。
5. 上肢浅静脉走行及皮神经支配。
6. 手的深筋膜、骨筋膜鞘及筋膜间隙及其临床意义。

第一节　概　　述

上肢 upper limb 与颈部、胸部和脊柱区相连。随着人类的进化，上、下肢的形态结构出现差异。与下肢相比，上肢骨骼轻巧、关节囊薄而松弛、韧带相对薄弱、肌形小但数目多，这些结构特点是其较下肢运动更为灵活的形态学基础。上肢为人类灵活的劳动器官，损伤较常见，其中执行重要触觉功能的手，能完成多种精细动作，其结构更为复杂。因此在治疗中要注意保持上肢整复后运动的灵活性和手功能的完整性。

一、境界与分区

上肢以锁骨上缘的外侧 1/3 段及肩峰至第 7 颈椎棘突连线的外侧 1/3 段与颈部为界；以三角肌前、后缘的上端与腋前、后襞下缘中点的连线与胸部和脊柱区为界。

上肢可分为肩、臂、肘、前臂、腕和手 6 部分，其中肩部与颈部、胸部和脊柱区相接，各部之间相互移行并又分为若干区。

二、表面解剖

(一) 体表标志

1. 肩部　肩峰 acromion 位于肩关节上方，是肩部最突出的骨性标志。沿肩峰向后内触及的骨性嵴是肩胛冈 spine of scapula，向前内可触及锁骨 clavicle。在锁骨中、外 1/3 交界处的下方可触及喙突 coracoid process。在上肢下垂时，平对第 7 肋可摸到肩胛骨下角 inferior angle of scapula。肱骨大结节 greater tubercle of humerus 突出于肩峰的外下方，是肩部最外侧的骨性标志。三角肌 deltoid 覆盖于肩峰及肱骨头的表面，使肩呈圆形。腋前襞 anterior axillary fold 为腋窝前壁下缘的皮肤皱襞，其深方有胸大肌下缘。腋后襞 posterior axillary fold 为腋窝后壁下缘的皮肤皱襞，其深方有大圆肌和背阔肌下缘。

2. 臂部　肱二头肌 biceps brachii 在臂前面，屈肩屈肘时可见该肌明显隆起，该肌内、外侧分别有肱二头肌内侧沟 medial bicipital groove 和肱二头肌外侧沟 lateral bicipital groove。

3. 肘部　肱骨内、外上髁 medial and lateral epicondyles of humerus 为肘部内、外侧最突出的骨性隆起。尺骨鹰嘴 olecranon of ulna 是肘后部的骨性突起。在肘关节的前方可触及肱二头肌腱 tendon of biceps brachii，半屈肘时较为明显。在肱骨内上髁与尺骨鹰嘴之间可触及的深沟为肘后内侧沟 cubital posteromedial sulcus，其深方为尺神经沟。

4. 前臂部　尺骨 ulna 全长和桡骨 radius 下部可在皮下触及。

5. 腕部　桡骨茎突 styloid process of radius 是腕部桡侧的骨性突起。在腕后区中点外侧可触及向后突出的桡骨背侧结节 dorsal tubercle of radius（Lister 结节），拇长伸肌腱绕过其外侧。尺骨头 head of ulna 为腕后区尺骨下端的骨性隆起，近似圆形，其后内侧下方的骨性突起为尺骨茎突 styloid process of ulna。

腕前区表面有 3 条皮纹，即腕近侧纹、腕中间纹、腕远侧纹。在腕远侧纹的外侧端可触及舟骨结节 tubercle of scaphoid，稍远侧有大多角骨结节 tubercle of trapezium，两者构成腕掌面桡侧的隆起。在腕远侧纹的内侧端可触及豌豆骨和钩骨，两者构成腕掌面尺侧的隆起。

握拳屈腕时，腕前区有 3 条隆起的肌腱，近中线者为掌长肌腱 tendon of palmaris longus，其深面有正中神经通过；桡侧腕屈肌腱 tendon of flexor carpi radialis 位于桡侧，与桡骨茎突之间有桡动脉通过，是临床上常用的切脉点；尺侧腕屈肌腱 tendon of flexor carpi ulnaris 位于尺侧。

鼻烟窝 anatomical snuffbox 是腕后区外侧的三角形凹窝，外侧界为拇长展肌腱和拇短伸肌腱，内侧界为拇长伸肌腱，近侧为桡骨茎突、底为手舟骨和大多角骨。窝内有桡动脉通过，可扪及其搏动。

6. 手部　全部掌骨和指骨均可触及。在手掌，鱼际 thenar 位于桡侧，是肌性隆起，其尺侧界为鱼际纹。掌中纹位于掌中部，略斜行，桡侧端与鱼际纹重叠。掌远纹约平对第 3~5 掌指关节，其桡侧端弯向第 2 指蹼处。小鱼际 hypothenar 位于尺侧，也为肌性隆起，比鱼际略小。掌心 center of palmar 指手掌中部尖端向上的三角形凹陷区。

在手掌与手指交界处及各指骨间关节处的皮肤有指掌侧横纹。指端掌面为指腹，有丰富的神经末梢。指腹皮肤上有细密的沟、嵴，排列成弧形或旋涡状的纹理，称为指纹。指纹的形状终生不变，个体差异明显，常作为个体鉴定的标志。指端的背面有指甲 nail of finger，为皮肤的衍生物，其露在外面的部分为甲体，后端隐蔽在皮内的部分为甲根。甲体深方的真皮称甲床 nail bed。甲根部的表皮基底层是指甲的生长点，手术时应注意保护。围绕甲根和甲体两侧的皮肤皱襞为甲襞 nail fold，又称甲廓，常因损伤后感染引起甲沟炎。

（二）血管神经干的体表投影

临床上进行某些检查或技术操作时，需要了解一些主要动脉和神经干在体表的投影位置。此时，应该保持上肢外展 90°，掌心向上的姿势（图 7-1）。

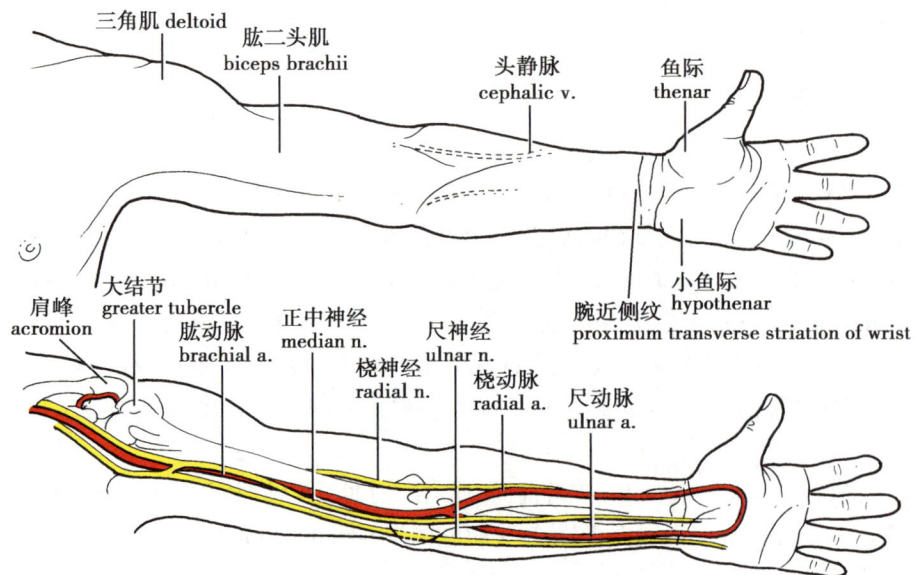

图 7-1　上肢动脉与神经的体表投影

1. **腋动脉和肱动脉** 在锁骨中点至肘前横纹中点远侧 2cm 处的连线上,大圆肌腱和背阔肌下缘为腋动脉和肱动脉的分界。

2. **桡动脉和尺动脉** 肘前横纹中点远侧 2cm 处至桡骨茎突的连线为桡动脉的投影,至豌豆骨桡侧的连线为尺动脉的投影。

3. **正中神经** 在臂部与肱动脉一致,位于肱二头肌内侧沟内;在前臂位于从肱骨内上髁与肱二头肌腱连线中点至腕远侧纹中点略偏外侧的连线上。

4. **尺神经** 在臂部位于从腋窝顶至肘后内侧沟的连线上,在前臂位于从肘后内侧沟至豌豆骨桡侧的连线上。

5. **桡神经** 在臂部位于自腋后襞下缘外侧端至臂外侧中、下 1/3 交界处,再至肱骨外上髁的斜行连线上。在前臂,桡神经浅支位于自肱骨外上髁至桡骨茎突的连线上,桡神经深支位于肱骨外上髁至前臂背面中线的中、下 1/3 交点处的连线上。

三、上肢的长度、轴线及对比关系

(一) 上肢的长度

测量上肢的长度时,身体呈左右对称姿势,为得到准确结果,数据要两侧对比。

1. **上肢全长** 是指由肩峰至中指尖的长度。
2. **臂长** 是由肩峰至肱骨外上髁的长度。
3. **前臂长** 是由肱骨外上髁至桡骨茎突的长度。

(二) 上肢的轴线及提携角

1. **上肢轴线** 为自肱骨头中心起始,经肱骨小头至尺骨头中心的连线。经过肱骨长轴的线称为臂轴,经过尺骨长轴的线称为前臂轴。

2. **提携角 carrying angle** 正常前臂伸直时,臂轴与前臂轴不在一条直线上,两轴的延长线构成向外开放的角,为 165°~170°,其补角为 10°~15°,称为提携角。提携角在 0°~10° 时为直肘,小于 0° 为肘内翻,大于 20° 为肘外翻(图 7-2),上述三种情况均属肘畸形。儿童肱骨髁上骨折并发肘内翻畸形者可高达 46.7%。

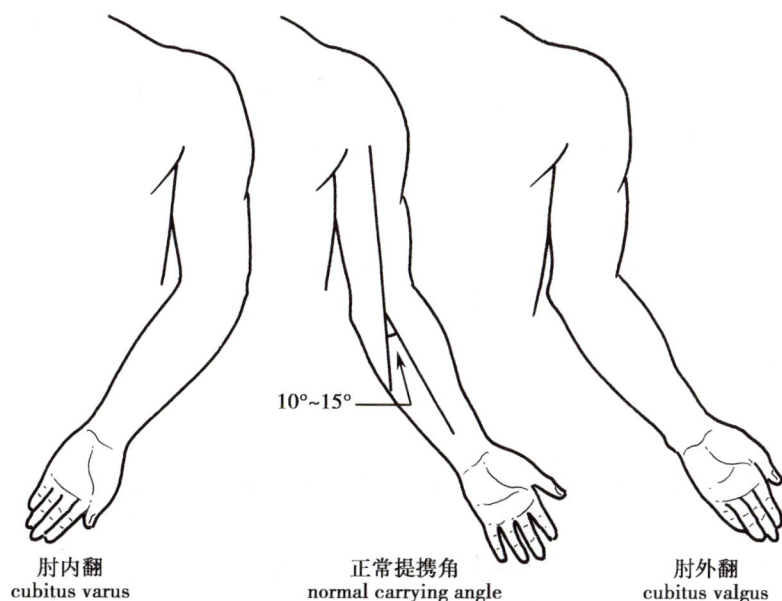

10°~15°

肘内翻
cubitus varus

正常提携角
normal carrying angle

肘外翻
cubitus valgus

图 7-2 提携角

NOTES

（三）对比关系

正常情况下，在肩部和肘部的一些体表标志之间，能够形成一种固定的比例关系。如果这些关系发生改变，即可视为该部的病理状态。如在肩部，肩峰、肱骨大结节和喙突之间形成一个等腰三角形。当肩关节脱位或大结节骨折时，三者的位置关系发生改变。在肘部有肘后三角、肘外侧三角和肘后窝等。

1. 肘后三角 posterior cubital triangle　屈肘时肱骨内上髁、外上髁和尺骨鹰嘴之间形成一个等腰三角形，称肘后三角。当肘关节伸直时，三者位于同一条直线上（图 7-3）。肘关节脱位或肱骨内、外上髁骨折时，三者的等腰三角形关系发生改变。但肱骨其他部位的骨折，不会影响它们的关系。检查时应与健侧进行比较。

2. 肘外侧三角 lateral cubital triangle　屈肘 90° 桡侧观，肱骨外上髁、桡骨头和尺骨鹰嘴之间形成的等腰三角形，其尖向前（图 7-3）。此三角的中心正对肘关节腔，临床上可经此做穿刺。

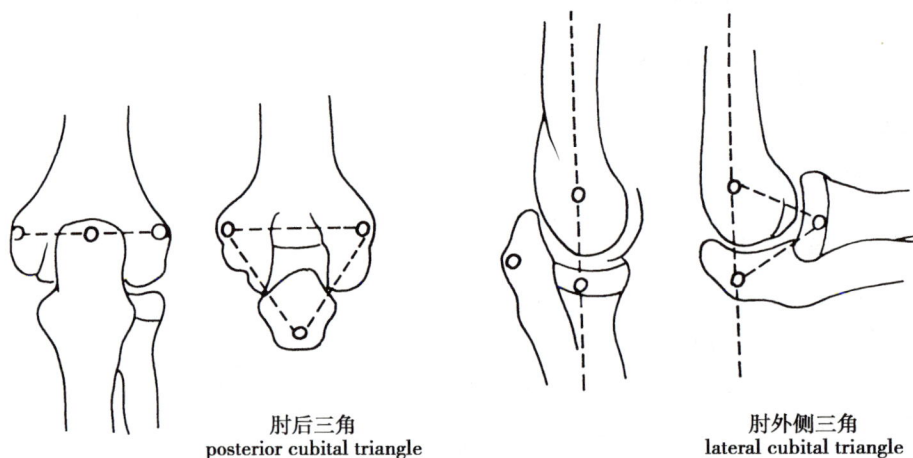

肘后三角
posterior cubital triangle

肘外侧三角
lateral cubital triangle

图 7-3　肘后三角与肘外侧三角

3. 肘后窝 posterior cubital fossa　为肘关节伸直时位于肱骨外上髁下方和尺骨鹰嘴外侧的凹陷，深方有肱桡关节。当前臂做旋转运动时，可触及桡骨头。肘后窝消失，提示关节腔内有积液。

第二节　肩　　部

肩部为上肢的顶端部分，其与颈部、胸部和脊柱区的分界即上肢的境界，与臂部的分界为腋前、后襞下缘水平的环行线。肩部包括腋区、三角肌区和肩胛区。

一、腋区

腋区 axillary region 位于肩关节的下方、臂上部与胸上部之间。当上肢外展时，腋区呈向上凹陷的窝，故又名腋窝 axillary fossa。腋窝表面的皮肤较薄，其内含有大量的皮脂腺和汗腺，少数人汗腺分泌过多且有臭味，称腋臭。

（一）腋窝的构成

腋窝向深部形成一锥体形的腔，由一顶、一底和四壁围成（图 7-4）。

1. 顶　由锁骨中 1/3 部、第 1 肋外缘和肩胛骨上缘围成，是腋窝的上口，向上通颈根部，有臂丛通过，锁骨下血管于第 1 肋外缘移行为腋血管。

2. 底　朝向下外，由皮肤、浅筋膜和腋筋膜共同构成。腋筋膜 axillary fascia 是腋窝底的深筋膜，与胸肌表面和臂部的深筋膜相续。腋筋膜的中央较薄，有血管、淋巴管和皮神经等穿过，使其呈筛状，故又名筛状筋膜。

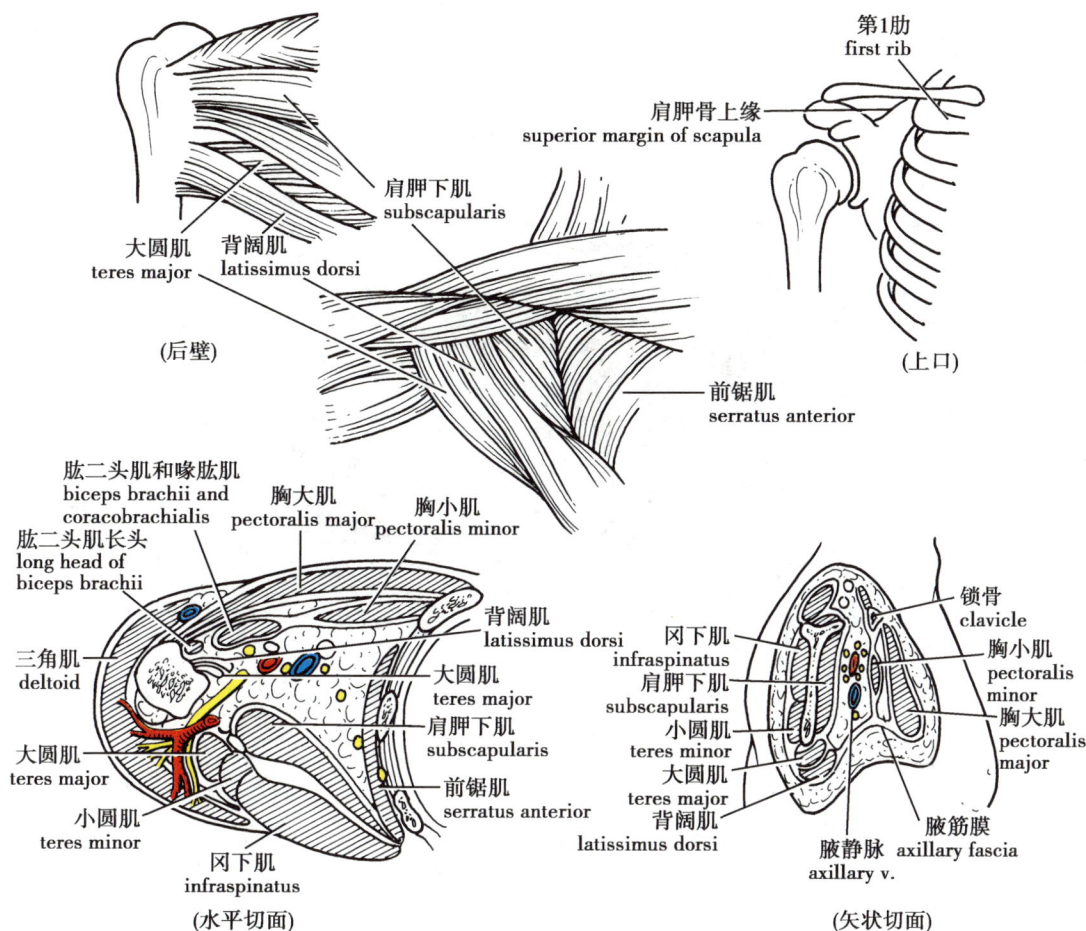

图 7-4　腋窝的构成

3. 壁　有内侧壁、外侧壁、前壁和后壁。内侧壁由前锯肌、上位 4 个肋骨及肋间肌构成。外侧壁由肱骨的结节间沟、肱二头肌长、短头和喙肱肌组成。前壁由胸大肌、胸小肌、锁骨下肌和锁胸筋膜构成。后壁由肩胛下肌、大圆肌、背阔肌和肩胛骨构成。

锁胸筋膜 clavipectoral fascia 是位于喙突、锁骨下肌和胸小肌上缘之间的深筋膜，有头静脉、胸肩峰血管和胸外侧神经穿过。当臂外展时锁胸筋膜紧张，故当结扎与锁胸筋膜相连的腋鞘内结构时，为便于操作，臂应内收使该筋膜松弛。在锁骨下窝处，锁胸筋膜与胸廓之间有疏松结缔组织，向上与颈根部的疏松结缔组织相续，因此锁骨上大窝的感染或血肿可扩散至腋窝。胸小肌下缘以下的深筋膜与腋筋膜相连，称为腋悬韧带（图 7-4）。

肱三头肌长头在大圆肌的后方和小圆肌的前方之间穿过，在腋窝后壁上形成 2 个肌间隙。内侧者称为三边孔 trilateral foramen，又称三边间隙，其上界为小圆肌、肩胛下肌、肩胛骨外缘和肩关节囊，下界为大圆肌，外侧界为肱三头肌长头，内有旋肩胛动、静脉通过；外侧者称为四边孔 quadrilateral foramen，又称四边间隙，其上界为小圆肌、肩胛下肌和肩关节囊，下界与三边孔（间隙）相同，内侧界为肱三头肌长头，外侧界为肱骨外科颈，内有旋肱后动、静脉和腋神经通过。

（二）腋窝的内容

腋窝内有腋动脉及其分支、腋静脉及其属支、臂丛及其分支、腋淋巴结和疏松结缔组织等（图 7-5，图 7-6）。

1. 腋动脉 axillary artery　自第 1 肋外缘续于锁骨下动脉，至大圆肌腱和背阔肌的下缘延续为肱动脉。

（1）分段：腋动脉的前方被胸小肌覆盖，故以胸小肌为界分为 3 段。第 1 段自第 1 肋外缘至胸小肌上缘，第 2 段被胸小肌覆盖，第 3 段自胸小肌下缘至大圆肌腱和背阔肌的下缘（图 7-5，图 7-7）。

喙肱肌
coracobrachialis

胸肩峰动脉
thoracoacromial a.

头静脉
cephalic v.

胸外侧动脉
lateral thoracic a.

正中神经
median n.

前臂内侧皮神经
medial antebrachial
cutaneous n.

胸大肌
pectoralis major

尺神经
ulnar n.

旋肩胛动脉
circumflex scapular a.

肩胛下神经
subscapular n.

锁胸筋膜
clavipectoral fascia

胸背神经及动脉
thoracodorsal n. and a.

腋鞘 axillary sheath

腋悬韧带
suspensory ligament of axilla

胸长神经
long thoracic n.

胸小肌
pectoralis minor

前锯肌
serratus anterior

腋筋膜
axillary fascia

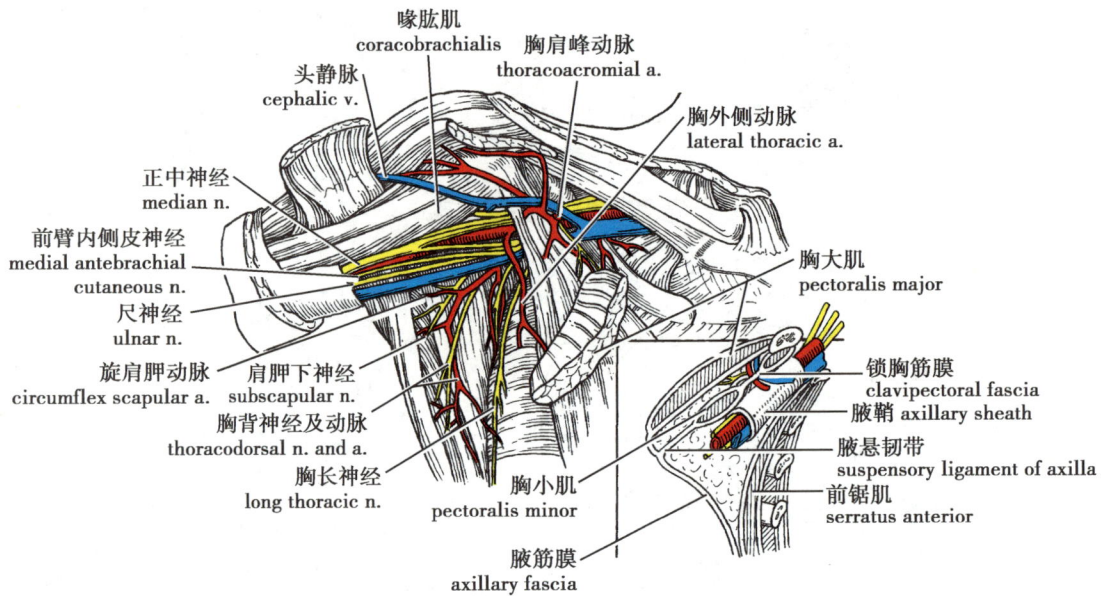

图 7-5 腋窝内容(1)

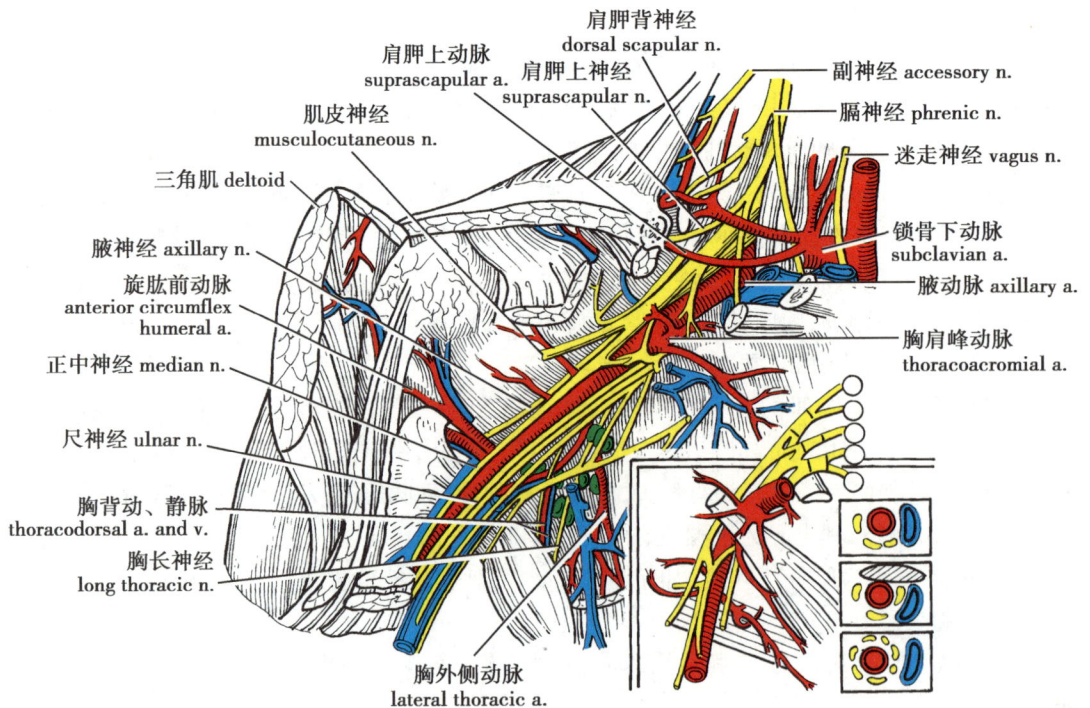

肩胛背神经
dorsal scapular n.

肩胛上动脉
suprascapular a.

肩胛上神经
suprascapular n.

副神经 accessory n.

肌皮神经
musculocutaneous n.

膈神经 phrenic n.

迷走神经 vagus n.

三角肌 deltoid

锁骨下动脉
subclavian a.

腋神经 axillary n.

腋动脉 axillary a.

旋肱前动脉
anterior circumflex
humeral a.

胸肩峰动脉
thoracoacromial a.

正中神经 median n.

尺神经 ulnar n.

胸背动、静脉
thoracodorsal a. and v.

胸长神经
long thoracic n.

胸外侧动脉
lateral thoracic a.

图 7-6 腋窝内容(2)

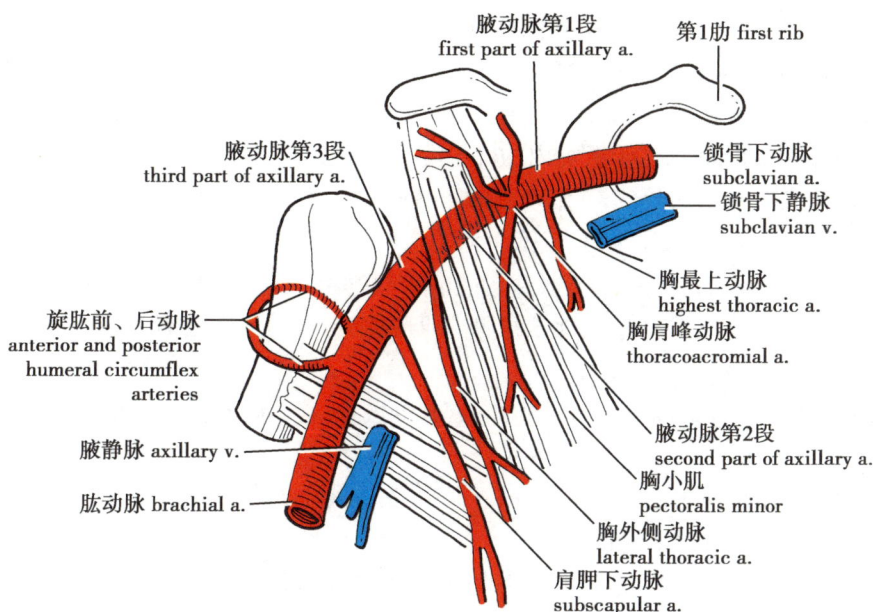

图 7-7　腋动脉的分段与分支

（2）毗邻:腋动脉是腋窝内较深层的结构,其各段的毗邻关系不完全相同。

第 1 段:前方有胸大肌、锁胸筋膜及穿过该筋膜的结构;后方有臂丛内侧束、胸长神经、前锯肌和第 1 肋间隙等;内侧有腋静脉;外侧有臂丛外侧束和后束。

第 2 段:前方为胸大肌和胸小肌;后方为臂丛后束和肩胛下肌;内侧为腋静脉和臂丛内侧束;外侧为臂丛外侧束。

第 3 段:前方为正中神经内侧根和胸大肌;后方为腋神经、桡神经、肩胛下肌、背阔肌和大圆肌肌腱等;外侧有正中神经外侧根、肌皮神经、肱二头肌短头和喙肱肌等;内侧有腋静脉、前臂内侧皮神经、尺神经等。此段腋动脉最表浅,仅被以皮肤、浅筋膜、深筋膜,是最易剖露的部位。

（3）分支:腋动脉的分支较多,较为恒定的分支有 6 条(图 7-5,图 7-7)。

1）胸上动脉 superior thoracic artery:约 94% 起自腋动脉第 1 段,少数与腋动脉的其他分支共干或起于第 2 段。该动脉分布于第 1~2 肋间隙。

2）胸肩峰动脉 thoracoacromial artery:约 65% 起自腋动脉第 1 段,35% 起自第 2 段。该动脉发出后穿锁胸筋膜,分为肩峰支、三角肌支、胸肌支和锁骨支,分布于同名区域。

3）胸外侧动脉 lateral thoracic artery:约 69% 起自腋动脉第 2 段,较少起于第 3 段,有的与腋动脉的其他分支共干。该动脉发出后在胸小肌后面下行,分布于前锯肌和胸大、小肌,在女性有分支至乳房。

4）肩胛下动脉 subscapular artery:约 78% 起自腋动脉第 3 段,有的起自第 2 段或与其他分支共干。肩胛下动脉为一粗大的短干,沿肩胛下肌下缘向后下方走行 2~3cm,即分为旋肩胛动脉 circumflex scapular artery 和胸背动脉 thoracodorsal artery。旋肩胛动脉经三边孔穿出至肩胛区,分布于肩带肌并参与构成肩胛动脉网。胸背动脉是肩胛下动脉的直接延续,与胸背神经伴行,至背阔肌。

5）旋肱前动脉 anterior humeral circumflex artery:较细小,95% 以上起自腋动脉第 3 段,绕过肱骨外科颈前方与旋肱后动脉吻合。

6）旋肱后动脉 posterior humeral circumflex artery:多数与旋肱前动脉在同一水平起始,较粗大,经四边孔穿出,向后方绕肱骨外科颈与旋肱前动脉吻合。

2. **腋静脉 axillary vein**　外侧有腋动脉,两者之间有臂丛内侧束、尺神经及前臂内侧皮神经等;

内侧有臂内侧皮神经;远端有腋淋巴结外侧群;近端有腋淋巴结尖群。当上肢外展时,腋静脉位于腋动脉的前方。腋静脉的属支与腋动脉的分支同名并伴行。此外,头静脉穿过锁胸筋膜注入腋静脉。腋静脉管壁与腋鞘和锁胸筋膜愈着,使其管腔保持扩张状态,损伤容易发生空气栓塞。

3. **臂丛 brachial plexus**   位于腋窝内的部分为臂丛的锁骨下部,形成内、外侧束和后束。在腋动脉的第 1 段,3 束都位于其后外侧;在腋动脉的第 2 段,3 束相应地位于腋动脉的内侧、外侧和后方;在腋动脉的第 3 段,臂丛的各束发出分支(图 7-5,图 7-6)。

(1)肌皮神经 musculocutaneous nerve($C_{5~7}$):自外侧束发出,位于腋动脉的外侧,向外斜穿喙肱肌,在肱二头肌与肱肌间下行,发出肌支支配这些肌。肌皮神经尚未穿入喙肱肌时,已先发出支配该肌的肌支。

(2)胸外侧神经 lateral thoracic nerve($C_{5~7}$):起自外侧束,伴行胸肩峰动、静脉穿过锁胸筋膜,贴胸大肌深面走行,并进入该肌。

(3)正中神经 median nerve($C_6~T_1$):以内、外侧根分别起自内、外侧束,在腋动脉的前方或外侧,两根会合成 1 条较粗大的神经干下行。

(4)尺神经 ulnar nerve(C_8,T_1):起于内侧束,先在腋动、静脉之间下行,继而行向动脉内侧。

(5)胸内侧神经 medial thoracic nerve(C_8,T_1):起于内侧束,在腋动、静脉之间穿出,进入胸小肌深面,分布于此肌,并有分支穿出胸小肌至胸大肌下部。

(6)前臂内侧皮神经 medial antebrachial cutaneous nerve(C_8,T_1):起自内侧束,行于腋动、静脉间的前方,先在尺神经的内侧,后移向外侧,此神经一般较尺神经细。

(7)臂内侧皮神经 medial brachial cutaneous nerve(C_8,T_1):较细小,从内侧束的较高部位发出,行于腋静脉内侧。

(8)桡神经 radial nerve($C_5~T_1$):起自后束,在腋动脉后方,经肩胛下肌、背阔肌及大圆肌的前面下行,至臂后部进入肱骨肌管。桡神经在腋窝内发出肌支支配肱三头肌长头。

(9)腋神经 axillary nerve($C_{5~6}$):起自后束,位于桡神经的外侧、腋动脉的后方,向外下方走行,伴旋肱后动、静脉穿四边孔,绕肱骨外科颈向后进入三角肌区。由于腋神经和旋肱后血管环绕肱骨外科颈走行,故当肱骨外科颈骨折时,骨折断端极易损伤腋神经,致使三角肌瘫痪,肩关节外展困难。若骨折断端损伤血管,则可致局部血肿。

(10)肩胛下神经 subscapular nerve($C_{5~7}$):有上、下两支,起自后束,贴肩胛下肌前面下行,分布于该肌和大圆肌。

(11)胸背神经 thoracodorsal nerve($C_{6~8}$):起自后束,向下外与肩胛下血管和胸背血管伴行,至背阔肌前面进入并支配该肌。

(12)胸长神经 long thoracic nerve($C_{5~7}$):起自臂丛的锁骨上部,经臂丛各束及腋动脉第 1 段的后方下行入腋窝,继而在腋中线后方伴随胸外侧动脉行于前锯肌表面,并支配该肌。

(13)肩胛上神经 suprascapular nerve($C_{5~6}$):起自臂丛的上干,向后走行经肩胛上切迹进入冈上窝,继而伴随肩胛上动脉 suprascapular artery 转入冈下窝,分布于冈上肌、冈下肌和肩关节。若此神经损伤可表现冈上肌和冈下肌无力、肩关节疼痛等症状。

臂丛在行经锁骨与第 1 肋骨之间时与腋动脉一起被锁胸筋膜固定,任何使胸廓上口缩小的外力都可引起臂丛的损伤。当肩部受到较大的向下的外力,而头部又向对侧强力侧屈时,可导致上干受损。臂丛上干主要由第 5 和第 6 颈神经前支构成,发出肩胛上神经、肌皮神经、正中神经外侧根、腋神经、桡神经等。在上肢过度外展、外旋位受到暴力牵拉时,往往损伤臂丛下干。下干主要由第 8 颈神经和第 1 胸神经前支构成,主要发出尺神经和正中神经内侧根。因此,上干、下干损伤受累的神经不同,临床表现不同。实际单纯的上干或下干损伤并不多见,多呈现不完全型或混合型损伤。

4. **腋淋巴结 axillary lymph node**   位于腋动脉及其分支或腋静脉及其属支周围的疏松结缔组织中,分为 5 群(图 7-8)。

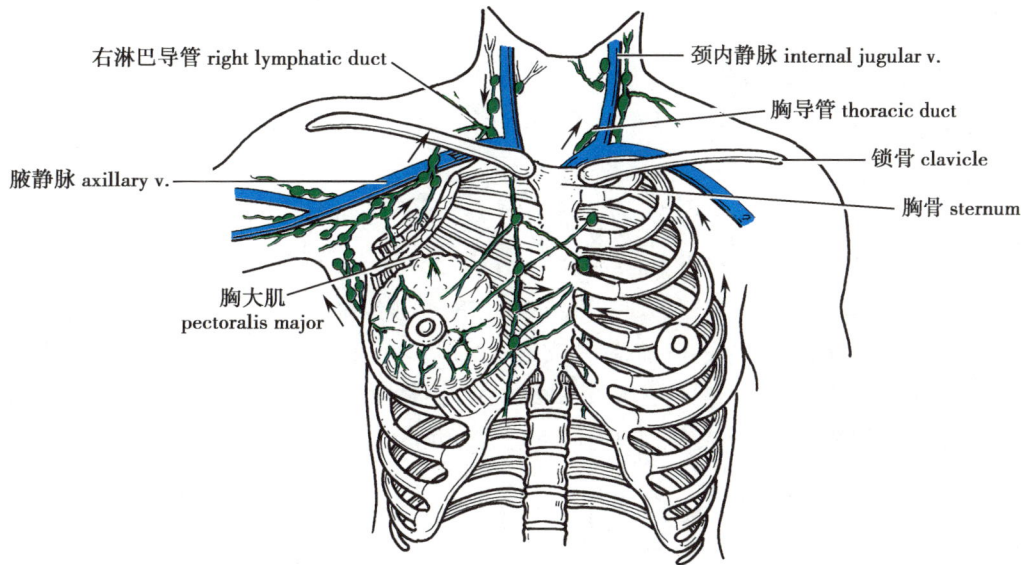

图 7-8 腋淋巴结

（1）外侧淋巴结 lateral lymph node：沿腋静脉远端排列，收纳上肢的淋巴，其输出管注入中央淋巴结和尖淋巴结，少数注入锁骨上淋巴结。手和前臂的感染首先侵入此群淋巴结。

（2）胸肌淋巴结 pectoral lymph node：位于胸小肌下缘，沿胸外侧血管排列，收纳胸前外侧壁、乳房外侧部的淋巴，其输出管注入中央淋巴结和尖淋巴结。

（3）肩胛下淋巴结 subscapular lymph node：位于腋后壁，沿肩胛下血管和胸背神经排列，收纳背部、肩部及胸后壁的淋巴，其输出管注入中央淋巴结和尖淋巴结。

（4）中央淋巴结 central lymph node：位于腋窝底的脂肪组织中，收纳上述 3 群淋巴结的输出管，其输出管注入尖淋巴结。

（5）尖淋巴结 apical lymph node：位于胸小肌与锁骨之间、锁胸筋膜的深面，沿腋静脉近端排列，收纳中央群及其他各群淋巴结的输出管及乳房上部的淋巴，其输出管合成锁骨下干，左侧注入胸导管，右侧注入右淋巴导管。

乳房的淋巴有 75% 回流至腋淋巴结，因此，腋淋巴结是乳腺癌转移的重要途径。依乳房的淋巴引流情况，乳腺癌时，胸肌、中央和尖淋巴结最易受累。尖淋巴结与腋动脉第 1 段毗邻，位置较深，前方为锁胸筋膜及穿经该筋膜的胸肩峰动脉和胸外侧神经，后方有臂丛内侧束、胸长神经和胸背神经，乳腺癌手术清除腋淋巴结时，术中应注意保护这些结构。

在临床应用上，腋淋巴结常分为 3 站，即胸小肌上缘以上腋静脉周围淋巴结为第三站，胸小肌后方的为第二站，胸小肌下缘以外的淋巴结为第一站。尖淋巴结相当于第三站淋巴结，中央淋巴结相当于第二站，其余相当于第一站。哨位淋巴结 sentinel lymph node（SLN，临床通常称为前哨淋巴结）为癌细胞首先转移的淋巴结。乳腺癌的 SLN 与癌的位置有关，多数位于第一站淋巴结，少数位于胸骨旁淋巴结（临床称内乳淋巴结）。目前规模较大的医院和专科医院在乳腺癌的临床治疗中皆应用前哨淋巴结活检指导手术和综合治疗方案。若前哨淋巴结活检阴性则可免于腋淋巴结清扫，从而减少由此给患者带来的上肢疼痛、麻木及淋巴水肿。

5. 腋鞘及腋窝蜂窝组织 包裹腋动脉、腋静脉和臂丛周围的结缔组织膜称为腋鞘 axillary sheath，亦称颈腋管，向上与颈部椎前筋膜相续。腋窝内除有被腋鞘包裹的血管神经束和淋巴结外，还充填有大量疏松结缔组织，称为腋窝蜂窝组织。腋窝内的感染沿着蜂窝组织间隙和腋鞘向上可蔓延至颈根部，向下可达臂部，向后经三边孔和四边孔蔓延至肩胛区、三角肌区，向前可至胸肌间隙。临床上作锁骨下臂丛麻醉时,可将药液注入腋鞘内,达到麻醉上肢的目的。

二、三角肌区及肩胛区

(一) 三角肌区

三角肌区 deltoid region 是指三角肌所在的区域。

1. 浅层结构   皮肤较薄,浅筋膜较致密且脂肪少。在浅筋膜内,三角肌后缘有腋神经的皮支即臂外侧上皮神经浅出,分布于三角肌表面的皮肤。

2. 深层结构   深筋膜下方的三角肌从前方、后方和外侧包绕肩关节。三角肌的起、止点及作用见表 7-1。三角肌的深面有腋神经,分前、后两支进入该肌。旋肱后动、静脉伴行腋神经由四边孔穿出后分布于三角肌、肩关节和肱骨等。旋肱后动脉绕肱骨外科颈与旋肱前动脉吻合(图 7-9)。临床上肱骨外科颈骨折时可伤及腋神经和旋肱前、后血管,造成三角肌瘫痪和深部血肿。

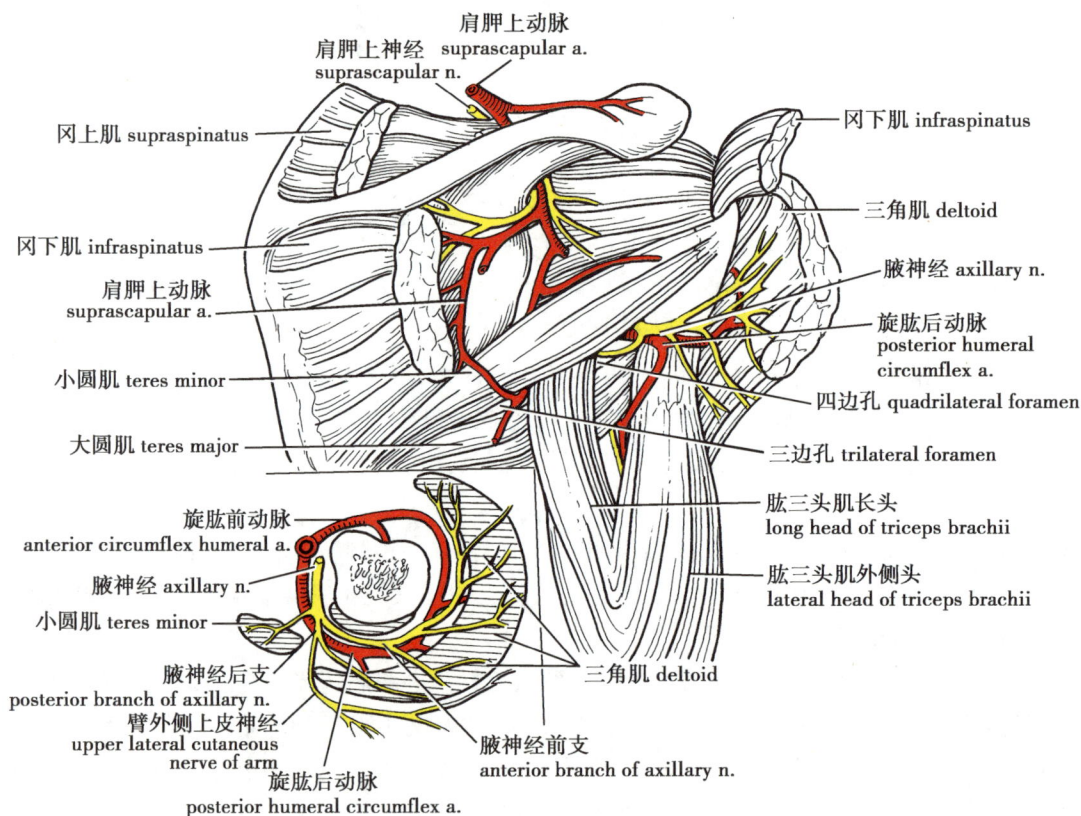

图 7-9   三角肌区及肩胛区的结构

(二) 肩胛区

肩胛区 scapular region 是指肩胛骨后面的区域。

1. 浅层结构   皮肤厚,浅筋膜致密,内有来自颈丛的锁骨上神经分布。

2. 深层结构   深筋膜下有斜方肌,其深方为冈上肌、冈下肌和大圆肌。冈上肌、冈下肌和大圆肌的起、止点及作用见表 7-1。肌的深面为肩胛骨。在肩胛切迹的上方有肩胛上横韧带,肩胛上动脉经该韧带的上方进入肩胛区,分布于冈上肌和冈下肌。肩胛上神经在肩胛上横韧带的下方进入肩胛区,支配冈上肌和冈下肌等结构。旋肩胛动脉经三边孔穿出后,与肩胛上动脉吻合(图 7-9)。肩关节的滑膜可伸入肩胛骨与某些肌腱之间形成滑液囊。在肩峰与冈上肌肌腱之间有肩峰下囊,在三角肌与大结节之间有三角肌下囊,两囊可彼此交通,臂外展时起滑动作用。

NOTES

表 7-1 肩带肌及其神经支配

名称	起点	止点		作用	神经支配
三角肌	锁骨外侧 1/3 段、肩峰、肩胛冈	肱骨三角肌粗隆		肩关节外展、前屈和旋内(前部肌束)、后伸和旋外(后部肌束)	腋神经($C_{5~6}$)
冈上肌	冈上窝	肱骨大结节	上压迹	肩关节外展	肩胛上神经($C_{5~6}$)
冈下肌	冈下窝		中压迹	肩关节旋外	
小圆肌	肩胛骨外侧缘的背面		下压迹		腋神经($C_{5~6}$)
大圆肌	肩胛骨下角的背面	肱骨小结节嵴		肩关节后伸、内收、旋内	肩胛下神经($C_{5~7}$)
肩胛下肌	肩胛下窝	肱骨小结节		肩关节内收、旋内	

(三)肩胛动脉网

肩胛动脉网 scapular arterial network 由锁骨下动脉与腋动脉分支在肩胛骨周围相互吻合形成。参与构成此网的主要动脉有来自锁骨下动脉的肩胛上动脉和肩胛背动脉,以及由腋动脉发出的肩胛下动脉的分支旋肩胛动脉(图 7-10)。

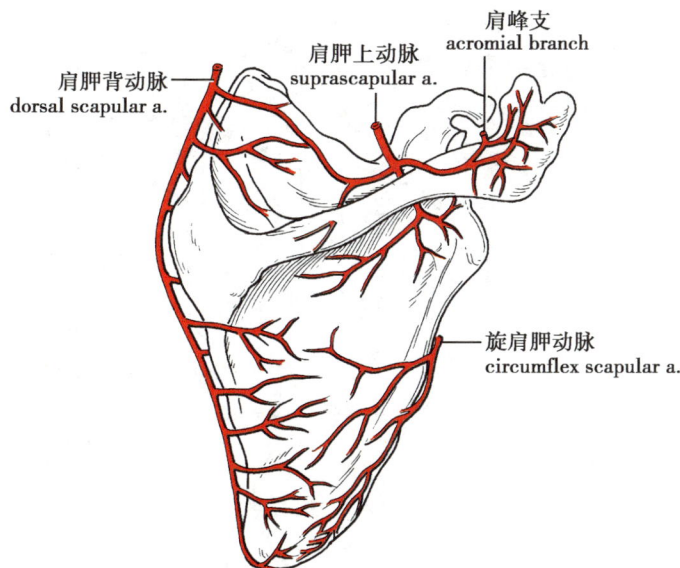

图 7-10 肩胛动脉网

三、肩关节和肌腱袖

(一)关节囊和韧带

肩关节的关节囊薄而松弛,近端附着于肩胛骨关节盂的周缘、喙突根部和肩胛颈,远端附着于肱骨解剖颈,内侧可达外科颈。关节囊的纤维层被肌腱袖加强,其前壁有盂肱韧带加强,上壁有喙肱韧带加强,下壁最为薄弱。因此,肩关节脱位时,肱骨头常从下壁脱出。关节囊内有肱二头肌长头腱通过。

在肩关节的上方,喙肩韧带与喙突、肩峰共同形成一弓状结构,称为喙肩弓 coracoacromial arch,该弓与喙肱韧带一起防止肱骨头向上脱位。

(二)血液供应与神经支配

肩关节的血液供应主要来源肩胛上动脉和旋肱前、后动脉的分支;受肩胛上神经和腋神经的分支支配。

（三）肌腱袖

肩带肌中的冈上肌、冈下肌、小圆肌和肩胛下肌肌腱经过肩关节周围时，与关节囊愈着，并互相连接形成腱膜结构包绕肩关节称为肌腱袖 myotendinous cuff，也称肩袖 rotator cuff（图 7-11）。肌腱袖加强了肩关节稳定性。当肩关节扭伤或脱位时，常导致肌腱袖撕裂。

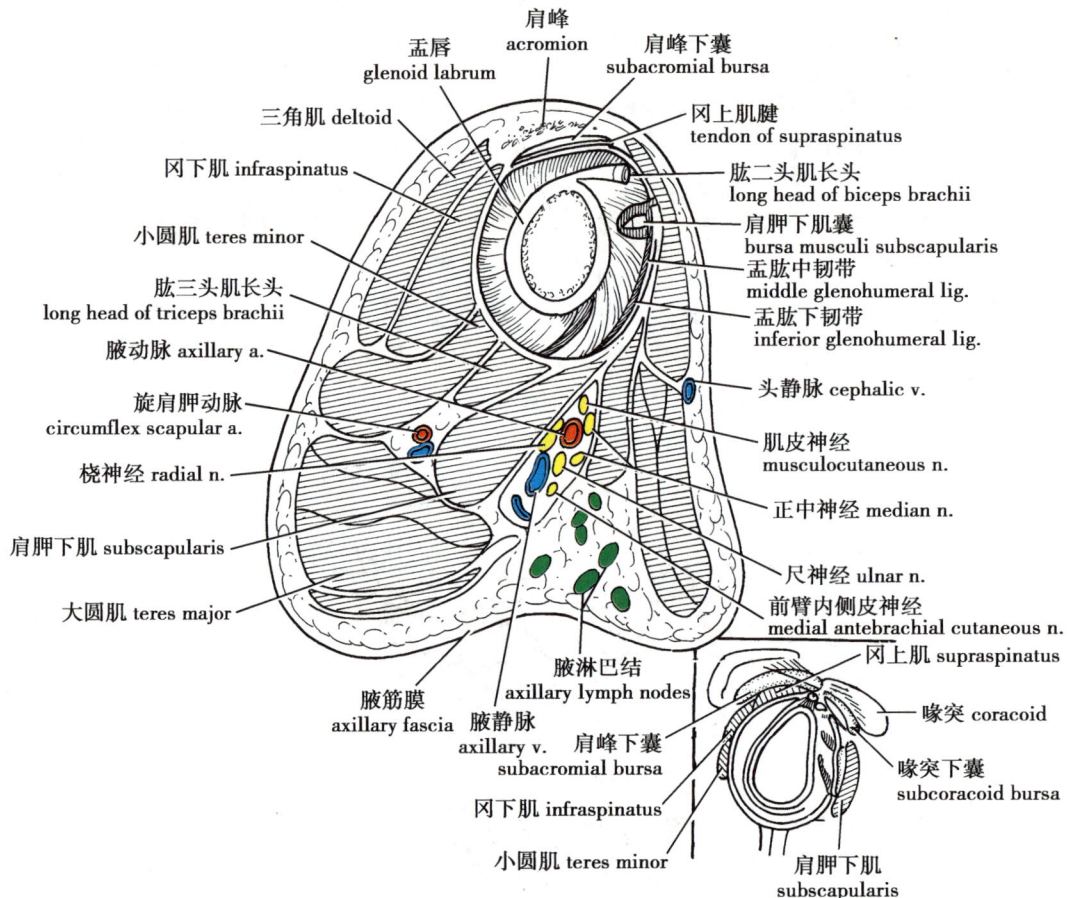

图 7-11　肌腱袖

肩关节脱位占全身关节脱位的40%以上，这是由肩关节的结构特点及关节囊的松弛薄弱所决定。肩关节周围的韧带和肌在关节的上方、前方和后方起到了强大的保护作用。因此，肩关节脱位以肱骨头向下方脱位最为多见。此时，在腋窝内可触及肱骨头，肱骨头可压迫或牵拉臂丛的分支，引起相应区域的功能障碍。因三角肌和胸大肌的牵拉作用，肩关节有明显的外展、旋内畸形，致使肩峰特别突出，形成方肩。

第三节　臂　　部

臂部为上肢介于肩部和肘部之间的区域，其下界为肱骨内、外上髁上方两横指的环行线（肘部上界）；借肱骨和内、外侧肌间隔分为臂前区和臂后区。

一、臂前区

臂前区 anterior brachial region 指肱骨和臂内、外侧肌间隔以前的部分，主要包括臂肌前群、血管及神经等结构。

（一）浅层结构

臂前区的皮肤较薄；浅筋膜薄而疏松，其内有皮神经和浅静脉分布（图7-12）。

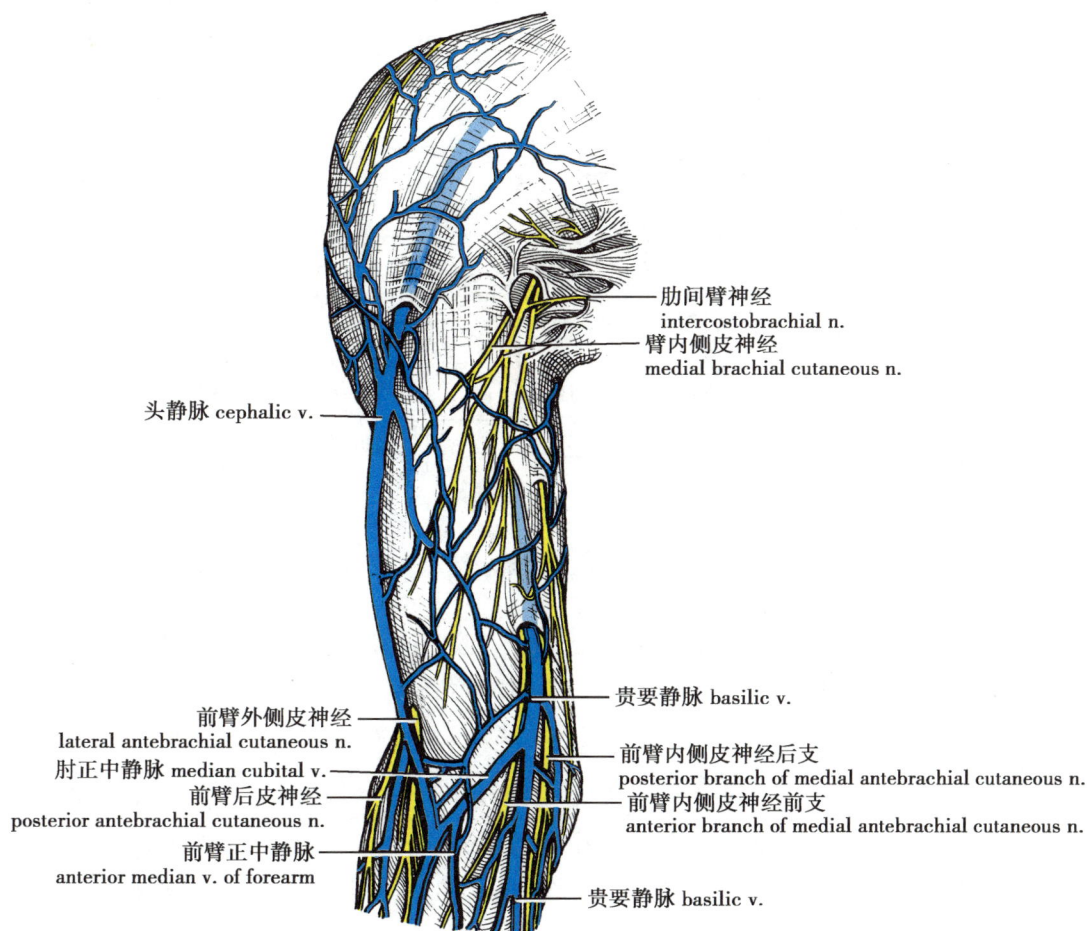

图7-12 臂前区浅层结构

肋间臂神经 intercostobrachial n.
臂内侧皮神经 medial brachial cutaneous n.
头静脉 cephalic v.
贵要静脉 basilic v.
前臂外侧皮神经 lateral antebrachial cutaneous n.
前臂内侧皮神经后支 posterior branch of medial antebrachial cutaneous n.
肘正中静脉 median cubital v.
前臂后皮神经 posterior antebrachial cutaneous n.
前臂内侧皮神经前支 anterior branch of medial antebrachial cutaneous n.
前臂正中静脉 anterior median v. of forearm
贵要静脉 basilic v.

1. **头静脉 cephalic vein** 在臂部行于肱二头肌外侧沟内，向上经三角肌胸大肌间沟，在锁骨下向深面穿锁胸筋膜注入腋静脉。少数头静脉可直接注入颈外静脉或锁骨下静脉，或以两支分别注入上述三条静脉中的两条。头静脉在臂部无较大属支。

2. **贵要静脉 basilic vein** 在臂下部沿肱二头肌内侧缘走行，上升至臂中点稍下方穿深筋膜注入肱静脉或伴肱静脉上行注入腋静脉。

3. **皮神经** 肋间臂神经 intercostobrachial nerve 为第2肋间神经的外侧皮支，经腋筋膜至臂内侧，分布于臂上部内侧份皮肤；臂内侧皮神经 medial brachial cutaneous nerve 发自臂丛内侧束，分布于臂内侧和臂前面皮肤；臂外侧下皮神经 inferior lateral brachial cutaneous nerve 由桡神经发出，分布于臂下部外侧皮肤；前臂内侧皮神经 medial antebrachial cutaneous nerve 发自臂丛内侧束，在臂内侧与贵要静脉同时穿深筋膜浅出至浅筋膜内，分为前、后两支伴行于贵要静脉两侧，分布于前臂内侧份前、后面的皮肤。

（二）深层结构

1. **臂筋膜 brachial fascia** 是臂部的深筋膜，向上移行于三角肌筋膜、胸筋膜和腋筋膜，向下移行为前臂筋膜。臂筋膜屈侧较薄，包绕肱二头肌；臂筋膜伸侧较厚，遮盖肱三头肌，并有肱三头肌的纤维附着。臂筋膜在臂肌的前、后群之间向深处发出两个肌间隔。臂内侧肌间隔 medial brachial intermuscular septum 是臂筋膜伸入肱肌和肱三头肌内侧头之间，附着于肱骨内侧缘至内上髁形成的纵行肌间隔。内侧肌间隔较发达，位于臂的全长，其中点处有尺神经和尺侧上副动脉穿过；在中点的稍下方有尺侧下副动脉穿过。臂外侧肌间隔 lateral brachial intermuscular septum 在臂外侧远部臂筋膜伸入肱肌与肱三头肌外侧头之间,附着于肱骨外侧缘和外上髁,其中、上 1/3 交点处有桡神经和桡侧副动脉穿过。由臂筋膜前部及内、外侧肌间隔和肱骨围成臂前骨筋膜鞘 anterior osseofascial compartment of arm,其内有肱二头肌、喙肱肌、肱肌、肱动脉、肱静脉、肌皮神经、正中神经和尺神经的一段(图 7-13)。

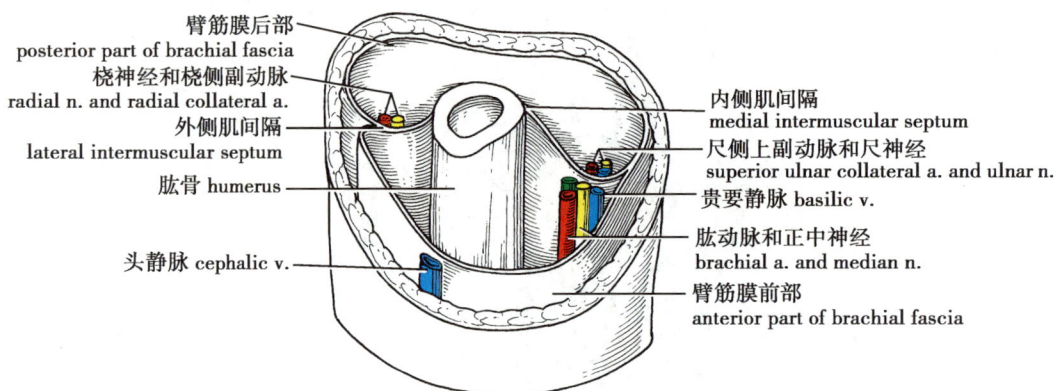

臂筋膜后部
posterior part of brachial fascia

桡神经和桡侧副动脉
radial n. and radial collateral a.

外侧肌间隔
lateral intermuscular septum

肱骨 humerus

头静脉 cephalic v.

内侧肌间隔
medial intermuscular septum

尺侧上副动脉和尺神经
superior ulnar collateral a. and ulnar n.

贵要静脉 basilic v.

肱动脉和正中神经
brachial a. and median n.

臂筋膜前部
anterior part of brachial fascia

图 7-13 臂部骨筋膜鞘

2. **臂肌** 前群有浅层的肱二头肌,深层的喙肱肌和肱肌;后群有肱三头肌。在肱二头肌的两侧分别有肱二头肌内侧沟和肱二头肌外侧沟。各肌的起止点、作用及神经支配见表 7-2。

表 7-2 臂肌

肌群	名称	起点	止点	作用	神经支配
前群	肱二头肌	盂上结节、喙突	桡骨粗隆	屈肘、前臂旋后	肌皮神经($C_{5~7}$)
	喙肱肌	喙突	肱骨中段	内收、屈肩关节	肌皮神经($C_{5~7}$)
	肱肌	肱骨前面下半	尺骨粗隆	屈肘关节	肌皮神经($C_{5~7}$)
后群	肱三头肌	盂下结节、肱骨后面	鹰嘴	伸肘关节	桡神经($C_{5~8}$)

3. **血管神经束**

(1)肱动脉 brachial artery:在大圆肌腱下缘续于腋动脉,沿肱二头肌内侧沟下行至肘窝,其表面有皮肤、浅筋膜和深筋膜覆盖,位置表浅,全程可触及其搏动。肱动脉在臂上份居肱骨内侧,中份居前内方,下份居前方。因此,当压迫止血时,在臂上、中和下份应分别压向外方、后外方和后方。肱动脉的分支有:

1)肱深动脉 deep brachial artery:在大圆肌肌腱的下方起自肱动脉的后内壁,伴行桡神经进入肱骨肌管,分支分布于肱三头肌和肱肌。

2)尺侧上副动脉 superior ulnar collateral artery:在肱深动脉起点的稍下方,发自肱动脉内侧壁,伴随尺神经穿过臂内侧肌间隔,参与肘关节网的构成(图 7-15,图 7-20)。

3)尺侧下副动脉 inferior ulnar collateral artery:约在肱骨内上髁上方 5cm 处起自肱动脉,经肱肌前面行向内侧穿过臂内侧肌间隔,分为前、后两支参与组成肘关节网(图 7-20)。

(2)肱静脉 brachial vein:有 2 条,伴行肱动脉,在臂中部有贵要静脉注入。

(3)正中神经:伴肱动脉走行于肱二头肌内侧沟,先行于动脉外侧,约在喙肱肌止点处斜过肱动脉前方至其内侧,下行至肘窝。正中神经在臂部无分支。

(4)尺神经:在臂上部行于肱动脉内侧,至臂中点附近离开肱动脉,向后穿过臂内侧肌间隔,进入臂后区。尺神经在臂部无分支。

（5）桡神经：先行于肱动脉后方，继而伴肱深动脉向后进入肱骨肌管至臂后区。

（6）肌皮神经：在肱二头肌与肱肌之间行向外下方，行程中发出肌支支配臂肌前群。其终末支于肱二头肌外侧沟下部浅出，称为前臂外侧皮神经（图7-14）。

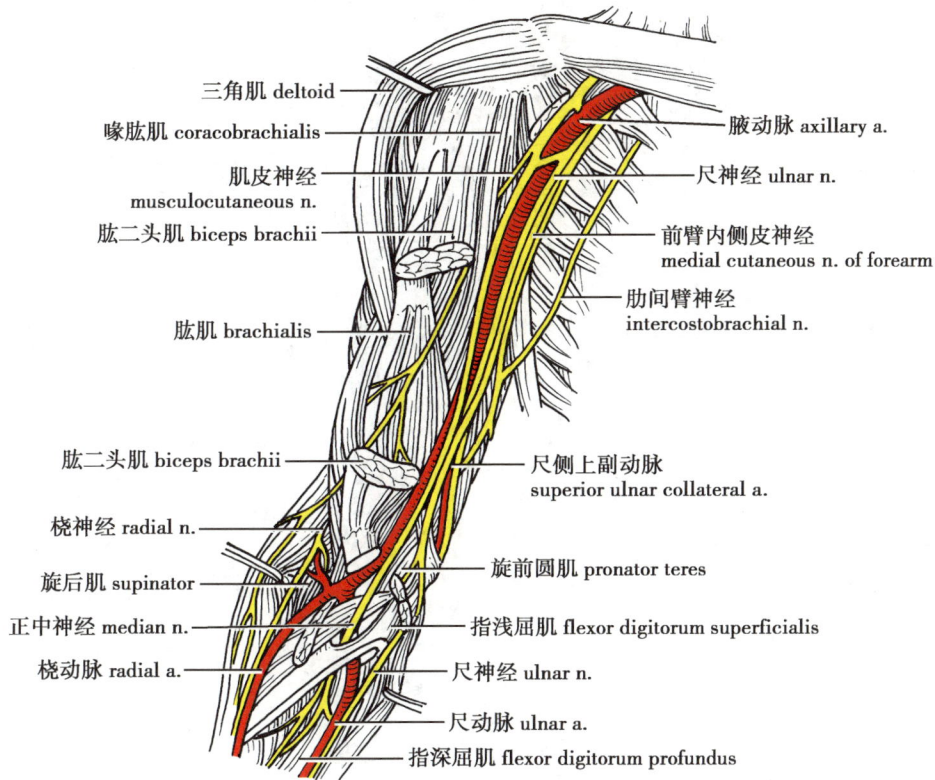

图7-14　臂前区深层结构

二、臂后区

臂后区 posterior brachial region 指肱骨和臂内、外侧肌间隔以后的部分，主要包括臂肌后群、血管和神经等结构。

（一）浅层结构

臂后区皮肤较厚；浅筋膜较致密，有皮神经分布。

1. **臂外侧上皮神经 superior lateral brachial cutaneous nerve**　是腋神经的皮支，自三角肌后缘浅出，分布于三角肌区和臂上部外侧区的皮肤。

2. **臂外侧下皮神经 inferior lateral brachial cutaneous nerve**　起自桡神经，穿过肱三头肌外侧头到三角肌粗隆处浅出，与头静脉伴行，分布于臂下部外侧区皮肤。

3. **臂后皮神经 posterior brachial cutaneous nerve**　是在腋窝处由桡神经发出的细支，越过肋间臂神经后方，在三角肌粗隆处浅出，分布于臂后区的皮肤。

4. **前臂后皮神经 posterior antebrachial cutaneous nerve**　在肱骨肌管内从桡神经发出，穿过肱三头肌外侧头，约在臂下1/3处穿出深筋膜至前臂后区皮肤（图7-24）。

（二）深层结构

1. **深筋膜**　较臂前区为厚，向上续于三角肌筋膜，向下移行为前臂后区的深筋膜。由臂后区深筋膜、内、外侧肌间隔和肱骨围成臂后骨筋膜鞘 posterior osseofascial compartment of arm，其内有肱三头肌、肱深血管、桡神经和尺神经等（图7-13，图7-15）。

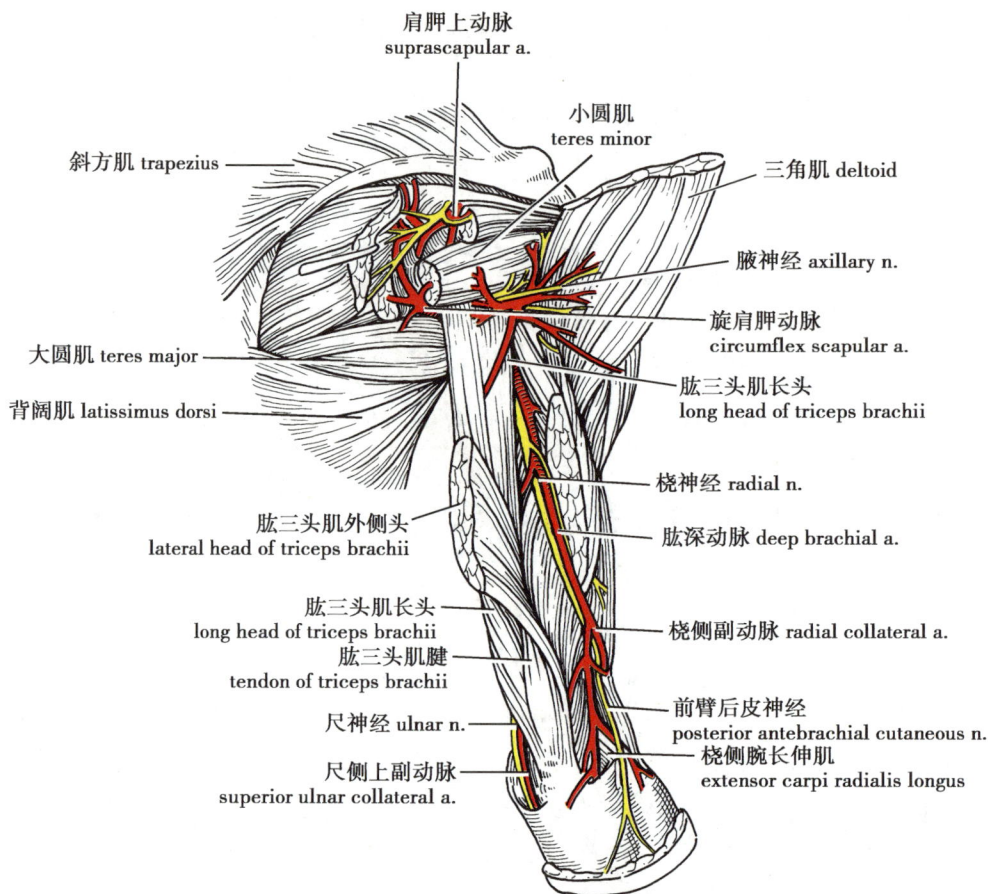

图 7-15　臂后区深层结构

2. 臂肌后群　肱三头肌是主要的臂后肌（表 7-2）。肱三头肌与肱骨桡神经沟共同围成一个自内上斜向外下的血管神经束通行的管道，称为肱骨肌管 humeromuscular tunnel，又名桡神经管，管内有桡神经及伴行的肱深血管通过（图 7-15）。肱骨肌管恰在肱骨中段通过，故肱骨中段骨折极易损伤桡神经，此时由于桡神经所支配的伸腕、伸指肌瘫痪，临床表现为"垂腕"；肱桡肌瘫痪影响屈肘，旋后肌瘫痪使前臂旋后功能减弱。

3. 桡血管神经束　由肱深动、静脉和桡神经组成，行于肱骨肌管内（图 7-15）。

（1）肱深动脉：伴随桡神经，在肱骨肌管的中部分为前、后两支。前支较粗大，是肱深动脉的终支，称为桡侧副动脉 radial collateral artery，与桡神经一起穿过外侧肌间隔到达臂前区。后支较细小，称为中副动脉 middle collateral artery，在臂后区下行。肱深动脉 2 支都参与构成肘关节网（图 7-20）。

（2）肱深静脉 deep brachial vein：有 2 条，收集臂肌的静脉血注入肱静脉。

（3）桡神经：在肱骨肌管内紧贴桡神经沟骨面走行，穿过臂外侧肌间隔，经肱肌与肱桡肌之间，向肘前外侧区走行，至肱骨外上髁前面分为浅、深两支。桡神经在肱骨肌管内发出支配肱三头肌外侧头和内侧头的肌支，在穿过外侧肌间隔后发出支配肱桡肌和桡侧腕长、短伸肌的肌支。

4. 尺神经　在臂上部，尺神经位于肱动脉内侧；在臂中部，尺神经向后走行，与尺侧上副动脉伴行，自臂内侧肌间隔穿出后，沿肱三头肌内侧头前面下降至肘后区（图 7-15）。

第四节　肘　　部

肘部介于臂部与前臂之间，肱骨内、外上髁连线上、下各两横指的环行线为其上、下界；又以通过内、外上髁的冠状面，分为肘前区和肘后区。

一、肘前区

肘前区 anterior cubital region 指通过肱骨内、外上髁的冠状面以前的部分,主要包括臂肌前群的远段、前臂肌前群的近段和血管、神经等结构。

(一)浅层结构

皮肤薄而柔软;浅筋膜薄而疏松,脂肪少,有淋巴结,浅静脉和皮神经位于浅筋膜内,在外侧有头静脉和前臂外侧皮神经,内侧有贵要静脉和前臂内侧皮神经(图 7-16)。

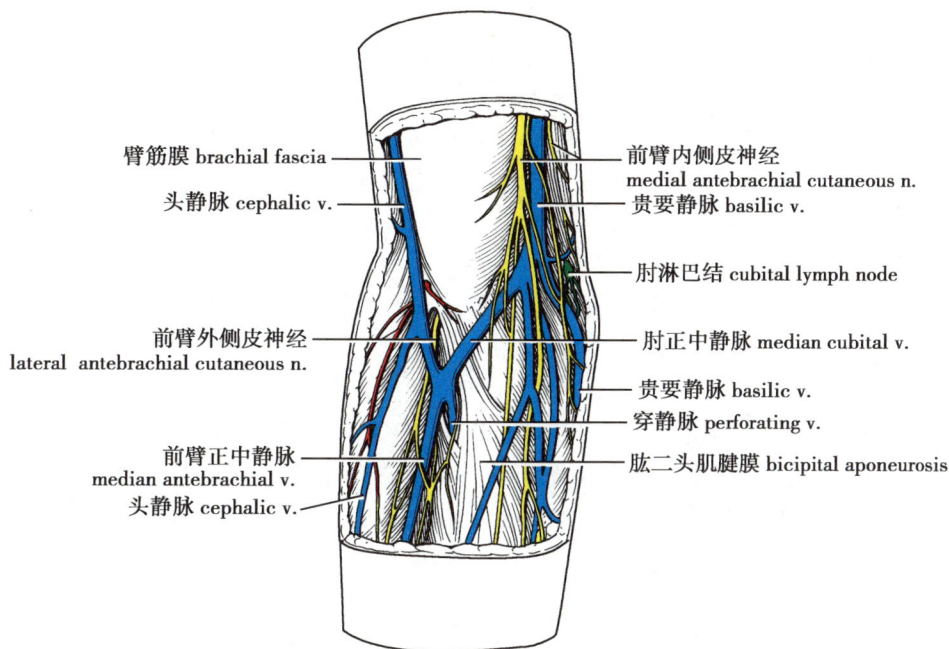

图 7-16　肘前区浅层结构

1. **头静脉**　经前臂外侧皮神经的前方,行于肱二头肌腱的外侧。

2. **贵要静脉**　与前臂内侧皮神经相伴,行于肱二头肌腱的内侧。

3. **肘正中静脉 median cubital vein**　其在肘窝处连结头静脉与贵要静脉,在肘窝中部与深静脉之间有交通支。由于该静脉位置表浅且相对固定,管径较大,无神经伴行,临床上常在此进行穿刺抽血或静脉输液等处置。肘正中静脉有时很粗大,可将头静脉的全部或大部分血液引流至贵要静脉,致使头静脉上段消失或变小。

4. **前臂正中静脉 median antebrachial vein**　在肘前区常呈“Y”形汇入头静脉和贵要静脉,分叉中的外侧支称为头正中静脉,内侧支称为贵要正中静脉。

肘前区浅静脉的类型个体差异很大。据国人资料统计,头静脉借肘正中静脉直接与贵要静脉相连接者占51.39%,借头正中静脉和贵要正中静脉与贵要静脉相连接者占30.46%。尚有少数出现双肘正中静脉或肘正中静脉缺如(图 7-17)。

5. **肘浅淋巴结 superfacial cubital lymph node**　又称滑车上淋巴结 supratrochlear lymph node。位于肱骨内上髁上方,贵要静脉附近,有 1~2 个,收纳手与前臂尺侧半浅部的淋巴,其输出管注入腋淋巴结。

6. **前臂外侧皮神经 lateral antebrachial cutaneous nerve**　在肱二头肌腱的外侧、肱肌的浅面穿深筋膜浅出,行于头静脉的后方,分布于前臂外侧份皮肤。

7. **前臂内侧皮神经**　在肘部分为前支和后支。前支行于贵要静脉的外侧,后支行于贵要静脉的内侧,分别分布于前臂内侧份的前面和后面。前臂内侧皮神经较为恒定且位置表浅,变异少,有足够的长度和直径,临床上常被用作周围神经外伤的移植体。

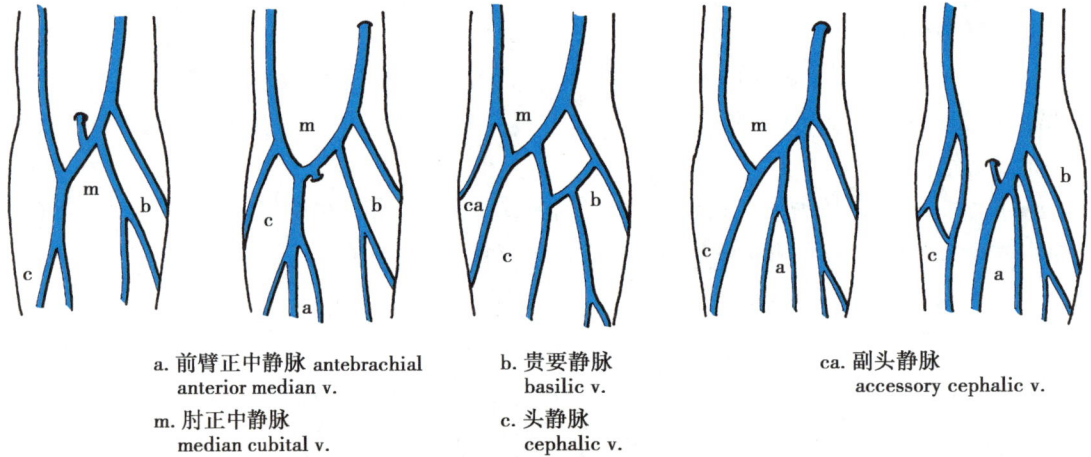

a. 前臂正中静脉 antebrachial anterior median v.

m. 肘正中静脉 median cubital v.

b. 贵要静脉 basilic v.

c. 头静脉 cephalic v.

ca. 副头静脉 accessory cephalic v.

图 7-17　肘窝浅静脉类型

（二）深层结构

1. **深筋膜**　由臂筋膜延续而成,向下续于前臂筋膜。肱二头肌腱内侧的肱二头肌腱膜 bicipital aponeurosis 斜向内下方与深筋膜愈着(图 7-16,图 7-18)。肱二头肌腱与腱膜的交角处是触及肱动脉搏动和测量血压的部位。

2. **肘窝 cubital fossa**　是指肘前区的三角形凹陷,其尖朝向上肢远端。

（1）境界:上界为肱骨内、外上髁的连线,下外侧界为肱桡肌,下内侧界为旋前圆肌。顶由浅入深依次为皮肤、浅筋膜、深筋膜及肱二头肌腱膜。底由肱肌、旋后肌和肘关节囊构成。

（2）内容:有肱二头肌肌腱、血管、淋巴结和神经等(图 7-18)。

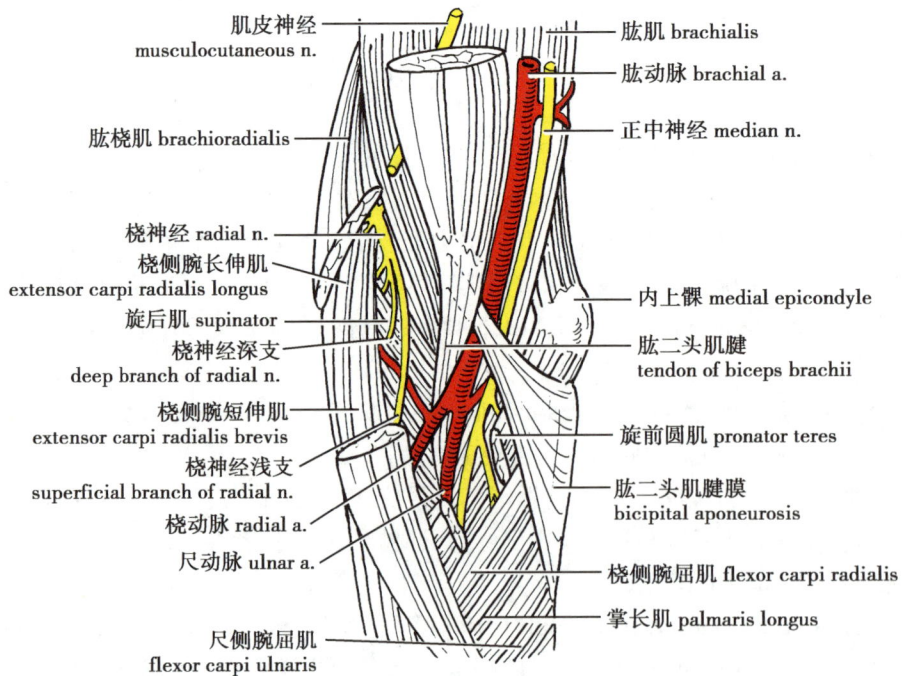

图 7-18　肘窝的内容

1）肱二头肌肌腱:在肘窝正中,屈肘时明显,是寻找神经血管的标志性结构。

2）肱动脉:位于肱二头肌肌腱的内侧,至肘窝的远端约平桡骨颈水平分为桡动脉和尺动脉两终支。桡动脉 radial artery 在起始段的 1cm 以内发出桡侧返动脉 radial recurrent artery,之后于肘窝尖处进入肱桡肌与桡侧腕屈肌之间下行至前臂。尺动脉 ulnar artery 比桡动脉稍粗大,约在起始后的2cm 处发出尺侧返动脉 ulnar recurrent artery,之后经旋前圆肌深面进入前臂浅层肌与深层肌之间(图 7-20)。

3)肱静脉:2 条肱静脉伴行于肱动脉两侧,在肘窝内由桡静脉和尺静脉汇合而成。

4)肘深淋巴结 deep cubital lymph node:位于肱动脉分叉处,有 2~3 个,收纳手和前臂深层的淋巴,其输出管注入腋淋巴结。

5)正中神经:在肘窝上部位于肱动脉内侧,行程中在尺动脉前方穿过旋前圆肌浅、深头之间,进入前臂。

6)前臂外侧皮神经:位于肘窝外侧,在肱二头肌腱的外侧穿出深筋膜。

7)桡神经:位于肘窝外侧,在肱肌与肱桡肌之间走行。桡神经在行经肱肌与肱桡肌之间时有桡侧副动脉伴随,然后进入肱肌与桡侧腕伸肌之间,临床上把此段肌间隙称为桡管。在桡管内,桡神经先发出 2 肌支进入肱桡肌和桡侧腕长伸肌,于外上髁前方再分为浅、深两支。桡神经浅支经肱桡肌深面达前臂,桡神经深支经旋后肌至前臂后区。

二、肘后区

肘后区 posterior cubital region 指通过肱骨内、外上髁的冠状面以后的部分,主要包括肱三头肌腱、血管和神经等结构(图 7-19)。

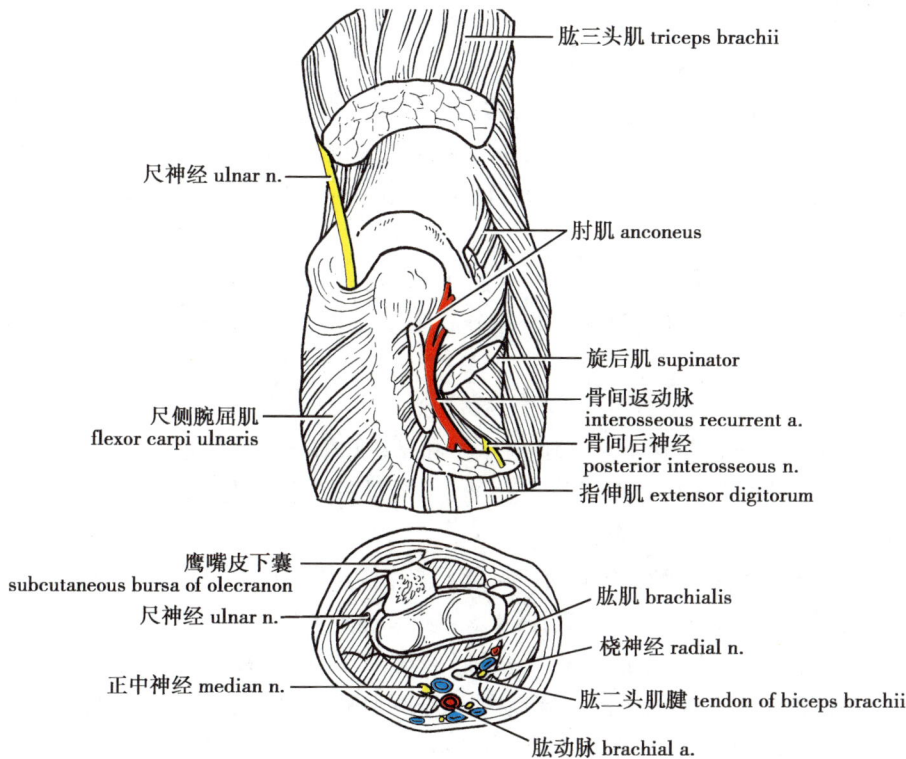

图 7-19 肘后区的结构

(一)浅层结构

肘后区皮肤较厚,但浅筋膜甚为疏松也较薄,因此皮肤移动性较大。在皮肤与鹰嘴筋膜之间有滑膜囊称鹰嘴皮下囊 subcutaneous bursa of olecranon,与关节腔不相通。当有炎症或出血时滑膜囊可肿大。

(二)深层结构

1. **深筋膜** 肘后区的深筋膜与肱骨下端、尺骨上端的骨膜紧密结合。

2. **肱三头肌腱**　附着于尺骨鹰嘴。在肌腱与鹰嘴之间有鹰嘴腱下囊。肌腱的外侧有起于外上髁的前臂伸肌群。

3. **肘肌**　位于肘关节后面外侧皮下的三角形小肌,起自肱骨外上髁和桡侧副韧带,止于尺骨上端背面和肘关节囊。肘肌受桡神经支配,收缩时可协助伸肘。

4. **尺神经**　走行于肱骨内上髁后下方的尺神经沟内,然后向前穿过尺侧腕屈肌起点,行向前臂前内侧。

临床上把尺神经沟称为肘管,其前壁为尺侧副韧带,后壁为连接尺侧腕屈肌两头的三角韧带,外侧壁是鹰嘴,内侧壁是肱骨内上髁。尺神经在肘管内与尺侧返动脉后支伴行。肘后区的病变引起软组织增厚或骨质增生时,导致肘管狭窄,可发生肘管综合征。尺神经与皮肤之间仅隔以薄层结缔组织,可在肘后内侧沟处做尺神经阻滞麻醉;由于尺神经在肘后区表浅,极易受损。

三、肘关节和肘关节网

肘关节由肱骨下端及尺、桡骨上端形成。参与构成肘关节的骨骼前方呈凹面,后方呈凸面。关节前、后肌较发达,屈伸运动有力。两侧骨骼因无肌覆盖而显得突出。肘关节囊的前、后壁薄而松弛,适于大范围的屈伸运动。肘关节的两侧有坚强的侧副韧带保护,增加了关节的稳定性,避免向两侧脱位。肘关节的前方有许多血管、神经等重要结构通过,而后方除尺神经外无重要结构,故显露肘关节的手术多从后方入路。

(一)关节囊和韧带

关节囊的近端附着于冠突窝、桡窝和鹰嘴窝的上缘,以及肱骨滑车的内侧缘和肱骨小头的外侧缘;远端附着于尺骨滑车切迹关节面、鹰嘴和冠突的边缘,以及桡骨环状韧带。关节囊的前、后壁薄而松弛,两侧分别有桡侧副韧带和尺侧副韧带加强。此外尚有桡骨环状韧带包绕着桡骨头的环状关节面,将桡骨头紧紧束缚于尺骨桡切迹内。此韧带附着于尺骨桡切迹的前、后缘,形成一个上口大、下口小的杯状纤维环,容纳桡骨头在环内旋转而不易脱出。幼儿时期由于桡骨头发育不完善,环状韧带松弛,故在外力作用下有时可造成桡骨头半脱位。

(二)血液供应和神经支配

肘关节的血液供应来自肘关节网。神经分布来自正中神经、尺神经、桡神经和肌皮神经的分支。

(三)肘关节网

肘关节网 cubital articular rete 由肱动脉、桡动脉和尺动脉的分支相互吻合而成(图7-20)。肘关节网在关节的背侧发育较好,分为浅、深两层。浅层分布在肱三头肌的表面,深层位于肱三头肌肌腱与肘关节囊之间。肘关节网的主要吻合有4处。

1. **尺侧下副动脉与尺侧返动脉的吻合**　尺侧下副动脉由肱动脉发出后下行,分为前后两支。尺侧返动脉由尺动脉发出后上行,也分为前后两支。两支动脉的前支在内上髁前方吻合。

2. **尺侧上副动脉、尺侧下副动脉、尺侧返动脉的吻合**　尺侧上副动脉由肱动脉发出后,穿过臂内侧肌间隔,沿其背面下行,至内上髁与鹰嘴之间,与尺侧下副动脉的后支和尺侧返动脉的后支相吻合。

3. **桡侧副动脉与桡侧返动脉的吻合**　桡侧副动脉是肱深动脉的一条终支,在肱骨肌管内下行。桡侧返动脉由桡动脉分出后上行,在肘关节的外侧两条动脉互相吻合。

4. **中副动脉与骨间返动脉的吻合**　中副动脉为肱深动脉的另一条终支,在肱骨肌管内下行至肘关节。骨间返动脉由骨间后动脉发出后上行至肘肌深方,过鹰嘴与外上髁之间达肘关节后方,与中副动脉相吻合。

肘关节网构成了上肢动脉在肘关节周围的丰富的侧支循环。因此,在结扎肱动脉或其分支时,不致造成远端的缺血坏死。

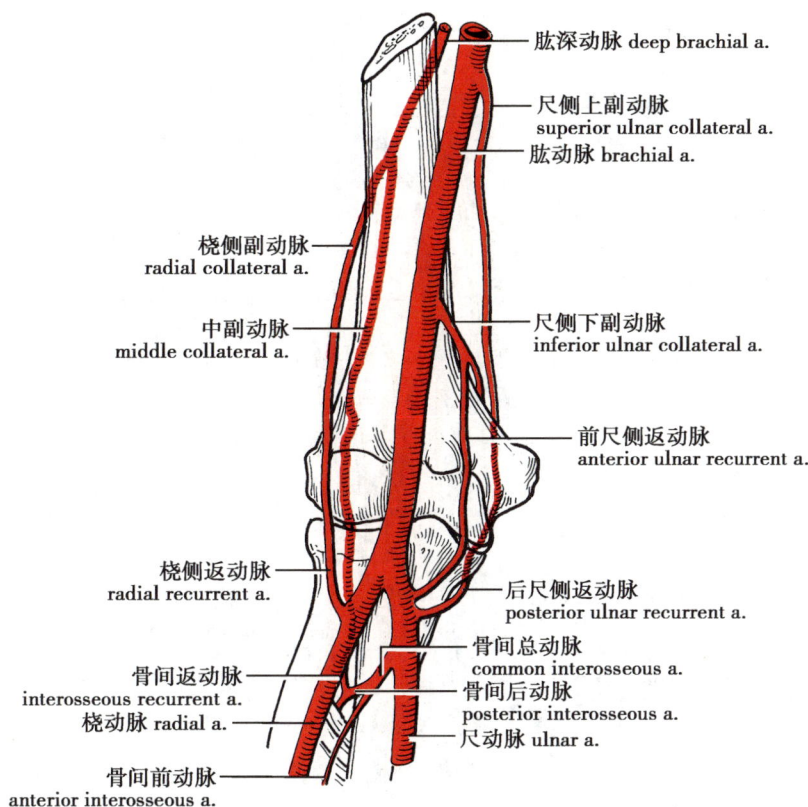

图 7-20　肘关节网

肱骨外上髁炎,又称为"网球肘",是肱骨外上髁处常见的慢性损伤性炎症,其特点是肘和肱骨外上髁疼痛,其损伤的机制是在前臂过度旋前或旋后位时,被动牵拉伸肌(握拳、屈腕)和主动收缩伸肌(伸腕)对肱骨外上髁处的伸肌腱附着点产生较大张力,造成慢性损伤。患者开门或拧毛巾时突然感觉疼痛,不能完成动作。"网球肘"多见于网球、羽毛球、乒乓球和击剑运动员,偶尔也可见于缺少体育活动的中、老年文职人员,因其肌缺乏锻炼,即使是短期提重物也可能出现这种损伤。

第五节　前　臂　部

前臂部介于肘部与手部之间。其上界即肘部下界,下界为尺、桡骨茎突近侧两横指的环形线。前臂部以尺、桡骨和前臂骨间膜为界,分为前臂前区和前臂后区。

一、前臂前区

前臂前区 anterior antebrachial region 指位于尺、桡骨和前臂骨间膜以前的部分,主要包括前臂肌前群、血管和神经等结构。

(一) 浅层结构

前臂前区皮肤较薄,移动度较大。浅筋膜中有较多的浅静脉和皮神经(图 7-21)。

1. 浅静脉

(1) 头静脉:起自手背静脉网的桡侧,经腕后区上行至前臂后面桡侧,继而从后面转至前面,沿前臂前面桡侧上行至肘前区。

(2) 贵要静脉:起自手背静脉网的尺侧,经腕后区上行至前臂后面尺侧,在肘部的远侧由后面转向前面,上行至肘前区。

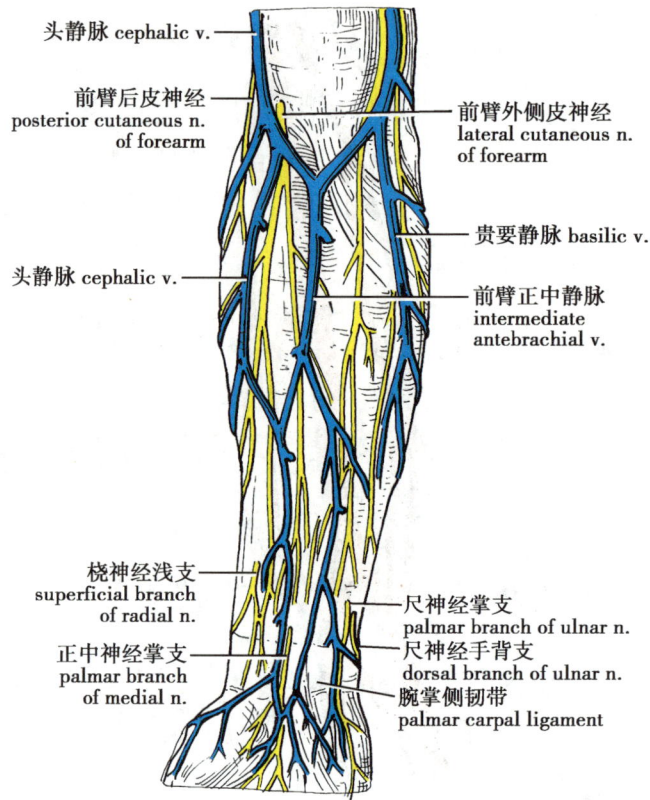

图 7-21　前臂前区浅层结构

（3）前臂正中静脉：管径和支数不恒定，引流手掌浅静脉丛的血液，沿前臂前面正中上行，注入肘正中静脉或贵要静脉。有时在肘的远侧分为两支，分别汇入上述两条静脉。

2. 皮神经

（1）前臂外侧皮神经：经肘正中静脉和头静脉的深面，沿前臂外侧下行，并分布于前臂前外侧皮肤。

（2）前臂内侧皮神经：在前臂分成前、后两支。前支较大，沿前臂内侧下行，分布于前臂内侧皮肤，后支沿前臂后内侧缘下行，分布于前臂后内侧部皮肤。

前臂内、外侧皮神经可作为神经移植体，用来修复损伤的周围神经。前臂内侧皮神经是仅次于腓肠神经的可供选择的移植体，具有足够的长度和外径。前臂外侧皮神经作为神经移植体，最先成功地用于手指神经移植；用带血管蒂的皮神经作为移植体，其功能恢复将会更好。前臂内侧皮神经的营养动脉多来源于喙肱肌支、肱二头肌支和肱动脉的臂丛支。前臂外侧皮神经的血液供应可来自肱桡肌支、桡侧腕屈肌支和旋前圆肌支，以及桡侧返动脉和桡动脉。

（二）深层结构

1. 深筋膜　前臂前区的深筋膜薄而韧，近肘部有肱二头肌腱膜加强，远侧延伸至腕前区。前臂前区的深筋膜伸入前、后肌群之间，形成前臂内、外侧肌间隔。

（1）前臂内侧肌间隔 medial antebrachial intermuscular septum：由前臂深筋膜形成，在前臂内侧缘伸入前臂肌前、后群之间，附着于尺骨鹰嘴和尺骨后缘。

（2）前臂外侧肌间隔 lateral antebrachial intermuscular septum：由前臂深筋膜形成，在前臂外侧缘伸入前臂肌前、后群之间，附着于桡骨。

2. 前臂前骨筋膜鞘 anterior osseofascial compartment of forearm　由前臂前区的深筋膜，前臂内、外侧肌间隔和尺骨，桡骨以及前臂骨间膜共同围成。鞘内有前臂肌前群，桡、尺侧血管神经束，骨间前血管神经束和正中神经等。

前臂前骨筋膜鞘内因容积骤减(敷料包扎过紧、局部严重受压)或内容物体积骤增(出血、毛细血管通透性增加)等原因引起的病变,称为前臂前骨筋膜鞘综合征(临床上称为前臂骨-筋膜室综合征),表现为前臂肌前群受累,以拇长屈肌、指深屈肌和旋前方肌挛缩最重;正中神经缺血,出现功能障碍;严重者所有屈指、屈拇及屈腕肌挛缩;正中神经和尺神经同时受损,其所支配的肌瘫痪,相应部位的皮肤感觉障碍,手部出现典型的屈腕、屈指畸形,呈现"爪形手"或"猿手"。

3. 前臂肌前群 共9块,分为4层(图7-22)。各肌的起止点、作用及神经支配见表7-3。

(1)第一层5块,从桡侧向尺侧依次为肱桡肌 brachioradialis、旋前圆肌 pronator teres、桡侧腕屈肌 flexor carpi radialis、掌长肌 palmaris longus 和尺侧腕屈肌 flexor carpi ulnaris。

(2)第二层1块,即指浅屈肌 flexor digitorum superficialis。

(3)第三层2块,桡侧有拇长屈肌 flexor pollicis longus,尺侧有指深屈肌 flexor digitorum profundus。

(4)第四层1块,即旋前方肌 pronator quadratus。

4. 血管神经束 前臂前区有4个血管神经束(图7-23)。

(1)桡侧血管神经束:由桡动脉及其2条伴行桡静脉、桡神经浅支组成,走行于前臂桡侧肌间隙内。

1)桡动脉:平桡骨颈高度自肱动脉分出后,其上1/3段走行于肱桡肌与旋前圆肌之间,下2/3段在肱桡肌腱与桡侧腕屈肌腱之间下行至腕部。肱桡肌尺侧缘是暴露桡动脉的标志。桡动脉在前臂远侧段位于肱桡肌腱的尺侧,位置表浅,是触摸脉搏的部位。桡动脉在起始部发出桡侧返动脉,在桡神经深、浅两支之间上行于肱桡肌后方,营养邻近诸肌,并参与肘关节网的形成。

2)桡静脉 radial vein:有2条,较细,始终与桡动脉伴行。

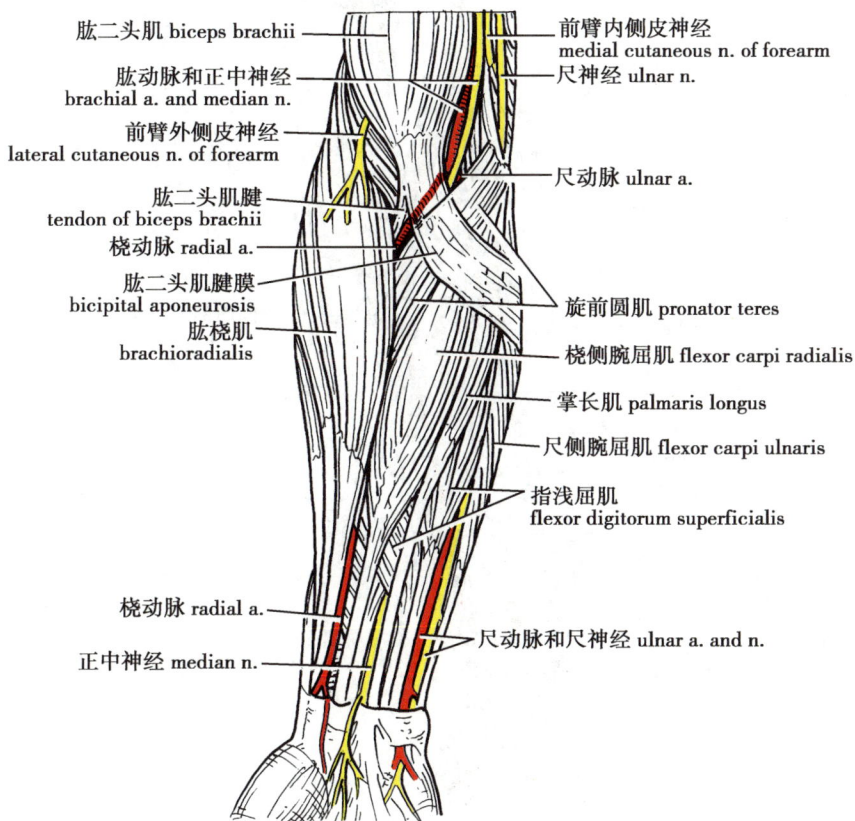

图 7-22 前臂前区浅层肌

表 7-3 前臂肌前群

名称	起点	止点	作用	神经支配
肱桡肌	肱骨外上髁上方	桡骨茎突	屈肘关节、前臂旋前时可旋后	桡神经（$C_{5\sim6}$）
旋前圆肌	浅头：肱骨内上髁、前臂筋膜 深头：尺骨冠突	桡骨中部前外侧面	屈肘、前臂旋前	正中神经（$C_{6\sim7}$）
桡侧腕屈肌	肱骨内上髁、前臂筋膜	第 2 掌骨底前面	屈肘、屈腕、手外展	正中神经（$C_{6\sim7}$）
掌长肌	肱骨内上髁、前臂筋膜	掌腱膜	屈腕、紧张掌腱膜	正中神经（$C_{7\sim8}$）
尺侧腕屈肌	肱骨内上髁、尺骨上份后缘	豌豆骨	屈腕、手内收	尺神经（$C_{7}\sim T_{1}$）
指浅屈肌	肱骨内上髁、尺骨和桡骨前面	第 2~5 指中节指骨体的两侧	屈腕、屈掌指关节、屈近侧指间关节	正中神经（$C_{8}\sim T_{1}$）
拇长屈肌	桡骨中 1/3、前臂骨间膜前面	拇指末节指骨底	屈腕、屈拇指掌指关节、屈拇指指间关节	正中神经（$C_{7\sim8}$）
指深屈肌	尺骨上份前面、前臂骨间膜	第 2~5 节末节指骨底	屈腕、屈掌指关节、屈远侧指间关节	正中神经和尺神经（$C_{8}\sim T_{1}$）
旋前方肌	尺骨远侧 1/4 前面	桡侧远侧 1/4 前面	前臂旋前	正中神经（$C_{7\sim8}$）

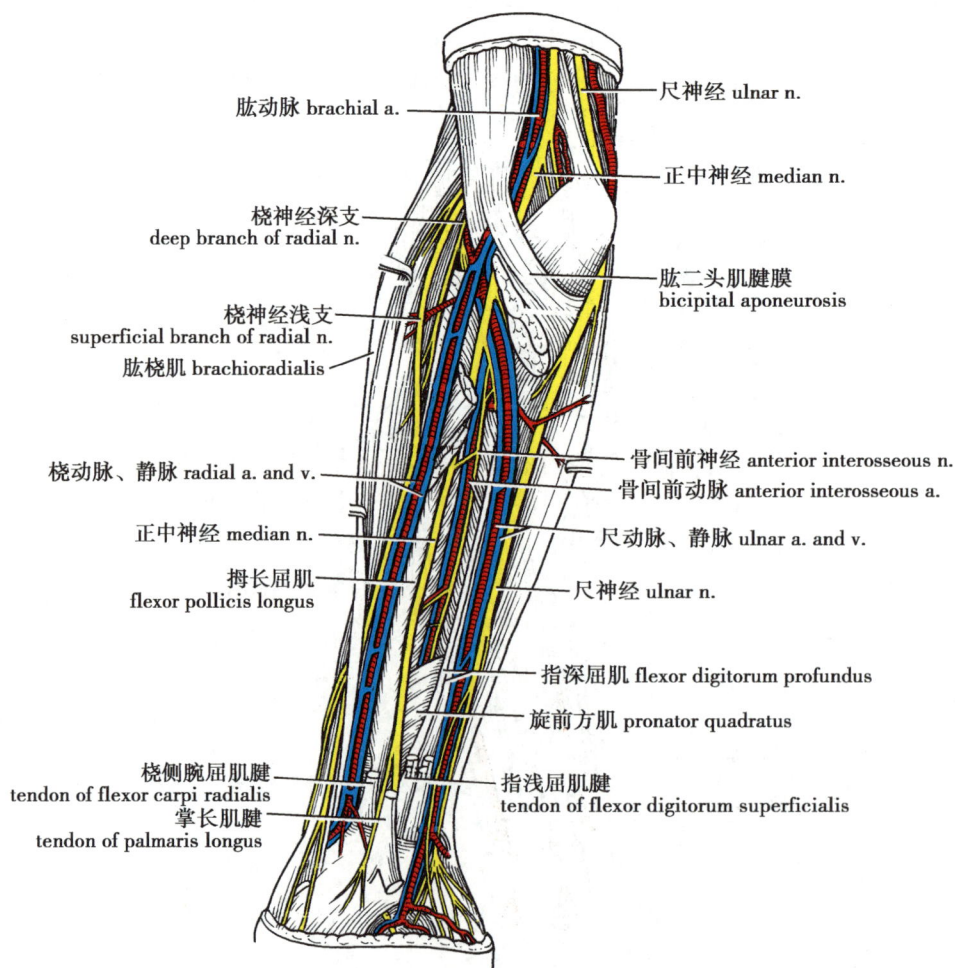

肱动脉 brachial a.

桡神经深支 deep branch of radial n.

桡神经浅支 superficial branch of radial n.

肱桡肌 brachioradialis

桡动脉、静脉 radial a. and v.

正中神经 median n.

拇长屈肌 flexor pollicis longus

桡侧腕屈肌腱 tendon of flexor carpi radialis

掌长肌腱 tendon of palmaris longus

尺神经 ulnar n.

正中神经 median n.

肱二头肌腱膜 bicipital aponeurosis

骨间前神经 anterior interosseous n.

骨间前动脉 anterior interosseous a.

尺动脉、静脉 ulnar a. and v.

尺神经 ulnar n.

指深屈肌 flexor digitorum profundus

旋前方肌 pronator quadratus

指浅屈肌腱 tendon of flexor digitorum superficialis

图 7-23 前臂前区血管与神经

3）桡神经浅支 superficial branch of radial nerve：行于肱桡肌的深面。在前臂上 1/3 段走行于桡动脉的外侧，两者相距较远。在前臂的中 1/3 段两者相伴而行，神经仍走行于外侧。至前臂远侧 1/3 段两者又分开，桡神经浅支经肱桡肌肌腱深面、桡侧腕长伸肌肌腱浅面转至前臂后区。

（2）尺侧血管神经束：由尺动、静脉及尺神经组成。

1）尺动脉：经旋前圆肌深面，进入前臂前区。在前臂上 1/3 段，走行于指浅屈肌深面，在下 2/3 段位于尺侧腕屈肌与指浅屈肌之间。尺动脉上端发出骨间总动脉 common interosseous artery 和尺侧返动脉。骨间总动脉短而粗，又分为骨间前动脉和骨间后动脉。尺侧返动脉分前、后两支，向上返行，分支营养邻近诸肌，也参与肘关节网的形成。

2）尺静脉 ulnar vein：有 2 条，与尺动脉伴行，引流掌深静脉弓的血液，并在腕部附近与浅静脉相交通。

3）尺神经：从尺侧腕屈肌两头之间进入前臂前区尺侧，沿指深屈肌表面下行，在前臂的上半部，被尺侧腕屈肌遮盖，与尺动、静脉相距较远。在前臂的下半部，位于尺侧腕屈肌的桡侧，并与尺动、静脉伴行。尺神经始终走行于尺动、静脉的尺侧，发出肌支支配尺侧腕屈肌、指深屈肌尺侧半。在桡腕关节近侧约 5cm 处发出尺神经手背支 dorsal branch of ulnar nerve，经尺侧腕屈肌腱深面转入腕后区，分布于手背及手指皮肤。尺神经约在前臂中点发出尺神经掌支 palmar branch of ulnar nerve，沿尺动脉前方下降至腕前区，分布于掌尺侧皮肤和掌短肌。

（3）正中血管神经束：由正中神经及其伴行血管组成。

1）正中动脉 median artery：自骨间前动脉发出，多数为一细小的分支。较粗大的正中动脉约占 3.47%，78.6% 的正中动脉参与掌浅弓的构成。正中动脉伴随正中神经下降，分支供应正中神经。

2）正中静脉 median vein：与同名动脉伴行。

3）正中神经：自肘窝向下穿旋前圆肌的两头之间，在此发出骨间前神经后，于指浅、深屈肌之间下行，在腕近侧区位于指浅屈肌腱和桡侧腕屈肌腱之间，掌长肌腱的深面。掌长肌腱长而细，手术中应注意二者的区分。正中神经在前臂发出肌支支配旋前圆肌、桡侧腕屈肌、掌长肌、指浅屈肌，这些肌支均由正中神经的尺侧发出，故在其桡侧进行手术操作较安全。

（4）骨间前血管神经束：由骨间前血管和神经组成。

1）骨间前动脉 anterior interosseous artery：自骨间总动脉分出后，在拇长屈肌和指深屈肌之间，沿前臂骨间膜前面下行，分支营养尺、桡骨及邻近诸肌（图 7-23）。

2）骨间前静脉 anterior interosseous vein：伴同名动脉走行。

3）骨间前神经 anterior interosseous nerve：在正中神经穿旋前圆肌两头之间处，从神经干的背侧发出，沿前臂骨间膜的前方、拇长屈肌和指深屈肌之间下行，至旋前方肌深面，进入并支配该肌，还发出分支支配拇长屈肌和指深屈肌桡侧半。

5. 前臂屈肌后间隙 posterior space of antebrachial flexor　为位于前臂远侧 1/4 段的潜在性间隙，在指深屈肌肌腱和拇长屈肌肌腱的后方，旋前方肌的前方，其内侧界为尺侧腕屈肌和前臂筋膜，外侧界为桡侧腕屈肌和前臂筋膜。向远侧经腕管与掌中间隙相通。当前臂远侧段或手掌间隙感染时，炎症可经此间隙互相蔓延。

二、前臂后区

前臂后区 posterior antebrachial region 指位于尺、桡骨和前臂骨间膜以后的部分，主要包括前臂肌后群、血管和神经等结构。

（一）浅层结构

皮肤较厚，移动性小；浅筋膜不发达，内有头静脉和贵要静脉的主干及其属支。头静脉和贵要静脉分别沿前臂后区远端的桡侧和尺侧上行，并转入前臂前区的浅筋膜内。前臂后皮神经经肘关节外侧进入前臂后面，分支分布于前臂后区直至腕后区的皮肤，与前臂内侧皮神经和前臂外侧皮神经的分支有交通（图 7-24）。

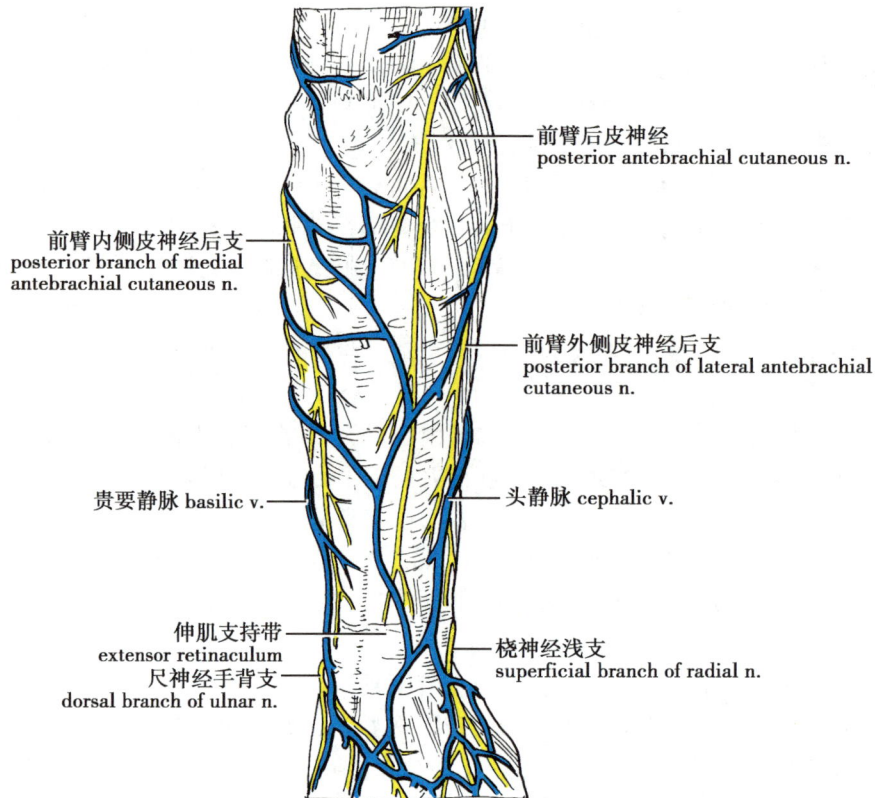

图 7-24 前臂后区浅层结构

（二）深层结构

1. **深筋膜** 厚而坚韧，近侧部有肱三头肌肌腱增强，远侧部延伸至腕后区。

2. **前臂后骨筋膜鞘 posterior osseofascial compartment of forearm** 由前臂后区深筋膜、前臂内、外侧肌间隔和尺骨，桡骨以及前臂骨间膜共同围成，其内有前臂肌后群和骨间后血管神经束等。

3. **前臂肌后群** 共 10 块，分两层（图 7-25）。各肌的起止点及作用等见表 7-4。

（1）浅层：有 5 块，自桡侧向尺侧依次为桡侧腕长伸肌 extensor carpi radialis longus、桡侧腕短伸肌 extensor carpi radialis brevis、指伸肌 extensor digitorum、小指伸肌 extensor digiti minimi 和尺侧腕伸肌 extensor carpi ulnaris。

（2）深层：有 5 块，各肌接近平行排列，从桡侧向尺侧依次为旋后肌 supinator、拇长展肌 abductor pollicis longus、拇短伸肌 extensor pollicis brevis、拇长伸肌 extensor pollicis longus 和示指伸肌 extensor indicis。

4. **骨间后血管神经束** 由骨间后动、静脉和神经组成（图 7-25）。

（1）骨间后动脉 posterior interosseous artery：自骨间总动脉分出后，立即经骨间膜上缘进入前臂后区，在浅、深两层肌之间下行，分支营养邻近诸肌，并发出骨间返动脉向上返行，参与构成肘关节网。

（2）骨间后静脉 posterior interosseous vein：伴随骨间后动脉走行。

（3）桡神经深支 deep branch of radial nerve 和骨间后神经 posterior interosseous nerve：自肱骨外上髁前方由桡神经分出后，向下后走行，并发出分支支配桡侧腕长、短伸肌和旋后肌，之后穿入旋后肌。桡神经深支穿出旋后肌之后，改名为骨间后神经，伴随骨间后动、静脉走行，下行于浅、深层肌之间，发出分支支配前臂后群诸肌。

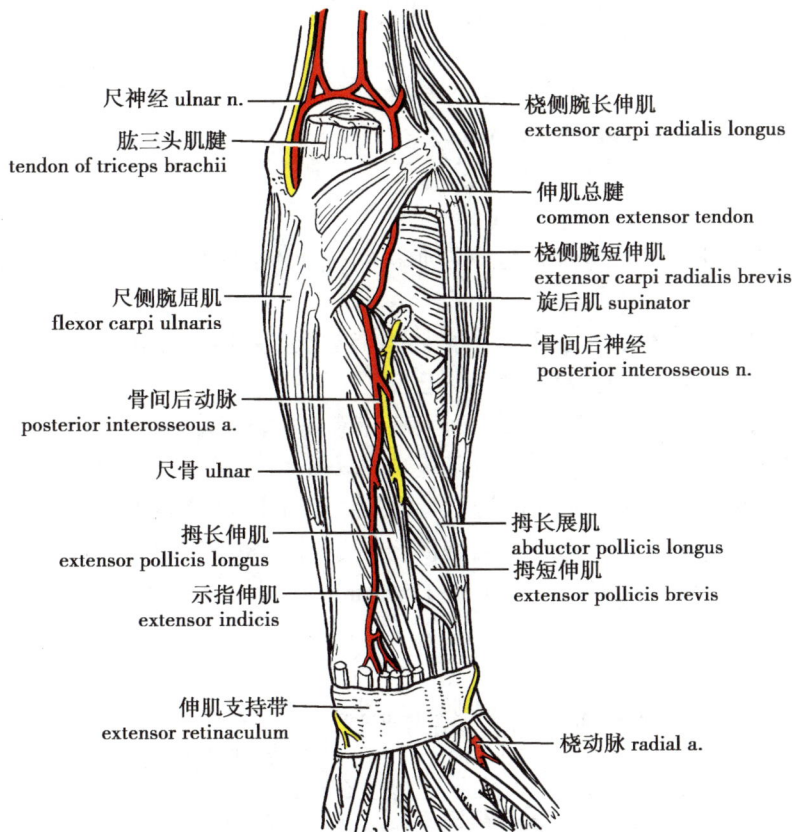

图 7-25　前臂后区深层结构

表 7-4　前臂肌后群

名称	起点	止点	作用	神经支配
桡侧腕长伸肌	肱骨外上髁	第 2 掌骨底背面	伸、外展腕关节	桡神经（$C_{6\sim7}$）
桡侧腕短伸肌	肱骨外上髁	第 3 掌骨底背面	伸腕关节	桡神经（$C_{7\sim8}$）
指伸肌	肱骨外上髁	第 2~5 指中节和远节指骨底	伸指、伸腕	桡神经（$C_{7\sim8}$）
小指伸肌	肱骨外上髁	小指指背腱膜	伸小指、伸腕	桡神经（$C_{7\sim8}$）
尺侧腕伸肌	肱骨外上髁	第 5 掌骨底	伸、内收腕关节	桡神经（$C_{7\sim8}$）
旋后肌	肱骨外上髁、尺骨	桡骨前面上 1/3	前臂旋后	桡神经（$C_{6\sim7}$）
拇长展肌	桡骨、尺骨和前臂骨间膜背面	第 1 掌骨底	外展拇指及腕关节	桡神经（$C_{7\sim8}$）
拇短伸肌	桡骨、尺骨和前臂骨间膜背面	拇指近节指骨底	伸拇掌指关节	桡神经（$C_{7\sim8}$）
拇长伸肌	桡骨、尺骨和前臂骨间膜背面	拇指远节指骨底	伸拇指	桡神经（$C_{7\sim8}$）
示指伸肌	桡骨、尺骨和前臂骨间膜背面	示指中节指骨底	伸示指	桡神经（$C_{7\sim8}$）

NOTES

第六节　腕　与　手

腕 wrist 是前臂和手之间的移行区,其上界为尺、桡骨茎突近侧两横指的环线,下界相当于屈肌支持带下缘水平。手分为手掌、手背和手指 3 部分。

一、腕

腕是前臂屈、伸肌腱、血管和神经到达手的通路,可分为腕前区与腕后区。

(一)腕前区

1. 浅层结构　皮肤薄而松弛,表面有 3 条皮肤横纹;浅筋膜内脂肪组织少,内有正中神经掌(皮)支,前臂内、外侧皮神经的分支及浅静脉和浅淋巴管。

2. 深层结构　腕前区深筋膜增厚形成腕掌侧韧带和屈肌支持带。

(1)腕掌侧韧带 volar carpal ligament:位于腕横纹深部,由前臂深筋膜增厚形成,覆盖于前臂屈肌腱表面,两侧与腕背侧的伸肌支持带相延续。对前臂屈肌腱有固定、保护和支持作用(图 7-26)。

(2)屈肌支持带 flexor retinaculum:又名腕横韧带,位于腕掌侧韧带的远侧深面,厚而坚韧,是由致密结缔组织构成的带状结构,长 2.5~3cm,宽 1.5~2cm,其尺侧端附于豌豆骨和钩骨钩,桡侧端附于手舟骨和大多角骨结节(图 7-26)。

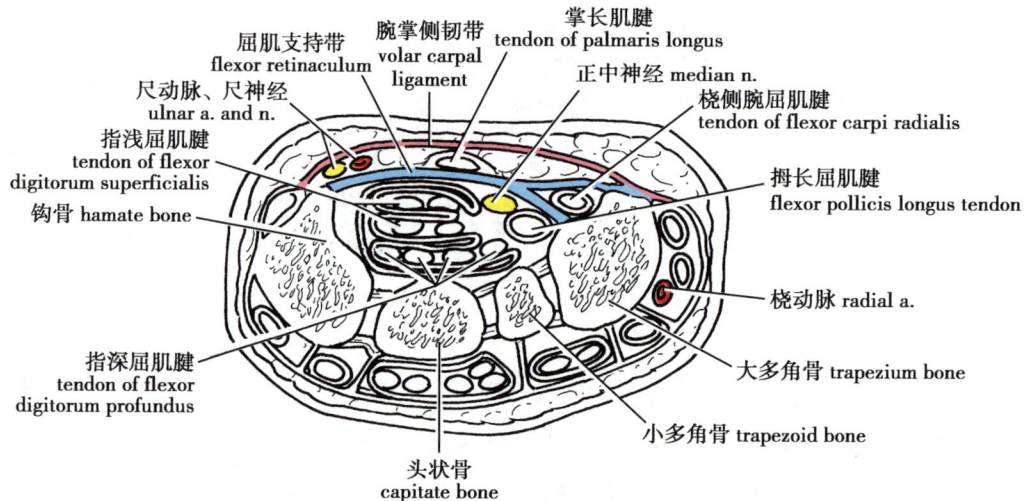

图 7-26　腕横断面

(3)腕尺侧管 ulnar carpal canal:为腕掌侧韧带远侧部与屈肌支持带尺侧部间形成的间隙,内有尺神经和尺动、静脉通过。

(4)腕桡侧管 radial carpal canal:屈肌支持带桡侧端分两层附于舟骨结节和大多角骨结节,其间的间隙称为腕桡侧管,内有桡侧腕屈肌腱及其腱鞘通过。

(5)腕管 carpal canal:由屈肌支持带与腕骨沟共同围成。管内有指浅、深屈肌腱及屈肌总腱鞘、拇长屈肌腱及其腱鞘和正中神经通过。正中神经紧贴屈肌支持带深面,居拇长屈肌腱与至示指的指浅屈肌腱之间。屈肌总腱鞘 common flexor sheath(尺侧囊)包裹指浅、深屈肌腱,并与小指滑膜鞘相通。拇长屈肌腱鞘 tendinous sheath of flexor pollicis longus(桡侧囊)包裹拇长屈肌腱,并与拇指的指滑膜鞘相通(图 7-26,图 7-27)。

正常情况下,腕管对通过其内的屈指肌腱和神经起着保护作用。但腕管为狭窄、坚韧的骨纤维隧道,缺乏延展性和缓冲作用,因腕骨骨折、月骨脱位、腕横韧带增厚、腱滑膜鞘肿胀和肿瘤等因素所引起的腕管内压力增高,压迫正中神经,将出现腕管综合征,主要表现为手部正中神经支配区疼痛、麻木、鱼际肌无力或进行性萎缩。

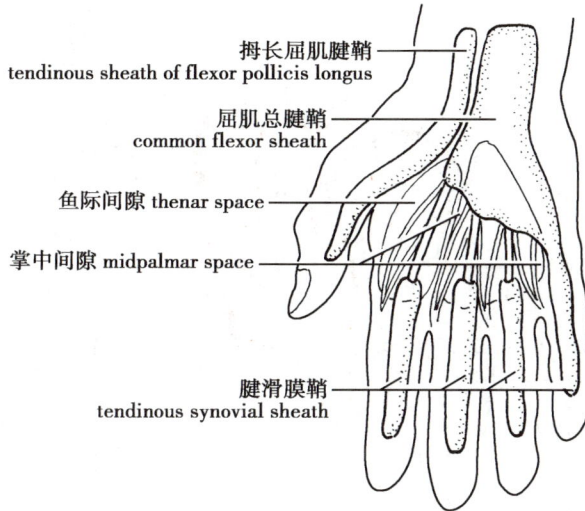

拇长屈肌腱鞘
tendinous sheath of flexor pollicis longus

屈肌总腱鞘
common flexor sheath

鱼际间隙 thenar space

掌中间隙 midpalmar space

腱滑膜鞘
tendinous synovial sheath

图 7-27　屈肌总腱鞘、拇长屈肌腱鞘

（6）桡动脉及桡静脉：在腕前区位于肱桡肌与桡侧腕屈肌腱之间。桡动脉绕桡骨茎突下方，经桡侧副韧带和拇长展肌腱、拇短伸肌腱之间达腕后区。桡动脉平桡骨茎突水平发出掌浅支，向下经鱼际肌表面或穿鱼际肌入手掌。桡静脉有两条，与桡动脉伴行。

（7）掌长肌腱：细而表浅，经屈肌支持带的浅面下行入手掌，续为掌腱膜 palmar aponeurosis。

（8）腕掌网：位于旋前方肌远侧缘与掌骨底之间、屈肌总腱鞘和拇长屈肌腱鞘的深面。由骨间前动脉的掌侧终支、桡动脉腕掌支、尺动脉腕掌支以及掌深弓发出的近侧返支吻合而成。分支供应桡骨远端、腕骨和腕关节囊（图 7-28）。

（二）腕后区

1. 浅层结构　皮肤较腕前区厚，浅筋膜疏松，内有浅静脉、浅淋巴管及皮神经。起始于手背静脉网的头静脉和贵要静脉分别位于腕后区桡侧和尺侧的浅筋膜内。桡神经浅支与头静脉伴行，越过伸肌支持带的浅面下行至手背。尺神经手背支在腕关节尺侧上方由尺神经分出，在腕后区与贵要静脉起始部伴行，在浅筋膜内下行至手背。腕后区正中部有前臂后皮神经的末支分布（图 7-29）。

2. 深层结构

（1）伸肌支持带 extensor retinaculum：又名腕背侧韧带，由腕背部深筋膜增厚形成，其内侧附于尺骨茎突和三角骨，外侧附于桡骨远端外侧缘。伸肌支持带向深方发出 5 个纤维隔附于尺、桡骨背面，形成 6 个骨纤维管，前臂肌后群的肌腱及腱鞘通过相应的骨纤维管（图 7-30）。

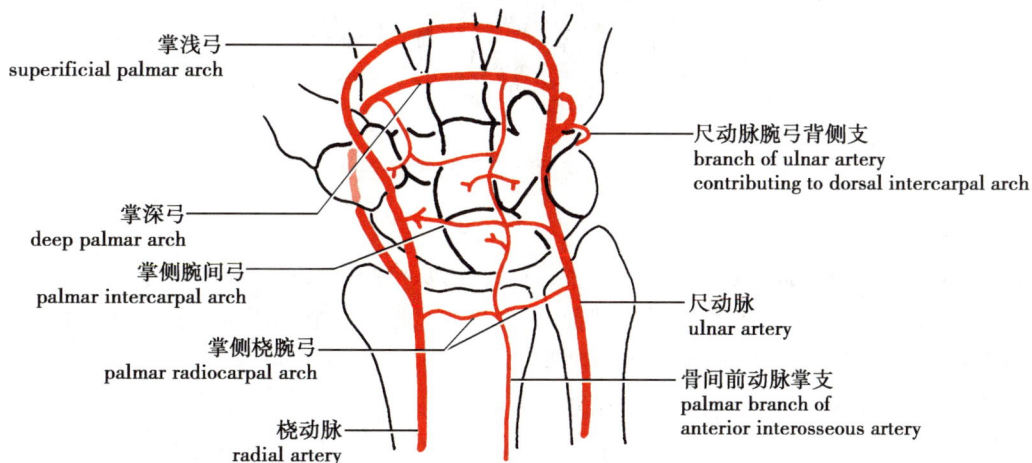

掌浅弓
superificial palmar arch

掌深弓
deep palmar arch

掌侧腕间弓
palmar intercarpal arch

掌侧桡腕弓
palmar radiocarpal arch

桡动脉
radial artery

尺动脉腕弓背侧支
branch of ulnar artery
contributing to dorsal intercarpal arch

尺动脉
ulnar artery

骨间前动脉掌支
palmar branch of
anterior interosseous artery

A. 手掌面观

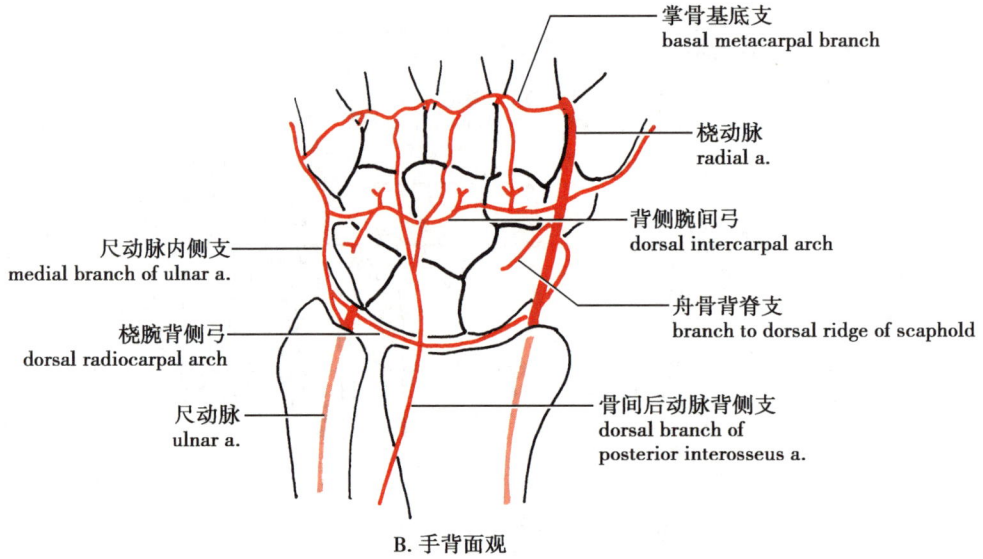

图 7-28　腕部血供

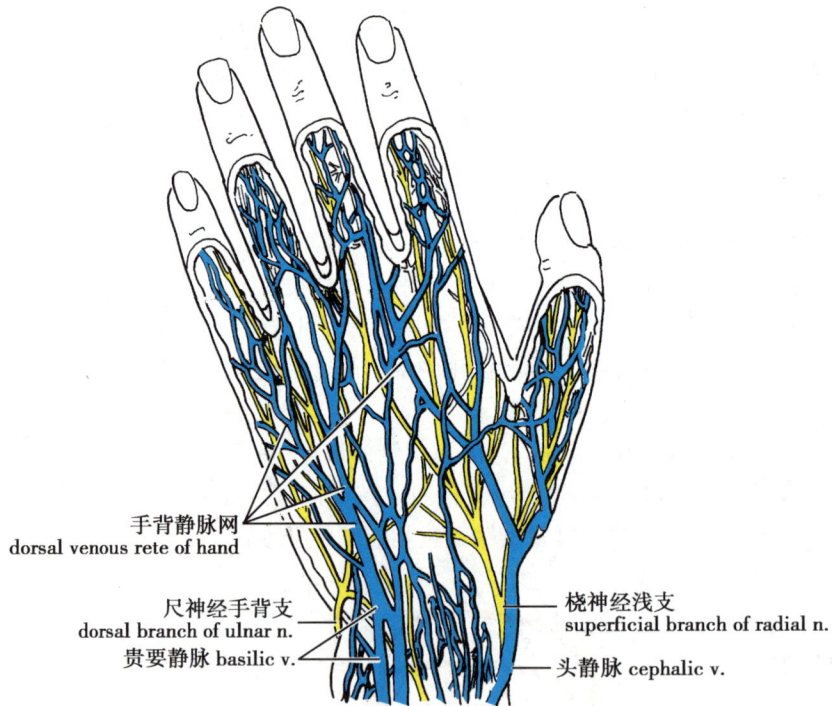

图 7-29　腕后区及手背浅层结构

　　（2）腕伸肌腱：9条伸肌腱通过腕后区的各骨纤维管，从桡侧向尺侧依次排列为：①拇长展肌和拇短伸肌腱及腱鞘；②桡侧腕长、短伸肌腱及腱鞘；③拇长伸肌腱及腱鞘；④指伸肌腱与示指伸肌腱及腱鞘；⑤小指伸肌腱及腱鞘；⑥尺侧腕伸肌腱及腱鞘（图7-30）。

　　（3）鼻烟窝：在腕和手背桡侧，当拇指充分外展和后伸时，有一尖向拇指的三角形凹陷（图7-31）。鼻烟窝的境界、内容见本章第一节。舟骨骨折时，鼻烟窝可因肿胀而消失，且伴有压痛。此处也是切开拇伸肌腱鞘、结扎桡动脉的适宜部位。

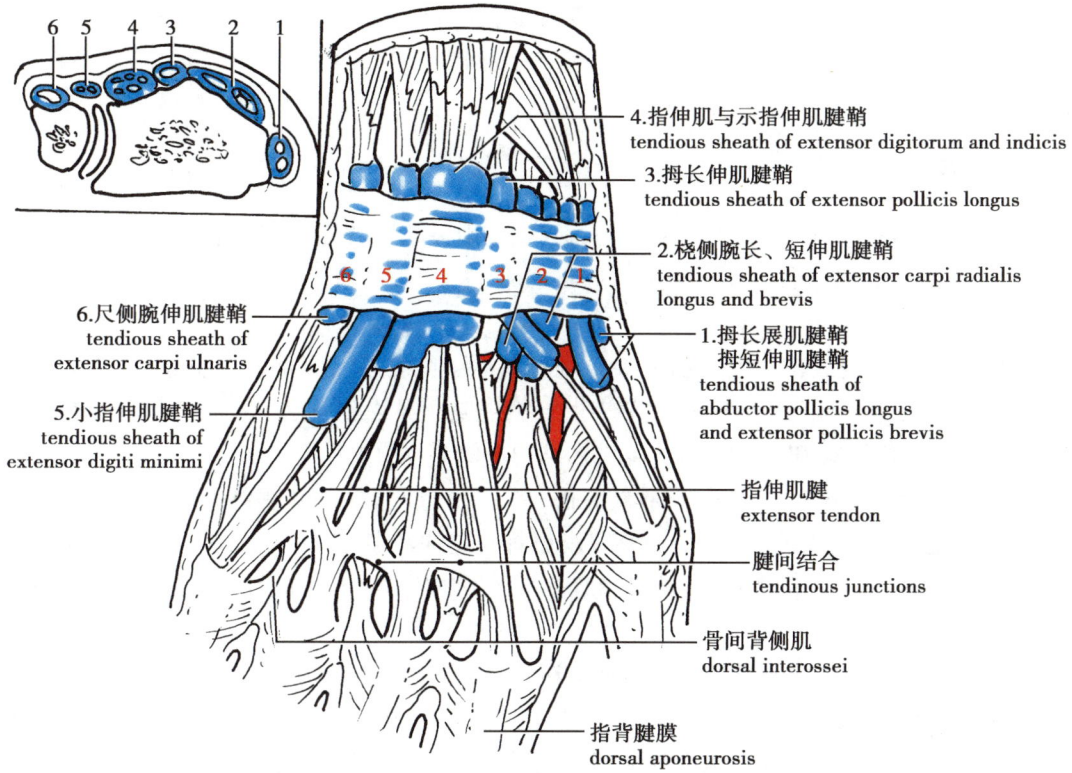

4.指伸肌与示指伸肌腱鞘
tendious sheath of extensor digitorum and indicis

3.拇长伸肌腱鞘
tendious sheath of extensor pollicis longus

2.桡侧腕长、短伸肌腱鞘
tendious sheath of extensor carpi radialis longus and brevis

1.拇长展肌腱鞘
拇短伸肌腱鞘
tendious sheath of abductor pollicis longus and extensor pollicis brevis

6.尺侧腕伸肌腱鞘
tendious sheath of extensor carpi ulnaris

5.小指伸肌腱鞘
tendious sheath of extensor digiti minimi

指伸肌腱
extensor tendon

腱间结合
tendinous junctions

骨间背侧肌
dorsal interossei

指背腱膜
dorsal aponeurosis

图 7-30　腕后区及手背深层结构

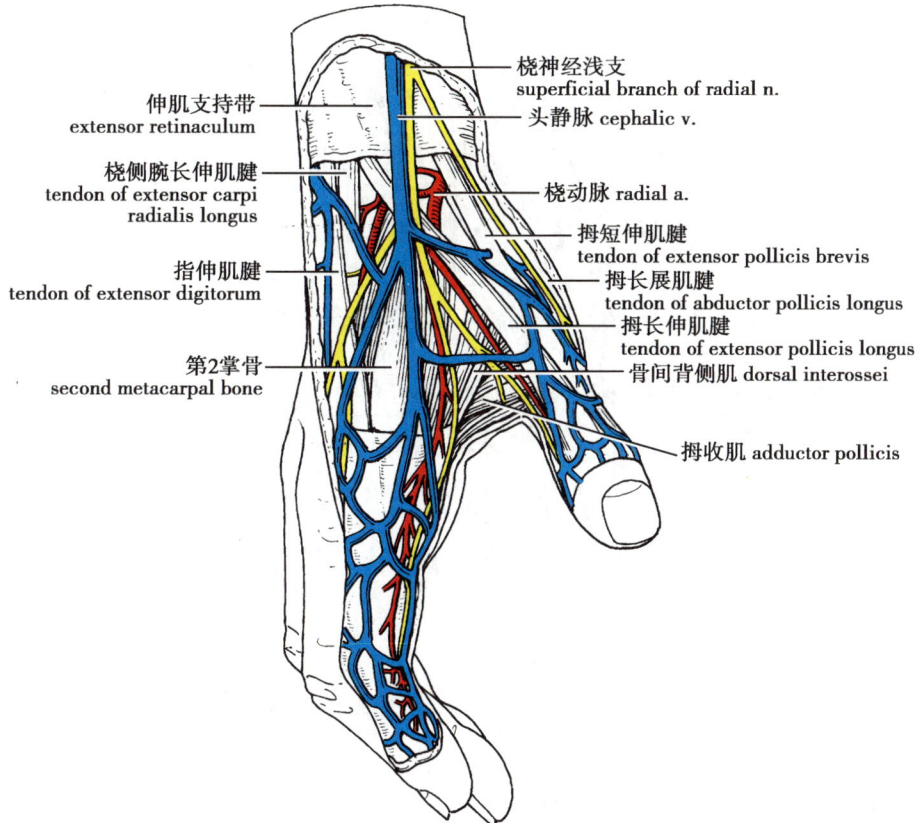

伸肌支持带
extensor retinaculum

桡侧腕长伸肌腱
tendon of extensor carpi radialis longus

指伸肌腱
tendon of extensor digitorum

第2掌骨
second metacarpal bone

桡神经浅支
superficial branch of radial n.

头静脉 cephalic v.

桡动脉 radial a.

拇短伸肌腱
tendon of extensor pollicis brevis

拇长展肌腱
tendon of abductor pollicis longus

拇长伸肌腱
tendon of extensor pollicis longus

骨间背侧肌 dorsal interossei

拇收肌 adductor pollicis

图 7-31　解剖学鼻烟窝

（4）腕背网 dorsal carpal rete：位于伸肌腱深面，由骨间前、后动脉的末支，桡动脉腕背支，尺动脉腕背支和掌深弓发出的近侧穿支相互吻合而成。腕背网发出 2、3、4 掌背动脉，走行于手背深层结构内（图 7-28）。

二、手掌

手掌 palm of hand 呈四边形，是腕和指的过渡区，其中央部呈三角形凹陷，称掌心。掌心两侧呈鱼腹状的隆起分别称为鱼际 thenar 和小鱼际 hypothenar。

（一）浅层结构

1. **皮肤** 鱼际处皮肤较薄，掌心及小鱼际处较厚。汗腺丰富，无毛囊及皮脂腺，缺乏弹性。其表面有较厚的角化层，对理化刺激、机械摩擦有耐受力，能阻止异物和病原体入侵。因手掌皮肤缺乏弹性，不宜移动，手术修复缺损时较难对合，需选用结构近似部位的皮片植皮修复。

2. **浅筋膜** 鱼际、小鱼际处的浅筋膜较疏松，掌心处较致密，内有许多纤维隔将皮肤与掌腱膜紧密连接，并将浅筋膜分割成无数间隔，浅血管、淋巴管及皮神经穿行其中。浅筋膜内的脂肪组织形成海绵状的皮下脂肪垫，对深面的血管、神经和肌腱有保护作用，并可增加手的抓握能力。浅筋膜内的主要结构包括：

（1）尺神经掌（皮）支：自腕掌侧韧带近侧穿深筋膜浅出，分布于小鱼际皮肤（图 7-32）。

（2）正中神经掌（皮）支：于屈肌支持带上缘自正中神经分出，经屈肌支持带浅面穿出深筋膜，分为内侧支和外侧支。内侧支分布于手掌中部皮肤，与尺神经掌（皮）支吻合；外侧支分布于鱼际皮肤（图 7-32）。

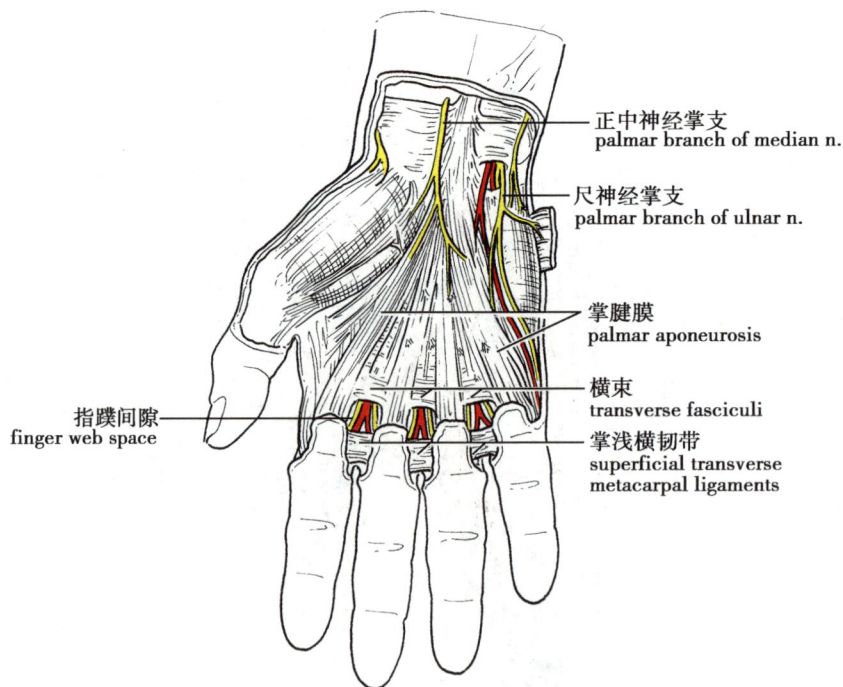

图 7-32　手掌的皮神经、掌腱膜及指蹼间隙

（3）第 1 指背神经：发自桡神经浅支，分布于鱼际外侧皮肤。

（4）掌短肌 palmaris brevis：属于退化的皮肌，位于小鱼际近侧部的浅筋膜内，对浅筋膜有固定作用，并可保护其深面的尺神经和血管。

（二）深层结构

1. 深筋膜　可分为浅、深两层。

（1）浅层：覆盖鱼际肌、小鱼际肌和掌心指屈肌腱的浅面，是一层致密结缔组织膜。鱼际筋膜 thenar fascia 和小鱼际筋膜 hypothenar fascia 分别被覆鱼际肌、小鱼际肌表面。掌腱膜 palmar aponeurosis 是由浅面的纵行纤维和深面的横行纤维组成的腱膜性结构，位于手掌中央部，覆盖于掌浅弓及指浅屈肌腱的浅面，厚而坚韧，略呈三角形，尖向近侧，在屈肌支持带浅面与掌长肌腱相连，远侧部分成 4 束纵行纤维，行于第 2~5 指末节指骨，与各指的指纤维鞘和掌指关节的侧副韧带相连，附于近节指骨底两侧（图 7-32）。在掌骨头处，掌腱膜深层的横行纤维与其向远端发出的 4 束纵行纤维之间，围成 3 个纤维间隙，称指蹼间隙 finger web space，内含丰富的脂肪，以及自手掌至手指的血管、神经，是手掌、手背和手指互相交通的渠道（图 7-32）。掌腱膜如发生增殖性纤维变性，可引起掌腱膜挛缩症（Dupuytren 挛缩），治疗时需切开或切除掌腱膜。指蹼间隙的感染多见于刺伤、继发感染（如水疱、皲裂）、手掌间隙感染扩散。因掌侧皮肤较背侧厚、浅筋膜致密，指蹼间隙感染时手背侧红肿较掌侧明显。

（2）深层：覆盖于掌骨、骨间掌侧肌及拇收肌表面，较浅层薄弱。分为骨间掌侧筋膜和拇收肌筋膜。骨间掌侧筋膜 palmar interosseous fascia 覆盖于骨间掌侧肌和掌骨表面，位于指深屈肌腱的深方。拇收肌筋膜 fascia of adductor pollicis 由骨间掌侧筋膜在第 3 掌骨前面向桡侧分出并覆盖于拇收肌表面（图 7-33）。

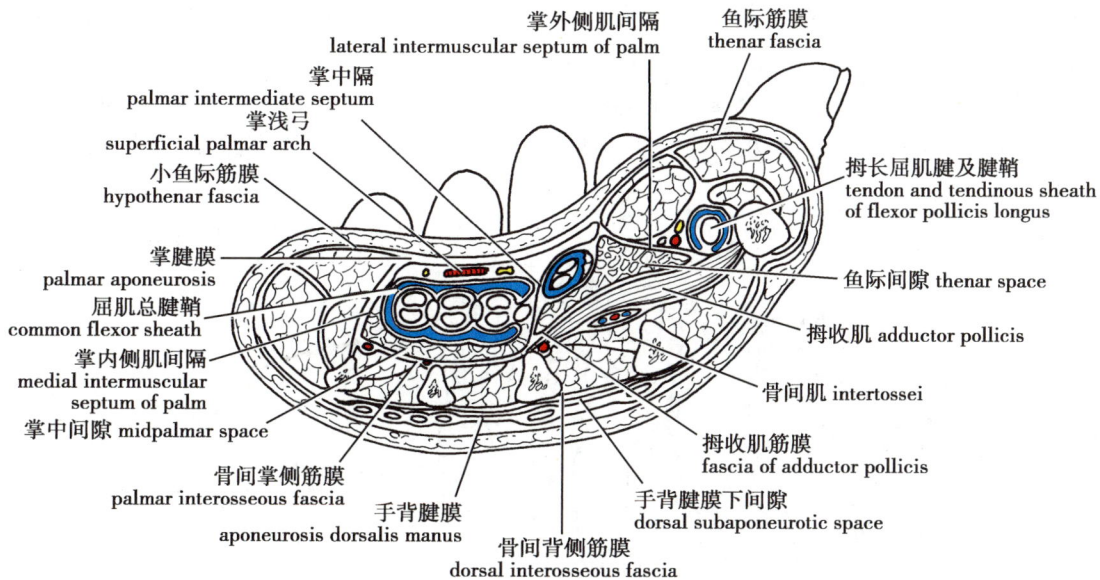

图 7-33　手骨筋膜鞘及内容

2. 骨筋膜鞘　由深筋膜浅、深两层，掌内、外侧肌间隔和第 1、5 掌骨形成 3 个骨筋膜鞘，即外侧鞘、中间鞘和内侧鞘。掌外侧肌间隔 lateral intermuscular septum of palm 起于掌腱膜外侧缘，经鱼际肌和示指屈肌腱之间向深面附于第 1 掌骨；掌内侧肌间隔 medial intermuscular septum of palm 起于掌腱膜内侧缘，经小鱼际和小指屈肌腱之间向深面附于第 5 掌骨（图 7-33）。

（1）外侧鞘 lateral compartment：又名鱼际鞘，由鱼际筋膜、掌外侧肌间隔和第 1 掌骨围成。内有除拇收肌以外的鱼际肌、拇长屈肌腱及腱鞘、至拇指的血管、神经等。

（2）中间鞘 intermediate compartment：由掌腱膜，掌内、外侧肌间隔，骨间掌侧筋膜内侧半及拇收肌筋膜共同围成。内有指浅、深屈肌的 8 条肌腱、4 块蚓状肌、屈肌总腱鞘、掌浅弓及其分支和神经等。

（3）内侧鞘 medial compartment：又名小鱼际鞘，由小鱼际筋膜、掌内侧肌间隔和第 5 掌骨围成。内有除掌短肌以外的小鱼际肌和至小指的血管、神经等。

（4）拇收肌鞘 compartment of adductor pollicis：位于中间鞘的后外侧，由拇收肌筋膜、骨间掌侧筋膜、第 1 掌骨、第 3 掌骨共同围成，容纳拇收肌。拇收肌与骨间掌侧筋膜之间有潜在的腔隙，称拇收肌后间隙 posterior space of adductor pollicis。

3. **筋膜间隙**   位于中间鞘内，由掌中隔将其分为外侧的鱼际间隙和内侧的掌中间隙（图 7-33）。掌中隔 palmar intermediate septum 发自掌腱膜外侧缘，包绕示指屈肌腱和第 1 蚓状肌，向后附于第 3 掌骨前缘。

（1）掌中间隙 midpalmar space：位于中间鞘尺侧半的深部。前界为中指、环指和小指屈肌腱、第 2~4 蚓状肌和手掌的血管、神经；后界为掌中隔后部，第 3、4 掌骨和骨间掌侧筋膜；内侧界为掌内侧肌间隔，外侧界为掌中隔后部。掌中间隙向远侧经第 2~4 蚓状肌鞘及中间和内侧的指蹼间隙与第 3~5 指背相通。掌中间隙的近侧经腕管与前臂屈肌后间隙相交通。因掌骨骨髓炎、掌指关节炎、手掌刺伤等导致此间隙感染时，炎症可经上述交通途径蔓延。

（2）鱼际间隙 thenar space：位于中间鞘桡侧半深部。前界为掌中隔前部，示指屈肌腱，第 1 蚓状肌及手掌的血管、神经；后界为拇收肌筋膜；外侧界为掌外侧肌间隔；内侧界为掌中隔后部。鱼际间隙向远端经外侧的指蹼间隙和第 1 蚓状肌鞘通向示指背侧，其近端为盲端。手掌外侧的刺伤、示指腱鞘炎等可引起鱼际间隙感染。

4. **手肌**   分 3 群（图 7-34），外侧群包括拇短展肌 abductor pollicis brevis、拇短屈肌 flexor pollicis brevis、拇对掌肌 opponens pollicis 和拇收肌 adductor pollicis；中间群包括蚓状肌 lumbricalis、骨间掌侧肌 palmar interossei 和骨间背侧肌 dorsal interossei；内侧群包括小指展肌 abductor digiti minimi、小指短屈肌 flexor digiti minimi brevis 和小指对掌肌 opponens digiti minimi。各肌的起止点、作用和神经支配等见表 7-5。

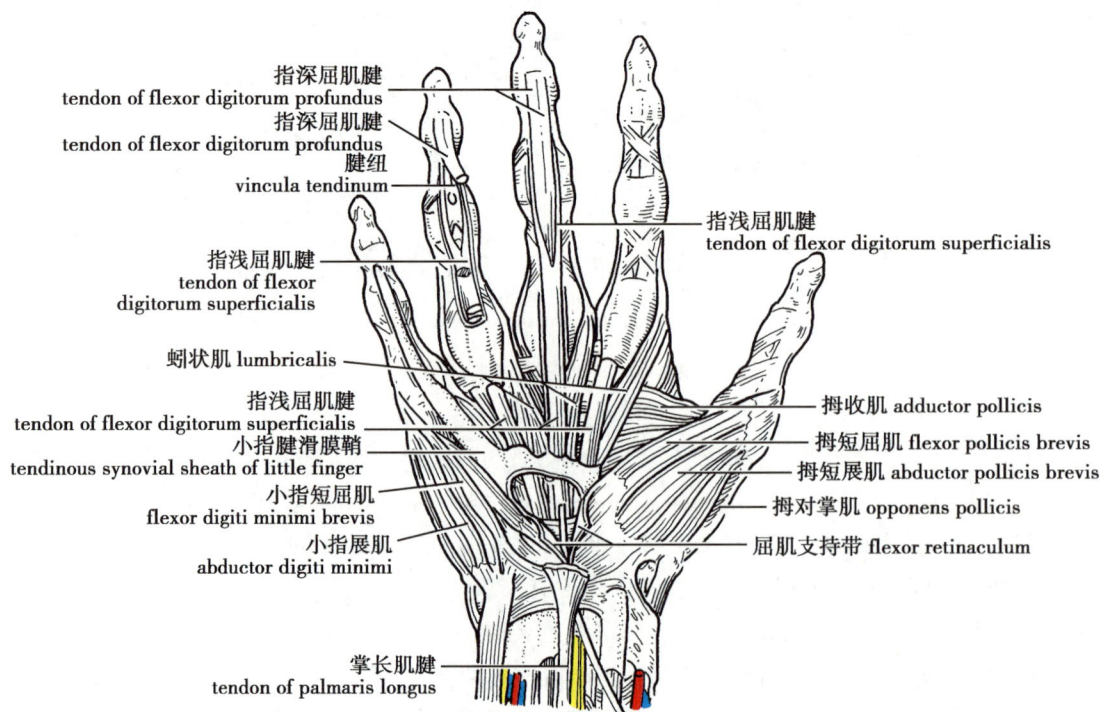

图 7-34 手肌

表 7-5 手肌

肌群		名称	起点	止点	作用	神经支配
外侧群		拇短展肌	腕横韧带、舟骨结节	拇近节指骨底外侧缘、外侧籽骨	外展拇指	正中神经（$C_{6~7}$）
		拇短屈肌	浅头：腕横韧带	拇近节指骨底及两侧籽骨	屈拇掌指关节	正中神经（$C_{6~7}$）
			深头：腕横韧带、小多角骨			尺神经（C_8）
		拇对掌肌	腕横韧带、大多角骨	第1掌骨桡侧缘	拇指对掌（屈+旋前）	正中神经（$C_{6~7}$）
		拇收肌	斜头：头状骨、腕横韧带	拇近节指骨底	拇指内收、屈曲	尺神经（C_8）
			横头：第3掌骨前面			
中间群	1 2 3 4	蚓状肌	示、中指指深屈肌腱桡侧	第2~5指近节指骨背面及指背腱膜	屈掌指关节、伸指骨间关节	正中神经（$C_{6~7}$）
			4、5指指深屈肌腱相对缘			尺神经深支（C_8）
	1 2 3	骨间掌侧肌	第2掌骨尺侧缘	经示指尺侧止于指背腱膜	2、4、5指内收，屈掌指关节、伸指骨间关节	尺神经深支（C_8）
			第4、5掌骨桡侧缘	经4、5指桡侧止于指背腱膜		
	1 2	骨间背侧肌	第1~5掌骨相对缘	经2、3指桡侧止于近节指骨底、指背腱膜	2、4指外展，屈掌指关节、伸指骨间关节	尺神经深支（C_8）
	3 4			经3、4指尺侧止于近节指骨底、指背腱膜		
内侧群		小指展肌	豌豆骨、豆钩韧带	小指近节指骨底尺侧缘	屈及外展小指	尺神经深支（C_8）
		小指短屈肌	钩骨及腕横韧带	小指近节指骨底尺侧缘	屈小指关节	尺神经深支（C_8）
		小指对掌肌	钩骨及腕横韧带	第5掌骨尺侧缘	小指对掌	尺神经深支（C_8）

5. 血管 手的血液供应来自桡动脉和尺动脉的分支，两动脉的终端与其分支之间相互吻合，分别形成掌浅弓和掌深弓。

（1）掌浅弓 superficial palmar arch：位于掌腱膜和掌短肌的深方、指屈肌腱及屈肌总腱鞘、蚓状肌和正中神经及尺神经各分支的浅面，由尺动脉终端和桡动脉掌浅支吻合而成。掌浅弓凸向远端并发出数条分支至手指：3条指掌侧总动脉 common palmar digital artery 与同名静脉、神经伴行，经第2~4蚓状肌浅面行至指蹼间隙，在此各分为2支指掌侧固有动脉 proper palmar digital artery，分布于相邻两指的相对缘。指掌侧总动脉在掌指关节附近还接受来自掌深弓的掌心动脉和来自掌背动脉的穿支。小指尺掌侧动脉 ulnar palmar artery of little finger 发自掌浅弓凸侧的尺侧缘，沿小鱼际肌表面下降，分布于小指尺侧（图 7-35）。

掌浅弓的组成变异较大。据国人资料统计可分为尺动脉型、桡尺动脉型、正中动脉型和桡正中动脉型4种类型。其中尺动脉型最多见，占49.93%。此型桡动脉掌浅支细小，由尺动脉末端形成弓并发出各分支。其次为桡尺动脉型，占43.57%，即为上述典型的掌浅弓。其他类型较少见（图 7-36）。

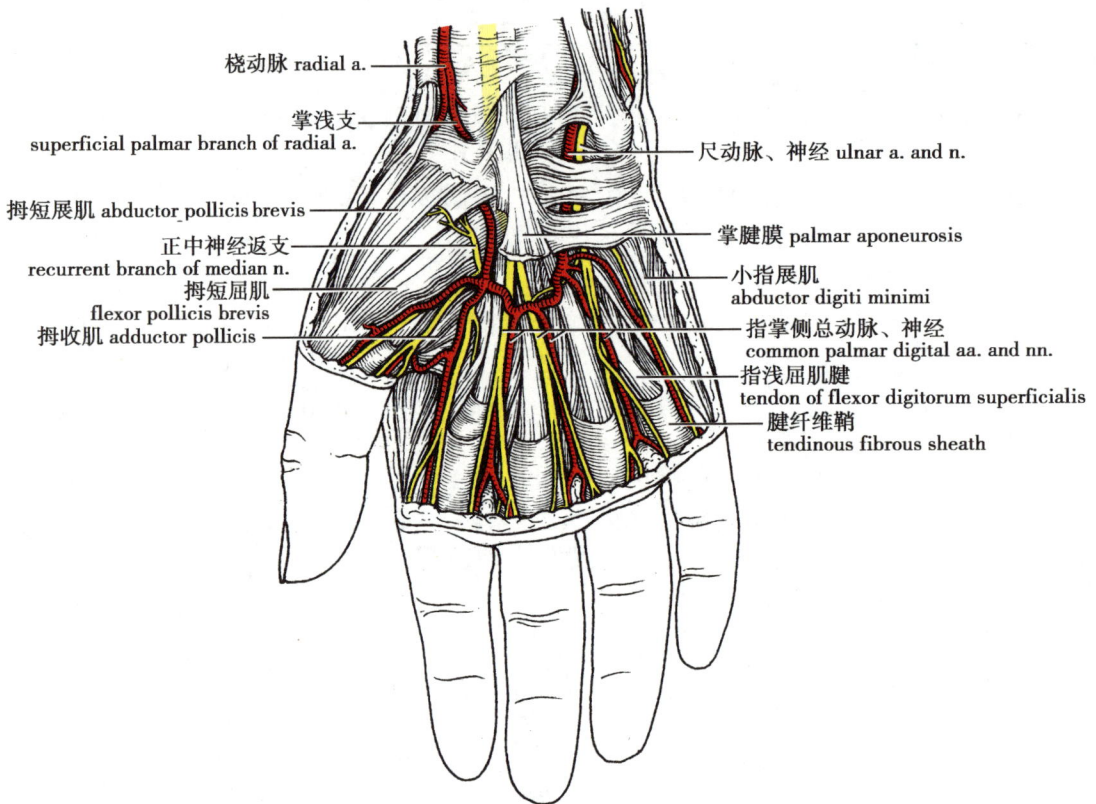

图 7-35 掌浅弓、正中神经及尺神经

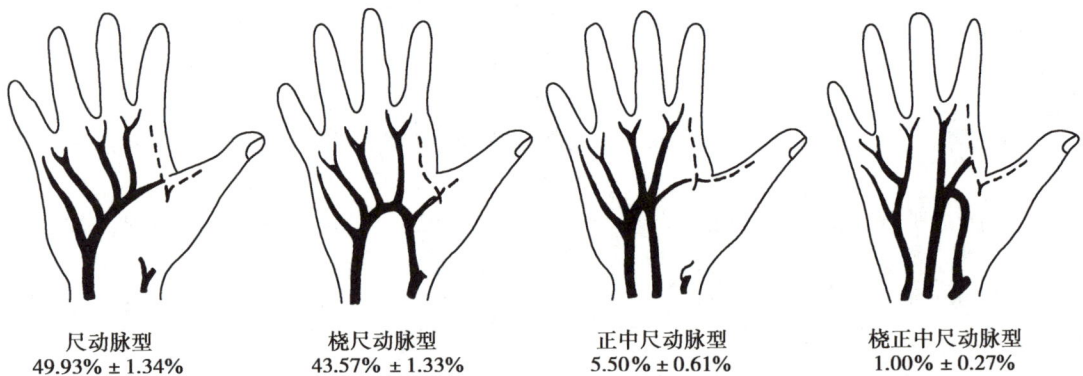

尺动脉型
49.93% ± 1.34%

桡尺动脉型
43.57% ± 1.33%

正中尺动脉型
5.50% ± 0.61%

桡正中尺动脉型
1.00% ± 0.27%

图 7-36 掌浅弓的类型（1 400 例）

（2）掌深弓 deep palmar arch：位于掌骨和骨间肌的浅面，指屈肌腱和屈肌总腱鞘、骨间掌侧筋膜的深面，由桡动脉终端和尺动脉掌深支吻合而成，有两条同名静脉伴行。掌深弓的位置高于掌浅弓1~2cm，自凸侧发出 3 支掌心动脉 palmar metacarpal artery 沿骨间掌侧肌下行，至掌指关节处分别与相应的指掌侧总动脉吻合。自弓的凹侧发出返支，向腕部走行，参与腕掌网的组成。穿支多为 3 支，穿过骨间背侧肌与掌背动脉吻合（图 7-37）。

进行抓握动作时，手掌极易受到压迫。掌浅弓和掌深弓的分支相互吻合，保证了手掌和手指的血液供应。

6. 神经   手掌面有尺神经、正中神经及其分支分布（图 7-35，图 7-37）。

（1）尺神经：主干经屈肌支持带的浅面、腕尺侧管下行进入手掌，至豌豆骨的外下方分为浅、深两支。浅支行于尺动脉尺侧，发支至掌短肌，并在该肌深面分为两支：①指掌侧固有神经 proper palmar

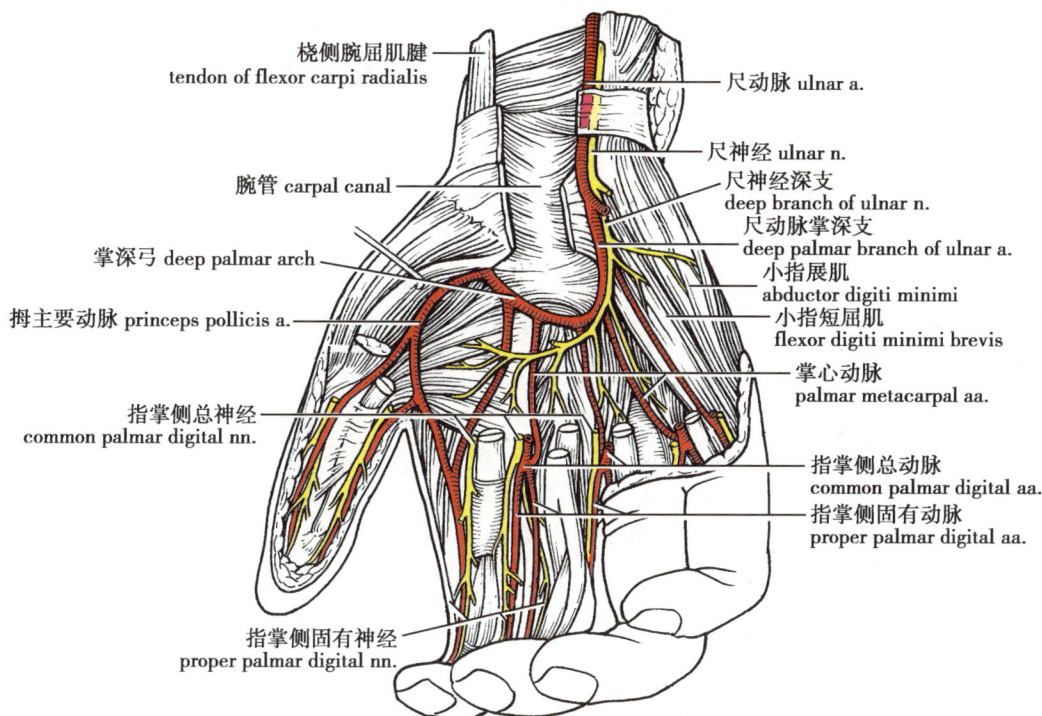

图 7-37　掌深弓、尺神经及其分支

digital nerve 分布于小指掌面尺侧缘。②指掌侧总神经 common palmar digital nerve，发支与正中神经交通后，伴同名动脉至内侧指蹼间隙处，再分为 2 支指掌侧固有神经，分布于环指与小指掌侧相对缘的皮肤。深支主要为肌支，与尺动脉掌深支伴行，穿经小指展肌和小指短屈肌之间，并穿出小指对掌肌，随掌深弓横过手掌深部，居指浅、深屈肌腱及屈肌总腱鞘的深面。尺神经深支发出分支至小鱼际诸肌，骨间肌，第 3、4 蚓状肌，拇收肌，拇短屈肌深头。

尺神经在腕部走行的一段位置表浅，易受损伤。尺神经于腕尺侧管内损伤时，可产生腕尺侧管综合征（Guyon 管综合征），表现为部分或全部尺神经所支配的手内肌功能障碍，即拇收肌、骨间肌、3~4 蚓状肌和小鱼际肌瘫痪，出现"爪形手"以及相应分布区的感觉障碍。

（2）正中神经：经腕管进入手掌并分支。①返支，短而粗，96% 为单支，4% 为双支。在屈肌支持带深面或远侧发自正中神经外侧缘，或第 1 指掌侧总神经。勾绕拇短屈肌内侧缘并沿其表面穿行拇短屈肌与拇短展肌之间，分支支配拇短屈肌、拇短展肌和拇对掌肌。②指掌侧总神经，共 3 支，走行于掌腱膜与掌浅弓深面，指浅屈肌腱浅面。第 1 指掌侧总神经发 3 支指掌侧固有神经，分布于拇指两侧和示指桡侧，并分支支配第 1 蚓状肌。第 2、3 指掌侧总神经在掌指关节近侧各分为 2 条指掌侧固有神经，分布于示指、中指和环指相对缘的皮肤及示指、中指和环指桡侧半中、末节指背皮肤。第 2 指掌侧总神经还发支支配第 2 蚓状肌。

手部切口（如手掌筋膜间隙和指滑膜鞘感染切开）应特别注意保护正中神经返支、尺神经深支、指掌侧总神经以及指掌侧固有神经和动、静脉。

三、手背

手背 dorsum of hand 的皮肤较薄，皮下组织疏松，伸指肌腱在皮肤表面的隆起清晰可见，且可触及全部掌骨。当拇指内收时，第 1 骨间背侧肌隆起，其近端恰为桡动脉入掌处，可在此触及桡动脉搏动。

（一）浅层结构

手背皮肤薄而柔软，含有毛囊和皮脂腺。皮肤富有弹性和伸展性，便于握拳和伸指；手背浅筋膜薄而疏松，移动性较大，有浅静脉和皮神经分布（图 7-29）。

1. **手背静脉网 dorsal venous rete of hand**   浅筋膜内丰富的浅静脉互相吻合形成手背静脉网。静脉网的桡侧半与拇指静脉汇集形成头静脉,尺侧半与小指静脉汇合形成贵要静脉。手的静脉回流一般由掌侧流向背侧,自深层流向浅层。

2. **浅淋巴管**   手背的淋巴回流与静脉相似,形成丰富的淋巴管网。手掌远端的浅淋巴管网在指蹼间隙处流向手背淋巴管网,因此,手部感染时,手背较手掌肿胀明显。

3. **桡神经浅支**   分布于手背桡侧半皮肤,并发出 5 条指背神经 dorsal digital nerve 分布于拇指、示指和中指近节相对缘的皮肤。

4. **尺神经手背支**   分布于手背尺侧半皮肤,分出 5 条指背神经分布于小指、环指和中指相对缘的皮肤。

(二) 深层结构

1. **手背筋膜 dorsal fascia of hand**   为手背部的深筋膜,分浅、深两层(图 7-38)。浅层是腕后区伸肌支持带的延续,并与指伸肌腱结合,形成手背腱膜 aponeurosis dorsalis manus,腱膜两侧分别附于第 2 和第 5 掌骨;深层覆盖于第 2~5 掌骨、第 2~4 骨间背侧肌表面,称为骨间背侧筋膜 dorsal interosseous fascia。在掌骨近端骨间背侧筋膜以纤维隔与手背腱膜相连接,远端在指蹼处手背筋膜的两层直接结合。

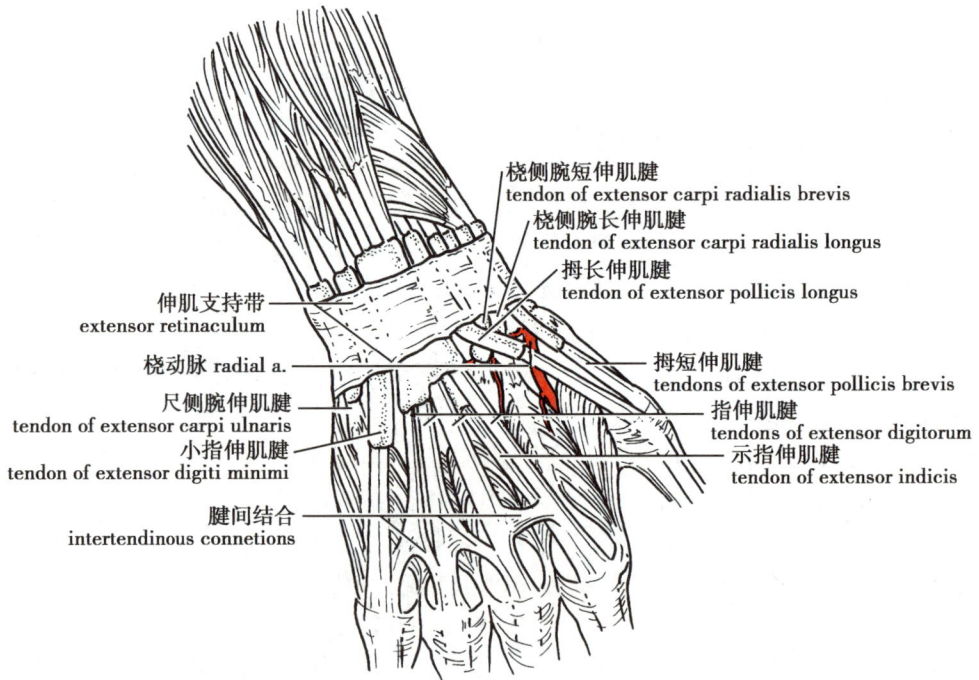

拇侧腕短伸肌腱
tendon of extensor carpi radialis brevis
桡侧腕长伸肌腱
tendon of extensor carpi radialis longus
拇长伸肌腱
tendon of extensor pollicis longus
拇短伸肌腱
tendons of extensor pollicis brevis
指伸肌腱
tendons of extensor digitorum
示指伸肌腱
tendon of extensor indicis

伸肌支持带
extensor retinaculum
桡动脉 radial a.
尺侧腕伸肌腱
tendon of extensor carpi ulnaris
小指伸肌腱
tendon of extensor digiti minimi
腱间结合
intertendinous connetions

图 7-38 手背深层结构

2. **筋膜间隙**   手背筋膜在掌骨近、远端彼此结合,因此在浅筋膜、手背腱膜和骨间背侧筋膜之间形成 2 个筋膜间隙:手背皮下间隙 dorsal subcutaneous space 为浅筋膜与手背腱膜之间的间隙;腱膜下间隙 subaponeurotic space 位于手背腱膜与骨间背侧筋膜之间(图 7-33)。两间隙均比较疏松,常彼此交通。故手背有感染时,炎症可互相扩散,导致整个手背肿胀。

3. **伸指肌腱**   于手背其可分为桡侧组和尺侧组,位置表浅,容易损伤。桡侧组包括拇短伸肌腱和拇长伸肌腱,向拇指走行,形成鼻烟窝的桡侧界和尺侧界,并在拇指掌指关节处会合;尺侧组包括指伸肌腱、示指伸肌腱和小指伸肌腱。指伸肌腱 tendon of extensor digitorum 有 4 条,扁而薄,分别走向第 2~5 指,在接近掌骨头处,各腱之间被 3 条斜行的腱纤维束连接,称为腱间结合 intertendinous connection。腱间结合有助于伸指时各腱彼此牵扯,协同动作,加强伸指运动的稳定性。4 条肌腱在近节指骨底移行为指背腱膜。

手背皮肤和皮下组织薄弱,手背的切割、挫捻、挤压或撕裂等均可能损伤指伸肌腱,创口污染机会较手掌损伤多见。

4. 掌背动脉 有 4 支,位于相应的掌骨间隙背侧、指伸肌腱与骨间背侧肌之间。第 1 掌背动脉多由桡动脉腕背段穿第 1 骨间背侧肌前发出,并沿该肌浅面行向远端;第 2、3、4 掌背动脉多由掌深弓的近侧穿支与腕背网远侧的交通支吻合形成,在相应骨间背侧肌浅面行向远侧,于掌骨头处各分为两支细小的指背动脉,并有分支在指蹼间隙与指掌侧总动脉吻合(图 7-39)。由于掌背动脉位置浅表,走行恒定,以其为血管蒂设计的手背部游离皮瓣常用于修复手部皮肤缺损,如以第 1 掌背动脉为蒂的手背桡侧皮瓣及以尺动脉腕背支为蒂的手背尺侧皮瓣可修复全指腹缺损。

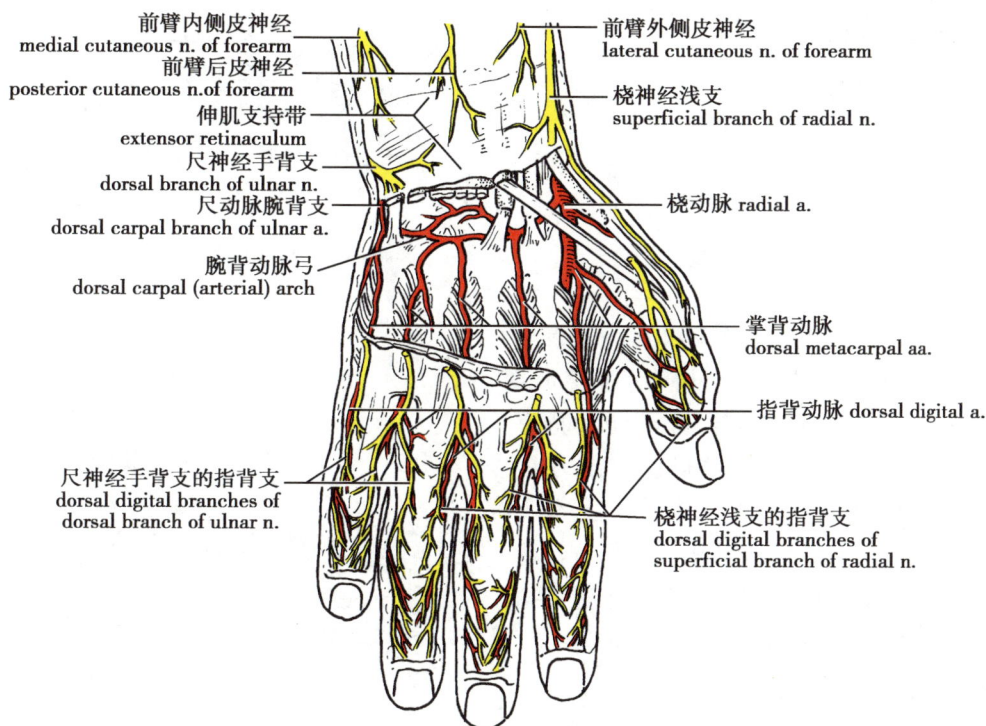

图 7-39 掌背动脉

四、手指

手指借掌指关节与手掌相连,运动灵活。拇指腕掌关节为鞍状关节,能完成拇指的对掌运动,运动范围最大,是实现手的握、持、捏、拿功能的重要部分。

(一) 浅层结构

1. 皮肤 手指掌侧皮肤较背侧厚,富有汗腺,但无皮脂腺。指腹皮肤缺乏弹性,神经末梢丰富,感觉敏锐。皮肤形成 3 条指掌侧横纹(拇指有两条)。近节横纹恰对近节指骨中部,中、远横纹与近侧和远侧指间关节相当。

2. 浅筋膜 手指掌侧的浅筋膜较厚,在指端脂肪组织常聚积成球状,有许多纤维隔介于其间,这些纤维隔将皮肤连于手指腱鞘和远节指骨掌侧面的骨膜上。在指横纹处缺乏浅筋膜,皮肤直接与腱鞘连接。

3. 指髓间隙 pulp space 又称指髓 pulp of finger,是位于远节指骨骨膜与皮肤间的密闭间隙,约占其远侧的 4/5 部。在指远侧横纹处,有纤维隔连于指深屈肌腱末端和皮下,形成指髓的近侧边界,其两侧、前面和末端均被坚韧的皮肤封闭。指髓内有许多纤维束隔连于皮肤与骨膜之间,将指腹的脂肪分成许多小叶,内有血管和神经末梢(图7-40)。指髓间隙感染时,由于渗出、肿胀,指髓间隙内压力升高,压迫神经末梢和血管,引起剧烈疼痛,应及时切开减压,以免感染扩散及指骨坏死(图7-41)。

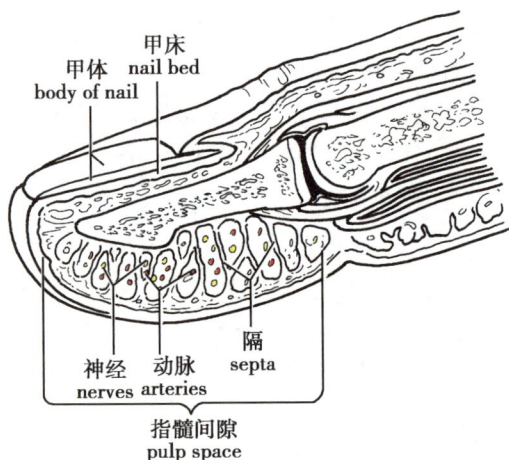

图7-40　手指矢状切面

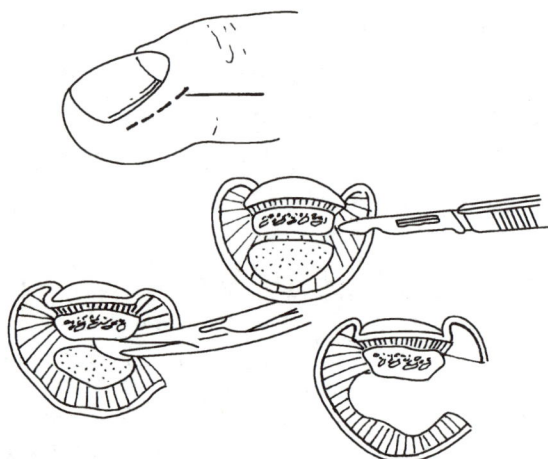

图7-41　指髓间隙感染的手术引流图

4. 手指的血管和神经及淋巴管　各指均有2条指掌侧固有动脉和2条指背动脉 dorsal digital artery,分别与同名神经伴行。指掌侧固有动脉管径较粗大,是手指的主要供血动脉,于各指屈肌腱鞘的两侧行向指端,并相互吻合,分支分布于指骨、指间关节、肌腱和皮肤。指背动脉较细小,行于各指背面的两侧缘,分布于近节指背,并与指掌侧固有动脉吻合。手指的静脉主要位于手指背侧,汇入手背静脉网。浅淋巴管与指腱鞘、指骨骨膜的淋巴管相交通。指掌侧固有神

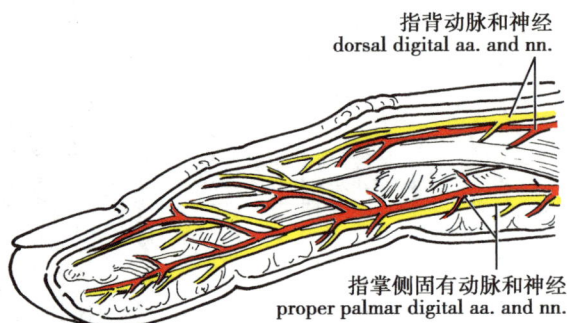

图7-42　手指的动脉和神经

经、动脉、静脉在手指的排列顺序从掌侧到背侧依次是神经、动脉、静脉(图7-42)。

(二)深层结构

1. 屈指肌腱　包括1条拇长屈肌腱,4条指浅屈肌腱和4条指深屈肌腱。拇长屈肌腱行于拇指腱鞘内,止于拇指末节指骨基底部掌侧。指浅屈肌腱于近节指骨处变扁,并包绕指深屈肌腱,继而向远侧分成两股,附于中节指骨两侧缘,其间形成腱裂孔,容指深屈肌腱通过。指深屈肌腱出腱裂孔后,止于远节指骨底。指浅屈肌主要屈近侧指间关节,而指深屈肌主要屈远侧指间关节。两腱各有独立的活动范围,又互相协同增强肌力(图7-43)。

2. 指腱鞘 tendinous sheath of finger　包绕指浅、深屈肌腱,由指纤维鞘和指滑膜鞘两部分构成。指纤维鞘 fibrous sheath of finger 是手指掌侧深筋膜增厚并附于指骨及关节囊两侧所形成的骨纤维性管道,对肌腱起约束、支持和滑车作用,并增强肌拉力。指滑膜鞘 synovial sheath of finger 为包绕肌腱的双层套管状结构,位于指纤维鞘内。此鞘由滑膜构成,分为脏、壁两层。脏层紧贴肌腱包绕其表面,壁层贴附于指纤维鞘的内面和骨面。从骨面移行到肌腱的双层滑膜称为腱系膜或腱纽 vincula tendinum,内有出入肌腱的血管和神经。拇指与小指的滑膜鞘远端封闭,近端分别与拇长屈肌腱鞘和屈肌总腱鞘相连续,第2~4指的指滑膜鞘从远节指骨底向近侧延伸,直达掌指关节处,两端封闭(图7-44)。

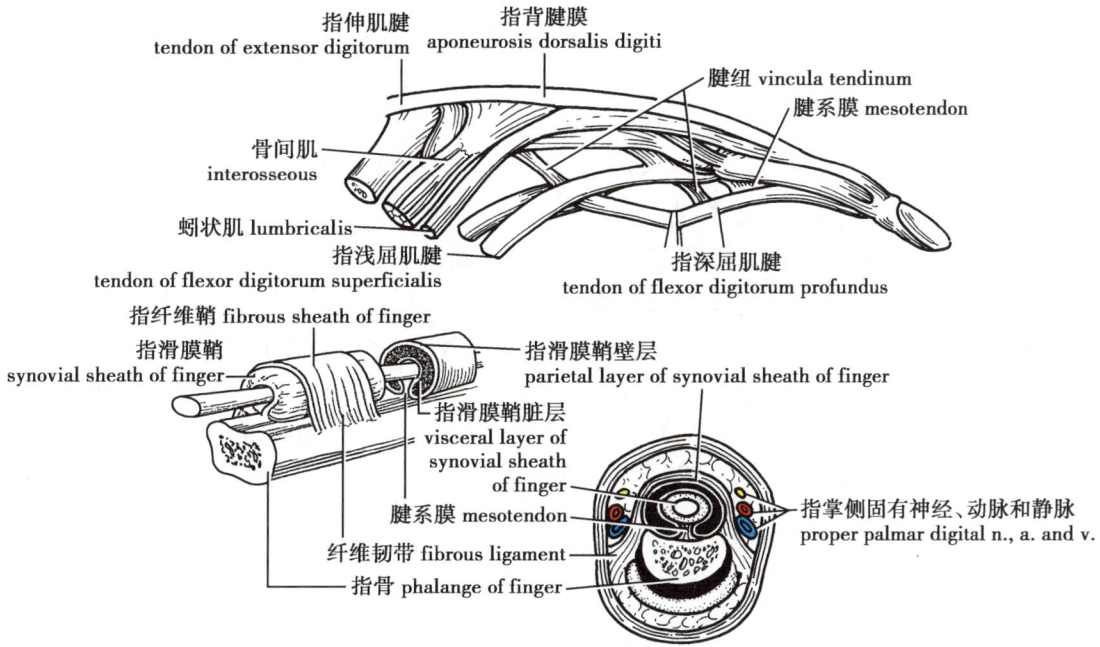

图 7-43 手指屈肌腱及腱鞘

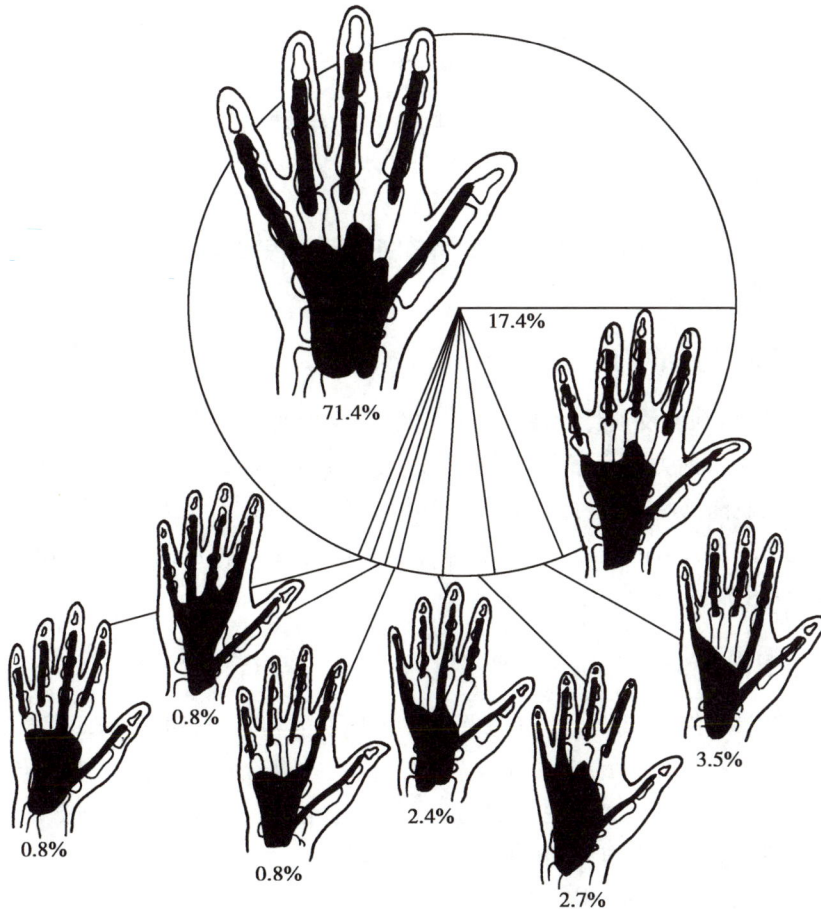

图 7-44 指滑膜鞘类型

腱鞘将指屈肌腱约束在掌、指骨上,腱滑膜鞘可减少腱滑动时的摩擦,腱纤维鞘能防止腱向掌侧弹射、向两侧滑移。腱鞘刺伤、腱鞘内注射污染或其附近软组织感染等可引起腱鞘炎,导致鞘内肌腱粘连,功能受限,甚至肌腱坏死。

3. **指背腱膜 aponeurosis dorsalis digiti**　由指伸肌腱越过掌骨头后向两侧扩展,包绕掌骨头和近节指骨背面形成,又称腱帽。指背腱膜向远侧分为 3 束,中间束止于中节指骨底,2 条侧束在中节指骨背面合并后,止于远节指骨底。各束都有肌腱加强。指伸肌腱可伸全部指间关节,与骨间肌和蚓状肌协同作用可屈掌指关节,同时伸指间关节。指伸肌腱断裂,各指间关节呈屈曲状态;中间束断裂,近侧指骨间关节不能伸直,呈"纽孔样指"畸形;两侧束断裂,远侧指骨间关节不能伸直,呈"槌状指"畸形;指背腱膜侧束及指浅屈肌腱断裂,近侧指间关节过伸、远侧指间关节屈曲,呈"鹅颈指"畸形(图 7-45)。

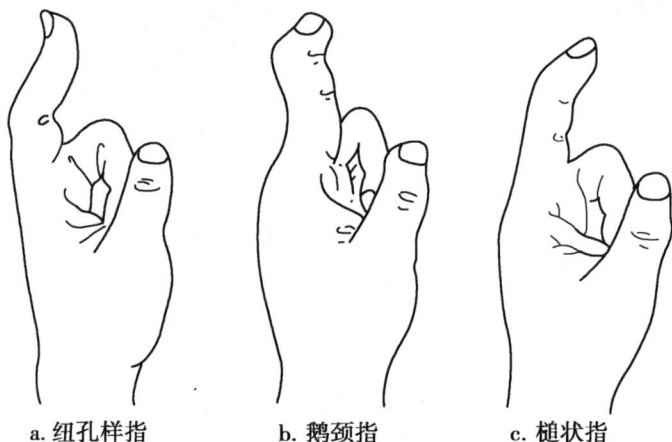

a. 纽孔样指　　　　b. 鹅颈指　　　　c. 槌状指

图 7-45　指伸肌腱损伤致手指畸形

第七节　上肢横断面影像解剖

一、经肩关节中份横断面

此断面经肩关节、肩胛冈及锁骨。在断面外侧部,三角肌呈"C"形由前面、外侧和后面包裹肩关节。肩胛下肌越过肩关节前方终止于肱骨小结节,小圆肌越过肩关节后方终止于肱骨大结节。肱二头肌长头腱位于三角肌前部后方,走行于结节间沟内。三角肌前缘有头静脉走行。冈上肌、冈下肌分别位于肩胛冈的两侧。肩关节内侧的三角形间隙为腋窝横断面,其内可见臂丛、腋淋巴结以及疏松结缔组织和脂肪组织(图 7-46)。

二、经臂部中份横断面

此断面大致经肱骨中份,肱骨周围完全被臂肌的前屈肌群和后伸肌群占据,两群肌被臂内侧肌间隔和外侧肌间隔分隔。臂肌前群的喙肱肌消失,肱肌出现并附于肱骨,肱二头肌的长头和短头在肱肌前方合成一块肌腹。臂肌后群的肱三头肌的三个头已融合成一完整肌腹。臂部的主要神经、血管以及穿入深筋膜的贵要静脉和发自肱动脉的尺侧上副动脉位于肱骨的内侧,走行于臂内侧肌间隔中。桡神经及肱深血管已沿肱骨背面的桡神经管移行至肱骨的外侧,走行于臂外侧肌间隔中。肌皮神经位于肱肌与肱二头肌之间(图 7-47)。

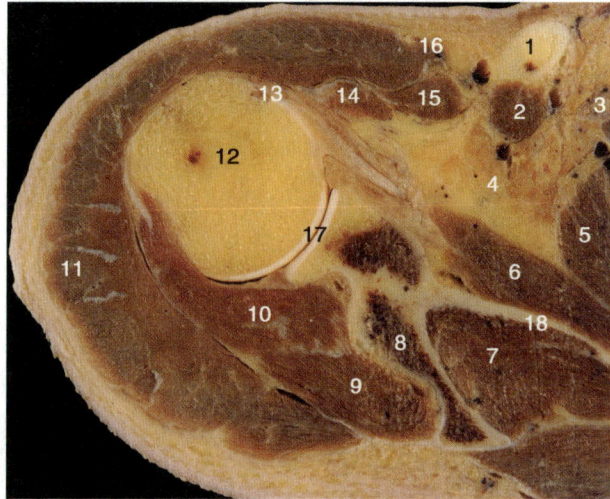

A. 断面标本

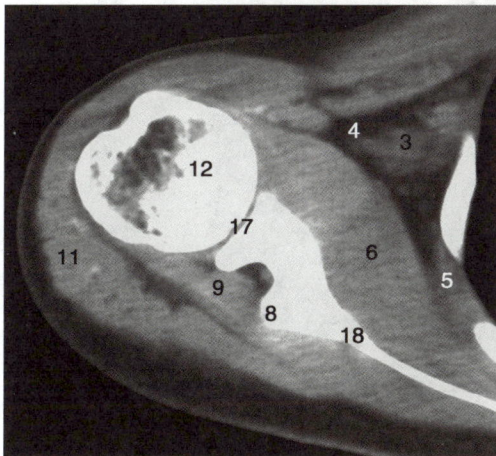

B. CT

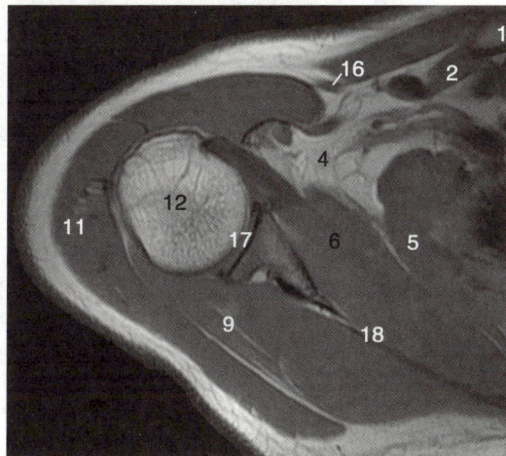

C. MRI

图 7-46 经肩关节中份横断面解剖与 CT 和 MRI

1. 锁骨 clavicle；2. 锁骨下肌 subclavius；3. 臂丛 brachial plexus；4. 腋窝脂肪组织 adipose tissue of axillary fossa；5. 前锯肌 serratus anterior；6. 肩胛下肌 subscapularis；7. 冈上肌 supraspinatus；8. 肩胛冈 spine of scapula；9. 冈下肌 infraspinatus；10. 小圆肌 teres minor；11. 三角肌 deltoid；12. 肱骨头 head of humerus；13. 肱二头肌长头腱 long head tendon of biceps brachii；14. 肱二头肌短头 short head of biceps brachii；15. 喙肱肌 coracobrachialis；16. 头静脉 cephalic vein；17. 肩关节 shoulder joint；18. 肩胛骨 scapula。

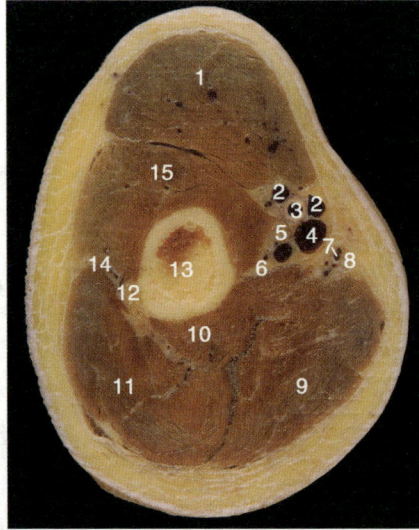

A. 断面标本

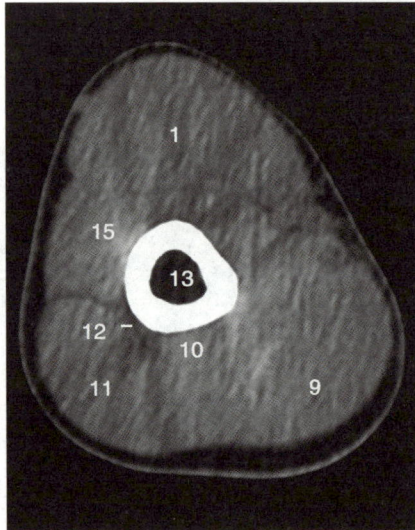

B. CT

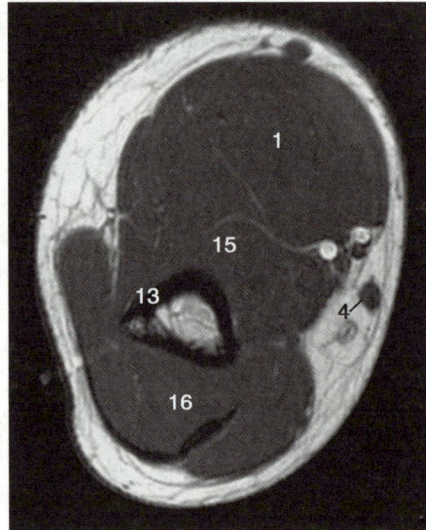

C. MRI

图 7-47　经臂中份横断面解剖与 CT 和 MRI

1. 肱二头肌 biceps brachii；2. 肱静脉 brachial vein；3. 肱动脉 brachial artery；4. 贵要静脉 basilic vein；5. 正中神经 median nerve；6. 臂内侧肌间隔 medial brachial intermuscular septum；7. 尺侧上副动脉 superior ulnar collateral artery；8. 尺神经 ulnar nerve；9. 肱三头肌长头 long head of triceps brachii；10. 肱三头肌内侧头 medial head of triceps brachii；11. 肱三头肌外侧头 lateral head of triceps brachii；12. 肱骨肌管 humeromuscular tunnel；13. 肱骨 humerus；14. 臂外侧肌间隔 lateral brachial intermuscular septum；15. 肱肌 brachialis；16. 肱三头肌 triceps brachii。

三、经肘部横断面

此断面经肘关节上份。肱骨切面后缘中部的凹陷为鹰嘴窝，其后方为尺骨鹰嘴，两者构成肱尺关节，被肘关节囊包绕，关节囊两侧有尺侧副韧带和桡侧副韧带。尺骨鹰嘴的后面附有肱三头肌腱，其后面的扁囊状腔隙为鹰嘴皮下囊。肱骨的前方为肘窝。通过肘窝的重要结构由桡侧向尺侧依次为桡神经及其伴行肱深血管、前臂外侧皮神经、肱二头肌腱、肱静脉、肱动脉和正中神经。尺神经在此断面走行于肱骨内上髁后方的尺神经沟内（图 7-48）。

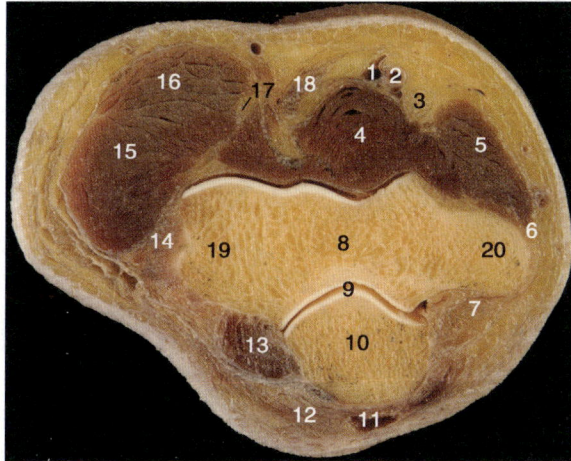

A. 断面标本

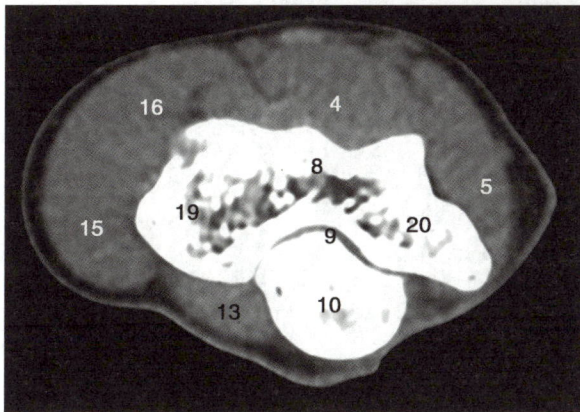

B. CT

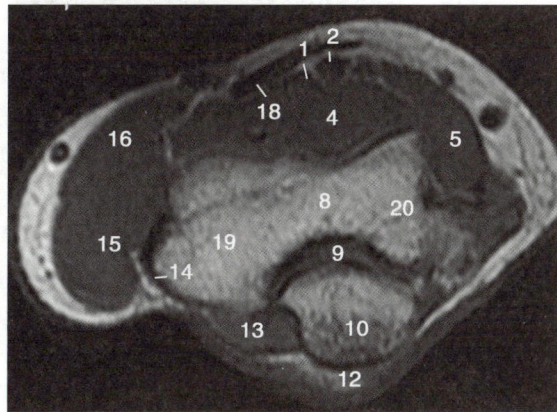

C. MRI

图 7-48　经肘部横断面解剖与 CT 和 MRI

1. 肱静脉 brachial vein；2. 肱动脉 brachial artery；3. 正中神经 median nerve；4. 肱肌 brachialis；5. 旋前圆肌 pronator teres；6. 尺侧副韧带 ulnar collateral ligament；7. 尺神经 ulnar nerve；8. 肱骨滑车 trochlea of humerus；9. 肱尺关节 humeroulnar joint；10. 尺骨鹰嘴 ulnar olecranon；11. 鹰嘴皮下囊 subcutaneous bursa of olecranon；12. 肱三头肌腱 tendon of triceps brachii；13. 肘肌 anconeus；14. 桡侧副韧带 radial collateral ligament；15. 桡侧腕长伸肌和桡侧腕短伸肌 extensor carpi radialis longus and brevis；16. 肱桡肌 brachioradialis；17. 桡神经 radial nerve；18. 肱二头肌腱 tendon of biceps brachii；19. 肱骨外上髁 lateral epicondyle of humerus；20. 肱骨内上髁 medial epicondyle of humerus。

四、经前臂部中份横断面

此断面经桡骨和尺骨的中份，是前臂结构配布的典型断面。在浅筋膜中，桡侧有头静脉和前臂外侧皮神经，尺侧有贵要静脉和前臂内侧皮神经。桡骨和尺骨的横断面均呈三角形，两骨间的骨间嵴有前臂骨间膜附着。前臂肌前群位于桡骨、尺骨及骨间膜的前方，肌后群位于其后方。分布于前臂肌前群的神经与血管伴行，形成 4 个血管神经束穿行于肌与肌之间的深筋膜中：①桡侧血管神经束；②正中血管神经束；③尺侧血管神经束；④骨间前血管神经束（图 7-49）。

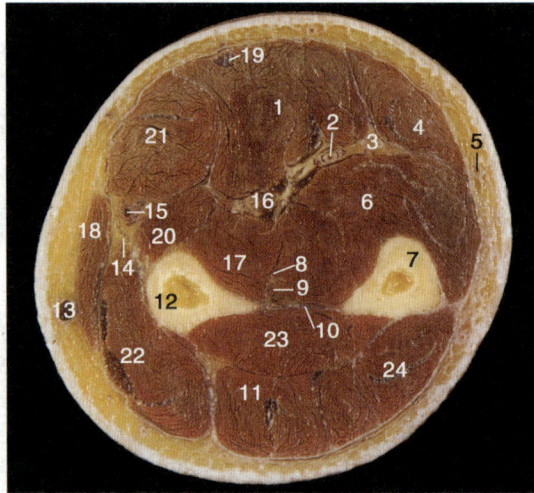

A. 断面标本

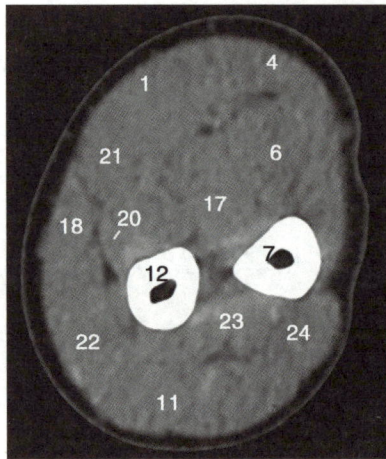

B. CT

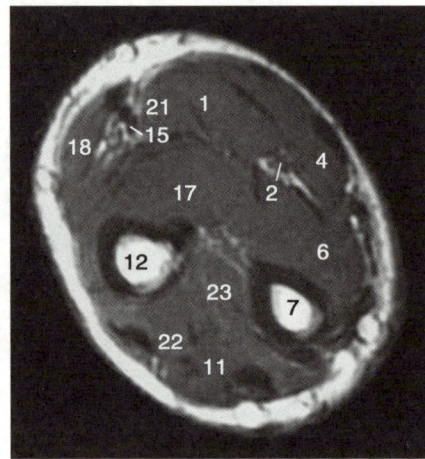

C. MRI

图 7-49　经前臂中份横断面解剖与 CT 和 MRI

1. 指浅屈肌 flexor digitorum superficialis；2. 尺动脉和尺静脉 ulnar artery and vein；3. 尺神经 ulnar nerve；4. 尺侧腕屈肌 flexor carpi ulnaris；5. 贵要静脉 basilic vein；6. 指深屈肌 flexor digitorum profundus；7. 尺骨 ulna；8. 骨间前神经 anterior interosseous nerve；9. 骨间前动脉 anterior interosseous artery；10. 前臂骨间膜 interosseous membrane of forearm；11. 指伸肌 extensor digitorum；12. 桡骨 radius；13. 头静脉 cephalic vein；14. 桡神经浅支 superficial branch of radial nerve；15. 桡动脉和桡静脉 radial artery and vein；16. 正中神经 median nerve；17. 拇长屈肌 flexor pollicis longus；18. 肱桡肌 brachioradialis；19. 掌长肌腱 tendon of palmaris longus；20. 旋前圆肌 pronator teres；21. 桡侧腕屈肌 flexor carpi radialis；22. 桡侧腕长伸肌和桡侧腕短伸肌 extensor carpi radialis longus and brevis；23. 拇长展肌 abductor pollicis longus；24. 尺侧腕伸肌 extensor carpi ulnaris。

五、经腕管横断面

　　此断面经手舟骨、头状骨、钩骨、三角骨和豌豆骨。相邻各骨借腕骨间掌侧韧带和腕骨间背侧韧带相连。前臂后群伸肌腱位于各骨的背面。断面的掌侧份可见横行的腕横韧带,其桡侧端附着于手舟骨前内侧面,尺侧端终于豌豆骨,并与腕骨间掌侧韧带共同围成腕管,有拇长屈肌腱、指浅屈肌腱和指深屈肌腱等 9 条肌腱以及 1 条正中神经通过。尺动脉及尺神经位于腕管浅面的尺侧,桡动脉和桡静脉位于腕背桡侧鼻烟窝(图 7-50)。

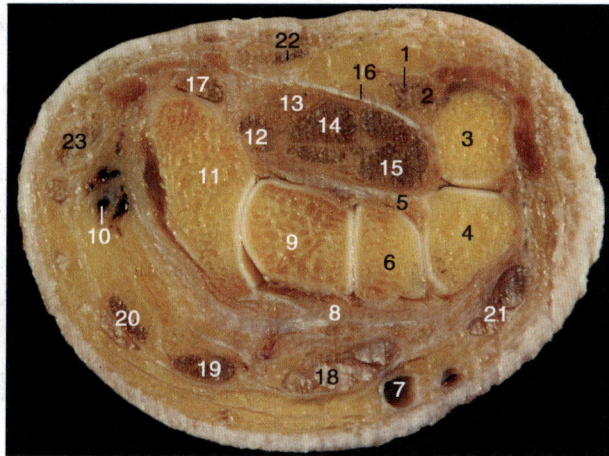

A. 断面标本

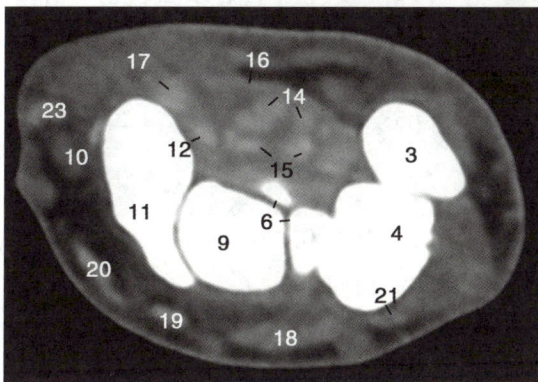

B. CT

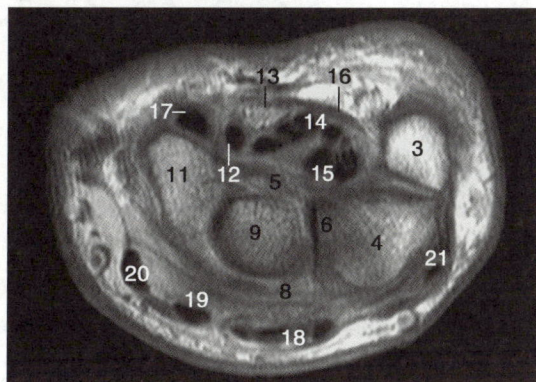

C. MRI

图 7-50　经腕管横断面解剖与 CT 和 MRI

1. 尺动脉 ulnar artery；2. 尺神经 ulnar nerve；3. 豌豆骨 pisiform bone；4. 三角骨 triquetral bone；5. 腕骨间掌侧韧带 palmar intercarpal ligaments；6. 钩骨 hamate bone；7. 手背静脉 dorsal vein of hand；8. 腕骨间背侧韧带 dorsal intercarpal ligament；9. 头状骨 capitate bone；10. 桡动脉 radial artery；11. 手舟骨 scaphoid bone；12. 拇长屈肌腱 flexor pollicis longus tendon；13. 正中神经 median nerve；14. 指浅屈肌腱 tendon of flexor digitorum superficialis；15. 指深屈肌腱 tendon of flexor digitorum profundus；16. 腕横韧带 transverse carpal ligament；17. 桡侧腕屈肌腱 tendon of flexor carpi radialis；18. 指伸肌和示指伸肌腱鞘 tendinous sheath of extensor digitorum and extensor indicis；19. 桡侧腕短伸肌腱鞘 tendinous sheath of extensor carpi radialis brevis；20. 桡侧腕长伸肌和拇长伸肌腱鞘 tendinous sheath of extensor carpi radialis longus and extensor hallucis longus；21. 尺侧腕伸肌腱鞘 tendinous sheath of extensor carpi ulnaris；22. 掌长肌腱 tendon of palmaris longus；23. 拇长展肌和拇短伸肌腱鞘 tendinous sheath of abductor longus and extensor brevis pollicis。

六、经掌骨中份横断面

此断面经掌骨中份，第 1~5 掌骨呈略向后凸的拱形排列，相邻掌骨间可见骨间肌。在手背侧，拇短伸肌腱和拇长伸肌腱位居第 1 掌骨的背侧，指伸肌腱向两侧分散，逐渐移向相应掌骨。在手掌侧，拇对掌肌逐渐止于第 1 掌骨掌面，拇长屈肌腱及其腱鞘行于拇收肌与拇短屈肌之间，指浅屈肌腱和指深屈肌腱已散开，其间可见蚓状肌的断面。正中神经已分成拇指指掌侧固有神经、示指指掌桡侧固有神经及指掌侧总神经，尺神经亦分为指掌侧总神经及小指指掌尺侧固有神经，3 条掌心动脉渐移向 3 条骨间掌侧肌的表面（图 7-51）。

NOTES

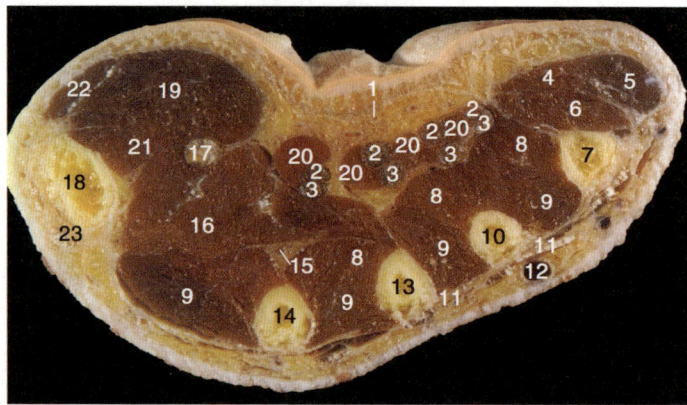

A. 断面标本

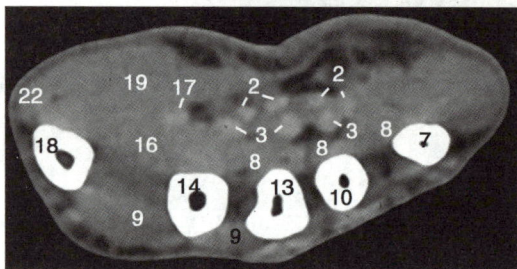

B. CT

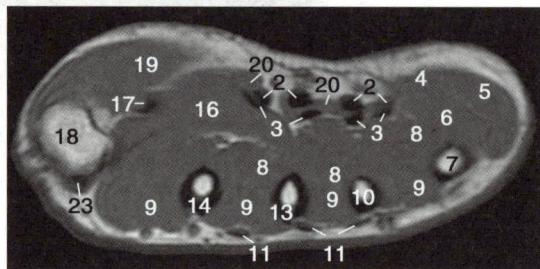

C. MRI

图 7-51　经掌骨中份横断面解剖与 CT 和 MRI

1. 指掌侧总动脉及神经 common palmar digital artery and nerve；2. 指浅屈肌腱 tendon of flexor digitorum superficialis；3. 指深屈肌腱 tendon of flexor digitorum profundus；4. 小指短屈肌 flexor digiti minimi brevis；5. 小指展肌 abductor digiti minimi；6. 小指对掌肌 opponens digiti minimi；7. 第 5 掌骨 5th metacarpal bone；8. 骨间掌侧肌 palmar interossei；9. 骨间背侧肌 dorsal interossei；10. 第 4 掌骨 4th metacarpal bone；11. 指伸肌腱 tendon of extensor digitorum；12. 手背静脉 dorsal vein of hand；13. 第 3 掌骨 3rd metacarpal bone；14. 第 2 掌骨 2nd metacarpal bone；15. 掌心动脉 palmar metacarpal artery；16. 拇收肌 adductor pollicis；17. 拇长屈肌腱 flexor pollicis longus tendon；18. 第 1 掌骨 1st metacarpal bone；19. 拇短屈肌 flexor pollicis brevis；20. 蚓状肌 lumbricalis；21. 拇对掌肌 opponens pollicis；22. 拇短展肌 abductor pollicis brevis；23. 拇长伸肌腱 tendon of extensor pollicis longus。

第八节　上肢的解剖操作

一、解剖胸前区和腋窝

（一）尸位与扪认体表标志

尸体仰卧摆正，背部垫高。触摸颈静脉切迹、胸骨角、胸骨体、剑突、肋、肋弓、锁骨、肩峰和喙突等骨性标志。观察女性乳房及男性乳头的位置。

（二）皮肤切口

做以下 5 个切口（图绪-3）。

1. **胸前正中切口**　自胸骨柄上缘沿前正中线向下做纵行切口至剑突。

2. **胸上界切口**　自正中切口上端向外侧沿锁骨做横行切口至肩峰。

3. **胸下界切口**　自正中切口下端向外下沿肋弓做弧形切口至腋后线。

4. **胸部斜切口**　自正中切口下端向外上朝乳头方向做第 1 段斜行切口，男性至乳晕，女性至乳房周缘，沿乳晕或乳房周缘做环形切口；自环形切口上与第 1 段斜行切口相对处继续向外上做第 2 段斜行切口至腋前襞上部。

5. 臂部切口 自胸部斜切口的上端向下沿臂内侧面向下做纵行切口至臂部上、中 1/3 交界处,再折转向外做环形切口至臂外侧缘。

(三) 层次解剖

1. 解剖浅层结构

(1)解剖女性乳房:先将乳房部剩余皮肤做两个切口。自乳头根部向上做垂直切口,向外做水平切口,剥除外上象限剩余的皮肤,然后修去乳房表面的脂肪,清理出乳腺叶的轮廓。在已剥除乳晕皮肤的部位,以乳头为中心,用刀尖沿放射状方向轻轻划开,仔细剥出输乳管,追踪至乳腺叶。在乳头处,观察输乳管窦。解剖观察后将乳房自胸大肌表面剥离。

(2)解剖肋间神经前皮支:沿胸骨旁线切开浅筋膜,提起切缘,逐渐向外侧剥离、翻开,可发现有第 2~7 肋间神经前皮支从肋间隙穿出,追踪剥离,观察其向胸壁外侧走行。

(3)解剖肋间神经外侧皮支:沿腋前线稍后方切开浅筋膜,提起切缘,逐渐向内侧剥离,可见有肋间神经外侧皮支和伴行的肋间后动脉的分支,从肋间隙穿出后向胸壁内侧走行。第 2 肋间神经的外侧皮支较粗大,追踪剥离、观察,可见其经腋窝皮下达臂内侧皮肤,此即为肋间臂神经。有时也见有第 3 肋间神经的外侧皮支加入。

2. 解剖深层结构

(1)观察胸肌筋膜和腋筋膜:除去浅筋膜,显露胸前外侧壁的深筋膜,观察其与胸大肌的包被关系及其与腋筋膜的关系。

(2)解剖头静脉末段:沿三角肌胸大肌间沟切开深筋膜,找到头静脉末段。向近侧修洁至锁骨下窝处,但不宜深剥,以免损伤锁胸筋膜及其深面结构。此沟内同时可见有胸肩峰动脉的三角肌支和 2~3 个淋巴结。

(3)解剖胸大肌:清除胸大肌表面的筋膜,显露胸大肌的境界,观察其起止点和肌纤维走行的方向。沿胸大肌起点向内 2cm 处弧形切断该肌,并向外至其止点处翻起,深方可见胸小肌、锁胸筋膜、进入胸大肌的胸肩峰动脉分支和伴行静脉及胸内、外侧神经,清理观察后,在近胸大肌处切断这些血管和神经。

(4)观察锁胸筋膜及其穿行结构:在胸小肌上缘至锁骨区间可见到锁胸筋膜。观察锁胸筋膜的境界,注意胸外侧神经、胸肩峰血管和头静脉等均在此筋膜的中部穿行。

(5)解剖胸小肌上缘的结构:胸小肌上缘的主要结构均从锁胸筋膜穿出。

1)修洁头静脉至注入腋静脉处。在锁骨下方头静脉旁,常可见到几个锁骨下淋巴结,小心去除之。细心除去锁胸筋膜,可见该筋膜与其深面的腋鞘乃至腋静脉紧密结合。

2)细心剥离胸外侧神经,观察其分布。

3)显露腋鞘,剥离胸肩峰动脉及其各分支,观察其分布。

(6)解剖胸小肌下缘的结构

1)清除胸小肌筋膜,观察胸小肌的形态和起止点。在胸小肌表面可见自其内穿出的胸内侧神经进入胸大肌。

2)在前锯肌的表面,寻找和保留胸外侧动脉及伴行静脉,并仔细寻找沿该血管排列的胸肌淋巴结,观察后清除之。

3)切断胸小肌起点,将其翻向外上方,观察进入此肌的胸内侧神经后切断之。观察已打开前壁的腋窝内疏松结缔组织及腋鞘。

(7)解剖腋窝底及中央淋巴结:将臂外展 90°,观察腋筋膜,并仔细剔除之。清除腋筋膜深面的疏松结缔组织,观察埋藏其间的中央淋巴结,然后清除之。

(8)解剖腋鞘及腋窝内诸结构:清除贴近腋静脉远侧段排列的外侧淋巴结,沿血管走行方向切开腋鞘。清除腋鞘结缔组织,显露腋动、静脉及臂丛。

1)观察并切断腋静脉的各属支,保留腋静脉主干。如较大属支较多,可先结扎后再行切断。

2）观察腋动脉分段,仔细剖出各段分支,并观察其分布。

3）观察臂丛各束及由各束发出的分支。

（9）观察腋窝外侧壁:从喙突向下修洁喙肱肌和肱二头肌短头,查看臂丛外侧束及进入喙肱肌的肌皮神经。

（10）观察腋窝后壁:清理腋血管后方,观察和寻找臂丛后束的各分支和贴后壁走行的血管。

1）找出起自臂丛后束的腋神经,再寻找由腋动脉分出的旋肱后动脉,二者伴行穿四边孔。

2）在肩胛下肌和大圆肌表面寻出肩胛下动脉,观察其分支,其中旋肩胛动脉进入三边孔;胸背动脉行于背阔肌表面,与胸背神经伴行进入该肌。

3）在腋窝后壁的上部找出肩胛下神经上支,分布于肩胛下肌。在肩胛下动脉的后方寻找肩胛下神经下支,可见其进入大圆肌。

4）在后壁的疏松结缔组织内,肩胛下动脉附近可找到肩胛下淋巴结,观察后清除。

（11）解剖腋窝内侧壁:清理前锯肌的境界,在其表面、胸外侧动脉的后方,可找到沿腋中线稍后方垂直下行的胸长神经。

（12）解剖腋窝顶部:在腋静脉的近端,即腋窝尖处寻找尖淋巴结,观察清理后可保留。

二、解剖臂前区、肘前区与前臂前区

（一）尸位与体表标志
尸体仰卧,上肢外展,手掌向前。扪认肱二头肌及其内、外侧沟,肱骨内、外上髁,肘窝。

（二）皮肤切口
上肢前面皮肤较薄,注意切口应尽量浅,尤其是横切口。具体做以下 4 个切口(图绪 -3)。然后将各区皮肤剥离翻向两侧。

1. **前臂前横切口**　在肱骨内、外上髁连线的下方约 3~4 横指处做一横行切口。
2. **臂前纵切口**　在上述切口的中点处向上做一纵行切口,直达臂上部的切口处。
3. **腕前横切口**　在腕近侧纹处做横行切口。
4. **前臂前纵切口**　沿前臂中线做一纵行切口,至腕部与横切口相交。

（三）层次解剖
1. **解剖浅层结构**

（1）解剖臂内侧皮神经:在腋窝内找到已剖出的臂内侧皮神经,追踪观察其穿出臂上部内侧的深筋膜。

（2）解剖头静脉和前臂外侧皮神经:在三角肌胸大肌间沟内找出已经解剖出来的头静脉末段,追踪、剥离至前臂下部。观察头静脉在各部的位置并保留。在肘部头静脉附近,找出由深筋膜穿出的前臂外侧皮神经,追踪至前臂下部,观察其走行。

（3）解剖贵要静脉和前臂内侧皮神经:在肘部内侧份寻找贵要静脉,向上追踪至穿入深筋膜处,向下追踪至前臂下部,观察其走行。在臂上部内侧找到已剖出的前臂内侧皮神经,向下追踪,可见其在臂内侧中、下 1/3 交界处穿出深筋膜,而后向下与贵要静脉伴行。

（4）观察肘正中静脉:在肘前区寻找连接头静脉与贵要静脉之间的肘正中静脉,观察其类型。

（5）寻找肘浅淋巴结:在肱骨内上髁上方,贵要静脉附近寻找肘浅淋巴结。

（6）寻找前臂正中静脉:沿前臂中线寻找是否存在此静脉,并观察其注入部位。

2. **解剖臂部深筋膜及内、外侧肌间隔**　清除臂部浅筋膜,保留浅静脉和皮神经,显露深筋膜。在臂前部正中纵行切开深筋膜,翻向两侧,用刀柄在臂肌前、后群之间的内侧和外侧向肱骨探查臂内、外侧肌间隔。

3. **解剖肱二头肌内、外侧沟及有关结构**

（1）剖查肱动脉:在肱二头肌内侧沟中寻出肱动脉,清理之。在肱动脉起始处寻出肱深动脉,可见其向后内方随桡神经进入肱骨肌管。在喙肱肌止点平面找出尺侧上副动脉,可见其与尺神经一起穿过内侧肌间隔。在内上髁上方约 5cm 处,寻找尺侧下副动脉。此外,还可见数条肌支,分布到臂肌前群。

（2）剖查正中神经:自腋窝向下追踪正中神经,可见其伴随肱动脉行于肱二头肌内侧沟中,注意观察它与肱动脉的位置关系。

（3）剖查肱静脉:在肱动脉的内、外侧可见到有两条肱静脉伴行,修洁之,并观察其属支。

（4）剖查尺神经:自腋窝向下追踪尺神经,可见其在臂中部,穿过内侧肌间隔向后行。注意观察其与尺侧上副动脉伴行情况。

（5）剖查肌皮神经:在腋窝寻出肌皮神经,可见其行向下外,先穿过喙肱肌,再行于肱二头肌外侧沟内,行程中发出分支至臂肌前群各肌后,易名为前臂外侧皮神经,在臂下部浅出深筋膜。

4. 观察臂肌前群　修洁和观察肱二头肌、喙肱肌及肱肌。

5. 观察前臂深筋膜、肱二头肌腱膜　清除前臂浅筋膜,保留前臂的浅静脉主干和前臂内、外侧皮神经,显露深筋膜,注意观察前臂近侧部的深筋膜和肱二头肌腱膜。

6. 解剖肘窝

（1）清理肘窝的境界:将肘前区及前臂前区的深筋膜在中线上纵行切开。同时切断肱二头肌腱膜,剥离并去除深筋膜。修洁肱桡肌及旋前圆肌,暴露肘窝,观察其境界。

（2）解剖肘窝内结构:以肱二头肌腱及旋前圆肌为标志,观察其与血管神经的相互关系。

1）修洁肱二头肌腱,在其内侧寻找肱动脉,追踪分离至其分为桡、尺动脉处。

2）在尺动脉的起始部寻找骨间总动脉,观察其又分为骨间前、后动脉,不必追踪。

3）在肱动脉内侧寻找正中神经,向下追踪至其进入旋前圆肌两头之间处。

4）在肘窝外侧,肱肌和肱桡肌之间寻找桡神经,追踪至其分为深、浅两支处。

7. 解剖前臂肌前群、血管和神经

（1）清理、观察前臂肌前群浅层:先清理起自肱骨外上髁的肱桡肌,再清理起自内上髁的各肌,清除各块肌的深筋膜,观察之。

（2）剖查桡侧血管神经束:在肱桡肌与桡侧腕屈肌之间寻找桡动脉和桡神经浅支,观察二者的位置关系。剖出桡神经的主要分支,追踪桡神经浅支至腕。

（3）剖查正中神经:在指浅屈肌的深面找出正中神经,追踪至腕部,并观察其分支,注意在肘窝附近寻找由其发出的骨间前神经。

（4）剖查尺侧血管神经束:在尺侧腕屈肌和指深屈肌之间找寻尺动脉和尺神经,向上、下方向追踪观察之。注意二者的位置关系。

（5）解剖前臂肌深层:从腕部用手指向上分离指浅屈肌与深层肌,并将其拉开,观察深层的指深屈肌和拇长屈肌。在腕上方分开此两肌,观察其深面的旋前方肌。

8. 解剖骨间前血管神经束　在拇长屈肌与指深屈肌之间寻找骨间前动脉和骨间前神经。

9. 观察前臂屈肌后间隙　在拇长屈肌、指深屈肌的深面和旋前方肌浅面之间观察潜在的间隙,用刀柄向远侧探查其交通关系。

三、解剖三角肌区、肩胛区、臂后区、肘后区及前臂后区

（一）尸位与扪认体表标志

尸体俯卧,肩部垫高,上肢外展,前臂旋前。扪认肩峰,肩胛冈,肩胛骨上、下角和内、外侧缘,尺骨鹰嘴,肱骨内、外上髁,尺神经沟等骨性标志。

（二）皮肤切口

做以下 6 个皮肤切口（图绪 -3）。然后将各切口间的皮片内侧缘提起,剥离皮肤与浅筋膜,翻起皮片。

1. **背部正中线切口**　自枕外隆凸沿后正中线向下至肩胛骨下角高度。

2. **肩部横切口**　自第 7 颈椎棘突向外侧切至肩峰,再沿肩部向下切至臂上、中 1/3 交界处,于此平面做横行切口,与臂前区的切口相接。

3. **背部横切口**　平肩胛骨下角水平,自正中线向外侧切至腋后线。

4. **臂后纵切口**　沿臂后部中线做纵行切口向下至腕部。

5. **前臂后横切口**　在肱骨内、外上髁连线的下方 3~4 横指处做一横切口,与前臂前区的横切口相接。

6. **腕后横切口**　在腕背做横切口与腕前横切口相接。

(三) 层次解剖

1. 解剖浅层结构

(1) 肩胛区:在近中线处浅筋膜内可能找到 1~2 条脊神经后支。

(2) 臂后区:于三角肌后缘中点下方可找到臂外侧上皮神经,臂后区中部找出臂后皮神经,在臂后中、下 1/3 交界处外侧部找出前臂后皮神经。

(3) 前臂后区:在前臂下部外侧缘找出头静脉,向上追踪至前面,在其附近找出前臂后皮神经,观察其分布,在内侧缘找出贵要静脉和前臂内侧皮神经的分支。在桡腕关节上方外侧寻找桡神经浅支,内侧寻找尺神经手背支。

2. 解剖三角肌区和肩胛区的肌、血管和神经

(1) 剖露三角肌:除去此区的浅筋膜,清除三角肌表面的深筋膜,观察三角肌的起止、边界和纤维走行方向。沿锁骨、肩峰和肩胛冈切断三角肌起端,翻向下。注意观察肩峰下囊。

(2) 剖露肩带肌:清除肩胛区表面的浅筋膜和深筋膜。沿肩胛冈切断斜方肌的附着点,将其翻起,清理、辨认冈上肌、冈下肌和大圆肌、小圆肌。

(3) 剖查肩胛上血管和神经:切断冈上肌、冈下肌,寻找两肌深面的肩胛上动脉和肩胛上神经。观察血管、神经与肩胛上韧带的关系。

(4) 解剖腋神经和旋肱后动脉:清理小圆肌、大圆肌和肱三头肌长头,观察四边孔的境界和穿过其间的旋肱后动脉和腋神经。

(5) 解剖旋肩胛动脉:清理并观察三边孔的境界和从中穿过的旋肩胛动脉。

(6) 解剖肩关节:追踪冈上肌、冈下肌和小圆肌至止点,观察 3 肌止端的位置及其与关节囊的关系、肌腱袖的形成。切开关节囊,观察肩关节的构成,了解其结构特点。

3. 解剖臂后区

(1) 暴露肱三头肌:清除浅筋膜,显露深筋膜。纵行切开深筋膜向两侧剥离,探查深入臂肌前、后群之间的内、外侧肌间隔。清理并观察肱三头肌。

(2) 解剖肱骨肌管及其内容:在肱三头肌长头与外侧头之间钝性分离,找出桡神经和肱深动脉进入肱骨肌管处。将解剖镊深入肱骨肌管,切断肱三头肌外侧头,清理桡神经和肱深动、静脉,追踪其走行及分支。

4. 解剖肘后区

(1) 剖查尺神经:在肱骨内上髁后方、鹰嘴内侧切开深筋膜,寻找尺神经,分别向上、下追踪,观察其行程。

(2) 解剖肘关节:在中线上垂直切开肱三头肌腱膜,向两侧显露肘关节囊至肱骨内、外上髁附近,在关节的后方或外侧纵行切开关节囊,观察肘关节的构成,了解其结构特点。

5. 解剖前臂后区

(1) 解剖深筋膜和前臂肌后群:清除浅筋膜,暴露深筋膜。纵行切开深筋膜,保留伸肌支持带,显露前臂肌后群,分离并观察浅层诸肌。从下向上将桡侧腕伸肌和指伸肌分开,并向两侧牵拉,显露深层肌并观察之。

（2）解剖骨间后血管神经束：在旋后肌下缘处寻出骨间后动脉和神经,追踪并观察之。

四、解剖腕前区、手掌及手指掌面

（一）尸位与扪认体表标志

尸体仰卧,上肢外展,手掌向前。摸认桡骨茎突、尺骨茎突、腕近侧纹、腕中间纹、腕远侧纹、鱼际、鱼际纹、掌中纹、掌远纹、小鱼际、掌心、指掌侧横纹等体表标志。在活体腕前摸认桡侧腕屈肌腱、掌长肌腱和尺侧腕屈肌腱。

（二）皮肤切口

做以下 4 个切口(图绪 -3)。然后提起各切口的皮缘,剥离皮肤,翻开皮片。

1. 手掌纵行切口　自腕前横切口的中点处向下做纵行切口,至中指近端。

2. 手掌横切口　沿手掌远侧缘做一横行切口。

3. 手指纵行切口　自手掌横切口处向中指尖做纵行切口。

4. 拇指斜切口　从腕前区横切口中点处至拇指尖做斜行切口。

（三）层次解剖

1. 解剖腕前区浅层结构　观察前臂内、外侧皮神经和浅静脉后,剥除浅筋膜。

2. 解剖腕掌侧韧带及其深面结构

（1）清理并观察腕掌侧韧带,纵行切开之。

（2）观察腕尺侧管以及通过的尺神经和尺动、静脉,分离正中神经掌皮支。

（3）清理并观察腕掌侧韧带远侧深面的屈肌支持带。

3. 解剖手掌浅筋膜　观察手掌浅筋膜的特点。在小鱼际处找到尺神经掌支,并可见到掌短肌。在鱼际近端可找到桡神经浅支。

4. 解剖掌腱膜及骨筋膜鞘

（1）显露掌腱膜:清除浅筋膜和掌短肌,显露深筋膜。观察掌腱膜的形态。

（2）显露骨筋膜鞘:切断掌腱膜远侧的 4 条纵束,勿伤及深面的血管和神经。向近侧掀起掌腱膜的切缘,边掀起边注意观察掌腱膜内、外侧缘向深部发出的内、外侧肌间隔,切断之,游离掌腱膜。探查 3 个骨筋膜鞘。

5. 解剖尺神经浅支、掌浅弓及其分支

（1）追踪尺神经及其分支:在屈肌支持带尺侧缘的浅面切开薄层深筋膜,找到尺神经。在豌豆骨的外下方寻找尺神经浅支,追踪观察其分支。1 支指掌侧固有神经至小指掌面尺侧缘,另 1 支为指掌侧总神经,再分支至第 4、5 指的相对缘。

（2）剖查尺动脉及其分支:在尺神经的附近找到尺动脉。于豌豆骨的外下方找到尺动脉分出的掌深支,暂不必追踪。

（3）剖查掌浅弓及其分支:沿尺动脉主干追踪其与桡动脉掌浅支吻合形成的掌浅弓。观察弓的类型,剖查由弓发出的各支指掌侧总动脉,追踪至入手指处。

（4）剖查正中神经及其分支:在屈肌支持带下缘处找到正中神经返支,追踪观察其向外上方进入鱼际肌。在指掌侧总动脉附近找到指掌侧总神经,追踪至入手指处。

6. 解剖鱼际肌和小鱼际肌　清除鱼际肌和小鱼际肌表面的深筋膜,分离、修洁、观察各肌。

7. 解剖腕管

（1）剖开腕管:在中线上纵行切开屈肌支持带,打开腕管,观察通过腕管内的各结构及其位置关系。分离正中神经,并向前臂及手掌追踪观察。在腕管内找出屈肌总腱鞘和拇长屈肌腱鞘,切开,探查其交通。

（2）剖开腕桡侧管:提起屈肌支持带桡侧半的切缘,在其桡侧端附着处仔细切开,打开腕桡侧管,找出通过的桡侧腕屈肌腱及其腱鞘。

8. 剖查蚓状肌、探查筋膜间隙

（1）分离指浅、深屈肌腱，观察其位置关系。找出起于指深屈肌腱的蚓状肌，观察之。

（2）用刀柄探查指屈肌腱和蚓状肌后方的掌中间隙；再探查位于拇收肌前方的鱼际间隙，明确它们的境界。

9. 解剖尺神经深支、掌深弓及其分支

（1）寻找尺神经深支和尺动脉掌深支：在豌豆骨外下方找到尺神经深支和尺动脉掌深支，修除周围结缔组织，切断附近肌，沿其走行追踪。

（2）剖出掌深弓及其分支：在腕管附近切断各屈指肌腱，向远侧掀开。除去其深方的结缔组织和骨间掌侧筋膜。继续向桡侧追踪，可见掌深支与桡动脉末端吻合形成的掌深弓和与其伴行的尺神经深支。修洁掌深弓及其各分支，观察之。

（3）观察骨间肌：除去骨间掌侧筋膜后，观察骨间掌侧肌的起止和走行。

10. 解剖指蹼间隙　仔细去除各指蹼间隙残留的皮肤和脂肪组织。修洁各指掌侧总动脉和总神经的末段，可见它们在各指蹼间隙处分为 2 条指掌侧固有动脉和神经，分别行向相邻两指的相对缘。修洁各蚓状肌腱，观察其走向。探查指蹼间隙的交通关系。

11. 解剖手指掌面

（1）剖查指掌侧固有动脉和神经：将纵切口的皮肤翻向两侧，从指蹼处向远侧剖查指掌侧固有动脉和神经，注意二者的位置关系。

（2）观察指浅、深屈肌腱：清理指屈肌腱纤维鞘，纵行切开腱鞘，观察指浅屈肌腱裂孔及附着点。观察指深屈肌腱的走行及终止。将指屈肌腱拉起，观察腱系膜。

五、解剖腕后区、手背及手指背面

（一）尸位与扪认体表标志

尸体俯卧，扪认桡骨茎突，尺骨茎突等体表标志。在活体上辨认解剖学鼻烟窝，其桡侧界为拇长展肌腱和拇短伸肌腱，尺侧界为拇长伸肌腱，近侧界为桡骨茎突。

（二）皮肤切口

做以下 3 个切口（图绪 -3），提起上述纵切口的皮缘，向两侧剥离，翻开皮片。

1. 手背纵切口　自腕后横切口的中点向下做纵行切口至中指近端。

2. 手背横切口　沿掌指关节做横切口。

3. 手指纵切口　自横切口起，沿中指背面中线做纵行切口直达甲根部。

（三）层次解剖

1. 解剖腕后区浅层结构　分离和观察浅筋膜内的手背静脉网及头静脉、贵要静脉、尺神经手背支和前臂后皮神经终末支等结构。

2. 解剖伸肌支持带及其深面结构　清理、观察伸肌支持带，在 6 个骨纤维管处分别纵行切开伸肌支持带，观察通过各骨纤维管的肌腱和腱鞘。

3. 解剖鼻烟窝　清理拇长伸肌腱、拇短伸肌腱和拇长展肌腱，观察鼻烟窝的境界。除去窝内的疏松结缔组织，寻找并修洁行于窝内的桡动、静脉，追踪桡动脉至其穿入第 1 骨间背侧肌处。

4. 解剖腕关节　在腕关节的外侧纵行切开关节囊，观察腕关节的构成。

5. 解剖手背浅筋膜

（1）剖查手背静脉网：在浅筋膜内可见静脉网，在第 1 掌骨间隙处，由静脉网合成头静脉。在第 4 掌骨间隙处，合成贵要静脉。

（2）剖查手背皮神经：在手背近端桡侧寻找桡神经浅支，尺侧寻找尺神经手背支。清理后，观察两神经至手背及手指的分支。

6. 解剖手背深筋膜

（1）显露手背筋膜：清除浅筋膜,保留静脉网,显露由深筋膜浅层与伸肌腱愈合形成的手背腱膜。观察手背皮下间隙,观察指伸肌腱远端的腱间结合。

（2）显露骨间背侧筋膜：剥离并切断手背腱膜远端,将腱膜掀起,暴露骨间背侧筋膜,探查腱膜下间隙。

（3）观察骨间背侧肌：除去骨间背侧筋膜,观察骨间背侧肌的走行和起止。

7. 解剖手指背面结构 沿指伸肌腱追踪至手指背面,观察其形成的指背腱膜。

（李雪梅 罗道枢 廖 华 韦 力）

思考题

1. 试分析肱骨外科颈骨折患者,近折端和远折端的移位方向如何？骨折最易损伤的血管、神经是什么？患者会有哪些典型的临床症状？

2. 结合腋淋巴结分群及其收受范围这一知识点,试分析外上象限乳腺癌患者,其癌细胞可能引流到哪些淋巴结？

3. 根据解剖结构特点试述臂部不同部位骨折易损伤的神经及其可能出现的上肢畸形。

4. 试述"网球肘"产生机制的解剖学基础。

5. 运用解剖学知识解释出现前臂骨-筋膜室综合征的结构基础及其典型畸形表现。

6. 手掌部有哪些筋膜间隙,其位置、组成及毗邻关系如何？

7. 运动拇指的肌有哪些,各肌的功能及神经支配如何？

第八章
下　肢

学习要点

1. 梨状肌上、下孔及坐骨小孔的构成及通过的结构。
2. 坐骨神经的行程、功能及其临床要点。
3. 腓总神经的走行、分支和分布及其临床常见的损伤表现。
4. 股三角的位置、境界和内容及其排列。
5. 下肢骨筋膜鞘的结构及内容。
6. 踝管构成、内容及临床意义。

第一节　概　　述

下肢 lower limb 有使身体直立、支持体重、行走和运动的功能。故其结构以稳固性为主,骨骼粗壮,骨连结的构造复杂,关节面宽,关节的辅助结构多而坚韧,韧带发达,肌强大、有力。因此,下肢骨连结的稳固性大于灵活性。

一、境界与分区

下肢与躯干下部相连,前方以腹股沟与腹部分界,外侧和后面以髂嵴、髂后上棘至尾骨尖的连线与脊柱区的腰区和骶尾区分界,内侧以阴股沟(腹股沟下部延续至会阴处)与会阴部分隔。

下肢通常分为臀区、股部(股前内侧区和股后区)、膝部(膝前区和膝后区)、小腿部(小腿前外侧区和小腿后区)及踝(踝前区和踝后区)与足部(足背、足底和足趾)。

二、表面解剖

(一) 体表标志

1. 臀区与股部　在臀区上界可扪及髂嵴 iliac crest 全长。其前端突出为髂前上棘 anterior superior iliac spine,此棘常作为测量下肢长度的重要标志;后端为髂后上棘 posterior superior iliac spine。于髂前上棘后方约 5cm 处,可扪及髂嵴向外隆起的髂结节 tubercle of iliac crest。从侧面观,两侧髂嵴最高点的连线与第 4 腰椎棘突水平一致,两侧髂结节间平面通过第 5 腰椎体。髂前上棘与骶骨岬、第 2 骶椎棘突在同一水平面。髋关节屈曲时,于臀下部内侧可触及坐骨结节 ischial tuberosity,站立时被臀大肌覆盖,需由臀褶下缘向上扪摸可触及;坐位时,坐骨结节位于皮下,是重力的支撑点,易于扪及。直立时,于臀中部外侧,髂结节下方约 10cm 处能摸及股骨大转子 greater trochanter,在下肢前后摆动或被动外展时易于扪及。尾骨尖可在两臀部皱襞间扪及,位于坐骨结节平面上方,滑倒后的向后或垂直向下的跌伤常引起尾骨骨折。

股前区与腹前外侧壁之间皮肤的斜行浅沟称腹股沟,其内侧端的前内上方可扪及突起的耻骨结节 pubic tubercle,为腹股沟韧带内侧端的附着点。由此向内的横行隆起为耻骨嵴 pubic crest,两侧耻骨嵴连线中点稍下方为耻骨联合 pubic symphysis 的上缘。髂前上棘与耻骨结节间连线深面为腹股沟韧带 inguinal ligament。坐骨大切迹上缘与第 3 骶椎棘突间的水平面稍下方为髂后下棘,其深面是骶髋关节。

2. **膝部**　膝部后面呈菱形的窝为腘窝,其正前方皮下可扪及且可清晰地观察到隆起的髌骨 patella。髌骨下方连一髌韧带 patellar ligament,止于胫骨粗隆 tibial tuberosity,二者均可触及或观察到,在半屈膝时髌韧带最为明显。髌骨内、外侧分别可扪及上方的股骨内、外侧髁 medial or lateral condyles of femur 以及下方的胫骨内、外侧髁 medial or lateral condyles of tibia。股骨内、外侧髁的最突出部分别为股骨内、外上髁 medial or lateral epicondyles of femur。股骨内上髁上方可触及的小突起称收肌结节 adductor tubercle,为大收肌腱附着处。屈膝时,膝部后方两侧,可明显摸及外侧的股二头肌腱 tendon of biceps femoris 和内侧的半腱肌腱 tendon of semitendinosus、半膜肌腱 tendon of semimembranosus,股二头肌腱止点处为突出的腓骨头 fibular head。

3. **小腿部**　小腿前面可扪及纵行锐利的胫骨前缘。腓骨头位于胫骨粗隆后外方,其下方可扪及腓骨颈 neck of fibula。小腿下 1/3 的外侧可触及明显的腓骨下 1/3 段。

4. **踝与足部**　踝部两侧可扪及和观察到明显的骨突即内踝 medial malleolus 和外踝 lateral malleolus,内踝扁突,外踝略呈三角形,略低于内踝。后方可扪及和观察到跟腱 tendo calcaneus,跟腱下端所连的骨性隆起为跟结节 calcaneal tuberosity。足内侧缘中部稍后,足跟和趾根部连线的中点可摸及舟骨粗隆。足外缘中部,足跟与小趾尖连线中点可触及第 5 跖骨粗隆 tuberosity of fifth metatarsal bone。

当人体长期处于某一体位,如瘫痪在床时,以上骨性标志表面的皮肤因受压致血液循环障碍,可发生压疮。长期侧卧可致髂嵴、大转子、股骨和胫骨的内、外侧髁以及内踝和外踝等处发生压疮;而长期俯卧可致髂前上棘、耻骨结节及髌骨等处发生压疮。长期仰卧位可见足跟压疮(脊柱区的骶尾部亦可见)。

(二)血管神经干的体表投影

了解下肢一些主要血管和神经干的体表投影位置,临床上,可协助病变的定位诊断和治疗(图 8-1)。

1. **臀上和臀下动脉、静脉与神经**　大腿微屈和旋内,髂后上棘与股骨大转子尖连线的中、内 1/3 交点为臀上动、静脉和臀上神经出盆点(梨状肌上孔)之投影。髂后上棘至坐骨结节连线的中点为臀下动、静脉和臀下神经出盆点的投影。

2. **阴部内动脉**　由髂后上棘至坐骨结节连线的中、下 1/3 交界处为阴部内动脉穿出坐骨大孔下部的位置。

3. **坐骨神经**　出盆点位于在髂后上棘至坐骨结节连线中点的外侧 2~3cm 处。自坐骨结节与股骨大转子连线的中、内 1/3 的交点,向下至股骨内、外侧髁连线的中点做一直线,为坐骨神经在股后区的投影线(图 8-2)。坐骨神经痛时,常在此投影线上出现压痛。

4. **股动脉、静脉**　大腿微屈并外展、旋外,膝关节微屈时,从髂前上棘至耻骨联合连线的中点(或腹股沟中点)与收肌结节连线的上 2/3 段,为股动脉的体表投影。在股三角内,股动脉的外侧为股神经,内侧为股静脉。腹股沟韧带下方 3~4cm 由股动脉发出股深动脉。

股动、静脉在股三角上部内的位置表浅,在腹股沟中点的下方可摸到股动脉的搏动。临床上常用此处作为股动脉采血、动脉造影、介入疗法的穿刺部位及下肢摸脉和下肢动脉出血时的压迫止血部位。股动脉内侧的股静脉是进行右心造影、静脉采血等常用的穿刺部位。

5. **腘动脉**　自大腿后面中、下 1/3 的分界线与股后正中线交点的内侧 1 横指(2.0~2.5cm)处至腘窝中点的连线为腘动脉斜行段投影,腘窝中点至腘窝下角的连线为垂直段投影;或从腘窝上角内侧一横指处到腘窝下角之间的连线。在腘窝上角,腘动脉位于腘静脉和胫神经内侧;在腘窝下角,则位于腘静脉和胫神经的外侧。

6. **胫前、后动脉**　自腓骨头和胫骨粗隆之间的中点到内、外踝前面连线中点的连线为胫前动脉的投影。从腘窝下角到内踝与跟腱内缘之间中点的连线为胫后动脉的投影。腓深神经和胫神经投影各自与胫前动脉和胫后动脉的走行相一致。

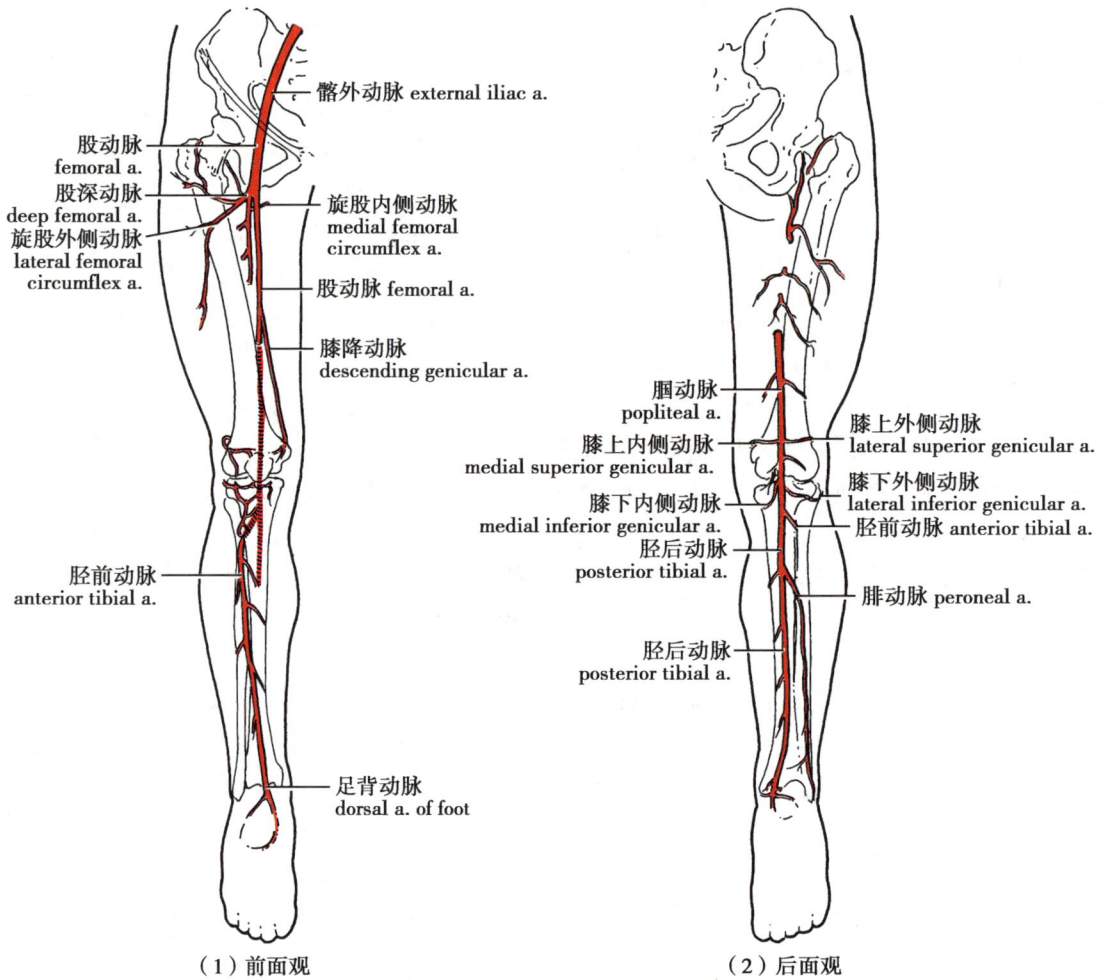

（1）前面观　　　　　　　　　（2）后面观

图 8-1　下肢动脉的体表投影

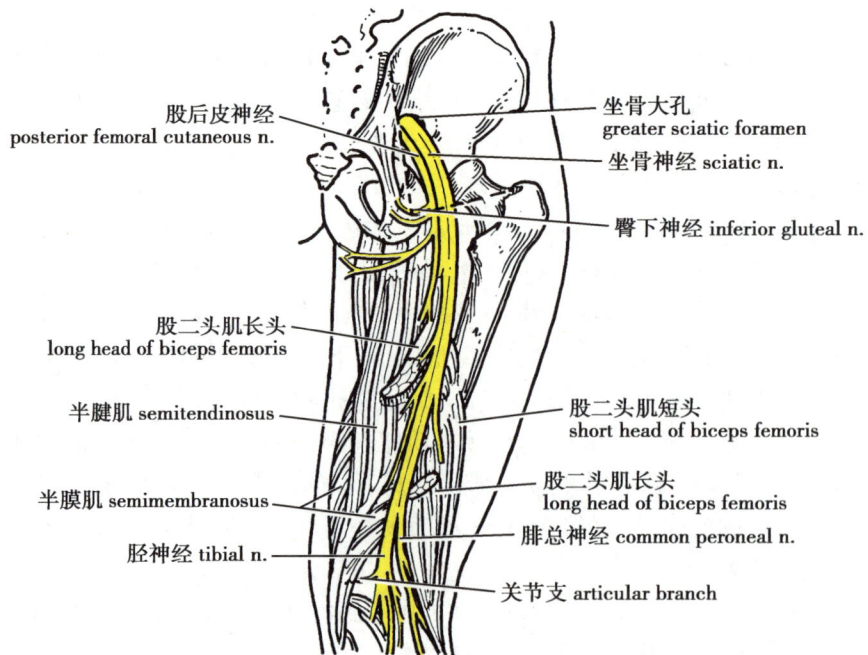

图 8-2　坐骨神经的体表投影

7. 足背动脉　内、外踝经足背连线的中点至第 1、2 跖骨底之间（即第 1 跖骨底外缘）的连线为足背动脉的投影。

三、下肢的长度、力线、角及测量线

通过 X 线片或体表可以测量下肢的长度、力线、颈干角等。当发生骨折、关节脱位或先天畸形时，它们会有所改变或超出正常值范围。

（一）下肢的长度

测量下肢长度时必须保持双下肢姿势对称，并将双侧结果予以对比，否则结果会有误。

1. 下肢全长　是指下肢伸直时由髂前上棘至内踝尖的长度。

2. 大腿长　由髂前上棘至股骨内侧髁最高点的长度。

3. 小腿长　由股骨内侧髁最高点至内踝尖的长度。

（二）下肢力线、颈干角和股胫角

1. 下肢力线　为通过股骨头中点（或髋关节中心）、髌骨中点（膝关节中心）和踝关节中心的轴线，此线是下肢承受体重的轴线，与小腿长轴基本一致。由于双脚并拢直立时，双髋关节比双踝关节的距离宽，所以下肢力线斜向下内（图 8-3）。

2. 颈干角　股骨颈与股骨体长轴间向内的夹角称颈干角 neck-shaft angle。正常成人为 127°（125°~130°）（图 8-4）。若大于此角，为髋外翻，小于此角者为髋内翻。

3. 股胫角与膝外翻角　经过股骨体长轴的轴线与过胫骨长轴的轴线在膝关节处相交形成向外的夹角称股胫角，正常为 165°~170°，男性略大于女性，其补角称膝外翻角，男性略小于女性。若外侧夹角小于 170° 为膝外翻（"X"形腿）；大于 170° 则为膝内翻，呈"O"形腿或弓形腿（图 8-5）。

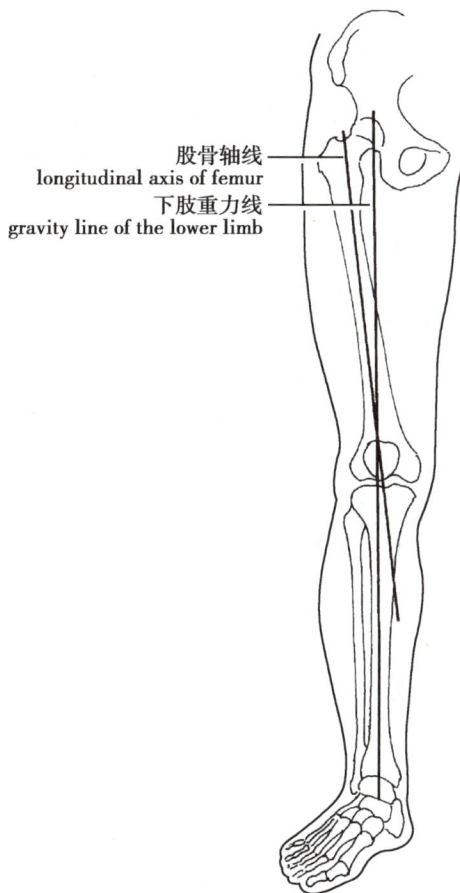

图 8-3　下肢力线图

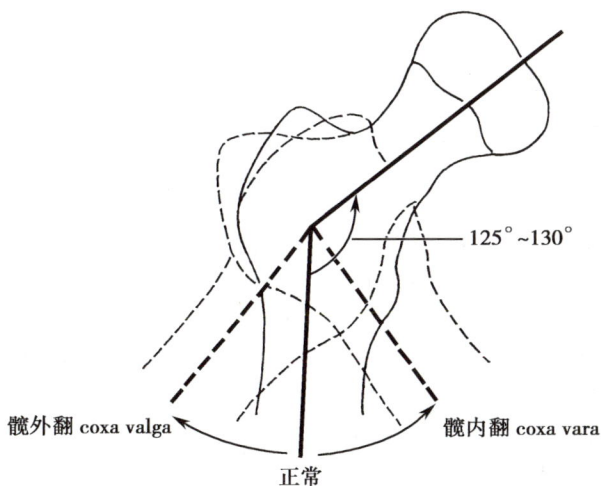

图 8-4　股骨颈干角

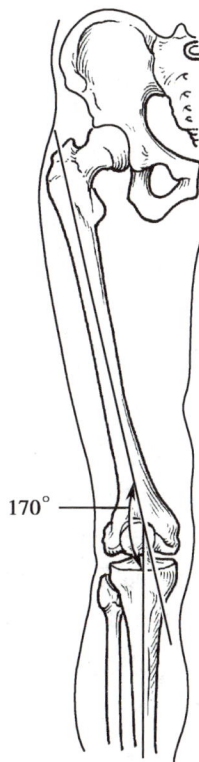

图 8-5　股胫角

(三) 测量线

临床上发生下肢某些部位骨折或关节脱位时,正常骨性标志间的位置关系可能发生变化,这些位置对比关系的改变有助于进行疾病的诊断和治疗。常用的对比测量线有以下几条。

1. 罗斯－奈拉通线　又称髂坐线。身体侧卧并屈髋关节 90°~120° 时,自髂前上棘至坐骨结节最明显处的连线称罗斯 - 奈拉通线 Rose-Nelaton line。正常情况下,此线通过股骨大转子尖(图 8-6)。如髋关节脱位或股骨颈骨折时,大转子尖可向此线上方移位。

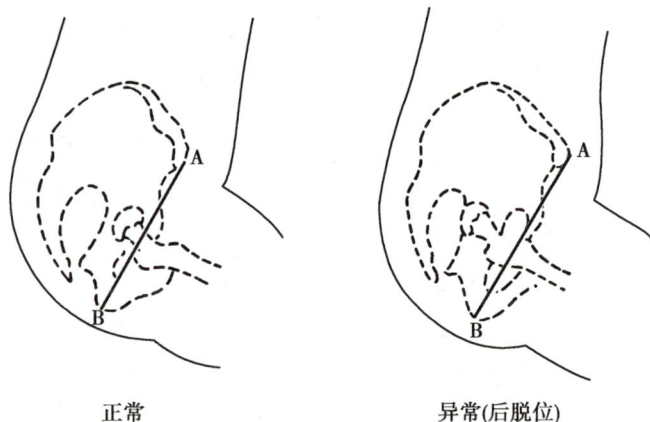

正常　　　　　　　　异常(后脱位)

图 8-6　罗斯－奈拉通线

2. 休马克线和卡普兰点　身体仰卧位时,两下肢伸直并拢,两髂前上棘处于同一水平面,由两侧大转子尖过同侧髂前上棘向腹部做延长线,称休马克线 Schomarker line。正常情况下,两侧休马克线应相交于脐或脐以上,此交点称卡普兰点 Kaplan point(图 8-7)。髋关节脱位或股骨颈骨折时,此点偏移至脐下并偏向健侧。

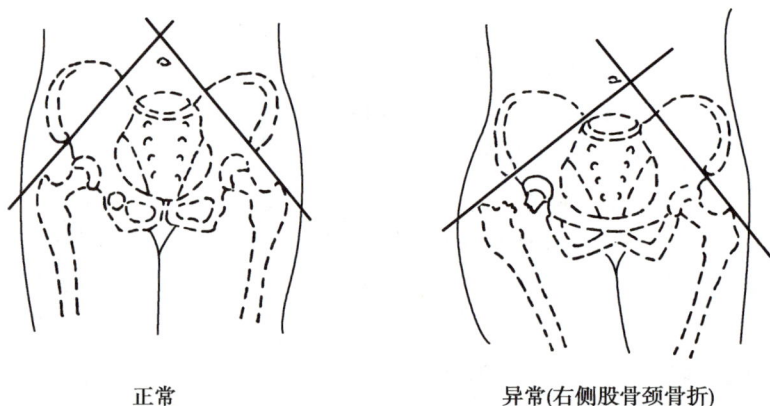

正常　　　　　　　　　　　　异常(右侧股骨颈骨折)

图 8-7　休马克线和卡普兰点

3. 布兰安线和布兰安三角　又称髂股线和髂股三角。仰卧位时,自髂前上棘向床面做一垂线(A),过大转子尖做一水平线与此垂线垂直,该线称布兰安线 Bryant line(B),正常约 5cm。再由大转子尖至髂前上棘做一斜线(C),3 条线构成的三角称布兰安三角 Bryant triangle(图 8-8)。当大转子上移时,该三角的底边比健侧缩短。

股骨颈骨折或髋关节后上脱位时,常做以上径线测量,此时,大转子尖可能移位至奈拉通线的上方;Kaplan 点会偏移至脐下并偏向健侧;Bryant 线(B)会短于正常的 5cm(图 8-8)。

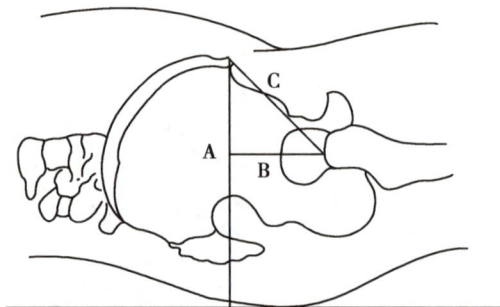

图 8-8　布兰安线和布兰安三角

第二节　臀　区

一、境界

臀区为骨盆后外侧面近似方形的区域。上界为髂嵴,下界为臀沟,内侧界为臀裂,外侧界为髂前上棘至股骨大转子间的连线。

二、浅层结构

(一)皮肤

臀区皮肤较厚,富含汗腺和皮脂腺。

(二)浅筋膜

浅筋膜发达,其厚度个体差异较大,近髂嵴处和臀区下部厚而致密,形成脂肪垫,坐时可承受身体压力;中部较薄,内侧在骶骨后面及髂后上棘处很薄,长期卧床,可致此部形成压疮。臀区浅筋膜中含有浅动、静脉,淋巴管及皮神经(图 8-9,图 8-10)。

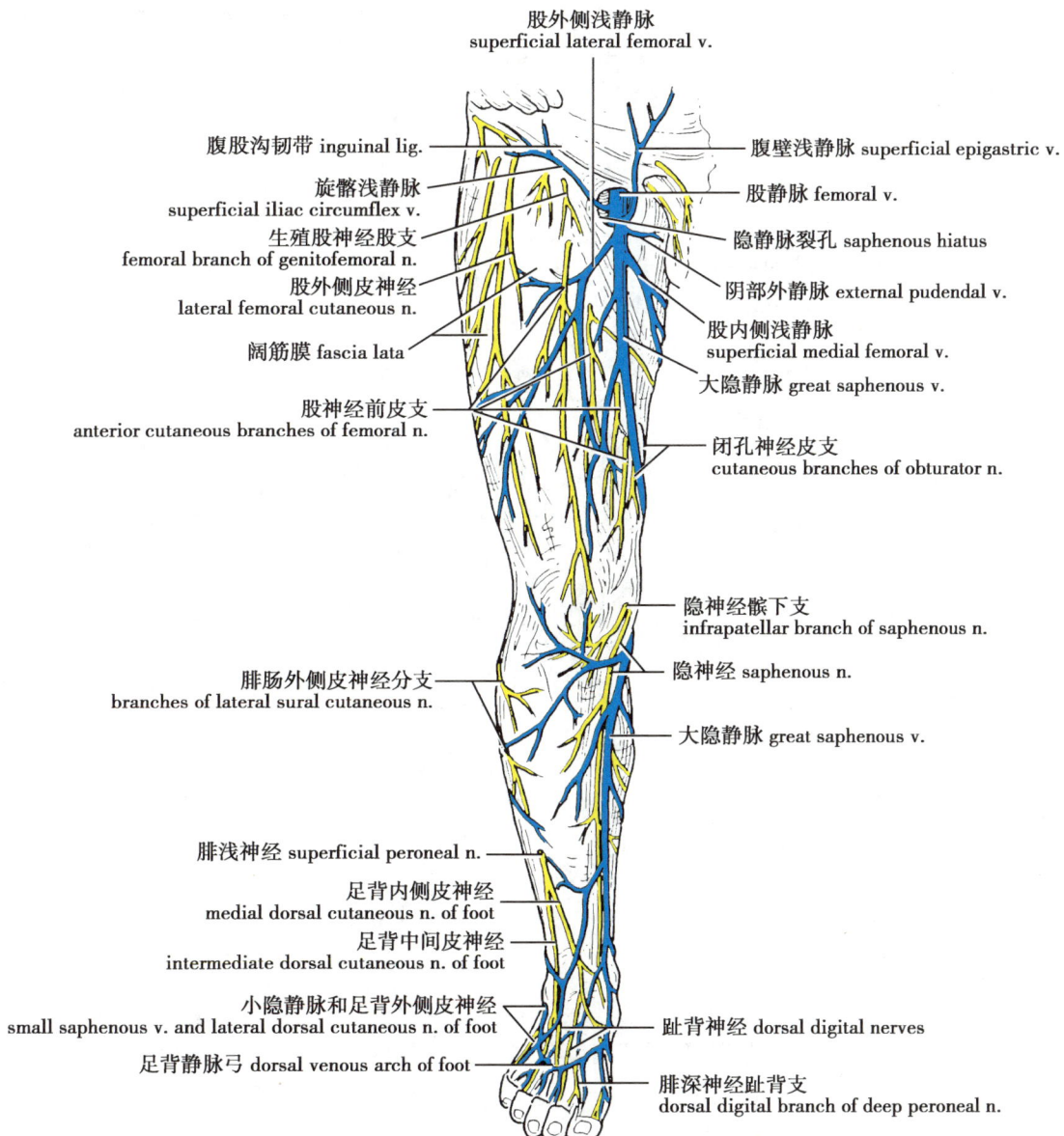

股外侧浅静脉
superficial lateral femoral v.

腹股沟韧带 inguinal lig.

旋髂浅静脉
superficial iliac circumflex v.

生殖股神经股支
femoral branch of genitofemoral n.

股外侧皮神经
lateral femoral cutaneous n.

阔筋膜 fascia lata

股神经前皮支
anterior cutaneous branches of femoral n.

腓肠外侧皮神经分支
branches of lateral sural cutaneous n.

腓浅神经 superficial peroneal n.

足背内侧皮神经
medial dorsal cutaneous n. of foot

足背中间皮神经
intermediate dorsal cutaneous n. of foot

小隐静脉和足背外侧皮神经
small saphenous v. and lateral dorsal cutaneous n. of foot

足背静脉弓 dorsal venous arch of foot

腹壁浅静脉 superficial epigastric v.

股静脉 femoral v.

隐静脉裂孔 saphenous hiatus

阴部外静脉 external pudendal v.

股内侧浅静脉
superficial medial femoral v.

大隐静脉 great saphenous v.

闭孔神经皮支
cutaneous branches of obturator n.

隐神经髌下支
infrapatellar branch of saphenous n.

隐神经 saphenous n.

大隐静脉 great saphenous v.

趾背神经 dorsal digital nerves

腓深神经趾背支
dorsal digital branch of deep peroneal n.

图 8-9　下肢皮神经和浅静脉(前面观)

1. **浅血管**　臀区浅动脉包括皮动脉和肌皮动脉两部分。上部皮动脉来源于第 4 腰动脉，下部来源于臀下动脉；内侧来源于骶外侧动脉的分支。肌皮动脉来自臀上、下动脉。

2. **皮神经**　臀区皮神经分 3 组。

（1）臀上皮神经 superior clunial nerve：由第 1~3 腰神经后支的外侧支组成，一般有 3 支，以中支最长，有时可达臀沟。在第 3、4 腰椎棘突平面穿出竖脊肌后外侧缘，行经竖脊肌与髂嵴交点处的骨纤维管，至臀区上部皮下。

（2）臀下皮神经 inferior clunial nerve：于臀大肌深面发自股后皮神经，绕臀大肌下缘向上至臀区下部皮肤。

（3）臀内侧皮神经 medial clunial nerve：亦称臀中皮神经 middle clunial nerve，为第 1~3 骶神经后支，在髂后上棘至尾骨尖连线的中 1/3 段穿出，分布于臀区内侧和骶骨表面的皮肤。此外，臀区外侧上部尚有肋下神经和髂腹下神经的外侧皮支，臀区外侧下部有股外侧皮神经的后支分布（图 8-10）。

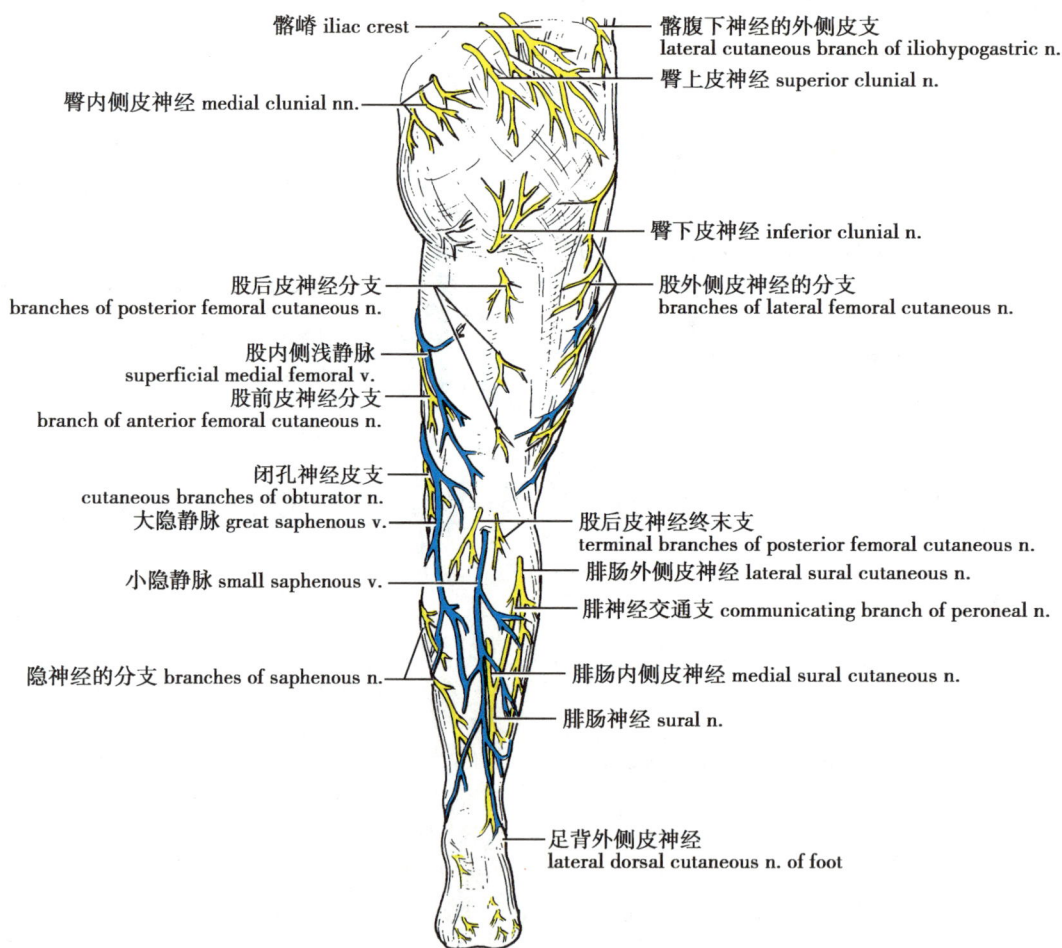

图 8-10　下肢皮神经和浅静脉（后面观）

臀上皮神经在入臀点处，与髂嵴间接触紧密并被骨纤维管所固定。当腰部急性扭伤或静态张力等因素，造成无菌性炎症而使骨纤维管狭窄时，可使皮神经在管内受到卡压而引起腰腿疼痛。

三、深层结构

臀区的深层结构包括深筋膜、臀肌、肌间隙和血管、神经等。

(一) 臀筋膜

臀区深筋膜又称臀筋膜 gluteal fascia。上部覆盖臀中肌并与髂嵴紧密相连,向下覆盖于臀中肌前部表面。在臀大肌上缘分两层包裹臀大肌,于该肌下缘又合并成一层,向下延续为股后部深筋膜。臀筋膜外上部较厚,外下部在股骨大转子外侧面有阔筋膜张肌、臀大肌的腱性纤维加入,向下参与形成坚韧的髂胫束,向内侧愈着于骶骨背面。臀筋膜损伤是腰腿痛的病因之一,称臀筋膜综合征。

(二) 肌层

臀肌为髋肌的后群,分为 3 层(表 8-1,图 8-11)。

表 8-1　髋肌

分群、层		名称	起点	止点	作用	神经支配
后群	浅层	臀大肌	髂骨翼外面后部,骶骨背面,骶结节韧带	臀肌粗隆及髂胫束	后伸、外旋髋关节	臀下神经及坐骨神经分支($L_4\sim S_2$)
		阔筋膜张肌	髂前上棘,髂嵴的一部分	经髂胫束至胫骨外侧髁	紧张阔筋膜并屈髋关节	臀上神经($L_4\sim S_1$)
	中层	臀中肌	髂骨翼外面	股骨大转子	外展髋关节,前部肌束内旋髋关节,后部肌束外旋髋关节	臀上神经($L_4\sim S_1$)
		梨状肌	第 2~4 骶椎前面的骶前孔两侧	股骨大转子	外展、外旋髋关节	梨状肌神经(S_{1-2})
		上孖肌	坐骨小切迹邻近的骨面	股骨转子窝	外旋髋关节	骶丛分支($L_4\sim S_2$)
		闭孔内肌	闭孔膜内面及其周围骨面			闭孔内肌神经($L_5\sim S_2$)
		下孖肌	坐骨小切迹邻近骨面			骶丛分支($L_4\sim S_2$)
		股方肌	坐骨结节	转子间嵴		
	深层	臀小肌	髂骨翼外面	股骨大转子前缘	同臀中肌	臀上神经($L_4\sim S_1$)
		闭孔外肌	闭孔膜外面及其周围骨面	股骨转子窝	外旋髋关节	闭孔神经及骶丛分支($L_2\sim S_5$)
前群(髂腰肌)		髂肌腰大肌	髂窝腰椎体侧面和横突	股骨小转子	前屈和外旋髋关节	腰丛分支(L_{1-4})

1. 浅层　有臀大肌 gluteus maximus 和阔筋膜张肌 tensor fasciae latae。臀大肌和坐骨结节之间有一滑膜囊称臀大肌坐骨囊,臀大肌外下方的腱膜与大转子间还有一臀大肌转子囊。

2. 中层　自上而下为臀中肌 gluteus medius、梨状肌 piriformis、上孖肌 gemellus superior、闭孔内肌腱,下孖肌 gemellus inferior 和股方肌 quadratus femoris。

3. 深层　有臀小肌 gluteus minimus 和闭孔外肌 obturator externus。

(三) 梨状肌上、下孔及其穿行的结构

梨状肌起于盆腔后壁、第 2~4 骶椎的骶前孔外侧,向外穿坐骨大孔出盆腔,与坐骨大孔上、下缘之间各形成一间隙,分别称为梨状肌上、下孔,有重要的血管神经穿过。

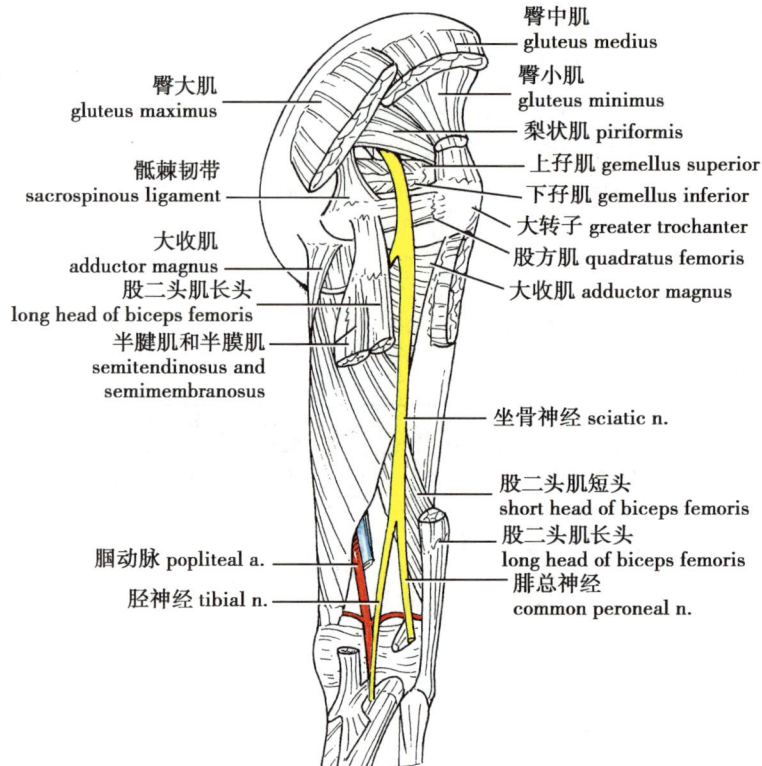

图 8-11 臀肌与大腿肌后群

1. 梨状肌上孔 suprapiriform foramen   上缘为坐骨大切迹上部,下缘为梨状肌。穿经的结构自外侧向内侧依次为臀上神经、臀上动脉和臀上静脉。

(1)臀上动脉 superior gluteal artery:为髂内动脉分支,穿至臀区后分为浅、深两支,浅支经臀中肌后缘至臀大肌深面,主要营养臀大肌;深支行于臀中、小肌之间,并营养该二肌,然后向外行至阔筋膜张肌深面与旋股外侧动脉分支吻合,参与形成髋周围动脉网。

(2)臀上静脉 superior gluteal vein:与臀上动脉伴行。

(3)臀上神经 superior gluteal nerve:来自骶丛,与臀上动脉深支伴行,分上、下两支支配臀中、小肌和阔筋膜张肌后部(图 8-12)。

2. 梨状肌下孔 infrapiriform foramen   上缘为梨状肌,下缘为坐骨棘和骶棘韧带。自外侧向内侧依次穿行坐骨神经 sciatic nerve、股后皮神经 posterior femoral cutaneous nerve、臀下神经 inferior gluteal nerve、臀下动脉 inferior gluteal artery、臀下静脉 inferior gluteal vein、阴部内动脉 internal pudendal artery、阴部内静脉 internal pudendal vein 和阴部神经 pudendal nerve(图 8-12)。

臀下动脉发自髂内动脉,主要营养臀大肌,其分支分别与臀上动脉、股深动脉穿支以及旋股内、外侧动脉分支吻合,并发分支至髋关节。臀下静脉回流至髂内静脉。臀下神经主要支配臀大肌,并发皮支至臀下部皮肤。股后皮神经伴随坐骨神经下行至股后部皮肤,并发分支至臀下部皮肤。

3. 坐骨神经的行程特点   坐骨神经为全身最粗、最长的神经,起自骶丛,经梨状肌下孔穿出至臀区,继在臀大肌深面、坐骨结节与大转子连线的中、内 1/3 交点的内侧下降进入股后区,后经股二头肌长头深面下行至腘窝上角分为胫神经和腓总神经。

坐骨神经的分支平面差异较大,有时在盆内已分为两支,且与梨状肌的位置关系密切,常见的有以下几种类型:以一总干穿梨状肌下孔者最常见,占 66.3%;坐骨神经在盆内分为两支,胫神经出梨状肌下孔,腓总神经穿经梨状肌肌腹者占 27.3%;其他变异型占 6.4%。因为坐骨神经与梨状肌关系十分密切,故当梨状肌损伤、出血肿胀时,易压迫坐骨神经引起腰腿痛,称为梨状肌损伤综合征(图 8-13)。

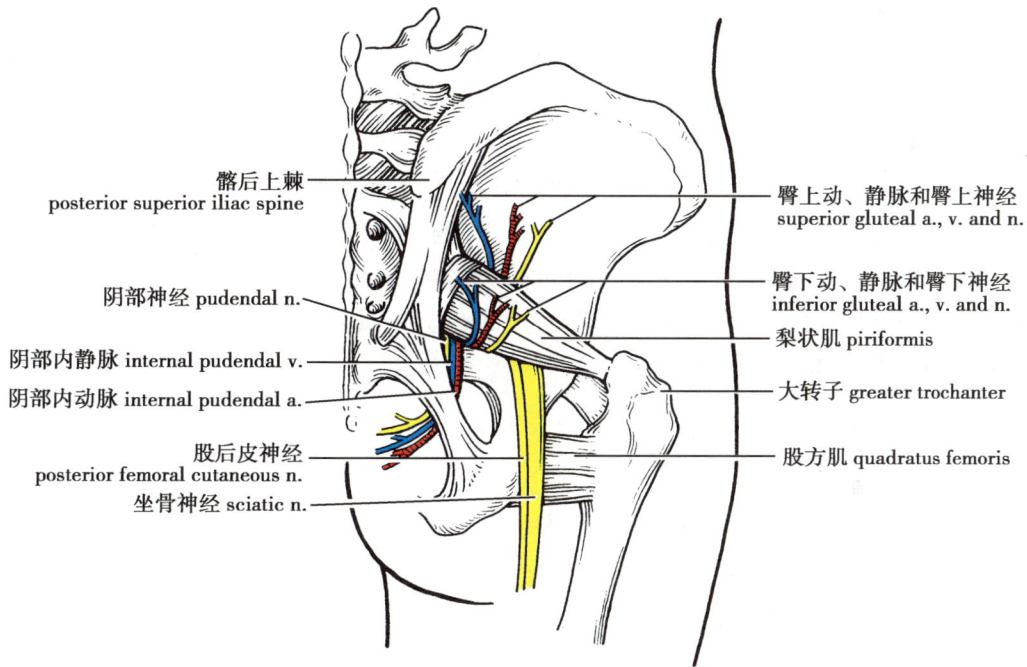

图 8-12　穿过梨状肌上、下孔的结构

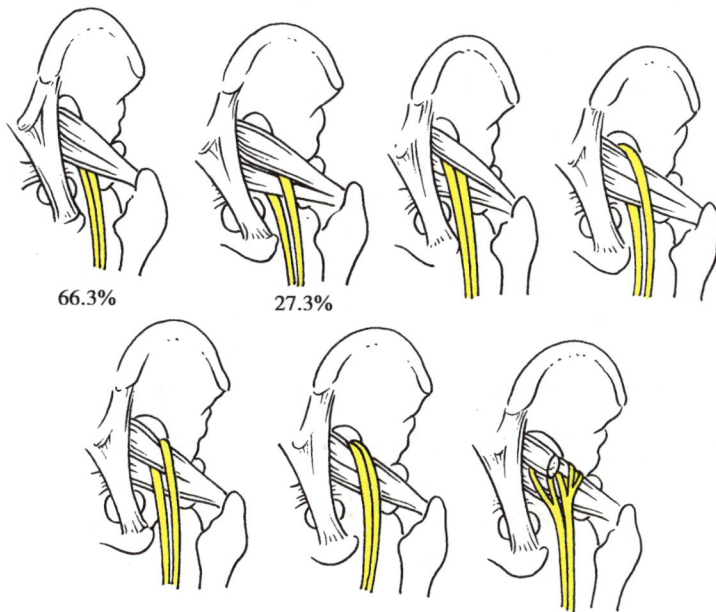

66.3%　　　　27.3%

图 8-13　坐骨神经与梨状肌的关系

　　坐骨神经在臀大肌下缘和股二头肌外侧缘之间，有一小段表面无肌覆盖，位置较表浅，是临床上检查坐骨神经压痛和进行封闭的适宜部位；坐骨神经在股后区的分支支配股后肌群，除股二头肌短头支是自坐骨神经外侧发出外，其余各支均起自内侧，故坐骨神经的外侧为其安全侧，手术暴露坐骨神经时，须沿其外侧缘分离。

　　坐骨神经受梨状肌的卡压（梨状肌综合征）较为常见，也可因肿瘤、骨盆骨折、盆腔感染、妊娠子宫压迫、穿通伤、手术或肌内注射等致伤，但卡压并不常见。

（四）坐骨小孔及其穿行结构

　　坐骨小孔 lesser sciatic foramen 由坐骨体、坐骨棘、骶棘韧带、坐骨小切迹、骶结节韧带围成，由外侧向内侧依次穿行阴部内动、静脉和阴部神经及闭孔内肌腱、闭孔内肌神经。阴部内动脉是髂内动脉的分支,阴部神经是骶丛的分支。这些结构自梨状肌下孔最内侧穿出后,绕过坐骨棘、越过骶棘韧带,经坐骨小孔穿入坐骨肛门窝,分支分布于窝内结构和肛管下部,阴部神经主干继续前行至尿生殖三角,分布于会阴和外生殖器。

臀肌之间,由于血管神经的穿行和疏松组织的填充,形成许多臀肌间隙。这些间隙沿血管神经通道互相连通,是感染互相蔓延的通道。其中臀大肌深面的间隙较广泛,可沿梨状肌上、下孔与盆内相通,向下内侧借坐骨小孔可通坐骨肛门窝,向下可沿坐骨神经通至大腿后面。

由于臀部血管神经由梨状肌上、下孔穿出后主要位于臀大肌深面的内侧和下部,故行臀部肌内注射时,宜在臀部外上象限部位进行较为安全。如果在内上象限,有可能损伤臀上血管和神经。

四、髋关节及髋周围动脉网

(一)髋关节囊和关节的韧带

髋关节结构复杂。髋关节囊近侧端附着于髋臼边缘的髋臼唇和髋臼横韧带;远端的前部止于转子间线,后部止于转子间嵴内侧 1.25cm 处,近似于股骨颈后面外、中 1/3 交界线。因此股骨头及股骨颈前面全部被关节囊包裹,而颈的后面只有中、内 2/3 位于囊内。根据骨折线的位置,股骨颈骨折可分为囊内、囊外和混合性骨折 3 型。

髋关节周围有许多韧带加强。关节囊内有髋臼横韧带、股骨头韧带,囊的环行纤维形成轮匝带。股骨头韧带起于髋臼横韧带和髋臼切迹,止于股骨头凹,对关节起一定的稳固作用,其内有营养股骨头的血管。关节囊前部有起于髂前下棘,呈"Y"字形止于转子间线的髂股韧带,可防止关节向前脱位,直立时限制髋关节过度后伸,以维持直立;囊的前下部有起自髂耻隆起,止于转子间线的耻股韧带;后部有坐股韧带,可防止髋关节过度内旋(图 8-14,图 8-15)。

(二)髋关节的血供及神经支配

髋关节的血供主要来自旋股内、外侧动脉,闭孔动脉,股深动脉的第 1 穿支和股骨滋养动脉。此外,髂内动脉发出的营养支及臀上动脉的深支还供应髋臼的上部和关节囊的上部,臀下动脉的关节支供应髋臼的后下部及其邻近的关节囊。

旋股内、外侧动脉升支发出的分支于大转子处吻合形成旋股血管环,由该血管环发出上、下、前支持带动脉,经股骨颈基底部穿髋关节囊至股骨颈,供应股骨颈和股骨头的部分血液,其中以旋股内侧动脉的终支更为重要;股骨滋养动脉自骨髓腔上行,于股骨颈处与其他动脉吻合供应股骨颈和股骨头。闭孔动脉出闭膜管后,发出髋臼支经髋臼横韧带深面进入髋臼,再分为两支:一支分布于髋臼窝的软组织;另一支经股骨头韧带分布于股骨头(图 8-16)。

髋关节后部来自坐骨神经的股方肌肌支和臀上神经支配和分布,前部来自股神经和闭孔神经。因股神经和闭孔神经也有分支至膝关节,故髋关节发生病变时,常出现膝关节反射性痛,须加以鉴别。临床上应用闭孔神经前支合并坐骨神经的股方肌肌支切除治疗髋痛症,有一定疗效,但由于髋关节神经分布的多源性,其疗效并不理想。

(三)髋周围动脉网

髋关节周围有髂内、外动脉及股动脉的分支分布,形成丰富的动脉吻合网,称为髋周围动脉网。该动脉网可分为盆内和盆外两部分,盆内、外之间又互相交通,故髋周围动脉网对髋关节的血供有极其重要的作用。盆外部分主要为"臀部十字吻合",位于臀大肌深面、股方肌与大转子附近。参加十字吻合的动脉包括两侧的旋股内、外侧动脉,上部为臀上、下动脉,下部为第 1 穿动脉等。盆内部分位于近髋关节的骨盆侧壁处,为旋髂深动脉、髂腰动脉、闭孔动脉、腹壁下动脉、骶外侧动脉和骶正中动脉等及其间的吻合支。此外,盆内脏器左、右侧之间的动脉吻合支也很丰富。如临床上需结扎一侧髂内动脉或其分支时,可借髋周围动脉网建立侧支循环,以代偿结扎动脉分布区的血液供应(图 8-17)。

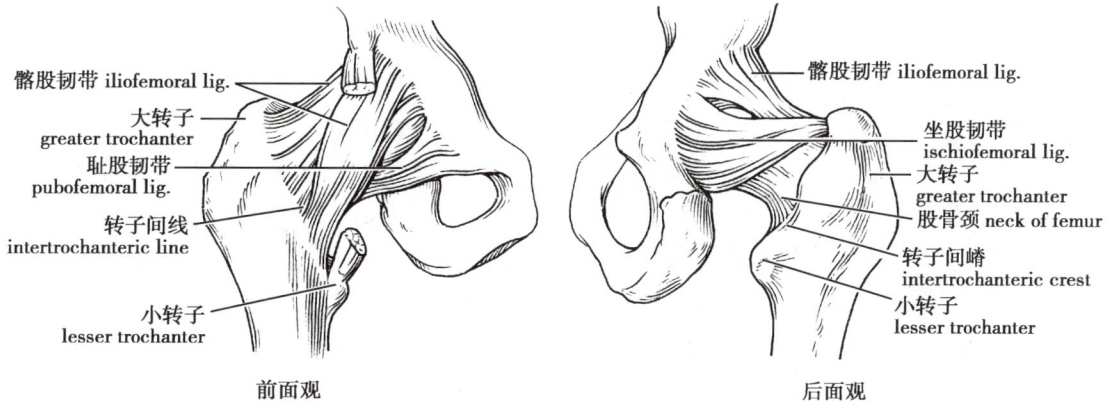

髂股韧带 iliofemoral lig.
大转子 greater trochanter
耻股韧带 pubofemoral lig.
转子间线 intertrochanteric line
小转子 lesser trochanter

髂股韧带 iliofemoral lig.
坐股韧带 ischiofemoral lig.
大转子 greater trochanter
股骨颈 neck of femur
转子间嵴 intertrochanteric crest
小转子 lesser trochanter

前面观　　　　　　　　　　　　后面观

图 8-14　髋关节的韧带

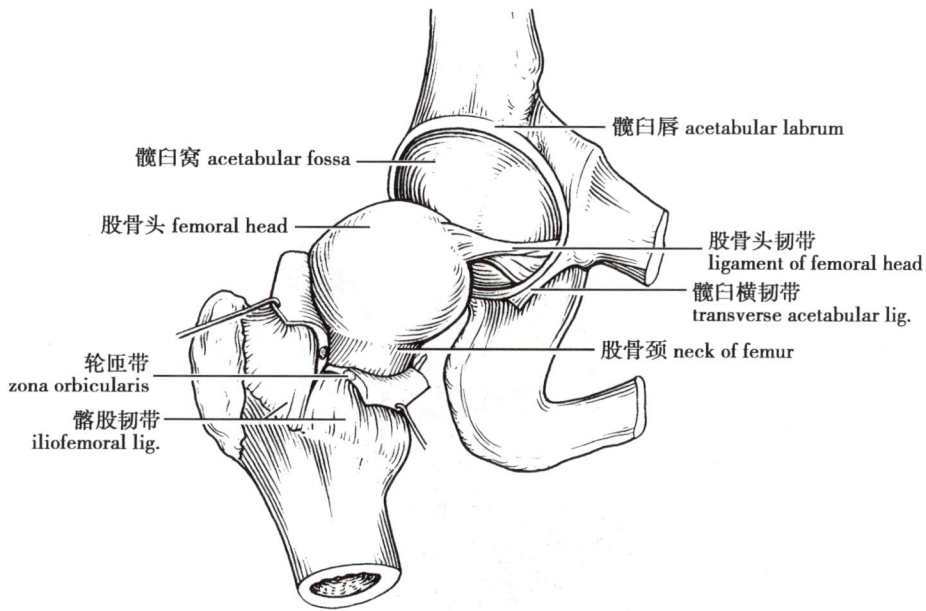

髋臼窝 acetabular fossa
股骨头 femoral head
轮匝带 zona orbicularis
髂股韧带 iliofemoral lig.

髋臼唇 acetabular labrum
股骨头韧带 ligament of femoral head
髋臼横韧带 transverse acetabular lig.
股骨颈 neck of femur

图 8-15　髋关节的构造（关节囊已切开）

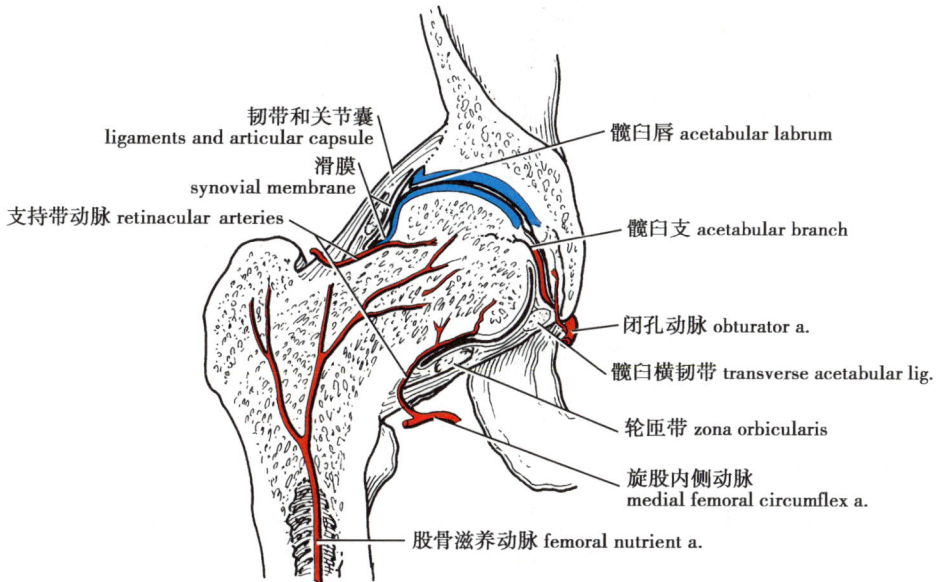

韧带和关节囊 ligaments and articular capsule
滑膜 synovial membrane
支持带动脉 retinacular arteries

髋臼唇 acetabular labrum
髋臼支 acetabular branch
闭孔动脉 obturator a.
髋臼横韧带 transverse acetabular lig.
轮匝带 zona orbicularis
旋股内侧动脉 medial femoral circumflex a.
股骨滋养动脉 femoral nutrient a.

（1）冠状切面

NOTES

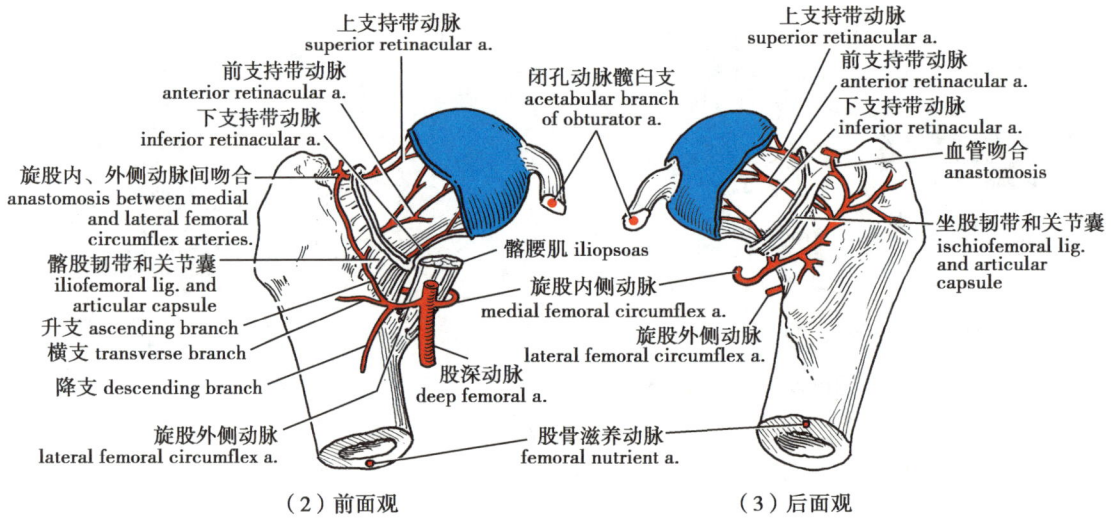

图 8-16　髋关节的血管

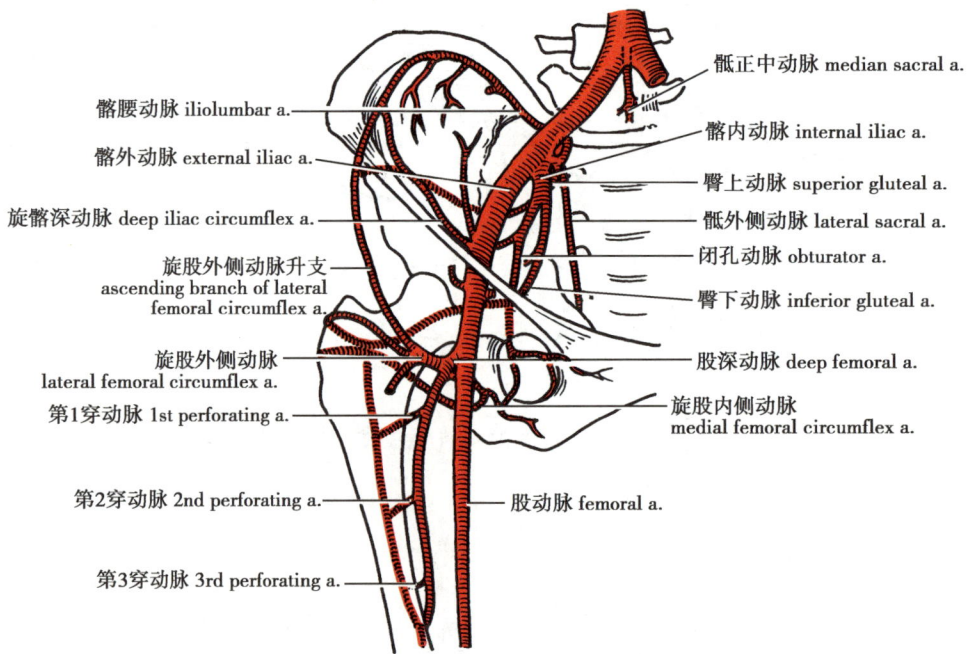

图 8-17　髋周围动脉网

第三节　股　　部

一、境界与分区

股部 thigh 前方上端以腹股沟与腹部分界,后方上端以臀沟与臀部为界,内侧邻会阴部,前方下端以髌骨上缘上方 3 横指处的水平线与膝部分界。沿股骨内、外侧髁作两条垂线,可将股部分成股前内侧区和股后区。

二、股前内侧区

（一）浅层结构

股前内侧区皮肤薄厚不均，内侧部较薄且柔软，皮脂腺较多；外侧部较厚。浅筋膜中富含脂肪。前方上端近腹股沟处浅筋膜分为浅层的脂肪层和深层的膜性层，分别与腹前壁下部的脂肪层（Camper 筋膜）和膜性层（Scarpa 筋膜）相续。其中膜性层在腹股沟韧带下方 1~2cm 处与股部深筋膜（阔筋膜）相融合。股前内侧区浅筋膜内有浅血管、浅淋巴管、浅淋巴结及皮神经分布。

1. 浅动脉　主要有 3 条，其起始、行径、口径大小与皮瓣移植有密切关系（图 8-18）。

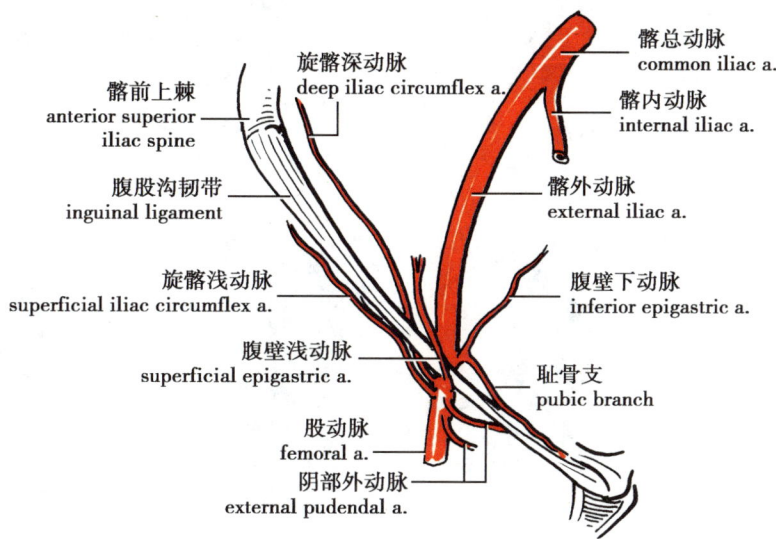

图 8-18　股动脉起始部分支

（1）旋髂浅动脉 superficial iliac circumflex artery：多数由股动脉或股深动脉发出，也可发自腹壁下动脉。该动脉向外上穿阔筋膜后，沿腹股沟韧带走向髂前上棘，分布于腹前壁下外侧部。

（2）腹壁浅动脉 superficial epigastric artery：常起于股动脉的前壁，亦可与旋髂浅动脉或阴部外动脉共干起于股动脉。该动脉于腹股沟韧带内侧半下方 1cm 处穿阔筋膜，分支供应腹前壁下部。

（3）阴部外动脉 external pudendal artery：可有 2~3 支，主要起自股动脉，向内行，分布于外生殖器皮肤。

以上浅动脉的分布区为现代临床带血管蒂皮瓣移植的良好供皮区。另外股前内侧区下部浅筋膜还有深动脉的分支分布。股前内侧区浅动脉均有同名浅静脉伴行。

2. 浅静脉　包括大隐静脉及其属支。大隐静脉 great saphenous vein 为全身最长的浅静脉，全长 70~80cm。起于足背静脉弓内侧端，经内踝前方 1cm 处上行进入小腿内侧，并与隐神经伴行而上，再经股骨内侧髁后方 2cm 处，进入大腿内侧，与股内侧皮神经伴行，逐渐转向大腿前上方，最后至耻骨结节外下方 3~4cm 处穿大腿阔筋膜的隐静脉裂孔汇入股静脉（图 8-19）。

大隐静脉沿途与深静脉及小隐静脉有丰富的吻合，而且还收纳小腿和股前内侧区的多条浅静脉，在汇入股静脉前，收纳了以下 5 条较大而恒定的静脉属支：旋髂浅静脉 superficial iliac circumflex vein 收纳髂前上棘附近的浅静脉；腹壁浅静脉 superficial epigastric vein 收纳脐以下腹壁的浅静脉；阴部外静脉 external pudendal vein 收纳外阴部的静脉；股内侧静脉 medial femoral vein 和股外侧静脉 lateral femoral vein 收纳股前内侧区内、外侧部的浅静脉，一般股内侧静脉注入部位较低。以上 5 条属支汇入大隐静脉的形式多样，相互之间有丰富的吻合，其中以腹壁浅静脉与旋髂浅静脉或腹壁浅静脉与阴部外静脉共干后汇入大隐静脉者多见（图 8-19）。大隐静脉全长的管腔内有 10~12 对静脉瓣，通常两瓣相对,呈袋状,多位于静脉属支的入口附近,可保证血液向心回流。如果瓣膜关闭不全,则会发生血液逆流,导致下肢静脉曲张。大隐静脉在内踝前方的位置恒定而表浅,临床上常在此进行大隐静脉切开以进行输液或注射。

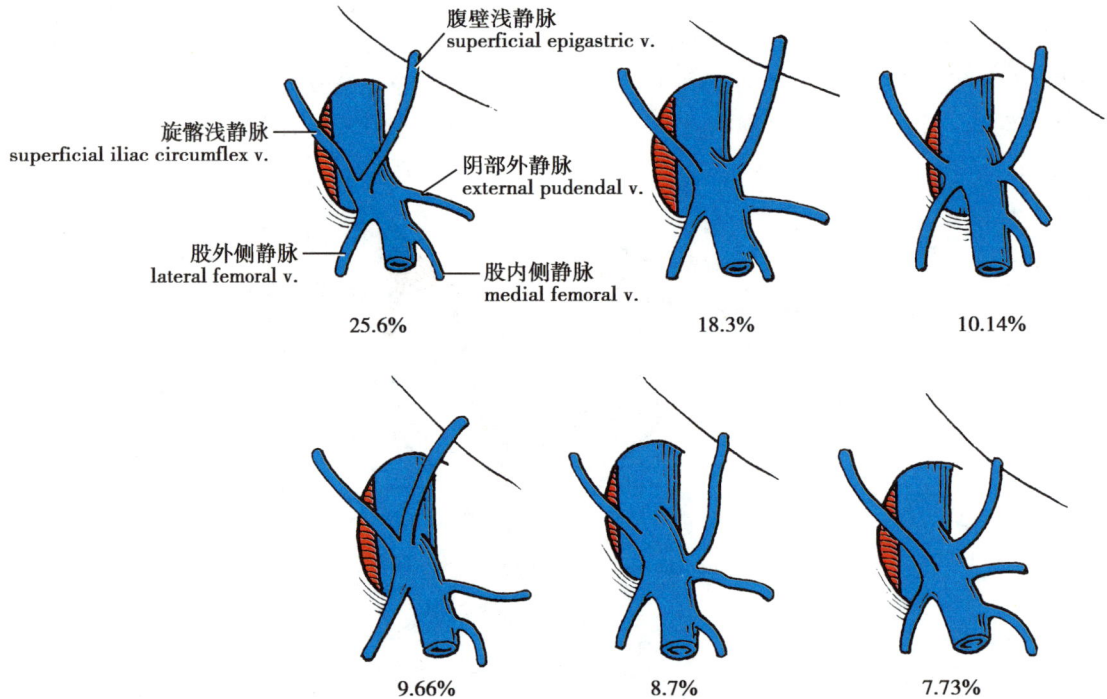

腹壁浅静脉 superficial epigastric v.
旋髂浅静脉 superficial iliac circumflex v.
阴部外静脉 external pudendal v.
股外侧静脉 lateral femoral v.
股内侧静脉 medial femoral v.

25.6%   18.3%   10.14%

9.66%   8.7%   7.73%

图 8-19   大隐静脉上段属支类型

3. 浅淋巴结   股部浅淋巴结集中位于股前内侧区上部,腹股沟韧带下方和大隐静脉末段附近的浅筋膜内,统称腹股沟浅淋巴结 superficial inguinal lymph node。该淋巴结可分成上、下两群:上群又称近侧群或斜群,2~6 个,沿腹股沟韧带下方排列,以大隐静脉为界又可分为内、外侧两组,分别称为腹股沟上内侧浅淋巴结 superomedial superficial inguinal lymph node 和腹股沟上外侧浅淋巴结 superolateral superficial inguinal lymph node。该群主要收集腹前外侧壁下部、会阴、外生殖器、臀区及肛管、子宫的部分淋巴。下群即腹股沟下浅淋巴结 inferior superficial inguinal lymph node 又称远侧群或纵群,2~7 个,沿大隐静脉末段纵行排列,亦可以大隐静脉为界分内、外侧两组。该群主要收纳下肢浅淋巴和会阴、外生殖器的部分淋巴(图 8-20)。腹股沟浅淋巴结的输出淋巴管注入腹股沟深淋巴结或髂外淋巴结。

4. 皮神经   股前内侧区皮神经有不同的来源及分布(图 8-9)。

(1)髂腹股沟神经 ilioinguinal nerve:发自腰丛(T_{12}~L_1),穿经腹股沟管浅环至皮下分为两支。股支分布于股前部内上方和会阴部交界处的皮肤;另一支分布于阴囊或大阴唇皮肤。

(2)生殖股神经股支 femoral branch of genitofemoral nerve:生殖股神经发自腰丛(L_{1-2}),在腰大肌前面穿出后分为生殖支和股支,其股支于腹股沟韧带中点下方 3~4cm 处穿出阔筋膜,分布于股三角外侧部的皮肤。

(3)股外侧皮神经 lateral femoral cutaneous nerve:发自腰丛(L_{2-3}),大多在髂前上棘内侧附近穿经腹股沟韧带深面进入股部,再经过缝匠肌表面或深面或穿经该肌,于髂前上棘下方 5~10cm 处分前、后两支,分别穿出深筋膜。前支较长,恒定分布于大腿前外侧面皮肤,后支分布于臀区外侧及大腿外侧上部皮肤。在穿经腹股沟韧带深面时,常穿过一个由腹股沟韧带和骨面构成的骨纤维管,该管出口较小,接近髂前上棘,而且周围组织结构较强韧,致使该神经易受卡压而出现大腿外侧感觉异常或疼痛。

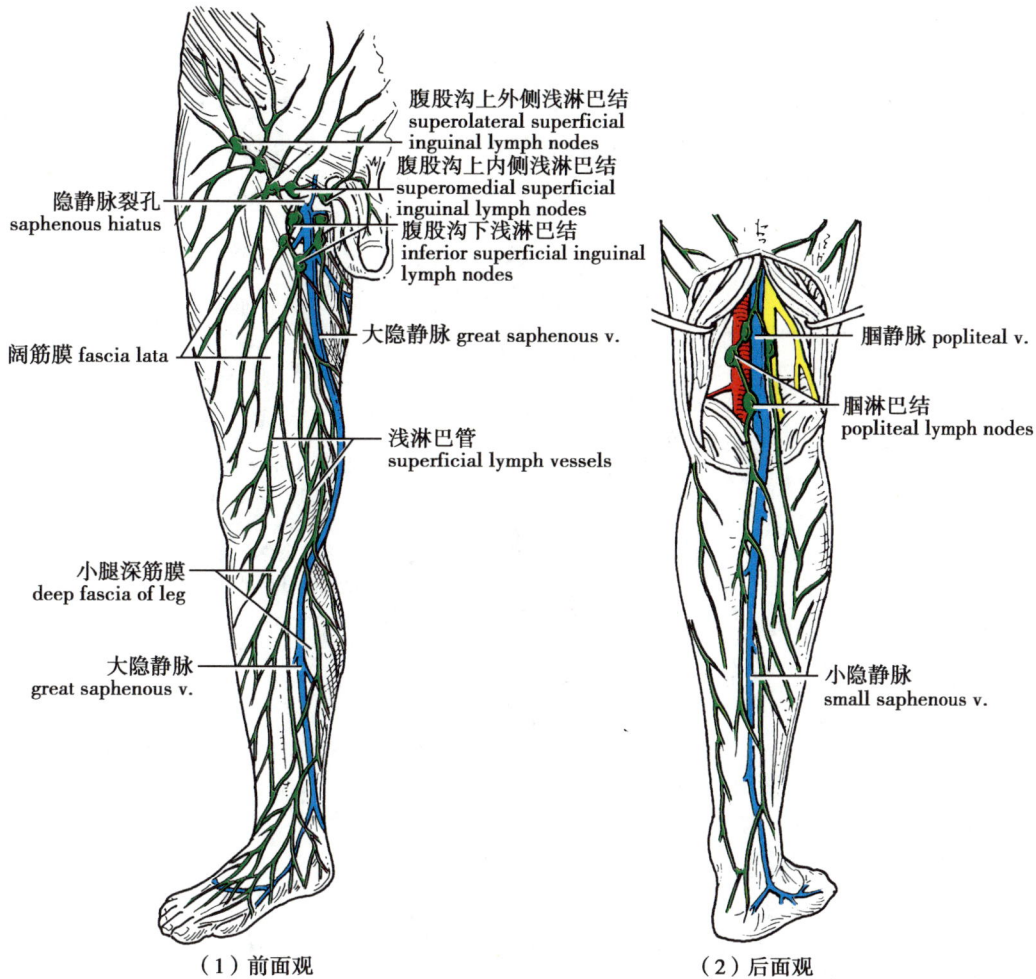

图 8-20　下肢浅淋巴管和淋巴结

（4）股神经前皮支 anterior cutaneous branch of femoral nerve：股神经发自腰丛（L_{2-4}），其发出的数条前皮支沿缝匠肌的行程穿该肌和阔筋膜浅出，可分为股中间皮神经和股内侧皮神经。股中间皮神经一般分内侧及外侧两支，主要分布于大腿前面中间部的皮肤，最远可达膝前区。股内侧皮神经于大腿下 1/3 处穿出缝匠肌内侧缘和深筋膜，分布于大腿中、下部内侧份及膝关节前面的皮肤。

（5）闭孔神经皮支 cutaneous branch of obturator nerve：闭孔神经发自腰丛（L_{2-4}），其前支分出皮支，多数穿股薄肌或长收肌浅出，分布于股内侧中、上部的皮肤。

（二）深层结构

1. 深筋膜　股部深筋膜称阔筋膜 fascia lata，坚韧而致密，包裹整个大腿，上方附着于腹股沟韧带及髂嵴，并与臀筋膜和会阴筋膜相续。下方止于胫骨内、外侧髁，胫骨粗隆，腓骨头及膝关节周围的韧带和肌腱，并与小腿深筋膜及腘筋膜相续。阔筋膜在大腿各部厚薄不均，内侧部较薄，前、后部较厚，外侧部最厚，形成一扁带状结构称髂胫束。

（1）髂胫束 iliotibial tract：起自髂嵴前部的外侧缘，下端附着于胫骨外侧髁、腓骨头和膝关节囊。其上部分为两层，包裹阔筋膜张肌，并与之紧密结合不易分离。下部的纵行纤维明显增厚呈扁带状，其后缘与臀大肌肌腱相延续。

当小腿屈曲 10°~30° 并内旋时，髂胫束处于最紧张状态，所以当膝关节屈曲并突然强力向内扭转时，极易引起髂胫束损伤。髂胫束下端与股骨外上髁之间有一滑膜囊，当膝关节长期频繁地做屈伸运动时，髂胫束与滑膜囊的摩擦刺激可引起滑囊炎，当膝关节屈伸时，可出现疼痛。

NOTES

（2）隐静脉裂孔 saphenous hiatus：又称卵圆窝。为腹股沟韧带中 1/3 和内 1/3 交界处下方 1 横指处阔筋膜形成的一个卵圆形凹陷。表面覆盖一层多孔的疏松结缔组织膜称筛筋膜 cribriform fascia 或外筛板。隐静脉裂孔的外缘锐利，呈较明显的镰刀状称镰状缘 falciform margin，其上、下端弓状弯向内侧，形成上、下角。上角止于耻骨结节并与腹股沟韧带和腔隙韧带相延续，下角与耻骨肌筋膜相续。筛筋膜有大隐静脉及其属支穿过并注入股静脉（图 8-21）。

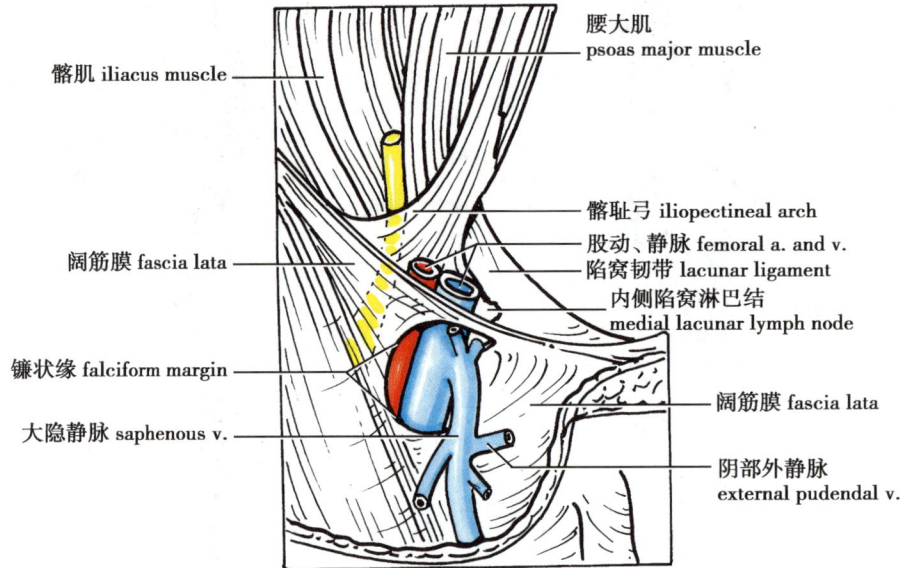

图 8-21　隐静脉裂孔

2. **骨筋膜鞘**　阔筋膜自大腿内、外侧和后内侧向大腿深部发出股内侧、股外侧和股后 3 个肌间隔，伸入到肌群之间并附着于股骨粗线，形成 3 个骨筋膜鞘，以容纳相应的肌群、血管及神经等（图 8-22，表 8-2）。

（1）前骨筋膜鞘：容纳股肌前群，股动、静脉，股神经及其分支和腹股沟深淋巴结。

（2）内侧骨筋膜鞘：容纳股内侧群肌，闭孔动、静脉和闭孔神经。

（3）后骨筋膜鞘：容纳股肌后群和坐骨神经（见股后区有关部分）。

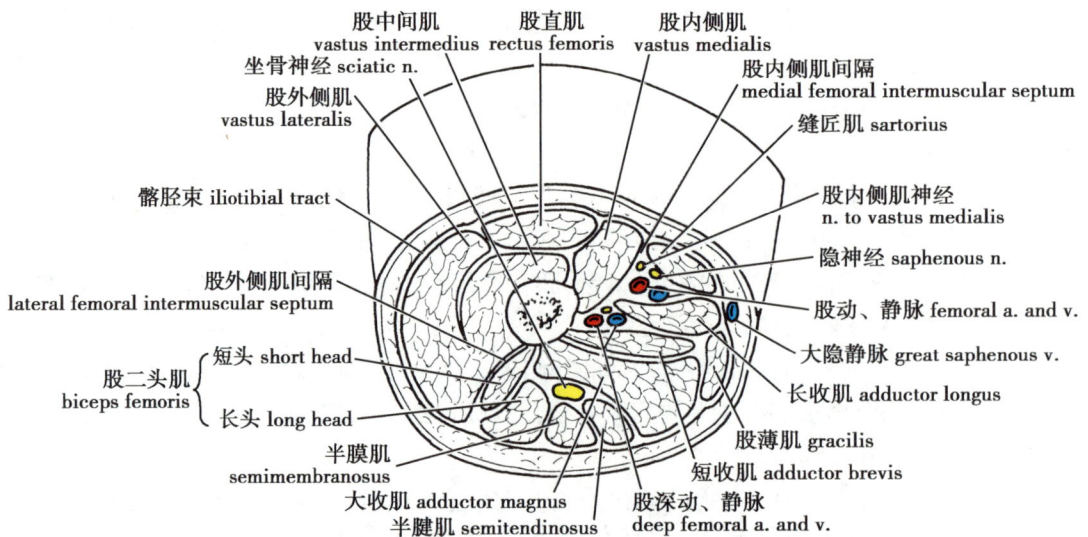

图 8-22　股部横断面（示骨筋膜鞘及其内容）

表 8-2　大腿肌

肌群	名称		起点	止点	作用	神经支配
前群	缝匠肌		髂前上棘	胫骨体上端内侧面	屈髋关节、内收外旋髋关节;屈并内旋膝关节	股神经(L$_{2-3}$)
	股四头肌	股直肌	髂前下棘及髋臼上缘	四个头向下形成一个腱,包绕髌骨前面和两侧,向下延为髌韧带,止于胫骨粗隆	伸膝关节,股直肌并可协助腰大肌屈髋关节	股神经(L$_{2-4}$)
		股中间肌	股骨体前外侧面上 3/4			
		股外侧肌	股骨粗线外侧唇和大转子			
		股内侧肌	股骨粗线内侧唇和转子间线			
内侧群	耻骨肌		耻骨上支、耻骨梳附近	股骨耻骨肌线小转子下方	内收、外旋、微屈髋关节	股神经(L$_{2-3}$) 闭孔神经(L$_3$)
	长收肌		耻骨上支前面、耻骨嵴下方	股骨粗线内侧唇中 1/3		闭孔神经(L$_{2-4}$)(大收肌的坐骨部为坐骨神经内侧支配,L$_{4-5}$)
	短收肌		耻骨下支	股骨粗线内侧唇上部和耻骨肌线		
	大收肌		闭孔前下缘,坐骨结节	股骨粗线内侧唇上部及收肌结节	内收、微屈髋关节	
	股薄肌		耻骨下支前面	胫骨粗隆内侧	内收髋关节,屈膝关节;协助内旋小腿	
后群	股二头肌		长头:坐骨结节 短头:股骨粗线外侧唇	腓骨头外侧	伸髋关节,屈和微外旋膝关节	坐骨神经(L$_5$~S$_2$)
	半腱肌		坐骨结节	胫骨粗隆内侧	伸髋关节,屈和微内旋膝关节	
	半膜肌		坐骨结节	胫骨内侧髁后下面		

3. 肌腔隙与血管腔隙　腹股沟韧带后方与髋骨之间的间隙称腹股沟后隙,被髂耻弓 iliopectineal arch(一端连于腹股沟韧带,另一端附着于髋骨的髂耻隆起)分隔成内、外侧两部,外侧者称肌腔隙,内侧者称血管腔隙。二者是腹、盆腔与股前内侧区之间的重要通道(图 8-23)。

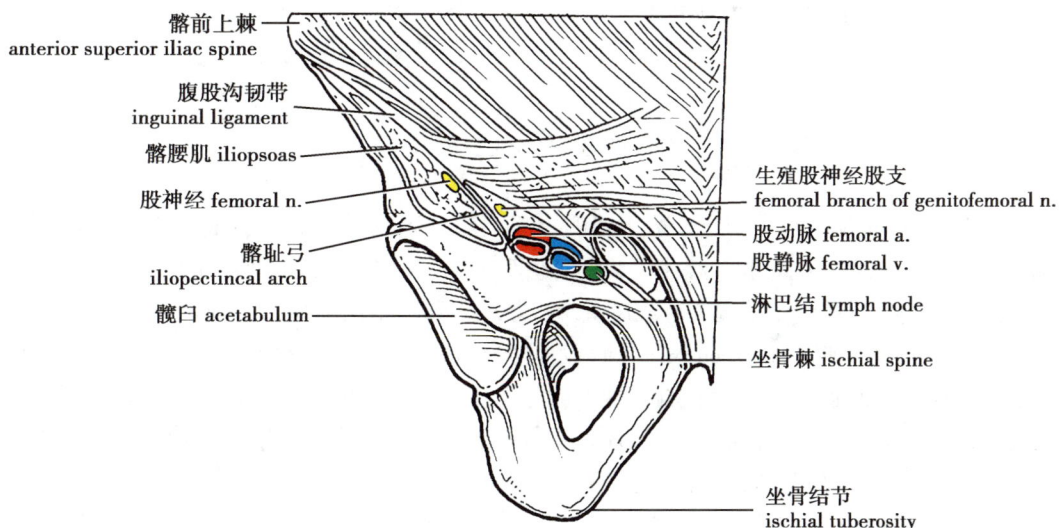

图 8-23　肌腔隙与血管腔隙

（1）肌腔隙 lacuna musculorum：前界为腹股沟韧带外侧部，后外界为髂骨，内侧界为髂耻弓。该腔隙内有髂腰肌、股神经和股外侧皮神经通过。当患腰椎结核时，脓液可沿腰大肌及其筋膜流经此腔隙而扩散至大腿根部，并有可能刺激股神经。

（2）血管腔隙 lacuna vasorum：前界为腹股沟韧带内侧部，后内界为耻骨肌筋膜及耻骨梳韧带 pectineal ligament，内侧界为腔隙韧带 lacunar ligament（又称陷窝韧带），后外界为髂耻弓。该腔隙内有股鞘及其包含的股动、静脉，生殖股神经股支和股深淋巴管通过。其最内侧为股管上口，称股环 femoral ring。

4. 股三角 femoral triangle　位于股前内侧区上 1/3 部，由肌围成的一个底向上，尖向下的倒三角形凹陷区域，其尖向下接续收肌管。

（1）边界：上界为腹股沟韧带；外下界为缝匠肌内侧缘；内下界为长收肌内侧缘；顶为阔筋膜和筛筋膜；底部凹陷，自外向内依次为髂腰肌、耻骨肌和长收肌及其筋膜。

（2）内容：股三角内的结构由外侧向内侧依次为股神经及其分支，股鞘及其包含的股动脉、股静脉、股管和其内的股深淋巴结、淋巴管、脂肪组织等。在股三角内，股动脉居中，其于腹股沟韧带中点深面由髂外动脉延续而来；股动脉外侧为股神经、内侧为股静脉。这种关系便于临床上进行股动脉压迫止血，股动、静脉穿刺及股神经麻醉时的定位（图 8-24）。

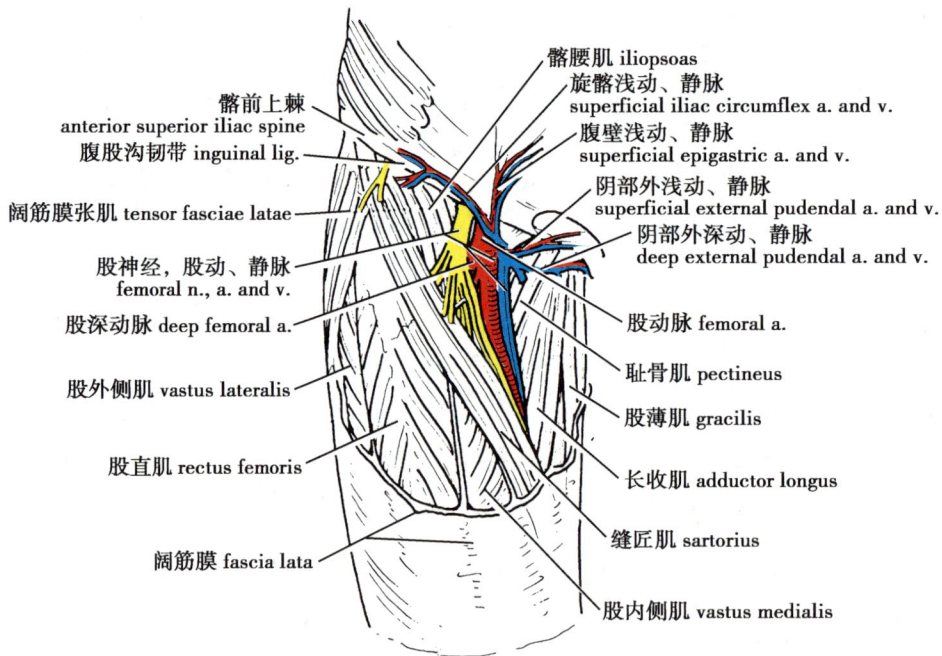

图 8-24　股三角

1）股神经 femoral nerve（L$_{2-4}$）：起于腰丛，由腰大肌外缘穿出，沿髂腰筋膜深面下行经肌腔隙内侧部，髂腰肌表面进入股三角。此处股神经主干粗短，随即分出众多肌支、皮支和关节支。肌支分布至股四头肌、缝匠肌和耻骨肌；关节支至髋关节和膝关节；皮支有数条，依次穿缝匠肌分布至股前内侧区皮肤。其中最长的皮神经为隐神经 saphenous nerve，自股神经分出后，在股三角内伴股动脉外侧下行入收肌管，在收肌管下端穿大收肌腱板，行于缝匠肌和股薄肌之间，至膝关节内侧穿出深筋膜，并分出髌下支至髌骨下方的皮肤，而主干继续伴大隐静脉下行至小腿和足内侧缘，分布于小腿内侧和足内侧缘皮肤（图 8-25）。

腰大肌脓肿、出血、局部肿瘤以及髋关节骨关节炎长期压迫均可导致股神经损伤，出现股四头肌运动障碍，大腿前内侧和小腿内侧皮肤感觉障碍；隐神经在收肌管内可由于股部肌的收缩导致慢性摩擦而出现类似卡压性损伤症状，出现膝部前下方、小腿内侧和足内侧缘皮肤感觉消失或出现烧灼样疼痛。

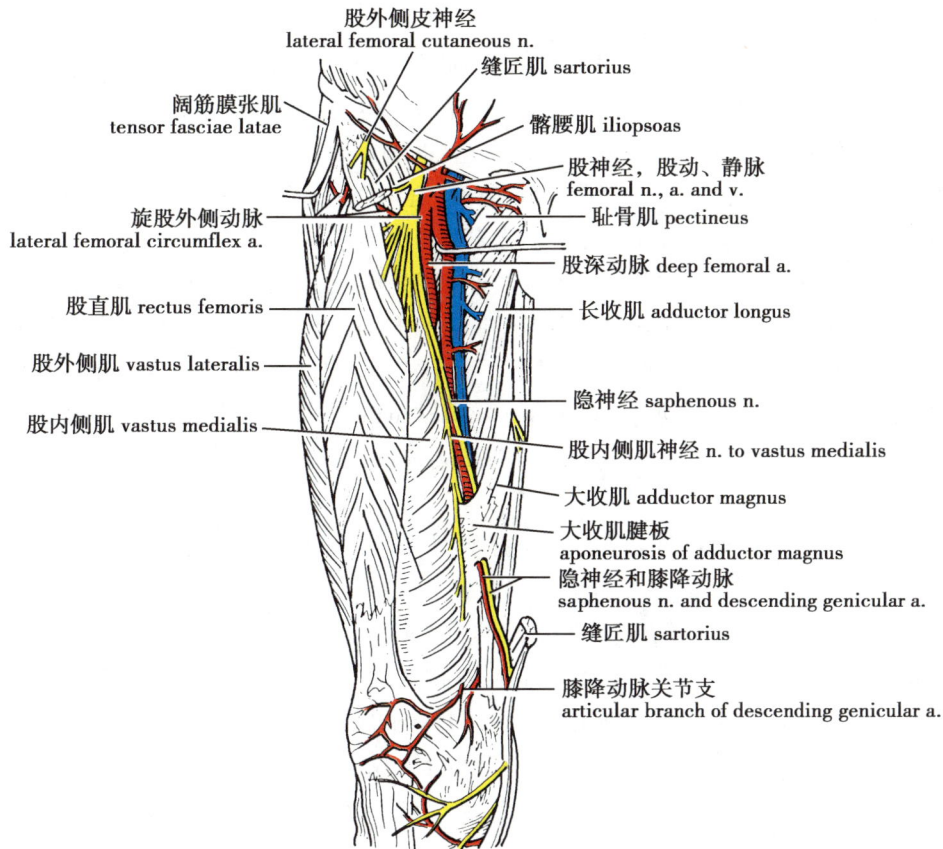

图 8-25 股前内侧区血管神经

2）股鞘 femoral sheath：为腹横筋膜及髂腰筋膜向下延续包绕股动脉和股静脉上段形成的筋膜鞘。呈漏斗形，长 3~4cm，向下与股血管的外膜融合为血管鞘。股鞘向下延伸较长时，还可能包绕大隐静脉的末端。当髋关节运动时，股鞘可保证股血管在腹股沟韧带深面自由滑动。股鞘内有两条纵行的纤维隔将鞘分为 3 个腔，外侧腔容纳股动脉，中间腔容纳股静脉，内侧腔形成股管（图 8-26）。

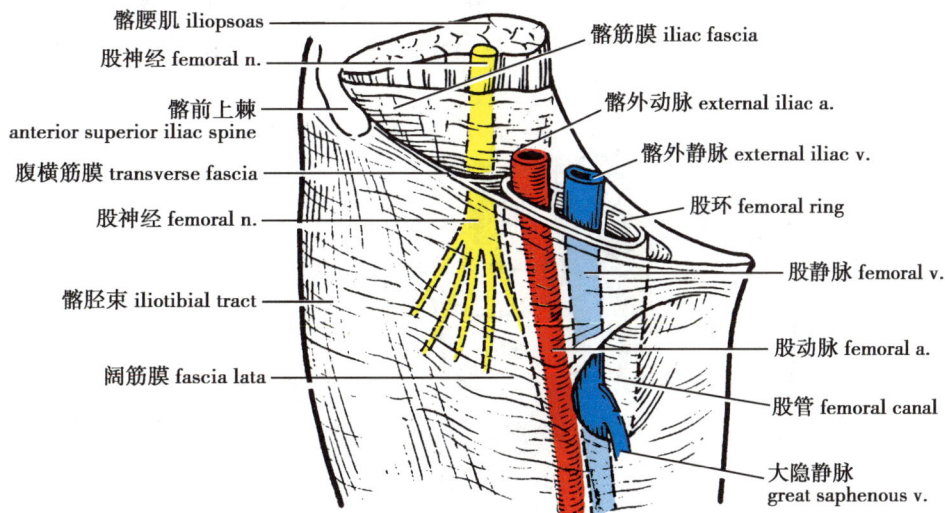

图 8-26 股鞘与股管

3）股动脉 femoral artery：股动脉是髂外动脉的直接延续，在腹股沟韧带中点的后方，穿经血管腔隙进入股部，在股三角内向下行向股三角尖，继而经收肌管下行，穿收肌腱裂孔至腘窝移行为腘动脉（图 8-25，图 8-26）。股动脉的起始部仅位于阔筋膜深面，故容易在腹股沟韧带中点稍下方触摸其搏动；当下肢动脉出血时，可在此将股动脉压向耻骨上支进行止血；股动脉的起始部也是临床上进行股动脉穿刺采血、下肢动脉造影、主动脉造影及肿瘤化疗进行介入疗法的常用部位；由于股动脉穿经收肌腱裂孔进入腘窝，所以当动脉硬化时，此处易造成血栓性动脉阻塞。

股动脉起始处常发出 3 条浅动脉（腹壁浅动脉、旋髂浅动脉、阴部外动脉），单独或共干穿筛筋膜或附近的阔筋膜浅出，多与同名静脉伴行。股动脉向深部发出的最大分支为股深动脉 deep femoral artery，在腹股沟韧带下方 3~5cm 处发自股动脉后外侧壁，行向内下，走行于长收肌与大收肌之间。股深动脉起始部发出旋股外侧动脉 lateral femoral circumflex artery 和旋股内侧动脉 medial femoral circumflex artery 后，沿途又发出 3 条穿动脉 perforating artery 和肌支，其终末支穿至股后区称第 4 穿动脉。

旋股外侧动脉发自股深动脉起始部的外侧壁，向外走行于缝匠肌和股直肌之间分为升支、横支和降支，分别供应附近各肌和股骨。其中升支参与臀部动脉的吻合，降支参与膝关节网的组成。旋股内侧动脉发自股深动脉起始部的内侧壁，经股血管的后方向内走行，分支营养附近各肌，特别有分支营养股骨头和股骨颈。穿动脉分别营养大腿肌后群、内收肌群和股骨（图 8-16，图 8-17，图 8-25）。

4）股静脉 femoral vein：为腘静脉向上的延续。自收肌腱裂孔处向上与股动脉伴行，在收肌管内先位于股动脉后方，逐渐转至股动脉内侧，进入股三角时已完全位于股动脉内侧，股鞘的中间腔内（图 8-25，图 8-26）。继而穿过血管腔隙移行为髂外静脉。股静脉除收集大腿深部静脉外，主要还收纳大隐静脉。

5）股管 femoral canal：呈一漏斗状筋膜间隙，平均长度为 1~3cm，位于股鞘内侧壁与股静脉内侧的纤维隔之间，实为股鞘内侧腔（图 8-26）。股管前界由上向下依次为腹股沟韧带、隐静脉裂孔镰状缘的上角和筛筋膜；后界依次为耻骨梳韧带、耻骨肌及其筋膜；内侧界依次为腔隙韧带及股鞘内侧壁；外侧界为股静脉内侧的纤维隔。股管下端为盲端，称股管下角。上口称股环 femoral ring，朝向腹腔，卵圆形，其内侧界为腔隙韧带，后界为耻骨梳韧带，前界为腹股沟韧带，外侧界为股静脉内侧的纤维隔。股环是股管上通腹腔的通道，有薄层疏松结缔组织覆盖，称股环隔 femoral septum。股环隔的上面衬有壁腹膜，从腹膜腔内观察，此处壁腹膜呈一小凹称股凹，位置高于股环 1~2cm。股管内含有 1~2 个腹股沟深淋巴结及脂肪组织。

腹压增高时，腹腔脏器（主要为肠管）可被推向股凹，随壁腹膜一起经股环突入股管，最后由隐静脉裂孔突出而形成股疝（图 8-27）。壁腹膜成为股疝疝囊，其浅面的结构层次由浅入深依次为皮肤、股

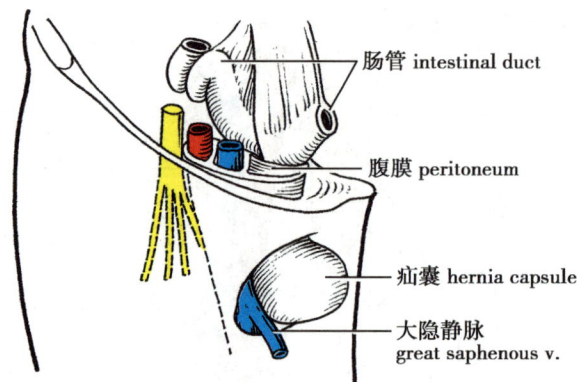

肠管 intestinal duct

腹膜 peritoneum

疝囊 hernia capsule

大隐静脉 great saphenous v.

图 8-27　股疝

部浅筋膜、筛筋膜、股鞘前壁、腹膜外筋膜形成的股环隔。紧靠股环上方常有腹壁下动脉的闭孔支或变异的闭孔动脉经过腔隙韧带附近,行股疝修补术时,应特别注意避免损伤此动脉,因该动脉损伤后容易回缩,造成大出血。股环本身狭小,其前、后、内三面均为韧带结构,不易延伸,所以股疝易发生嵌顿绞窄。股疝疝囊的外侧邻股静脉,手术中应严防损伤。

6）腹股沟深淋巴结 deep inguinal lymph node:位于股静脉上部内侧及股管内,3~4 个。主要收纳下肢深淋巴结、会阴淋巴结及腹股沟浅淋巴结的输出淋巴管;其输出淋巴管向上穿过股环隔注入沿髂外血管排列的髂外淋巴结。

5. 收肌管 adductor canal　又称 Hunter 管,是一横断面呈三角形,长 15~17cm 的管状间隙,位于股部中 1/3 段的前内侧,缝匠肌深面,大收肌和股内侧肌之间。管的前壁为张于股内侧肌与长收肌、大收肌之间的收肌腱板,前面被缝匠肌覆盖;外侧壁为股内侧肌及其筋膜;后壁为长收肌和大收肌及其筋膜。管的上口与股三角尖相通,下口为收肌腱裂孔 adductor tendinous opening,通腘窝上角,所以收肌管又称股腘管。收肌管内通过的结构,前方为股神经的股内侧肌支和隐神经,中间为股动脉,后方为股静脉以及周围的淋巴管和疏松组织。股动脉在收肌管下段还发出膝降动脉 descending genicular artery（又称膝最上动脉）(图 8-25)。收肌管是股三角和腘窝之间的通道,所以股三角或腘窝的炎症或脓肿均可借此管互相蔓延。

6. 股内侧区血管神经束　主要为闭孔动脉、闭孔静脉和闭孔神经。

（1）闭孔动、静脉:闭孔动脉 obturator artery 起于髂内动脉,沿盆侧壁向前穿闭膜管出骨盆至股内侧区,分前、后两支位于短收肌的前、后方。前支主要营养内收肌群,并与旋股内侧动脉吻合。后支营养髋关节和股方肌。闭孔静脉 obturator vein 与同名动脉伴行,回流至髂内静脉。

有 20% 的人会发生闭孔动脉变异。腹壁下动脉发出一支较粗的耻骨支,代替正常的闭孔动脉,称替代闭孔动脉;或者与正常的闭孔动脉合并,称副闭孔动脉。变异的闭孔动脉经行中非常靠近甚至跨过股环走向闭膜管,与股疝的疝囊颈位置关系密切,当发生缩窄性股疝时,极易损伤该动脉。

（2）闭孔神经 obturator nerve:起于腰丛（L_{2-4}）,伴闭孔血管出闭膜管后亦分成两支,前支支配内收肌群大部及膝关节,后支位于短收肌后面,支配闭孔外肌和大收肌。其皮支分布于股内侧区上部的皮肤。

三、股后区

(一)浅层结构

股后区皮肤较薄,浅筋膜较股前内侧区厚。股后皮神经于臀大肌下缘穿出后,位于阔筋膜与股二头肌长头之间,沿股后区正中线下行至腘窝上角浅出。沿途分支分布于股后区、腘窝及小腿后区上部的皮肤。

(二)深层结构

1. 后骨筋膜鞘　容纳股肌后群、坐骨神经及深淋巴结、深淋巴管(图 8-22)。该鞘内的结缔组织间隙上通臀大肌间隙,下连腘窝。两个部位的炎症可沿此间隙互相蔓延。

2. 坐骨神经 sciatic nerve　在盆腔内起于骶丛（L_4~S_3）,大多以单干形式出梨状肌下孔,经臀大肌深面下行进入股后部,于大收肌和股二头肌长头之间下降至腘窝上角,分为胫神经和腓总神经两终支(图 8-28)。

坐骨神经在股后部行经中,主要由其内侧发出肌支支配股二头肌长头、半腱肌、半膜肌和大收肌。股二头肌短头的支配神经由股后区外下方较低部位的腓总神经发出。坐骨神经偶有一较粗的来自臀下动脉的异常伴行动脉,称坐骨动脉,当需作股部截肢时,需先结扎此动脉。

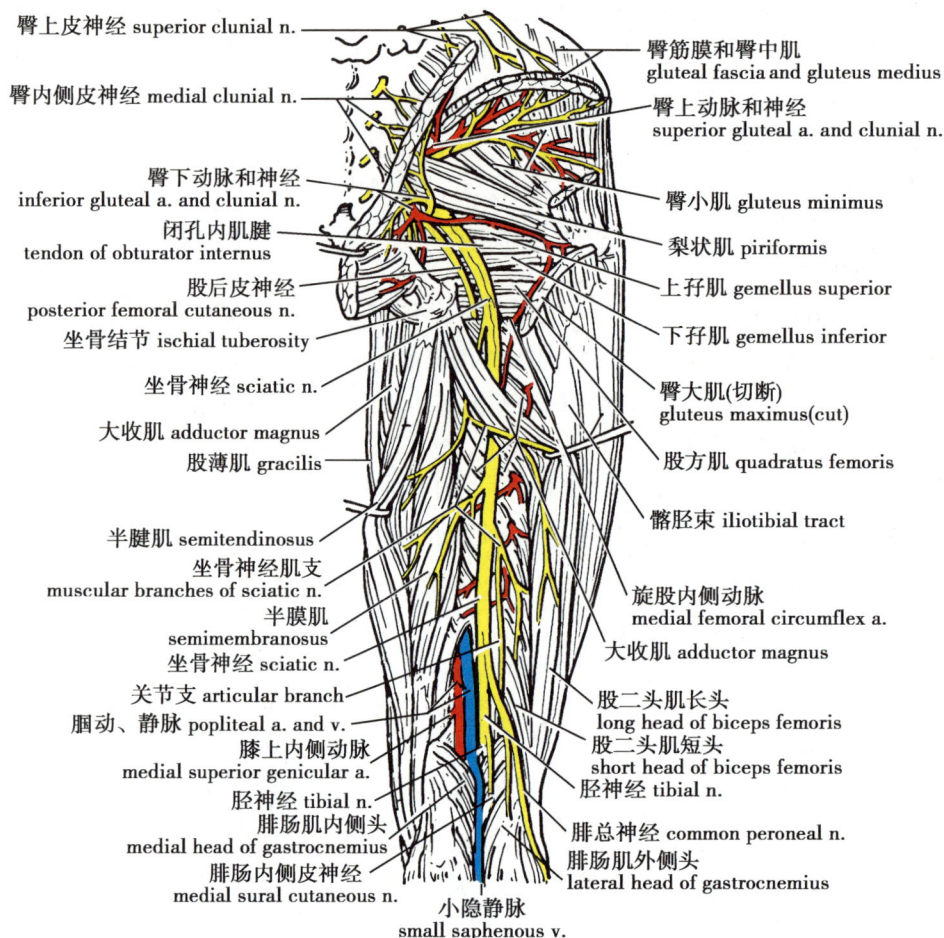

图 8-28 臀和股后区血管神经（深层解剖）

第四节 膝 部

一、境界与分区

膝部是指从髌骨上缘上方3横指水平到胫骨粗隆高度平面的范围。膝部可分为膝前区和膝后区。此部的主要结构为腘窝和膝关节。

二、膝前区

膝前区结构主要包括皮肤、筋膜、滑膜囊和肌腱等。伸膝时，明显可见股四头肌腱、髌骨及髌韧带的轮廓，并能扪及。髌韧带两侧隆起的深面填以髌下脂体 infrapatellar fat pad，屈膝时该处呈现浅凹，是关节腔穿刺的常用部位（图8-29）。

（一）浅层结构

膝前区皮肤薄而松弛，皮下脂肪少，移动性大，故深部结构的轮廓在体表清晰可见，且易于触摸。在皮肤与髌韧带之间有一髌前皮下囊 subcutaneous prepatellar bursa，如经受慢性劳损易发生炎症（图8-29，图8-30）。在膝的内侧部，有隐神经自深筋膜穿出，并发出髌下支；在膝的上外、上内侧有股外侧皮神经、股神经前皮支的终末支分布；膝的外下方有腓肠外侧皮神经的分支分布。

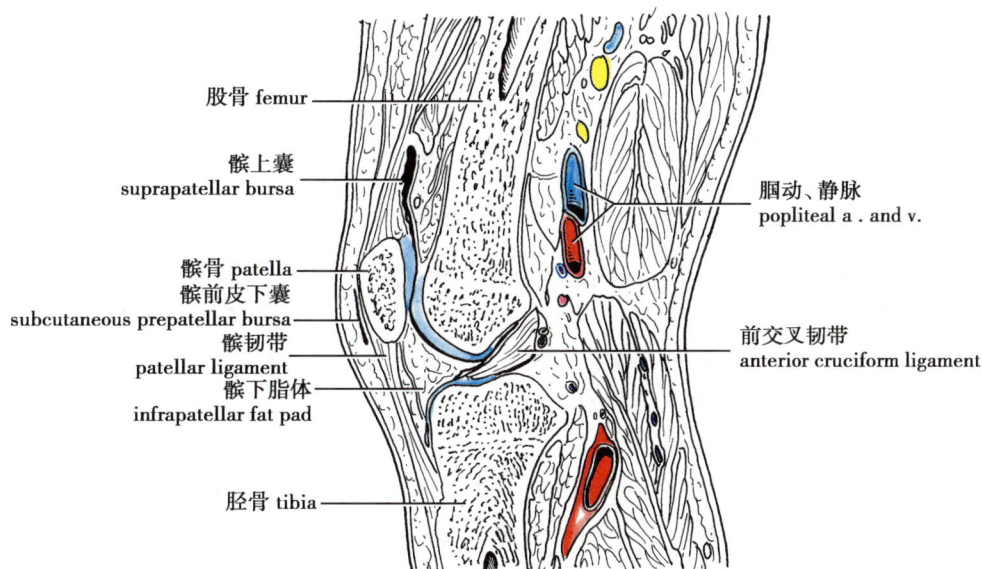

图 8-29　膝部矢状切面

股骨 femur

髌上囊
suprapatellar bursa

髌骨 patella
髌前皮下囊
subcutaneous prepatellar bursa
髌韧带
patellar ligament
髌下脂体
infrapatellar fat pad

胫骨 tibia

腘动、静脉
popliteal a . and v.

前交叉韧带
anterior cruciform ligament

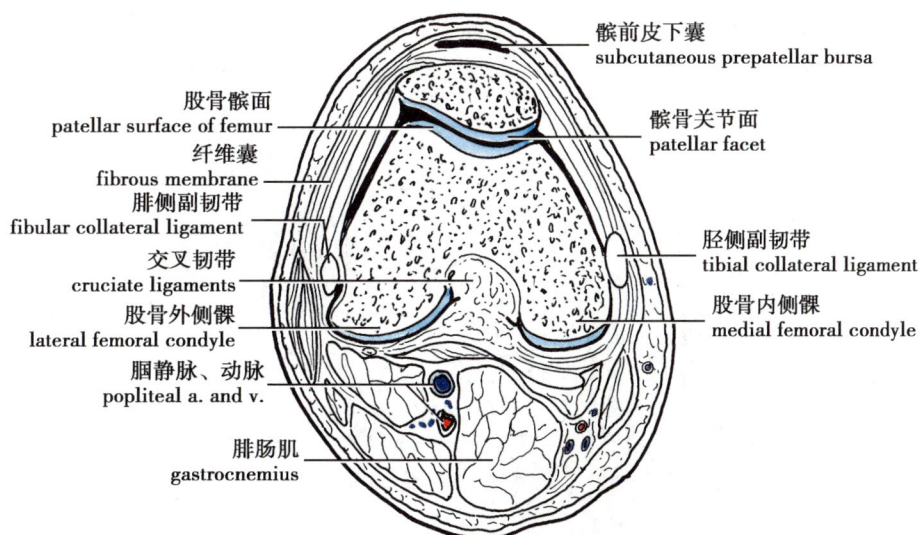

图 8-30　膝部横断面

髌前皮下囊
subcutaneous prepatellar bursa

股骨髌面
patellar surface of femur
纤维囊
fibrous membrane
腓侧副韧带
fibular collateral ligament
交叉韧带
cruciate ligaments
股骨外侧髁
lateral femoral condyle
腘静脉、动脉
popliteal a. and v.
腓肠肌
gastrocnemius

髌骨关节面
patellar facet

胫侧副韧带
tibial collateral ligament
股骨内侧髁
medial femoral condyle

　　隐神经穿出收肌腱板时,被周围致密结缔组织包裹不易活动,肢体活动过度或体位不当时,神经易受持续性牵拉、挤压,造成局部水肿粘连,瘢痕形成,进而造成神经卡压,引起下肢疼痛和其他感觉异常。隐神经的髌下支在膝关节内侧靠近骨面,皮下浅筋膜很薄,故也是常发生卡压的部位。

　　(二)深层结构

　　膝前区深筋膜是阔筋膜的延续,并与深面的肌腱相融合。膝外侧部有髂胫束,止于胫骨外侧髁前面,其后为胫腓关节;膝内侧部有缝匠肌腱、股薄肌腱和半腱肌腱共同形成的鹅足 pes anserinus,止于胫骨内侧髁前面,其深面有一较大的滑膜囊称鹅足囊 anserine bursa[图 8-33(1)];中间部为股四头肌腱,附着于髌骨底及两侧缘,继而延续为髌韧带 patellar ligament,止于胫骨粗隆(图 8-29)。股四头肌腱在髌骨两侧有纤维向下,与阔筋膜一起形成髌内侧支持带 medial patellar retinaculum 和髌外侧支持带 lateral patellar retinaculum,附着于髌骨、髌韧带两侧及胫骨内、外侧髁[图 8-33(1)]。在股四头肌腱与股骨之间,有一大滑膜囊称髌上囊 suprapatellar bursa,此囊多与关节腔相通,当关节腔积液时,可出现浮髌感(图 8-29)。此时可在髌骨两侧缘中点进行关节腔穿刺抽液检查。髌韧带两侧的凹陷处,向后可扪及膝关节间隙,此处相当于半月板的前端。

三、膝后区

膝后区主要结构为腘窝 popliteal fossa。伸膝时,腘窝深筋膜紧张,使腘窝边界不明显。屈膝时,深筋膜松弛,腘窝边界清晰可见,其内上界的半腱肌、半膜肌和外上界的股二头肌腱均可扪及。

(一)浅层结构

膝后区的皮肤松弛、薄弱,移动性较大。浅筋膜中有小隐静脉的末段在腘窝下角穿深筋膜后于腘窝中部注入腘静脉。小隐静脉末段周围有腘浅淋巴结分布,主要收纳小隐静脉及其属支分布区的淋巴,其输出淋巴管注入腘深淋巴结或腹股沟深淋巴结。此区中部皮神经为股后皮神经终末支、内下部有隐神经分支,外下部有腓肠外侧皮神经的分支。

(二)深层结构

1. 腘窝的境界　腘窝为膝后区一菱形凹陷。外上界为股二头肌腱 tendon of biceps femoris;内上界为半腱肌 semitendinosus 和半膜肌 semimembranosus,股薄肌、缝匠肌和部分大收肌也参与内上界构成;内下和外下界分别为腓肠肌 gastrocnemius 内、外侧头(图 8-31)。腘窝顶(浅面)为腘筋膜 popliteal fascia,是大腿阔筋膜的延续,向下移行为小腿深筋膜。腘筋膜由纵、横交织的纤维构成,致密而坚韧,并向深部发出纤维隔附着于股骨粗线内、外侧唇,形成包绕股后各肌的筋膜鞘。腘筋膜还向深部包绕腘血管和神经,形成血管神经鞘。当患腘窝囊肿或腘动脉瘤时,因受腘筋膜的限制而胀痛明显。腘窝的底自上而下依次为股骨腘面、膝关节囊后部及腘斜韧带、腘肌 popliteus 及其筋膜。

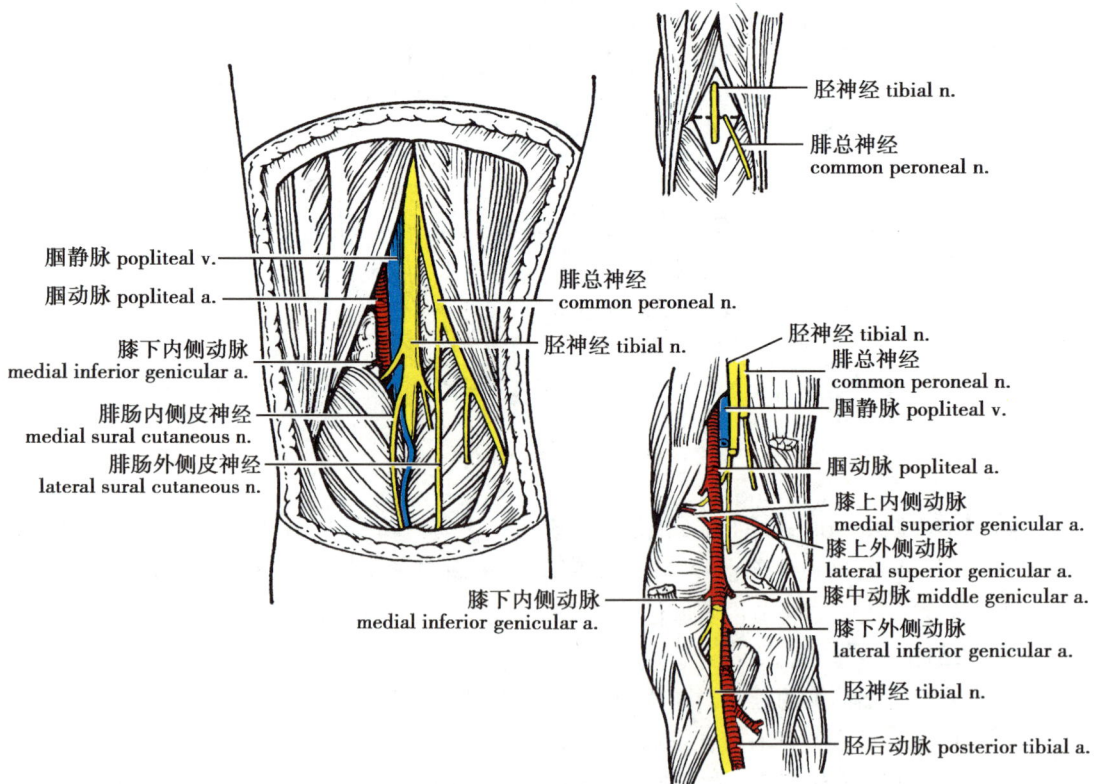

图 8-31　腘窝及其内容

2. 腘窝内容　腘窝内有重要的血管、神经以及淋巴结、滑膜囊及脂肪组织等,由浅至深依次为沿中线下行的胫神经、腘静脉、腘动脉,以及沿外上界下行的腓总神经(图 8-31)。血管周围有腘深淋巴结。

(1)胫神经 tibial nerve:位于腘窝的最浅部,多数于腘窝上角由坐骨神经分出,沿腘窝中线下行,在腘肌下缘伴腘动、静脉一起穿比目鱼肌腱弓进入小腿后区。在腘窝内,胫神经发肌支、关节支至附近肌和膝关节。另发一皮支腓肠内侧皮神经 medial sural cutaneous nerve,在腘筋膜深面伴小隐静脉下行,至小腿后面中部穿出深筋膜并与腓肠外侧皮神经的交通支合并为腓肠神经 sural nerve,分布于小腿后面的皮肤(图 8-31)。

(2)腓总神经 common peroneal nerve:为坐骨神经的另一终末分支,沿股二头肌腱内侧缘行向外下方,越过腓肠肌外侧头表面至腓骨头下方并绕腓骨颈进入腓骨长肌的深面,在此分成腓浅神经 superficial peroneal nerve 和腓深神经 deep peroneal nerve 两终末支。腓总神经在腘窝发出肌支支配股二头肌短头,发出关节支分布至膝关节和分布至小腿后外侧面皮肤的腓肠外侧皮神经 lateral sural cutaneous nerve(图 8-31)。

腓总神经在绕经腓骨颈时,紧贴腓骨骨面,且其表面无肌组织覆盖,所以当腓骨颈骨折或此处外伤时,最易损伤腓总神经,引起小腿肌前、外侧群瘫痪,导致足下垂(马蹄内翻足)畸形,小腿前外侧和足背皮肤感觉障碍。

(3)腘动脉 popliteal artery:是股动脉在腘窝的延续,位置最深,与股骨腘面及膝关节囊后部紧贴,其上部位于胫神经之内侧,中部居胫神经前方,下部转至胫神经外侧。腘动脉上部因紧贴股骨腘面,故发生股骨髁上骨折时易损伤腘动脉。腘动脉在腘窝内的分支有五条:膝上内侧动脉 medial superior genicular artery、膝上外侧动脉 lateral superior genicular artery、膝中动脉 middle genicular artery 和膝下内侧动脉 medial inferior genicular artery、膝下外侧动脉 lateral inferior genicular artery,供应膝关节并参与膝关节网的组成。其他分支营养膝部的肌(图 8-31)。在腘窝下角,腘动脉通常分成两终末支胫前动脉 anterior tibial artery 和胫后动脉 posterior tibial artery。胫前动脉穿经小腿骨间膜至小腿肌前群之间。胫后动脉垂直下行于小腿肌后群浅、深层肌之间(图 8-31)。

(4)腘静脉 popliteal vein:由胫前、后静脉在腘窝下角处汇集而成,并收纳小隐静脉的注入。腘静脉在腘窝内与胫神经和腘动脉伴行,位于两者之间,并与腘动脉包于同一血管鞘内。

(5)腘深淋巴结 deep popliteal lymph node:位于腘血管周围,4~5 个。收纳小腿、足部的深淋巴管和小腿后外侧和足外侧缘的浅淋巴管内的淋巴。其输出淋巴管注入腹股沟深淋巴结。

(三)膝关节

膝关节 knee joint 由股骨内、外侧髁,髌骨和胫骨内、外侧髁组成。为全身结构最复杂的关节(图 8-32,图 8-33)。

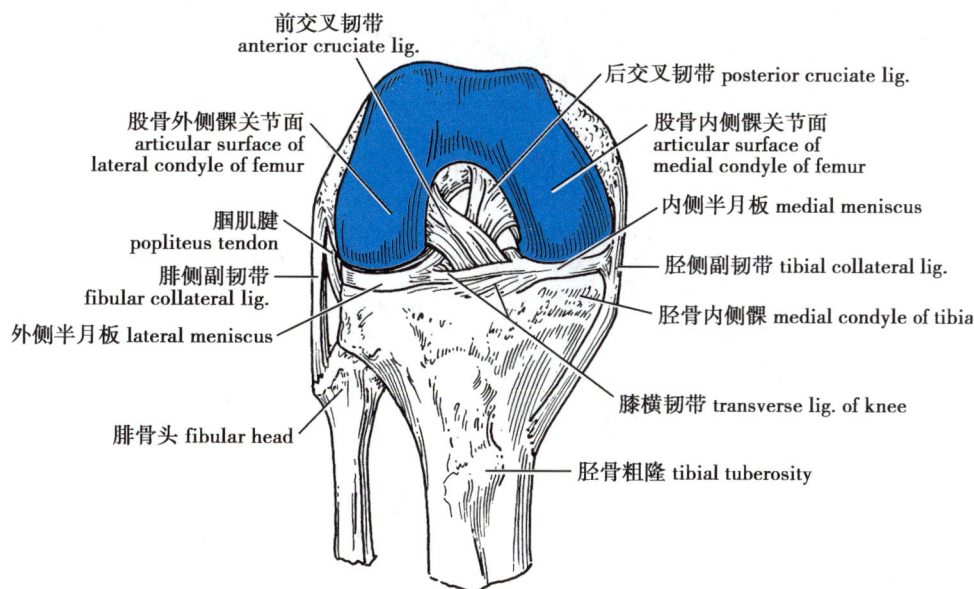

图 8-32(1) 膝关节的构造(前面观)

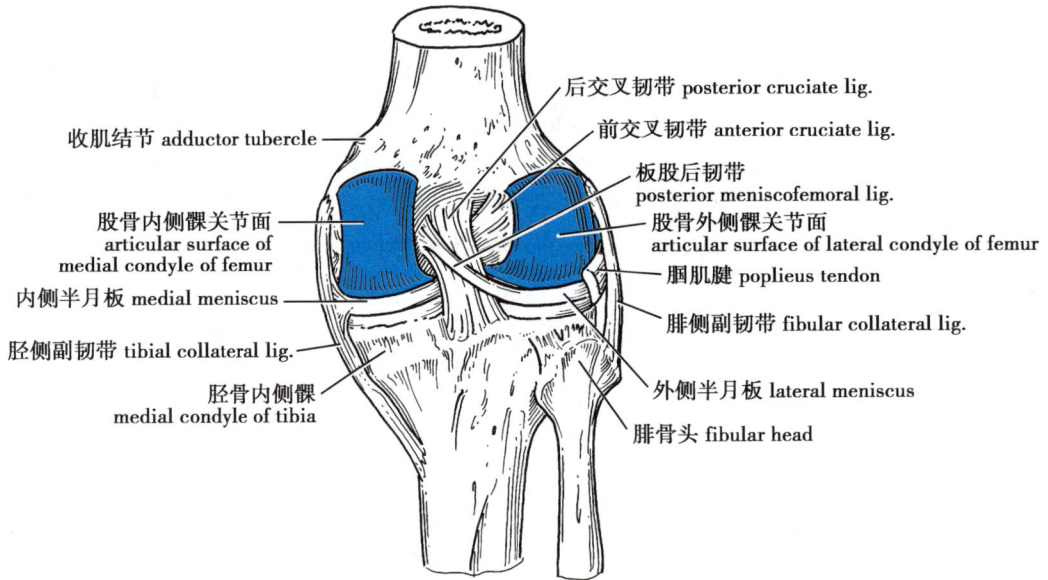

收肌结节 adductor tubercle
后交叉韧带 posterior cruciate lig.
前交叉韧带 anterior cruciate lig.
板股后韧带 posterior meniscofemoral lig.
股骨内侧髁关节面 articular surface of medial condyle of femur
股骨外侧髁关节面 articular surface of lateral condyle of femur
内侧半月板 medial meniscus
腘肌腱 poplieus tendon
胫侧副韧带 tibial collateral lig.
腓侧副韧带 fibular collateral lig.
胫骨内侧髁 medial condyle of tibia
外侧半月板 lateral meniscus
腓骨头 fibular head

图 8-32（2） 膝关节的构造（后面观）

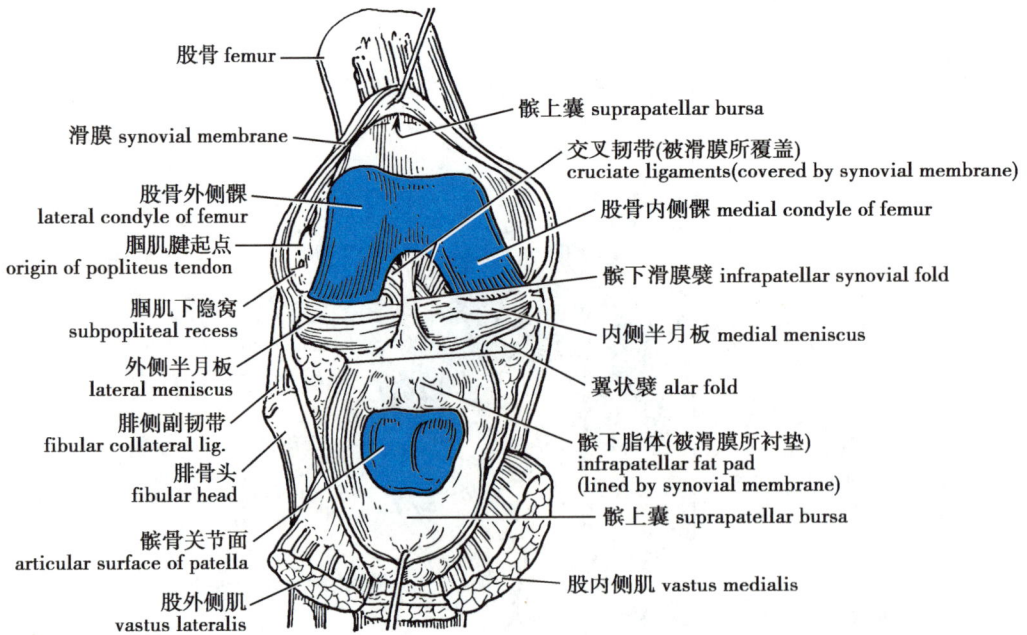

股骨 femur
髌上囊 suprapatellar bursa
滑膜 synovial membrane
交叉韧带(被滑膜所覆盖) cruciate ligaments(covered by synovial membrane)
股骨外侧髁 lateral condyle of femur
股骨内侧髁 medial condyle of femur
腘肌腱起点 origin of popliteus tendon
髌下滑膜襞 infrapatellar synovial fold
腘肌下隐窝 subpopliteal recess
内侧半月板 medial meniscus
外侧半月板 lateral meniscus
翼状襞 alar fold
腓侧副韧带 fibular collateral lig.
髌下脂体(被滑膜所衬垫) infrapatellar fat pad (lined by synovial membrane)
腓骨头 fibular head
髌上囊 suprapatellar bursa
髌骨关节面 articular surface of patella
股内侧肌 vastus medialis
股外侧肌 vastus lateralis

图 8-32（3） 膝关节的构造

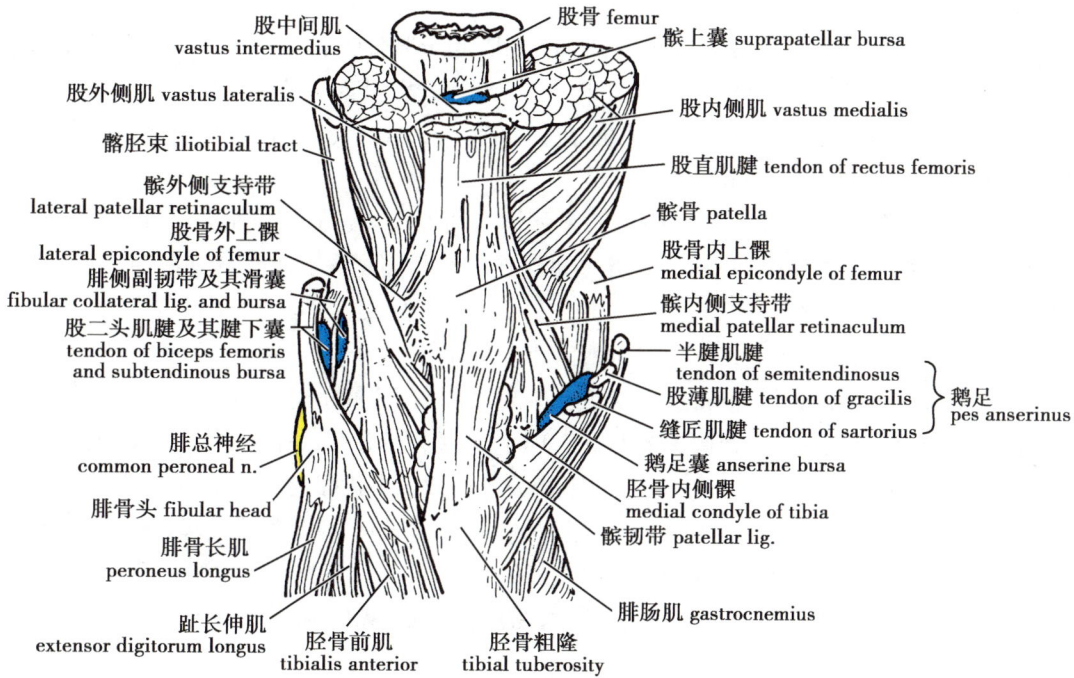

图 8-33(1) 膝关节的韧带（前面观）

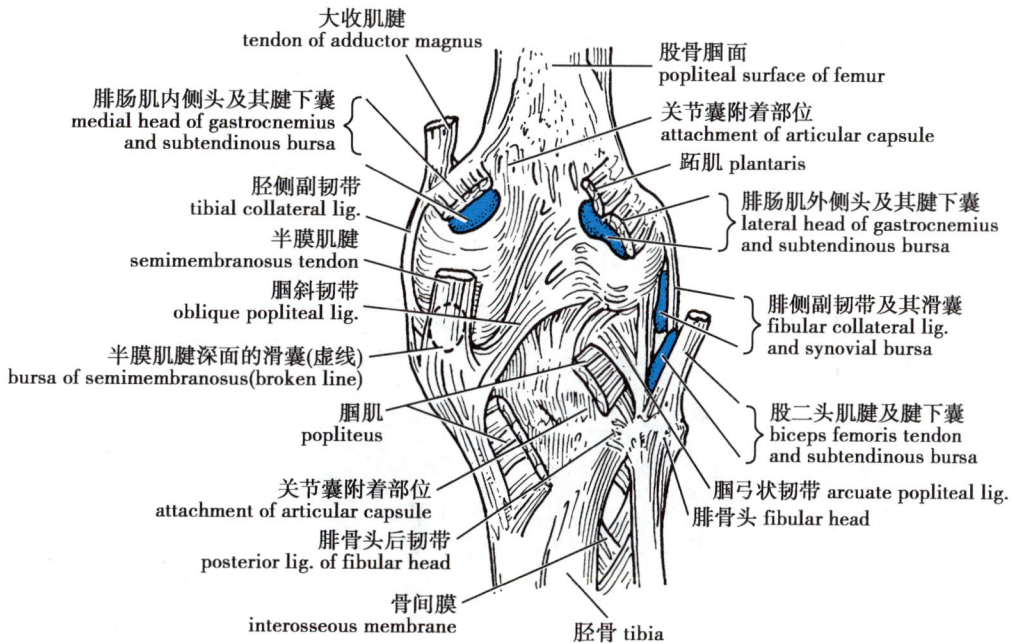

股中间肌 vastus intermedius
股骨 femur
髌上囊 suprapatellar bursa
股外侧肌 vastus lateralis
股内侧肌 vastus medialis
髂胫束 iliotibial tract
股直肌腱 tendon of rectus femoris
髌外侧支持带 lateral patellar retinaculum
髌骨 patella
股骨外上髁 lateral epicondyle of femur
股骨内上髁 medial epicondyle of femur
腓侧副韧带及其滑囊 fibular collateral lig. and bursa
髌内侧支持带 medial patellar retinaculum
股二头肌腱及其腱下囊 tendon of biceps femoris and subtendinous bursa
半腱肌腱 tendon of semitendinosus
股薄肌腱 tendon of gracilis
缝匠肌腱 tendon of sartorius
鹅足 pes anserinus
腓总神经 common peroneal n.
鹅足囊 anserine bursa
胫骨内侧髁 medial condyle of tibia
腓骨头 fibular head
髌韧带 patellar lig.
腓骨长肌 peroneus longus
趾长伸肌 extensor digitorum longus
胫骨前肌 tibialis anterior
胫骨粗隆 tibial tuberosity
腓肠肌 gastrocnemius

图 8-33(2) 膝关节的韧带（后面观）

大收肌腱 tendon of adductor magnus
股骨腘面 popliteal surface of femur
腓肠肌内侧头及其腱下囊 medial head of gastrocnemius and subtendinous bursa
关节囊附着部位 attachment of articular capsule
跖肌 plantaris
胫侧副韧带 tibial collateral lig.
腓肠肌外侧头及其腱下囊 lateral head of gastrocnemius and subtendinous bursa
半膜肌腱 semimembranosus tendon
腓侧副韧带及其滑囊 fibular collateral lig. and synovial bursa
腘斜韧带 oblique popliteal lig.
半膜肌腱深面的滑囊(虚线) bursa of semimembranosus(broken line)
股二头肌腱及其腱下囊 biceps femoris tendon and subtendinous bursa
腘肌 popliteus
关节囊附着部位 attachment of articular capsule
腘弓状韧带 arcuate popliteal lig.
腓骨头后韧带 posterior lig. of fibular head
腓骨头 fibular head
骨间膜 interosseous membrane
胫骨 tibia

1. 膝关节的辅助结构   主要有韧带、半月板和滑膜囊、滑膜襞。韧带又分为囊外韧带及囊内韧带。囊外韧带有胫侧副韧带、腓侧副韧带、髌韧带、髌支持带和腘斜韧带;囊内韧带主要有前、后交叉韧带和膝横韧带等。

（1）胫侧副韧带 tibial collateral ligament:宽扁带状,起于股骨收肌结节下方,止于胫骨内侧髁及胫骨体上端的内侧面。其前部纤维较垂直紧张,与关节囊分离,其间有疏松结缔组织,同时有半膜肌腱的扩展部和膝中、膝下血管穿行。后部纤维向后下方斜行,继而斜向前下方止于胫骨,并与关节囊、内侧半月板紧密相连(图 8-32,图 8-33)。

（2）腓侧副韧带 fibular collateral ligament:呈强韧的圆索状。起于股骨外上髁,止于腓骨头外下方。该韧带不与关节囊相连,与外侧半月板之间以腘肌腱相隔。膝下血管从其深面经过(图 8-32,图 8-33)。

（3）膝交叉韧带 cruciate ligament of knee:有前、后两条,位于关节囊内,滑膜之外(图 8-32,图 8-34)。前交叉韧带 anterior cruciate ligament 起于胫骨上端髁间隆起前部和内、外侧半月板前角,斜向后外上止于股骨外侧髁内侧面。当膝关节伸直位时,前交叉韧带紧张,可防止胫骨过度向前移位。与侧副韧带、关节囊后面的腘斜韧带等一起可限制膝关节过伸。小腿固定时,还可防止股骨过度内旋。后交叉韧带 posterior cruciate ligament 居前交叉韧带的后内侧,起自胫骨髁间隆起后部及外侧半月板后角,斜向前内上,止于股骨内侧髁外侧面。膝关节伸直时,后交叉韧带松弛,屈膝时则紧张。其功能可防止胫骨过度向后移位,限制膝关节过屈。所以,前、后交叉韧带在膝关节任何位置下保持紧张,都可维持膝关节的稳定性。

（4）内、外侧半月板:由纤维软骨构成,位于股骨内、外侧髁和胫骨内、外侧髁之间,上面微凹,下面平坦,呈半月形。其外缘肥厚,与关节囊及胫骨内、外侧髁相连,内缘薄而游离。半月板分内、外侧。外侧半月板 lateral meniscus 较小,略呈圆形,其后角至股骨内侧髁有一强韧的斜行纤维束紧贴后交叉韧带的前、后,分别称板股前韧带 anterior meniscofemoral ligament 和板股后韧带 posterior meniscofemoral ligament。外侧半月板外缘不与腓侧副韧带相连,其间隔一腘肌腱,故活动性较大,手术摘除较内侧半月板容易。内侧半月板 medial meniscus 较大,呈 "C" 形,其外缘与胫侧副韧带后份紧密相连(图 8-32,图 8-34)。

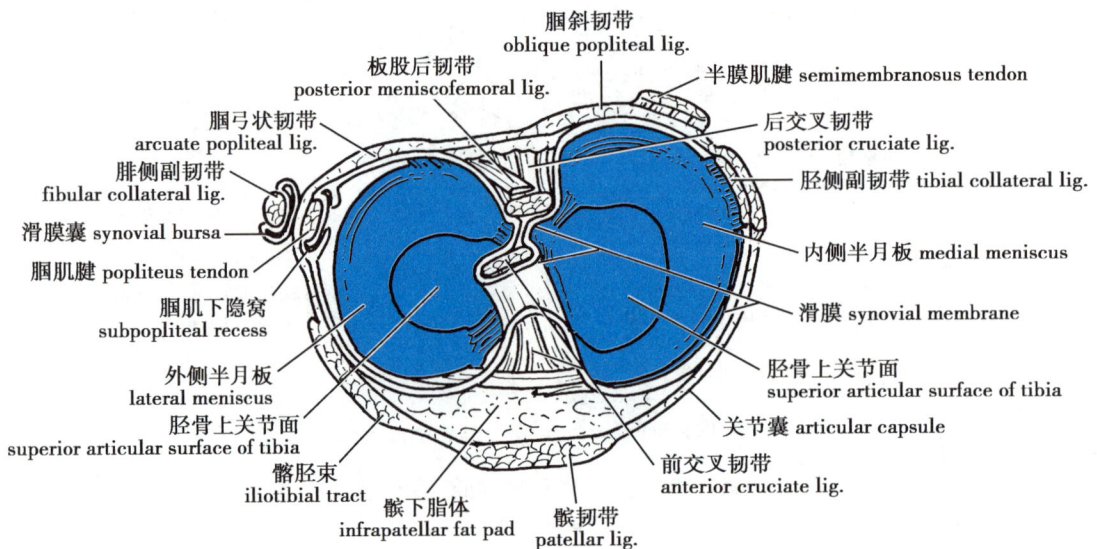

图 8-34   膝关节半月板

半月板有一定弹性,可减少运动时的震荡。还可使关节面不匹配的股骨下端和胫骨上端紧密接触,增加膝关节的稳固性。同时,半月板有一定的活动度,可随膝关节的运动而移动,在膝关节的伸直稳定中起重要绞索作用。当膝关节强力骤然运动时,易使半月板损伤或撕裂。

膝关节结构复杂、关系密切,故损伤常累及邻近结构。胫侧和腓侧副韧带在伸膝时较紧张,屈膝时较松弛,半屈膝时最松弛。侧副韧带损伤常见于内侧,因膝部外侧易受外力冲击,使膝关节过度外翻;或膝关节半屈时,受到强而突然的前伸和外扭转力作用,都可引起胫侧副韧带损伤。因胫侧副韧带与内侧半月板紧密相连,故损伤时常合并内侧半月板撕裂;另外,由于胫骨突然过度前伸和外旋,也会同时造成前交叉韧带的撕裂,即出现临床上所谓的膝关节"三联损伤"。腓侧副韧带一般不易受损,若损伤,常伴随腓总神经的牵拉或断裂。

（5）滑膜襞、滑膜囊和脂肪垫:膝关节具有全身关节中最大的滑膜面积,几乎覆盖膝关节内所有结构。部分滑膜向关节囊外突出形成滑膜囊 synovial bursa,最大者为髌上囊 suprapatellar bursa (图 8-29,图 8-35)。部分滑膜突向关节腔,形成滑膜襞 synovial fold,主要有髌上滑膜襞 suprapatellar synovial fold、髌内侧滑膜襞 medial patellar synovial fold 和髌下滑膜襞 infrapatellar synovial fold,以后者最为常见。膝关节内的脂肪垫,为滑膜与关节囊纤维层之间的脂肪组织,主要充填于关节面不适应的空隙内,其中位于髌骨两侧向上伸展者最明显,称翼状襞 alar fold〔图 8-32（3）〕。

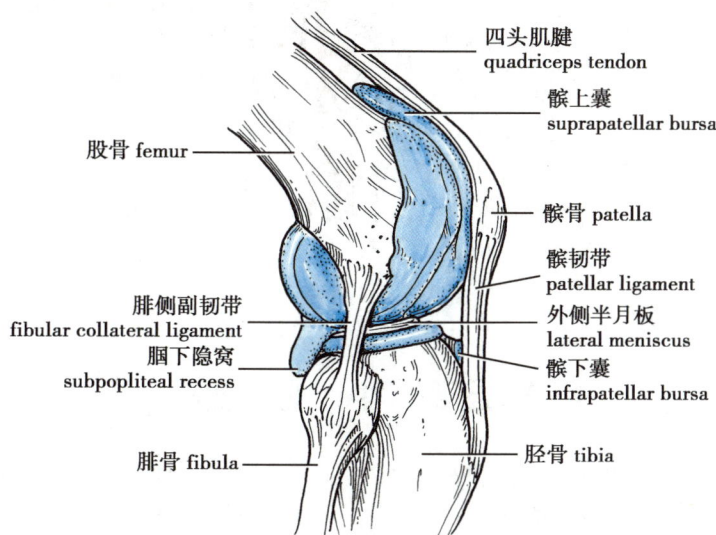

图 8-35　膝关节滑膜囊

2. 膝关节的神经支配　支配膝关节的神经较多,前部由股神经肌支,闭孔神经前支及隐神经支配。后部由坐骨神经、胫神经、腓总神经和闭孔神经后支等支配。此外腓浅神经和腓深神经的返支亦分布至膝部。

（四）膝关节网

膝关节的血供十分丰富。由股动脉、腘动脉、胫前动脉和股深动脉的多个分支在膝关节周围互相吻合形成动脉网。具体参与的分支有:旋股外侧动脉降支,股动脉的膝降动脉,腘动脉的 5 个关节支(膝上内侧动脉、膝上外侧动脉、膝中动脉、膝下内侧动脉和膝下外侧动脉),股深动脉的第 3 穿动脉和由胫前动脉发出的胫后返动脉 posterior tibial recurrent artery 及胫前返动脉 anterior tibial recurrent artery(图 8-36)。

膝关节网不仅能保证供给膝关节的营养,而且当腘动脉损伤或栓塞时,该动脉网可变成下肢远端侧支循环的重要途径,以保证下肢远端的血供。

NOTES

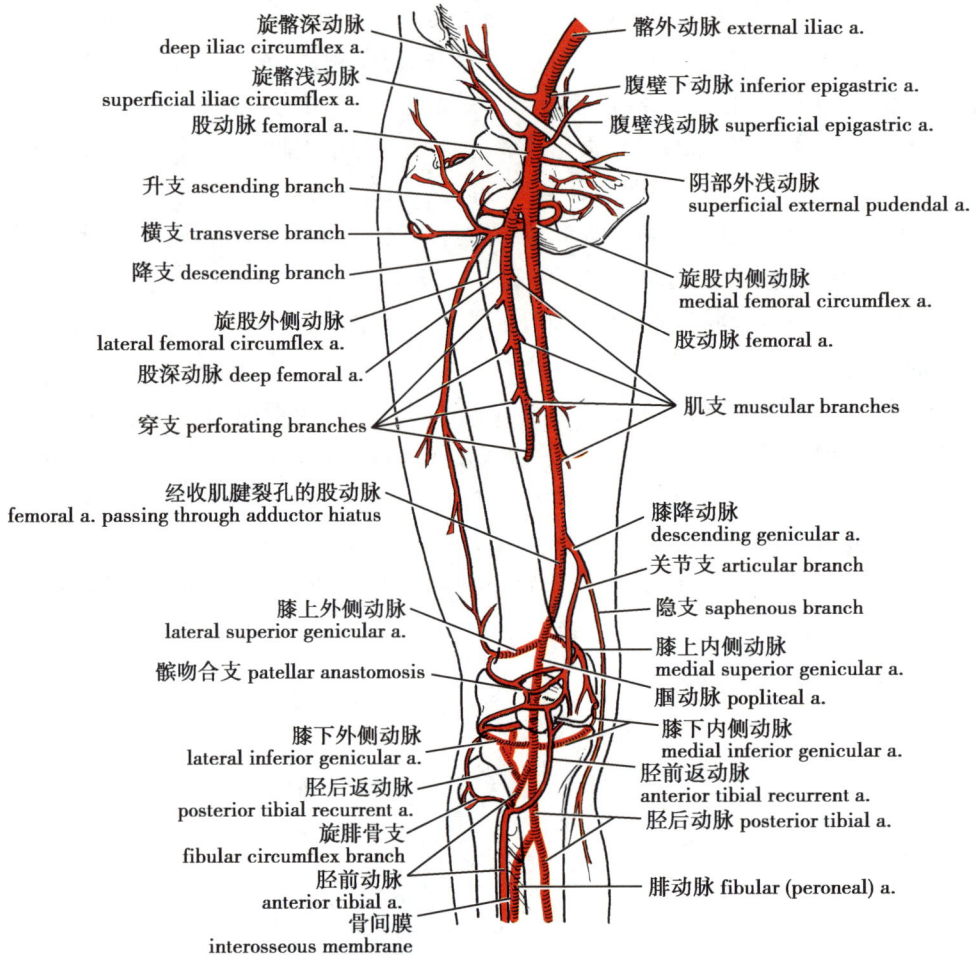

旋髂深动脉 deep iliac circumflex a.

髂外动脉 external iliac a.

旋髂浅动脉 superficial iliac circumflex a.

腹壁下动脉 inferior epigastric a.

股动脉 femoral a.

腹壁浅动脉 superficial epigastric a.

升支 ascending branch

阴部外浅动脉 superficial external pudendal a.

横支 transverse branch

降支 descending branch

旋股内侧动脉 medial femoral circumflex a.

旋股外侧动脉 lateral femoral circumflex a.

股动脉 femoral a.

股深动脉 deep femoral a.

肌支 muscular branches

穿支 perforating branches

经收肌腱裂孔的股动脉 femoral a. passing through adductor hiatus

膝降动脉 descending genicular a.

关节支 articular branch

隐支 saphenous branch

膝上外侧动脉 lateral superior genicular a.

膝上内侧动脉 medial superior genicular a.

髌吻合支 patellar anastomosis

腘动脉 popliteal a.

膝下外侧动脉 lateral inferior genicular a.

膝下内侧动脉 medial inferior genicular a.

胫后返动脉 posterior tibial recurrent a.

胫前返动脉 anterior tibial recurrent a.

旋腓骨支 fibular circumflex branch

胫后动脉 posterior tibial a.

胫前动脉 anterior tibial a.

腓动脉 fibular (peroneal) a.

骨间膜 interosseous membrane

图 8-36 膝关节网

第五节 小 腿 部

小腿上界为平胫骨粗隆的环形线,下界为平内、外踝上缘的环形连线。小腿被前、后肌间隔和胫骨、腓骨及两骨之间的骨间膜分隔成 3 个骨筋膜鞘,分别称前骨筋膜鞘、外侧骨筋膜鞘和后骨筋膜鞘(图 8-37)。各群肌和神经血管束分别位于各自的骨筋膜鞘中,小腿也相应地分为前区、外侧区和后区,前区和外侧区合称为小腿前外侧区。

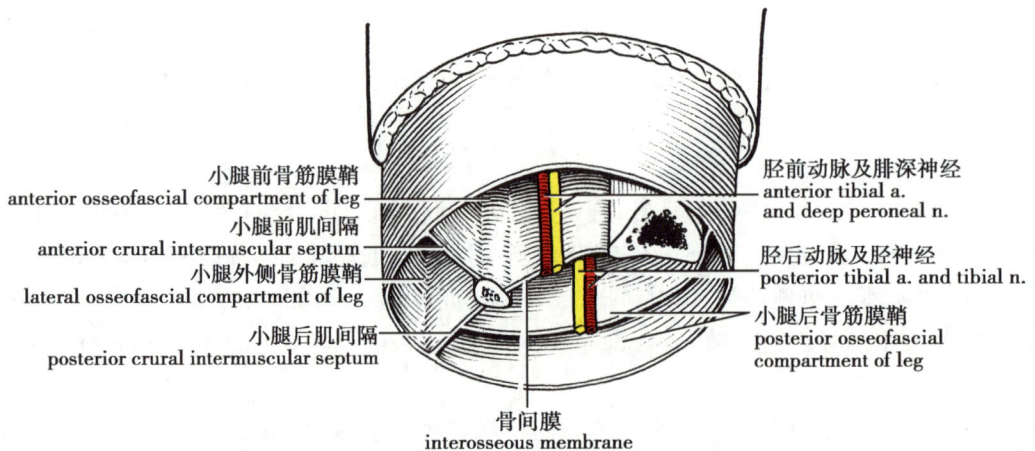

小腿前骨筋膜鞘 anterior osseofascial compartment of leg

胫前动脉及腓深神经 anterior tibial a. and deep peroneal n.

小腿前肌间隔 anterior crural intermuscular septum

小腿外侧骨筋膜鞘 lateral osseofascial compartment of leg

胫后动脉及胫神经 posterior tibial a. and tibial n.

小腿后肌间隔 posterior crural intermuscular septum

小腿后骨筋膜鞘 posterior osseofascial compartment of leg

骨间膜 interosseous membrane

图 8-37 小腿的骨筋膜鞘

一、小腿前外侧区

（一）浅层结构

小腿前外侧区的皮肤厚而紧,移动性相对较小,血供较差,感染或形成溃疡时难以治愈。浅筋膜疏松且较薄,含脂肪少,弹性较差。机体出现轻度水肿时,在内踝上方按压胫骨下端前内侧的皮肤,便可出现指压痕。

1. 浅静脉　小腿前外侧区的浅静脉为大隐静脉及其属支。该静脉起于足背静脉弓的内侧,经内踝前方上行达小腿,沿小腿内侧、股骨内侧髁后方上行达股部。在上行过程中,发出交通支和穿支分别与小隐静脉及深静脉形成广泛的吻合(图 8-9)。

2. 皮神经　此区的皮神经主要有隐神经 saphenous nerve 和腓浅神经 superficial peroneal nerve。隐神经与大隐静脉伴行,沿小腿内侧下行至足的内侧缘。在小腿上部,隐神经居大隐静脉后方;在小腿下部,隐神经绕过大隐静脉至其前方。分布于膝关节下部、小腿内侧面及足内侧缘的皮肤。腓浅神经为腓总神经分支,于小腿前外侧面中、下 1/3 交点处穿出深筋膜至皮下,随即分为足背内侧皮神经 medial dorsal cutaneous nerve of foot 和足背中间皮神经 intermediate dorsal cutaneous nerve of foot,分布于小腿外侧、足背和第 2~5 趾背皮肤。

（二）深层结构

小腿前外侧区的深筋膜较致密,尤以近膝部处坚厚。深筋膜在胫侧与胫骨体前内侧面的骨膜融合,在腓侧发出前、后两个肌间隔分别附着于腓骨前、后缘的骨膜。上述肌间隔、胫腓骨及其间的骨间膜与小腿前面的深筋膜共同围成前骨筋膜鞘和外侧骨筋膜鞘,分别容纳小腿肌前群、外侧群和相应的血管、神经(图 8-37)。

1. 小腿前骨筋膜鞘　内含小腿肌前群,胫前动、静脉和腓深神经。

（1）小腿肌前群:共 4 块,位于小腿骨间膜的前面,由内侧向外侧依次为胫骨前肌、姆长伸肌、趾长伸肌和第 3 腓骨肌(图 8-38,表 8-3)。

表 8-3　小腿肌前群

名称	起点	止点	作用	神经支配
胫骨前肌	胫骨上半外侧面	内侧楔骨及第 1 跖骨底	背屈踝关节、足内翻	腓深神经（L_4~S_2）
姆长伸肌	腓骨内侧面中份及骨间膜	姆趾远节趾骨底	背屈踝关节、伸姆趾	
趾长伸肌	胫骨上端、腓骨前面及骨间膜	第 2~5 趾趾背腱膜	背屈踝关节、伸第 2~5 趾	
第 3 腓骨肌	腓骨下 1/3 前面及骨间膜	第 5 跖骨底的足背面	协助背屈踝关节及足外翻	

（2）胫前动脉 anterior tibial artery:为腘动脉的终支之一,于腘肌下缘处发自腘动脉,向前穿骨间膜上端进入小腿前骨筋膜鞘,并沿骨间膜前面下行;其上 1/3 段位于胫骨前肌和趾长伸肌之间,下 2/3 段位于胫骨前肌和姆长伸肌之间,至踝关节前方中点处移行为足背动脉 dorsal artery of foot,进入足背。胫前动脉在穿经骨间膜后即发出胫前返动脉 anterior tibial recurrent artery 上行加入膝关节网,在下行时沿途分支分布于小腿肌前群(图 8-38)。

（3）胫前静脉 anterior tibial vein:为 2 条,伴行于同名动脉的两侧。

（4）腓深神经 deep peroneal nerve:为腓总神经两大终支之一,在腓骨颈外侧分出后,向前下穿腓骨长肌起始部及前肌间隔,进入前骨筋膜鞘与胫前动、静脉伴行,最后经踝关节前方达足背。沿途发出肌支支配小腿肌前群,在踝部发出关节支分布到踝关节,在足背发出肌支支配足背肌。终支变为皮支,在姆趾与第 2 趾之间的趾蹼处浅出,分为两条趾背神经,分布于第 1、2 趾相对侧背面的皮肤(图 8-38)。如腓深神经损伤,所支配的肌不能伸踝、伸趾;如受腓深神经支配的肌过度使用(如滑冰、跑步和跳舞时)可能会导致前骨筋膜鞘内的肌损伤和水肿,此时肿胀的肌纤维会压迫腓深神经并引起疼痛。

NOTES

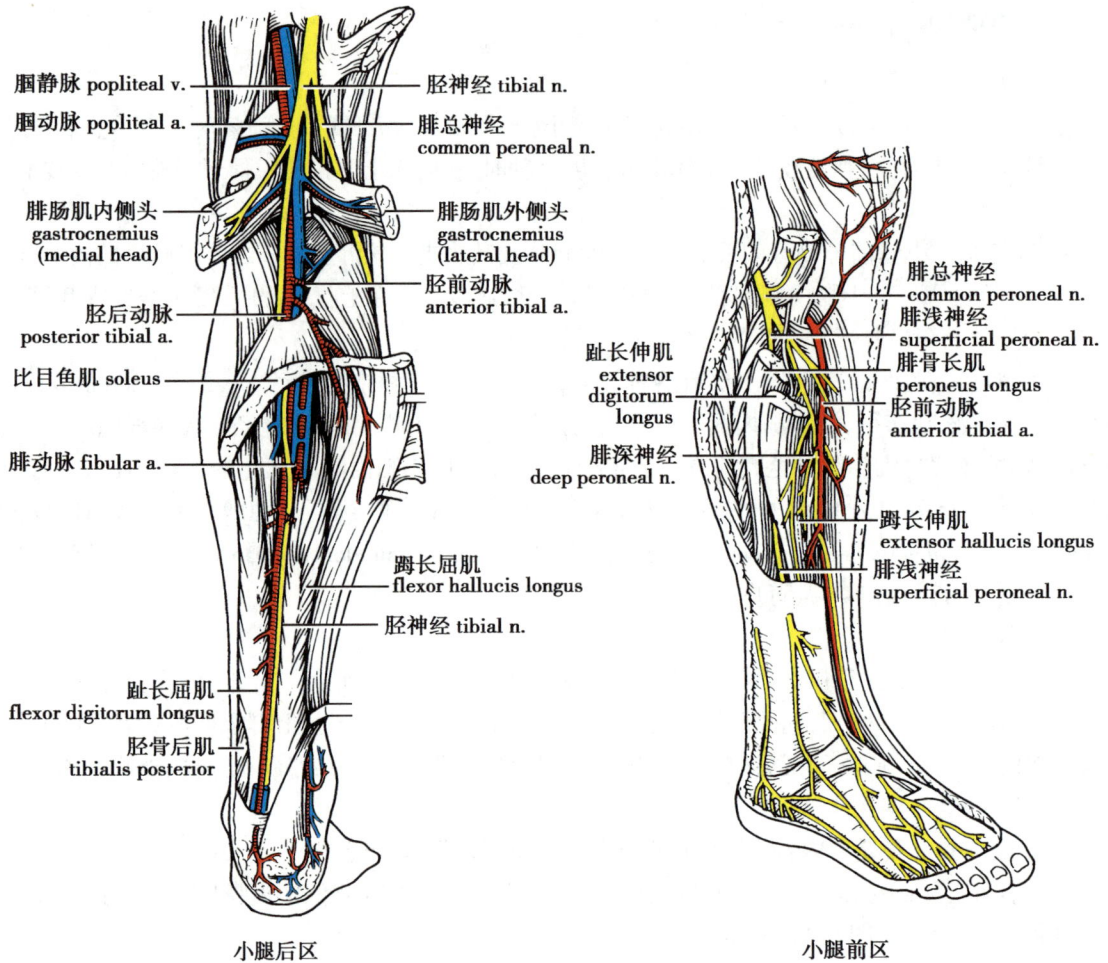

图 8-38　小腿的深层结构

2. 小腿外侧骨筋膜鞘　由腓骨外侧面,前、后肌间隔和小腿筋膜共同围成,主要容纳小腿肌外侧群(表 8-4)和腓浅神经。

腓浅神经 superficial peroneal nerve:于腓骨颈高度由腓总神经发出,先后下行于腓骨长、短肌之间及腓骨长肌与趾长伸肌之间,于小腿外侧中、下 1/3 交点处穿出深筋膜分布于小腿外侧及足背和趾背皮肤。腓浅神经沿途还发出肌支支配腓骨长肌和腓骨短肌(图 8-38)。腓浅神经损伤常导致足不能外翻,并伴有小腿下部外侧和足背皮肤的感觉障碍。

表 8-4　小腿肌外侧群

名称	起点	止点	作用	神经支配
腓骨长肌	腓骨外侧面上 2/3 部	内侧楔骨及第 1 跖骨底	跖屈踝关节、足外翻	腓浅神经 ($L_5 \sim S_1$)
腓骨短肌	腓骨外侧面下 1/3 部	第 5 跖骨粗隆	跖屈踝关节、足外翻	

二、小腿后区

(一)浅层结构

小腿后区皮肤柔软,血供丰富,是临床上良好的带血管蒂或游离皮瓣的供皮区。浅筋膜较薄,其内有小隐静脉,腓肠内侧、外侧皮神经和腓肠神经等。

1. 小隐静脉 small saphenous vein　起于足背静脉弓的外侧,经外踝后方上行至小腿后面,再沿小腿中线上行至腘窝下角处穿腘筋膜进入腘窝,稍上升一段后汇入腘静脉。小隐静脉有 7~8 个静脉瓣,并有交通支和穿支分别与大隐静脉和深静脉相交通。静脉瓣如果发育不良或深静脉回流受阻可导致下肢大隐静脉或小隐静脉淤血或曲张。

2. 皮神经　主要有腓肠内侧皮神经、腓肠外侧皮神经和腓肠神经。

(1)腓肠内侧皮神经 medial sural cutaneous nerve:在腘窝下份由胫神经发出,伴小隐静脉下行,至小腿中、下 1/3 交界处穿深筋膜浅出,与腓肠外侧皮神经发出的交通支吻合形成腓肠神经。腓肠神经继续伴小隐静脉行向外下方,并经外踝后方至足背外侧缘,移行为足背外侧皮神经,分布于足背外侧部的皮肤。

(2)腓肠外侧皮神经 lateral sural cutaneous nerve:在腘窝内由腓总神经发出,于腘窝下外方穿出深筋膜,沿小腿后面外侧下行,分布于小腿后区外上部皮肤,其交通支与腓肠内侧皮神经吻合成腓肠神经。

(3)腓肠神经 sural nerve:由来自腓肠内侧皮神经和腓肠外侧皮神经发出的交通支吻合而成,分支分布于小腿后面下部和足外侧缘的皮肤。腓肠神经的外径约 2mm,在小腿后下部浅筋膜中与小隐静脉相伴行,较易辨认,且切取后造成的局部感觉丧失区较小,故临床上常采用腓肠神经自体移植治疗头面部神经损伤。

(二)深层结构

1. 小腿后骨筋膜鞘　小腿后区的深筋膜与胫、腓骨骨膜,骨间膜以及后肌间隔共同围成小腿后骨筋膜鞘。此鞘又被位于小腿后群浅、深两层肌之间的小腿后筋膜隔分为浅、深两个筋膜鞘。浅鞘容纳小腿肌后群浅层,向下逐渐缩窄,仅包绕跟腱及周围脂肪;深鞘容纳小腿肌后群深层及血管神经束(图 8-37)。

2. 小腿肌后群　浅层肌包括腓肠肌、比目鱼肌和跖肌。其中腓肠肌和比目鱼肌(合称小腿三头肌)向下共同形成强大的跟腱,作用为屈踝关节和屈膝关节,站立时固定踝关节和膝关节,防止身体前倾。深层肌包括腘肌及位于其下方、由内侧向外侧依次排列的趾长屈肌、胫骨后肌和𧿹长屈肌(图 8-38,表 8-5)。在内踝后上方,趾长屈肌腱越过胫骨后肌腱的浅面斜向外侧,至足底与𧿹长屈肌腱形成"腱交叉"。

表 8-5　小腿肌后群

层次	名称	起点	止点	作用	神经支配
浅层	腓肠肌	股骨内、外侧髁后面	跟骨结节	屈膝关节、跖屈踝关节	胫神经 L_4~S_3
	比目鱼肌	腓骨上部后面、胫骨比目鱼肌线	跟骨结节	跖屈踝关节	
	跖肌	腘平面外下部及膝关节囊后面	跟骨结节	无重要功能意义	
深层	腘肌	股骨外侧髁外侧面	胫骨比目鱼肌线以上的骨面	屈和内旋膝关节	胫神经 L_4~S_3
	趾长屈肌	胫骨后面中 1/3 部	第 2~5 趾远节趾骨底	跖屈踝关节、屈第 2~5 趾	
	胫骨后肌	胫、腓骨及骨间膜后面	足舟骨粗隆和第 1~3 楔骨的跖面	跖屈踝关节、足内翻	
	𧿹长屈肌	腓骨后面下 2/3 部	𧿹趾远节趾骨底	跖屈踝关节、屈𧿹趾	

3. 血管和神经　包括胫后动脉及其伴行的同名静脉和胫神经。三者伴行,形成血管神经束(图 8-38)。

(1)胫后动脉 posterior tibial artery:为腘动脉的直接延续,于腘肌下缘穿经比目鱼肌腱弓深面,下行于小腿肌后群浅、深层之间,经跟腱内侧和内踝后方进入足底。胫后动脉沿途发出肌支营养胫骨和小腿肌后群,并在内踝后方发出内踝支至踝关节。此外,胫后动脉在起始处还向外侧发出一较粗的腓动脉 peroneal(fibular)artery,沿胫骨后肌表面斜向外下,继而在踇长屈肌的深面下行,至外踝的后上方浅出,绕过外踝下方,移行为外踝支(图 8-38)。腓动脉主要分支营养附近肌和胫、腓骨;临床上常以腓骨滋养动脉制作带蒂腓骨骨瓣,其穿支和外踝支参与外踝网的构成。

(2)胫后静脉 posterior tibial vein:有两条,与同名动脉伴行,上行至腘窝下缘,与胫前静脉合成腘静脉。

(3)胫神经 tibial nerve:为坐骨神经的两个终支之一,自腘窝向下与胫后动、静脉相伴行,经比目鱼肌腱弓的深面行于小腿后群浅、深层肌之间,最后经内踝后方,屈肌支持带深面的踝管内分为足底内侧神经和足底外侧神经,伴足底的同名动脉分布于足底。该神经主要发出肌支支配小腿肌后群。其皮支为腓肠内侧皮神经,常与腓肠外侧皮神经的交通支吻合形成腓肠神经(图 8-38)。

第六节　踝　与　足　部

踝部为小腿下部与足部之间的过渡区,其上界平内、外踝基部的环线,下界为过内、外踝尖的环线。踝部通常以内、外踝中点分为踝前区和踝后区,其远侧为足部,后者又分为与地面接触的足底(跖面)和朝上的足背,足背和足底的前方为趾,趾又分为趾的跖面和趾背。

一、踝前区与足背

(一) 浅层结构

踝前区及足背皮肤均较薄,移动性大,浅筋膜疏松且缺少脂肪。故皮肤深面的浅静脉、肌腱等结构清晰可见。因此,发生水肿时,足背皮下组织肿胀很明显,尤其是内踝前方及其周围,此时按压足背或内踝上方皮肤,可出现明显压痕。

足背的浅静脉有足背静脉弓 dorsal venous arch of foot 及其属支,其内、外侧两端向后沿足背的两侧缘至踝部两侧,逐渐向上续于大隐静脉和小隐静脉。大隐静脉在踝前区行经内踝前方,并有隐神经与之伴行。

足背区的皮神经有 4 条:①分布于足背内侧缘的隐神经(股神经的终支);②分布于足背内侧及中间部的足背内侧皮神经和足背中间皮神经(腓浅神经的终支);③分布于足背外侧部的足背外侧皮神经(腓肠神经的终支);④腓深神经的终末支在第 1、2 趾间的趾蹼处穿深筋膜至皮下,分布于第 1、2 趾相对缘皮肤。

(二) 深层结构

踝前区的深筋膜由小腿深筋膜延续而来,在此区局部增厚,形成约束小腿伸肌腱的两个支持带,即伸肌上、下支持带。

1. 伸肌上支持带 superior extensor retinaculum　又称小腿横韧带,呈宽带状位于小腿下端与踝部交界处,连于胫、腓骨下端之间,由小腿下端前面的深筋膜横行纤维增厚而成。其深面有两个间隙,内侧者有胫骨前肌腱、胫前血管和腓深神经通过;外侧者有踇长伸肌腱、趾长伸肌腱和第 3 腓骨肌通过(图 8-39)。

2. 伸肌下支持带 inferior extensor retinaculum　又称小腿十字韧带,多呈横置的“Y”字形,位于伸肌上支持带的远侧、踝前区与足背的交界处,由局部的深筋膜增厚而成。其外侧端附于跟骨外侧面;内侧端分上、下两束,分别附于内踝及第 1 楔骨。伸肌下支持带向深部的骨面发出纤维隔,形成 3 个骨纤维管。其中内侧管有胫骨前肌腱,中间管有踇长伸肌腱、足背动静脉和腓深神经,外侧管有趾长伸肌腱和第 3 腓骨肌腱通过。各肌腱表面均有腱滑膜鞘包绕。骨纤维管对肌腱起约束作用,并有利于各肌之间的相对运动(图 8-39,图 8-40,图 8-41)。

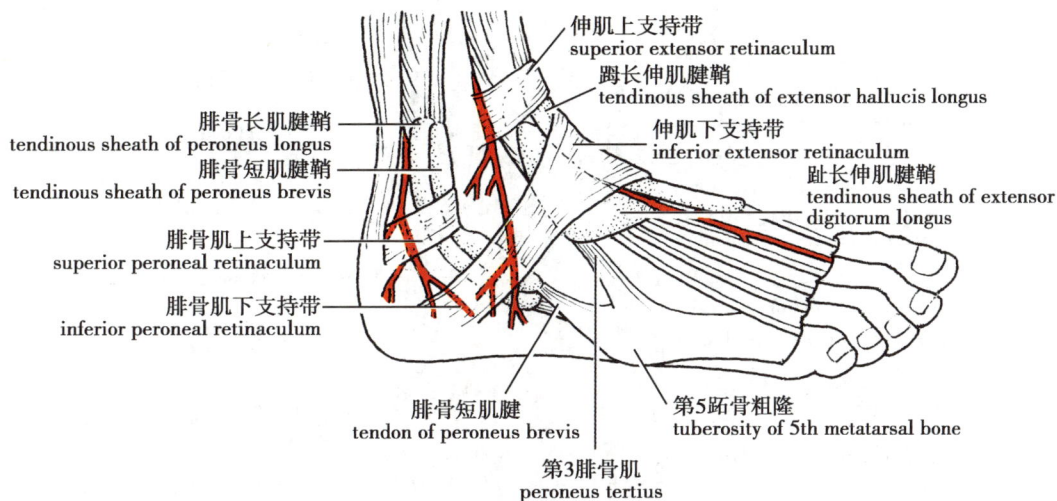

图 8-39　下肢肌支持带及腱鞘（外侧面观）

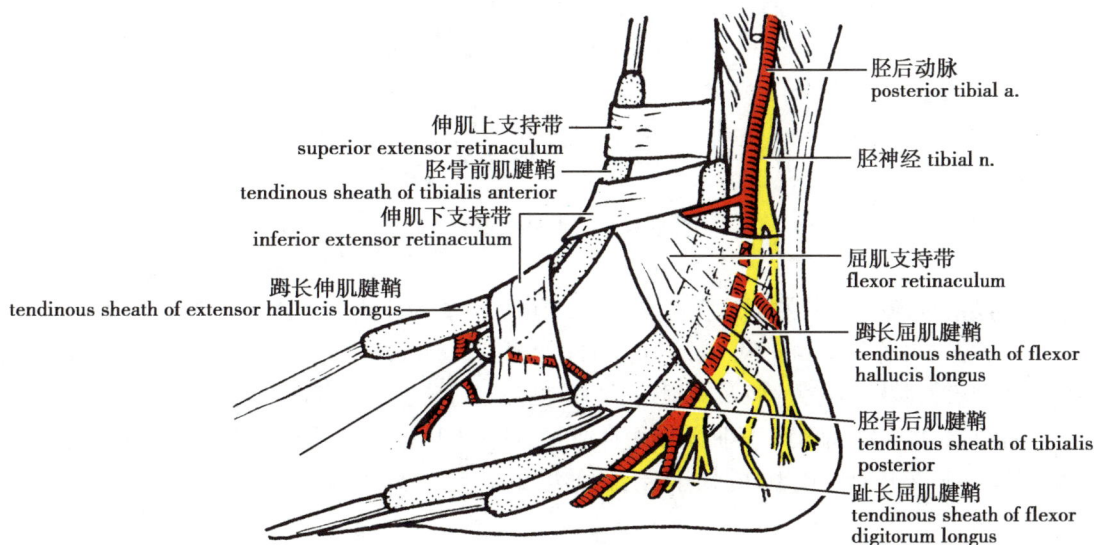

图 8-40　下肢肌支持带及腱鞘（内侧面观）

3. **足背动脉 dorsal artery of foot**　是足趾动脉血供的主要来源,于伸肌上支持带下缘处续于胫前动脉,通常沿鉧长伸肌腱外侧下行,经鉧短伸肌深面达第 1 跖骨间隙。分为足底深支和第 1 跖背动脉。足底深支至足底,与足底外侧动脉吻合构成足底深弓。足背动脉沿途发出的分支有:①跗外侧动脉 lateral tarsal artery 行向足背外侧,营养趾短伸肌及其下方的跗骨和关节。它与弓状动脉等其他分支吻合;②跗内侧动脉 medial tarsal artery,1~3 支,行向足背内侧及足底;③弓状动脉 arcuate artery,向足背外侧部呈弓状弯行,与跗外侧动脉吻合,并发出 3 支跖背动脉 dorsal metatarsal artery;④足底深支 deep plantar artery,为足背动脉的一条终支,穿第 1 跖骨间隙至足底与足底动脉吻合;⑤第 1 跖背动脉 first dorsal metatarsal artery,为足背动脉的另一终支,分布于趾背面和第 2 趾背面的内侧份(图 8-41)。

4. **腓深神经 deep peroneal nerve**　在足背区多数行于足背动脉的内侧,发出肌支支配足背肌,终支变为皮支,在第 1 跖骨间隙浅出,分成两条趾背神经分布于第 1、2 趾相对缘背面的皮肤。腓深神经损伤,所支配的肌不能伸踝,不能伸趾(图 8-41)。

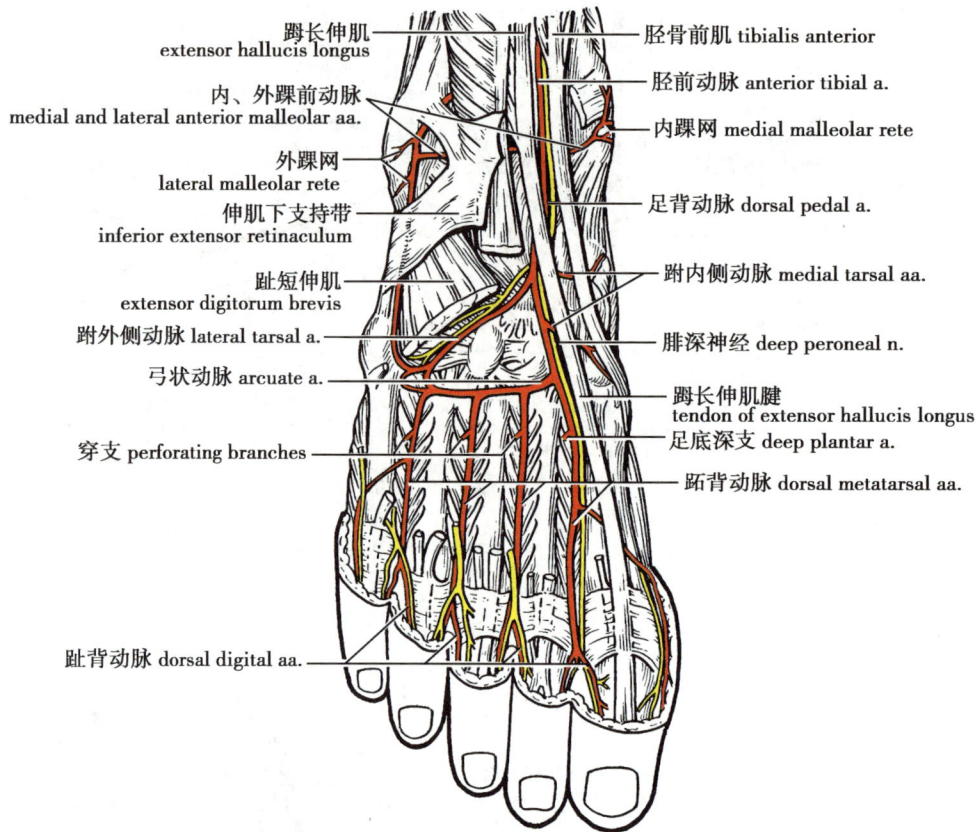

图 8-41 足背的深层结构

5. 足背筋膜间隙 足背的深筋膜可分浅、深两层。浅层为伸肌下支持带的延续,附着于足内、外缘的骨膜;深层又名骨间背侧筋膜,紧贴附于骨间背侧肌表面及跖骨骨膜。两层间为足背筋膜间隙,容纳趾长伸肌腱及腱鞘、趾短伸肌及其腱鞘、足背动脉及其分支和伴行静脉、腓深神经。

6. 足背肌 共 2 块,即蹞短伸肌和趾短伸肌,二肌均为片状薄肌,位于趾长伸肌腱和蹞长伸肌腱的深面(表 8-6)。足背肌的作用分别是伸蹞趾、伸第 2~4 趾。

表 8-6 足背肌

名称	起点	止点	作用	神经支配
蹞短伸肌	跟骨前端的上面和外侧面	蹞趾近节趾骨底	伸蹞趾	腓深神经
趾短伸肌	跟骨前端的上面和外侧面	第 2~4 趾近节趾骨底	伸第 2~4 趾	(L_4~S_2)

二、踝后区

踝后区为踝部内、外踝中点以后及内、外踝下端与足底后缘两端连线以上的区域。

(一)浅层结构

踝后区皮肤上部移动性较大,但近足跟时皮肤逐渐角化、增厚,活动度减小。该区中线深面有跟腱附于跟结节。跟腱两侧含较多脂肪,跟腱与皮肤之间有跟皮下囊;跟腱止端与跟骨骨面之间有跟腱囊。

(二)深层结构

踝后区深层的重要结构有踝管及其内含物以及腓骨支持带。

1. 踝管 tarsal tunnel 踝后区的深筋膜在内踝和跟结节内侧面之间的部位增厚,形成屈肌支持带 flexor retinaculum，又称分裂韧带。该韧带与跟骨内侧面及内踝共同围成踝管。支持带向深面发出3个纤维隔，将踝管分隔成4个通道。其内通过的结构由前向后依次为：①胫骨后肌腱及其腱鞘；②趾长屈肌腱及其腱鞘；③胫后动、静脉和胫神经；④蹈长屈肌腱及其腱鞘（图8-40，图8-42）。踝管是小腿后区与足底间的重要通道，感染时可通过踝管相互蔓延。踝后区的外伤、出血肿胀或跟骨畸形均可压迫踝管内的结构，导致踝管综合征 tarsal tunnel syndrome。表现为踝部以下胫神经分支分布区感觉障碍，如足跟内侧、足底及足趾出现烧灼性痛和皮肤感觉减退。

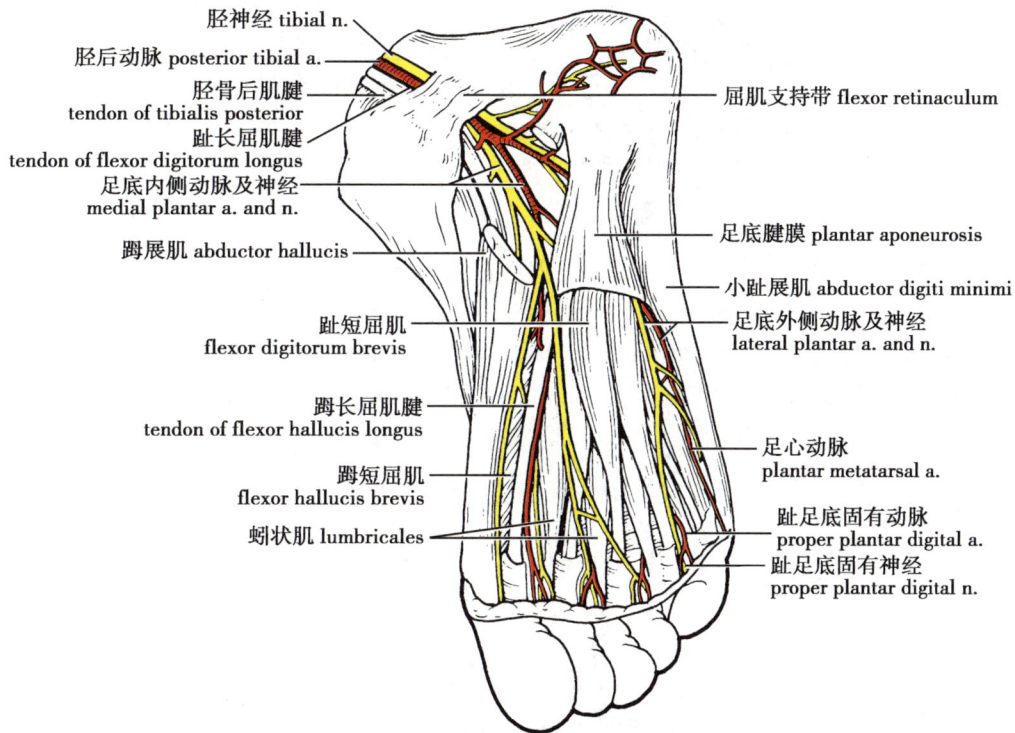

图8-42　踝后区内侧面与足底

2. 腓骨肌上支持带和下支持带 superior & inferior peroneal retinaculum　由外踝后下方外侧的深筋膜增厚而成。腓骨肌上支持带连于外踝后缘与跟骨外侧面上部之间，有将腓骨长、短肌腱限制于外踝后下方的作用。腓骨肌下支持带上方续于伸肌下支持带，后下方止于跟骨外侧面的前部，有将腓骨长、短肌腱固定于跟骨外侧面的作用。两肌腱在穿经上、下支持带深面时，有腱鞘包绕（图8-39）。此支持带的损伤，会削弱其对肌腱的约束能力，在突然用力踮起脚后跟时，腓骨长、短二肌的肌腱易被绷出至外踝表面。这种情况在芭蕾舞演员中时有发生。

3. 踝关节的韧带　踝关节的内、外侧各有一些韧带加强，主要有内侧韧带和外侧韧带。

（1）内侧韧带 medial ligament：又称三角韧带，位于踝关节的内侧，上方起于内踝尖，呈扇形向下止于足舟骨、距骨和跟骨。根据附着部位不同分为4部分：①胫跟部 tibiocalcaneal part 位于中部，肥厚而坚韧，起于内踝前缘，向下止于跟骨的载距突。此韧带可防止足向后脱位；②胫舟部 tibionavicular part 位于前部，起于内踝的前面，斜向前下止于舟骨粗隆；③胫距前部 anterior tibiotalar part 为胫舟部的前份纤维，起于内踝前缘，止于距骨的内踝关节面前缘；④胫距后部 posterior tibiotalar part 为一短韧带束，起自内踝下缘后份，向下附于距骨的内侧面（图8-43）。

踝关节周围诸韧带中，内侧韧带最为坚韧，且与踝关节囊紧密相连；其主要功能为限制足的过度背屈和防止踝关节外翻，并可防止踝关节半脱位（部分脱位）。

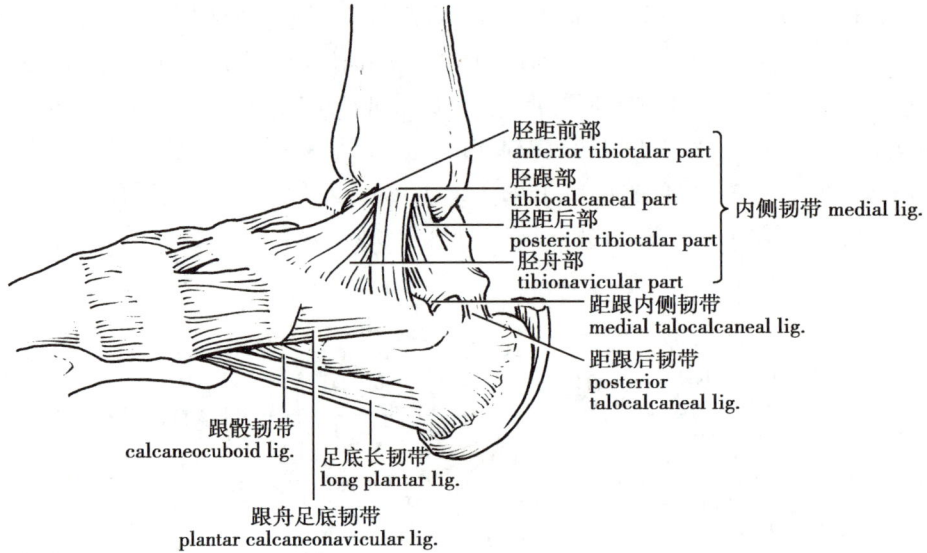

图 8-43　足的韧带(内侧面观)

（2）外侧韧带：包括①距腓前韧带 anterior talofibular ligament 位于关节囊外侧,起于外踝前缘,向前内止于距骨前外侧面;②距腓后韧带 posterior talofibular ligament 位置较深,为一厚而强健的韧带,从外踝后缘水平向后内方止于距骨后突;③跟腓韧带 calcaneofibular ligament 呈圆索状,从外踝尖行向后下方止于跟骨外侧面(图 8-44)。

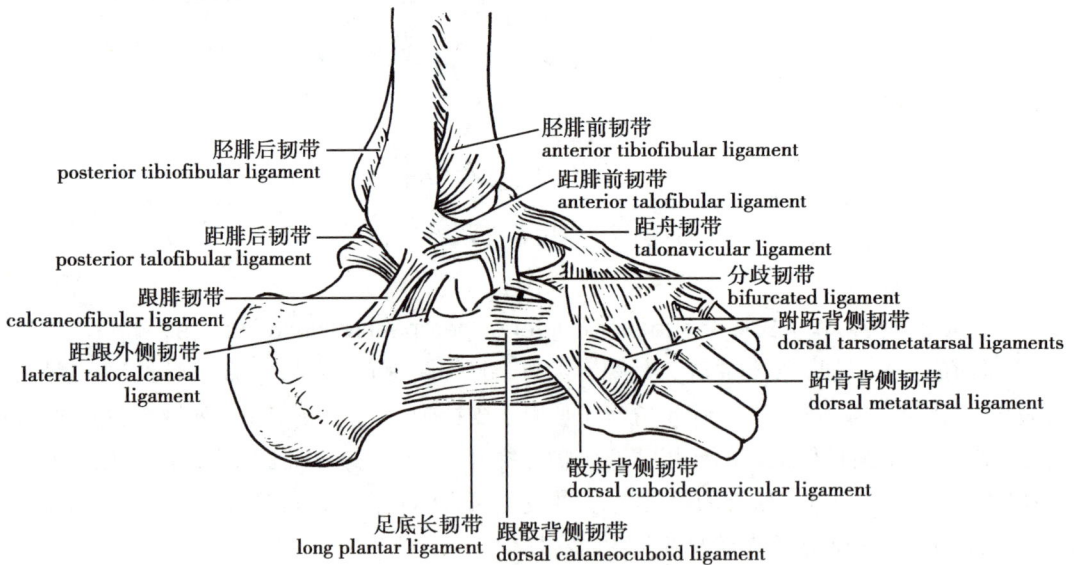

图 8-44　足的韧带(外侧面观)

外侧韧带的主要功能为限制踝关节过度跖屈并防止其内翻。由于外踝较内踝长,且内侧韧带较外侧韧带坚韧,在一定程度上可限制踝关节外翻,故踝关节扭伤多为内翻损伤,且较易导致外侧韧带撕裂。临床上以踝关节跖屈位内翻扭伤最为常见,多伴有距腓前韧带撕裂。

三、足底

足底是足与地面接触的部分,又称跖面。跟骨下的足底面为足跟,踇趾为第 1 趾;小趾为第 5 趾。

(一) 浅层结构

足底皮肤厚、致密而坚韧,移动性小,尤其在负重较大和经常摩擦的部位,如足跟、第1和第5跖骨头等处更为明显,因这些部位是体重的支持点,故容易因摩擦增厚而形成胼胝。浅筋膜内致密的纤维束将皮肤与足底深筋膜紧密相连,束间有大量脂肪,形成纤维脂肪垫,可以起到抗震缓冲作用。另外,足底皮肤无毛,但汗腺发达,且感觉敏锐。

(二) 深层结构

足底深层结构主要为足底筋膜和足底的神经与血管。深筋膜分为浅深两层:浅层覆于足底肌表面,两侧薄、中间厚,形成坚韧的足底腱膜(又称跖腱膜),相当于手掌的掌腱膜;深层覆于骨间肌的跖侧,又称骨间跖侧筋膜。

1. 足底腱膜 plantar aponeurosis 呈长三角形,后端窄,附于跟结节前缘内侧部,前端呈扇形分成5束至各趾的趾腱鞘(图8-42)。足底腱膜向深部发出两个肌间隔,分别止于第1、5跖骨,将足底分成内、中、外3个骨筋膜鞘。

(1) 内侧骨筋膜鞘:居第1跖骨内侧,容纳踇展肌、踇短屈肌、踇长屈肌腱及其血管、神经。

(2) 中间骨筋膜鞘:居第1跖骨外侧与第5跖骨内侧之间,容纳趾短屈肌、足底方肌、踇收肌、趾长屈肌腱、蚓状肌、足底外侧神经及分支,足底动脉弓及其分支等。

(3) 外侧骨筋膜鞘:位于第5跖骨外侧,容纳小趾展肌、小趾短屈肌及其血管、神经。

这些筋膜鞘中的肌和小腿肌后群来的肌腱在足底排为4层,用以维持足弓。第一层足底肌有踇展肌、趾短屈肌和小趾展肌;第二层包括足底方肌、蚓状肌、趾长屈肌腱和踇长屈肌腱;第三层包括踇趾短屈肌、踇收肌、小趾短屈肌;第四层包括3块骨间足底肌和4块骨间背侧肌(表8-7)。

表8-7 足底肌

肌群	名称	起点	止点	作用	神经支配
内侧群	踇展肌	跟骨结节、舟骨粗隆	踇趾近节趾骨底	外展踇趾	足底内侧神经($L_{4\sim5}$)
	踇短屈肌	内侧楔骨跖面	踇趾近节趾骨底	屈踇趾	足底内侧神经($L_{4\sim5}$)
	踇收肌	第2~4跖骨底	踇趾近节趾骨底	内收和屈踇趾	足底外侧神经($S_{1\sim2}$)
中间群	趾短屈肌	跟骨	第2~5趾中节趾骨底	屈第2~5趾	足底内侧神经($L_{4\sim5}$)
	足底方肌	跟骨	趾长屈肌腱	屈第2~5趾	足底外侧神经($S_{1\sim2}$)
	蚓状肌	趾长屈肌腱	趾背腱膜	屈踇趾关节、伸趾间关节	足底内、外侧神经($L_4\sim S_2$)
	骨间足底肌	第3~5跖骨内侧面	第3~5趾近节趾骨底、趾背腱膜	内收第3~5趾	足底外侧神经($S_{1\sim2}$)
外侧群	骨间背侧肌	跖骨的相对面	第2~4趾近节趾骨底、趾背腱膜	外展第2~4趾	足底外侧神经($S_{1\sim2}$)
	小趾展肌	跟骨	小趾近节趾骨底	屈和外展小趾	足底外侧神经($S_{1\sim2}$)
	小趾短屈肌	第5跖骨底	小趾近节趾骨底	屈小趾	足底外侧神经($S_{1\sim2}$)

2. 足底的血管、神经 胫后动脉和胫神经在穿踝管时,各自分为足底内、外侧动脉和足底内、外侧神经两终支。足底内侧动脉 medial plantar artery 为两终支中较细小的一支,在足底与同名静脉和神经伴行,沿足底内侧缘前行,分布于邻近组织,其末端与第 1~3 跖足底动脉相吻合。足底外侧动脉 lateral plantar artery 较粗,伴同名静脉和神经斜向前外,穿趾短屈肌的深面至足底外侧缘,分支分布于邻近组织。终支向内弯行至第 1 跖骨间隙处与足背动脉的足底深支吻合成足底弓 plantar arch,再由足底弓发出 4 个足心动脉 plantar metatarsal artery 分布于各趾。足底内侧神经 medial plantar nerve 与同名动脉伴行,肌支支配足底内侧群的肌和第 1、2 蚓状肌;皮支支配足底内侧半及内侧 3 个半趾足底面的皮肤。足底外侧神经 lateral plantar nerve 伴同名动脉走行,肌支支配足底外侧群的肌、关节、足底外侧半及外侧 1 个半趾足底面的皮肤(图 8-42)。

四、足弓

足弓 arch of foot 指由跗骨、跖骨及其连结共同构成的凸向上方的弓,分为内侧纵弓、外侧纵弓和横弓。

1. 内侧纵弓 较高,由跟骨、距骨、足舟骨、三个楔骨和第 1~3 跖骨及其连结装置共同构成。主要由胫骨后肌腱、趾长屈肌腱、踇长屈肌腱、足底方肌、足底腱膜及跟舟足底韧带等维持。该弓有前后两个支点(负重点)。前支点为第 1~3 跖骨头;后支点为跟骨结节的下面。由于此弓较高,具有较强的弹性缓冲作用,故又称弹性足弓。

2. 外侧纵弓 较低,由跟骨、骰骨,第 4、5 跖骨及其连结装置共同构成。主要由腓骨长肌腱、足底长韧带及跟骰足底韧带等结构所维持。此弓相对较低,弹性缓冲作用较弱,主要与负重有关,故又称支撑足弓。

3. 横弓 由骰骨、第 1~3 楔骨、第 1~5 跖骨基底部及其间的连结装置构成。主要由腓骨长肌腱、胫骨前肌腱及踇收肌横头等结构维持(图 8-45)。

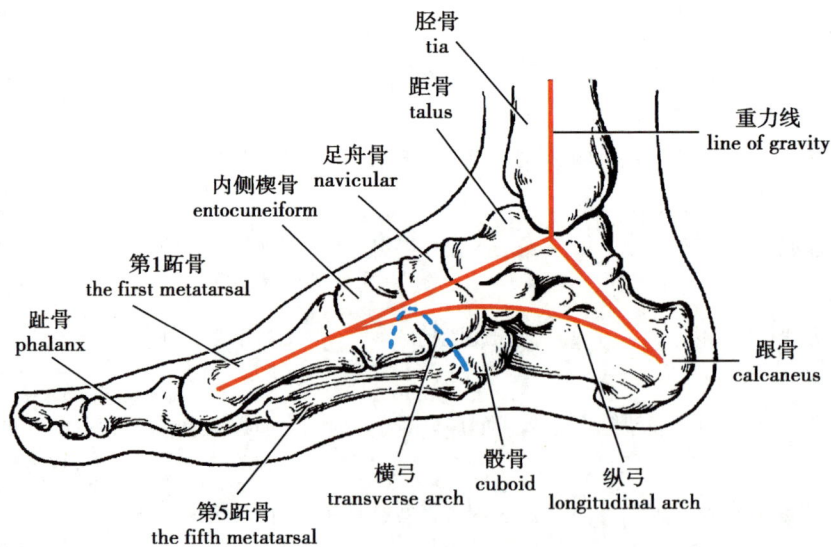

图 8-45 足弓

足弓的主要功能是使重力从踝关节经距骨向前分散到跖骨头,向后传向跟骨,以保证直立时足底支撑的稳固性。在直立行走,跳跃着地或长途跋涉时,足弓的弹性对身体重力下传和地面反弹力间的节奏具有缓冲作用,使之适应地面和体重的变化。足弓同时还有保护足底的血管和神经免受压迫的功能。如维持足弓的结构先天性发育不良或韧带、肌(腱)损伤、足骨骨折等,均可导致足弓塌陷,形成扁平足(图 8-46)。

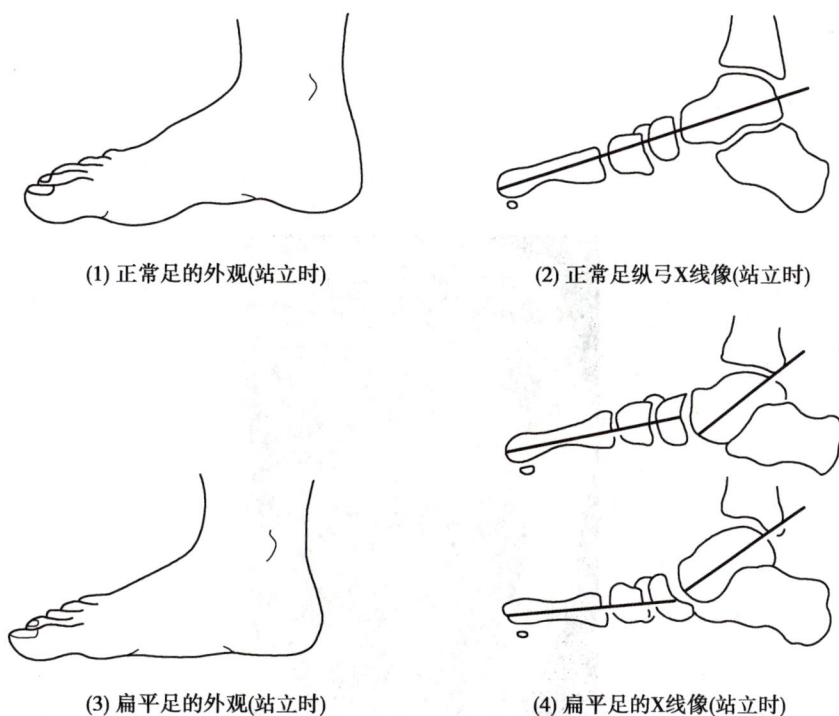

(1) 正常足的外观(站立时)   (2) 正常足纵弓X线像(站立时)

(3) 扁平足的外观(站立时)   (4) 扁平足的X线像(站立时)

图 8-46 扁平足

第七节　下肢横断面影像解剖

一、经髋关节中份横断面

此断面经过股骨大转子、股骨颈和股骨头,髋关节为其中心结构,髋臼横韧带是其重要特点。髋骨由前方的耻骨和后方的坐骨构成,髋臼的前、后端可见髋臼唇,中部为髋臼切迹及连于其前后缘的髋臼横韧带。股骨头、股骨颈及大转子切面由前内向外后延伸。关节囊的前壁外侧份有髂股韧带,后壁可见起自坐骨体止于大转子根部的坐股韧带。闭孔内肌紧贴髋骨的内侧,两者之间可见闭膜管及穿行的闭孔血管和闭孔神经。缝匠肌、髂腰肌和耻骨肌在髋关节前方,缝匠肌的内侧为股三角,内有股神经、股动脉和股静脉等结构(图 8-47)。

二、经股部中份横断面

此断面经腹股沟中点至髌骨上缘中点连线的中点。股骨后面稍凸起为粗线,由此向后、内、外深筋膜形成三条肌间隔。内侧肌间隔中可见在收肌管内走行的股动脉和股静脉。前骨筋膜鞘内有大腿肌前群,后骨筋膜鞘内有大腿肌后群,其深面可见坐骨神经和股深血管的穿支,坐骨神经近似扁圆形,内侧骨筋膜鞘内有大腿肌内侧群(图 8-48)。

三、经膝部横断面

此断面经髌骨上份,股骨体下端的断面呈矩形,骨密质变薄。在股骨前面与髌骨之间可见横行的狭窄间隙为膝关节腔,其内、外侧两端有翼状襞突入。大腿肌前群变小,仅可见股内侧肌和缝匠肌。股骨后面的较大空间为腘窝,腘静脉居腘窝中央,腔大,其前内侧为腘动脉,后外侧为胫神经,腓总神经紧贴股二头肌内侧面走向腘窝外侧(图 8-49)。

NOTES

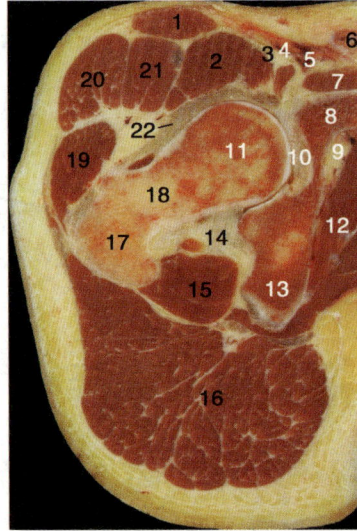

A. 断面标本

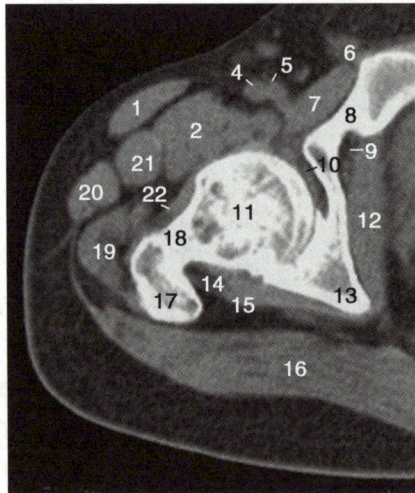

B. CT

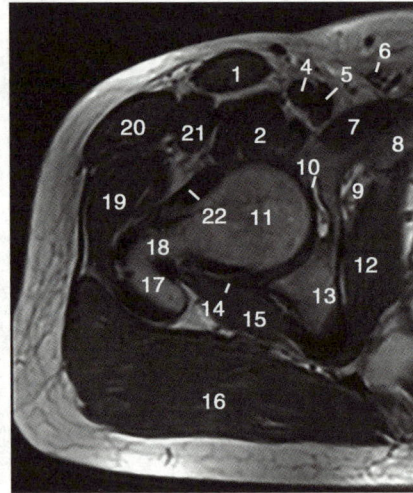

C. MRI

图 8-47　经股骨头中份的横断面解剖与 CT 和 MRI

1. 缝匠肌 sartorius；2. 髂腰肌 iliopsoas；3. 股神经 femoral nerve；4. 股动脉 femoral artery；5. 股静脉 femoral vein；6. 精索 spermatic cord；7. 耻骨肌 pectineus；8. 耻骨上支 superior ramus of pubis；9. 闭膜管 obturator canal；10. 髋臼横韧带 transverse acetabular ligament；11. 股骨头 femoral head；12. 闭孔内肌 obturator internus；13. 坐骨结节 ischial tuberosity；14. 坐股韧带 ischiofemoral ligament；15. 股方肌 quadratus femoris；16. 臀大肌 gluteus maximus；17. 股骨大转子 greater trochanter of femur；18. 股骨颈 neck of femur；19. 臀中肌 gluteus medius；20. 阔筋膜张肌 tensor fasciae latae；21. 股直肌 rectus femoris；22. 耻股韧带 pubofemoral ligament。

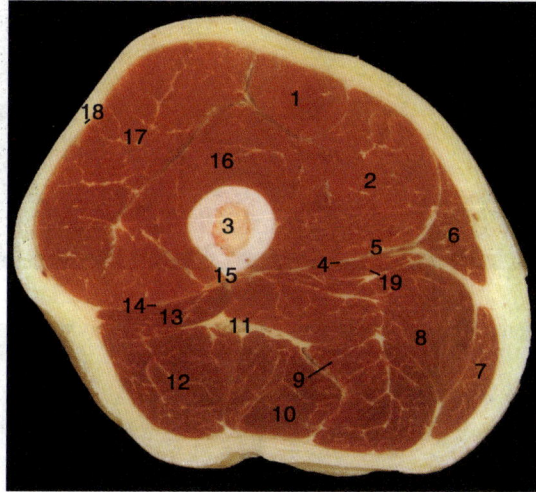

A. 断面标本

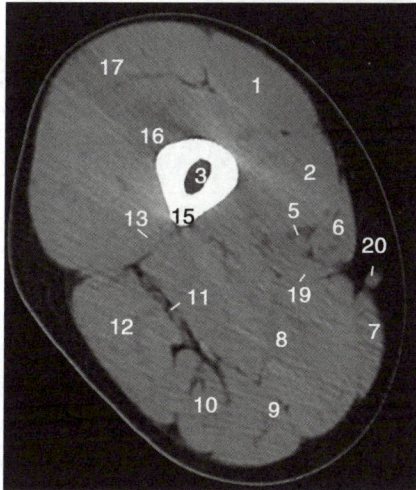

B. CT

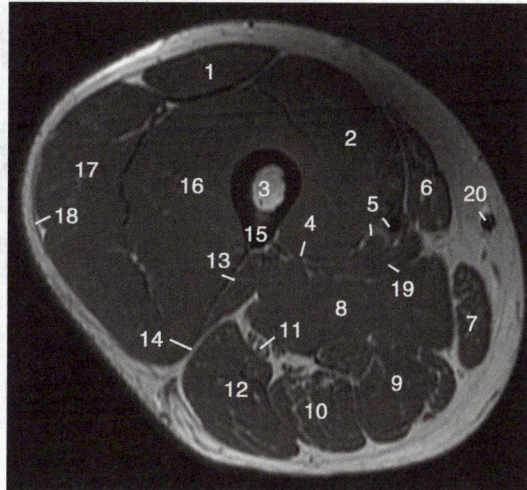

C. MRI

图 8-48　经股部中份的横断面解剖与 CT 和 MRI

1. 股直肌 rectus femoris；2. 股内侧肌 vastus medialis；3. 股骨 femur；4. 内侧肌间隔 medial intermuscular septum；5. 股动脉和股静脉 femoral artery and vein；6. 缝匠肌 sartorius；7. 股薄肌 gracilis；8. 大收肌 adductor magnus；9. 半膜肌 semimembranosus；10. 半腱肌 semitendinosus；11. 坐骨神经 sciatic nerve；12. 股二头肌长头 long head of biceps femoris；13. 股二头肌短头 short head of biceps femoris；14. 外侧肌间隔 lateral intermuscular septum；15. 股骨粗线 linea aspera of femur；16. 股中间肌 vastus intermedius；17. 股外侧肌 vastus lateralis；18. 髂胫束 iliotibial tract；19. 长收肌 adductor longus；20. 大隐静脉 great saphenous vein。

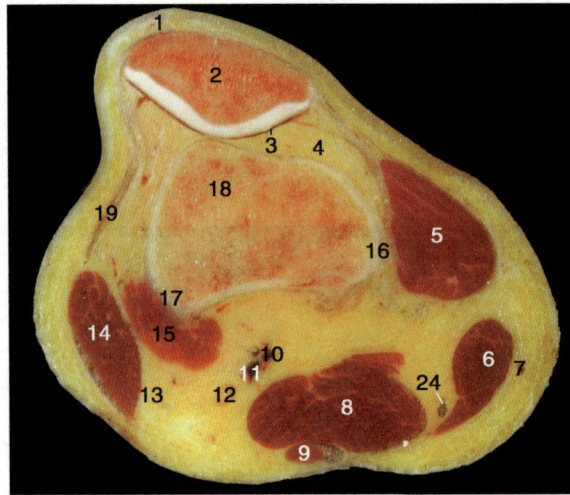

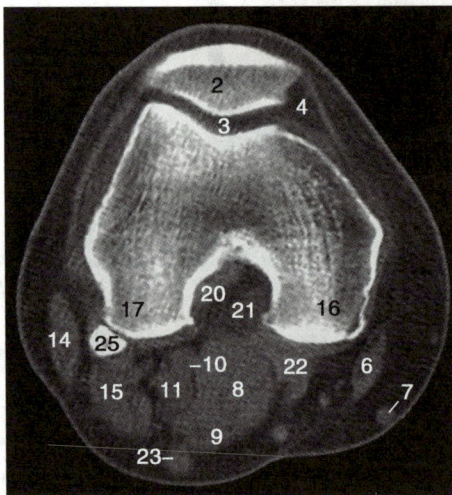

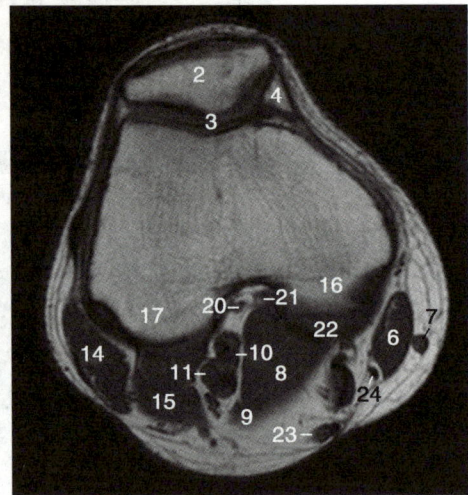

图 8-49　经膝部横断面解剖与 CT 和 MRI

1. 股四头肌腱 tendon of quadriceps femoris；2. 髌骨 patella；3. 膝关节腔 cavity of knee joint；4. 髌下脂体 infrapatellar fat pad；5. 股内侧肌 vastus medialis；6. 缝匠肌 sartorius；7. 大隐静脉 great saphenous vein；8. 半膜肌 semimembranosus；9. 半腱肌 semitendinosus；10. 腘动脉 popliteal artery；11. 腘静脉 popliteal vein；12. 胫神经 tibial nerve；13. 腓总神经 common peroneal nerve；14. 股二头肌 biceps femoris；15. 腓肠肌外侧头 lateral head of gastrocnemius；16. 股骨内上髁 medial epicondyle of femur；17. 股骨外上髁 lateral epicondyle of femur；18. 股骨 femur；19. 髂胫束 iliotibial tract；20. 前交叉韧带 anterior cruciate ligament；21. 后交叉韧带 posterior cruciate ligament；22. 腓肠肌内侧头 medial head of gastrocnemius；23. 小隐静脉 small saphenous vein；24. 股薄肌 gracilis；25. 腓骨头 fibular head。

四、经小腿部中份横断面

此断面经胫骨体中部，胫骨位于前内侧，骨髓腔明显，腓骨位于其后外侧，前骨筋膜鞘中，蹞长伸肌出现，胫前动脉、胫前静脉及腓深神经在胫骨前肌深面，紧贴小腿骨间膜。后骨筋膜鞘中，主要由小腿三头肌占据，胫后动脉、胫后静脉及胫神经位于该肌深面，腓动脉和腓静脉居腓骨之内侧。外侧骨筋膜鞘内，腓骨长肌和腓骨短肌呈浅、深配布，其前方为趾长伸肌，腓浅神经已接近小腿前外侧表面（图 8-50）。

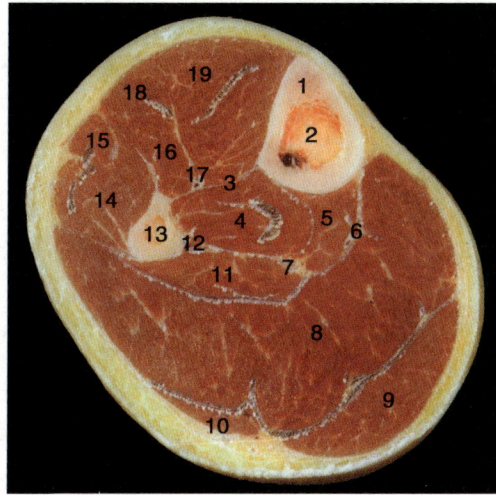

A. 断面标本

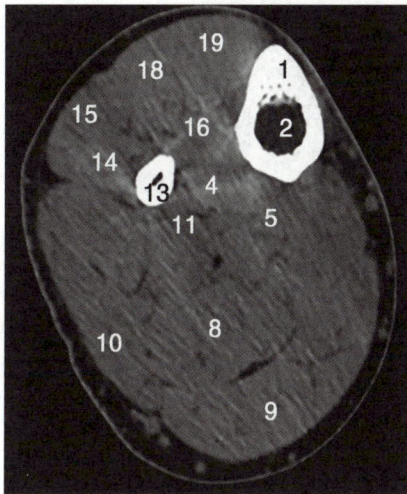

B. CT

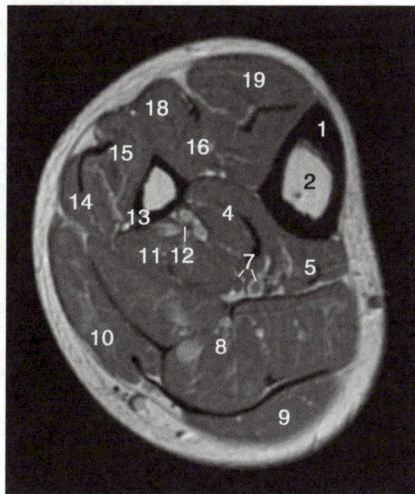

C. MRI

图 8-50 经小腿中份的横断面解剖与 CT 和 MRI

1. 胫骨 tibia；2. 胫骨骨髓腔 marrow cavity of tibia；3. 小腿骨间膜 crural interosseous membrane；4. 胫骨后肌 tibialis posterior；5. 趾长屈肌 flexor digitorum longus；6. 胫后动脉和胫后静脉 posterior tibial artery and vein；7. 胫神经 tibial nerve；8. 比目鱼肌 soleus；9. 腓肠肌内侧头 medial head of gastrocnemius；10. 腓肠肌外侧头 lateral head of gastrocnemius；11. 姆长屈肌 flexor hallucis longus；12. 腓动脉和腓静脉 peroneal artery and vein；13. 腓骨 fibula；14. 腓骨短肌 peroneus brevis；15. 腓骨长肌 peroneus longus；16. 姆长伸肌 extensor hallucis longus；17. 腓深神经和胫前血管 deep peroneal nerve and anterior tibial vessels；18. 趾长伸肌 extensor digitorum longus；19. 胫骨前肌 tibialis anterior。

五、经踝部横断面

此断面经内踝尖上方，主要显示踝关节的构成及其周围韧带。距骨位居中央，与内、外踝关节面一起构成踝关节。关节的前内侧有内侧韧带加强，外侧被距腓前、后韧带加强。距骨的前面有小腿肌前群腱、足背动脉、足背静脉及腓深神经。踝管居踝关节的后内侧，从前至后依次有胫骨后肌腱、趾长屈肌腱、胫后血管、胫神经及姆长屈肌腱（图 8-51）。

NOTES

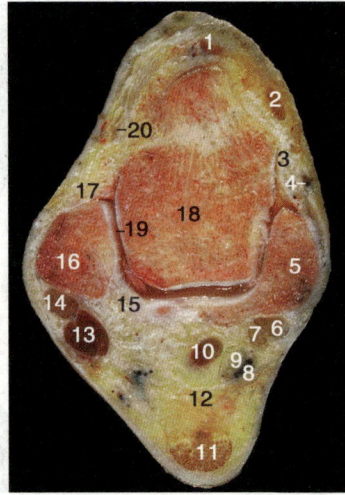

A. 断面标本

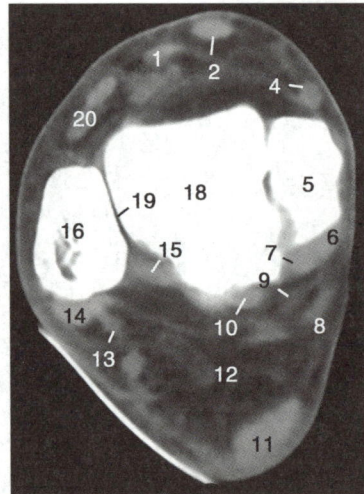

B. CT

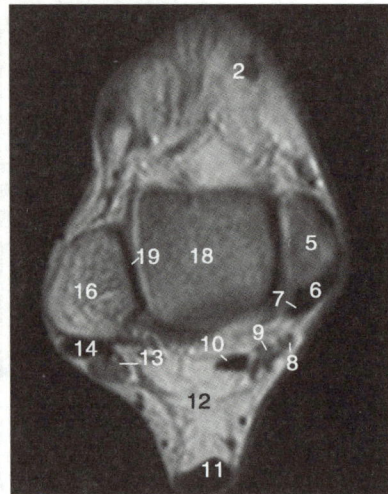

C. MRI

图 8-51　经踝部横断面解剖与 CT 和 MRI

1. 踇长伸肌 extensor hallucis longus；2. 胫骨前肌腱 tendon of tibialis anterior；3. 内侧韧带 medial ligament；4. 大隐静脉 great saphenous vein；5. 内踝 medial malleolus；6. 胫骨后肌腱 tendon of tibialis posterior；7. 趾长屈肌腱 tendon of flexor digitorum longus；8. 胫后动脉和胫后静脉 posterior tibial artery and vein；9. 胫神经 tibial nerve；10. 踇长屈肌腱 tendon of flexor hallucis longus；11. 跟腱 tendo calcaneus；12. 跟腱下疏松结缔组织 loose connective tissue beneath tendo calcaneus；13. 腓骨短肌腱 tendon of peroneus brevis；14. 腓骨长肌腱 tendon of peroneus longus；15. 距腓后韧带 posterior talofibular ligament；16. 外踝 lateral malleolus；17. 距腓前韧带 anterior talofibular ligament；18. 距骨 talus；19. 踝关节腔 cavity of ankle joint；20. 趾长伸肌腱 tendon of extensor digitorum longus。

六、经足部中份横断面

此断面经跖骨中部，第 1~5 跖骨由内向外依次排列。各跖骨密质较厚，跖骨间隙内有骨间背侧肌，骨间足底肌位于第 2~5 跖骨下方。踇长伸肌和趾长伸肌在足背面为肌腱，踇短伸肌和趾短伸肌位于趾长伸肌腱深面。在足底部，内侧骨筋膜鞘位于第 1 跖骨下方，内有踇短屈肌、踇展肌和踇长屈肌腱；中间骨筋膜鞘位于第 2~4 跖骨下方，由浅入深依次可见足底腱膜、趾短屈肌、趾长屈肌腱及其间的蚓状肌、踇收肌；外侧骨筋膜鞘位于第 5 跖骨的下方及外侧，其内有小趾短屈肌和小趾展肌（图 8-52）。

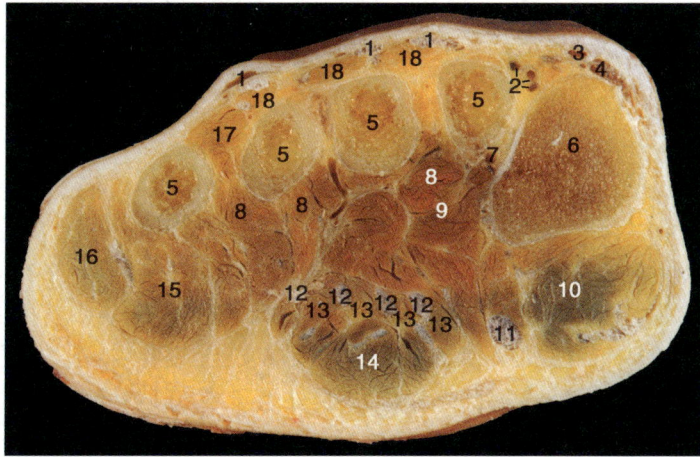

A. 断面标本

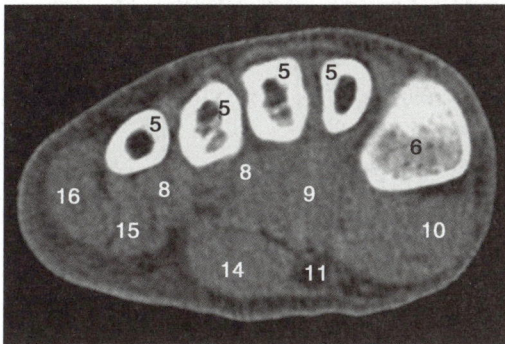

B. CT

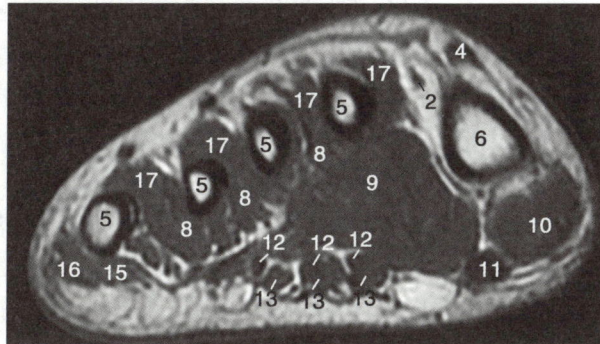

C. MRI

图 8-52 经足中份的横断面解剖与 CT 和 MRI

1. 第 2~5 趾长伸肌腱 2nd-5th tendon of extensor digitorum longus；2. 足背动脉和足背静脉 dorsal artery and vein of foot；3. 足背浅静脉 dorsal superficial vein of foot；4. 跗长伸肌腱 tendon of extensor hallucis longus；5. 第 2~5 跖骨体 2nd-5th tendon of metatarsal bone；6. 第 1 跖骨体 1st metatarsal bone；7. 第 1 趾足底血管、神经 1st plantar digital vessels and nerve；8. 骨间足底肌 plantar interossei；9. 跗收肌斜头 oblique head of adductor hallucis；10. 跗短屈肌 flexor hallucis brevis；11. 跗长屈肌腱 tendon of flexor hallucis longus；12. 第 2~5 趾长屈肌腱 2nd-5th tendon of flexor digitorum longus；13. 蚓状肌 lumbricalis；14. 趾短屈肌 flexor digitorum brevis；15. 小趾短屈肌 flexor digiti minimi brevis；16. 小趾展肌 abductor digiti minimi；17. 骨间背侧肌 dorsal interossei；18. 趾短伸肌 extensor digitorum brevis。

第八节 下肢的解剖操作

一、解剖股前内侧区

（一）尸位与扪认体表标志

尸体仰卧位，下肢稍外展外旋。扪认髂前上棘、耻骨结节、股骨内侧髁、股骨外侧髁、髌骨、髌韧带及胫骨粗隆等体表标志。

（二）皮肤切口

做以下 3 个切口后，将皮片向两侧翻起（图绪 -3）。

1. 从髂前上棘沿腹股沟做一斜行切口至耻骨结节，然后向下、向后延伸绕阴囊根部（男性）或大阴唇外侧缘（女性）至大腿内侧面。

2. 经胫骨粗隆水平做一横行切口,两端分别达小腿内、外侧面。

3. 由上切口中点向下沿大腿前面做纵切口,经髌骨中线至下切口。

(三)层次解剖

1. 解剖浅筋膜内结构

(1)解剖大隐静脉及其属支:于股骨内侧髁后缘处脂肪组织内找到大隐静脉。向上追踪大隐静脉至耻骨结节外下方3~4cm穿深筋膜处可见隐静脉裂孔(卵圆窝)。该处为薄层疏松结缔组织覆盖,即筛筋膜,卵圆窝的外侧缘锐利为镰状缘。此处附近可见腹股沟浅淋巴结,其中 2~6 个沿腹股沟韧带下方排列成上群,其余 2~7 个在大隐静脉末段两旁纵行排列成下群,淋巴结看到后可以除去。用镊子将大隐静脉近侧端稍提起,在附近寻找汇入大隐静脉的 5 条属支:①腹壁浅静脉,来自腹前壁下部浅层;②旋髂浅静脉,来自髂前上棘附近;③阴部外静脉,来自外生殖器;④股外侧静脉,来自股前区外侧部;⑤股内侧静脉,来自股前区内侧部。观察大隐静脉 5 条属支的类型。然后纵行切开大隐静脉近侧段,除去血凝块,观察其内的静脉瓣。

(2)解剖皮神经:用剪刀分离大腿前面的脂肪组织,寻找下列皮神经:①股外侧皮神经,一般在髂前上棘下方5~10cm处穿深筋膜浅出;②隐神经,于股骨内侧髁后缘处与大隐静脉相伴行处可寻找到;③股神经前皮支和内侧皮支,分别在大腿前面和大腿内侧的脂肪组织中可找到;④闭孔神经皮支,于大腿内侧上部的脂肪组织中可找到。

2. 解剖深筋膜
保留浅血管和皮神经,清除股前内侧区残留的浅筋膜,暴露阔筋膜。观察可见阔筋膜的外侧部显著增厚,形成髂胫束。该束起自髂嵴,止于胫骨外侧髁。在髂前上棘稍下方向下纵行切开阔筋膜至髌骨外侧缘,用刀柄将阔筋膜与深层组织分离后,沿腹股沟韧带下方切断阔筋膜并将其翻向内下,注意勿损伤隐静脉裂孔内的结构。用手指深入股外侧肌后方,验证位于股前、后肌群间的股外侧肌间隔。纵行切开髂胫束上部,可见包于其中的阔筋膜张肌。

3. 解剖大腿肌前群
自髂前上棘向内下、斜越大腿前面至膝内侧的带状肌为缝匠肌;在正中线稍偏外侧的纵行羽状肌为股直肌;提起股直肌,可见其深面的股中间肌,在股前外侧部,形成膝上外侧隆凸的为股外侧肌,其纤维斜行向内下;位于股前内侧部,形成膝上内侧隆起的为股内侧肌,其纤维行向外下方。股四头肌汇合成一个强大的肌腱包绕髌骨并向下延伸为髌韧带,附于胫骨粗隆。用剪刀顺肌纤维方向修去其表面贴附的筋膜,以显露肌纤维的行向。

4. 解剖股三角
(1)辨认股三角的境界:上界为腹股沟韧带,外侧界为缝匠肌内侧缘,内侧界为长收肌内侧缘。股三角的尖端为内、外侧界的交点,向下续于收肌管。股三角的顶为已去除的阔筋膜,底由内侧向外侧排列着长收肌、耻骨肌和髂腰肌。查看位于股三角内上部的股鞘。股鞘为包绕股血管上端的漏斗形筋膜鞘。用解剖刀剔除股鞘前壁,暴露鞘内结构。从外向内依次可见 3 个腔,外侧腔容纳股动脉、中间腔容纳股静脉、内侧腔即股管。股管为一潜在性腔隙,用镊子小心夹出位于股管内的淋巴结(常为一个小淋巴结)和少量疏松结缔组织,并向上探查股管的上口(即股环)。

(2)解剖股动脉主干及其分支:用镊子提起股动脉,在距腹股沟韧带下 3~5cm 处寻找起自股动脉主干后外侧壁的股深动脉,该动脉经耻骨肌表面下行潜入长收肌深面。然后从其起始端分离解剖出由股动脉或股深动脉发出的旋股内侧动脉、旋股外侧动脉和穿动脉等分支。旋股内、外侧动脉和股深动脉有时可单独发自股动脉,也可某两支共干起自股动脉。沿着股深动脉本干向下分离清理,沿短收肌与大收肌止点寻找其向深面发出的 3~4 支穿动脉,观察其穿短收肌与大收肌至大腿后部的情况。旋股内侧动脉、旋股外侧动脉主要依据血管行径辨认,穿动脉判定的标志是贴近股骨内侧穿大收肌入股后部。

(3)解剖股静脉、观察腹股沟深淋巴结:修洁位于股动脉内侧的股静脉,注意寻找沿股静脉近段排列的 3~4 个腹股沟深淋巴结,常位于股静脉周围的结缔组织中,观察后可除去。

(4)探查股管:股管位于股静脉内侧,为一潜在性漏斗型间隙,内有淋巴结和脂肪。在股静脉内侧,自卵圆窝向上修去充填于该处的疏松结缔组织,如遇淋巴结也一并去除之,用圆镊或刀柄向上探查,则可见一漏斗形小腔隙即为股管。试以小指插入股管向上探查股管的境界,其外侧邻股静脉。股管上口经股环通腹腔(腹腔解剖时股环的境界再行查验)。

（5）解剖股神经:在股动脉的外侧分离覆盖于髂腰肌表面的髂腰筋膜,找出股神经。追踪其支配耻骨肌、缝匠肌、股四头肌的肌支以及分布于股前外侧区的皮支。仔细追踪与股动脉相伴行进入收肌管的股神经的分支隐神经,注意保护该神经。

5. 解剖收肌管　收肌管是股三角通向腘窝的通道。先在大腿中部游离并切断缝匠肌,将其向下翻开,如有皮神经穿过此肌,可切断。注意在缝匠肌下段的深面可见有光泽的一层致密的收肌腱板架于股内侧肌和大收肌之间,在腱板下部有隐神经和膝降动脉从管内穿出。用刀尖划开收肌腱板,用刀柄向前外侧推起股内侧肌,暴露收肌管内的 4 个内容物,包括股神经发出的股内侧肌支、隐神经、股动脉、股静脉。进一步追踪隐神经在收股管内发出的髌下支,股动脉发出的膝降动脉(或膝最上动脉),二者伴行,共同从股薄肌与缝匠肌腱之间浅出,分布于膝内侧皮肤。股动脉于收肌管内逐渐跨向股静脉的前内侧,两者共同通过大收肌下端的收肌腱裂孔至腘窝。

6. 解剖股内侧肌群及其闭孔神经　从外侧至内侧修洁并观察耻骨肌、长收肌和股薄肌。在近耻骨处切断长收肌的起始部并向外下方翻开,可见其深面有较短小的短收肌和位于长、短收肌深面的大收肌。在短收肌与长收肌之间可观察到闭孔神经前支,用镊子提起闭孔神经前支,分离神经周围的筋膜,使之更清晰。向前牵拉短收肌,可见其深面的闭孔神经的后支。前支分支至长收肌、短收肌、股薄肌及股内侧区皮肤;后支分支至闭孔外肌和大收肌。

二、解剖小腿前外侧区与足背

(一) 尸位与扪认体表标志

尸体仰卧位,两下肢外展外旋。扪认胫骨内侧髁、胫骨外侧髁、腓骨头、髌韧带、胫骨粗隆、胫骨前缘、内踝及外踝等体表标志。

(二) 皮肤切口

做如下 3 条皮肤切口后,将皮片翻向两侧(图绪 -3)。注意勿损伤浅筋膜内的皮神经和浅血管。

1. 从胫骨粗隆沿小腿前面纵切,过踝部中线至第 3 趾末端。
2. 做从内踝至外踝一横切口。
3. 从趾根部内侧缘沿趾蹼背侧横切至小趾根部外侧缘。

(三) 层次解剖

1. 解剖浅筋膜　在小腿前外侧区追踪已在大腿解剖出的大隐静脉和隐神经,向下追溯和修洁大隐静脉至足背,并追踪该静脉与之相伴行的隐神经至踝部。注意提拉大隐静脉,观察其与深静脉之间的交通支,并修洁足背静脉弓。循足背静脉弓的外侧段找出小隐静脉,追踪它至外踝的后下方并找出与之伴行的腓肠神经。观察小隐静脉与外踝的关系,比较大隐静脉、小隐静脉与内、外踝关系的不同。

在小腿外侧下部的浅筋膜内分离找出腓浅神经的皮支,并向下追踪至足背正中部位,找出并修洁腓浅神经的两个终支——足背内侧皮神经和足背中间皮神经。在第 1、2 趾蹼处分离浅筋膜,找出腓深神经的终末皮支,并在足背外侧端寻找出腓肠神经的终支——足背外侧皮神经。

2. 解剖深筋膜　保留已解剖出的浅静脉和皮神经,清除残留的浅筋膜,可见小腿及足背深筋膜各部的厚度不同。辨认并修洁在小腿下部、踝关节上、下方,由深筋膜增厚形成的伸肌上支持带(又称小腿横韧带)、伸肌下支持带(又称小腿十字韧带)、腓骨肌上支持带和腓骨肌下支持带。修整其边界并保留各支持带,去除深筋膜。

3. 解剖小腿前外侧区的深层结构

（1）分离和观察小腿肌前群和外侧群:在小腿下部,分离位于小腿前骨筋膜鞘的结构,从内侧到外侧依次是:胫骨前肌、踇长伸肌、趾长伸肌和第3腓骨肌。沿正中线切开伸肌上支持带,注意其深面经过的肌腱皆包以腱鞘,可用注射器分别向三肌腱的滑液鞘内注入液体或空气,检查各肌的腱滑液鞘,并追踪各肌腱至止端。在小腿外侧,修洁腓骨长、短肌,将其肌腱分开,腓骨短肌在腓骨长肌的深面。观察腓骨短肌腱止于第5跖骨粗隆,追踪腓骨长肌腱绕足外侧缘进入足底。

　　(2)解剖胫前动、静脉:用刀柄分开胫骨前肌和趾长伸肌,在两肌之间即可见一血管神经束,即胫前动脉及其伴行静脉与腓深神经。在胫骨粗隆水平处横断胫骨前肌,切除胫骨前肌上份残端的肌纤维,沿胫前动脉向上找出胫前返动脉和伴行的胫前返神经。

　　(3)解剖腓浅神经和腓深神经:在腓骨头后方找出腓总神经,沿其走向切开腓骨长肌的起点,可见该神经绕腓骨颈外侧分成3个分支,即胫前返神经、腓浅神经和腓深神经。胫前返神经与胫前返动脉伴行;腓浅神经在腓骨长、短肌之间下行,支配两肌,观察肌支入肌的部位,然后向下追溯腓浅神经于小腿前外侧中、下1/3交界处穿出深筋膜处。修洁腓深神经,观察其穿趾长伸肌起始处后,伴随胫前动脉下行到达踝部。

　　4. 解剖足背的深层结构　分离踇长伸肌腱和趾长伸肌腱,使其完全游离松解。然后分离辨认肌腱深面的踇短伸肌和趾短伸肌。于足趾根部切断踇长、短伸肌腱及趾长、短伸肌腱,翻向近侧。在踝关节前方找出腓深神经及与之伴行的足背动脉和足背静脉。追踪腓深神经终支的分布情况。修洁足背动脉并找出该动脉在足背发出的跗内侧动脉、跗外侧动脉和在内侧楔骨背面发出的向外侧行走的弓状动脉,以及在第1跖间隙近侧端分出的第1跖背动脉和足底深支。清理弓状动脉发出的第2~4跖背动脉。

三、解剖臀区及股后区

(一)尸位与扪认体表标志

　　尸体俯卧位,两下肢平直并分开。扪认髂嵴、髂结节、髂后上棘、尾骨尖、坐骨结节及股骨大转子等体表标志。

(二)皮肤切口

　　做如下4个皮肤切口,将臀部皮片向外侧翻起,将股后区的皮肤翻向两侧(图绪-3)。切口与翻皮不宜过深。臀部皮肤厚韧,与筋膜连接紧密。翻皮时易连同筋膜一起翻起,要注意确认皮肤的厚度,注意避免损伤浅筋膜中的股后皮神经及臀下皮神经及血管。

　　1. 从髂前上棘沿髂嵴做一弓形切口至髂后上棘;再沿骶部正中线切至尾骨尖。
　　2. 自纵行切口下端向外侧沿臀沟做一弧形切口至臀区外侧面。
　　3. 过腘窝下方(相当于胫骨粗隆水平)做一横切口与股前区已做的胫骨粗隆水平横切口衔接。
　　4. 沿股后正中线做纵行切口连接切口2和3。

(三)层次解剖

　　1. 解剖浅筋膜　臀区皮下组织纤维致密,充满脂肪。注意在髂嵴上方、竖脊肌外侧的皮下组织内寻找第1~3腰神经的后支,即臀上皮神经。在臀大肌下缘中点附近寻找从下向上的臀下皮神经(一般2~3支,为股后皮神经的返支)。其余臀中皮神经从骶骨向外分,不必一一寻觅。由于臀部筋膜致密,皮神经细小,难以将全部皮神经找出。不必用过多的时间去解剖,股后部浅筋膜中无重要结构,可直接去除。

　　2. 解剖深筋膜　臀区深筋膜即臀筋膜,位于臀大肌表面,非常发达。先观察臀筋膜的各方延续:向上附着于髂嵴,向外下方移行于阔筋膜,向下移行于股后深筋膜。臀筋膜可发出大量纤维束深入到臀大肌肌束内,故不易清理,可沿着肌纤维方向仔细剥离。不必完全修净,以能观察到肌纤维的方向为准。

　　3. 解剖深层结构
　　(1)解剖臀大肌及股后皮神经:首先观察臀大肌起止点和纤维的走行方向,同时可见臀大肌上方的一部分臀中肌。然后在臀大肌的上缘将该肌与臀中肌分离,把手指或刀柄插入臀大肌与臀中肌之间将臀大肌与深面的结构分离。用手体会进入臀大肌的血管神经。

修洁臀大肌的上、下缘,沿臀大肌起点外侧 3~5cm 处纵行切断,并向外侧翻起。操作时应注意:①分离和切断下缘时,切勿损伤骶结节韧带;②翻肌时遇到由深面连于臀大肌的臀上动、静脉的浅支以及臀下动、静脉和神经,观察清楚后,在靠近臀大肌处切断,但需注意股后皮神经贴附于臀大肌的深面,切勿切断该神经。臀大肌翻起后,观察臀大肌的止端。可见肌的深部(约 1/4)附着于股骨的臀肌粗隆;其余部分(约 3/4)止于髂胫束。③在臀大肌与大转子之间寻觅臀大肌转子滑液囊,此外在臀大肌与坐骨结节之间还可见较小的臀大肌坐骨滑液囊。可用刀尖划破薄层的囊壁,观察平滑的黏液囊内壁,有时可见黏液淌出。

（2）解剖通过梨状肌上孔的结构:清理臀大肌深面的疏松结缔组织,钝性分离臀中肌与梨状肌,以刀柄或手指由臀中肌下缘插入深面,然后切断该肌起点,翻开臀中肌。在梨状肌的内上方寻找由梨状肌上孔穿出的臀上动、静脉和臀上神经并修洁之。臀上动脉分浅、深两支,浅支分布至臀大肌,深支伴臀上神经分布至臀中、小肌及阔筋膜张肌。

（3）解剖通过梨状肌下孔的结构:在梨状肌下缘找到粗大的坐骨神经,在其内侧依次找出股后皮神经、臀下神经、臀下动脉及静脉、阴部内动脉及静脉、阴部神经等。阴部内动脉及静脉和阴部神经出梨状肌下孔后随即绕骶棘韧带进入坐骨小孔,至坐骨肛门窝和尿生殖三角内。在此部解剖时,追踪这些结构不应超过骶结节韧带,以免破坏会阴部的结构。

（4）观察坐骨神经的行径及其深面的肌:在膝部放一木枕将下肢抬高使大腿过伸,坐骨神经和大腿肌后群松弛。清理坐骨神经周围的结缔组织,可见该神经自梨状肌下孔穿出后(有时在梨状肌上缘或梨状肌中穿出)行于坐骨结节与股骨大转子连线的中点偏内。提起坐骨神经,清理其深面的肌,自上而下有上孖肌、闭孔内肌腱、下孖肌和股方肌。垂直方向切断股方肌并翻开此肌,可见其深面有闭孔外肌肌腱。

（5）解剖观察股后区的结构:股后区的肌群包括半腱肌、半膜肌和股二头肌,三肌合称腘绳肌,依次清理之。半腱肌、半膜肌起于坐骨结节,分别止于胫骨上端和胫骨内侧髁后面。股二头肌的长头起于坐骨结节,短头起于股骨粗线,两头会合后移行于肌腱,止于腓骨头。在股二头肌深面,追踪坐骨神经及支配股肌后群和部分大收肌的肌支。沿坐骨神经寻找来自股深动脉的穿动脉,观察穿动脉穿过短收肌和大收肌后在股后区的分布情况。

四、解剖腘窝及小腿后区

（一）尸位与扪认体表标志

尸体俯卧位,两下肢平直并分开。扪认腓骨头、内踝、外踝等骨性标志。辨认腘窝的边界:上外侧界为股二头肌,上内侧界为半腱肌和半膜肌,下内、外侧界分别为腓肠肌内、外侧头。辨认小腿三头肌。

（二）皮肤切口

于内、外踝水平过踝关节后方做一横切口与踝前区横切口衔接;从腘窝下缘已有横切口沿小腿后正中线做一纵切口直达足跟。将小腿后区的皮肤翻向两侧,踝后区皮肤尽量翻向外下(图绪-3)。此区皮肤较薄,切口和翻皮均不宜过深。

（三）层次解剖

1. 解剖浅筋膜 在外踝后下方的浅筋膜中找到已暴露的小隐静脉及其伴行的腓肠神经,向上追踪小隐静脉至其注入腘静脉处。检查小隐静脉与大隐静脉之间的交通支,并用镊子轻轻提起小隐静脉,观察其是否通过穿支与深静脉沟通。沿腓肠神经逆行向上追踪,于小腿后正中线、深筋膜的深面,寻找腓肠内侧皮神经。然后在腓骨头后方 5cm 处找出由腓总神经发出的腓肠外侧皮神经,该皮神经发出交通支与腓肠内侧皮神经合并,共同形成腓肠神经。清除小腿后面及腘部残余的浅筋膜。

2. 解剖深筋膜 顺小隐静脉末端分离腘筋膜,在其附近有时可找到 1~2 个腘淋巴结,观察后清除。修洁组成腘窝境界的肌,同时修去小腿后区的深筋膜,注意保留位于内踝后下方的屈肌支持带,张于内踝和跟骨结节之间。

3. 解剖深层结构

(1)观察腘窝境界:呈菱形,其内上界为半膜肌和半腱肌,外上界为股二头肌,内下、外下界分别为腓肠肌内、外侧头。

(2)解剖腘窝的结构:在股二头肌内侧缘找出腓总神经,追踪它至腓骨头下方(在小腿前外侧区解剖时已暴露)。在腘窝中清理出胫神经,可见其在腘窝下部发出数个分支,有的与动脉伴行分布到小腿三头肌。注意观察胫神经行向深面、分布至膝关节的细分支。

用一木枕垫在踝关节前方,使小腿肌后群松弛。清理腓肠肌的内、外侧头,以刀柄将其与深面的跖肌、比目鱼肌和腘肌分开,并从其起点下约 5cm 处(胫神经分支穿入点以下)切断,将该肌翻向下方。在腘窝内以锋利的刀尖切开包裹着腘动、静脉的筋膜鞘,暴露腘静脉,将其拉向一侧,寻找其深面的腘动脉。仔细寻找腘动脉在腘窝内发出 5 条关节支:①膝上内侧动脉绕过股骨内侧髁上方,走向膝关节前方;②膝上外侧动脉绕过股骨外侧髁上方,转向膝关节前方;③膝中动脉起于上述动脉的任何一条,或直接由腘动脉的深面发出,以垂直方向穿入膝关节;④膝下外侧动脉起于腘动脉的外侧,穿过腓侧副韧带的深面,水平位绕向前方;⑤膝下内侧动脉沿腘肌上缘斜行向下绕过股骨内侧髁的下方,穿往前面。上述 5 条关节支共同参与组成膝关节网。

(3)解剖小腿后区的肌和血管神经:首先观察小腿后群浅层肌,表层的腓肠肌的深面为比目鱼肌,在腓肠肌外侧头的深面为跖肌。清理腘肌、跖肌和比目鱼肌。注意比目鱼肌上缘形成一"U"字形的比目鱼肌腱弓。仔细解剖穿腱弓的各结构,可见胫神经的位置最表浅,胫后动、静脉的位置较深。将比目鱼肌内侧份的起点全部切断,并翻向外侧,可见到比目鱼肌深面的小腿后筋膜隔,它分隔小腿后面浅、深两群肌。观察完毕后将此筋膜清除。

清理腘肌表面的筋膜,显露腘肌。在小腿的中下部,从肌腱处用解剖剪分离各肌,尽量向上分离。然后自胫侧向腓侧依次观察辨认趾长屈肌、胫骨后肌、拇长屈肌。向下追溯,观察三者的肌腱在内踝上部与下部腱交叉的位置关系的变化。

沿腘动脉向下分离,可见在腘肌下缘腘动脉分为胫前动脉和胫后动脉。追踪胫前动脉向前穿骨间膜至小腿前面,再在胫后动脉起点稍下方寻找腓动脉及伴行静脉,去除腓静脉。沿腓骨内侧缘向下追踪腓动脉至腓骨肌支持带深面。胫神经与胫后动脉全程伴行,向下追踪至屈肌支持带深面。

(4)解剖踝管:在内踝与跟骨之间切开屈肌支持带以暴露踝管。观察其向深面发出的纤维隔所形成的 4 个骨纤维管,从前向后依次为:①胫骨后肌腱;②趾长屈肌腱;③胫后动、静脉和胫神经;④拇长屈肌腱。在暴露踝管前,可用注射器向肌腱周围注入少许液体(水),以便观察肌腱的腱鞘。

五、解剖足底

(一)尸位与扪认体表标志

在踝前垫一木枕,使足底尽可能朝上。扪认跟腱、内踝、外踝、跟骨结节、舟骨粗隆、第 1 与第 5 跖骨头、第 5 跖骨粗隆等结构。

(二)皮肤切口

从足跟沿足底的正中线纵切至中趾的末端;沿趾蹼近侧从足底的内侧横切至足底外侧。向两侧剥离足底皮肤。

(三)层次解剖

1. 解剖浅筋膜 足底皮下脂肪较厚,且纤维致密坚韧,不易剥除。可从足跟后缘开始向前修去浅筋膜,直至出现发亮的腱性深筋膜。注意在足底腱膜的内、外侧缘,可见到足底内侧神经皮支和足底外侧神经皮支。

2. 解剖深筋膜 仔细修洁浅筋膜(保留浅血管和神经),显露深筋膜。深筋膜分为中间部、内侧部和外侧部 3 部分。中间部最厚称足底腱膜(跖腱膜)。清理足底腱膜,可见其向前分裂成 5 束,终于5 趾。

3. 解剖足底浅层结构 在跟结节前方 5cm 处切断足底腱膜,刀刃向腱膜面将其剥离,向远侧翻起,并切断内、外侧肌间隔;检查足底的第一层肌;从内侧向外侧依次为踇展肌、趾短屈肌和小趾展肌。在趾短屈肌的内侧找出足底内侧动、静脉和足底内侧神经,在其外侧找出足底外侧动、静脉和足底外侧神经。

4. 解剖足底中层结构 在跟结节前方切断趾短屈肌,向远侧翻起,其深面可见踇长屈肌腱和趾长屈肌腱。观察此二肌腱在足底内侧交叉的情况,并检查足底的第二层肌——足底方肌和 4 条蚓状肌,观察各肌的起止部位。在足底内侧切断踇展肌的起端,翻向远侧,即可见足底内、外侧神经和血管分别来自屈肌支持带深面的胫神经和胫后血管。沿足底内侧神经、动脉起始部向前追踪,修洁其分支。足底外侧神经和动脉斜行于足底方肌浅面,前者在第 5 跖骨底处分为深浅两支,后者发出浅支后,主干与足底外侧神经深支伴行潜入足底深层。追踪并观察两者浅支的分布。

5. 解剖足底深层结构 在跟结节前方切断足底方肌、趾长屈肌腱及踇长屈肌腱,翻向远侧,暴露并确认足底第 3 层肌——踇短屈肌、踇收肌和小趾短屈肌。在足底内侧、踇展肌深面辨认来自踝管的胫骨后肌腱,于足底的外侧切断小趾展肌的止端并翻向近侧,显露腓骨长肌腱(来自外踝后方)。检查胫骨后肌、腓骨长肌的止点。切断踇收肌斜头及横头的起端,翻向远侧,显露由足底外侧动脉与足背动脉的足底深支共同构成的足底动脉弓、足底外侧神经的深支,以及附于第 3、4、5 趾内侧半的 3 块骨间跖侧肌,和附着于第 2、3、4 趾的 3 块骨间背侧肌。

(武艳 陈尧 王亚云 韦力)

思考题

1. 坐骨神经的起始、走行、分支、分布和体表投影。
2. 从股骨头的血液供应情况分析临床股骨头发生坏死和骨折愈后困难的主要原因。
3. 根据股部肌肉解剖特点,分析股骨干骨折移位有什么特点?
4. 股骨颈头下型骨折为什么容易导致股骨头坏死,试说明其解剖学原因。
5. 一患者不慎被汽车撞伤导致右腓骨颈骨折,此处最可能损伤什么神经,损伤后可导致哪些异常?
6. 膝关节的"三联损伤"指的是哪些结构的损伤? 此损伤的解剖学基础是什么?
7. 在右小腿后面向小隐静脉内注射一药物后从尿中排出,请用箭头依次写出该药物在体内的循行路径。
8. 一青年在踢足球时不慎小腿前外侧被严重踢伤,数小时后小腿疼痛逐渐加剧,并发生肿胀。经检查患者不能伸伤侧足趾,足亦不能背屈。在行走时出现足下垂,而胫、腓骨均未发生骨折;进一步检查发现患者的足背动脉的搏动消失。请解释患者出现上述体征和症状的解剖学基础是什么?
9. 试述踝管综合征的发病机制与临床表现。
10. 为什么踝关节扭伤多为内翻损伤?

推 荐 阅 读

［1］张绍祥,张雅芳.局部解剖学.3 版.北京:人民卫生出版社,2015.

［2］张朝佑.人体解剖学.3 版.北京:人民卫生出版社,2009.

［3］钱亦华,张卫光.局部解剖学.10 版.北京:人民卫生出版社,2024.

［4］崔慧先,孙晋浩.系统解剖学.4 版.北京:人民卫生出版社,2024.

［5］李振中,张雅芳.局部解剖学.4 版.北京:高等教育出版社,2022.

［6］欧阳钧.局部解剖学.3 版.北京:高等教育出版社,2018.

［7］汪华侨,金昌洙.局部解剖学.北京:北京大学医学出版社,2013.

［8］张卫光,张雅芳,武艳.系统解剖学.5 版.北京:北京大学医学出版社,2024.

［9］刘树伟.断层解剖学.3 版.北京:高等教育出版社,2017.

［10］金连弘,张雅芳.人体断面解剖图谱.2 版.北京:人民卫生出版社,2012.

［11］陈孝平,汪建平,赵继宗.外科学.9 版.北京:人民卫生出版社,2018.

［12］王海杰.临床应用解剖学.北京:人民卫生出版社,2015.

［13］贺西京,朱悦.运动系统与疾病.2 版.北京:人民卫生出版社,2021.

［14］靳安民,汪华侨.骨科临床解剖学.2 版.济南:山东科学技术出版社,2020.

［15］NETTER F H.奈特人体解剖学彩色图谱:第 6 版.张卫光,主译.北京:人民卫生出版社,2015.

［16］TANK P W.Grant 解剖学操作指南:第 15 版.欧阳钧,主译.北京:北京科学技术出版社,2016.

［17］DRAKE R L,VOGL A W,MITCHELL AW M.格氏解剖学教学版:第 3 版.北京:北京大学医学出版社,2016.

［18］STANDRING S.Gray's anatomy:the anatomical basis of clinical practice.42nd ed.Philadelphia:Elsevier,2020.

［19］HANSEN JT.Netter's clinical anatomy.4th ed.Philadelphia:Elsevier,2019.

［20］BRENNAN P A,STANDRING S M,Wiseman S M.Gray's surgical anatomy.Philadelphia:Elsevier,2020.

［21］MOORE K L,DALLEY A F. Clinically oriented anatomy.8th ed.New York:Lippincott Williams & Wilkins,2017.

［22］MOORE K L,AGUR A MR,DALLEY A F.Essential clinical anatomy.6th ed.Philadelphia:Wolters Kluwer,2017.

［23］SCHUENKE M,SCHULTE E,Schumacher U.Thieme atlas of anatomy:general anatomy and musculoskeletal system.2nd ed.New York:Thieme medical publisher,2014.

［24］SNELL R S.Clinical Anatomy by Regions.9th ed.Philadelphia:Wolters Kluwer,2012.

中英文名词对照索引